# 非洲寄生虫病学

主　编　任光辉　梁幼生
副主编　李石柱　张世清　汪　伟

人民卫生出版社

图书在版编目（CIP）数据

非洲寄生虫病学/任光辉，梁幼生主编. —北京：
人民卫生出版社,2020
　　ISBN 978-7-117-29323-5

　　Ⅰ.①非… Ⅱ.①任…②梁… Ⅲ.①寄生虫病-防
治-非洲 Ⅳ.①R53

　　中国版本图书馆 CIP 数据核字（2020）第 021626 号

| 人卫智网　　www.ipmph.com | 医学教育、学术、考试、健康，<br>购书智慧智能综合服务平台 |
|---|---|
| 人卫官网　　www.pmph.com | 人卫官方资讯发布平台 |

**非洲寄生虫病学**

主　　编：任光辉　梁幼生
出版发行：人民卫生出版社（中继线 010-59780011）
地　　址：北京市朝阳区潘家园南里 19 号
邮　　编：100021
E - mail：pmph @ pmph.com
购书热线：010-59787592　010-59787584　010-65264830
印　　刷：保定市中画美凯印刷有限公司
经　　销：新华书店
开　　本：787×1092　1/16　印张：50
字　　数：1248 千字
版　　次：2020 年 3 月第 1 版　2020 年 3 月第 1 版第 1 次印刷
标准书号：ISBN 978-7-117-29323-5
定　　价：198.00 元
打击盗版举报电话：010-59787491　E-mail：WQ @ pmph.com
质量问题联系电话：010-59787234　E-mail：zhiliang @ pmph.com

# 参加编写人员名单（按姓名拼音字母排序）

艾　琳　中国疾病预防控制中心寄生虫病预防控制所

鲍传庆　江南大学附属医院

蔡辉霞　青海省地方病防治研究所

蔡力汀　中南大学湘雅医学院

蔡顺祥　湖北省疾病预防控制中心

操治国　安徽省寄生虫病防治研究所

曹　俊　江苏省寄生虫病防治研究所

曹淳力　中国疾病预防控制中心寄生虫病预防控制所

曹胜魁　中国疾病预防控制中心寄生虫病预防控制所

陈　朝　国家卫生健康委员会

陈家旭　中国疾病预防控制中心寄生虫病预防控制所

陈建平　四川大学华西医学院

陈韶红　中国疾病预防控制中心寄生虫病预防控制所

陈盛霞　江苏大学医学院

崔　晶　郑州大学医学院

戴建荣　江苏省寄生虫病防治研究所

邓维成　湖南省血吸虫病防治所

董　毅　云南省地方病防治所

董如兰　湖南省血吸虫病防治所

董淑容　复旦大学

杜海娟　浙江省医学科学院

段绩辉　中南大学湘雅医学院

方　圆　中国疾病预防控制中心寄生虫病预防控制所

冯宪敏　吉林医药学院

付　军　长江水利委员会长江医院

高春花　中国疾病预防控制中心寄生虫病预防控制所

顾文彪　中国疾病预防控制中心寄生虫病预防控制所

官亚宜　中国疾病预防控制中心寄生虫病预防控制所

管立人　中国疾病预防控制中心寄生虫病预防控制所

郭云海　中国疾病预防控制中心寄生虫病预防控制所

郭增柱　北京热带医学研究所

| | |
|---|---|
| 何永康 | 湖南省血吸虫病防治所 |
| 贺 佩 | 湖南省血吸虫病防治所 |
| 胡本骄 | 湖南省血吸虫病防治所 |
| 胡君健 | 湖南省血吸虫病防治所 |
| 胡求安 | 中国疾病预防控制中心寄生虫病预防控制所 |
| 华海涌 | 江苏省寄生虫病防治研究所 |
| 黄 艳 | 中山大学 |
| 黄璐璐 | 中国疾病预防控制中心寄生虫病预防控制所 |
| 黄宁波 | 云南省地方病防治研究所 |
| 黄殷殷 | 安徽省寄生虫病防治研究所 |
| 季旻珺 | 南京医科大学 |
| 贾铁武 | 中国疾病预防控制中心寄生虫病预防控制所 |
| 简 明 | 武警湖南省总队医院 |
| 姜 鹏 | 郑州大学医学院 |
| 蒋立平 | 中南大学湘雅医学院 |
| 蒋智华 | 广西壮族自治区疾病预防控制中心 |
| 荆群山 | 湖南省血吸虫病防治所 |
| 黎文华 | 无锡市第二人民医院 |
| 李广平 | 湖南省血吸虫病防治所 |
| 李华忠 | 中国疾病预防控制中心 |
| 李林瀚 | 复旦大学 |
| 李胜明 | 湖南省血吸虫病防治所 |
| 李石柱 | 中国疾病预防控制中心寄生虫病预防控制所 |
| 李中杰 | 中国疾病预防控制中心 |
| 梁小洁 | 福建省疾病预防控制中心 |
| 梁幼生 | 江苏省寄生虫病防治研究所 |
| 林丹丹 | 江西省寄生虫病防治研究所 |
| 刘 璐 | 江苏省寄生虫病防治研究所 |
| 刘 迁 | 湖南省血吸虫病防治所 |
| 刘 琴 | 中国疾病预防控制中心寄生虫病预防控制所 |
| 刘 婷 | 安徽省寄生虫病防治研究所 |
| 刘 阳 | 四川省疾病预防控制中心 |
| 刘建兵 | 湖北省疾病预防控制中心 |
| 刘若丹 | 郑州大学医学院 |
| 刘小利 | 武警湖南省总队医院 |
| 刘新建 | 南京医科大学 |
| 刘宗传 | 湖南省血吸虫病防治所 |
| 卢思奇 | 首都医科大学 |
| 罗凤球 | 湖南省血吸虫病防治所 |
| 罗立新 | 湖南省血吸虫病防治所 |

罗志红　湖南省血吸虫病防治所
吕　山　中国疾病预防控制中心寄生虫病预防控制所
吕美云　宜春学院
毛　伟　湖南省血吸虫病防治所
毛佐华　复旦大学
牛雪花　昆山市第三人民医院
彭妮娜　湖南省血吸虫病防治所
齐宏亮　国家卫生健康委员会
钱益新　江苏省寄生虫病防治研究所
钱颖骏　中国疾病预防控制中心寄生虫病预防控制所
邱东川　四川省疾病预防控制中心
任光辉　湖南省血吸虫病防治所
沈国强　无锡市第九人民医院
沈玉娟　中国疾病预防控制中心寄生虫病预防控制所
孙军玲　中国疾病预防控制中心
孙乐平　江苏省寄生虫病防治研究所
孙凌聪　湖北省疾病预防控制中心
汤　凌　湖南省血吸虫病防治所
唐　丽　湖北省疾病预防控制中心
汪　伟　江苏省寄生虫病防治研究所
汪天平　安徽省寄生虫病防治研究所
王　鹏　无锡市第二人民医院
王慧岚　湖南省血吸虫病防治研究所
王敬文　复旦大学
王一恬　江苏省寄生虫病防治研究所
王毓洁　安徽省寄生虫病防治研究所
王中全　郑州大学医学院
闻礼永　浙江省医学科学院
吴　亮　江苏大学医学院
吴　翔　中南大学湘雅医学院
吴忠道　中山大学
伍卫平　中国疾病预防控制中心寄生虫病预防控制所
夏　蒙　湖南省血吸虫病防治所
谢　韵　湖南省血吸虫病防治所
徐铁龙　中国疾病预防控制中心寄生虫病预防控制所
严晓岚　浙江省医学科学院
杨　俊　湖南省血吸虫病防治所
杨　坤　江苏省寄生虫病防治研究所
杨秋林　中国疾病预防控制中心寄生虫病预防控制所
尤　璐　江苏省寄生虫病防治研究所

臧新中 中国疾病预防控制中心寄生虫病预防控制所
曾庆仁 中南大学湘雅医学院
查文婷 中国疾病预防控制中心寄生虫病预防控制所
张 玺 郑州大学医学院
张 仪 中国疾病预防控制中心寄生虫病预防控制所
张 义 厦门市中医院
张 云 云南省地方病防治所
张俊荣 四川大学华西医学院
张世清 安徽省寄生虫病防治研究所
张祖萍 中南大学湘雅医学院
赵 亚 空军军医大学
赵正元 湖南省血吸虫病防治所
周 杰 湖南省血吸虫病防治所
周 霞 苏州大学基础医学院
周艺彪 复旦大学
周正斌 中国疾病预防控制中心寄生虫病预防控制所
朱 红 湖北省疾病预防控制中心
朱 丹 中国疾病预防控制中心寄生虫病预防控制所
朱宏儒 江苏省寄生虫病防治研究所
朱永辉 湖南省血吸虫病防治所

# 序

寄生虫病是全球性分布的重要传染病之一,尤其是在社会经济贫困落后、卫生条件较差的地区,仍然属于严重影响人群健康的重要公共卫生问题。在联合国开发计划署/世界银行/世界卫生组织联合倡议的热带病特别规划要求防治的 6 类主要热带病中,除麻风病外,其余都是寄生虫病。

近年来,随着我国综合实力的不断增强,国家"一带一路"倡议的落实,国际经贸合作、交流的加强,使得货物、人员之间交往越来越频繁,我国每年大约有百余万人赴非洲地区从事务工、经商和旅行等活动。非洲横跨赤道,气候炎热,媒介昆虫滋生,传染病多发。在非洲工作的人员有可能会感染疟疾、丝虫病、利什曼病、血吸虫病、巴贝虫病、蝇蛆病和蜱瘫病等中国比较罕见的寄生虫病。2017 年 8 月,我国医学专家就接连确诊了 2 例因在非洲务工和旅游时,感染了当地冈比亚锥虫和罗得西亚锥虫的非洲人类锥虫病(又称昏睡病)病例。有数据显示,在我国赴非务工等回国人员中,罹患寄生虫病临床诊断病例约占 7%,并有不断增多的趋势。然而,我国赴非人员普遍缺乏对当地寄生虫病流行和预防知识的了解,援非人员以及国内的卫生、医务工作者也普遍缺乏非洲寄生虫病的防控和诊治知识,感染者回国后多有误诊误治的经历。因此,加强对非洲罕见、新发及输入性寄生虫病流行分布、病原诊断和治疗知识技术的培训,建立特需治疗药物和诊断试剂的储备,提升对非洲寄生虫病的研究、防控和应急处置能力,已成为当务之急。

寄生虫病在我国曾经流行广泛并危害严重。经过长期的积极防控,我国的寄生虫病防治工作取得了巨大成就,并积累了丰富的防控经验。随着全球卫生合作的不断加强,中国与非洲国家医疗卫生等交流合作也不断提升,非洲寄生虫病流行与防控受到各方高度重视,已成为中非医疗卫生合作的重要内容之一。中国政府与世界卫生组织合作,已在我国多次为非洲国家和地区的相关人员举办寄生虫病防控培训班,我国的寄生虫病防控专家为中非卫生合作做出了重要贡献。

但是,由于人们对寄生虫病特别是非洲寄生虫病的危害了解还不够全面,防治知识普及仍不广泛,国内尚缺少有关非洲寄生虫病流行与防治的专题资料与专著。鉴此,任光辉、梁幼生等一批长期从事寄生虫病防治科研的专家,根据多年防治经验,以全球卫生视野和确保人类安康的责任感和使命感,积极搜集文献资料,精心编撰完成了《非洲寄生虫病学》一书。该书重点突出,翔实全面,注重实用,反映进展,图文并茂,是目前国内一部难得的非洲寄生虫病防治专业参考书与实用性专著。该书填补了这个领域的空白。我相信该书的出版,必将为促进我国卫生援外工作和进一步推动中非医疗卫生合作乃至全球卫生的发展做出积极贡献,在指导我国输入性寄生虫病防治和保障赴非人员健康中发挥重要作用。至此,谨向所有参与编撰本书的专家表示衷心感谢。

中国地方病协会会长　郭京萍

2019 年 4 月

# 前　言

随着经济全球化进程的加快和我国"一带一路"倡议的推进,中国与非洲国家间经贸合作、文化交流迅猛发展,中国公民到非洲经商、务工及旅游人数不断增加。据国家商务部资料显示,2016 年中国赴非洲劳务人员数量达到 23.3 万,主要从事建筑业、制造业、农林牧渔业、交通运输业等数十个行业上百个工种,但多是从事现场户外工种。此外,2016 年赴非中国游客数量高达 1 130 万人次。非洲横跨赤道,气候湿热,植物茂密。除突尼斯和西撒哈拉缺乏调查数据外,其他非洲国家均受到了多种寄生虫病的危害,是全球受寄生虫病肆虐最严重的地区。近年来,在我国赴非回国人员中体检中发现寄生虫感染的人数也呈大幅增加趋势。诊治赴非回国人员寄生虫病新患者,预防非洲寄生虫感染,保障赴非人员健康安全是我们寄生虫病防治工作者的责任。

寄生虫病是寄生虫侵入人体而引起的疾病,是一种社会病、贫穷病,主要分布于贫穷落后、卫生条件差的地区和人群,多见于热带和亚热带的湿热地区。在世界卫生组织确定的全球重点防控的 6 种热带病中,除麻风外,疟疾、血吸虫病、丝虫病、利什曼病、锥虫病等 5 种均为寄生虫病。非洲是世界古人类和古文明的发祥地之一,同时也是许多传染病的地理发源地。疟疾和血吸虫病是非洲最重要的两大寄生虫病,其疾病负担(DALYs)占全球的比重均超过了 85%。利什曼病、淋巴丝虫病、盘尾丝虫病、非洲锥虫病、囊尾蚴病、食源性吸虫病等寄生虫病不仅影响了广大非洲居民的身体健康和生命质量,而且给非洲大陆的社会经济发展带来巨大的损失。目前,国内临床医疗及公共卫生人员,尤其是援非医疗和公共卫生队伍迫切需要系统了解非洲寄生虫病相关知识,但至今国内尚缺乏系统介绍非洲寄生虫病方面的专著。针对临床和公共卫生界这一重大需求,我们邀请了国内寄生虫病临床医疗、疾病控制及科研教学一线工作的专家、学者,在较系统全面收集非洲寄生虫病相关资料的基础上,编写了此书,旨在抛砖引玉,为推进全球消除寄生虫病进程添砖加瓦,为保障我国赴非人员的健康保驾护航。全书共有二十七章,包括三方面内容:第一方面主要介绍非洲寄生虫病流行现状、流行特征及防治概况;第二方面主要描述土源性、食源性、水传播性、虫媒传播性和虫源性损伤性寄生虫病的病原生物学、流行病学、诊断和鉴别诊断、治疗和防控措施;第三方面重点阐述非洲寄生虫病控制规划、非洲寄生虫病对中国的影响以及中国援非规划与国际合作。本书对流行于非洲的主要寄生虫病的病原生物学、流行病学、诊断和鉴别诊断、治疗及防控措施进行了较为系统的阐述,可供赴援非医疗和公共卫生专业队伍、临床医务工作者、疾病预防和控制工作者、出入境检验检疫工作人员、卫生国际合作部门、预防医学科研和教学人员、医学院校寄生虫学与传染病学专业教师、研究生和本科生等参考之用。

本书的出版得到了来自国家卫生健康委员会、中国疾病预防控制中心、中山大学、中南大学、复旦大学、西安交通大学、郑州大学、江苏大学、苏州大学、南京医科大学、首都医科大学、四川大学、空军军医大学、北京热带医学研究所、中国疾病预防控制中心寄生虫病预防控制所、四川省疾病预防控制中心、湖北省疾病预防控制中心、浙江省医学科学院、云南省地方病防治所及湖南、江西、安徽、江苏省寄生虫病防治研究所等机构的领导、专家、教授的大力支持，特致以衷心感谢！

鉴于本书编者大多缺乏非洲寄生虫病现场防治工作实践和诊疗非洲寄生虫病临床经验，多数资料来自文献。同时又因编撰时间仓促和水平有限，书中不妥和疏漏之处在所难免，敬请同道不吝赐教指正。本书得到中国地方病协会的资助与支持。

任光辉　梁幼生
2019 年 4 月

# 目　录

## 第一篇　总　论

## 第二篇　土源性寄生虫病

## 第三篇　食源性寄生虫病

## 第四篇　水传播性寄生虫病

## 第五篇　虫媒传播性寄生虫病

## 第六篇　虫源性损伤性寄生虫病

## 第七篇　非洲寄生虫病控制规划与国际合作

# 第一篇

## 总　论

# 第一章

## 概　述

### 第一节　寄生虫病的分布与危害

寄生虫病是寄生虫侵入人体而引起的疾病,是一种社会病、贫穷病,主要分布于贫穷落后、卫生条件差的地区和人群,多见于热带和亚热带的湿热地区。WHO 确定的全球重点防治的 6 种热带病中,除麻风(leprosy)外,疟疾(malaria)、血吸虫病(schistosomiasis)、丝虫病(filariasis)、利什曼病(leishmaniasis)、锥虫病(trypanosomiasis)等 5 种均为寄生虫病,其中:①疟疾广泛分布于北纬 60°至南纬 30°的地区,包括东南亚、南亚、阿拉伯半岛、整个非洲、中美和南美大部分地区。这些地区的地理环境很适合疟原虫的传播媒介按蚊的滋生繁殖,因此疟疾盛行。海拔超过 2 700m 的高山高原,按蚊不能生长繁衍,即无疟疾流行。②血吸虫病主要分布于北纬 36°至南纬 34°的热带、亚热带地区。热带和亚热带地区的稻田、河渠、水塘等,是血吸虫中间宿主螺繁殖生长的良好环境,也是血吸虫病传播的主要地区。③丝虫病主要分布于东半球北纬 41°至南纬 28°、西半球北纬 30°至南纬 30°一带。④锥虫病又分非洲锥虫病和美洲锥虫病。非洲锥虫病又称昏睡病,由采采蝇传播布氏锥虫使人、畜患病。采采蝇主要生活于湿热的非洲丛林、大草原和河谷地带,因此昏睡病主要分布于非洲热带的湿热地区。美洲锥虫病是由克氏锥虫引起的一种自然疫源性疾病,以昼伏夜出、咬人吸血的锥蝽为主要媒介,是中南美洲热带地区的严重疾病。⑤利什曼病广泛分布于热带、亚热带及温带地区。

### 第二节　非洲寄生虫病流行史

非洲(Africa)位于东半球西部,欧洲以南,亚洲之西,东濒印度洋,西临大西洋,纵跨赤道南北(北纬 37°21′至南纬 34°51′),面积为 30 221 532km²,占全球总陆地面积的 20.4%,是世界第二大洲,同时也是人口第二大洲(10.325 亿)。非洲 4/5 的地区位于南北回归线之间,赤道将其一切为二,气候带呈南北对称性分布。除高山地区外,无温带、寒带气候,全属热带(93%)和亚热带气候(占 6.6%),故有"热带大陆"之称。横贯非洲大陆北部的撒哈拉沙漠是世界上最大的沙漠,面积约 960 万 km²,约占非洲总面积的 32%。撒哈拉以南非洲,又称亚撒哈拉(Sub-Saharan)地区,俗称"黑非洲",居民以黑种人尼格罗人为主,其历史文化发展同沙漠以北的阿拉伯人和柏柏尔人不同;气候以热带草原性和热带雨林性为主,大部分地区的年降水在 1 000mm 以上。

非洲是世界古人类和古文明的发祥地之一,同时也是多种疾病的地理发源地。非洲腹地就像一片未知的黑暗地带。漫长的雨季过后，太阳暴晒后的泥沼蒸气四散，茂密的丛林里蚊虫肆虐、危险重重，疟疾等致命性热带病一直将欧洲冒险家们拒之门外，使其无法深入"黑暗大陆"的内陆。1500 年，葡萄牙国王派出一支探险队，沿西非的冈比亚河溯流而上，去探索那"黑暗的中心"。然而，探险队最终只有一人安然返回，其他人全部被疫病留在了非洲大地上。有后世的历史学家写道："上帝派遣一位天使，挥舞着致命热病的火焰之剑，阻止我们进入这花园里的清泉，黄金的河流从那里一直流入我们多次征服的大海。"撒哈拉以南的非洲是疟疾唯一的"稳定传播区"。由于反复感染，大量儿童在 4~5 岁前死亡（20 世纪初，一半的东非儿童在 4 岁前死亡，绝大多数是因为疟疾）。疟疾不仅影响了人类的生存状况和生态环境，还彻底改变了热带国家的社会和经济运行。非洲最富裕的 5 个国家也位于非洲的南北温带的高纬度地区，热带地区几乎没有发达国家，疟疾等寄生虫病难辞其咎。生活在疟疾稳定传播区的非洲人面临的最大挑战是极高的儿童死亡率，这一持续数千年的强大选择压力可能同时作用于生理和文化制度。例如，相比其他族裔，撒哈拉以南非洲人的异卵双胞胎概率更高：西非约鲁巴人生双胞胎的概率为 4.5%，是世界平均水平的 4 倍；在同等条件下，非洲妇女的孕期比欧洲人短一周，早产儿更多且更易存活，初潮时间也更早。

## 第三节　寄生虫病疾病负担

自 20 世纪 90 年代起，世界银行和世界卫生组织（WB/WHO）以伤残（失能）调整寿命年（disability adjusted life year，DALY）作为评价指标对全球疾病负担（global burden of disease，GBD）进行量化。DALYs 是指从发病到死亡所损失的全部健康寿命年，包括因早死所致的寿命损失年（years of life lost，YLL）和疾病所致伤残引起的健康寿命损失年（years lived with disability，YLD）两部分，1 个 DALY 表示 1 个健康寿命年损失。

2013 年全球疾病负担评价结果显示，9 种主要寄生虫病的全球疾病负担（DALYs）由大到小依次为疟疾（6 549.31 万人·年）、利什曼病（428.31 万人·年）、食源性吸虫病（363.5 万人·年）、血吸虫病（306.3 万人·年）、淋巴丝虫病（202.2 万人·年）、盘尾丝虫病（118.0 万人·年）、非洲锥虫病（39.0 万人·年）和棘球蚴病（6.4 万人·年）（表 1-3-1）。

2013 年，非洲 NTD 和疟疾的疾病负担为 6 796.5 万人年，贡献了此类疾病全球负担的 75.0%（67 964 580/90 676 836）。疟疾和血吸虫病是非洲最重要的两大寄生虫病，其 DALYs 占全球的比重均超过了 85%，血吸虫病在非洲的疾病负担仅次于疟疾。食源性吸虫病的全球疾病负担（363.5 万人年）虽然高于血吸虫病（306.3 万人年），但其非洲的 DALYs 仅为 1.4 万人年，不到全球的 1%。非洲主要寄生虫病疾病负担由大到小依次为疟疾 5 803.9 万人年，占全球的 88.6%（58 039 034/65 493 136）；血吸虫病为 295.6 万人年，占全球的 96.5%（2 955 604/3 062 844）；利什曼病为 168.7 万人年，占全球的 39.6%（1 697 471/4 283 139）；淋巴丝虫病为 92.3 万人年，占全球的 45.6%（922 823/2 022 099）；盘尾丝虫病和非洲锥虫病的流行仅限于非洲，DALYs 分别为 118.0 万人年和 39.0 万人年（占全球的 100%）；囊尾蚴病为 12.2 万人年，占全球的 35.8%（122 297/341 188）；包虫病为 6.4 万人年，占全球的 35.0%（63 556/181 671）；食源性吸虫病为 1.4 万人年，仅占全球的 0.4%（13 797/3 634 820）（图 1-3-1，表 1-3-2）。

表 1-3-1　被忽视的热带病(NTD)及疟疾 1990 年和 2013 年全球疾病负担比较

| 疾病病种 | DALYs/1 000 人年 | | | DALY 率/(人年·10 万人口$^{-1}$) | | |
|---|---|---|---|---|---|---|
| | 1990 年 | 2013 年 | 变幅/% | 1990 年 | 2013 年 | 变幅/% |
| NTD 及疟疾 | 98 155.7 | 90 676.8 | −8.4 | 1 581.3 | 1 248.4 | −21.6 |
| 疟疾 | 67 416.6 | 65 493.1 | −3.9 | 1 021.7 | 897.6 | −13.1 |
| 查加斯病* | 418.8 | 338.5 | −20.6 | 10.4 | 5.2 | −51 |
| 利什曼病 | 3 726.8 | 4 283.1 | 15.0 | 58.4 | 58.6 | 0.4 |
| 内脏利什曼病 | 3 711.6 | 4 241.5 | 14.4 | 58.1 | 58 | −0.1 |
| 利什曼病 | 15.1 | 41.7 | 175.1 | 0.3 | 0.6 | 97.1 |
| 非洲锥虫病 | 1 275 | 390.1 | −69.2 | 23.2 | 5.3 | −77.1 |
| 血吸虫病 | 2 740.6 | 3 062.8 | 9.9 | 52.5 | 42.1 | −21.2 |
| 囊尾蚴病 | 435.1 | 341.2 | −21.9 | 8.9 | 4.7 | −46.9 |
| 包虫病 | 310.9 | 181.7 | −41.5 | 5.8 | 2.6 | −56 |
| 淋巴丝虫病 | 1 927.6 | 2 022.1 | 5.9 | 43.1 | 28.9 | −32.3 |
| 盘尾丝虫病 | 1 555.2 | 1 179.8 | −25.4 | 32 | 16.6 | −48.9 |
| 沙眼 | 271.6 | 171.2 | −37.2 | 7.8 | 2.8 | −64.2 |
| 登革热 | 723.2 | 1 142.7 | 53.1 | 11.3 | 15.8 | 35.7 |
| 黄热病 | 130.7 | 30.7 | −76.5 | 2.3 | 0.4 | −81.6 |
| 狂犬病 | 2 292.9 | 1 242.9 | −45.3 | 39.3 | 17.3 | −55.6 |
| 肠道线虫感染 | 7 597.4 | 4 029.4 | −46.7 | 135.2 | 55.7 | −58.6 |
| 蛔虫病 | 4 354.6 | 1 271.7 | −70.5 | 75.5 | 17.6 | −76.5 |
| 鞭虫病 | 790.6 | 576 | −27.6 | 14.6 | 8 | −45.9 |
| 钩虫病 | 2 452.3 | 2 181.7 | −10.9 | 45 | 30.2 | −32.9 |
| 食源性吸虫病 | 2 434 | 3 634.8 | 50.1 | 52.6 | 51.3 | −1.8 |
| 其他 NTD | 4 899.4 | 3 132.7 | −36.4 | 76.9 | 43.5 | −43.8 |

　*查加斯病(Chagas disease),又名美洲锥虫病,主要流行于中、南美洲,非洲无分布

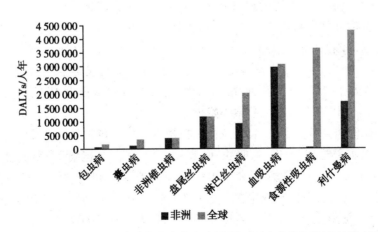

图 1-3-1　2013 年非洲与全球主要寄生虫病(不含疟疾)疾病负担(DALYs)比较

表 1-3-2 2013 年非洲主要寄生虫病疾病负担（DALYs）及其占全球比例/%

| 疾病病种 | 非洲 | 全球 | 占比/% |
| --- | --- | --- | --- |
| 棘球蚴病 | 63 556 | 181 671 | 35.0 |
| 囊尾蚴病 | 122 297 | 341 188 | 35.8 |
| 非洲锥虫病 | 390 050 | 390 075 | 100.0 |
| 盘尾丝虫病 | 1 179 695 | 1 179 826 | 100.0 |
| 淋巴丝虫病 | 922 823 | 2 022 099 | 45.6 |
| 血吸虫病 | 2 955 604 | 3 062 844 | 96.5 |
| 食源性吸虫病 | 13 797 | 3 634 820 | 0.4 |
| 利什曼病 | 1 697 471 | 4 283 139 | 39.6 |
| 疟疾 | 58 039 034 | 65 493 136 | 88.6 |
| NTD 及疟疾 | 67 964 580 | 90 676 836 | 75.0 |

寄生虫病不仅影响患者的健康和生命质量,而且会给社会经济发展带来巨大的损失,如劳动力的丧失、工作效率的降低、额外的医疗费用及预防费用等。据估计,非洲国家因疟疾造成的经济损失占国民经济总产值的 1%~5%,近 10 年疟疾在非洲造成的经济损失已达数十亿美元,尼日利亚用于治疗疟疾的费用已占家庭总支出的 13%,这无疑会进一步加重贫穷国家的负担,阻碍社会和经济的发展进程。此外,某些人畜共患寄生虫病,如包虫病、囊尾蚴病、旋毛虫病等常使畜牧业遭受巨大的经济损失,阻碍畜牧业国家和地区的经济发展。

## 第四节 新现与再现寄生虫病和人畜共患寄生虫病

新现寄生虫病（emerging parasitic diseases）是指新识别的和未知的寄生虫病,而再现寄生虫病是指一些早已熟知,发病率已降至很低,不再被视为公共卫生问题,但现在又重新流行的寄生虫病。这些新现和再现的寄生虫病是重要的公共卫生问题,如果对此毫无警惕和缺乏必要的防范意识及措施,在全球经济一体化和信息化的时代,它们不仅会给人民健康带来严重威胁,而且可能给经济建设和国家安全稳定带来重大影响。

新现寄生虫病可分为 4 类:第一类,对此类寄生虫病或综合征已有认识,但未被确认或病原体尚未被确认;第二类,此类寄生虫病已在人间存在,但病原体被重新鉴定或分类,如湄公血吸虫、马来血吸虫、亚洲牛带绦虫等;第三类,营自生生活或寄生于动物体内的寄生虫,可以偶然在人体寄生,如巴贝虫新种、棘阿米巴原虫、东方次睾吸虫等;第四类,是指新出现的人体寄生虫病,如以腹泻为特征的微小隐孢子虫病、比氏肠胞微孢子虫病、卡耶塔环孢子病,引起结膜炎的海伦脑炎微孢子虫病,以及徐氏拟裸茎吸虫病和非典型巴贝虫病等。

再现寄生虫病主要有:疟疾、血吸虫病、囊尾蚴病、棘阿米巴病、内脏利什曼病、弓形虫病、蓝氏贾第鞭毛虫病、棘球蚴病、并殖吸虫病、旋毛虫病和广州管圆线虫病等。再现寄生虫病大多发生在原流行区,但也有发生在以往的"非流行区"。目前,已有 20 余种再现寄生虫病被联合国列为"被忽视的热带病（neglected tropical diseases,NTD）"。

人畜共患寄生虫病（parasitic zoonosis）是指人与脊椎动物之间自然传播并引起感染的寄

生虫病。目前,在全世界已证实的250多种人畜共患传染病中,约67%的病原体为寄生虫。人畜共患寄生虫病不仅造成畜牧业的巨大经济损失,而且给人类健康带来极大的危害,严重时还可造成社会动荡。人畜共患寄生虫病的种类繁多,常见的种类有:华支睾吸虫病、卫氏并殖吸虫病、带绦虫病、棘球蚴病、旋毛虫病、弓形虫病等食源性寄生虫病;经接触疫水或饮水传播的血吸虫病、隐孢子虫病、蓝氏贾第鞭毛虫病等;经媒介传播的利什曼原虫病、巴贝虫病。近年来,在亚洲一些东南亚国家也不断发现诺氏疟原虫感染人体的病例。

中国是一个发展中国家,人口众多,不同地区的经济和卫生条件差异很大。近年来,随着经济的发展、城市化和人口老龄化速度的加快,人群寄生虫感染谱不断发生变化。除疟疾、血吸虫病等长期受到重视的寄生虫病外,食源性寄生虫病、土源性寄生虫病和机会性致病寄生虫病将成为未来防治的重点。

(贾铁武 陈朝 任光辉)

## 参 考 文 献

1. Global Burden of Disease Study 2013 Collaborators. Global, regional, and national incidence, prevalence, and years lived with disability for 301 acute and chronic diseases and injuries in 188 countries, 1990-2013: a systematic analysis for the Global Burden of Disease Study 2013. Lancet, 2015, 386(9995): 743-800.

2. Hotez PJ, Kamath A. Neglected tropical diseases in sub-saharan Africa: review of their prevalence, distribution, and disease burden. PLoS Negl Trop Dis, 2009, 3(8): 412.

3. Mackey TK, Liang BA, Cuomo R, et al. Emerging and reemerging neglected tropical diseases: a review of key characteristics, risk factors, and the policy and innovation environment. Clin Microbiol Rev, 2014, 27(4): 949-979.

4. Yang GJ, Liu L, Zhu HR, et al. China's sustained drive to eliminate neglected tropical diseases. Lancet Infect Dis, 2014, 14(9): 881-892.

# 流行现状、治疗及预防

## 第一节 流 行 现 状

寄生虫病在非洲大陆分布广泛,但以贫穷落后、卫生条件差的地区多见。因此,狭义的热带病即指寄生虫病。感染的人群主要是接触疫源较多的劳动人民及免疫力较低的儿童。流行于非洲地区的寄生虫病按照感染途径主要包括以下几类:①经口感染寄生虫病:包括蛔虫病、鞭虫病、蛲虫病、犬弓首线虫病、多头蚴病、包虫病、铁线虫病、结节线虫病;②经皮肤感染寄生虫病:包括钩虫病、粪类圆线虫病、东方毛圆线虫病;③肉源性寄生虫病:包括弓形虫病、肉孢子虫病、旋毛虫病、舌形虫病、结节线虫病、重翼吸虫病、猪带绦虫病、猪囊尾蚴病、牛带绦虫病、线中殖孔绦虫病、曼氏迭宫绦虫病、曼氏裂头蚴病;④鱼源性寄生虫病:颚口线虫病、肠毛细线虫病、菲律宾毛细线虫病、异形吸虫病、钩棘单睾吸虫病、扇棘单睾吸虫病、镰刀星隙吸虫病;⑤淡水甲壳动物源性寄生虫病:包括麦地那龙线虫病、非洲并殖吸虫病、双侧宫并殖吸虫病、日本杯尾吸虫病、新繁睾吸虫病;⑥贝类源性寄生虫病:包括管圆线虫病、棘口吸虫病、曲领棘缘吸虫病;⑦植物源性寄生虫病:包括肝片形吸虫病、巨片形吸虫病;⑧节肢动物源性寄生虫病:包括美丽筒线虫病、泡翼线虫病、阔盘吸虫病、双腔吸虫病、矛形双腔吸虫病、微小短膜壳绦虫病、缩小膜壳绦虫病、克氏假裸头绦虫病、犬复孔绦虫病、司氏伯特绦虫病、西里伯瑞列绦虫病、念珠棘头虫病;⑨饮水感染寄生虫病:包括阿米巴病、贾第虫病、隐孢子虫病、等孢球虫病、微孢子虫病、麦地那龙线虫病、圆孢子虫病、肠内滴虫病、环孢子虫病、肝毛细线虫病、藐小棘隙吸虫病;⑩接触疫水感染寄生虫病:包括曼氏血吸虫病、埃及血吸虫病、间插血吸虫病、原发性阿米巴脑膜脑炎;⑪虫媒传播性寄生虫病:包括疟疾、班氏丝虫病、帝汶丝虫病、恶丝虫病、利什曼病、冈比亚锥虫病、罗得西亚锥虫病、罗阿丝虫病、盘尾丝虫病、链尾丝虫病、常现丝虫病、曼森线虫病、巴贝虫病;⑫虫源性损伤性寄生虫病:包括肺孢子虫病、阴道毛滴虫病、蝇蛆病、潜蚤病、嗜眼吸虫病、水蛭病、隐翅虫皮炎、疥疮、蜱瘫痪。其中以疟疾、血吸虫病、锥虫病、盘尾丝虫病、土源性蠕虫病流行范围最广,引起的危害最为严重(表2-1-1)。

表 2-1-1 非洲国家和地区主要寄生虫病种的分布

| 国家和地区 | 麦地那龙线虫病 | 淋巴丝虫病 | 盘尾丝虫病 | 血吸虫病 | 土源性蠕虫病 | 囊尾蚴病 | 非洲锥虫病 | 利什曼病 |
|---|---|---|---|---|---|---|---|---|
| 阿尔及利亚 | | | | | + | | | |
| 安哥拉 | | + | + | + | + | | + | |

续表

| 国家和地区 | 麦地那龙线虫病 | 淋巴丝虫病 | 盘尾丝虫病 | 血吸虫病 | 土源性蠕虫病 | 囊尾蚴病 | 非洲锥虫病 | 利什曼病 |
|---|---|---|---|---|---|---|---|---|
| 贝宁 | | + | + | + | + | + | + | |
| 博茨瓦纳 | | | | + | + | | + | |
| 布基纳法索 | | + | + | + | + | + | + | |
| 布隆迪 | | | + | + | + | + | + | |
| 喀麦隆 | | + | + | + | + | + | + | |
| 佛得角 | | | | | + | + | | |
| 中非共和国 | | + | + | + | + | | + | |
| 乍得 | + | + | + | + | + | | + | |
| 科摩罗 | | + | | | + | | | |
| 刚果 | | + | + | + | + | | + | |
| 科特迪瓦 | | + | + | + | + | | + | |
| 民主刚果 | | + | + | + | + | + | + | |
| 吉布提 | | | | | + | + | | |
| 埃及 | | + | | + | + | + | + | |
| 赤道几内亚 | | + | + | + | + | | + | |
| 厄立特里亚 | | + | | + | + | | | |
| 埃塞俄比亚 | + | + | + | + | + | | + | |
| 加蓬 | | + | + | + | + | | + | |
| 冈比亚 | | | + | + | + | + | + | |
| 加纳 | | + | + | + | + | | + | |
| 几内亚 | | + | + | + | + | | + | |
| 几内亚比绍 | | + | + | + | + | | + | |
| 肯尼亚 | | + | + | + | + | + | | |
| 莱索托 | | | | | + | | | |
| 利比里亚 | | + | + | + | + | | + | |
| 利比亚 | | | | + | + | | | |
| 马达加斯加 | | + | | + | + | + | | |
| 马拉维 | | + | + | + | + | | + | |
| 马里 | + | + | + | + | + | + | + | |
| 毛里塔尼亚 | | | | + | + | | | |
| 毛里求斯 | | | | | + | | | |
| 摩洛哥 | | | | | + | | | |

续表

| 国家和地区 | 麦地那龙线虫病 | 淋巴丝虫病 | 盘尾丝虫病 | 血吸虫病 | 土源性蠕虫病 | 囊尾蚴病 | 非洲锥虫病 | 利什曼病 |
|---|---|---|---|---|---|---|---|---|
| 莫桑比克 | | + | + | + | + | + | + | |
| 纳米比亚 | | + | | | + | | + | |
| 尼日尔 | | + | + | + | + | + | + | |
| 尼日利亚 | | + | + | + | + | + | + | |
| 卢旺达 | | | | + | + | + | + | |
| 圣多美和普林西比 | | + | | + | + | | | |
| 塞内加尔 | | + | + | + | + | | + | |
| 塞舌尔 | | | | | + | | | |
| 塞拉利昂 | | + | + | + | | | + | |
| 索马里 | | | | + | + | | | |
| 南非 | | | | + | + | + | + | |
| 南苏丹 | + | + | + | + | + | | | |
| 苏丹 | | + | + | | | | + | |
| 斯威士兰 | | | | + | | | | |
| 多哥 | | + | + | + | + | + | + | |
| 突尼斯 | | | | | | | | |
| 乌干达 | | + | + | + | + | | + | |
| 坦桑尼亚 | | + | + | + | + | + | + | |
| 西撒哈拉 | | | | | | | | |
| 赞比亚 | | + | | + | + | + | + | |
| 津巴布韦 | | + | | + | + | | + | |

注:突尼斯和西撒哈拉无调查数据,+表示存在该寄生虫病流行

根据 http://www.gideononline.com/ 数据库整理

## 第二节 治 疗

1. 药物治疗　药物治疗以消灭寄生虫为主,根据虫种采用最有效的驱虫药物。可以根据虫的种类、体质的强弱、症情的缓急等不同,分别选用和配伍适当的治疗方案。

2. 支持疗法　在感染较重而宿主体质较差时,可给予支持疗法。

3. 其他　当有外科并发症时应及时进行外科处理。

## 第三节 预 防

应采取综合措施,因地制宜,对不同病种采用不同的预防措施。

1. 大面积治疗患者,消灭保虫宿主,以消除传染源。
2. 切断传播途径,如消灭传播媒介或中间宿主。
3. 加强卫生教育,以改变不良的卫生和饮食习惯,不喝生水、不吃不熟的食物。

（汪伟　张义）

## 参 考 文 献

1. Hotez PJ,Kamath A. Neglected tropical diseases in sub-saharan Africa:review of their prevalence,distribution, and disease burden. PLoS Negl Trop Dis,2009,3(8):412.
2. Mackey TK,Liang BA,Cuomo R,et al. Emerging and reemerging neglected tropical diseases:a review of key characteristics,risk factors,and the policy and innovation environment. Clin Microbiol Rev,2014,27(4): 949-979.

# 第二篇

## 土源性寄生虫病

# 第三章

# 经口感染寄生虫病

## 第一节 蛔 虫 病

蛔虫病是由蛔虫寄生于人体所引起的一种慢性传染病。蛔虫病临床上常无明显症状,但部分患者有时可出现严重并发症,如胆道蛔虫病、肠梗阻等。

### 一、病原学

蛔虫是无脊椎动物,线形动物门,线虫纲,蛔目,蛔科。蛔虫是人体消化道寄生的最大线虫。成虫呈长圆柱状,头尾两端渐渐变细,形似蚯蚓,故学名称为似蚓蛔线虫。雄虫尾端向腹面弯曲,其末端有一对镰刀状交合刺,体长 15~31cm,最宽处直径 2~4mm;雌虫尾端钝圆,体长 20~35cm(可达 49cm),最宽处直径 3~6mm。活虫体带粉红色,死虫体呈乳白色。性未发育成熟的童虫交合刺细小。蛔虫童虫及成虫的主要结构特征为:体表两侧缘可见明显的侧线;头端口孔周围具 3 个呈品字形排列的唇瓣。蛔虫卵分受精卵和未受精卵。受精卵为短椭圆形,中等大小(平均为 $60\mu m \times 40\mu m$),卵壳厚,外被凹凸不平的蛋白质膜,卵内含 1 个卵细胞,且与卵壳之间形成有新月形空隙;未受精卵呈长椭圆形,中等偏大(平均大小为 $90\mu m \times 42\mu m$),卵壳及蛋白质膜均较受精卵为薄,卵内充满大小不等的折光颗粒。有时可见无蛋白质膜蛔虫卵。

蛔虫的生活史中不需要中间宿主。其过程包括受精卵、感染期卵、幼虫、童虫和成虫 5 个不同形态的阶段。人体感染者粪便中排出的受精蛔虫卵在外界荫蔽、潮湿、氧气充足和 21~30℃条件下,约经 3 周发育为感染期卵(内含经 1 次蜕皮幼虫)。感染期卵被人吞入后大部分被胃酸杀死,仅少数进入小肠内孵出幼虫并钻入肠壁小静脉或淋巴管侵入肝,再经右心到肺,穿破毛细血管进入肺泡;经第 2 次和第 3 次蜕皮后的幼虫沿支气管、气管移行至咽,经人吞咽入消化道。幼虫在小肠内行第 4 次蜕皮后成为童虫,经约数周发育为成虫。成虫游离寄生于小肠,多见于空肠,以半消化物为食,雌、雄交配,雌虫产卵,卵随粪便排出体外,污染环境。自感染期卵进入人体到雌虫开始产卵约需 60~75 天,成虫寿命约 1 年。每条雌虫每日排卵约 24 万个。人体寄生虫数常为一至数十条,个别可达上千条。

蛔虫的幼虫和成虫均可引起人体致病,但其主要致病阶段是成虫。幼虫致病主要在感染移行过程可引起机械性组织损伤,但多为短期的一过性的病变,较常见的是幼虫在肺部可致肺毛细血管破裂出血产生蛔虫性肺炎、哮喘和嗜酸性粒细胞增多症。当发生严重感染时,幼虫还可侵入脑、肝、脾、肾等器官引起异位寄生。成虫具有钻孔和螺旋式扭结的习性,在肠道寄生过程中,除了夺取人体营养和引起超敏反应之外,还可引起严重的并发症。例如较多

15

见的胆道蛔虫病、蛔虫性肠梗阻,较少见的蛔虫性胰腺炎、蛔虫性阑尾炎等。亦可通过病变部位侵入相邻器官引起相关疾病。如胸部蛔虫症、憩室蛔虫症、中耳蛔虫症、尿路蛔虫症,甚至还有罕见的转移性蛔虫症、蛔虫性胃肠瘘等。

## 二、流行病学

蛔虫呈世界性分布,全世界约有1/4的人感染过蛔虫,粪便内含有受精蛔虫卵的人是造成感染流行的传染源。在流行区,用人粪施肥或随地大便是蛔虫污染土壤和地面的主要方式。蛔虫卵在外界发育为感染期虫卵后,可以通过多种途径使人感染。人因接触外界污染的泥土,如农田、庭院地面等,经口吞入附在手指上的蛔虫卵而引发感染。食用带有蛔虫卵的甘薯、胡萝卜、腌菜等食物可发生大批人群感染。人对蛔虫普遍易感,在年龄分布上,儿童高于成人,尤以学龄期和学龄前期儿童感染最高。随着年龄的增长,卫生习惯改变或(和)多次感染后产生的免疫力,是成人感染率降低的原因之一。男女性别间差别无显著。

蛔虫感染的流行特征具有地区性和季节性。地区性反映在蛔虫病发生率农村高于城市,这是与当地粪便污染地面和卫生水平低等因素有关,并与该地区经济条件、生产方式、生活水平以及文化水平和卫生习惯等社会因素有密切关系。季节性流行特征是指人群受蛔虫感染的季节与当地气候、生产和生活活动有关。例如在温带地区,冬季蛔虫卵停止发育;春季气温回升到13℃以上,虫卵开始继续发育;到秋季,随着气温下降,蛔虫卵发育期延长,乃至滞育。一般认为,感染期虫卵的出现率以7月、8月为最高。

在农村人群中造成蛔虫感染率高的原因:①生活史简单;②蛔虫产卵量大;③虫卵对外界抵抗力强;④广泛使用未经处理的粪便施肥或儿童随地大小便而引发感染期蛔虫卵被广泛污染;⑤养成了不良饮食卫生习惯。

## 三、发病机制及病理改变

### (一)蛔虫幼虫的致病作用

幼虫移行可机械损伤肺微血管破裂而出血,并有嗜酸性粒细胞和中性粒细胞为主的细胞浸润性炎症发生,可引起慢性嗜酸性细胞性肺炎。该病又称吕费勒氏综合征,是肺嗜酸性粒细胞浸润症中的一种,临床上以肺部症状为主,可伴有全身表现,如发热、咳嗽、哮喘、血痰;血中嗜酸性粒细胞比例增高,胸部X线检查可见肺浸润性病变,病灶时有游走现象。重度感染时可见肺水肿、肺出血等现象。多数感染者在1~2周内自愈。幼虫的代谢分泌物或幼虫死后的分解产物可引起炎症反应或Ⅰ型和Ⅱ型超敏反应,故可出现荨麻疹、皮肤瘙痒、血管神经性水肿、过敏性紫癜、紫癜性肾炎等;重度感染时,大量幼虫通过毛细血管,进入体循环,侵入淋巴结、甲状腺、胸腺、脾脏、脊髓等处,引起相应的异位病变;亦可达肾经尿道排出,或通过胎盘到达胎儿体内。

### (二)蛔虫成虫的致病作用

一是消耗宿主营养。成虫寄生于人体小肠,以未消化完全的乳糜液为营养来源,从而部分掠夺了人体摄入的营养物质。二是影响宿主对营养的吸收。成虫以游离方式寄生肠道,可因虫体较多及活动频繁而机械性损伤宿主肠黏膜,甚至发生炎症,导致人体的消化和吸收功能障碍而影响对蛋白质、脂肪、糖类及维生素A、维生素$B_2$和维生素C的吸收,进一步加重营养不良。严重感染者还可出现发育障碍。有时患者出现恶心、呕吐、脐周腹痛及腹泻的症状,则与肠黏膜受损和肠壁炎症影响到肠蠕动有关。三是超敏反应。蛔虫代谢分泌物是一类变应原,被人体吸收后引起 IgE 介导的超敏反应症状,如荨麻疹、皮肤瘙痒、视神经炎等表现,严重者可出现蛔虫中毒性脑病。四是并发症。蛔虫的螺旋式扭结习性或寄生数量较多时可对人体肠道引起机械性或痉挛性肠梗阻、肠扭转或肠套叠;蛔虫具有乱窜钻孔习性,常因受到高热或驱虫不当的刺激后出现在肠内乱窜,钻入胆道引起最为常见的胆道蛔虫病,钻入阑尾引起阑尾性蛔虫病;胆道内的成虫进一步穿破肝内胆管,经肝静脉进入右心房,引起肺动脉栓塞;虫体误入鼻咽通过鼻泪管反流至结膜囊,导致泪管蛔虫病;进入气管造成呼吸道阻塞;通过自然开口或肠道瘘口进入膀胱、尿道引起急性尿潴留;或通过胎盘,到达胎儿体内。蛔虫可穿过肠壁进入腹腔等部位,其虫体的残骸、虫卵等可致蛔虫性肉芽肿。另有罕见报道蛔虫成虫进入食管引起食管梗阻、进入肝内胆管引起肝破裂。

## 四、诊断及治疗

对蛔虫感染者和蛔虫病的确诊依赖于从粪便中查见蛔虫卵,或在粪便或呕吐物及手术中发现蛔虫虫体。粪检虫卵的方法主要为直接涂片法,一粪多检或多次粪检均可显著提高检出率。此外,用饱和盐水浮聚法和沉淀法的检测效果更好。

对蛔虫感染者和蛔虫病的治疗,无论病情轻重均应进行驱虫治疗。常用驱蛔虫药物有阿苯达唑和甲苯达唑,用药后可使虫卵转阴率达 90% 以上。广谱驱虫药伊维茵素的治愈率接近 100%。

## 五、预防

1. 控制传染源　驱除人体肠内蛔虫是控制传染源的重要措施。积极发现,治疗肠蛔虫感染者,查治易感者(如幼儿园、小学儿童,农村居民),抽样调查发现感染者超过半数时可进行普治,在感染高峰后 2~3 个月(如冬季或秋季),可用阿苯达唑口服作集体驱虫,驱出的虫和粪便应及时处理,避免其污染环境。

2. 宣传卫生知识　教育人们养成良好的个人卫生习惯,饭前便后洗手,不饮生水,不食不清洁的瓜果,勤剪指甲,不随地大便等。对餐馆及饮食店等,应定期进行卫生标准化检查,禁止用生水制作饮料等。

3. 管理粪便及环境　搞好环境卫生,实现粪便无害化处理,用无害化人粪做肥料,防止粪便污染环境是切断蛔虫病传播途径的重要措施。在用人粪做肥料的地区,可采用五格三池贮粪法,是粪便中虫卵大部分沉降在池底,由于粪水中游离氨、厌氧发酵及高温的作用可达到杀灭蛔虫卵的效果,同时还可增加肥效;此外,利用沼气池发酵,既可解决农户照明,煮饭,又有利粪便无害化处理,半年左右清除一次粪便,此外,绝大部分虫卵已失去感染能力;采用泥封堆肥法,3 天后,粪堆内温度可上升至 52℃或更高,可杀死蛔虫卵。

## 六、胆道蛔虫病

胆道蛔虫病是常见的外科急腹症,是由于蛔虫经肠道进入胆道甚至肝内胆管而起一系列临床表现。以儿童、青少年多见,农村比城市多见。

### (一) 发病机制与病理改变

胆道蛔虫病是因蛔虫钻入胆道时引起 Oddi 括约肌的强烈痉挛而出现典型的胆绞痛。随着蛔虫的进入,肠道细菌,主要是革兰氏阴性杆菌和厌氧菌被带入胆道可引起急性化脓性胆管炎,甚至感染向上蔓延导致毛细胆管性肝炎或肝脓肿。同时因蛔虫刺激 Oddi 括约肌痉挛,胆道开口阻塞,带菌胆汁逆流进入胰管,或者虫体直接阻塞胰管开口而诱发急性胰腺炎。当感染累及肝脏和肝内胆管,可侵蚀汇管区血管而导致胆道出血。由于蛔虫体光滑呈圆柱形,且不断蠕动,故胆管阻塞多不完全,发生阻塞性黄疸比较少见。但是蛔虫残骸和虫卵可以成为结石的核心,文献报道蛔虫残片或虫卵为结石核心者占胆结石的 36.5%～65.5%,可见胆道蛔虫是肝胆管结石的重要成因之一。

进入胆道的蛔虫可进一步进入肝管及肝小管,使疾病不断进展和恶化,导致肝蛔虫病。其主要病理改变是蛔虫性肝脓肿和肝蛔虫性肉芽肿。蛔虫性肝脓肿是蛔虫上行穿破肝内胆管所致,可为单发或多发,脓肿内含着蛔虫残骸和虫卵是其特点。肝脓肿可向腹腔穿破致弥漫性腹膜炎,亦可向胸腔穿破致右侧脓胸。脓肿内坏死肝组织和虫卵尚可流入肝静脉引起肝静脉炎症及血栓形成,甚至经右心入肺,引起肺梗死及化脓症状。肝蛔虫性肉芽肿系雌蛔虫侵入肝内,大量产卵所致,早期为嗜酸性脓肿,以后形成肉芽肿。文献中有肝蛔虫性肉芽肿引起胆道大出血的报道。此外,蛔虫嵌塞肝内胆管可导致相应区域的肝坏死以及后期的局限性肝纤维化病变。

（二）临床表现

1. 胆道蛔虫病  其特点是剧烈的腹痛与较轻的腹部体征不相称,所谓"症征不符"。常突发剑突下阵发性钻顶样剧烈绞痛,可伴有恶心、呕吐或吐出蛔虫。常放射至右肩胛或背部。疼痛可突然缓解,间歇期可全无症状。合并胆道感染时,症状同急性胆管炎,疾病早期一般不伴发热和黄疸。

2. 肝蛔虫病  肝蛔虫病往往出现在胆道蛔虫病急风暴雨的症状之后,与前者相比,肝蛔虫病的临床表现比较复杂而多样化,主要表现为肝脓肿及其并发症(如:胆道出血、腹膜炎、脓胸及肺部感染等)的症状和体征。肝蛔虫性肉芽肿可以并发胆道出血,而肝蛔虫引起慢性胆管炎和胆管周围炎时可出现肝区疼痛及黄疸,少数可引起蛔虫性肝硬化表现。

3. 并发症  肝脏及胆道蛔虫症可以引发较多的严重的并发症。这些并发症可达 10 余种,其中肝脓肿为首位,其余尚有胆管和胆囊化脓性炎症、胆道出血、胆道穿孔、急性胰腺炎、中毒性休克、慢性胆囊炎、胆道结石、肝硬化等。

（三）辅助检查

1. 血常规  早期白细胞及中性粒细胞计数正常或轻度升高,当出现并发症时则显著增高,嗜酸性粒细胞常增高。呕吐物、十二指肠引流液、胆汁或粪便中蛔虫卵检查阳性有助于诊断。

2. B 超  简便、无创。可见胆管扩张,亦可发现胆总管内蛔虫声像。

3. 十二指肠钡餐造影  疼痛症状初发,蛔虫尚未完全进入胆道时,可见十二指肠乳头处有条索状充盈缺损(蛔虫影)。

4. 静脉胆道造影  可见胆管扩张,肝内、外胆管内有条索状充盈缺损。

5. 内镜逆行胰胆管造影  近年来国内外应用较多,造影同时可引流胆汁查虫卵,一旦确诊则可同时做取虫、冲洗、注药等治疗处理。

6. MRCP  MRCP 是近年来发展起来的一项重要的 MRI 技术,是利用重 $T_2$ 加权成像技术直接显示胰胆管形态和结构的成像方法。MRCP 检查不但可了解患者整个肝内胆管、肝外胆管的形态、走行及梗阻和充盈缺损的状况,同时当肝内外胆管内出现异常索条状复影时,应考虑胆道蛔虫存在的可能。因此,MRI 及 MRCP 对诊断本病有重要价值,并且无创、简便、快速无辐射。

7. 经皮肝穿刺胆汁引流　可从引流胆汁中查找蛔虫卵。

**（四）诊断和鉴别诊断**

根据胆道蛔虫症的好发年龄、易患人群及临床表现,结合影像检查,不难作出正确诊断。但仍需和以下疾病作鉴别。

1. 急性胰腺炎　腹痛常为持续性剧痛,位于上腹或偏左,向腰背部放射,无钻顶感。发病后全身情况恶化较快,血清淀粉酶增高明显。但要注意胆道蛔虫病合并急性胰腺炎存在。

2. 急性胆囊炎、胆囊结石　起病相对缓慢,腹痛呈逐渐加剧,多为持续性,阵发性加重,位于右季肋区或剑突下,疼痛感不及胆道蛔虫病重。呕吐相对较少发生。腹部查体时右上腹压痛明显,可有肌紧张和反跳痛。

3. 消化道溃疡穿孔　起病也急骤,但上腹剧痛可很快波及全腹,为持续性疼痛。查体腹肌紧张、压痛和反跳痛显著。X线立位检查多见膈下游离气体。

4. 急性胃肠炎　可有阵发性腹部绞痛,并伴有恶心、呕吐,有肠道蛔虫病时可吐出蛔虫。但其疼痛程度不及胆道蛔虫病时剧烈,位置也多在脐周或偏上,多有腹泻。腹部无压痛,腹肌无紧张,叩诊可有肠胀气鼓音,听诊肠鸣音亢进。

**（五）治疗**

治疗原则为解痉止痛、利胆驱虫、防治感染。非手术疗法多可治愈,但对非手术治疗无效或有严重并发症的患者可考虑相应的手术治疗。

1. 非手术治疗

（1）解痉止痛:解除痉挛可应用抗胆碱能药物,如阿托品肌内注射或皮下注射,单用解痉药物止痛效果欠佳时可加用镇痛药物,如盐酸哌替啶 50~70mg 肌注,必要时 4~6 小时重复应用。另外加用维生素 K、黄体酮等肌注或穴位注射亦有作用。针刺穴位常取足三里、阳陵泉,还可选加太冲、内关、胆囊穴等,用强刺激或泻法,在急性绞痛时常可取得较好止痛效果。

（2）利胆驱虫:原则是增加胆汁分泌量,使胆汁偏酸,麻痹和抑制虫体,使 Oddi 括约肌松弛。症状消退后,仍须坚持利胆排虫 1~2 周,直至粪便虫卵转阴。①3% 硫酸镁溶液,10ml,3 次/天,口服。②乌梅丸,9g,2 次/天。③胆道驱蛔汤:乌梅 12g,川椒 9g,使君子肉 15g,苦楝皮 9g,木香 9g,枳壳 9g,延胡索 12g,大黄 9g(后下),每天 1 剂,分 2 次服。④阿司匹林 0.5g,食醋 100~150ml,3 次/天,加温水服。⑤驱虫治疗,应用最广的有甲苯达唑和阿苯达唑。前者 200mg/次,1~2 次/天,共 1~2 天;后者 400mg,顿服。此外,伊维菌素也是一种理想的驱虫药,每日口服 100μg/kg,连服 2 天。

（3）防治感染:胆道蛔虫病常合并细菌感染,应根据病情,在上述利胆的同时短时间应用抗菌药物,并且注意抗厌氧药物治疗。

（4）营养支持、纠正水电解质代谢紊乱与酸碱平衡失调:对胆道感染者,全身中毒症状严重,或腹痛、呕吐频繁,或出现其他并发症者,应予以禁食、输液、补充维生素,维持酸碱平衡。必要时给予高热量液体、新鲜冰冻血浆等。

2. 手术治疗

（1）适应证:①胆道蛔虫病频繁发作的剧烈绞痛,经各种非手术治疗难以控制,有继发感染等并发症发生的危险。②合并胆道结石,易发生梗阻性化脓性胆管炎者。③影像学检查发现胆道多条蛔虫者。④并发肝脓肿、严重胆道感染、胆道出血或胆道穿孔者。⑤并发急性胰腺炎非手术治疗无效者。⑥治疗后急性期症状缓解,但非手术治疗后 4~6 周检查仍有胆总管扩张或胆管内死虫残留者。

（2）手术方法：①胆道探查术。通过胆总管探查、取净肝内外胆管中蛔虫或结石、胆管引流，以减轻中毒症状。胆囊一般无需切除，对所出现的有关并发症均应相应处理。术后置T管引流，拔管前行造影检查，如有残留蛔虫，再经T管窦道用胆道镜取出。②内镜下取虫术。近年来内镜技术发展很快，内镜外科已成为一门新的专业。对于胆道蛔虫病，如蛔虫位于胆总管，可经十二指肠镜行十二指肠乳头括约肌切开取虫，兼有检查目的，亦可局部冲洗和用药，较开腹手术简便、创伤小、并发症少。如蛔虫不完全进入胆总管或嵌顿在十二指肠乳头，可经十二指肠镜置入圈套器将蛔虫套住后取出。

### 七、蛔虫性胰腺炎

蛔虫性胰腺炎在临床上比较少见，是由蛔虫进入乏特壶腹或胰管造成胆汁胰腺排出受阻而导致的一系列胰腺的化学性炎症。临床类型常见为急性水肿性胰腺炎，部分患者可发展为出血坏死性胰腺炎。

#### （一）发病机制与病理改变

蛔虫进入胰胆管后使胰液和胆汁流出受阻，胰胆管内压力升高，胰液中各种消化酶被激活，从而发生胰腺自身的消化连锁反应，其中起主要作用的为磷脂酶A2、弹性蛋白酶、激肽释放酶、脂肪酶或胰血管舒缓素和前羟肽酶。磷脂酶A2在少量胆汁参与下分解细胞膜的磷脂，产生溶血磷脂酰胆碱和溶血脑磷脂，它的细胞毒作用引起胰腺实质的凝固性坏死和脂肪组织坏死及溶血；弹性蛋白酶溶解血管弹力纤维引起出血和血栓形成；激肽释放酶可使血管舒张和通透性增加，引起水肿和休克；脂肪酶参与胰腺及周围脂肪组织坏死和液化。消化酶和各种坏死组织液和淋巴循环到达全身而引起多器官损害，成为胰腺炎的致死和各种并发症的原因。新近研究表明，在急性胰腺炎的病理过程中还有许多炎症介质参与，如一氧化氮、氧自由基、血小板活化因子、前列腺素、白三烯等可作用于胰腺炎的各病理环节，使胰腺的血液循环发生障碍，参与炎症的发生与发展。

#### （二）临床表现

1. 症状

（1）腹痛：几乎所有患者均有腹痛，部位多为上腹部，多向腰背部放射，伴有恶心呕吐。疼痛可表现为钻心样或绞痛，可持续数小时甚至数天，恶心呕吐、体位改变和一般胃肠解痉药物不能缓解腹痛症状，咳嗽、深呼吸可加重腹痛。

（2）恶心呕吐和腹胀：多在起病后出现，表现为呕吐胃内食物与胆汁，有时患者可呕吐蛔虫成虫体，患者多伴有腹胀症状，甚至可出现麻痹性肠梗阻。

（3）发热：患者多有中度以上发热，一般持续3~5天，如果患者体温持续一周以上或体温逐渐升高伴有白细胞升高时，要警惕继发感染如胰腺脓肿或胆道感染等。

（4）低血压或休克：主要见于出血坏死性胰腺炎，少数患者可突然发生，亦可在发生其他并发症后逐渐出现。主要为有效血容量不足、缓激肽致周围血管扩张、胰腺坏死释放心肌抑制因子、并发感染或消化道出血。

（5）水电解质及酸碱平衡紊乱：患者可由于频繁呕吐，出现代谢性碱中毒，常有程度不一的脱水，重症患者可出现明显脱水和代谢性酸中毒，并伴有血钾、血钙、血镁降低。

（6）其他：急重症患者可并发急性呼吸衰竭或成人呼吸窘迫综合征，患者亦可出现其他器官衰竭，如肾功能和心功能的衰竭以及弥散性血管内凝血等表现。有些患者出现胰性脑病,表现为精神异常和混乱,定向力缺乏,伴有幻想和躁狂状态。

2. 体征 急性水肿型胰腺炎患者腹部体征较轻,常与患者主诉不符,这是由于胰腺为后腹膜器官。患者表现为上腹部压痛,无反跳痛与肌紧张,可伴有腹胀和肠鸣音较少。出血坏死性胰腺炎常出现急性腹膜炎体征,即腹肌紧张、腹部压痛和反跳痛,伴有麻痹性肠梗阻者肠鸣音弱或消失。部分患者出现腹水,多为血性腹水,腹部移动性浊音阳性。少数患者可见 Grey-Turner 征和 Cullen 征,乃由于胰酶、坏死组织及出血沿腹膜间隙与肌层渗入腹壁下,分别达两侧肋腹部和脐周,致皮肤颜色改变。并发胰腺脓肿或胰腺囊肿患者上腹部可扪及包块。患者早期黄疸为胰头炎性水肿、胆总管或壶腹部蛔虫阻塞所致,后期黄疸多为胰腺脓肿或囊肿压迫胆总管或肝细胞损害所致。严重胰腺坏死钙化后致低钙血症时临床可见手足抽搐。

(三) 辅助检查及诊断

根据患者典型的临床表现和实验室检查,加上 B 超、CT 及 MRCP 等影像学检查多可作出蛔虫性胰腺炎的诊断。

(1) 实验室检查:血清、尿淀粉酶测定是最常用的诊断方法。血清淀粉酶在起病后 6~12 小时开始上升,24 小时达高峰,4~5 天后逐渐降至正常;尿淀粉酶在 24 小时才开始升高,48 小时达高峰,下降缓慢,1~2 周后恢复正常。值得注意的是,淀粉酶升高的程度和病变严重程度不成正相关。血清淀粉酶同工酶的测定可提高本病诊断的准确性。血清脂肪酶明显升高也是客观的诊断指标。其他检查结果包括白细胞增高、高血糖、肝功能异常、低血钙、血气分析异常及 DIC 指标异常等。诊断性腹腔穿刺若抽出血性渗出液,所含淀粉酶值高对诊断很有帮助。

(2) 影像学检查:①腹部 B 超是首选的影像学诊断方法,可发现胰腺肿大和胰周液体积聚。胰腺水肿时显示为均匀低回声,出现粗大的强回声提示有出血、坏死的可能。蛔虫阻塞胰管时,胰管内可见实体性平行强光带,后方不伴有声影,实时动态观察多未见光带明显蠕动。②胸、腹部平片:胸片可显示左肺下叶不张,左侧膈肌抬高,左侧胸腔积液等征象,腹部平片可见十二指肠环扩大、充气明显以及出现前哨肠袢和结肠中断征等。③CT 检查:由于不受肠腔内气体的影响,CT 检查可清晰显示胰腺及其周围器官的病变,分辨水肿型和坏死型胰腺炎并对其严重程度及其预后进行判断。④经内镜逆行胰胆管造影(MRCP):蛔虫性胰腺炎往往由胆道蛔虫所导致,通过 MRCP 检查不但可了解患者整个肝内胆管、肝外胆管的形态、走行及梗阻和充盈缺损的状况,还可以了解胰管的情况。如在乏特壶腹或胰管内出现异常索条状复影时,应考虑蛔虫存在,并可在镜下取蛔。内镜检查过去一度列为急性胰腺炎的禁忌证,目前这一观点有所改变,内镜检查可以发现蛔虫体堵塞胰胆管并能给予取出,对老年患者特别是不能耐受手术治疗的患者尤其适用。

(四) 治疗

应根据胰腺炎的分型、分期和病因选择合适的治疗方法。

1. 非手术治疗 非手术治疗适用于急性蛔虫性胰腺炎的全身反应期、水肿期及尚无感染的出血坏死性胰腺炎。方法包括禁食、胃肠减压;维持患者水电解质平衡,对于重症患者早期给予营养支持治疗;给予解痉止痛治疗,无麻痹性肠梗阻患者可给予阿托品等,对重症疼痛患者加用哌替啶;同时要减少胰腺的外分泌,临床上一般采用以下方法如 $H_2$ 受体拮抗药或质子泵抑制药(减少胃酸分泌,同时预防应激性溃疡的发生)。文献有报道称,生长抑素如奥曲肽、生长抑素等可抑制各种原因引起的胰液分泌,减少术后胰瘘等并发症,缩短住院时间。为预防和控制并发感染,应给予抗生素治疗。禁食期间应给予静脉营养支持疗法,另外可给予中医中药治疗。

2. 内镜治疗　内镜取虫治疗已在国内外开展,Chinhn 等报告 33 例患者用内镜取虫治疗,24 例取得成功。但在合并结石、蛔虫移位胰管内和胰腺坏死时内镜取虫可能受限,可给予手术治疗。

3. 手术治疗

(1) 适应证:下列情况下必须考虑手术治疗。①诊断急性胰腺炎明确,经积极内科治疗病情仍进行性发展为急性弥漫性腹膜炎,感染中毒性休克。②蛔虫阻塞胰胆管需解除梗阻且内镜取虫不成功。③急性出血坏死性胰腺炎的诊断未明,且不能排除其他非手术不可的急腹症需剖腹探查时。④并发胰腺脓肿和胰腺假性囊肿,时间长且有破裂和出血的危险或脓肿需引流时。

(2) 手术方法如下。①胆道探查引流术:取出蛔虫,胆道结石,或经胆道镜术中取出胰胆管结石,置胆道 T 管引流。②胰包膜切开及引流术:适用于胰腺肿胀明显者,可减轻胰腺的张力,有助于改善胰腺血运和减轻腹痛。切开后可用手指或止血钳包膜下钝性分离,以防损伤胰管,然后在小网膜囊放置通畅而充分的腹腔引流或双腔管引流,以减少腹内继发性损害,渗出及坏死,防止感染。③病灶清除术:将胰腺坏死组织清除,可防止严重感染及坏死病灶的发展,但勿伤及胰管,注意局部止血。以发病 7～10 天进行为宜。④胰腺切除术:包括部分或全胰切除。一般只切除坏死组织,以免胰腺坏死继续发展和感染,减少并发症的发生。在胰腺坏死 75% 时或十二指肠受到严重破坏这种特定的情况下,可作全胰切除(GDP),虽有成功的报告,但死亡率高,操作亦有一定困难,且终身需外源胰岛素维持。⑤持续腹腔灌洗术:可消除腹腔内对全身有影响的有毒物质,如渗出的各种酶、坏死组织、蛋白分解产物、细菌、毒素及渗出液,有利于本病的预后。可经腹壁插入多孔硅塑料管,将含有肝素、抗生素的平衡盐液注入腹腔,每次 1 000～1 500ml,约 15～20 分钟后注完,保留 20～30 分钟,然后放出灌洗液。根据渗出液的改变,每 1～2 小时重复一次,注意勿伤及肠管以及注入量大时加重呼吸困难。

## 八、蛔虫性肠梗阻

蛔虫性肠梗阻是因肠道蛔虫集结成团并引起局部肠管痉挛而导致的肠腔堵塞。驱虫治疗不当常为诱因。在我国,蛔虫性肠梗阻的发病率在 20 世纪 70 年代前占机械性肠梗阻的5.1%～17.7%,少数地区高达 25%～45%。本病多见于儿童,3～10 岁的小儿发病率占机械性肠梗阻的 60%。农村发病率较城市高。随着预防卫生事业的发展,生活卫生习惯的改善,本病的发病率已下降至 2.2%～4.8%,有报道 1980 年后下降到 0.5%,但在农村、边远地区,其发病率仍较高。

### (一) 发病机制与病理改变

一般情况下,寄生在肠道内的蛔虫是分散、与肠道纵轴平行的,一般不引起梗阻。但在蛔虫大量繁殖或在人体发生某些生理改变时,如体温升高、腹泻、肠功能紊乱、过敏性体质以及各种刺激引起的肠蠕动增强或服驱虫药剂量不足等,可诱发蛔虫骚动、聚集、扭结成团,引起肠腔堵塞。随着病情的发展,梗阻上段的肠腔内有气体和液体积聚导致肠腔扩张,梗阻起始阶段仅有肠腔的阻塞,没有血液循环的障碍,呈单纯性肠梗阻。如继续发展下去,肠壁发生血液循环障碍和坏死变为紫黑色,这时称为绞窄性肠梗阻。肠腔扩张或痉挛时,蛔虫受到刺激在肠管中骚动,如钻破肠壁的薄弱处则引起肠穿孔,从而引起腹膜炎或腹腔脓肿。全身情况主要有脱水和水电解质的紊乱,毒素吸收和感染。造成机械性肠堵塞的蛔虫数量自几十条至几千条不等,有作者报道从一患者肠腔内取出蛔虫2 097条。此外蛔虫的代谢产物刺激肠壁使其发生痉挛亦可促进梗阻的发生。引起痉挛性梗阻所需的蛔虫数量不多,有时仅1~2条,蛔虫团和肠痉挛还可引起肠套叠,称之为蛔虫性肠套叠。另外蛔虫能直接损伤宿主的肠黏膜,其代谢产物亦可刺激、损伤局部黏膜,引起肠管痉挛性收缩和平滑肌的局部缺血。由于肠黏膜损伤可致肠管破裂穿孔,亦称蛔虫性肠穿孔。

**（二）临床表现**

蛔虫性肠梗阻早期多为不完全性。表现为阵发性腹痛、腹胀、恶心、呕吐,有时吐出或便出蛔虫等症状。腹痛多呈绞痛性质。查体时,腹肌紧张不明显,多数患者在脐周或右下腹摸到条索状或香肠样肿块,指压有高低不平感或有蠕动感,肿块可有轻度移动,晚期可出现完全性梗阻。梗阻的部位多位于回肠末端。回肠堵塞时间过长,少数患者可发生肠壁缺血、坏死、穿孔等,以致大量蛔虫进入腹腔引起腹膜炎或腹腔脓肿等各种并发症。

**（三）诊断**

1. 病史　患儿常有蛔虫感染史,如肛门排虫史或驱虫史等。

2. 临床表现　脐周阵发性腹痛和呕吐。查体腹胀不明显,也无明显肌紧张,但脐周或右下腹可扪及条索状的团块,包块可有变形、可以移动,表面有高低不平感或有蠕动感;肠鸣音可正常或亢进。晚期可有完全性肠梗阻症状和体征。

3. 实验室检查

（1）粪检虫卵:取5~10g粪便,通过直接涂片法、厚涂片法或饱和盐水浮聚法等可检出粪便中虫卵。若只有雄虫寄生,粪便中查不到虫卵。

（2）血象检查:周围血中的嗜酸性粒细胞增多。

4. 辅助检查

（1）腹部X线腹平片影像:表现为,①梗阻多发生于小肠低位,且以不完全性梗阻为多;②立位腹平片有时在液平面上方可见波浪状或粗颗粒状不平整,密度不均匀影,呈典型"驼峰"征,此多为虫团所致;③大部分患者的腹片上可见各种虫体姿态,或成条索状排列,或蜷曲成团或见到大小相似粗颗粒状虫体断面影,形态不断变化。钡餐或钡餐灌肠可显示蛔虫的条状阴影。

（2）CT检查:可见肠道内索条成团影以及梗阻部位、程度、范围。增强扫描可以判断供血有无障碍。CT检查在蛔虫性肠梗阻的诊断中有较高的价值。

（3）B超检查:肠管内可见蛔虫影像,单条蛔虫呈条带状强回声可见其在管腔中活动,多条蛔虫常聚合成团则可诊断蛔虫性肠梗阻。

**（四）治疗**

1. 非手术治疗　蛔虫性肠梗阻大多数可经非手术治疗而治愈。

（1）一般治疗:禁食、持续胃肠减压、解痉止痛、纠正水电解质紊乱和酸碱失衡。

（2）口服酸性物:蛔虫具有喜碱厌酸,喜温恶寒、遇酸则静、遇苦则下等特性。故病情轻微全身状况尚好的患者,可服复方阿司匹林（APC）、维生素C,或口服食用醋100g。亦可隔4~6小时重复口服。

（3）药物驱虫:目前多使用复方甲苯达唑、阿苯达唑等新药,效果较满意,但有人主张在梗阻未缓解前应慎用驱虫剂,否则会加重梗阻或增加出现并发症的可能。

（4）中医中药：服用通里攻下的中药如姜蜜汤、乌梅汤等，亦可采用针灸，按摩等使蛔虫团块散开。

（5）口服油剂：口服豆油、花生油、花椒麻油等植物油。

（6）灌肠：用温盐水或大承气汤滴肛或灌肠，亦能取得一定疗效。采用空气或氧气灌肠可改变蛔虫生活环境使蛔虫麻痹而排出体外。但肠溃疡、肠穿孔及年老体弱患者禁用。

（7）单纯性肠蛔虫病的治疗：指肠蛔虫病患者在未出现并发症之前应给予药物驱蛔，以防肠梗阻及其他并发症发生。

2. 手术治疗　若经非手术治疗后病情不见好转、反而加重或出现腹膜刺激征，即应手术治疗。无肠管坏死穿孔时，手术时应先试用手法挤压，松散蛔虫团，并将其挤入大肠内，日后再行驱虫治疗。若失败，可将肠腔内蛔虫推挤一起，再用纱布保护附近组织，后行肠管切开取虫，多者可达数百条之多。如为肠套叠，则要复位肠管。非手术方法有空气灌肠、钡剂灌肠、B超下生理盐水加压灌肠，无效时也可采用术中手法复位，如复位不能，也可采用肠套叠鞘部切开复位。若有肠管坏死，则需行肠切除术。手术后仍应继续驱虫治疗。

### 九、蛔虫性阑尾炎

蛔虫性阑尾炎是由蛔虫钻进阑尾腔梗阻，继发感染引起的急性阑尾炎，是常见外科急腹症，多见于幼儿，在小儿阑尾炎病因中占重要地位。北方地区多见。此病是肠蛔虫病的并发症之一。

1. 发病机制与病理改变　蛔虫通常寄生在人体回肠，如腹泻、驱虫、妊娠等使肠蠕动异常，肠道内环境发生改变，另外蛔虫又具有钻孔癖性，故可窜入盲肠钻进阑尾腔发生阑尾蛔虫病。蛔虫进入阑尾腔后可造成阑尾腔梗阻，蛔虫蠕动刺激阑尾壁肌肉痉挛，可引起急性阑尾炎。梗阻不解除，阑尾损伤，继发感染产生急性阑尾炎即炎症期。继之阑尾腔内压力增高，阑尾壁缺血、坏死、穿孔、蛔虫可钻入腹腔，引起急性弥漫性腹膜炎。

2. 临床症状　根据病史、临床表现及辅助检查，大部分患者可以明确诊断。

（1）病史：患儿常有蛔虫感染史，如肛门排虫史或驱虫史等。

（2）临床表现：与其他急腹症相比，阑尾蛔虫症具有较明显的腹痛特点，常表现为突发脐周绞痛，或突发右下腹剧痛，呈阵发性或突发转移性右下腹痛，其疼痛程度较一般阑尾炎剧烈，呈阵发性，有静休期及钻顶感。如阑尾穿孔，则引起腹膜炎的症状。触诊时有些患者可出现激惹性疼痛发作，合并不全性肠梗阻者，腹部可触及大小不等的条索状包块。另一特征是发病初期皮肤有感觉过敏。查体时，早期压痛不明显，与剧痛表现不相符，虽压痛范围较弥散，但腹壁柔软。

辅助检查白细胞计数升高；B超可以排除输尿管结石及妇科疾患；X线透视对排除消化道溃疡穿孔有价值；钡灌肠可发现阑尾蛔虫征象；纤维结肠镜检查可确诊并可取虫。周围血中的嗜酸性粒细胞增多。

3. 诊断　根据病史、临床表现及辅助检查，大部分患者可以明确诊断。

4. 治疗　一经诊断，宜及早手术治疗，即行阑尾切除术。

### 十、其他蛔虫病

蛔虫受到刺激后，可窜入各种孔道而致病，亦可通过病变部位侵入相邻器官引起相关疾病。

1. 胸部蛔虫症　多数患者呕吐时，蛔虫大量涌出，窜入上呼吸道。少量蛔虫可沿气管钻入肺组织,引起支气管炎、肺炎、肺不张、肺脓肿等;大量蛔虫钻入气管可造成呼吸道阻塞而窒息。另外,蛔虫性肝脓肿患者,脓肿及蛔虫可以突破膈肌入胸腔,引起急性脓胸。出现呼吸道阻塞而窒息时需紧急处理,脓腔多需引流或手术治疗。

2. 憩室蛔虫症　蛔虫有时钻入小肠憩室引起憩室炎,甚至穿孔。多数需外科治疗。

3. 中耳蛔虫症　有时蛔虫从咽部经耳咽管钻入中耳道,引起相应临床症状。

4. 尿路蛔虫症　蛔虫经膀胱直肠瘘进入膀胱、输尿管,或经肾盂结肠瘘进入泌尿系统,可从尿道排出蛔虫。经手术修补瘘口方可治愈。

5. 转移性蛔虫症　蛔虫偶尔进入血流引起转移性蛔虫病,若经血流至右心达肺动脉,可形成血栓引起肺动脉阻塞;蛔虫幼虫若经血液循环进入脑组织,可形成脑栓塞及脑局部病变。此外,蛔虫分泌的脂肪醛、抗凝素及溶血素等物质,吸收后作用于神经系统,引起的神经功能失调称为蛔虫中毒性脑病或蛔虫性脑病。可出现头痛、兴奋性增高、精神不振、失眠,还可有智力发育障碍等。严重时可出现癫痫、脑膜刺激征、昏迷及瞳孔散大等。以上通过驱虫治疗症状可迅速减轻。

6. 蛔虫性胃肠瘘　蛔虫性胃肠瘘大多发生在胃肠手术后。如胃肠吻合术、胆肠吻合术及胰腺假性囊肿空肠 Roux-en-y 术后,蛔虫经肠道从吻合口钻出,引起吻合口瘘,或胃切除术后十二指肠残端,肠腔液体外流,致腹膜炎、腹腔脓肿或肠瘘形成。这是术后十分严重的并发症。绝大多数情况下均需手术治疗。唯一的预防措施为术前常规驱蛔治疗。

(钱益新　尤璐)

# 第二节　鞭　虫　病

鞭虫病(trichuriasis)是由毛首鞭形线虫(*Trichuris trichiura*)寄生人体盲肠(感染严重时也可见于结肠、直肠及回肠下段)所引起的寄生虫病。我国曾发现葬于 2 300 多年前的古代女尸的肠内容物中含有鞭虫卵,法国学者曾在新石器时代的粪化石中发现鞭虫卵。关于鞭虫的最早记录出现在 1740 年,一名意大利科学家 Morgani 发现了寄生在结肠中的鞭虫成虫。1761 年,德国内科医生 Roedere 给出了鞭虫的准确的形态学描述并绘出了虫体形态。鞭虫病呈世界性分布,鞭虫和钩虫、蛔虫同属土壤传播寄生虫,增加了全球的疾病负担。在非洲、亚洲和中美洲、南美洲甚为普遍,特别是农业区,以污水灌溉,施用新鲜粪便,有利于肠道寄生虫病的传播。这种疾病在其他发达工业地区则很少见,但通过粪-口途径,仍有可能发生输入性感染的传播。

## 一、病原生物学

毛首鞭形线虫(*Trichuris trichiura*)隶属于无尾感器纲(Aphasmidea)或有腺纲(Adenophorea),鞭虫目(Trichurida),鞭虫科(Trichuridae),鞭虫属(*Trichuris*),俗称鞭虫(whipworm),是常见的人体肠道寄生线虫之一。鞭虫成虫主要寄生于人体盲肠,引起鞭虫病(trichuriasis)。寄生鞭虫以吸血为主,据 Layrisse 等报道,每条成虫的日吸血量可达 0.005ml。鞭虫以其细长的前段插入肠黏膜至黏膜下层,摄取营养。由于对局部组织的损伤及其分泌物的作用,可致肠壁炎症,少数可有细胞增生、肠壁增厚等现象。患者可出现头晕、腹痛、腹泻、食欲缺乏、消瘦等症状。轻度感染者无明显自觉症状,但重度感染者可出现腹痛、腹泻、食欲不振、营养不良,甚至贫血及直肠脱垂等症状。

**（一）形态**

Mayer 第一次给出猪鞭虫（*T. suis*）的生殖器官详细描述，以及对交合刺和外鞘做出特征性的描绘。成虫的外形似马鞭状，前部 3/5 细长，后部 2/5 较粗大。虫体体表覆以透明而有横纹的角皮。雄虫长 30~45mm，尾端向腹面呈环状卷曲（图 3-2-1），生殖器官包括袋形的睾丸、输精管及射精管。射精管与直肠共同开口于泄殖腔。交合刺一根，长 2.5mm，外有鞘，其末端满布小刺（图 3-2-2）。雌虫长 35~50mm，尾端钝圆，生殖器官为单管型，包括卵巢、输卵管、子宫、阴道。阴门位于虫体粗大部的前端。

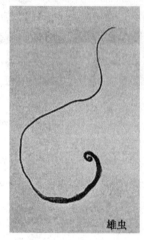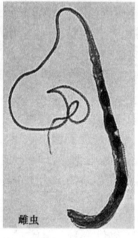

图 3-2-1 毛首鞭形线虫
（引自 Biodiscover）

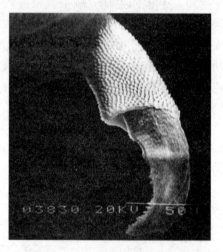

图 3-2-2 雄虫去鞘后的交合刺
（许世锷供图）

消化系统包括口腔、咽管、肠及肛门。口腔极小，无唇瓣，具一长 7~10μm 的口矛。口矛前端呈尖刀状，后端固着于咽管壁，当虫体活动时，可从口腔伸出（图 3-2-3）。王绍渠等（1994）描述了头端口周的唇样结构，观察到围绕着口孔环形排列着 8 个头孔和一对头感器。咽管位虫体的细长部分，管壁很薄，由一层咽管细胞及延伸的假体腔膜构成，有肌原纤维环绕管壁（图 3-2-4）。咽管前段很短，为肌性，后段长，肌原纤维较少。咽管外由呈串球状排列的杆细胞组成的杆状体包绕，杆细胞的分泌物可能具有消化宿主组织的酶，具有抗原性。两

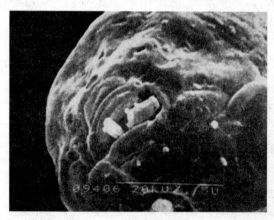

图 3-2-3 鞭虫头部顶面观
（许世锷供图）

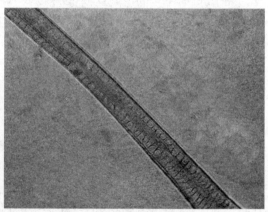

图 3-2-4 毛首鞭形线虫部分咽管（×100）

性成虫的生殖系统均为单管型。杆状体外包有一层厚的鞘膜,此鞘膜向内与延伸的咽管壁彼此连接(图3-2-5)。杆细胞较大,有一圆形核。食管纵切面内部有链珠状细胞(图3-2-6)。肌肉层肌细胞小、多、密、没有空隙(图3-2-7)。电镜下鼠鞭虫(*T. muris*)的杆细胞细胞质内有大量致密颗粒及丰富的内质网,显示是一种活跃的分泌细胞;每一杆细胞都有一开口通入咽管腔。致密颗粒间有微管系,且该种分泌颗粒也见于咽管内,故认为杆细胞内可能存在着由细胞内转运物质至咽管腔的运输系统。

杆状体的功能可能包括穿透组织、调节宿主细胞和体外消化。杆细胞具有蛋白酶和酯酶活性。咽管和肠之间有咽管-肠瓣相通,肛门位于虫体后端。在咽管区的腹面角皮有一宽的束状微孔区,每孔与紧接其下的皮下有细胞相通,此区称杆状带(bacillary band),为本目虫种所特有的结构。电镜观察发现其角皮微孔呈圆锥形,最小孔径约1.5μm,微孔即皮下细胞的开口,紧接其下的细胞呈柱状,核居中,有腺性和非腺性两类。腺细胞具有层板状膜(lamellar apparatus membrane)和丰富的线粒体,显示细胞可能具有控制水盐代谢和排泄作用(图3-2-8)。非腺性细胞的功能尚不清楚,据认为可能与角皮的形成及物质的贮存有关。

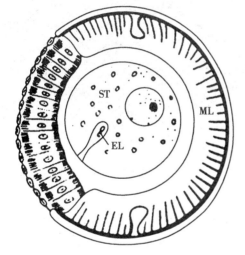

图3-2-5 鞭虫前端横切面
(仿自 Sheffield,1963)

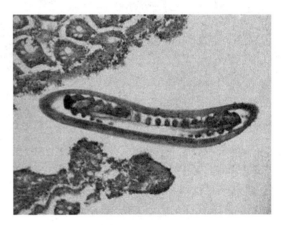

图3-2-6 成虫食管纵切面
(引自 Atlas)

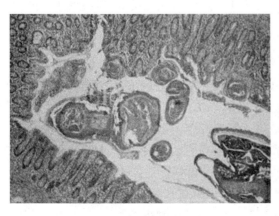

图3-2-7 肌肉层肌细胞
(引自 Atlas)

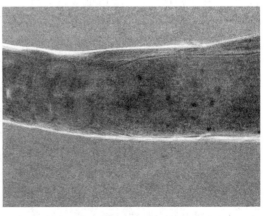

图3-2-8 毛首鞭形线虫部分消化系统和生殖系统(×100)

　　虫卵呈纺锤形、橄榄形或桶形,大小为(50~54)μm×(22~23)μm,偶可见到长70~83μm的大虫卵。虫卵为黄褐色,卵壳较厚,由脂层、壳质层及卵黄膜组成,两端各具一个透明的盖塞,虫卵及包囊的比重为1.150。虫卵自人体排出时,卵壳内细胞尚未分裂(图3-2-9)。对鼠鞭虫和猪鞭虫卵壳结构的研究证实,完整的卵壳包括三层,外层的卵黄膜为一单位膜,其外表有特殊物质附着。居中的壳质层由壳质/蛋白质复合物组成。电镜下可见此层呈平行的薄板状,是由壳质微原纤维的核心(chitin microfibril core),周围裹以蛋白质外衣的纤丝所组成。脂层可见疏松的束状的致密物质。两端的盖塞也有三层,电镜下可见此三层各与卵壳的三层相连续,盖塞的成分多于卵壳者,且两种成分的组合也不同于卵壳,盖塞是在壳质的基质中混杂有170Å的蛋白质纤丝。

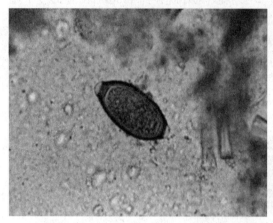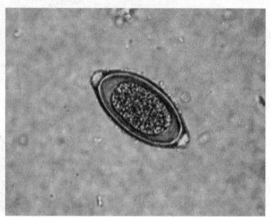

**图3-2-9　毛首鞭形线虫卵**

(引自 wadsworth)

### (二)　生活史

　　鞭虫的生活史包括虫卵在外环境土壤中的发育和虫体在人体内发育的两个阶段(图3-2-10)。成虫主要寄生于人体盲肠,虫数多时也可见于结肠、直肠甚至回肠下段。雌虫子宫内含虫卵约60 000个,每日产卵3 000~20 000个。虫卵在外界发育为感染期,其发育速度与温度有关,25℃时28天,30℃时15天,34℃时13天,37℃以上发育不超过桑葚期。在相对湿度为77%的环境中,鞭虫卵经11~15天以后则不能发育。鞭虫卵对短波照射(180~315nm)有较高抵抗力。在适宜环境中,92%~95%的鞭虫卵可直接发育为含幼虫的感染性卵,幼虫不活动。

　　含蚴卵是鞭虫的感染阶段。虫卵随食物或饮水进入人体,经胃及胰液的作用,在小肠内,卵内幼虫活动加剧;受分泌酶的作用,幼虫自卵壳一端的盖塞处逸出,约在感染后1小时孵出幼虫。幼虫多从肠腺隐窝处侵入局部肠黏膜,摄取营养,进行发育。经10天左右,幼虫重新回到肠腔,再移行至盲肠,以其纤细的前端钻入肠壁黏膜至黏膜下层组织,后端则裸露在肠腔内寄生并发育为成虫。曾有学者观察狐鞭虫感染狗的动态过程,认为鞭虫幼虫孵化后先侵入十二指肠上皮,在8~10天后离开上皮,进入肠腔,再移行到盲肠发育为成虫。但也有人通过实验认为狐鞭虫幼虫能侵入许多肠段的上皮,仅有在盲肠上皮的幼虫可发育为成虫。鞭虫幼虫在盲肠或结肠上皮内发育(图3-2-11)。根据对鼠鞭虫的观察,幼虫在肠腺的基部侵入柱状上皮,5天后开始在上皮内移行,直到隐窝的壁部。感染后20~29小时,所有

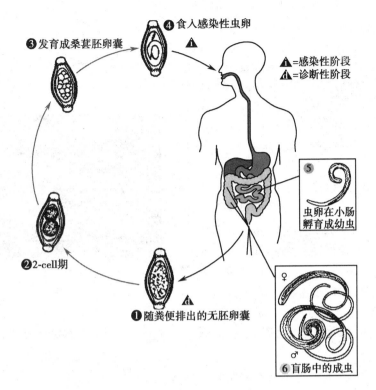

图 3-2-10　鞭虫的生活史

注:
Step 1:鞭虫卵随感染鞭虫病的患者粪便排出。
Steps 2~4:在适宜条件的土壤中,鞭虫卵发育为两个阶段,先是卵分裂阶段,然后发育成胚胎。鞭虫卵在 15~30 天内可具有感染性。
Step 5:人误食了带有虫卵的食物或水,卵在小肠孵化并进入肠腔,幼虫开始发育。进入成虫期,薄端进入大肠,厚端拖入腔,并寻找附近的伴侣。雌虫在感染 60~70 天开始产卵,每天产 3 000~20 000 个卵。成虫可存活 1~3 年,雌虫长度可达 50mm

幼虫见于覆盖肠腔表面的上皮层内。在肠腔上皮内的幼虫经过 4 个幼虫期蜕皮,发育为成虫。在发育中,虫体前部分化为长线形、含有咽管的杆状体,后部粗钝,含肠管和生殖器官;虫体所在的上皮隧道扩大,上皮表面可见窦状弯曲。以后,虫体后部穿通上皮,拖入盲肠腔内。因此,成虫细长的前部完全留于上皮层内,而后部则游离于肠腔,可以排便、交配和产卵(图 3-2-11);可以认为是鞭虫是组织寄生虫(tissue parasite)。鞭虫通过体外消化,似以肠细胞和血液为食物。在人体,鞭虫感染后至产卵的时间一般为 60 天。成虫可生活 1~2 年或 3~5 年。

全基因组扫描显示鞭虫 9 号和 18 号染色体上数量性状可能负责鞭虫在某些遗传个体的易感性。

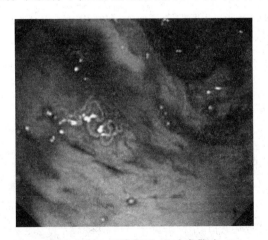

图 3-2-11　回盲部见 10 余条鞭虫

## 二、流行病学

### (一) 分布与危害

鞭虫病是一种在全球范围分布的传染性寄生虫病。大约有1/4的人口可能携带这种寄生虫。在非洲和南美洲,关于疾病症状的确认还较缺乏,往往在患者感染严重出现症状时才被发现。美国疾病控制与预防中心统计,鞭虫病在撒哈拉以南的非洲、亚洲南部和东部发病率最高。非洲地区,以撒哈拉以南非洲感染人数最多(图3-2-12)。一般儿童的感染率高于成人,女性感染率高于男性。对于儿童和其他营养不良的居民,更是严重影响其健康。鞭虫病患者可有维生素A缺乏。鞭虫病的传播与恶劣的卫生条件有关,在发展中国家此关联更加明显。在亚洲、非洲、拉丁美洲,特别是农业区,以污水灌溉、施用新鲜粪便,都有利于该病的传播。

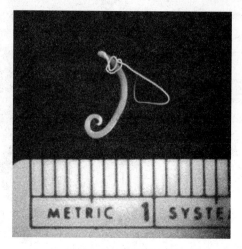

图3-2-12 结肠镜检查显示的鞭虫

鞭虫感染的主要人群是生活在撒哈拉以南非洲地区的学龄儿童。非洲大约1.62亿人感染了鞭虫,其中学龄儿童为4 400万,在分布区域上表现出局部地域明显高发的不均分布特点。尼日利亚的一项调查发现绝大多数患者都有鞭虫与钩虫、蛔虫等土源线虫的混合感染,发病率较高的还有埃塞俄比亚、刚果(金)以及南非。

一项在尼日利亚一所小学进行的研究确定寄生虫感染状况和卫生条件有很大的关系。寄生虫感染的患病率较高的学校不具备基本卫生条件(自来水、洗手皂等)。鞭虫在非洲北部的患病率较低,在非洲中部较高(从中非共和国的11.8%到在赤道几内亚的38.8%,表3-2-1)。

表3-2-1 2010年非洲不同区域及全球鞭虫感染率

| 地区 | 总人口/百万 | 每百万人中感染人口/95%CI[1] | 总感染率/95%CI |
| --- | --- | --- | --- |
| 撒哈拉以南非洲 | 866.0 | 100.8(94.1~108.0) | 11.6%(10.9%~12.6%) |
| 撒哈拉以南非洲中部 | 98.0 | 16.5(13.6~20.1) | 16.9%(13.9%~20.5%) |
| 撒哈拉以南非洲东部 | 358.7 | 42.2(37.9~46.8) | 11.8%(10.65%~13.1%) |
| 撒哈拉以南非洲南部 | 70.4 | 23.3(20.7~26.0) | 33.1%(30.85%~38.7%) |
| 撒哈拉以南非洲西部 | 339.0 | 18.8(15.3~23.2) | 5.5%(4.55%~6.8%) |
| 非洲北部和中东 | 477.4 | 8.7(7.3~10.7) | 1.9%(1.65%~2.4%) |
| 全球[2] | 5631.4 | 464.6(429.6~508.0) | 8.3%(7.65%~9.0%) |

[1] 根据贝叶斯线性混合模型得到的95%CI可信区间

[2] 全球感染率以亚洲、拉丁美洲和加勒比地区、撒哈拉以南非洲、北非和中东地区以及大洋洲人口总和作为分母

撒哈拉沙漠以南的南部非洲地区(0.77 YLD/1 000人)的鞭虫病负担较高(表3-2-2)。鞭虫病患者的临床表现可从无症状到消瘦、皮肤干燥和腹泻,再到严重的感染。在儿童中,

严重的感染可以导致生长迟缓。长期腹泻带血会导致缺铁性贫血,严重病例可引起直肠脱垂。

表 3-2-2　2010 年非洲不同地区及全球的鞭虫估计伤残损失健康生命年(YLDs)

| 地区 | 伤残损失健康生命年/人·年$^{-1}$ | 占比/% |
| --- | --- | --- |
| 撒哈拉以南非洲 | 134 055 | 21.0 |
| 撒哈拉以南非洲中部 | 14 143 | 2.2 |
| 撒哈拉以南非洲东部 | 56 994 | 8.9 |
| 撒哈拉以南非洲南部 | 54 430 | 8.5 |
| 撒哈拉以南非洲西部 | 8 487 | 1.3 |
| 非洲北部和中东 | 3 223 | 0.5 |
| 全球 | 638 200 | |

临床上用内镜可观察到鞭虫寄生的结肠黏膜有水肿和血管增多,而中毒感染的患者肠黏膜会出血或溃疡。

**(二) 流行环节**

鞭虫与蛔虫的生活史、感染途径相同,致病机制相似,地理分布上也存在一致性。当使用新鲜粪便施肥或随地大便时,虫卵随粪便污染了土壤和周围环境,并在适宜的条件下发育为感染期虫卵。感染期虫卵可借蝇类、鸡、犬等的机械携带或风力散播,污染环境、物品、水源、食物等。人类通过生吃食物或处理食物时摄入感染期鞭虫卵,从而感染鞭虫病。

**(三) 流行因素**

在非洲 54 个国家中,流行强度在国家和地区间存在着差异。根据流行病学程度调查预测,可将马达加斯加、坦桑尼亚、莫桑比克、斯威士兰、莱索托、索马里、南非、刚果、加蓬和赤道几内亚等归为鞭虫病重度流行区。

鞭虫病与蛔虫病的分布相一致,广泛分布于热带及温带地区,尤其以温暖、潮湿的环境更有利于虫卵的发育和传播。但亚热带和温带地区也有地方流行。

早在 1947 年,就有研究估算全球鞭虫感染率为 16%,经过半个世纪以后,社会进步明显,科技不断发展,医疗水平也不断提高,然而 1997 年研究估算的全球鞭虫和钩虫的感染率为 17%,并没有下降。WHO(2005)估计,全世界鞭虫感染者约 6.04 亿~7.95 亿人,且呈现出家庭聚集性。鞭虫病流行广泛与虫卵抵抗力强有关,在温暖(22~23℃)、潮湿(适宜的湿度为近饱和)、荫蔽和氧气充足的土壤中,鞭虫卵可保持活力达数年之久。对于干燥、高温及低温的抵抗力不如蛔虫卵强。在 45℃下鞭虫卵可生存 1 小时;52℃时 3 分钟全部死亡;在 −12~−9℃时大部分死亡。故在干燥地区鞭虫的感染率较蛔虫为低。

18 个月至 2 岁的儿童即可感染鞭虫,甚至婴儿也可发生感染。感染度高峰在 4~10 岁年龄组,少年即开始下降。在成年人,如感染度高,其感染率亦高;但通常成年人多属轻度感染。

以光学显微镜和扫描电镜观察获自猕猴和狒狒的鞭虫,鉴定为毛首鞭形线虫,但其交合刺的长度与获自人体的鞭虫略有区别,另外扫描电镜观察到源自猴的鞭虫肛周乳突基部有一排小结节样结构。已有报道获自人体和其他灵长类动物的鞭虫在形态上与猪鞭虫有显著差异。观察发现,源自两种猴和人体的毛首鞭形线虫具有一对肛周乳突,在近尾部有一簇小乳突,而猪鞭虫则均缺如。从形态上看,猪鞭虫跟人鞭虫几乎一模一样。但有学者认为,虽然其成虫在外形无差别,但在染色体数目、杆状带超微结构等有差异。猪鞭虫杆状带的两侧各有一排表皮突,每侧 $40\sim50$ 个,杆状带微孔大而数量较少;人鞭虫杆状带两侧无表皮突,杆状带内微孔小而数量较多。

### 三、发病机制与病理改变

鞭虫的致病作用主要包括成虫寄生在人体肠腔所引起的肠壁组织机械性损伤、夺取营养和引起宿主免疫反应 3 个方面。

鞭虫一般寄生于盲肠,感染严重时,还可见于回肠末端。成虫以其细长的前段插入肠黏膜乃至肠黏膜下层,从组织和血液中摄取营养,加上分泌物的刺激作用,肠壁黏膜组织呈现轻度炎症或点状出血,亦可见到上皮细胞变性、坏死。少数患者由于肠壁炎症、细胞增生、肠壁增厚而形成肉芽肿。在重度感染则可出血或发生溃疡。病理学改变仅见于上皮层和固有层。肠腺结构多无改变,隐窝和腺体有时增生。杯状细胞正常或增加。肠黏膜表面有大量黏液,表面上皮剥落现象较少见。在固有层可有单核细胞和嗜酸性粒细胞弥漫性浸润,有时也见于黏膜下层。病变常集聚于虫体杆状体部分的周围。

研究者主要应用鼠鞭虫小鼠模型进行鞭虫免疫的探讨,通过研究可推测寄生于人体肠道内鞭虫的情况。小鼠感染鼠鞭虫后可获得较强的免疫力,如第 2 次用鼠鞭虫感染,虫体在感染后很快即被排出。在 CBA/CA 鼠中,保护性免疫的时间可维持 6 个月。虫体前段的杆细胞可能是功能性抗原的主要来源。小鼠的 T 细胞对鼠鞭虫排出可能起主要介导作用。排虫能力与 Th2 相关的细胞因子有关,推测源自虫体的 IFN-γ 同系物可能干扰宿主细胞免疫的调节,有利于虫体自身的存活。鼠鞭虫感染时存在非抗体依赖的抗虫免疫机制。

关于人体对鞭虫的免疫研究尚少。在流行病学方面,人鞭虫的感染率和感染度均以儿童为高,成人的感染率较低,感染度也较轻,提示可能存在一定的免疫,但同时要考虑成人感染机会的减少。曾测得鞭虫感染者 $\alpha_2$ 球蛋白和 γ 球蛋白显著升高,IgG 和 IgE 也有上升的趋势。既往的研究表明感染者血清中含有对鞭虫高度特异的 IgG 和 IgE 抗体。

人鞭虫成虫能分泌大量的 TT47 蛋白,该蛋白可在脂质双层形成离子通道,使鞭虫能侵入肠道,虫体细长的前部可完全进入上皮层内。猪鞭虫在人体一般不致病。近年有学者进行了利用猪鞭虫以及其他蠕虫治疗炎症性肠病、自身免疫疾病、过敏性疾病等的临床试验,引起很大的学术关注。

### 四、临床表现

鞭虫病轻、中度感染者虽然临床多见,但一般无显著症状。偶有右下腹痛、恶心、呕吐、低热等。重度感染多见于儿童,有以下几方面的表现:

#### (一) 胃肠道症状

鞭虫成虫寄生于人体盲肠和升结肠。一般轻、中度感染时可无明显的临床症状。而在重度感染时,其寄生的部位可延伸至结肠、直肠、回肠下段及阑尾。由于鞭虫头部钻入肠黏膜,虫体机械损伤肠壁组织及其分泌物的刺激作用,使肠壁局部组织出现炎症反应、充血、水肿、点状出血、小溃疡或形成肉芽肿。患者可出现食欲不振、恶心、呕吐、阵发性腹痛、慢性腹泻或便秘、大便隐血或带鲜血,并容易并发肠道细菌感染,且虫体越多,局部炎症越严重。Diniz-Santos 等报道,一位 8 岁的男孩感染大量鞭虫后出现非出血性或黏液性腹泻,达 4 年之久。

## （二）全身症状

成虫以吸食人的血液和组织为营养,因此在严重感染者,肠壁寄生鞭虫数量较多,损伤也较严重,虫体不断吸食渗出的血液。患者因长期慢性腹泻可发生营养不良、消瘦、乏力、缺铁性贫血,血红蛋白可降至 5g/dl 左右,出现一系列贫血所引起的症状。严重感染的儿童,甚至可引起直肠脱垂并出现大出血现象。少数患儿心脏扩大、四肢浮肿、甚至死亡。

## （三）其他

部分患者因虫体引起过敏而出现荨麻疹、嗜酸性粒细胞增多、发热、头昏、头痛等症状,极少数可有脑膜炎的症状。部分患者有食土癖。此外,还可诱发阑尾炎,并发阿米巴痢疾、细菌性痢疾、结肠穿孔、肠梗阻、肠套叠、腹膜囊肿等。偶有报告鞭虫病引起消化道大出血的病例。重度感染的鞭虫病患者可出现杵状指。

## 五、诊断与鉴别诊断

粪便中检查到鞭虫卵是诊断的根据。检查方法有:生理盐水直接涂片法;饱和盐水浮聚法;水洗沉淀法。确定感染程度可应用厚涂片透明法(改良加藤法)。

### （一）生理盐水直接涂片法

操作简便,但取粪量少检出率低。在轻度感染的情况下易漏检,需一粪三检才能提高检出率。此外,因鞭虫卵较小,在镜检下粪便纤维杂质较多,易掩盖虫卵影响检查效果。

### （二）饱和盐水浮聚法

鞭虫卵比饱和盐水比重轻,所以虫卵浮聚于盐水表层,检出结果远高于直接涂片法,为较常用的检查方法之一。操作时应注意翻揭玻片时勿使盐水滴漏,否则会影响检出结果。

### （三）厚涂片法（Kato 法）、改良加藤厚涂片法（Kato-Katz 法）

因取粪量多、操作简便检出率高且能定量,改良加藤厚涂片法为目前国内外常用的粪检方法。

镜检时应注意:近年来报道发现在人粪便中常有大型鞭虫卵( $78\mu m \times 30\mu m$ ),往往和正常大小的鞭虫卵同时存在,这是应用甲苯达唑、阿苯达唑和噻嘧啶等驱虫药引起的。其大小与狐鞭虫卵较相似,区别要点是人鞭虫卵的透明塞较狐鞭虫卵宽大。

目前诊断肠鞭虫病的方法很多,但结肠镜检查是较为直观和准确的,能够在直视下将虫体取出(图 3-2-12)。乙状结肠镜或纤维结肠镜检查时可见到虫体附着于肠黏膜上,虫体旁可见黏液(图 3-2-13)。黏膜轻度充血且易出血。肠镜检查亦可作为鉴别诊断的手段,以便排除其他肠道疾病。随着结肠镜的广泛运用,镜下不仅能清楚、直观、准确、快捷、无创地发现虫体,而且可通过镜下取出或钳死虫体,以起到治疗的目的。有资料报道,内镜下局部用左旋咪唑 200mg 加注射用水 10ml,直接喷洒,治疗效果好。

此外,X 线钡剂灌肠检查,运用气钡双重造

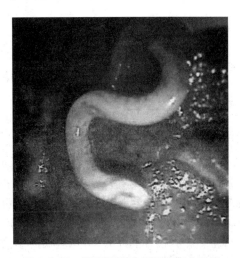

图 3-2-13　结肠镜检查显示的鞭虫后端

影法可以发现涂有钡剂的透光虫体外形。

## 六、治疗

临床观察认为甲苯达唑的疗效较佳,宜于小剂量多次服用。据报道,一般鞭虫患者服用甲苯达唑100mg,每日2次,连服2天,虫卵阴转率达70%～90%。对重度患者宜增加疗程。国外曾观察到甲苯达唑治疗后鞭虫感染率从65%降至9%。甲苯达唑和氟苯咪唑的疗效与甲苯达唑相近;甲苯达唑和阿苯达唑还有杀鞭虫卵的作用。奥克太尔(oxantel)按15～20mg/kg,顿服,对鞭虫的治愈率为75%～100%;日服10～15mg/kg,连服2天,虫卵阴转率为62.9%～97.8%。但奥克太尔单独使用时,对钩虫、蛔虫无效。本品与噻嘧啶并用或用其复方时,具有广谱驱虫作用;驱鞭虫的效果略优于甲苯达唑。国产伊维菌素(ivermectin)经浙江省医学科学院等三省有关单位临床观察,对驱除鞭虫具有良好的效果,2001年已投入生产。方悦怡等(2001)观察伊维菌素治疗肠道线虫病的临床效果,伊维菌素12mg治疗鞭虫感染效果优于阿苯达唑400mg,具有排虫快,服药简便,不良反应少而轻等优点。

以下是原中国卫生部制定的《土源性线虫病防治方案(2010年版)》关于驱鞭虫药物和使用注意事项:

1. 以鞭虫感染为主的地区,可选用阿苯达唑、伊维菌素、复方阿苯达唑等药物驱虫。

(1) 阿苯达唑:成人及12岁以上儿童400mg,顿服;12岁以下儿童剂量减半。

(2) 伊维菌素:成人12mg,顿服;14岁以下儿童按0.1mg/kg服用。

(3) 复方阿苯达唑:成人及7岁以上儿童,2片顿服;2～6岁儿童,1.5片顿服。

2. 服药注意事项

(1) 严重肝、肾疾病、冠心病、心功能不全、严重溃疡病史、癫痫史及药物过敏史者禁服。

(2) 发热患者,妊娠期、哺乳期妇女暂缓服药。

(3) 接种疫苗和服用其他药物期间不宜服驱虫药。

(4) 学龄前儿童和中小学生应在家庭服药。

个别服药者可能出现上腹不适、恶心、口干、乏力、头晕、皮疹等不良反应,一般可自行缓解,无需特殊处理;如出现不良反应,须及时到医院就诊。当出现群体心因性反应时,须及时进行心理疏导,消除其紧张情绪和恐惧心理,必要时可给予安慰剂治疗,并妥善处理。

## 七、预防与控制

应采取综合防治措施,以期达到宏观控制的目的。综合防治措施包括:

1. 消灭传染源　鞭虫病患者和感染者是本病唯一的传染源,驱虫治疗尤其是开展集体驱虫,既能保护健康,又能消除传染源。

应用化学药物驱虫既可减少传染源,也可治愈患者。可以采用选择性人群化疗(对已证明的感染者)或目标性人群化疗(感染严重、在流行病学上属于重要传染源者,通常为2～10岁儿童)。单纯化疗可在近期内降低感染率,控制流行。为了取得长期效果,必须讲究卫生,改善环境,继续做好防治工作。目前,驱除鞭虫的有效药物属广谱、高效、低毒的氨基甲酸酯苯丙咪唑类衍化物,包括阿苯达唑(albendazole,丙硫咪唑,肠虫清),甲苯达唑(mebendazole,甲苯咪唑)和氟苯咪唑(flubendazole)。列入WHO基本药物的甲苯达唑和阿苯达唑对鞭虫感染有很好的疗效,可达到病原学治愈,但应给与足够的剂量。

2. 改水改厕　保护水源,因地制宜,改善饮水卫生条件,确保生活用水的清洁卫生,不让粪便污染土壤或地面;做好灭蝇防蝇工作以防虫卵污染食物。

3. 进行健康教育,增强自我保健意识 注意个人卫生及饮食卫生,不随地大便,饭前洗手,不喝生水,瓜果和蔬菜要洗净再吃。

研究表明药物驱虫能降低人群的鞭虫感染率。但由于个人不良卫生习惯,在人群药物驱虫治疗的防治过程中,再次感染的机会依然存在,当鞭虫感染率降至一定程度时会出现反弹的情况。因此在驱虫治疗的同时,加强宣传教育和卫生知识的普及,能在一定程度上降低人群鞭虫再次感染的机会。

(戴建荣 王一恬)

# 第三节 蛲 虫 病

蛲虫病(enterobiasis)是由蠕形住肠线虫(*Enterobius vermicularis*),又称蛲虫寄生于人体肠道引起的一种线虫病。1758 年 Linnaeus 首先对蛲虫进行描述和命名。Leuckart(1865)、Grassi(1879)和 Calandruccio(1888)等学者先后阐明了该虫的生活史。蛲虫病是世界性分布的常见寄生虫病之一,也是常见的儿童肠道寄生虫病。

## 一、病原生物学

### (一) 形态

1. 成虫 肉眼观察,成虫形体细小如棉线头,呈乳白色。显微镜下,虫体前端的角皮向四周膨起形成头翼(cephalic alae),体两侧角皮向外突出为侧翼。口孔位于虫体前端顶部,周围有 3 片唇瓣,口囊不明显。口与咽管相连,咽管末端膨大形成咽管球(pharyngeal bulb)(图 3-3-1)。雌雄异体,大小悬殊,雄虫较雌虫小。电镜下,虫体的角皮可分为 10 层。

雌虫体长 8~13mm,宽 0.3~0.5mm,呈线形,虫体中部膨大,略呈长纺锤形。尾端长而尖细,约占虫体 1/3。生殖系统为双管型,前后两根子宫汇合通入阴道,阴门位于体前、中 1/3 交界处的腹侧面正中。肛门位于体中、后 1/3 交界处的腹侧面。

雄虫体长 2~5mm,宽 0.1~0.2mm,呈"6"字形,尾端向腹侧卷曲,有尾翼及数对乳突。生殖系统为单管型,包括睾丸、输精管及射精管。射精管与直肠末端共同构成泄殖腔,经肛门通向外界,有交合刺 1 根,长约 70μm;末端有尾翼 1 对及乳突 6 对。

2. 虫卵 虫卵无色透明,大小为(50~60)μm×(20~30)μm。在光学显微镜下两侧不对称,一侧扁平,一侧隆起,呈柿核状(图

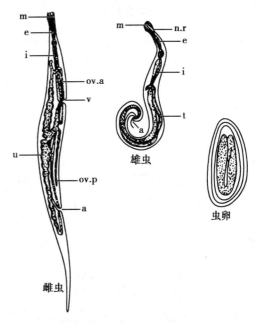

**图 3-3-1 蛲虫**
(仿自 Brown HW,1983)

注:a. 肛门;e. 食管;i. 肠管;m. 口腔;n.r. 神经环;ov. a. 卵巢前部;ov. p. 卵巢后部;t. 睾丸;u. 子宫;v. 阴门

3-3-1)。卵壳较厚,可分为5层,从内向外有脂层、壳质层、卵黄膜层、内子宫层和外子宫层。子宫层由子宫细胞分泌形成,其外层的微孔为气体交换和水分蒸发的孔道,与卵胚的呼吸有关。电镜观察见卵一端的凹面有一粗糙小区,是幼虫的孵出口或称卵盖。卵自虫体排出时,卵内的胚胎已发育至多细胞期,部分卵已发育至蝌蚪期。

**(二) 生活史**

成虫寄生于人体的盲肠、阑尾、结肠及回肠下段,严重感染时也可寄生于小肠上段甚至胃及食管等部位。虫体吸附于肠黏膜上,或在肠腔中游离,以肠内容物、组织或血液为食(图3-3-2)。

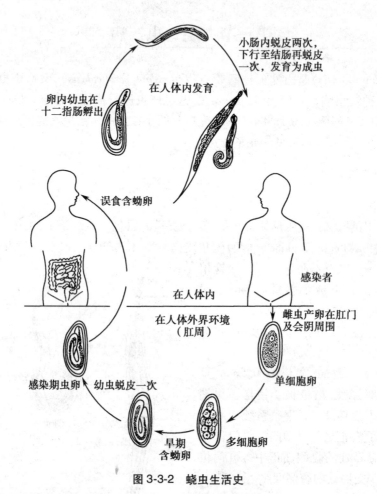

图 3-3-2　蛲虫生活史

蛲虫生活史中不需要中间宿主,过程简单。雌雄虫交配后,雄虫很快死亡,随粪便排出体外。雌虫受精后子宫内充满虫卵,并向肠腔下段移行至直肠。在肠腔内温度及低氧压的环境下,雌虫一般不产卵或产卵量很少。在宿主入睡后,肛门括约肌松弛,部分雌虫移行至肛门外。由于受温度、湿度改变和空气的刺激影响,雌虫开始大量产卵,产出的虫卵位于肛门周围和会阴皮肤皱褶处,每条雌虫可以产卵5 000~17 000个。产卵后雌虫大多干瘪死亡,但也有少数可爬回肛门或进入阴道、尿道、膀胱等处,引起异位损害。

黏附在肛门周围和会阴皮肤上的虫卵,由于温度(34~36℃)、湿度(90%~100%)适宜,氧气充足,卵胚迅速发育,经约6小时卵内的幼虫发育成熟,并蜕皮1次,成为感染期卵。当患儿用手搔抓肛门周围皮肤,感染期虫卵污染手指,经肛门-手-口方式感染,形成自身感染。感染期卵也可散落在衣裤、被褥、玩具或食物上,经口或经空气吸入使自身或他人感染。虫卵在十二指肠内经宿主消化液作用,孵出幼虫,沿小肠下行蜕皮 2 次,至结肠时再经蜕皮 1 次发育为成虫。人自食入感染期卵至虫体发育成熟产卵,约需 2~6 周,一般为 4 周。雌虫寿命一般不超过 2 个月,最长可达 101 天,但由于反复感染,可使感染持续数年。

虫卵亦可在肛周皮肤上孵化出幼虫,幼虫再经肛门进入肠腔,并可发育为成虫产卵,此种感染方式为自身逆行感染( retroinfection )。

## 二、流行病学

### (一) 流行分布

蛲虫病是世界性分布的常见寄生虫病之一,寒带和温带地区较热带区域流行更为普遍,白色人种似较黑人对蛲虫更敏感。据估计,全世界蛲虫感染人数约 2 亿人。发达国家蛲虫病也很常见,例如美国蛲虫感染人数达 4 200 万。中国蛲虫感染也很严重,据最近调查显示,12 岁以下儿童蛲虫平均感染率达 10.28%。城市人群感染率一般高于农村,儿童感染率高于成人,以 5~7 岁幼童感染率最高。有研究调查显示性别与手指虫卵感染率无统计学差异,但是男孩手指的虫卵浓度比女孩的要高。蛲虫病作为被忽视的热带病之一,在非洲的研究仍有欠缺。Adams 等报道南非开普敦有学龄儿童蛲虫感染率为 0.6%。

蛲虫病感染具有家庭聚集性和集体聚集性,这与蛲虫的传播途径有关。

### (二) 流行环节

1. 传染源　蛲虫感染者或是患者都是传染源,虫卵产出后尚未离开宿主就能发育至感染期。

2. 感染途径与传播方式　蛲虫病通过多种方式经口感染或经肛门逆行感染,主要有以下 4 种方式:

(1) 接触感染:感染期卵对外界环境抵抗力较强,可以直接污染衣裤、床单、玩具、食物等。在室内湿度较高的情况下,虫卵可存活 3 周。由于儿童的不良生活习惯,使其因接触后经口食入而感染。集体环境中的亲密接触,增加了感染机会,这是造成幼托机构、学校等集体生活环境中儿童感染率高的主要原因。Uneke CJ 等调查 250 张纸币中的蛲虫卵污染率为 6.8%。接触纸币后经口食入也是感染的另一途径。

(2) 自身感染:雌虫产卵可引起肛周皮肤瘙痒,引起患者直接用手搔抓,虫卵污染手指的现象。Cranston 等在南非 Limpopo 省郊区检查了 235 名在校学生,手指虫卵污染率为 14.9%。蛲虫卵在指甲缝里可生存 10 天左右,当用不洁的手抓取食物或吸吮手指时经口食入,构成了肛-手-口的直接感染。由这种方式造成的自身重复感染,可给预防和根治带来较大困难。

(3) 自身逆行感染:少数肛周虫卵在肛门外皮肤上可自行孵化出幼虫,幼虫经肛门逆行进入肠内发育为成虫并产卵。过去认为蛲虫成虫寿命较短,感染者只要注意自身卫生,防止经口重复感染,疾病会不治而愈。但逆行感染严重则难以自愈。

(4) 吸入感染:散落在床单、被褥、衣裤鞋袜以及室内地面上的虫卵,由于比重小,可借风力或扫地时随尘土漂浮于空气中,被吸入鼻腔再被吞咽进入消化道而造成感染。Cranston 等证实,这一感染途径是在集体机构和家庭中传播蛲虫感染的重要方式。

3. 易感人群　各年龄、性别的人群都可感染,但儿童更易感。

**（三）流行因素**

1. 社会因素　蛲虫感染与社会经济因素关系密切。经济较发达地区的幼儿园卫生观念较强，对保健医生和教师要求较高，同时对家长和儿童进行相关的健康教育，并投入较多的资金改善生活设施，保持良好的卫生状况，定期对环境进行消毒和对儿童驱虫，从而减少儿童感染蛲虫的机会。人群的健康卫生知识在群体性的预防中起着重要的作用。

2. 自然因素　雌虫排卵量多，每天有大量虫卵散布到外界，污染居住环境。蛲虫卵对外界有一定的抵抗力，对一些化学消毒药抵抗力较强。虫卵在肛门周围经 6 小时即发育成感染性虫卵，因此它比蛔虫更易传播。蛲虫的传播途径和方式较多，容易引起扩散和流行，尤其是个人卫生习惯不良，包括饭前便后不洗手，玩具、衣服不经常消毒或洗晒，托儿所、幼儿园及学校的卫生条件不够好，因此常常相互传播。Cranston 等的调查显示，在家与邻居共用厕所的儿童手指上的虫卵密度要高于不共用厕所的儿童。相比较饭前便后用肥皂洗手的儿童，饭前便后不用肥皂洗手的儿童手指上有更高浓度的虫卵密度。相比较而言，家庭成员生活在一起，如同床同被，衣服同洗，生活上密切接触，容易相互传播，出现家庭聚集性感染。

## 三、发病机制与病理改变

成虫寄生在肠道内，其头翼和口腔附着于局部肠黏膜，可致肠黏膜轻度损伤，产生慢性炎症或消化道功能紊乱。但此消化道症状一般不明显。蛲虫的主要致病作用是雌虫在肛门周围皮肤产卵时产生的局部刺激，可引起肛门和会阴部皮肤瘙痒，以及因抓挠瘙痒部位而引起皮肤破溃、炎症，或出现湿疹等。少数情况下，蛲虫可侵入肠壁及肠外组织，产生以虫体或虫卵为中心的肉芽肿。蛲虫肉芽肿肉眼所见为灰白色、中心微黄的小硬节。在组织切片中，外层为胶原纤维被膜，内层为一肉芽组织带，包绕着中心坏死区，该区内含蛲虫或蛲虫卵。周围有嗜酸性粒细胞、异物巨细胞等细胞浸润，有时可见夏科-雷登结晶。

蛲虫更为严重的致病机制与异位寄生有关，且异位寄生涉及的部位相当广泛。

1. 女性外生殖道　因局部解剖位置关系，蛲虫常见的侵袭部位是女性生殖。Brady 对 45 名女性蛲虫病患儿作阴道口一次拭擦，查见蛲虫卵者 14 例（31.1%）。

2. 女性内生殖道　侵入输卵管、子宫内膜及卵巢的蛲虫均可引起蛲虫性肉芽肿，易被误诊为肿瘤或结核等病。如 Backman 等报道一例疑为宫颈鳞癌，作子宫、双侧输尿管及卵巢切除的患者，病理检查右侧卵巢有几毫米大小不规则的黄色点状钙化灶，镜下证实系典型蛲虫卵。

3. 泌尿道　Brooks 等曾报告一例下腹疼痛多年、月经过多的患者，外科手术见其盆腔腹膜，特别是右侧输尿管末端有许多白色结节，被怀疑为结核或肿瘤，但经抗结核治疗无效，再度仔细检查发现切片中有蛲虫卵和肉芽肿。

4. 腹腔及盆腔　蛲虫可经患者的生殖道进入腹腔和盆腔，在这些部位形成肉芽肿损害。Beddoe 报道在一例 16 月龄女婴的盆腔内有一大肿块，累及肠道，致使患者排便困难。手术见盆腔内有一大而坚硬的结节性包块，填满腹膜后凹陷，乙状结肠被炎症组织粘连而牵入凹陷内，切片镜检证实为蛲虫性肉芽肿。

5. 肠壁　蛲虫可经有轻微损伤的肠黏膜进入肠壁，即使是非常微细的裂隙也可作为蛲虫进入肠壁的通道。

6. 阑尾　蛲虫成虫进入阑尾并非罕见。Bhaskaran 等曾对 178 例进行观察，在摘除的阑尾中蛲虫的发现率为 23%。据 Dominok（1978）分析，3 991 例切除的阑尾中，年龄小于 10 岁者的蛲虫阳性率为 26.6%、10~20 岁为 17.4%、20 岁以上为 7.6%~8.3%。

蛲虫侵入肠道外异位寄生主要在泌尿生殖道,无疑是经尿道和阴道的开口进入的机会居多的途径。

亦有侵入肝、脾、肺、肾、前列腺等脏器的途径报道:

1. 经血液循环移行途径　Nathan 在 1 例肝硬化死亡的尸体解剖中发现脾实质中含有蛲虫肉芽肿,病理切片证实蛲虫系在静脉内,故认为这是已进入肝静脉血流的虫体,因阻塞致循环障碍而被带到脾脏。Little 报告一例结肠癌患者,在手术中发现肝右叶边缘有一白色小结节,切片中见到结节中央有许多典型的蛲虫卵和崩解的虫体片段。认为虫体可能通过肠壁病变处进入血流,再经门静脉移行或被血流带至肝脏。

2. 进入肺部的途径　蛲虫进入肺部的途径尚未确定。Beaver 报告 1 例 23 岁的男性患者,肺部 X 片上发现右下肺有一非钙化性、疑为肺癌的病灶,病理切片见一管形组织中有已崩解的 1 条雌蛲虫,可见到体壁和头翼,周围有很多典型的蛲虫卵。从组织反应推测虫体在肺部已停留数周或数月,临床表现和病理检查都未能证明虫体进入肺部的通路,结肠也无溃疡或穿孔。有人认为可能是寄生于鼻或口腔的虫体,经呼吸道进入肺部,但多数学者认为蛲虫在耳、口、鼻异位寄生的报道尚不能令人信服。迄今也未能证实蛲虫卵能够在患者鼻腔内自然孵出,因此其进入肺部的途径尚未确定。

3. 经尿道至膀胱途径　男性前列腺的蛲虫寄生,无疑是经此途径进入。Symmers 报道 1 例肾及输尿管蛲虫肉芽肿患者,在切除的肾及输尿管蛲虫肉芽肿患者,在切除的肾切片中可见肾区坏死灶内有一些界限清楚的肉芽肿,内含典型的蛲虫卵,萎缩的输尿管上皮细胞间有嗜酸性粒细胞浸润,其管腔内有一个以雌蛲虫为中心的肉芽肿,可见虫体的角皮、头翼及子宫内的虫卵,这一结果表明蛲虫可循膀胱继续逆行向上至上泌尿道。

### 四、临床表现

蛲虫病的主要症状有肛周或会阴部瘙痒和局部炎症疼痛。蛲虫侵入尿道后出现尿频、尿急和尿痛等,如发生异位寄生也可形成肉芽肿。感染较重的患者在吞入感染期虫卵 2 周后出现症状,而有些感染较轻者可不出现症状。

1. 肛周或会阴部瘙痒　蛲虫病最突出的症状是夜间肛周瘙痒,影响睡眠。患者熟睡时,蛲虫爬出肛门,由于爬行的机械刺激和虫体分泌物的化学刺激,引起肛门皮肤奇痒,患者常不自觉地搔抓,抓破后造成肛门周围皮肤脱落、充血、皮疹、湿疹,甚而诱发化脓性感染。由于局部经常有痒感、刺痛或剧痛感,蛲虫对会阴部的刺激,可引起患者手乱抓和遗尿。常伴有噩梦、夜间磨牙、夜惊、失眠、烦躁不安、食欲不佳等症状。

2. 消化系统表现　蛲虫寄生可引起胃肠功能紊乱及消化道症状,感染度较重可刺激局部肠黏膜,引起炎症或小溃疡,出现恶心、呕吐、腹痛、腹泻、粪便中黏液增多。少数病例可出现嗜酸性粒细胞性小肠结肠炎的症状,患儿有发热、急性腹痛、水样腹泻的症状,粪便中有许多蛲虫幼虫。虫体侵入肠壁组织,可致肉芽肿产生,引起腹痛、腹泻等症状,影响患儿生长发育。

3. 精神症状　患者失眠不安,可出现神经功能和心理行为的异常,如烦躁、焦虑、易激动、多动、咬指甲、夜惊、夜间磨牙、注意力不集中和不合群等。

4. 异位寄生　由于异位损害的器官不同,患儿可表现出多种多样的临床症状及不同的体征,常常造成误诊。比较常见的有雌虫侵入女性生殖道引起的阴道炎、子宫颈炎、子宫内膜炎和输卵管炎,表现为外阴瘙痒、分泌物增多、下腹部隐痛等症状。蛲虫还可寄生于阑尾腔,也可侵入阑尾组织中,引起蛲虫性阑尾炎。阵发性腹痛较蛔虫性阑尾炎为轻。蛲虫逆行钻入尿道,可引起尿道炎,出现尿频、尿急、尿痛等刺激症状。偶可经血液循环侵入肝、脾、肺等处异位寄生,引起内脏器官的损害。患者如有手指挖鼻孔和吸吮手指等不良习惯时,易引起鼻腔异位感染。

### 五、诊断与鉴别诊断

#### (一)临床诊断

患者出现肛周或会阴部瘙痒的临床症状时,应考虑蛲虫感染的可能性。由于异位寄生的蛲虫引起的表现较复杂,对此应有足够的认识和警惕。

#### (二)实验室诊断

清晨大便前用透明胶纸或棉拭在患者肛周采样,找到成虫和虫卵即可确诊,必要时应反复多次检查。对夜间有肛门及阴部奇痒者,应于夜间检查肛门部有无白色线头状蛲虫。由于蛲虫雌虫一般不在肠道内产卵而主要在肛周皮肤上产卵,因此粪便中不易查到虫卵。

1. 虫卵检查

(1)棉签拭子法:用生理盐水湿润的消毒棉签擦拭肛门周围,在滴有5%甘油溶液的载玻片上混匀后进行镜检。也可用牙签插入有50%甘油或1%氢氧化钠溶液中浸润,再用其刮拭肛门周围皱褶,将刮拭材料用盖玻片刮下,涂在载玻片上,滴50%甘油或1%氢氧化钾1滴进行镜检,阳性者可见蛲虫虫卵(图3-3-3)。上述材料除可直接镜检外,还可采用漂浮集卵进行镜检。该方法的缺点是检查时需要器具较多,步骤较烦琐。如采用生理盐水擦拭肛周皮肤水分挥发后会留下盐霜,给受检者带来不适感。目前临床及流行病学调查上采用该法的报告已非常罕见。

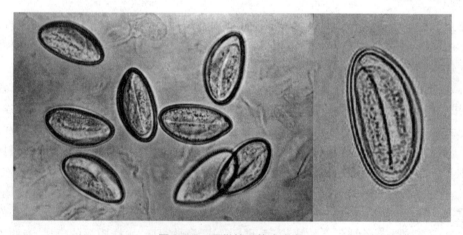

图 3-3-3  显微镜下蛲虫虫卵

(2)胶膜法:该方法的原理与透明胶带肛拭法相同,即用含胶面粘取虫卵。胶膜法采用牢固程度较好的聚酯作为基质,在上面均匀涂布不干胶液,再覆盖保护纸。胶膜设计为圆形,面积为36.3cm$^2$,约相当于透明胶纸肛拭法中黏取胶带面积的3倍。圆形中标有圆心和通过圆心的直径轴及箭头,以示明采样时的方向。采样时,圆心位置针对肛门,可用手指在胶膜背面按压贴匀,然后轻轻揭下胶膜,按照直径对折即可。将对折胶膜夹在两张玻片中,在解剖镜或显微镜下进行全膜范围检查。胶膜法的设计以圆心和直径相对固定检查部位,这样比透明胶纸肛拭法更有利于检测标准化,检出率高出前者。

（3）透明胶纸肛拭法:预先将 1.3~2.5cm 宽的市售透明胶带剪成长度与载玻片一样或稍长一些的片段,粘在载玻片上。使用时揭开胶纸,使含胶面接触肛周皮肤,背面用压舌板或小勺压迫,粘取虫卵后重新贴回载玻片上进行镜检,连续 3 次。透明胶纸肛拭法比较简单,是目前较为常用的方法,该方法的步骤虽少于棉签拭子法,但仍然需要制备胶带-载玻片器具。粘取虫卵时,肛周皮肤的选取部位因人操作习惯和手法不一,随意性较大。所以,此法不易标准化。而且,采样必须由专业人员进行,不易普及。使用后的载玻片必须彻底清洗,回收工作量较大。

2. 成虫检查　患儿入睡后 1~3 小时,侧卧将其肛门暴露在灯光下,仔细检查肛门周围,如有虫体爬出,可见蛲虫成虫(图 3-3-4),用镊子夹住放入 70%乙醇液内送检。因为蛲虫不一定每晚都爬出排卵,需要连续观察 3~5 天。

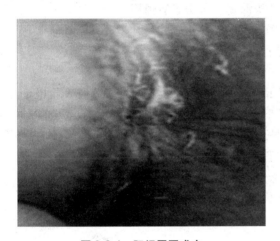

图 3-3-4　肛门周围成虫

**（三）鉴别诊断**

由于异位损害的器官不同,患者可表现出多种多样的临床表现,常常造成误诊或漏诊,需与下列几种疾病鉴别:

1. 外阴炎　蛲虫病的主要临床症状有外阴瘙痒,易误诊为外阴炎。外阴炎常表现为外阴部瘙痒,伴有湿疹或尿布疹,但无明显日轻夜重现象。蛲虫病是儿童常见病、多发病,蛲虫产卵会引起肛周皮肤瘙痒及炎症,医生需要详细询问病史,进行病原学检查,避免误诊。

2. 滴虫性阴道炎　蛲虫在肛周产卵引起外阴瘙痒,在女性病例易被误诊为滴虫性阴道炎,应根据其他临床症状及体征并作病原学检查与其相鉴别。

3. 真菌性阴道炎　主要临床表现为肛周瘙痒、灼痛,症状严重时坐卧不宁,此症状与蛲虫引起的肛周瘙痒及炎症极其相似,易被误诊。

4. 阿米巴阴道炎　蛲虫引起的肛门及外阴、尿道口刺激症状,有时可误诊为阿米巴阴道炎。

5. 其他蛲虫引起的泌尿生殖道感染　还应与细菌性感染相区别,前者用抗生素治疗效果不佳。临床上对于久治不愈的泌尿生殖系统感染、盆腔炎等,应考虑到本病的可能。

## 六、治疗

**（一）病原治疗**

1. 药物治疗

（1）阿苯达唑（albendazole）:此药具有高效、广谱、安全等特点,主要通过抑制寄生虫肠壁细胞质微管系统的聚合,阻断虫体对多种营养及葡萄糖的吸收,导致寄生虫能量耗竭而死亡。该药除杀死成虫外,还使虫卵不能孵化,门诊和集体治疗均可应用。成人顿服 400mg;2~14 岁儿童服 200mg。2 岁以下儿童及孕妇不宜服用。蛲虫病易自身重复感染,治疗后 2~

4周应再重复治疗1次,如无重复感染,几乎可以全部治愈。服药后部分患者可出现轻度不良反应,如头痛、头晕、恶心、腹泻等,不需处理可自行缓解。有严重肝、肾、心脏功能不全及活动性溃疡病者慎用。

(2) 甲苯达唑(mebendazole):该药主要是抑制虫体摄入葡萄糖。成人与儿童剂量相同,口服100mg/d,每天2次,连服3天,治愈率可达95%以上。由于该药可刺激蛔虫游走而导致吐蛔,2岁以下幼儿和孕妇不宜使用。不良反应主要表现为腹部不适、恶心、头晕、嗜睡或皮肤瘙痒,一般不需特殊处理。

(3) 复方甲苯达唑(mebendazole composite):每片含甲苯达唑100mg,盐酸左旋咪唑25mg。1片顿服的阴转率为95.6%。两药配伍使用,可克服单用甲苯达唑引起的吐蛔的缺点,且有广谱驱除肠道线虫的作用。

(4) 噻嘧啶(pyrantelpamoate):日剂量为10mg/kg,每日1次,连服2天,虫卵阴转率为80%~90%,连服3天治愈率达100%。不良反应轻,有轻微腹痛、腹泻、恶心、呕吐等。有急性肝炎、肾炎、严重心脏病等应暂缓给药,有严重溃疡病病史者宜慎用。

(5) 三苯双脒(tribendimidine):该药为国家一类新驱虫药,4~14岁儿童200mg顿服,虫卵阴转率为78%。不良反应发生率较低,且程度轻微,不需特殊处理可自行消失。服药后8~12小时即可排虫,第3天基本排净。

(6) 伊维菌素(ivermectin):该药具有广谱、高效、剂量小等优点,已获SFDA批准使用。每天剂量为0.1mg/kg,连服2天。服后不良反应轻微,可出现头晕、全身无力、恶心、呕吐等症状,持续时间短暂,一般不需特殊处理。妊娠期、哺乳期妇女及2岁以下儿童不宜服用。对伊维菌素过敏,精神异常及有严重肝、肾功能不全的患者禁用。

2. 药膳疗法

(1) 南瓜子散

[原料] 生南瓜子60~120g。

[制法] 先将南瓜子去皮,研碎即可。

[功效] 杀灭蛲虫,适宜蛲虫病。

[服法] 开水调服,2次/天,1汤匙/次,连服7天。

(2) 葵花子散

[原料] 生葵花子60~120g。

[制法] 将葵花子去皮即可。

[功效] 杀灭蛲虫,适宜蛲虫病。

[服法] 吃葵花子仁,1剂/天,分2次吃,连吃1周;可停1周后,再吃1周。

(3) 使君子百部散

[原料] 百部、使君子各120g,白糖适量。

[制法] 先将百部焙干,研粉,再把使君子研粉。等份混合,酌加白糖调味。

[功效] 杀灭蛲虫。适宜蛲虫病。

[服法] 每日每岁服2~2.4g,分3次服,连服7天为1个疗程。

(4) 榧子肉

[原料] 榧子肉10~15粒。

[制法] 把榧子肉炒熟即可,不宜炒焦。

[功效] 驱虫润燥。适宜蛲虫病。

［服法］3 次/天,饭前服,连服 1 周。

(5) 茴香槟榔汤

［原料］茴香 5~10 粒,槟榔 30~50g。

［制法］将槟榔切碎,加入茴香和适量清水煎煮即成。

［功效］杀虫破积,温阳散寒,理气止痛。适宜蛲虫病。

［服法］1 剂/天,分 2 次服,连服 5~7 天。

### (二) 对症治疗

1. 每晚睡前洗净肛周皮肤后,用 10%氧化锌软膏、2%氧化氨基汞(白降汞)软膏或 10%鹤风油膏涂布肛周皮肤上,有杀虫、止痒作用。

2. 用 0.2%甲紫(龙胆紫)和 3%百部药膏挤入肛门内少许,连续应用数天,有杀虫和止痒作用。

### (三) 并发症治疗

若出现急性阑尾炎、急性腹膜炎等异位寄生引起的并发症,应及时治疗以免产生不良后果。对于急性或亚急性阑尾炎,宜及早手术治疗,以免继发化脓性细菌感染,造成阑尾穿孔或腹膜炎。切除的阑尾应做病理检查,观察有无蛲虫成虫或虫卵。对确诊的蛲虫性阑尾炎患者,不论实施手术与否,均应进行驱虫治疗。泌尿生殖系统蛲虫感染,如继发细菌感染,除使用驱虫药物外,应联合使用抗生素。

## 七、预防与控制

鉴于蛲虫生活史中雌虫在患者肛周皮肤上产卵,虫卵在局部发育成熟时间较短,产卵时引起刺激使患者手指污染虫卵,易造成患者反复自身感染的特点,以及流行病学调查观察到的集体机构集聚性和家庭聚集性分布特征,制定蛲虫病的防治原则,应采取主要针对传染源和切断传播途径的综合措施。

### (一) 治疗传染源

应有计划地定期对集体机构,如幼儿园、托儿所、小学,甚至中学低年级的儿童少年进行检查治疗。近年来,全国不少地区在肠道线虫的防治工作中采用群体治疗措施,目的是为了治愈患者、减轻人群的感染程度、降低发病率和减少以至阻断传播。应该看到这一措施对于短期大幅降低肠道寄生虫的感染率和压抑传播程度具有显著的成效。群体包括不同对象,如全民或特定人群,目前常见的群体化疗对象是中小学或幼托机构的少年儿童。不少地区采用每年 1~2 次的全体对象服药驱虫治疗,明显降低了儿童中各种肠道线虫的感染率。但许多线虫容易反复感染,这在蛲虫中特别明显。鉴于化疗是全员性的,耗费财力资源,而且据了解,大多地区是在未经普查的基础上进行的全体治疗。因此,对于体内无寄生虫感染者有无必要每年接受 1~2 次的药物“预防”值得商榷,这不仅涉及药物的副作用,而且也涉及社会伦理和医学伦理问题,应予重视。WHO(1998)推荐在肠蠕虫感染率>50%的地区,实施学龄儿童的群体化疗。因此,蛲虫病的控制,考虑可在感染率较高的地区(如感染率高于50%)首先通过针对全体对象的药物治疗以大幅降低感染率。感染率下降以后的巩固阶段,应采取针对传染源的措施,如治疗患者以及患者周围的人员,包括家庭成员,但实施治疗之前均应进行普查。

蛲虫对各种杀灭肠道线虫的治疗药物均较敏感,目前常用药物有:阿苯达唑、甲苯达唑和噻嘧啶等。阿苯达唑治疗蛲虫病的成人剂量为 400mg 顿服。应用阿苯达唑 100mg 或

200mg 顿服,阴转率治后 2 周为 99.1%,治后 4 周为 93.7%,如果间隔 2 周的两个疗程治疗,则阴转率可达 100%。甲苯达唑治疗成人蛲虫病的常用量为 200mg 顿服。采用复方甲苯达唑(也称速效肠虫净,每片含甲苯达唑 100mg,左旋咪唑 25mg)一片顿服治疗 48 例蛲虫病患者,观察到治疗后第 1 天虫卵阴转率为 59.6%,第 2 天为 70.80%,第 4 天起达 97.7%,至第 8 天后未见虫卵阳性者(吴国华等,1997)。噻嘧啶治疗蛲虫感染,每天 5~10mg/kg,连服 7 天。

**(二)切断传播途径**

患者所在的环境处理是阻断蛲虫病传播途径的一项重要措施。如幼儿园等儿童集聚的场所,床位间应有一定的距离,地面应进行定期吸尘及杀卵消毒,鹅绒经常接触的玩具、桌面、椅面等处可用 0.5%碘液涂擦 5 分钟以上或 0.05%碘液浸泡 1 小时杀卵。儿童休息的被褥床单应定期日晒处理。低浓度碘液对人体皮肤无刺激性,是有效而又简单的消毒剂。患儿家庭环境的处理可参照上述方法进行。蛲虫卵在室内可存活 2 周,因此在发现病例后 2 周内,应每天清扫教室及工作室。教育学生尽量减少共用学习文具以减少间接接触机会,可能对防止感染有利。对蛲虫病的预防应强调综合性防治措施,这样才可有效地防止再感染。

**(三)自我防护**

广泛开展卫生宣传教育,宣传蛲虫病的危害、感染方式以及预防和治疗的意义等,使家长和儿童了解蛲虫病的危害和预防知识。家长和儿童集体机构的教师有责任定期检查督促儿童勤剪指甲、勤洗会阴、勤换洗内裤和被褥等,改正吮吸手指的不良习惯。教育儿童养成饭前便后洗手的习惯。

蛲虫病患儿不要穿开裆裤,不要用手接触肛门,并连续 2 周用肥皂水及温水洗净肛门周围。在治疗同时,应每天将内裤进行煮沸消毒以灭虫卵。集体生活的儿童如有人患蛲虫病,老师和同学应同时接受检查和治疗。

(孙乐平 刘璐)

# 第四节 犬弓首线虫病

弓首线虫即弓蛔虫是一种动物常见的肠道寄生线虫,呈全球性分布。弓首线虫属中可引起人类发病的仅有犬弓首线虫和猫弓首线虫。自 1952 年科学家阐明犬弓首线虫与人体幼虫移行症病原关系以来,弓首线虫得到越来越多的研究和报道。除了犬弓首线虫和猫弓首线虫,有学者指出另外有 9 种都是陆地哺乳动物的寄生虫,其中几个宿主与人接触越来越密切,将来也可能被发现对人体致病。

## 一、病原生物学

**(一)形态**

弓首线虫具有明显的颈翼,突出的唇中含有细齿状嵴,无间唇,食管末端有一明显中肠,但既无室性的支囊,也无肠支。一些虫种的雄虫末端有指状尾部附件和尾翼,尾端 5 对乳突位于泄殖腔后,数个前端乳突和两对亚腹侧乳突。雌虫阴门在虫体的前端,卵表面有凹痕。

犬弓首线虫成熟雄虫一般长 4~6cm,雌虫为 6~10cm,最长分别为 13cm 和 20cm,颈翼长度大小为(2~4)mm×0.2mm。食管包括中肠一般长度为 5mm,阴门位于虫体前端的 1/5~1/6 处。卵为椭圆形,约 85μm×75μm 大小,卵壳有凹,排出时为胚胎发育卵(图 3-4-1、图 3-4-2)。

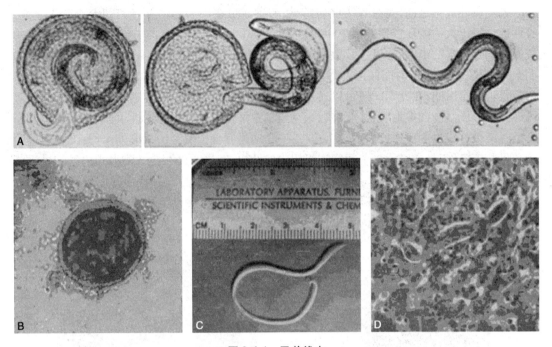

**图 3-4-1　弓首线虫**

注：A：弓首线虫幼虫孵化不同阶段；B：碘染色弓首线虫虫卵，×400；C：弓首线虫雌性成虫，长度 7.5cm；
D：肝组织 HE 染色弓首线虫幼虫纵断面

(仿自美国 CDC)

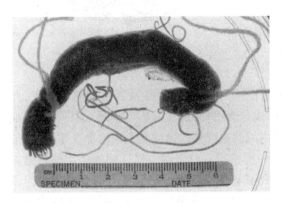

**图 3-4-2　犬小肠内的犬弓首线虫成虫**

猫弓首线虫雄虫一般长 6cm，雌虫长达 12cm，具有蛔虫属唇的特征，背侧 1 个，腹侧 2 个。颈翼宽大，前端逐渐变细，而后端钝圆，体前端呈梨状形。食管约 2mm 长，中肠的长大于宽。雄虫尾部有乳突，雌虫阴门位于体前端的 1/4 处。卵呈卵圆形，壳薄凹窝清晰，大小约 75μm×65μm，排在粪中的是胚胎尚未发育的卵。

犬弓首线虫幼虫不足 0.5mm 长，最宽处约 20μm，猫弓首线虫幼虫则更细小，侧翼稍高。幼虫是引起人弓首线虫病的主要病原。

**（二）生活史**

弓首线虫经土源性传播感染，当食入感染期虫卵后，在小肠内孵出幼虫后迅速穿透肠壁移行至肝脏，之后可移行至肺部和机体其他部位，甚至可以通过血流到达机体的所有主要器官，包括脑和眼。幼虫还可以通过气管和食管回到肠内发育成熟，但在人体或者除了犬和猫以外的其他宿主内，幼虫无法正常发育为成虫，其移行至组织中形成包囊，虫体形态大小均无变化，始终为感染期幼虫，保持活力和感染性并持续很长时间。动物组织内的幼虫可通过同类相食或者被其他动物捕食后从一个宿主转移到另一宿主体内，但仍不发育，直至转移至易感的犬类或者猫类动物体内。

犬类在性成熟之前,对弓首线虫均易感,雌雄成虫在小于 3 个月龄的幼犬小肠内交配,雌性成虫每天大约能随粪便排出 200 000 多个虫卵(图3-4-3)。犬类与猫类感染动物每天的粪便中含有大量的虫卵,并可持续数月之久,这些虫卵在适宜的外在条件下例如温暖湿润的泥土中,只需要 2~3 周时间便可发育为含有 1 期蛔蚴的感染期虫卵,其感染性在土壤中能保持数月至数年时间,在此期间还可以通过雨水冲刷等将感染期虫卵传播至更广的范围,同时可在某处形成高度含虫地区,甚至在数毫克土壤中可含有数百个感染性虫卵(图3-4-4)。猫犬类感染弓首线虫主要通过以下几个途径:一是通过吞食土壤中的感染期虫卵;二是通过胎盘和母乳感染;三是通过吞食中间宿主组织中的幼虫;四是通过吞食幼猫犬粪内的幼虫。感染期虫卵在犬小肠内孵化为 2 期蛔蚴,侵犯小肠黏膜后经小血管或者小淋巴管进入门脉系统,可侵犯肝脏、肺等器官。在幼犬肺部发育至 3 期蛔蚴后移行至咽部,随吞咽再次进入小肠形成 4 期蛔蚴,经数周发育为成虫,完成其生活史。

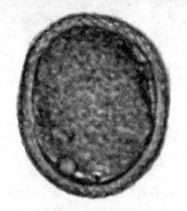

图 3-4-3　未成熟虫卵
(仿自 Despommier D. 2003)

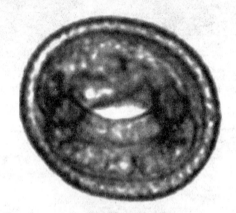

图 3-4-4　成熟虫卵
(仿自 Despommier D. 2003)

犬类在性成熟以后对重复感染有一定的抵抗力,特别是大龄或者性成熟的雌犬,此时2 期蛔蚴可移行至其肺部以外的周围组织形成包囊,进入静息状态。但雌犬怀孕后,2 期蛔蚴被激活并继续完成其生活史,甚至犬母体内的幼虫可移行通过胎盘进入胎儿组织中,导致幼犬出生前感染,或者出生后经母乳感染。一次感染后在母体内残存的幼虫足够感染以后的一窝甚至多窝幼犬。由于幼犬免疫力低下,其在感染后可从粪便或者呕吐物中排出未成熟的幼虫或者成熟虫体,更多的是排出大量的受精卵。可见幼犬是犬弓首线虫的主要传染源(图3-4-5)。

人类则主要通过摄入含有感染期虫卵的土壤而感染。感染期虫卵进入人体小肠后发育为 2 期蛔蚴,随血液系统移行并穿过管壁进入相应的组织和器官。由于弓首线虫在人肺不能正常发育成熟及繁殖产卵,只能以幼虫形式存在,因而其对人体的致病作用主要通过幼虫在体内的移行而造成,可引起眼弓蛔虫病、幼虫内脏移行症和神经系统弓蛔虫病。在眼类寄生虫感染病例中,弓蛔虫感染数居于第二位,蛔蚴进入眼内主要经脉络膜、视网膜中央动脉、睫状血管和视神经。尽管中枢神经系统的感染在人类弓首线虫感染中很少见,但是在灵长类动物实验中可证实犬弓首线虫具有亲神经性。小鼠实验感染后第 1 天,即可在鼠肝发现幼虫;感染第 3 天,大量幼虫移行至肝,感染后第 5 天,大量幼虫移行至肺,感染 1 周后,幼虫主要分布在脑组织和肌肉组织,但猫弓首线虫似乎只侵袭肌肉组织(图3-4-6)。

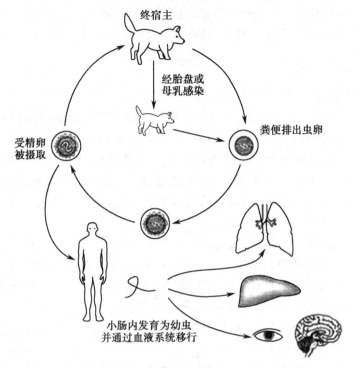

图 3-4-5　简单生活史
（仿自 Rubinsky-Elefant,2010.）

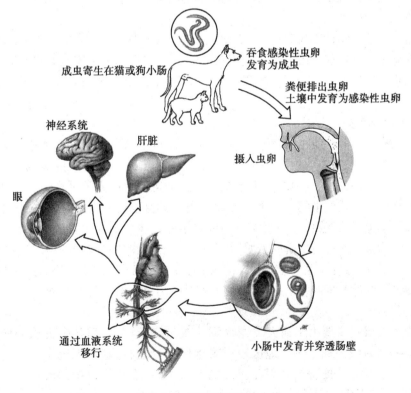

图 3-4-6　弓首线虫感染人体
（仿自 Despommier D,2003）

人体组织中的弓首线虫被杀死和清除的机制尚不明确,幼虫自然消亡或者是由于持续不断的免疫攻击,在感染数月甚至数年以后,组织反应能够完全消失。

## 二、流行病学

### (一)分布与危害

犬弓首线虫与猫弓首线虫是狗、猫体内最常见的寄生蠕虫,两者均呈世界性分布。而由于人-泥土-狗之间的密切关系,弓首线虫病是寄生虫感染导致的最常见的疾病之一。弓首线虫病被美国 CDC 列为 5 种重要的被忽视疾病之一,即使在发达国家,由于感染个体的症状不明显,其对公共卫生的影响仍被低估。然而由于缺乏足够的监管措施,全球弓首线虫病患者数被严重低估。现今使用的一些诊断检测方法敏感性和特异性较低,现有的血清学调查数据不能对其流行程度做一个可靠的评估。

西方国家犬类感染犬弓首线虫的比例约为 25%,在法国,猫类感染猫弓首线虫的比例为 30%~60%。如此高的感染率与弓首线虫有较强产卵力的生物特性有关,加上终宿主猫犬的数量越来越多,导致无论在乡村还是城市,公园、操场、庭院等户外公共场所的泥土中都有可能含有弓首线虫卵,在城市公园和城郊这些人们常常遛狗的地方,泥土中通常含有大量的弓首线虫卵。调查显示西方国家公园和操场的泥土样本中弓首线虫卵阳性的比例约为 15%~78%。在巴西,公园泥土中的虫卵阳性率为 17.4%~60.3%,美国为 14.4%~20.6%,欧洲为 13.0%~87.1%,亚洲为 6.6%~63.3%,非洲约为 30.3%~54.5%。大部分取样于温热带国家的泥土中虫卵已经孵化为感染期虫卵,因此可以感染人类。在出现临床病例的地方,家庭住宅庭院中的泥土很可能被污染,而在此地摘取的蔬菜中会含有弓首线虫卵,人们通过生食被污染的蔬菜则会感染。

欧洲地区血清学阳性率在 2.4%~31.0%,2017 年美国在超过 20 000 名 6 岁以上人群样本量的调查显示人弓首线虫血清学阳性率为 13.9%。热带地区国家具有更高的感染率,研究报道在非洲,人群血清学阳性率为 7.5%~92.8%,美国南部为 6.4%~52.0%,亚洲为 5.0%~84.6%。

### (二)流行环节

弓首线虫病是土源性线虫病,为人畜共患病。土壤中的感染期虫卵和中间宿主体内的幼虫是其传染源。猫、犬类动物除了可以通过胎盘或母乳获得感染外,主要通过吞食土壤中感染期虫卵,吞食幼犬粪内或中间宿主组织内幼虫而感染。而人类可经食入土壤中的感染期虫卵或者食入未煮熟的中间宿主肉内的幼虫而感染。不良的卫生习惯、喜食生的被污染的蔬菜等容易感染弓首线虫,甚至生吃一些可寄生弓首线虫幼虫的鸡肉、羊肉、兔肉或者牛肝等也可导致感染。流行病学研究表明,儿童感染弓首线虫的风险很高,其暴露比例与异食癖、食土癖、咬甲癖、养狗和卫生措施缺乏有关,尤其在养有未除虫治疗的幼犬的家庭中,可以导致一种慢性的低剂量的感染,而有研究表明在智力障碍的人群中血清阳性率较高。

### (三)流行因素

弓首线虫的流行主要由于猫犬类宠物饲养数量日益增多,而其中被悉心照顾的猫狗比例较低。人弓首线虫病在热带地区较温带地区更为流行,这与泥土中的弓首线虫卵发育需要适宜的温度和湿度有关。而在相同的地区中,在农村人口中的流行程度大于城市人口。目前,公共卫生机构承认了不同形式的弓首线虫病已经成为一个主要的健康风险,定期清除常有儿童出入玩耍的场所的猫狗粪便是降低城市青少年儿童人群感染率的最有效的控制措施。

### 三、发病机制与病理改变

自 1952 年 Beaver 首次阐明弓首线虫与人体幼虫移行症的病原关系以后,国内外学者对人弓首线虫病做了大量研究。人是弓首线虫的非正常宿主,幼虫在体内移行一段时间以后,包埋在上皮细胞的基质内和致密的纤维组织中形成包囊,能够长期生存但不能继续发育。幼虫可移行至肝、肺、脑、眼、肌肉等器官和组织,并可导致嗜酸性粒细胞增多和肉芽肿,根据寄生部位和感染程度不同,有的无明显的临床症状,有的表现为相应的消化道症状、呼吸道症状、眼部相关症状和脑部神经相关症状等。

人弓首线虫病的病理资料大多来自于尸体解剖和组织活检。最早 1956 年对一患儿尸解发现,其肝脏、肺脏、肠壁、心脏、肾脏、脑组织和脊髓内均有肉芽肿形成,肝脏内的肉芽肿周围有纤维化,中央有幼虫的断面,直径约为 18μm,周围有巨噬细胞、淋巴细胞、嗜酸性粒细胞围绕。在此之后有尸解从患者脑顶叶、脑前叶、脑桥臂、豆状核和小脑白质中发现有弓首线虫幼虫肉芽肿。幼虫在眼部的移行引起的免疫炎症反应可导致视力模糊甚至部分或者完全的视力缺失,眼科检查发现视网膜有肿块,因弓首线虫病儿童多发,因此常被误诊为视网膜母细胞瘤而切除眼球。眼球病理切片显示有嗜酸性粒细胞浸润的肉芽肿,肉芽肿内可见弓首线虫幼虫,幼虫侧翼明显,肠管清楚。

弓首线虫的感染可引起机体的细胞免疫和体液免疫,在 Th1 和 Th2 免疫反应中产生一种微妙的平衡。尽管 Th1 反应被认为是引起寄生虫凋亡的原因,但 Th2 反应却在细胞免疫反应中占主导地位,它引起 IL-4、IL-5、IL-9、IL-10 和 IL-13 升高、诱导 IgE 释放以及活化嗜酸性粒细胞和肥大细胞等一系列免疫学反应,并导致肉芽肿形成等病理学改变。放射碘标记的弓首线虫幼虫排泄分泌抗原(TES-Ag)和幼虫表面抗原都有与感染宿主血清抗体特异结合的抗原成分,幼虫排泄分泌抗原由幼虫上皮分泌,被认为是激发宿主免疫反应的最主要物质,研究显示 TES-Ag 不仅含有保护性抗原组分,还含有变应原和刺激嗜酸性粒细胞增高因子,而免疫反应强度与感染虫卵数量成正比。

学者以鼠为动物模型对弓首线虫致病特点与机制做了大量研究,多次实验证实虫卵感染小鼠后,第 1 天即可在肝脏发现幼虫,第 3 天大量幼虫移至肝脏,第 5 天主要在肺,第 7 天以后主要分布在脑和骨骼肌;第 3 天可在脑中查到幼虫,第 3~7 天脑中幼虫数量增加,至第 7 天时数量恒定。而在感染 1 年以后,幼虫在鼠体内的分布与实验初期(感染第 9 周)时相似,为肝脏(2.1%)、肺(1%~0.8%)、脑(67.5%)和骨骼肌组织(30.2%),肾和心脏等器官或有少量幼虫。一般认为弓首线虫感染早期(前 28 天)为急性炎症反应期,感染后第 3 天,肝脏即有散在的炎细胞浸润,主要为嗜中性粒细胞、淋巴细胞和少量嗜酸性粒细胞,门脉区炎细胞多,虫体附近炎细胞少。移行至肺以后,肺部有以嗜中性粒细胞为主的炎细胞浸润,虫体周围无明显组织反应,幼虫移行至脑部以后,脑内有单核巨噬细胞浸润,虫体周围也无明显组织反应。

有实验观察小鼠感染后 11 天,肌肉切片即可见有嗜酸性粒细胞聚集形成早期肉芽肿,而在感染后期(28 天后)主要为慢性炎症反应,肝脏、肌肉内有肉芽肿形成,由嗜酸性粒细胞、巨噬细胞、成纤维细胞、类上皮细胞等构成,肉芽肿中央有幼虫断面,脑虫体附近见少量胶质细胞增生(图 3-4-7)。第 70 天,肌肉内肉芽肿数目有所减少,嗜酸性粒细胞也比早期少。

脑内幼虫分布有明显群集寄生现象,在感染第 7～123 天时脑内幼虫数量和分布基本恒定,以小脑内幼虫密度最高,其次为大脑和脑干。幼虫与周围脑组织之间有间隙,幼虫附近脑细胞受压变扁,幼虫周围宿主的组织反应不明显。脑组织中的幼虫少有被宿主炎性细胞包围,肉芽肿反应不明显,这可能导致脑组织中的幼虫比较不容易受宿主免疫反应伤害(图 3-4-8)。弓首线虫导致肺部炎症反应,小血管周围嗜酸性粒细胞、淋巴细胞浸润,嗜酸性粒细胞释放的介质可改变肺微血管的通透性,炎症部位有大量浆细胞,局部 IgA 浓度增高。弓首线虫感染还可导致小鼠弥漫性的膜增殖性肾小球肾炎样改变,肾内有散在炎细胞浸润,幼虫周围有嗜中性粒细胞、嗜酸性粒细胞和巨噬细胞,肾小球毛细胞管壁有 IgG、补体 C3 和 IgM 沉积。弓首线虫感染导致的肾小球肾炎被认为是由于免疫介导的 IgG、补体 C3 和 IgM 沉积。

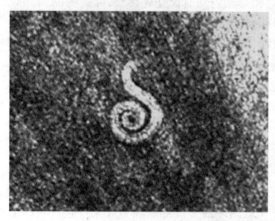 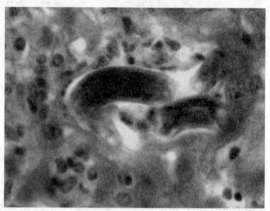

图 3-4-7 感染弓首线虫幼虫实验小鼠肝脏切片　　图 3-4-8 感染弓首线虫幼虫实验小鼠脑组织切片
（仿自 Despommier D. 2003）　　　　　　　　（仿自 Despommier D. 2003）

## 四、临床表现

根据虫荷负担,移行部位和宿主的免疫反应不同,人弓首线虫病的临床表现可从无症状到严重的器官损害。弓首线虫幼虫移行症分为人体内脏幼虫移行症(visceral larva migrans,VLM)和眼幼虫移行症(ocular larva migrans,OLM),除此之外,弓首线虫移行至脑组织会导致神经系统弓首线虫病。如今,又有两种稍轻微的综合征被描述为隐秘的弓首线虫病(covert toxocariasis)和普通的弓首线虫病(common toxocariasis),前者主要发病人群为儿童,而后者主要发病人群为成人。

### （一）内脏幼虫移行症

弓首线虫内脏幼虫移行症的典型病例是年龄在 2～7 岁的有食土癖和养有小狗的儿童。由于幼虫在肝脏或者肺脏等内脏器官移行而导致的急性症状主要有腹痛、食欲减少、疲惫、发热、咳嗽、类似哮喘的支气管痉挛和肝大。在感染阶段,有明显的嗜酸性粒细胞增多($>2\,000/mm^3$),白细胞增多,IgM、IgG、IgE 增高。幼虫内脏移行还可导致心肌炎和肾炎。

有研究观察了 20 名患有内脏幼虫移行症的儿童,年龄从 16 个月到 48 个月不等,主要的症状有发热(55%)、面色苍白(40%)、咳嗽或者支气管痉挛(20%)、中度肝大(85%)、轻度脾肿大(45%),所有病患均有白细胞增多的表现,60% 的患者嗜酸性粒细胞增多大于 50%,

其中一位患者增多达到 90%。又有对 18 名弓首线虫病患者做了临床观察,提示 38.8%患者有幼犬接触史,16.6%有食土癖。这些患者中有 16.6%无明显临床症状,其余患者临床表现为:肝大(72.7%)、脾肿大(50%)、肺部症状(27.7%)、发热(22.2%)、脸色苍白(16.6%)、四肢酸痛(11.1%)和皮肤损害(5.5%)。一些学者认为贫血不是犬弓首线虫病的典型的临床表现,但是也有一些调查显示儿童病患常表现贫血的症状。

有学者提出"不完全的内脏幼虫移行症",是指血清弓首线虫抗体阳性,但临床症状较轻微,具有部分内脏幼虫移行症的临床表现,例如肝大和嗜酸性粒细胞增多。

**(二) 眼部幼虫移行症**

眼弓首线虫病的发病人群主要为儿童和青少年,<15 岁患者病情较严重,15 岁及以上仅有个别临床案例。文献报道年龄范围主要在 3~11 岁,平均年龄为 8 岁。也有研究观察 90 例内脏幼虫移行症的患者,其中 34 例发现有眼部幼虫移行症,平均年龄为 12.1 岁。

眼弓首线虫病的早期主要临床表现为视力下降或者视力缺失,这也是最常见的首诊原因。眼科检查可见葡萄膜炎、玻璃体炎症、黄斑囊样水肿、视神经炎,视网膜肉芽肿损害等,随着病情的持续,皮下肉芽肿肿胀并隆起,可引起眼眶周围肿胀,甚至可活检出弓首线虫幼虫。嗜酸性粒细胞升高在眼弓首线虫病的患者中表现不明显,见图 3-4-9。

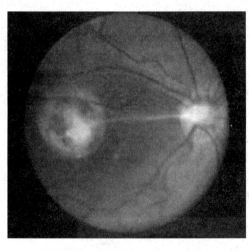

**图 3-4-9 眼弓首线虫病的临床表现**

注:周边视网膜及玻璃体病变,局部白色组织肿块涉及视网膜周边玻璃体纤维细胞带,从外围向视神经或视网膜迁移

(仿自 Rubinsky-Elefant,2010)

眼弓首线虫病多单眼发病,临床表现个体差异较大,轻者无症状,仅在常规的眼科体检中发现,重者失明。可能由于感染量的不同,移行部位和机体免疫应答强度差异而表现各异。

**(三) 神经移行症**

尽管动物实验中,幼虫常移行寄生在脑组织中,弓首线虫导致的内脏幼虫移行症神经系统临床表现被认为很罕见。单个病例的尸体解剖显示弓首线虫幼虫可出现在软脑膜、大脑灰质和白质、小脑、丘脑和脊髓中。大部分病例并无神经系统临床症状。

尽管内脏幼虫移行症多发于儿童,神经系统弓首线虫病多见于成人。神经系统弓首线虫病的临床表现多样化,包括嗜酸性粒细胞增多性脑膜炎、脊髓脊膜炎和脑膜脑炎、脑炎、髓外占位性病理损害、大脑血管炎、癫痫,甚至行为失常。神经系统弓首线虫病的诊断主要依据临床症状和脑脊液中的嗜酸性粒细胞检测。所有脑膜炎病例中脑脊液嗜酸性粒细胞增高的比例不到 2%,因此嗜酸性粒细胞是鉴别诊断的一项关键指标。嗜酸性粒细胞增多性的脑膜炎首要考虑是寄生虫感染导致,在东南亚、中国和日本,广州管圆线虫和颚口线虫感染是主要原因,其他寄生虫病,包括囊尾蚴病、鸡蛔虫病、旋毛虫病、粪圆线虫病、包虫病、血吸虫病、肺吸虫病和肝吸虫病等也在世界范围内流行。肺结核病、梅毒、球孢子菌病和淋巴瘤侵犯脑组织也可导致脑脊液嗜酸性粒细胞增多。

2005 年有学者认定 41 例患者神经系统病征与弓首线虫感染有因果关系(活检出幼虫、

血清学结果符合弓首线虫感染、驱虫治疗能有效减轻病征），这些患者有 60% 为成人，平均年龄为 22 岁。36% 的患者主要表现为脑膜炎，28% 表现为脊髓炎，62% 表现为脑炎。一些神经症状归结于大脑功能紊乱，神经精神系统失调等。

神经系统弓首线虫病硬脑膜外脓肿导致椎管压缩不常出现，大脑血管炎也只在很少的病例中有记录。

**（四）隐秘弓首线虫病和普通弓首线虫病**

大部分人感染弓首线虫后仅有轻微的临床症状，一般来说，人口普查发现的血清阳性患者大部分是无症状，或者只有轻微的不典型的临床表现。爱尔兰的一项病例对照研究结果显示，血清抗体阳性的儿童症状可被描述为一种新的临床类别，即"隐秘弓首线虫病"。这类疾病表现为发热、头痛、行为和睡眠障碍、咳嗽、贫血、腹痛、肝大和恶心呕吐，伴有或者不伴有嗜酸性粒细胞增多。血清弓首线虫抗体中度增高。

在法国成人的病例对照研究提示一类临床表现被定义为"普通弓首线虫病"，症状包括慢性呼吸困难和衰弱、皮肤损害、瘙痒、腹痛，常常伴有嗜酸性粒细胞增多，IgE 增高，血清弓首线虫抗体重度增高。

隐秘和普通弓首线虫病可能提示儿童和成人轻度感染弓首线虫后临床表现方面的稍许不同，这类患者通常不需要抗寄生虫药物的治疗。

**（五）弓首线虫病与癫痫**

早期的文献报道提示弓首线虫病与癫痫存在相关，近年来在病例对照研究中发现两者有显著相关，此项研究在意大利、英国、美国、玻利维亚和土耳其已有报道，在非洲地区相关研究中，布隆迪和坦桑尼亚分别在 2007 年和 2008 年也有此项报道。

犬蛔虫症可能会增加发展为癫痫的风险。2004 年，一例 11 岁儿童全身癫痫发作，右顶叶区域囊性低密度损害，脑脊液和血清中弓首线虫抗体阳性。2012 年，有学者对世界范围内包括不同国家城市和乡村的数据进行了 Meta 分析，提示有显著相关，见图 3-4-10。然而，即使流行病学研究对两者关系提供了可靠的证据，也不能证明两者间的必然因果关系。因果关系的建立只能通过在弓首线虫清除后，衡量癫痫发病是否减少进行判断。

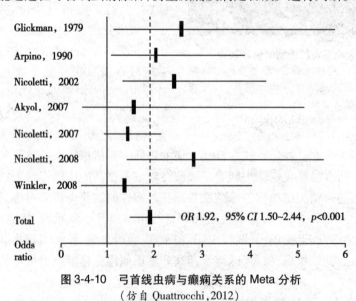

图 3-4-10 弓首线虫病与癫痫关系的 Meta 分析
（仿自 Quattrocchi，2012）

中枢神经系统感染弓首线虫的病患常有报道癫痫发作,在另一方面,癫痫发作作为中枢神经系统弓首线虫病唯一的临床表现则鲜有报道。然而,寄生虫感染导致的癫痫原因尚不清楚,大部分寄生虫由于炎症反应的包围和脑组织损伤因而引起癫痫发作,但是不清楚是否由于脑损伤本身还是炎症反应触发其发作。另一种可能的机制是虫体直接入侵或者抗体导致癫痫。寄生虫感染能够触发标准免疫反应,包括产生自身抗体,但至今免疫介导是否是癫痫发作的机制仍不清楚。如果弓首线虫病确实能增加癫痫发作的风险,则可能与损伤和某些隐藏的机制有关(图3-4-10)。

## 五、诊断

弓首线虫的诊断主要依据以下几个方面:血清弓首线虫抗体阳性,血液或脑脊液嗜酸性粒细胞增多和密切的犬类接触史。如今,临床和放射技术的提高,驱虫治疗中脑脊液参数标准化,推动了诊断的进展。虽然大部分内脏幼虫移行症患者嗜酸性粒细胞增多,但在隐秘和普通的弓首线虫病中则不一定能检测到。感染部位的组织学检查是近期感染的唯一确诊方法,尽管弓首线虫幼虫可见于嗜酸性粒细胞肉芽肿中,但在临床中很少有正当的理由采集组织切片检查。

### (一) 放射学诊断

医学影像技术可用于检测和定位由弓首线虫幼虫导致的肉芽肿性病变。1999年对14名有肝大、嗜酸性粒细胞增多和弓首线虫血清抗体阳性的儿童做腹部彩超显示其肝脏有多个低回声区。使用计算机断层扫描(CT)肝脏病变表现为低密度区,如图3-4-11所示。在中枢神经系统中,更敏感的磁共振成像(MRI)显示肉芽肿在T2加权像高信号,主要位于皮层或皮层下(图3-4-12)。弓首线虫脑血管炎MRI显示多线性高信号的白质病变与对比增强,而MR血管造影显示血管分支的微妙变化和狭窄病变。

### (二) 血清学诊断

最常用的血清学诊断方法是用ELISA检测弓首线虫第二期幼虫的排泄分泌抗原(TES-Ag)。该抗原被认为具有特异性强,制备容易和产量高等优点。而TES抗体是多种糖蛋白的混合物,可以激发Th2型免疫反应,在人类自然感染过程中产生高水平IL-4和IL-5。由于交叉反应强烈,在一些流行多种寄生虫病的地区,TES间接ELISA检测的诊断价值大大降

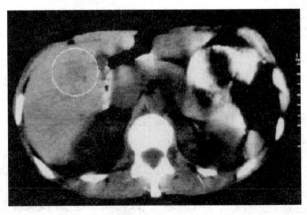

图3-4-11　肝脏CT扫描显示弓首线虫感染导致低密度区(圈)
(仿自 Magnaval JF,2001)

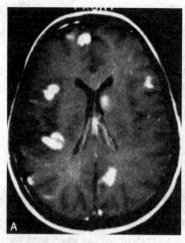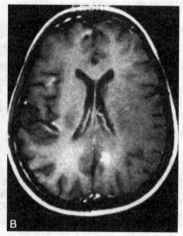

**图 3-4-12 头颅 MRI**
注:A:治疗前;B:治疗后
(仿自 Ruttinger and Hadidi,1991)

低,但是与弓首线虫属以外的蠕虫感染血清无明显交叉反应。重组蛋白,如 TES 精氨酸激酶,已被作为靶抗原用于抗体检测。用 Western blotting 方法检测 TES 能够避免交叉反应,这是因为弓首线虫感染具有一条特定的低分子量条带(24~32kDa)。但是 Western blotting 方法比 ELISA 更昂贵,并且操作复杂。因此,用间接 ELISA 检测 TES,然后用 Western blotting 方法证实,是最有效的诊断方法。核酸检测方法如今正在研究中,分析转录间隔区序列(ITS-1 和 ITS-2)被认为能够有效识别弓首线虫种类。

在神经系统弓首线虫病的血清抗体检测十分有价值,因为神经系统感染弓首线虫时,往往血清学阴性而脑脊液阳性,或者脑脊液中抗体滴度高于血清。血清学反应并不是活动期神经系统弓首线虫病诊断的可靠指标,因为临床康复后,血清学反应仍可以持续很长一段时间。IgG 持续的时间仍不确定,幼虫能够在人体组织内存活很多年,在此期间仍可持续排泄分泌抗原,而目前没有简易的方法能够确认经化学治疗以后寄生虫是否死亡,因此单一的 IgG-ELISA 滴度结果不能鉴别出是近期感染还是既往感染。免疫学诊断测试时应附加血嗜酸性粒细胞计数,如果可能的话,并计算血清总 IgE。血清抗体阳性且嗜酸性粒细胞增多时,指示为活动期弓首线虫病,但在一些隐秘的弓首线虫病和缺少嗜酸性粒细胞增多这一临床症状的个别病例中则无法鉴别诊断。在这种情况下,血清总 IgE 增多且>500IU/ml 是近期感染弓首线虫的进一步证据。对由活化的嗜酸性粒细胞释放的嗜酸性粒细胞阳离子蛋白(ECP)的检测,也可能有益于鉴别诊断。

血清学检测是一种创伤最小、敏感度最高的弓首线虫病诊断方法,但是仍然需要优化改进,并且需要建立国际标准。尤其是在多种寄生虫流行的地区,并且临床症状较模糊可疑时,阳性结果值得进一步验证。

## 六、治疗

驱除猫狗动物体内的弓首线虫可用伊维菌素、阿苯达唑、左旋咪唑和甲苯达唑等药物。一直以来用于治疗人弓首线虫病的药物主要是驱虫药与消炎药,药用目的为:①消退临床症状;②阻止幼虫移行至其他器官,尤其是脑和眼。治疗幼虫移行症的药物主要为阿苯达唑、甲苯达唑和噻苯达唑类,抗炎药物对减少眼部损伤也是有效的。关于阿苯达唑和甲苯达唑对弓首线虫的作用研究主要集中在 20 世纪 70 年代和 80 年代,研究提示阿苯达唑由于其具有血药浓度高,易吸收和渗透入脑脊液和不良反应少的的药理学特性,已成为大部分国家治疗弓首线虫病的首选药物,其在治疗神经系统弓首线虫病时亦优于其他驱虫药物。阿苯达唑建议用量为 5~15mg/kg,每天 2 次,连用 5 天为一疗程。近年来对于治疗弓首线虫病新药物的研究资料匮乏,皮质固醇类药物有助于控制炎症和抑制由炎症感染引起的强烈变态反应。由于虫体的免疫逃避机制,新颖的介入治疗能够克服这一难题。

## 七、预防与控制

防控措施的实施对于保护人群特别是儿童免受弓首线虫感染至关重要。减少猫犬饲养数量,禁止猫犬粪便随意散落在公共区域,对猫犬定期使用驱虫药物,对猫犬粪便进行处理等是控制传染源的有效措施。幼犬应该在 2~3 周时便开始常规治疗,之后每两周治疗一次,直到 12 周龄,成年猫犬应每年接受 2 次治疗。市政条例应包括防止宠物狗进入公园和游乐场,并要求宠物主人应主动清除公共区域猫犬粪便。对于儿童等易感人群,应避免他们与未经治疗的猫犬过密接触。家庭菜园应有围栏,以防止猫犬粪便污染,从可能污染的泥土中摘采的蔬菜应洗净,生食或者食未经煮熟的肉内可能含有弓首线虫幼虫,应避免食用。对于有食土癖等不良卫生习惯的人群而言,健康教育积极治疗以纠正不良行为是避免感染的最好方法。

(张世清　王毓洁)

## 参 考 文 献

1. Bethony J, Brooker S, Albonico M, et al. Soil-transmitted helminth infections: ascariasis, trichuriasis, and hook-worm. Lancet, 2006, 367(9521): 1521-1532.

2. Dold C, Holland CV. Ascaris and ascariasis. Microbes Infect, 2011, 13(7): 632-637.

3. Hotez PJ, Kamath A. Neglected tropical diseases in sub-saharan Africa: review of their prevalence, distribution, and disease burden. PLoS Negl Trop Dis, 2009, 3(8): e412.

4. Hotez PJ, Savioli L, Fenwick A. Neglected tropical diseases of the Middle East and North Africa: review of their prevalence, distribution, and opportunities for control. PLoS Negl Trop Dis, 2012, 6(2): e1475.

5. Hugot JP, Reinhard KJ, Gardner SL, et al. Human enterobiasis in evolution: origin, specificity and transmission. Parasite, 1999, 6(3): 201-208.

6. Karagiannis-Voules DA, Biedermann P, Ekpo UF, et al. Spatial and temporal distribution of soil-transmitted helminth infection in sub-Saharan Africa: a systematic review and geostatistical meta-analysis. Lancet Infect Dis, 2015, 15(1): 74-84.

7. Ma G, Holland CV, Wang T, et al. Human toxocariasis. Lancet Infect Dis, 2017.

8. St Georgiev V. Chemotherapy of enterobiasis (oxyuriasis). Expert Opin Pharmacother, 2001, 2(2): 267-275.

9. Turner HC, Truscott JE, Fleming FM, et al. Cost-effectiveness of scaling up mass drug administration for the control of soil-transmitted helminths: a comparison of cost function and constant costs analyses. Lancet Infect Dis, 2016, 16(7): 838-846.

10. Zhu XQ, Korhonen PK, Cai H, et al. Genetic blueprint of the zoonotic pathogen *Toxocara canis*. Nat Commun, 2015, 6: 6145.

# 第四章 经皮肤感染寄生虫病

## 第一节 钩 虫 病

钩虫病(hookworm disease)是钩口科(Ancylostomatidae)线虫(简称钩虫)感染所引起的疾病。钩虫的科属很多,其中属于人畜共患的钩虫有 9 种,寄生于人体的钩虫主要为十二指肠钩口线虫(*Ancylostoma duodenale* Dubini,1834),简称十二指肠钩虫;美洲板口线虫(*Necator americanus* Stiles,1902),简称美洲钩虫。偶尔可寄生于人体(虫体在人体内能发育至成虫)的其他钩虫有锡兰钩口线虫(*Ancylostoma ceylanicum* Looss,1911)、犬钩口线虫(*Ancylostoma caninum* Ercolani,1859)和马来钩口线虫(*Ancylostoma malayanum* Alessandrini,1905)等。巴西钩口线虫[*Ancylostoma braziliense*(Gomez de Faria,1910)Biocca,1951]的感染期幼虫也能感染人体,引起皮肤幼虫移行症(cutaneous larval migrans,CLM)。因幼虫移行蜿蜒弯曲,引起皮疹呈匐行线状,故称匐形疹(creeping eruption)。但在人体内,其一般不能发育至成虫。

钩虫寄生在人体的小肠,可致人体长期慢性失血,引起钩虫病。在肠道线虫中钩虫的危害最严重,不但可损伤肠黏膜,造成消化道功能紊乱,而且可使患者出现贫血及与贫血相关的症状和体征,体力减弱,工作效能降低;感染重者,能明显影响劳动力,甚至危及生命。

钩虫的分布几乎遍及全世界,在北纬45°和南纬30°之间的广大地区,尤其是热带和亚热带地区的国家,几乎都有钩虫感染或钩虫病流行。在我国,钩虫病分布于较多省份,它与血吸虫病、疟疾、丝虫病和黑热病曾被称为我国五大寄生虫病,目前我国钩虫病的防治虽取得较大成果,但仍是严重危害人体健康的重要寄生虫病之一。

### 一、病原生物学

#### (一) 形态

1. 成虫

(1) 外形:虫体细长,约 1cm,活体为肉红色,半透明,死后呈灰白色,雌雄异体且异形。虫体前端较细,向背侧微曲,形成颈弯,呈"C"或"S"体态,雌虫略粗大于雄虫,末端为圆锥形。雄虫较细小,末端膨大成交合伞(图 4-1-1)。

(2) 内部结构

1) 体壁及体腔:体壁由角皮层、皮下层和肌层 3 层组成。角皮层位于最外层,为皮下层分泌形成,透明,有无数细小横脊排列成环形横纹。中间为合胞体的皮下层,皮下层向内突起。于背侧和腹侧形成背索和腹索,于身体两侧形成侧索,神经干埋于背索和腹索中,两侧

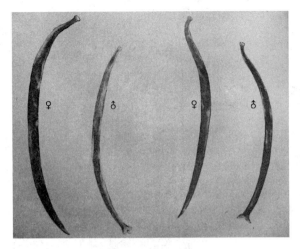

**图 4-1-1　钩虫成虫**
注:右图:十二指肠钩虫成虫(卡红染色)
左图:美洲钩虫成虫(卡红染色)
(仿自徐国成)

纵索中各有一条排泄管(图4-1-2)。最内层为肌层,肌层为少肌型,被背索、腹索和侧索分为
4组,每组有2~3条肌束。肌细胞平滑无横纹。体腔无体腔膜覆盖,为假体腔,其内充满液
体,具有支持、营养输送和收集排泄物的作用。

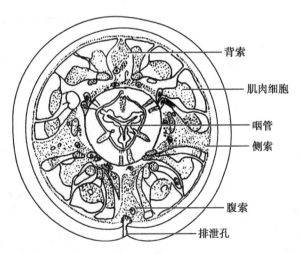

**图 4-1-2　钩虫过咽管横切面**
(仿自吴观陵)

2) 腺体(图4-1-3):虫体前端有3组单细胞腺体。①头腺1对,前端与头感器相连并
开口于头感器孔;后端可达虫体中横线前后。其分泌物主要为抗凝素,便于钩虫吸食血
液。②咽腺(又称食管腺):位于咽管壁内,包括背咽腺一个,亚腹咽腺两个。前者开口于
口囊,后者直接开口于咽腔。其主要分泌物为蛋白酶、胶原酶、乙酰胆碱酯酶及亮氨酸氨
肽酶等。乙酰胆碱酯酶可降解乙酰胆碱,影响神经介质的传递,降低肠蠕动,使虫体能够
附着在肠壁上。美洲钩虫乙酰胆碱酯酶的含量高于十二指肠钩虫。③排泄腺(又称颈

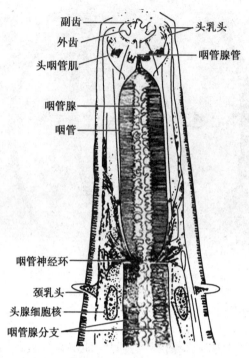

图 4-1-3　十二指肠钩虫前端背面观
（仿自吴观陵）

腺）:1 对,长可达虫体后 1/3~1/2 处,与排泄系统相连,经排泄窦开口于虫体前端腹侧的排泄孔,主要分泌蛋白酶。

3）消化系统:消化管为一直管,由口囊、咽管（又称食管）、中肠、直肠和肛门等部分组成。钩虫口囊发达,由坚韧的角质组成,圆形或椭圆形,内含钩齿或板齿,口囊结构、形状以及钩齿均为虫种分类和鉴别的重要依据。咽管发达,长度约为体长的 1/6,在咽管与中肠交界处有 3 个咽管瓣,能阻止食物回流。中肠管壁由单层细胞组成,内缘有微绒毛,又称刷状缘,可增大消化吸收面积。中肠之后是直肠,消化道的最末端为肛门。雄虫的射精管与直肠汇合成末端的泄殖腔。

4）生殖系统:雄虫生殖系统由睾丸、输精管、贮精囊和射精管组成,为单管型。交配器官包括交合刺、引带及交合伞。雄虫末端膨大,其角皮向后延伸形成膜质交合伞,伞内有肌肉性指状辐肋,分背肋、侧肋和腹肋。引带、交合刺及交合伞的形状、辐肋排列与分支式样,尤以背肋分支特点,均为分类的重要依据。雌虫生殖系统由卵巢、输卵管、受精囊、子宫、排卵管和阴道组成,为双管型。十二指肠钩虫雌虫的生殖孔位于虫体腹面中 1/3 和后 1/3 交界处的正中线上。美洲钩虫雌虫的生殖孔则位于虫体中部或稍前。生殖孔位置也是鉴定虫种的重要依据之一。

5）排泄系统:排泄管呈"H"型。由两根纵管和一根横管组成,每一纵管由一个细胞组成,横管通过排泄窦和中管开口于排泄孔。

6）神经系统;钩虫神经系统简单,在近咽有一围咽神经环,为钩虫的主要神经中枢。由此向前向后分别发出神经干和神经纤维,分布于口周乳突、体内各器官及肛周、交合伞等处。钩虫的感觉器官包括头部、颈部和尾部的乳突,以及头感器和尾感器等。

（3）两种钩虫的形态特征

1）十二指肠钩虫（图4-1-4）：虫体小，雄虫大小为（6.8~11.0）mm×（0.36~0.45）mm，雌虫略大于雄虫，雌虫大小为（9.0~12.4）mm×（0.52~0.73）mm，体呈"C"形，前端与末端均向背面弯曲，颈弯不太明显。口囊发达，卵圆形。腹侧前缘有内外2对钩齿，外齿较大，内齿较小，内齿的内侧有1对副齿（图4-1-5）。雄虫末端的交合伞撑开时略呈圆形，侧叶发达，背叶小。内有肌肉性状辐肋支持，辐肋分背、侧和腹辐肋，背辐肋在远端1/3处分为2支，每支又分别分为3小支（图4-1-5）。交合刺呈长鬃状，长1.7~2.2mm，末端尖细，从泄殖腔伸出时两刺分开，具交合刺引带（图4-1-6）。雌虫末端尖细圆锥状，有一微细透明的棘状尾刺，阴门位于虫体中部略后。

2）美洲钩虫（图4-1-7）：雄虫大小为（5.3~11.2）mm×（0.31~0.43）mm，雌虫大小为（9.7~13.4）mm×（0.43~0.60）mm。体呈"S"形，前端向背面仰曲，尾端向腹面弯曲，颈弯深而明显。口囊较小，近圆形或椭圆形，腹侧前缘有一对半月形板齿（图4-1-5中的2）。雄虫末端的交合伞撑开时略呈扇形，侧面观长而圆，两侧叶狭长，背叶较小。背辐肋短，由基部起

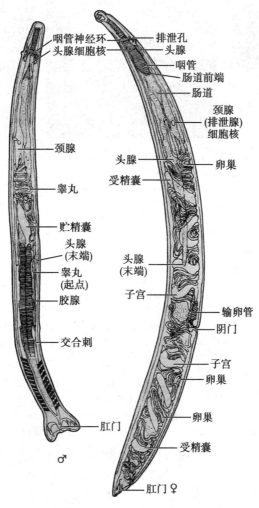

图4-1-4 十二指肠钩虫成虫
（仿自吴观陵）

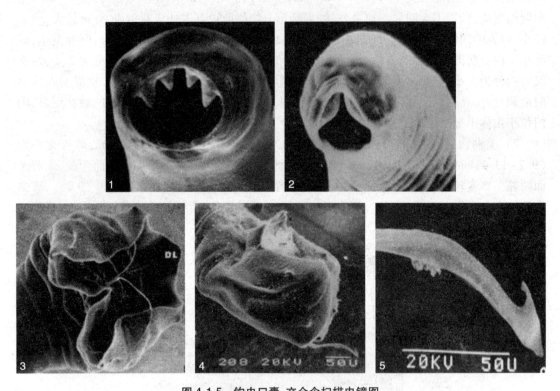

图 4-1-5　钩虫口囊、交合伞扫描电镜图

注:1. 十二指肠钩虫口囊(示 2 对钩齿);2. 美洲钩虫口囊(示 1 对板齿);3. 十二指肠钩虫雄虫交合伞;

4. 美洲钩虫雄虫交合伞;5. 美洲钩虫雄虫交合刺(示末端倒钩)

(仿自徐秉锟)

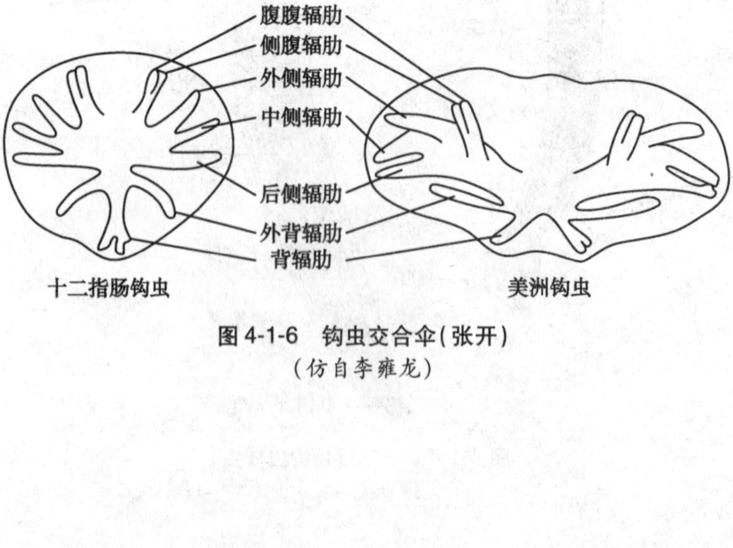

腹腹辐肋
侧腹辐肋
外侧辐肋
中侧辐肋
后侧辐肋
外背辐肋
背辐肋

十二指肠钩虫　　　　　　　　　　美洲钩虫

图 4-1-6　钩虫交合伞(张开)

(仿自李雍龙)

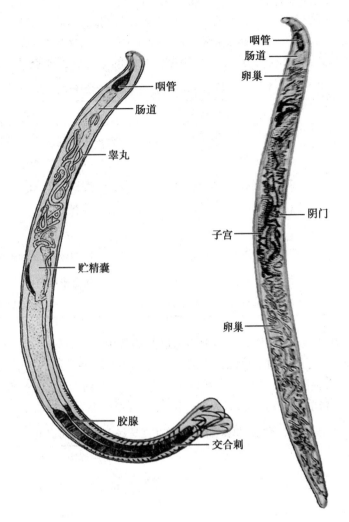

**图 4-1-7　美洲钩虫成虫**
(仿自吴观陵)

分为 2 支,每支的末端又分为 2 小支。交合刺长约 0.9mm,一刺的末端有倒钩,与另一刺末端相并,包于凹槽内(图 4-1-5 中的 4 和 5)。泄殖孔上端也有 2 对乳突,前一对细棒状,紧贴泄殖锥向腹面弯曲,另一对基部膨大,顶端分两支(图 4-1-6)。雌虫尾端略尖,无尾刺,有的虫体尾端可见尾刺。阴门位于虫体中部略前。

2. 幼虫　钩虫幼虫分杆状蚴和丝状蚴两个发育阶段。

(1)杆状蚴:杆状蚴分两期,第一期杆状蚴为刚孵出的幼虫,可自由生活。虫体透明,前端钝圆,后端尖细而较短,大小为 0.25mm×0.017mm。口腔细长,咽管为典型的杆状形,分前、中、后三部分,前部膨大,中间狭长,后部略似球形,咽管长为幼虫体长的1/3,肛门开口于尾端腹面。第一期杆状蚴,孵出 48 小时左右后,体长可以增长到 0.4mm,蜕皮后发育成第二期杆状蚴,大小约为 0.4mm×0.029mm。第二期杆状蚴一般在第 5~8 天时,进行第 2 次蜕皮,发育成丝状蚴。

(2)丝状蚴:丝状蚴为感染期幼虫,虫体细长,约为(0.5~0.7)mm×0.025mm,体表覆有一层杆状蚴蜕皮后形成的鞘膜。虫体口腔封闭不能进食,与咽管连接处口腔的背、腹面各有一角质矛状结构,称为口矛。口矛可能有助于虫体的穿刺运动,也是虫种鉴别的重要依据,在流行病学、生态学和防治研究中有实际应用意义。咽管长度约为体长的1/4,咽管末端仅略膨大。尾端尖细。十二指肠钩虫和美洲钩虫丝状蚴的形态鉴别要点见表4-1-1。

表4-1-1　十二指肠钩虫和美洲钩虫丝状蚴的形态鉴别

| 特征 | 十二指肠钩虫 | 美洲钩虫 |
|---|---|---|
| 外形 | 细长,自头至肛门宽度相近 | 粗短,自食管基部起渐次缩小 |
| 口矛 | 难见到或细、短 | 较易见到,呈暗色杆状 |
| 头端形态 | 扁平,中间微有凹陷 | 圆形,无凹陷 |
| 鞘膜横纹 | 不显著 | 显著 |
| 食管与肠连接处 | 呈微细颗粒状横带 | 透明状横带 |
| 肠管 | 管腔较窄,肠细胞颗粒丰富 | 肠管较宽,肠细胞颗粒少 |
| 生殖原基 | 肠管中部稍后 | 肠管中部稍前 |
| 虫体尾端 | 末端较钝,虫体与鞘膜的间隙小 | 末端尖锐,虫体与鞘膜的间隙大 |

（3）钩蚴与其他线虫的鉴别:与钩蚴形态近似的寄生线虫蚴较多,其中鉴别意义重要者有粪类圆线虫及东方毛圆线虫的幼虫,鉴别要点见表4-1-2。钩蚴又常同泥土或水体中的自生生活线虫混杂,常根据其他线虫幼虫其体表无鞘,口腔不封闭,尾端钝粗或尖长等特点与钩蚴相区别;或者将幼虫培养数天,如为自由生活线虫则可能发育为成虫,而钩蚴则无变化。

表4-1-2　钩虫、粪类圆线虫和东方毛圆线虫幼虫的形态鉴别

| 项目 | | 钩虫 | 粪类圆线虫 | 东方毛圆线虫 |
|---|---|---|---|---|
| 杆状蚴 | 体长 | 较长 | 较短 | |
| | 口腔 | 长 | 短 | |
| | 生殖原基 | 微小不易见 | 显著易见 | |
| | 尾端 | 短而锐尖 | 极短而尖 | |
| | 蚴体长度/mm | 0.5~0.7 | 0.5 | 0.75 |
| 丝状蚴 | 咽管长度 | 为体长1/5 | 为体长1/2,咽管球不明显 | 为体长1/4 |
| | 肠管内腔 | 直 | 直 | 呈稻穗样弯曲 |
| | 生殖原基 | 位于虫体中部 | 位于虫体后部 | – |
| | 尾端 | 尖细 | 分叉 | 有小球状物 |

3. 虫卵　虫卵呈椭圆形,卵壳薄,无色透明。新鲜粪便中的虫卵,内通常含有4~8个卵细胞,卵壳与细胞之间有明显的距离。两种钩虫虫卵在光镜下相似,不易区别,十二指肠钩虫卵大小为(56~60)μm×(36~40)μm,两端较宽。美洲钩虫卵大小为(64~76)μm×(30~40)μm,两端稍窄。

（二）生活史

十二指肠钩虫与美洲钩虫的生活史基本相同(图4-1-8),直接发育,无中间宿主。其生活史过程可分为宿主体外和体内两个发育阶段。

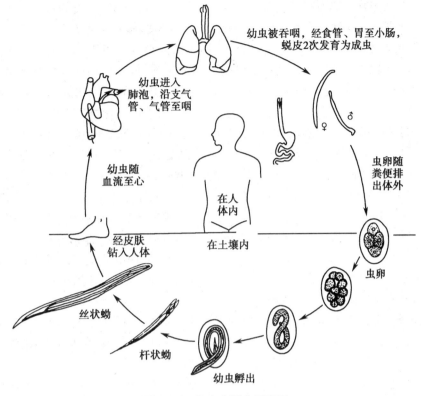

幼虫被吞咽，经食管、胃至小肠，
蜕皮2次发育为成虫

幼虫进入肺泡，沿支气管、气管至咽

幼虫随血流至心

虫卵随粪便排出体外

在人体内

在土壤内

虫卵

经皮肤钻入人体

幼虫孵出

丝状蚴

杆状蚴

**图 4-1-8　钩虫生活史示意图**
（仿自孙新）

1. 虫卵及钩蚴的体外发育阶段　钩虫成虫多寄生于人体小肠上段,借口囊内的钩齿或钩板吸附于肠黏膜上,以人体血液和肠黏膜组织为食。雌虫和雄虫交配后,雌虫产出受精卵,虫卵随粪便排出体外。在一定温度(25~30℃)和湿度(含水量30%~50%)下和疏松荫蔽的土壤中,经 24~48 小时孵出第一期杆状蚴。温度过低、过高,虫卵发育均受影响,在45℃时,虫卵仅能存活数小时,温度低于10℃,虫卵停止发育,在0℃时,虫卵能存活 7 天;缺氧、干燥、日晒或较深积水,均不利于卵的发育与孵化。

第一期杆状蚴以土壤中的细菌及有机物为食,生长很快,在 48 小时内进行第一次蜕皮,发育为第二期杆状蚴。第二期杆状蚴仍营自由生活,虫体继续增长,并能将营养物质贮存于肠细胞内,约经 5~6 天,幼虫停止摄食,口腔封闭,咽管变长,并进行第二次蜕皮,成为丝状蚴。丝状蚴具有感染宿主的能力,为钩虫的感染期,又称感染期蚴。

丝状蚴多生活在距地面约 6cm 深的土层内,借助于覆在其体表的水膜表面张力移行,其在水平线上的运动范围有限,向上爬行的能力较强。如地面草茎上有水滴,丝状蚴能沿之爬行,最高可达 22cm。丝状蚴在气候适宜时可存活 15 周以上,冬季大多死亡。生存在土壤表层内的丝状蚴,常呈聚集性活动,在污染较重的一小块土中,有时可聚集数千条幼虫。

丝状蚴停止进食,依靠贮存在肠细胞内的碳水化合物和脂类维持其活动和基础代谢。温度高时,丝状蚴活动增强,营养消耗多,随着营养的逐步消耗,其感染能力也逐渐降低甚至消失。当营养耗竭时趋于死亡。温度过低时,丝状蚴呈僵直状态,存活时间也短。45℃时,丝状蚴只能存活 50 分钟,-12~-10℃时,存活时间不超过 4 小时。在我国的大部分地区,土壤中的丝状蚴在感染季节至少能存活 15 周,甚至更久,但在冬季大都自然死亡。

干燥和阳光直射也都不利于丝状蚴的生存。在干燥的土壤中，美洲钩虫和十二指肠钩虫的丝状蚴分别只能存活9天和20天。如在阳光下曝晒，仅能存活2小时。

2. 幼虫在人体内发育阶段　丝状蚴具有明显的向温性。当人体暴露在含有丝状蚴的土壤时，受人体温度的刺激，丝状蚴的活动能力明显增强，依靠虫体活跃的穿刺能力和咽腺分泌的胶原酶的作用，穿过皮肤侵入人体。丝状蚴穿过皮肤的时间约为30~60分钟。侵入皮肤后，大部分丝状蚴滞留于皮下组织内，24小时后以较快的速度离开局部向其他部位移行。丝状蚴进入小的血管和淋巴管，随血液至右心，经肺动脉达肺部的微血管。进入血管后，幼虫的穿刺运动继续，大部分幼虫穿过微血管到达肺泡。在肺泡内，幼虫的穿刺运动逐渐消失，虫体只能沿湿润的肺泡表面向阻力最弱的方向移行，即借助于宿主呼吸道上皮细胞纤毛的活动，沿毛细支气管、小支气管、支气管和气管上行至咽，随人体的吞咽活动进入消化道，经食管、胃到达小肠。在此过程中，一部分幼虫可随人体痰液被咳出，大部分幼虫则随人体的吞咽活动下行至小肠。幼虫在小肠内迅速发育，并在感染后的第3~4天进行第三次蜕皮，形成口囊，咬附肠壁，摄取营养，再经10天左右，进行第四次蜕皮后逐渐发育为成虫。自幼虫侵入至发育为成虫产卵，十二指肠钩虫约需5周，美洲钩虫为8周左右。

成虫借口囊内钩齿（或切板）咬附在肠黏膜上，以血液、组织液、肠黏膜为食。雌虫产卵数因虫种、虫数、虫龄而不同，十二指肠钩虫每条日产卵约1万~3万个，美洲钩虫为0.5万~1万个。关于成虫在人体内的寿命，一般认为70%的成虫在感染后1年内被清除，余者多可存活3年左右，也有十二指肠钩虫可活7年，美洲钩虫可活15年的报道。

钩虫主要通过皮肤感染人体，但也存在经口感染的可能性，尤以十二指肠钩虫为多见。被吞食而未被胃酸杀死的丝状蚴，在小肠内有可能直接发育为成虫。若自口腔或食管黏膜侵入，丝状蚴仍需经向皮肤感染的途径移行。Mittra曾用犬钩蚴经胃管喂人感染，结果获虫率可达22.2%，即为证明。此外，国内外已有多例出生后5~10天的新生儿发病的报道，而他们均无接触感染的可能性，可能是由于母体内的钩蚴经胎盘侵入胎儿体内所致。这在犬的实验中也已得到证实。Nwosu从非洲一产妇乳汁中检获美洲钩虫丝状蚴，说明通过母乳也有受感染的可能。导致婴儿严重感染的大多是十二指肠钩虫。

丝状蚴进入人体或动物体内后发育速度可有很大的差异，有的还可停止发育以"潜伏"状态留在宿主组织内，直至得到合适的刺激，才恢复发育进程，这种现象被称为迁延移行。王懋溥等报道一例感染后253天尚驱出4期、5期的幼虫。此外，钩虫在冬季可有暂停排卵现象。

除人体外，十二指肠钩虫偶可寄生于猪、狮、虎、犬、灵猫、斑灵猫及猴等动物。美洲钩虫亦可寄生于猩猩、猴及犀牛等动物。

## 二、流行病学

### （一）分布与危害

1. 分布　钩虫病呈世界性分布，其流行与地理位置、人们生活习惯和生活方式以及区域经济发展状况密切关系。全球约有7.95亿人感染钩虫，主要分布在热带、亚热带和温带地区，其中经济欠发达的第三世界国家其流行尤为严重。撒哈拉以南非洲、美洲、中国及东亚受感染人数最多。2014年调查了384例埃塞俄比亚正教会学生，结果钩虫感染率高达31.8%（95%$CI$:27.3%~36.6%）。

从钩虫虫种的世界分布而言，十二指肠钩虫的分布主要在温带地区，如欧洲南部、非洲北部沿海地区、印度北部、中国北部和日本。美洲钩虫多见于热带地区,如非洲的中部和南部、美国南部、拉丁美洲各国、西印度群岛、亚洲的南部和太平洋东部某些地方。由于人群迁移等原因,两种钩虫分布常无严格界线,不少地区两种钩虫同时存在,只是虫种有所差异(比例)。总的来说,在世界范围内还是以美洲钩虫感染占优势。

我国曾是钩虫病严重流行的国家之一。最早记载钩虫病是公元前3世纪《史记》扁鹊仓公列传中的"蛲瘕病"。清代同治年间的记载的"桑叶黄"或"懒黄病",指的正是长江中下游民间流传的钩虫病,1908年,Maxwel首先在中国台湾检出钩虫卵,1919年颜福庆在江西萍乡煤矿的调查中,证实了我国大陆有钩虫病流行。

我国钩虫病流行与地理环境和生产方式密切相关,主要流行于淮河及黄河一线以南的广大地区。多数地区系十二指肠钩虫与美洲钩虫混合流行,广西、广东、江西,四川的西南部和湖南的南部以及浙江沿海以美洲钩虫占优势,而长江流域是以十二指肠钩虫为主的混合感染区。例如,贵州省绥阳县已做虫种鉴定的患者100%为美洲钩虫;云南省美洲钩虫占71.7%~91.9%。湖北省是以十二指肠钩口线虫为主的2种钩虫混合感染区,浠水县和神农架林区为单一美洲板口线虫感染区,松滋市和京山县为单一十二指肠钩口线虫感染区。福建省12个县、市的调查结果显示,美洲钩虫的感染有自南向北逐渐降低的趋势,而十二指肠钩虫则无明显的规律。秦岭以北已不适宜美洲钩虫流行,这可能与两种钩蚴发育生存所需的温度不同有关。但在我国最南和最北之间的广大地区,如果具体到某地方,并非均循此规律,即使在很邻近的地方,也可有明显的差别。此外,有些钩虫流行区因采用某种驱虫药反复普治,也会使当地虫种比例发生明显变化。因此局部地区的虫种分布应根据实际调查为准,一般不宜随意推论。我国第一次全国人体寄生虫分布调查(1988—1992年)结果显示:我国钩虫的平均感染率为17.17%,预计全国感染人数19 405万(18 691万~20 120万),海南省居首位,感染率为60.895%,甘肃省最低,感染率为0.010%,感染率高于20%的省份有四川(40.880%)、广西(37.852%)、安徽(33.442%)、浙江(28.193%)、湖南(22.864%)、贵州(22.863%)、广东(22.298%)、江苏(21.795%)、福建(21.652%)、河南(20.685%)等地,云南、江西介于10%~20%,其余省(直辖市、自治区)在10%以下。钩虫病在全国流行的状况大概为由南向北呈下降趋势。钩虫感染度也呈现降低的趋势。此外,结果显示,我国钩虫感染率与性别、年龄和职业相关,其中女性(18.799%)高于男性(17.965%),在0~49岁这一年纪范围内感染率随着年龄的增加感染率上升,而在40~49岁这一阶段,感染率出现最高峰(24.373%)。50岁以后感染率随年龄的增长而降低,呈线性负相关。就职业而言,半农半商的菜农感染率最高,为30.96%;其次为农民(19.83%)、半工半农民(14.33%)及学生(9.79%);最低为牧民(0.034%)。

2001—2004年全国人体寄生虫现状调查显示,全国31个省份钩虫的感染率约为6.12%,感染人数约为3 930万,其感染率比1990年第一次全国调查的结果下降60.72%;但我国的西南部和中部地区仍是钩虫感染高发聚集区,海南省感染率为33.18%,仍居全国之首,之后依次为广西19.67%、四川18.01%、重庆16.49%和福建15.90%。钩虫感染者女性(6.42%)仍多于男性(5.07%),这与农村劳动力结构发生变化有关,近年来,大量农村的劳动力外出打工,妇女成为在家务农的主力军。主要集中在60岁及以上年龄段,感染度主要是轻度,为96.25%。重度和中度感染的比例分别为1.39%、2.36%。

2006年起我国将钩虫等土源性线虫病纳入了全国重点传染病和病媒生物监测体系,在22个省(自治区、直辖市)的8个基线调查点和22个监测点进行监测调查。结果(陈颖丹等,2015)显示钩虫感染率从 2006 年的 8.88% 下降到 2013 年的 2.04%,下降幅度为 77.03%;60 岁以上组仍为钩虫高感染人群;钩虫感染者中,重度感染者比例从 2006 年的 1.80% 下降到 2013 年的 1.07%,下降幅度为 40.56%。总体来说,全国钩虫的感染率呈逐年下降的趋势,但到目前为止,云南、海南、福建、四川和广东 5 省钩虫感染水平较高,胡锡敏等(2007)对海南省的钩虫感染情况调查显示,中部地区钩虫感染率高达 65.76%,在对五指山市毛阳镇的近 10 年钩虫病监测结果显示,钩虫感染率的下降幅度相对缓慢,2010 年的最新监测数据显示,钩虫感染率仍高达 25.94%。在 22 个监测点中,位居前三的省份是福建(37.83%)、云南(36.81%)和海南(35.77%)。因此,钩虫病一直列为我国重点防治的寄生虫病病种,钩虫病防治形势依然十分严峻,其防治工作不容忽视。

2. 危害 1993 年 WHO 提出了评价疾病负担的综合性指标——伤残调整生命年(DALY)。WHO(2001)认为钩虫病对人类健康的危害性已超过了血吸虫病、乙肝和丙肝。每年因钩虫病和钩虫病导致的 DALY 高达 2 210 万人·年,钩虫感染引起的育龄期妇女 DALYs 损失远超过淋巴丝虫病、日本脑炎和疟疾的总和。钩虫幼虫和成虫均可对人体造成损害,钩虫幼虫可引起皮肤损害和肺部病变;成虫吸血可引起小肠黏膜慢性失血,而导致贫血、营养不良、胃肠功能紊乱、劳动能力下降,严重时可致发育障碍或心功能不全。以成虫致病为主。而且十二指肠钩虫致病较美洲钩虫重。

近年研究证明,钩虫感染者处于低免疫应答状态,对病毒(如麻疹、艾滋病等)易感。

**(二) 流行环节**

1. 传染源 人体是钩虫的唯一寄主,钩虫感染者和钩虫病患者是本病传染源。从流行病学角度看,钩虫感染者比钩虫病患者作为传染源的意义更大。其粪便污染土壤,虫卵在温暖、潮湿等适宜的环境条件下,发育为感染期幼虫,造成对人体的感染。

2. 传播途径 经土壤途径传播为主要方式,土壤内的丝状蚴可侵入人体手足等皮肤裸露部位引起感染;也可经食物途径传播,食物附带的丝状蚴通过口腔或食管黏膜感染人体;也可经垂直传播,通过胎盘侵入胎儿;亦可通过乳汁感染胎儿。

3. 易感人群 人群对钩虫普遍易感。感染后虽可产生部分带虫免疫保护,但不足以阻止重复感染:由于不同年龄、性别、职业、民族人群与土壤接触机会不同,所以钩虫感染率有差别。

**(三) 流行因素**

1. 自然因素 钩虫感染与气候、地理、环境等自然因素密切相关。钩虫卵和幼虫在外界的发育,需要适宜的温度和湿度,温度 25~30℃,湿度 30%~50% 的环境最适宜虫卵和幼虫发育。温度过高,丝状蚴活动增强,能量消耗加大,感染能力逐渐下降直至死亡。温度过低,不适宜丝状蚴存活,因此春秋季为主要感染季节。此外,干燥和阳光直射也不利于丝状蚴存活,在干燥寒冷的冬季,丝状蚴容易死亡。由于受温度的影响,钩虫病的流行季节在各地有所不同,如广东气候温暖,除冬季短暂的较冷时期外,几乎全年都可感染。四川省每年的 5 月、6 月为流行高峰,7 月次之,8 月、9 月较少。浙江省感染最多的是 6 月、7 月和 9 月。山东 8 月达感染高峰,9 月开始下降。总的规律是北方钩虫感染季节较南方要迟。

2. 社会因素 人们的生产方式、生活习惯和经济状况等直接影响钩虫感染的范围和程度。社会经济文化落后、卫生厕所普及率低、直接使用粪便施肥的地区,一般都可能导致钩虫感染。

(1) 与农作物及耕作方式的关系:人粪管理不当,用新鲜粪便施肥或污染周围环境;不同地区种植农作物的种类及方法的不同;徒手赤足操作农活等均对钩虫病的流行有直接影响。福建省钩虫感染率较高,仍以闽南、闽北为最高,其感染率下降幅度明显小于蛔虫、鞭虫感染率下降幅度,已成为感染率最高的虫种之一,与 10 年前感染度比较,钩虫中重度感染者比例上升,这与福建省部分地区仍以发展种植经济作物为主有关。经济作物红薯、玉米、蔬菜、桑、烟、棉、咖啡和甘蔗等农作物叶茎稠密,其所覆盖的土壤湿润而少见阳光,为钩虫卵的发育营造了良好的环境。我国农民习惯于裸露、赤脚下地耕作,在进行农作物的管理或收获时易受感染。钩虫卵在水深 10cm 以上的深水中不易发育至感染期,但在浅水稻田能发育至感染期,而且严重污染秧田土壤,故种植水稻也有传播钩虫病的可能。因钩蚴亦有能经口感染,特别是十二指肠钩虫,所以在有吃生蔬菜习惯的地区,经此种方式感染钩虫也较多见。巴拿马的调查显示,农村学龄前儿童暴露于农业田地增加了其钩虫感染机会,其再感染率与监护人在田地时间成正相关。

（2）与矿井的关系:矿井内气温高,湿度大,阳光不能射入,有利于钩虫卵的发育,1949 年以前,我国各矿区井下普遍无厕所,卫生和生产条件极差,矿工钩虫感染率普遍很高,一般为 62.9%~80.2%;中华人民共和国成立后,一方面加强防治措施,另一方面由于采煤机械化程度提高,矿井卫生条件改善,矿工钩虫的感染率已大幅度降低。如鲁乐咏等报道,他们于 1957 年和 1982 年分别对同一矿井,采用同样的随机抽样及检查方法,对井下工人进行调查 1957 年和 1982 年钩虫感染率分别为 71.7% 和 15.5%,两次调查结果差异非常显著。但近年来私人小煤矿增多,其工作条件和卫生条件极差,矿工钩虫感染率有可能升高。

（3）与家庭聚集现象相关:钩虫感染具家庭聚集现象,即以户为单位一家人大多数都有感染,这与受检对象从事的职业、卫生习惯及劳动方式有关。农村实行责任制后,土地按户划分,一些非劳动人员（老、幼）也下田做一些力所能及的农活,以家庭为单位的劳动方式和施肥方法日趋明显,为家庭聚集感染提供了条件。王卫等调查海南省新竹镇农村村民钩虫感染情况,结果显示,在调查的 425 户 1 011 人中,钩虫感染率为 31.16%,感染率随文化程度的增长而降低,随年龄的增长而升高,20~30 岁女性组的感染率最高,其分布存在家庭聚集性。

### 三、发病机制

钩虫对人体最大的危害是导致贫血。钩虫寄生于宿主所致贫血的原因一方面与宿主的营养状况、用于造血物质（如蛋白质、铁质、有关的维生素）的供应是否充足、肠道吸收功能是否受损及造血功能是否正常等有关;另一方面取决于钩虫寄生的数量、钩虫在宿主肠道内的活动、钩虫使宿主失血的途径、失血量、所失血液能否被宿主再吸收等诸因素。

#### （一）失血途径

钩虫致宿主失血的途径有 4 个方面,①吸血量或排出量:指钩虫吸进后又很快排出的血液;②咬附点渗血量:指钩虫在吸血时,咬附部位黏膜伤口渗出的血液;③移位伤口渗血量:指虫体迁移,更换咬附部位后,原伤口在凝血前继续渗出的血液;④偶尔出现的伤口大出血。由前两种途径失去的血液量大致相当,两者呈正相关（相关系数为 0.618,$P<0.01$）,虫体吸血量越大,渗血量也就越大;第三种途径所致失血量较前两者为少;第四种途径不常出现,一旦发生,其失血量可能很大,除钩虫寄生外,可能尚有其他相关原因。

#### （二）失血量

钩虫寄生所引起宿主失血的总量应为上述 4 种出血途径失血的总和。王正仪在一系列实验中先后对 714 条犬钩虫进行动态观察发现,同一时间内,只有约 40% 的虫体咬附在肠壁上并吸血,其余的或游离于肠腔,或虽然附着于肠壁,但未吸血。持续直接观察犬钩虫雌虫、雄虫的总时间分别超过 35 小时和 19 小时以上,先后测定了 41 条雌虫和 19 条雄虫的吸血量,依每条虫每天吸血毫升数(ml/24h)计,平均吸血量分别为(0.018±0.016)ml 和 0.005ml。测定 35 条雌虫和 14 条雄虫正在吸血时,咬附处伤口渗血量,依每条虫每天吸血毫升数计,分别为(0.019±0.164)ml 和 0.007ml。每条雌虫和雄虫每迁移咬着部位 1 次,使宿主流失的血量(移位伤口渗血量)分别平均为 0.000 38ml 和 0.000 08ml。进一步观察,发现每条虫体每天迁移咬附部位 4 次,因此推算出每条雌虫及雄虫移位伤口渗血量分别应为 0.001 52ml/24h 和 0.000 3ml/24h,平均为 0.000 9ml/24h。

观察人体钩虫所致宿主失血量可用放射性核素标记红细胞或蛋白质的间接方法进行,在 20 世纪 50 年代和 60 年代许多学者分别进行了研究。用 $^{59}$Fe 测定 3 例美洲钩虫患者,平均失血量为(0.026~0.22)ml/(24h·条)。用 $^{51}$Cr 测定美洲钩虫分别得到如下结果:(0.014~0.031)ml/(24h·条),平均为(0.03±0.017)ml/(24h·条)、(0.02~0.1)ml/(24h·条)、(0.032±0.035)ml/(24h·条)和(0.02~0.10)ml/(24h·条)等。用 $^{131}$I 标记蛋白测出美洲钩虫所致的血清丧失量为 0.03ml/(24h·条)。用放射性同位素在人体测定十二指肠钩虫所致失血量,不同学者得出以下数据:0.21ml/(24h·条)、0.14ml/(24h·条)、(0.152±0.124)ml/(24h·条)和(0.26±0.045)ml/(24h·条)。因此认为十二指肠钩虫所致失血量要较美洲钩虫为高,此与十二指肠钩虫虫体较大可能有一定关系。

**(三) 失血回收率**

钩虫寄生在宿主的小肠上段,其吸取后又排出的宿主血液、伤口渗出的血液可能不会全部丧失,部分铁、蛋白质在经过小肠中段和下段时很可能被宿主吸收再利用。如 Roche 等对 14 例钩虫病患者丧失和回收铁质的量进行测定,结果为血红蛋白铁的回收率为 44.1%;Turnkull 等测定 11 例患者,其回收率平均为 36.3%。其他学者的实验也得到相似结果。因此,钩虫患者回收流散在肠道中的血红蛋白铁质的能力是很强的,平均约为失血量的 40% 左右。

婴幼儿钩虫病多由十二指肠钩虫引起,可能母体在孕期感染后,幼虫经胎盘或乳汁感染婴儿。

**四、临床表现**

**(一) 幼虫致病**

1. 钩蚴性皮炎 钩蚴侵入人体皮肤后,几十分钟内引起皮肤发痒、烧灼感并出现充血斑点或丘疹。若继发感染则形成脓疱,最后结痂自愈,俗称"粪毒""地痒疹"。多发生于与泥土接触的足趾、手指间等皮肤薄嫩处,也可见手足背部及其他接触了钩虫感染期蚴的部位。其致病机制为 I 型变态反应所致。病理检查可见真皮细胞与纤维分开,血管扩张甚至出血,有中性粒细胞和嗜酸性粒细胞浸润,单核细胞和成纤维细胞增多。在结缔组织中及血管和淋巴管内均可见到幼虫。如为动物钩虫,尤其是巴西钩虫和犬钩虫幼虫感染人体,所致的皮疹和炎症反应更为严重,持续时间更长,引起较为明显的"幼虫移行症"。

钩蚴性皮炎的轻重与侵入的幼虫数量、虫种和患者的年龄有关。一般侵入的幼虫越多,皮肤反应越重;美洲钩虫钩蚴引起的皮炎远较十二指肠钩虫钩蚴所致皮炎多见,反应也更重。成人由于以往有过感染,存在过敏反应,故皮炎较重。钩蚴分泌物在致病过程中起重要作用。Hotez 报道,当钩蚴穿过宿主的皮肤,并在表皮角化细胞和真皮细胞之间移行时,遇到宿主组织内的透明质酸,其体内的透明质酸酶分解透明质酸使虫体容易通过这些组织。巴西钩虫幼虫的透明质酸酶活性最大,其水解透明质酸超过 3.3g/(g·h)虫体总蛋白,因此它是巴西钩虫的皮肤幼虫移行症的主要病因素。巴西钩虫幼虫在体外培养中也显示出释放此酶的活力,能降解用放射性标记的透明质酸。透明质酸酶是感染性钩蚴的主要致病毒性因子。

2. 呼吸道症状　当幼虫在体内移行穿过肺泡壁进入肺泡时,可引起肺部局部出血及炎症病变。患者可有呼吸道症状,如胸痛、咳嗽、哮喘、咯血,伴有畏寒、发热等全身症状,称之钩蚴性肺炎。受染后 3~5 天出现症状,数天至 10 多天自愈。严重时可持续干咳和嗜酸性粒细胞增多性哮喘。症状的严重程度与同期进入肺部的虫数有关,虫数越多,症状越严重。钩虫感染所引起的流行性哮喘已有多起报道。

**(二)成虫致病**

钩虫进入小肠后,以其口囊咬附于肠壁上,引起肠壁组织损伤和慢性失血从而引起相应的临床症状。在寄生的虫数较少,营养状况又较好的情况下,被感染者往往无明显的临床症状,表现为带虫状态,称为带虫者。目前我国绝大部分感染者均为轻度感染,表现为带虫状态。当感染严重时,患者仍可表现出不同程度的临床症状。

1. 胃肠功能紊乱　成虫咬附于肠黏膜,引起肠壁散在性出血点及小溃疡,周围有炎细胞浸润。大小 5~9mm,一般为散在的浅层出血和糜烂,有时也能出现大块的出血性瘀斑,深可达黏膜下层甚至肌层,偶可发生涉及肠壁各层的大量出血,致消化道大出血。显微镜下可见黏膜层、固有层和黏膜下层有嗜酸性粒细胞及淋巴细胞浸润。

患者在感染初期多有上腹部的不适或隐痛,此后可能出现消化功能紊乱,如恶心、呕吐、腹泻等,食欲可有明显增加。部分重症患者可出现柏油样黑便(婴儿钩虫病)或血便(消化道大出血)。个别钩虫病患者,喜食生米、生豆、茶叶等,甚至吃泥土、瓦块、煤渣、烟灰、破布、棉絮、碎纸等物,此称为"异嗜症"(allotriphagy)。引起"异嗜症"的原因尚未明了,可能与神经精神的变态反应有关,但与铁质的缺乏也有一定关系,因绝大多数患者在短时间服用铁剂后,"异嗜症"可自行消失。

2. 贫血及其相关症状　钩虫对人最主要的危害是贫血,贫血的程度与血红蛋白的下降速度与水平有关。钩虫咬附肠壁,吸血为食,造成血液丢失,钩虫头腺分泌的抗凝素,使咬附部位造成伤口血液不断渗出,加之虫体频繁更换吸血部位,造成更多的伤口渗血;同时慢性失血,铁和蛋白质的不断损耗,使造血原料不足,血红蛋白合成障碍,合成速度低于红细胞新生速度,故钩虫所致贫血为低色素小细胞性贫血。

轻度贫血的患者可无明显的症状,或仅有轻微的头晕、乏力、注意力不集中、在劳动和运动时出现轻微心悸;中度贫血者面色苍白带黄,口腔黏膜、眼结膜、手掌和指甲床呈苍白色,皮肤干燥,可有轻度水肿,乏力明显、头昏眼花、心悸,心前区可闻及功能性收缩期杂音,劳动力明显减弱。重度贫血的患者皮肤呈蜡黄色,黏膜极度苍白,乏力、头昏眼花、心悸等症状更为突出,轻微活动即心急气喘,可出现颜面部、下肢甚至全身性的凹陷性水肿,有的地方称之为"黄胖病"。有的患者脉搏细弱,心脏扩大,可闻及明显的收缩期杂音,出现贫血性心脏病。肝脏肿大有压痛、大便隐血试验阳性。妇女可出现停经,孕妇可发生流产。婴幼儿钩虫病多因排黑便而就诊,其特点是突然出现的急性便血性腹泻,大便黑色或柏油状,患儿面色苍白。还可有食欲减退、呕吐、腹胀、精神不振甚至萎靡等症状,心尖区可听到收缩期杂音,部分患儿肝、脾轻度肿大,下肢浮肿。发病年龄多在 10~12 个月,最早为出生后的第 3 天即发病,甚至有一例自出生后即开始排柏油样大便。婴儿钩虫病一般贫血较严重,预后较差,病死率为 3.6%~6%,个别地区高达 12%。儿童长期患钩虫病,易引起营养不良与生长发育障碍,性器官发育不全,出现侏儒症。

此外,钩虫病早期或急性期的患者,周围血中嗜酸性细胞常达 15% 以上,最高可达 86%,称嗜酸性细胞增多症(eosinophilia)。随着病程的延长和病情的加重,嗜酸性细胞百分率有下降趋势。

### 五、诊断与鉴别诊断

#### (一) 临床诊断

在钩虫病流行区,有接触史,钩蚴性皮炎和轻重不一的贫血、营养不良、胃肠功能紊乱、上腹隐痛、闷胀,有异嗜症等临床表现,应考虑本病的可能。婴幼儿,有消化道出血及贫血症状者,钩虫病属应考虑的致病因素之一。

#### (二) 病原学诊断

钩虫病的病原学诊断包括虫卵检查、幼虫培养及成虫检验等,其中虫卵检查法应用最为普遍。

1. 虫卵检查

(1) 直接涂片法:镜检发现钩虫卵即可确诊。此方法为诊断钩虫病较常用的定性诊断方法,是最简易的定性检查法,一般医院化验室常用,但因粪便用量少,对轻度感染者常易漏检。故应连续检查 3 张涂片。

(2) Kato-Katz 厚涂片法:为 WHO 推荐的、目前最普遍使用的技术。此法操作方便,检出率较高,而且简便、成本低廉,可以定性也同时可定量(EPG),适合大规模检查。值得注意的问题是,因钩虫卵为薄壳虫卵,容易因透明过度而漏检,故在制片后 0.5~2 小时内即需进行镜检。另外,钩虫卵在 Kato-Katz 片中,卵壳看上去反而比沉渣中的卵壳要厚而颜色深,这是因为钩虫卵壳薄,被甘油透明后,看到的卵壳其实是周围粪便层。此外初学者易将钩虫卵与受精蛔虫卵特别是脱蛋白膜受精蛔虫卵相混淆。二者主要区别是卵壳:受精蛔虫卵是双层卵壳,而钩虫卵卵壳似乎增厚,但是单层。内含物:受精蛔虫卵内含一个卵细胞,如果是未脱蛋白膜的蛔虫卵,还可见到卵壳外凹凸不平的蛋白膜痕迹,而钩虫卵内含有数个灰色卵细胞。

(3) 饱和盐水浮聚法:是检查钩虫卵常用的方法,也是检出率较高的方法。国内较常用的为饱和盐水(比重 1.20)和 33% 硫酸锌(比重 1.18)浮聚法,利用钩虫卵的密度低于浮聚液的密度使虫卵浮集于液面的原理,从而提高检出率,其检出率显著高于直接涂片法。

2. 钩蚴培养法　根据钩蚴孵出需要一定温度和湿度,可通过钩蚴培养,在显微镜下观察幼虫的形态特征并进行虫种的鉴定。常用的方法有试管滤纸培养法和土壤钩蚴分离法。此法检出率和浮聚法相同甚至更高。此方法的不足之处是钩蚴培养需 5~7 天,耗时耗力,检出结果较慢,不适用于大规模应用。

3. 成虫检查法　一般用冲洗过筛及淘虫法检查成虫,但此法操作较繁杂,并可因选用驱虫药物不同而影响结果,有碍其广泛应用。当研究驱虫药物效果时可与幼虫孵化法配合使用,对照两种钩虫的感染及驱虫情况。此方法主要用于流行病学调查和疗效考核,可以鉴别虫种及雌雄。

**（三）内镜检查**

钩虫病主要临床表现为缺铁性贫血和营养不良。既往诊断钩虫病主要依靠临床表现及粪便检查找钩虫卵,但临床表现缺乏特异性,且粪便找钩虫卵阳性率不高,诊断较困难,易导致误诊和漏诊。采用胃镜、结肠镜、双气囊小肠镜、胶囊内镜等进行检查,镜下可见虫体长0.5~1.5cm的钩虫并可观察黏膜损伤情况。杜光红等利用胃镜检出的 520 例钩虫病患者,检出率为 0.54%,双气囊小肠镜及结肠镜钩虫检出率分别为 1.154%、0.077%。电子内镜图像清晰,内镜检查准确,是诊断钩虫病的可靠手段。甘涛等分析了四川大学华西医院2006 年 6 月至 2013 年 10 月通过胶囊内镜诊断的 17 例病例,当患者进行胃镜和结肠镜检查,部分患者曾接受其他腹部影像学检查(如小肠钡餐,CT 扫描和多普勒超声等),但都没有发现能解释患者黑便和中重度贫血的病因时,进一步行胶囊内镜检查,17 例患者均为小肠钩虫重度感染。胶囊内镜对诊断小肠钩虫病是一种最直接、最有效的检查手段,但目前内镜检查费用十分高昂,对设备和人员要求高,且患者依从性差,不适合大规模应用。

**（四）免疫学诊断**

当钩虫成虫产卵之前,以及钩虫幼虫在人体内迁延性移行,粪便中尚查不到虫卵时,运用免疫学检查感染者,结合感染者病史,可做到早期诊断。目前常用的是酶联免疫吸附试验(ELISA)。ELISA 方法可较灵敏和特异地检测钩虫成虫和幼虫的抗原,且成虫抗原的敏感性和特异性高于幼虫抗原。闻礼永等采用此方法检测 30 份十二指肠钩蚴感染者血清,检出率均达 100%;对照组健康血清 30 份 100% 为阴性。此法重现性试验较好,具有较高的稳定性。十二指肠钩蚴抗原与马来丝虫感染鼠、弓形虫感染鼠和血吸虫感染鼠血清的交叉反应率分别为为 35%、4.5% 和 14.3%。提示纯化分离特异性抗原可提高 ELISA 方法的特异性。为此,闻礼永等(2000)利用 SDS-PAGE 和酶联免疫印记技术对十二指肠钩虫第三期幼虫和成虫可溶性抗原蛋白组分进行分析,SDS-PAGE 电泳结果显示,十二指肠钩虫幼虫和成虫蛋白区带数分别为 21 条和 19 条,ELIB 反应结果显示,钩虫幼虫和成虫特异性抗原组分为 40~41kDa 和 54~56kDa,提示十二指肠钩虫幼虫和成虫特异性抗原组分的特异性。Alex 等利用免疫印迹法证明人体中 IgG 抗体对钩虫抗原有特异性反应,其检出率为 91.7%,IgG4 与其他抗体亚类相比用于免疫诊断结果可靠性更佳,对于实验中选取的样本,其检测特异性达到100%,但其敏感性还需进一步验证。

目前研究人员正在寻找特异性诊断抗原,期望建立起敏感性和特异性均好的免疫诊断技术,用于钩虫感染的早期诊断以及血清流行病学调查等。

**（五）分子生物学诊断**

近年,PCR 的检测技术已应用在人体内钩虫病的诊断上,结果显示具有高的特异性和敏感性。Phosu 等收集了泰国南部和东北部地区 30 份粪便样品,扩增钩虫的 ITS1 和 ITS2 序列,结果显示两种钩虫的 ITS1 和 ITS2 序列具有显著种间差异,表明此序列可作为两种钩虫鉴定的标志。汪家旭等采集福建人的粪便标本,在 27℃ 恒温条件下孵化,收集钩蚴,在根据美洲钩虫的 ITS2 序列设计特异性引物,提取幼虫虫体基因组 DNA,进行 PCR 扩增 ITS2 序列、克隆、测序和比对,后将扩增产物回收、纯化,经 T 克隆转入大肠埃希菌 DH5a,提取重组质粒,鉴定后作为标准模板建立荧光定量 PCR 标准曲线,结果显示,实时荧光 PCR 检测引物能特异性检测出美洲钩虫 DNA。此方法的特异性和灵敏度远高于常规 PCR。Romano 等利用高分辨率溶解分析技术检测钩虫 ITS2 序列,此方法能够检测 0.01ng 的钩虫 DNA。胡伟等根据钩虫内转录间隔区(ITS)部分序列的保守引物建立猫钩虫 PCR 检测方法,只有钩虫基因组 DNA 样品在 404bp 处扩增出清晰的条带,猫的其他常见寄生虫没有扩增产物出现,用此方法最低检测到 1.07 fg 钩虫基因组 DNA。李铁华等对采集四川省两种钩虫成虫的线粒体细胞色素氧化酶亚基(CO Ⅰ)基因进行 PCR 扩增产物,并将扩增产物测序,结果显示两种钩虫基因序列中特定核苷酸差异为 10.3%,并证明该差异是稳定的,可以作为两种钩虫的鉴定标志。郑琪等用相同的方法,对福建、贵州、四川、海南和广西 5 省的两种钩虫成虫 CO Ⅰ基因进行扩增,结果显示,5 省的美洲钩虫和十二指肠钩虫分别可扩增出 500bp 和 700bp 的单一条带,在普通的琼脂糖凝胶电泳能显示差异。因此分子生物学方法以其高的特异性和敏感性,不仅能检测钩虫感染,且能鉴定不同类型的钩虫感染。目前,分子生物学检测由于试剂盒运用,可简便、快速地提取粪便中的钩虫虫卵 DNA,提高了检测效率。该方法适用于钩虫病的流行病学调查和临床诊断。

### (六)其他方面

贫血是钩虫病的主要特征,为小细胞低色素性贫血,表现为血红蛋白量减少、红细胞减少和红细胞形态的改变。依贫血的轻重,红细胞可呈现大小不匀,中心苍白区扩大,少数患者可见异形红细胞及嗜碱性点彩出现。白细胞总数一般多在正常范围,但在婴儿钩虫病可见增高,偶见类白血病反应。70%以上的钩虫病患者和感染者嗜酸性粒细胞百分比增高,一般为 10%~30%,最高可达 86%。严重感染者的血浆蛋白及血清含铁量降低。骨髓检查红细胞系统呈增生现象,以中幼细胞增生为主。

## 六、预防与控制

我国钩虫病目前防治策略采取以化学药物防治为主,结合改善环境卫生、粪便管理和健康教育的综合性防治措施。依据不同流行情况程度采取不同的防治对策。重度流行区,以全人群或目标人群治疗为主,降低感染率和感染度,结合健康教育、粪便管理和水源管理等综合措施。中度流行区,以目标人群的治疗为重点,结合粪便管理和水源管理、健康教育和人群监测等措施。低度流行区,则以人群监测和健康教育为主,防止人群感染率回升。药物防治是钩虫病防治策略中的重要一环。

### (一)药物驱虫

1. 群体性化疗　在农村乡镇或一定范围内的社团、学校,有计划地每年间隔一定时间进行服药驱虫,可使寄生虫的感染率和感染度稳定降低,传播水平降低。群体性化疗的方式有两种,①全民性化疗:经抽样调查,肠道线虫总感染率较高(>40%)的地区给予全民性服药,每年 1~2 次集体驱虫,应连续 3 年或更长时间。②选择性化疗:仅治疗虫卵阳性者,或重点人群如菜农、桑农、果农、中小学生,间隔 2~3 年进行一次集体驱虫。

钩虫严重感染的地区如热带或暖温带,重复感染较为常见,最好一年服药 3~4 次。但由于大规模群体治疗,人力物力花费多和执行难度很大,如能每年进行 1~2 次,连续 4 年以上,也能得到很好防治效果。特别应该强调的是在大规模群体化疗时,必须严密组织,培训人员,确保服药过程的安全,避免群体性癔症的发生。为保证群体化疗的效果,必须合理选择和使用高效、低毒、广谱、易接受的药物,群体化疗效果的关键是服药率高,同时开展健康教育,改善环境,以巩固防治效果。

2. 常用药物　WHO 推荐将阿苯达唑(丙硫咪唑,albendazole)、甲苯达唑(mebendazole)、双羟萘酸盐噻嘧啶(pyrantel pamoate)、伊维菌素(ivermectin)和三苯双脒(tribendimidine)列为当今驱虫的 5 种特效药。

（1）阿苯达唑（albendazole），又称丙硫咪唑，系苯并咪唑类药物，具有广谱、高效、安全、方便等特性，是一种广谱驱虫药物，对多种蠕虫感染均有良好的疗效，尤其对十二指肠钩虫和美洲钩虫感染疗效显著。可选择性与不可逆性地抑制虫体摄取葡萄糖，使虫体内源性糖原耗竭，并抑制延胡索酸还原酶，阻碍三磷酸腺苷的产生，致使虫体因能源耗竭而逐渐死亡。对体内移行的幼虫也有一定杀灭作用。在肠道内可作用于钩虫卵，抑制虫卵的发育，使之不能孵化。

治疗钩虫病的剂量为成人400mg，每天1次或2次分服，连服2~3天为宜，10天后再服1次。儿童剂量减半。阿苯达唑不良反应轻微，仅少数病例有口干、头痛、上腹不适、恶心、呕吐、腹痛等反应，但均轻微短暂，多于数小时内可自行缓解。孕妇慎用，2岁以下儿童不宜用药。

（2）甲苯达唑（mebendazole），又称甲苯咪唑，是一种广谱驱肠道寄生虫药物。对十二指肠钩虫、美洲钩虫等多种肠道寄生虫均有较好的驱虫作用，而且可以杀死钩虫卵和鞭虫卵及部分杀死蛔虫卵。药代动力学研究证明，仅5%~10%的口服剂量从肠内吸收，其余部分为原药从粪便中排出，故甲苯达唑在肠道中吸收很少，有利于驱除肠道线虫，而且副作用少。

常用剂量为100~200mg，每天2次，连服3天，可以不分年龄、体重，采用同样剂量。钩虫卵阴转率可达60%~98%。甲苯达唑不良反应一般轻微，安全性相对较高，少数患者可出现头昏、恶心、腹部不适或腹痛，偶有嗜睡或皮肤瘙痒等症状，但大多不加处理，可自行缓解。但甲苯达唑对妊娠大鼠的胚胎有毒，可致畸胎，为慎重起见，孕妇和小于2岁的幼儿不宜服用。此药可引起人体内蛔虫游走而发生吐蛔现象，故对有严重蛔虫感染者，应与其他药物合并应用为宜。

（3）双羟萘酸盐噻嘧啶（pyrantel pamoate），简称噻嘧啶，是一种广谱驱线虫药，对钩虫、蛔虫、蛲虫均有良好效果。

常用剂量成人一次口服0.3~0.5g（即3~5片），对十二指肠钩虫虫卵阴转率为81%~96%，美洲钩虫阴转率为22%~80%。本药副作用轻，少数病例有轻度恶心、眩晕、腹痛，偶有呕吐、腹泻等，一般不需处理，可自行缓解。但孕妇、动脉硬化和冠心病患者以及有严重胃溃疡病史者慎用。

（4）伊维菌素（ivermectin）是阿维菌素（avermectin）的衍生物，系新型放线菌阿佛曼菌（*Streptomyces avermitilis*）衍生的大环内酯类抗生素。其主要杀虫机制是伊维菌素具有高亲和结合力，能使谷氨酸为阀门的氯离子通道打开，细胞膜对氯离子的通透性增加，促使γ-氨基丁酸（GABA）释放增加，使GABA与突触后细胞上的受体结合能力加强，从而提高突触后细胞膜上的正常休止位能，使神经难以将刺激传递给肌肉，神经细胞或肌肉细胞超极化，肌肉细胞不能收缩，虫体发生迟缓性麻痹而死。

伊维菌素对蛔虫和鞭虫感染疗效明显，对两种钩虫感染也有一定疗效，但虫卵阴转率不够理想，如与其他驱钩虫药物伍用，驱虫疗效可明显提高。常用剂量为0.1~0.2mg/kg顿服，14岁以下儿童剂量减半。药物副作用主要为短暂腹痛，出现率为0.5%~0.9%，不经处理可自行消退。

（5）三苯双脒（tribendimidine）是甲氨苯脒类似物，是我国研制的国家一类广谱驱肠道线虫新药，对钩虫、蛔虫、鞭虫和蛲虫均有疗效，对十二指肠钩虫、美洲钩虫、犬钩虫、巴西圆线虫、鼠蛲虫等均有良好驱虫作用。曹汉钧等用三苯双脒200mg、300mg和400mg顿服治疗人钩虫感染者，其中虫卵阴转率各为52.78%、77.78%和86.17%，而阿苯达唑400mg顿服的虫卵转阴率仅为66.29%。林绍雄等用三苯双脒肠溶片治疗不同年龄段钩虫感染者,其总治愈率和有效率分别为82.90%和98.42%,虫卵减少率为98.24%;治愈率成人组高于儿童组。

三苯双脒不良反应轻微且短暂,主要表现为头晕、眼花,对血、尿常规,肝肾功能和心电图无明显影响,儿童未见不良反应。

3. 联合用药 由于合并用药可提高驱虫效果,许多学者对钩虫等多种肠道线虫感染采取联合用药,综合驱虫,提高治愈率。

目前国内已有两种复方制剂。①复方甲苯咪唑(mebendazole composite)每片含甲苯达唑100mg,盐酸左旋咪唑25mg,对钩虫、蛔虫、鞭虫和蛲虫感染均有疗效。常用量为每天2次,每次1片,连服3天。成人及4岁以上儿童均可按上述剂量服用。②复方阿苯达唑(albendazole composife)每片含阿苯达唑67mg和噻嘧啶250mg(基质83.3mg),适用于钩虫,蛲虫和蛔虫感染。成人及7岁以上患者一次3片顿服;2~6岁一次顿服1.5片。孕妇、哺乳期妇女及2岁以下儿童、肝功能不全者禁用。

以上两药在钩虫合并严重蛔虫感染治疗时,避免因蛔虫游走而引起吐蛔现象。两种制剂副作用轻微,少数人有头昏、恶心或腹痛等,但大多可自行缓解。

**(二) 健康教育**

健康教育是综合防治寄生虫病的一项重要措施之一,开展健康教育和健康促进,提高广大农民的自我保健意识,是提高全社会尤其是农村高发地区应对寄生虫病、预防寄生虫病发生和传播的重要手段,效果显著。张倩等对我国8个土源性线虫病综合防治示范区健康教育实施情况及整体效果进行了评估,在示范区采取雨淋式、浇灌式、喷洒式、涌泉式、滴灌式5种方式开展健康教育,接受教育的对象达422.79万人次,人群卫生知识平均知晓率从45.11%上升至95.99%,上升了112.80%;卫生行为平均合格率从55.26%上升至98.79%,上升了78.78%;土源性线虫感染率从35.88%下降至7.75%,下降了78.39%。多种传播方式的健康教育对提高人群卫生知识、改善卫生行为、降低寄生虫感染率有明显效果。

**(三) 粪便管理**

对人粪的处理和管理是控制钩虫病的一个重要环节。20世纪80年代和90年代以来,全国各地陆续开展农村改厕和粪管工作,推广无害化卫生厕所,对粪便无害化、减少感染性粪便对周围环境的污染,从而降低农村居民肠道寄生虫感染率,切实起到了一定的作用。孙玉东等选择安徽省舒城、郎溪、歙县3个县,比较农村改厕覆盖率与居民肠道寄生虫感染的关系,结果表明:改厕覆盖率与肠道寄生虫感染率呈负相关。当改厕覆盖率达到70%以上时,村庄内改厕户与未改厕户肠道寄生虫感染率差异有显著性。

(吕美云 林丹丹)

# 第二节 粪类圆线虫病

粪类圆线虫(*Strongyloides stercoralis*,Bavay 1876)是一种呈全球性分布的肠道寄生虫,范围广、危害大,在湿热带地区尤为常见。近年来,随着家庭宠物饲养、移民、难民以及AIDS人群的增多,粪类圆线虫病(strongyloidiasis)感染机会和感染人数也呈上升趋势,但由于大多数人群表现为低度慢性感染,发病过程较长、症状不明显以及缺失敏感性诊断方法等原因,其危害性和感染风险往往被低估,是热带病中最易被忽视的疾病之一。

## 一、病原生物学

粪类圆线虫是一种经土壤传播的兼性寄生虫,属线形动物门、线虫纲、小杆目、粪圆科、粪圆属,生活史复杂,具有自生和寄生两种生物学特性。自生世代在土壤中进行,寄生世代在宿主体内进行。在寄生世代中,成虫主要寄生于人体小肠,幼虫可侵入肺、脑、肝、肾等组织器官,也可寄生于猫、犬、猴等动物体内。

### (一) 形态

1. 成虫　雌虫长 1.0~2.5mm,宽 0.03~0.075mm,尾端尖细,末端略呈锥形,虫体半透明,体表具细横纹;口腔短,咽管细长,约为虫体长度的 1/3~2/5;阴门位于体腹面后 1/3 处,生殖系统呈双管形,子宫前后排列,内含8~12 个呈单行排列的各发育期虫卵。雄虫短小,长0.7~1.0mm,宽 0.04~0.06mm,尾端向腹面卷曲,具 2 根交合刺。自生世代中的雌、雄成虫均较寄生世代雌虫短小(图 4-2-1)。寄生世代中常见为雌虫,雄虫极为罕见。

2. 杆状蚴　虫体透明,头端钝圆,尾部尖细,长 0.18~0.45mm,宽 0.02mm。口腔较短,

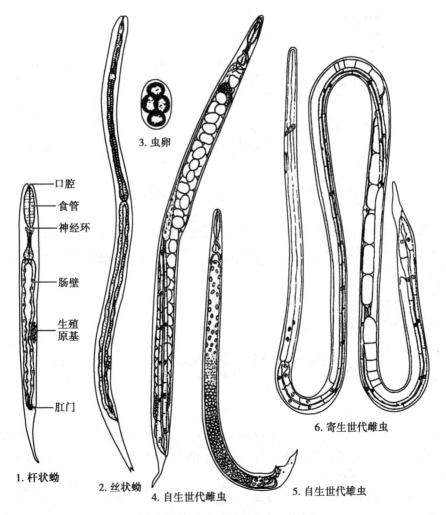

图 4-2-1　粪类圆线虫成虫和幼虫
(仿自 Faust & Little)

具双球形咽管,约占虫体长度的1/5。生殖原基位于幼体后部,显著易见。

3. 丝状蚴 丝状蚴为感染期幼虫,虫体无色细长,长约0.5~0.6mm,宽0.015mm,咽管呈柱状,约为虫体长度的1/2。尾端钝尖分叉,无鞘,生殖原基位于虫体后部。

4. 虫卵 虫卵呈椭圆形,壳薄,无色透明,长0.05~0.07mm,宽0.03~0.04mm,部分卵内可见一肥厚胚幼。每条雌虫平均每天大约可产卵50个。

粪类圆线虫虫卵和幼虫形态与十二指肠钩虫和东方毛圆线虫极为相似,但虫卵比东方毛圆线虫卵小,应注意鉴别(表4-2-1,图4-2-2)。

表4-2-1 3种线虫幼体和虫卵形态比较

| 鉴别要点 | 粪类圆线虫 | 钩虫 | 东方毛圆线虫 |
| --- | --- | --- | --- |
| 蚴体 | 0.5~0.6mm | 0.6~0.7mm | 0.75mm |
| 食管 | 食管长,约占体长1/2 | 食管短,约占体长1/4 | 食管短,约占体长1/5 |
| 尾端 | 无鞘,钝尖分叉 | 有鞘,尖细 | 有鞘,钝圆呈珠状膨大 |
| 肠管 | 管腔直 | 管腔直 | 管腔弯曲 |
| 生殖原基 | 位于蚴体后部,显著易见 | 位于蚴体中部,微小不易见 | 微小不易见 |
| 虫卵 | 大小(50~70.42)μm×(30~44.24)μm,椭圆形,卵壳薄,无色透明,部分卵内含一肥厚胚幼 | 大小(56~76)μm×(36~40)μm,两端钝圆对称,卵壳薄,无色透明,内含2~8个细胞 | 大小(80~100)μm×(40~47)μm,长椭圆形,一端稍窄,长径超过横径2倍,卵壳薄,无色透明,内含8~25个细胞 |

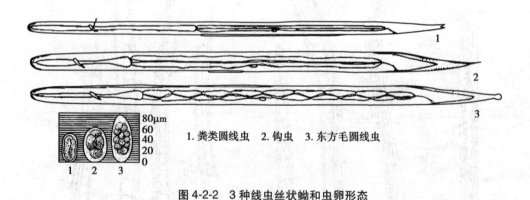

1. 粪类圆线虫 2. 钩虫 3. 东方毛圆线虫

图4-2-2 3种线虫丝状蚴和虫卵形态
(仿自佘森海)

## (二)生活史

粪类圆线虫生活史复杂,具有自生和寄生两种生活特性并可在自生世代与寄生世代间转换,且在同一宿主体内具有自身感染和自行繁殖能力,其发育过程包括成虫、虫卵、杆状蚴和丝状蚴等阶段(图4-2-3)。

1. 自生世代 自生世代中,环境条件不同,发育方式也不相同,既可直接发育,也可间接发育。

(1)间接发育:在温暖潮湿的土壤中,自生世代虫卵数小时内即可孵出杆状蚴,孵出的

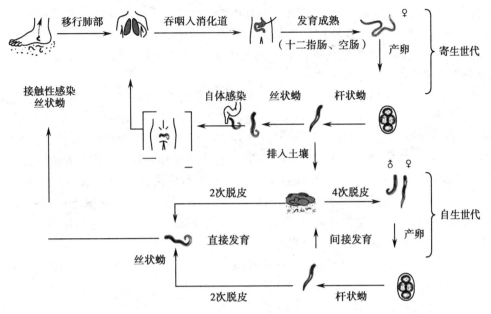

**图 4-2-3 粪类圆线虫生活史示意图**

杆状蚴或宿主排出体外的杆状蚴在 36~48 小时内,经 4 次蜕皮后发育为自生世代的雌、雄成虫,此过程称为间接发育。在外界环境适宜时,自生世代可继续多次,但经多次循环发育后,雄虫逐渐减少以至消失,雌虫则进行孤雌生殖,但不能持久,虫体最终趋于死亡。

（2）直接发育:当外界环境不利于虫体发育时,从卵内孵出的杆状蚴或宿主排出体外的杆状蚴经 2 次蜕皮后发育为具有感染性的丝状蚴,当人体接触被污染的土壤等环境时,丝状蚴即经皮肤或黏膜侵入人体,开始寄生世代,此过程称为直接发育。

2. 寄生世代 丝状蚴经皮肤或黏膜侵入人体后,随血液循环经右心至肺,穿破肺部毛细血管进入肺泡,然后沿支气管、气管移行至咽,随宿主吞咽经胃进入消化道,钻入小肠黏膜(多见于十二指肠、空肠),经 2 次蜕皮后,发育为成虫并开始产卵,数小时后,虫卵孵出杆状蚴,并自黏膜内逸出,进入肠腔,随粪便排出体外。严重腹泻患者,也可自粪便中排出虫卵。自丝状蚴感染人体至杆状蚴排出,整个发育周期约为 17 天。被排出体外环境的杆状蚴,经 2 次蜕皮后直接发育为丝状蚴再次感染人体;在外界环境适宜时,间接发育为自生世代成虫。当宿主免疫力低下或发生便秘时,寄生于肠道内的杆状蚴可迅速发育为具有感染性的丝状蚴,自小肠下段或结肠黏膜侵入血液循环,导致自体内感染。当排出的丝状蚴附着在肛周时,则可钻入皮肤,引起自体外感染。

除肠道外,有时幼虫也可侵入肺、脑、肝、肾等组织器官或泌尿生殖系统,在支气管内发育成熟和产卵,孵出杆状蚴,发育至丝状蚴。随痰排出的多为丝状蚴,自尿排出的多为杆状蚴。寄生在人体内的粪类圆线虫常见为雌虫,营孤雌生殖,雄虫在肠道中容易被清除,极为罕见,在人体寄生世代中是否存在寄生性雄虫,目前尚无定论,但在动物体内发现有寄生世代雄虫的报道。

## 二、流行病学

### （一）分布与危害

本病呈全球性分布,但主要流行于非洲西部、拉丁美洲、东南亚、加勒比海及美洲中南部等温暖潮湿的热带和亚热带国家和地区,温带和寒带地区一般呈散发性感染(Puthiyakunnon S,2014),估计全球感染人数超过 3.7 亿人。近年来,随着家庭宠物饲养、移民、难民以及 HIV 感染人群的增多,粪类圆线虫感染机会及感染人数也呈上升趋势,粪类圆线虫病已被 WHO 列为重要的人类肠道寄生虫病。

根据近 20 年来全球粪类圆线虫病流行情况及可获得的文献报道,在加纳、加蓬、尼日利亚、牙买加、坦桑尼亚、埃塞俄比亚、肯尼亚、纳米比亚、几内亚、塞拉利昂、苏丹、索马里,以及巴西、秘鲁、阿根廷、泰国、柬埔寨、老挝等湿热带国家中均存在不同程度的感染,一些生态环境和社会经济条件较差的农村地区,感染率甚至高达 50%~80%,受感染威胁人口高达 60%。Yelifari 等在非洲的一项大型调查中报道,216 个村庄的 20 250 名被调查者中,88.4% 的村庄存在感染,人群感染率达 11.6%,有的国家甚至高达 91.8%(如加蓬)。在美国等发达国家,虽然本地人群感染相对较少,但在一些来自热带或亚热带流行区国家的移民和难民中则有较高的患病率,如苏丹和索马里难民中血清阳性率分别为 46% 和 23%,柬埔寨移民中血清阳性率则高达 76.6%。在我国,该病主要流行于长江流域及江南等局部地区,人群感染率大多在 10% 以下,有的地区则达 11%~14%。

粪类圆线虫病对人体的危害与其感染程度、人体免疫力、虫体移行及定居的器官有关。一般情况下,粪类圆线虫感染人体后,对具有正常免疫力的健康人群,通常表现为轻度慢性感染或无症状感染,其危害性也往往被低估。但当出现 HTLV-1 或 HIV 感染、恶性肿瘤、营养不良、器官移植以及应用激素或免疫抑制剂等造成机体免疫力低下或免疫抑制时,则可引起大量蚴虫在体内繁殖、移行,导致全身超度感染及各种并发感染,通过神经反射、机械性损伤及毒素作用等引起肺脏、肠壁或全身性病变,出现各种临床症状或致命性感染综合征,甚至衰竭死亡。

**(二) 流行环节**

粪类圆线虫是一种兼性寄生虫,也是一种机会性致病寄生虫。既可在土壤中完成其发育过程,也可在宿主体内完成其发育过程,且在同一宿主体内具有自身感染和自行繁殖能力,其传播途径主要包括接触性感染和体内自身感染。

当人体接触被污染的土壤、蔬菜或作物时,粪类圆线虫丝状蚴经皮肤或黏膜侵入人体,在体内发育成熟和产卵,虫卵孵出杆状蚴,自黏膜内逸出,进入肠腔,随粪便排出体外。当外界环境不利于虫体发育时,宿主排出体外的杆状蚴或土壤中的虫卵孵出的杆状蚴经蜕皮后直接发育为具有感染性的丝状蚴,当人体接触时即可再次感染。人体感染后,成虫主要寄生于人体小肠内,幼虫可侵入肺、脑、肝、肾等组织器官,引起粪类圆线虫病,接触性感染是本病最主要的传播途径。当宿主因其他疾病或使用免疫抑制剂等导致机体免疫力低下或发生便秘时,则可引起自身感染,主要表现为 3 种形式:①直接体内自身感染:寄生于肠道中的杆状蚴自黏膜内直接侵入血液循环继续发育,引起直接体内自身感染。②间接体内自身感染:杆状蚴自黏膜内逸出,进入肠腔,迅速发育为具有感染性的丝状蚴,经小肠下段或结肠黏膜侵入血液循环,引起间接体内自身感染。③体外自身感染:当排出的丝状蚴附着在肛周时,则可钻入皮肤,引起体外自身感染。

**(三) 流行因素**

本病流行因素与钩虫相似,但由于幼虫对外界环境的抵抗力较弱,感染率相对钩虫较低。气候温暖、潮湿的热带和亚热带地区,特别是一些生态环境和社会经济条件较差的农村地区,由于土壤适宜自生世代循环发育,感染机会相对增加。近年来,随着家庭宠物饲养、移民、难民、AIDS感染人群以及激素类药物和免疫抑制剂的使用增多,感染机会及感染人数也呈上升趋势。直接接触被污染的土壤是影响粪类圆线虫病传播流行最主要的因素,其危险因素包括长期使用激素或免疫抑制剂、酗酒以及因HTLV-1或HIV/AIDS感染所致的致命性并发症。

本病各人群均可感染,但常易发生于矿工、砖瓦工、挖掘工、种植业农民及菜贩等人群。由于暴露水平不同,一般男性高于女性。感染多系裸露的皮肤与污染土壤中的丝状蚴接触所致,赤脚(手)接触被污染的土壤、蔬菜或作物是引起感染最危险的因素;精神病院、日托中心以及同性恋中的大多数感染则可经粪口途径直接传播。由于大多数感染为低度慢性感染或无症状感染,长时间表现为症状不明显,其危害性及其传播风险不容忽视。在不治疗情况下,虫体在同一宿主体内可反复繁殖,持续存活数十年,当疾病发生、营养不良或应用免疫抑制剂等造成机体免疫力低下或免疫抑制时,极易导致全身性超度感染综合征或多器官感染,甚至死亡,因此,在慢性感染期间应加强本病的早期诊断治疗,防止自身感染和病原传播。除人以外,猫、犬、猴等动物也可感染,但其对疾病传播产生的危害程度,目前尚未查到相关文献报道,应注意在与宠物接触时的健康卫生。

### 三、发病机制与病理改变

研究表明,机体具有对寄生虫感染的先天性或获得性免疫机制,这种免疫机制涉及用来杀灭虫体的特异性抗体(IgG和IgE)和粒细胞。Iriemenam等报道,人体感染粪类圆线虫后,可诱导机体Th2分泌IL-4、IL-5、IgE及嗜酸性粒细胞增多并激活调节性T细胞($T_{reg}$)。当虫体被IgE识别包裹后,IL-5可促进嗜酸性粒细胞活化和增殖并通过与高亲和性FcεRI受体结合和炎性反应将虫体杀灭,$T_{reg}$则可通过细胞接触机制调节细胞因子的产生从而减少有害的炎症反应和超敏反应对机体的损伤,这种细胞间的相互影响和平衡是机体抗粪类圆线虫感染的关键,在先天性或获得性免疫应答中,嗜酸性粒细胞和抗体在防御粪类圆线虫幼虫的机制中起着非常重要的作用。粪类圆线虫抗原能激活嗜酸性粒细胞,在Th2介导的免疫应答中起着抗原呈递作用,进一步刺激T细胞产生特异性免疫。轻度感染时,由于机体有效的免疫应答及嗜酸性粒细胞作用,感染可被清除;当机体并发HTLV-1、HIV等感染或长期使用激素、免疫抑制剂等致机体免疫功能低下时,IL-4、IL-5、IgE水平降低,嗜酸性粒细胞杀伤能力下降,导致虫体在体内异常增殖或播散,机体损害加剧。

粪类圆线虫致病作用与其感染程度、侵袭部位及人体健康状况、特别是免疫功能状况有密切关系。轻度感染时,由于感染被清除,机体损害不明显;当机体免疫力低下导致反复自身感染或超度感染时,则可造成机体播散性组织损伤和损伤加重、甚至死亡。虫体在体内移行及寄生部位不同,所引起的病理变化也不尽相同,主要侵袭部位包括皮肤、肺和肠道。

1. 皮肤损伤　丝状蚴侵入皮肤后,可引起小出血点、丘疹、水肿或移行性线状荨麻疹,伴有刺痛或痒感,搔破后易引起继发性感染。如有自体外感染,病变常可反复出现于肛周、腹股沟、臀部等处皮肤。因幼虫在皮内移行较快,所引起的荨麻疹蔓延也快,每小时可达10cm以上。

2. 肺部病变　幼虫在肺内移行时,可穿破毛细血管,引起肺毛细血管充血、出血、细支气管上皮细胞脱落。如幼虫停留时间过久而发育为成虫,则可形成粟样大小肺脓肿、炎性细胞浸润、嗜酸性粒细胞增多等。对支气管肺泡灌洗液进行细胞学检查可查到大量幼虫(图4-2-4)。胸部X线或HRCT检查可见双侧或单侧弥漫性小结节样浸润影和毛玻璃样外观(图4-2-5),病变严重时出现胸腔积液,有时可见肺空洞。

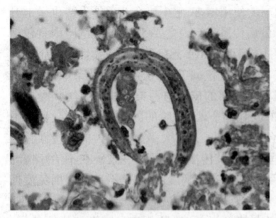

图 4-2-4　炎性细胞渗出物-幼虫(60×)

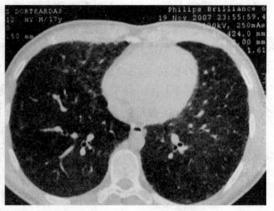

图 4-2-5　胸部 HRCT 检查
（引自 Suffin DM,2015）

3. 消化道病变　雌虫在肠黏膜内产卵并很快孵出幼虫,由于虫体机械性刺激及毒性作用,引起组织炎症反应。轻者表现为以黏膜充血为主的卡他性肠炎,重者可表现为水肿性肠炎或溃疡性肠炎,甚至引起肠壁糜烂,导致肠穿孔,也可累及胃和结肠。轻度肠黏膜充血,有小出血点及溃疡,光镜下可见嗜酸性粒细胞及单核细胞浸润,肠腺凹内可查见虫体。重度肠壁增厚、皱襞减少、黏膜出血、溃疡(直径 2~50mm 不等),光镜下可见黏膜水肿或纤维化,肠壁内可发现虫体。

4. 弥漫性粪类圆线虫病　当患者因各种消耗性疾病,如恶性肿瘤、白血病、结核病、HTLV-1、AIDS 等引起机体极度营养不良、免疫缺陷或长期大剂量使用激素或免疫抑制剂引起机体免疫功能低下时,幼虫可在体内移行扩散到肺、心、肝、肾、胰、脑及泌尿生殖系统等多处器官引起广泛性损伤,形成肉芽肿,导致弥散性粪类圆线虫病,致无症状感染者表现出自身超感染综合征,病情加重甚至死亡;组织学研究证实,重度感染病例淋巴结和脾脏的胸腺依赖区均缺乏淋巴细胞,宿主对幼虫缺少炎症反应和免疫应答。由于大量幼虫在体内移行,可将肠道细菌带入血流引起败血症,造成各种器官的严重损害,出现强烈的超敏反应,如过敏性肺炎、化脓性脑膜炎等。迄今为止,由重度粪类圆线虫自身感染致死的报道已有百余例。国内报道的一例曾使用过大量可的松类药物的粪类圆线虫重度感染者,检查发现每克粪便含幼虫 8 126 条,痰检涂片中每视野可见 2~5 条。

四、临床表现

人体感染粪类圆线虫后,临床症状复杂多样,无特有临床表现。按其轻重程度可分为无症状型、轻型、中型和重型 4 型。①无症状型:患者多为青壮年或轻度感染者,由于机体有效的免疫应答,临床上无任何症状,仅在粪检时才被发现。②轻型:临床上仅有轻度腹泻、腹痛症状,体力一般无影响,患者往往能够忍受,其危害性往往被低估或被忽视而未能及时就诊,感染者中大多数为此型患者。③中型:发病过程长(可长达数十年),临床上反复出现间歇性腹痛、腹泻、呕吐等胃肠症状并伴有体力下降、体重减轻、发热、消瘦和贫血等,患者多为轻型或无症状型未能及时治疗或被误诊而致慢性自身感染者。④重型:此型多为播散性超度感染者,幼虫可进入脑、肝、肺、肾及泌尿系统等器官,导致弥漫性组织损伤;患者可出现严重腹泻、腹痛以及恶心、呕吐、发热、消瘦、常年贫血、咯血等症状,甚至因严重脱水、衰竭或并发多种微生物所致的菌血症、革兰氏阴性杆菌脑膜炎、肺炎和肺泡出血等危及生命,多见于艾滋病、恶性肿瘤、器官移植、长期使用激素或免疫抑制剂等致免疫功能低下及酒精中毒患者。

粪类圆线虫病主要临床表现多因幼虫移行造成,按其损伤部位不同,可分为皮肤损伤、消化道症状、肺部症状及弥漫性损伤等。

1. 皮肤损伤　丝状蚴侵入皮肤后,可引起小出血点、丘疹并伴有刺痛和痒感,甚至可出现移行性线状荨麻疹,因幼虫在皮内移行较快,所引起的荨麻疹蔓延也快,每小时可达 10cm 以上。病变常可反复出现在肛周、腹股沟、臀部等处皮肤。

2. 消化道症状　大多数患者以消化道症状为主。由于寄生小肠黏膜内的成虫所引起的机械性刺激和毒性作用,患者可出现恶心、呕吐、腹痛或间歇性腹泻并伴有发热、贫血、全身不适、嗜酸性粒细胞增多等症状。若寄生于胆管或肝内,则可引起肝大、右上腹痛、发热等。

3. 肺部症状　除肠道外,肺部是粪类圆线虫侵犯的常见部位。丝状蚴在肺部移行时,轻者可表现出过敏性肺炎或哮喘,重者可出现咳嗽、多痰、持续性哮喘,个别患者可出现呼吸困难、发绀或伴发细菌性支气管肺炎,如虫体定居于肺、支气管时,则症状更加严重,持续时间也长。肺部弥漫性感染病例可出现高热、肺功能衰竭等。

4. 弥漫性损伤　当患者因各种消耗性疾病或长期使用免疫抑制剂等导致机体免疫力低下时,大量幼虫可在体内移行扩散到肺、心、肝、肾、脑等多处脏器引起广泛性损伤,导致弥散性粪类圆线虫病,表现出自身超感染综合征,并可将肠道细菌等带入血流引起败血症等并发症,病情加重甚至死亡。

5. 其他表现　粪类圆线虫可引起泌尿系统感染,表现为尿频、尿急、尿道灼痛等症状。

## 五、诊断与鉴别诊断

### (一) 诊断

粪类圆线虫病由于缺乏特有的临床表现或临床表现不明显,目前尚缺乏敏感性高的标准诊断方法,常常导致病情被忽视或误诊,因而在慢性感染期间加强诊断,有利于治疗。一般可考虑从以下几个方面进行综合诊断。

1. 临床诊断　当患者出现皮肤、消化道、呼吸系统等临床症状,特别是反复间歇性腹泻症状时,应首先询问患者病史及是否来自疫区,如果有相关危险因素暴露史,且同时出现有消化道和呼吸系统症状的病例,应根据临床表现考虑本病的可能并作进一步追踪检查,以明确诊断。粪类圆线虫感染人体后早期,因幼虫在皮肤内移行较快,荨麻疹出现部位及快速蔓延特点(≥10cm/h)可作为粪类圆线虫诊断的一个重要临床特征,此外,患者一般还可出现嗜酸性粒细胞增高且用抗生素、抗病毒药物治疗病情无法得到控制。

2. 病原学检查　通过粪检或痰检查见粪类圆线虫杆状蚴或培养出丝状蚴是确诊本病的主要依据,严重腹泻或服用泻药患者粪便中也可能查见虫卵。由于患者有间歇性排虫现象,且粪检或痰检敏感性较低,一般需进行反复多次检查,以提高检出率;如多次粪检或痰检阴性时,应结合临床症状,检查胃肠道或支气管肺泡灌洗液,反复查不见病原体时,可应用免疫学辅助诊断。如在 24 小时内的新鲜粪便中查见杆状蚴或丝状蚴,可认为存在自身感染。常见的检查方法有直接涂片法、Koga 琼脂培养法(APC)、贝尔曼氏法、甲醛-乙醚浓集法、滤纸培养法、消化法等,其中 Koga 琼脂培养法和贝尔曼氏法被认为是敏感性较好的检查方法,可达 70%~90%,明显高于浓缩法和直接涂片法,且 APC 法优于贝尔曼氏法,多次或联合应用可提高低度慢性感染者的检出率。

（1）直接涂片法：取患者新鲜粪便或痰液直接涂片镜检。直接涂片法操作简便，但检出率较低，一般为30%~50%，有时粪便直接涂片法可能查不到幼虫。

（2）贝尔曼氏法（Baermann's technique）又叫幼虫分离法，是一种直接从粪便中分离幼虫的方法，其敏感性优于涂片法，但同样需多次检查才能提高检出率，操作步骤如下：

1）用一小段乳胶管，一端连接玻璃漏斗，另一端用输液夹夹住，将漏斗置于漏斗架上；

2）取15~20g患者粪便，用纱布包好置于漏斗中，加入约40℃温水至没过粪便，孵化2~3小时后松开输液夹，放出胶管内液体约50ml至一离心管。

3）取离心管1 500~2 000r/min离心3~5分钟，取管底沉淀物镜检。

（3）Koga琼脂培养法（APC）：ACP法敏感性（约96%）高于贝尔曼氏法，但操作复杂、实用性较差，在流行病学调查中很少应用。操作方法：取琼脂4.5g、肉精1.5g、蛋白胨3.0g、NaCl 1.5g放入烧杯，加入去离子水300ml，在石棉网上缓慢加热煮沸1小时，纱布过滤，121℃高压蒸汽灭菌15~30分钟，冷却至40~50℃，在净化工作台内取直径9cm培养皿，快速向每个培养皿中加入约10ml覆盖皿底，自然凝固，4℃冰箱保存备用。使用时将2g新鲜粪便置于琼脂板中央，加盖置28℃温箱培养48小时后取出，用SAF液（乙酸钠1.5g、醋酸2ml、40%甲醛4ml、去离子水92.5ml）冲洗琼脂板，将液体2 000r/min离心5分钟，取沉淀物镜检。

（4）消化法：对于患者组织等标本可按20:1加入5% NaOH消化后离心，取沉渣镜检。

注意事项：①被检材料尽可能新鲜；②镜检时，在涂片标本中滴加少量卢氏碘液可使幼虫着色呈棕黄色，虫体结构特征清晰，便于鉴别。

3. 血清学检查 由于间歇性和无规律排卵，病原学检查往往相当困难，粪检阴性者并不能排除感染是否仍然存在，因而研究发展快速、敏感、特异性高的诊断方法对疑似患者的快速筛选、流行病学调查和药物疗效评价是非常必要的。研究证实，血清学方法比病原学检查方法具有更高的敏感性，且操作简便快速。有学者应用鼠粪类圆线虫脱脂抗原ELISA法检测患者血清中的特异性IgG抗体，结果显示敏感性可达83%~93%、特异性达95%~98%，对轻、中度感染者具有较好的辅助诊断价值。但抗体检测试验对AIDS或血液病等免疫功能不全的患者敏感性较低，且存在与其他寄生虫感染（如丝虫、蛔虫、血吸虫）的交叉反应，同时不能区分过往感染和现症感染，从而限制了它对高危人群的预测价值。

4. 分子生物学方法 近年来，一些分子生物学诊断方法已开始用于粪类圆线虫病的诊断并取得了较好的应用前景。Pak等报道，采用粪类圆线虫第3期幼虫制成31kDa重组抗原（NIE），以已知粪类圆线虫病患者阳性血清为试验组、以健康人及有血吸虫、旋毛虫、包虫、阿米巴感染者血清为对照进行重组抗原酶联免疫吸附试验（NIE-ELISA），结果显示试验组检出率为96.3%，同时在对照组未发现交叉反应，另对44例怀疑有粪类圆线虫感染的患者采用NIE-ELISA检测，检出率为91%。Verweij等以18s rRNA基因序列作为引物和探针，对145份已知粪检阳性样本采用实时定量PCR技术检测粪便中的粪类圆线虫DNA，敏感性和特异性均为100%。Mounsey等将粪类圆线虫病患者少量全血样品滴在滤纸片上制成干血斑（dried blood spot, DBS）后用NIE-ELISA法检测，敏感性可达85.7%，另有学者采用NIE-ELISA试验也取得了比ELISA更高敏感性（97%）和特异性（100%）的结果。分子生物学技术具有快速（30分钟可出结果）、敏感、使用方便且交叉反应小等优点，在流行病学调查中对疑似患者的快速筛选和疗效考核具有较好的应用价值。

5. 其他检查方法 血常规检测显示早期粪类圆线虫感染者嗜酸性粒细胞增多，部分可高达50%，白细胞总数和嗜酸性粒细胞百分比多在轻、中度感染病例中增高，胃和十二指肠液引流检查病原体,对胃肠粪类圆线虫病诊断的价值大于粪检。此外,间接荧光抗体试验(IFAT)、蛋白质印迹法、荧光素酶免疫沉淀反应、内镜技术等也有一定的辅助价值,但这些方法在敏感性、特异性和实用性等方面均有待进一步完善。

（二）鉴别诊断

本病临床表现复杂,病程较长,易于误诊,应与痢疾、溃疡、钩虫感染等疾病相鉴别。当主诉为脓血便或水样便时,应与细菌性痢疾、阿米巴痢疾及溃疡性结肠炎等相鉴别;当主诉腹痛时,应与胃溃疡、十二指肠溃疡及急性胆囊炎等相鉴别。因粪类圆线虫与十二指肠钩虫、东方毛圆线虫传播途径相似,虫卵和幼虫形态相近,在进行病原学检查时也应注意区分。

## 六、治疗

粪类圆线虫病治疗的关键在于及早发现并及时治疗,避免引起播散性自身超度感染。治疗原则一般采取驱虫、对症和支持治疗。对于确诊病例应立即进行驱虫治疗,并保持大便通畅和肛周卫生。驱虫前应禁用激素类药物及免疫抑制剂,以防止自身感染和感染扩散。对于重症患者,除应用驱虫药外,还需积极采用对症和支持治疗,以纠正水、电解质紊乱,控制细菌感染,防止患者休克或呼吸衰竭。目前治疗粪类圆线虫病效果较好的驱虫药物主要有伊维菌素、噻苯达唑、阿苯达唑等,噻嘧啶、左旋咪唑也有一定疗效。对重症感染病例可延长疗程、重复治疗或联合用药。

1. 伊维菌素　伊维菌素(ivermectin,IVM)是一种广谱高效抗寄生虫药,对体内外寄生虫特别是线虫有较好的驱杀作用,是治疗急性和慢性粪类圆线虫病首选药物,可用于播散性超度感染及耐药患者,国外使用较为普遍。用法为 $200\mu g/(kg\cdot d)$,口服,连用 1~14 天,治愈率可达 94%~100%。对超度感染综合征患者,由于无法口服,可按 200mg/kg,皮下注射,一次/48 小时,直至可自行口服。有报道超剂量使用可引起药物中毒且无特效解药,肌内注射可产生严重局部反应,应予注意并控制用量。

2. 噻苯达唑　噻苯达唑(thiabendazole,TBZ)别名"噻苯咪唑",主要用于粪圆线虫和旋毛虫感染,以及皮肤和内脏蠕虫蚴移行症,是治疗粪类圆线虫病效果较好的药物,治愈率约为 95%。用法为 25mg/kg,每天 2 次,连服 2~3 天,单剂不超过 1.5g。播散型重症患者或并发症患者可连服 5~7 天或重复 2~3 个疗程。本品常见有恶心、呕吐、眩晕、食欲不振、腹痛、腹泻等不良反应,偶或出现过敏性瘙痒、皮疹、面部潮红及 SGPT 增高、白细胞减少等,对肝、肾功能不全者或孕妇禁用,由于副作用较多,目前临床上已较少使用。

3. 阿苯达唑　阿苯达唑(albendazole,ABZ)是一种高效低毒广谱驱虫药,已列入 WHO 基本药物标准清单,临床上用于驱除粪圆线虫,治愈率为 38%~45%。用法:成人 400mg/d,每天 1~2 次,连服 3~7 天,12 岁以下儿童用量减半。阿苯达唑与噻嘧啶或左旋咪唑联合应用,可增强驱虫效果。服药后,患者可能出现轻度头痛、头昏、恶心、呕吐、腹泻、口干、乏力等不良反应,但均较轻微,不需处理可自行缓解,长期使用易产生耐药性。对本品有过敏史及家族过敏史者,急性病、蛋白尿、化脓性或弥漫性皮炎、活动性溃疡及癫痫病患者,孕妇或哺乳期妇女,2 岁以下儿童以及肝肾功能不全者禁用。

## 七、预防与控制

目前尚无针对该病的预防性药物和疫苗,恰当处理患者排泄物、避免接触被污染的土壤是防止粪类圆线虫病传播的重要措施,除应积极及早隔离治疗患者、加强粪便与水源管理、清洁环境卫生外,更应注意个人防护,减少感染机会,避免自身感染。临床上,在使用类固醇激素类药物或免疫抑制剂治疗前,应作粪类圆线虫常规检查,特别是对来自流行区人群,如发现有感染,应及时给予驱虫治疗。此外,应注意对家养猫、狗的检查、治疗和个人防护,防止人体感染。

由于本病大多数感染人群表现为低度慢性感染,临床症状不明显或无症状,其危害性很容易被忽视,加之缺乏对防治知识的了解及敏感性诊断方法等原因,患者往往未能及时就医或漏诊误诊,致使自体感染和机会性致病概率增加、导致体内病原体播散或病情加重,应积极开展人群健康教育和宣传,特别是对流行区人群和高危人群,加强对本病的调查、监测、风险评估和技术培训。

(刘宗传 李广平)

# 第三节 东方毛圆线虫病

毛圆线虫病(trichostrongyliasis)是由一类毛圆线虫寄生于人体消化道而引起的疾病。毛圆线虫种类多,广泛寄生于绵羊、骆驼、马和牛等动物体内,对畜牧业危害大,能寄生于人体的有 15 种。我国多见于东方毛圆线虫(*Trichostrongylus orientalis* Jimbo, 1914)、蛇形毛圆线虫、艾克西毛圆线虫及枪形毛圆线虫。其中以前者感染为主,引起东方毛圆线虫病(trichostrongyliasis orientalis)。

## 一、病原学

东方毛圆线虫的生活史与钩虫相似。成虫寄生于家畜及人的胃和小肠内,也可寄生于空肠。交配后,雌虫产卵于肠腔,随粪便排出体外,在适宜的温度、湿度、光照及通风条件下,1~2 天后孵育出杆状蚴。杆状蚴经 2 次蜕皮迅速发育为具有感染性的丝状蚴,而在发育为丝状蚴之前的两个阶段的幼虫以土壤中的有机物及微生物为食。人或动物食入被丝状蚴污染的蔬菜或饮入含丝状蚴的水可感染东方毛圆线虫病,经皮肤和黏膜感染亦可感染。进入人体小肠内的幼虫经第 3 次蜕皮后,侵入小肠黏膜,生活数日后返回肠腔,再经第 4 次蜕皮后,虫体头端插入肠黏膜,附着于肠壁发育为成虫。丝状蚴经皮肤进入人体后的移行过程与钩虫相同。该虫从感染宿主到雌虫产卵,经口感染需 16~36 天,经皮肤感染需 26~36 天。

东方毛圆线虫为线虫动物门(Nematoda),尾感器纲(Phasmidea),圆线目(Strongylida),毛圆科(Trichostrongylidae),毛圆线虫属(*Trichostrongylus*)。成虫虫体纤细,无色透明,前端呈圆形,角皮具不明显的横纹。虫体长不足 1cm,肉眼难以观察,头端钝圆无头棘,口腔不显著,咽管为圆柱形,为体长的 1/7~1/6,排泄孔距头端约 0.17mm(图 4-3-1)。雌雄异体。雄虫大小为(3.8~5.5)mm×(0.072~0.079)mm,尾端具交合伞,由左右两叶组成,腹辐肋细小,侧辐肋、外侧辐肋及中侧肋均较粗

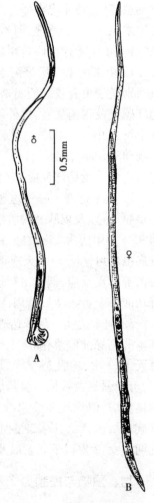

**图 4-3-1 东方毛圆线虫**
注:A 雄虫;B 雌虫

大,以侧辐肋为最大。后侧肋狭长,外背肋略呈"S"状,背肋单一,末端分两支。黄褐色交合刺 1 对,形状、大小相同,近端略粗,远端渐细,末端有小沟,中部微向腹面弯曲,长 0.125 ~ 0.140mm,在交合刺之间有一小舟状引带,长 0.07 ~ 0.08mm(图 4-3-2)。雌虫大小为(5.5 ~ 6.5)mm×0.07mm,尾端尖细具 1 对子宫,阴门位于虫体后 1/6 处。子宫内含虫卵 5 ~ 16 个。虫卵与钩虫卵相似,但较大和狭长,长椭圆形,大小为(80 ~ 100)μm×(40 ~ 47)μm。一端较钝,另一端较尖,一侧较另一侧稍隆起。卵壳薄,无色透明,内多含分裂的胚细胞(图 4-3-3)。该虫产卵能力不高,故在粪便中检得虫卵数亦不多。

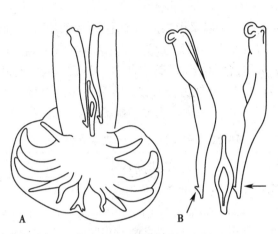

图 4-3-2  东方毛圆线虫雄虫尾端
注:A 交合伞;B 交合刺(箭头)及引带

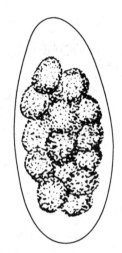

图 4-3-3  东方毛圆线虫卵

## 二、流行病学

东方毛圆线虫的感染分布于世界各地,主要在经济条件欠发达的农村与牧区流行,在家养反刍动物中比较多见。人感染该虫一般为散发,但也具有一定的区域性,如四川潼南县感染率曾高达 50%。总的来说该虫的人群感染率较低,仅在密切接触反刍动物且食品卫生条件较差的人群中,如游牧民社区,有可能出现较高感染率。1994 年韩国首尔的一项调查显示,52 552 份来自医院的粪样中东方毛圆线虫虫卵阳性率为 0.1%。1998 年伊朗北部地区的调查发现,毛圆线虫人群感染率为 7.5%,而在其中的伊斯法罕市,感染率竟高达 69% ~ 85%。

我国人体肠道寄生虫感染调查中查出有该虫感染的省(直辖市、自治区)共 18 个,其中以海南省的感染率最高(0.729%),全国平均感染率为 0.026%,估计全国感染人数为 27 万。感染该虫的人和家畜均为传染源。主要传播途径是经口食入含丝状蚴的食物或水,或接触含丝状蚴的土壤。人群普遍易感,农民是主要感染对象。不少感染者有钩虫和东方毛圆线虫的混合感染。而作为一种人畜共患寄生虫病,东方毛圆线虫病是家畜多种胃肠道疾病之一,可导致肉、奶及毛等畜牧产品的严重减产,造成经济损失。

## 三、致病及临床表现

东方毛圆线虫在人体寄生的危害主要表现为吸取营养、代谢产物毒害和轻度机械性损伤。成虫侵入肠黏膜所致的机械性损伤及其代谢产物可引起卡他性肠炎,但病理改变不甚显著。临床表现与感染度及人体免疫及营养状况有关。轻度感染者可无症状,而在其他寄生虫病的检查中偶然发现该虫的感染。当感染较重,寄生虫多达数百条时,可出现疲乏无力、头昏、头痛、食欲减退、腹部不适和腹痛、腹泻。血检见嗜酸性粒细胞增加,一般不超过10%~30%,也可达50%,并有贫血倾向。由于该虫常与钩虫混合感染,难以明确哪些症状由该虫所致,也容易引起误诊。

东方毛圆线虫寄生家畜肠道后可使宿主肠上皮细胞更新速度加快,并导致其肠腔结构损伤及血浆蛋白质的流失。此现象在人感染病例中尚未发现,可能是由于感染度尚较低。

## 四、诊断

确诊该病需从患者粪便中检出该虫虫卵。一般采用涂片镜检法,可采取沉淀、饱和盐水漂浮法以提高检出率。虫卵及幼虫需与钩虫及粪类圆线虫等鉴别(表4-3-1)。该虫卵大于钩虫卵,长径超过2倍横径,两侧弧线不对称,含卵细胞较钩虫卵多(12~20个)。但由于该虫卵形态特征并不明显,往往需采用培养法查丝状蚴方能确诊。多种方法结合使用可提高检出率,一般需反复多次检查以防漏诊。必要时可考虑采用十二指肠引流法检查虫卵。

表4-3-1　东方毛圆线虫与十二指肠钩虫、粪类圆线虫的形态学鉴别

| 形态学 | | 东方毛圆线虫 | 十二指肠钩虫 | 粪类圆线虫 |
|---|---|---|---|---|
| 虫卵 | 大小/μm | (80~100)×(40~47) | (56~60)×(36~40) | 70×40 |
| | 形态 | 长卵圆形,一端钝圆,一端稍尖,卵内见10~20个卵细胞,尖端卵细胞与卵壳空隙较大 | 卵圆形,卵壳薄,卵壳与细胞间有明显空隙,卵内常见4~8个卵细胞,很少见到卵内幼虫 | 椭圆形,卵内常见1条卷曲幼虫 |
| 杆状蚴 | 大小/μm | 316×19 | (250~500)×(17~29) | 225×16 |
| | 口腔 | | 细长、咽管为杆状 | 短、咽管双球形 |
| | 尾部 | 短而钝 | 短而锐尖 | 短而尖细 |
| 丝状蚴 | 大小/μm | 700×20 | 600×22 | 650×15.5 |
| | 咽管 | 占体长1/4 | 细长,占体长1/5 | 柱状,占体长2/5 |
| | 尾端 | 末端有一隆起,呈透明小球状 | 逐渐变细,尾端较钝 | 尾短,不尖细,末端分叉 |

## 五、治疗与预防

### (一) 治疗

该病治疗基本与钩虫病相同。麝香草酚、四氯乙烯、四咪唑、噻苯达唑等均有疗效。广谱驱虫药双萘羟酸噻咪唑效果最佳,虫卵阴转率88.4%。剂量10~20mg/kg顿服或连服2天。不良反应有头晕、头痛、倦怠或腹痛、腹泻,一般均轻微短暂,无需卧床。也可使用阿苯达唑,成人及满2周岁儿童剂量为400mg顿服,副作用有胃肠道不适及头痛等。有贫血的患者给予铁剂治疗,常用硫酸亚铁口服。预后良好,但若不予治疗,感染可持续数年。

### (二) 预防措施

加强卫生宣教,改善卫生条件,注意个人卫生,提倡健康饮食。有研究发现该虫卵可残

留在未洗净的蔬菜表面,故把住病从口入关尤其重要,应引导流行区居民避免生食食物或引用未经煮沸的水。做好人畜粪便管理工作,推行无害化处理,并定期对牲畜进行驱虫药化疗。农民下田劳作时应戴防护手套,穿长筒靴。积极治疗患者及病畜,以控制传染源。

（朱宏儒）

## 参 考 文 献

1. 吴观陵. 人体寄生虫学. 北京:人民卫生出版社,2005.

2. 徐秉锟. 人体寄生虫学. 北京:人民卫生出版社,1984:138.

3. 四川省寄生虫病防治所. 钩虫病防治. 北京:人民卫生出版社,1982:22.

4. Loukas A,Hotez PJ;Diemert D,et al. Hookworm infection. Nat Rev Dis Primers,2016,2:16088. doi:10. 1038/nrdp. 2016. 88.

5. Hotez PJ,Diemert D,Bacon KM,et al. The Human Hookworm Vaccine. Vaccine,2013,31(2):227-232. doi:10. 1016/j. vaccine. 2012. 11. 034.

6. Brooker S,Bethony J,Hotez PJ. Human hookworm infection in the 21st century. Adv Parasitol,2004,58:197-288.

7. Soroczan W. Strongyloides stercoralis (Bavay,1876) Stiles et Hassall,1902 (Nematoa). Part IV. Life cyclec. Wiad Parazytol,1999,45(1):13-27.

8. Greaves D,Coggle S,Pollard C,et al. Strongyloides stercoralis infection. BMJ,2013,347:4610. doi:10. 1136/bmj. f4610.

9. McDonald HH,Moore M. Strongyloides stercoralis Hyperinfection. N Engl J Med,2017,376(24):2376. doi:10. 1056/NEJMicm1612018.

10. 许隆祺,蒋则孝,余森海. 肠道寄生虫检查中的一种实用检索法. 中国寄生虫病防治杂志,1989,03:211-214.

11. Takeuchi T,Trichostrongyliasis. Ryoikibetsu Shokogun Shirizu,1999,24(2):472-473.

12. Holmes PH. Pathogenesis of trichostrongylosis. Vet Parasitol,1985,18(2):89-101.

# 第三篇

## 食源性寄生虫病

# 第五章

# 肉源性寄生虫病

## 第一节 弓形虫病

刚地弓形虫（*Toxoplasma gondii*）属于顶器复合门（Apicomplexa）、孢子虫纲（Sporozoasida）、真球虫目（Eucoccidiorida）、肉孢子虫科（Sarcocystidae）、弓形虫属（*Toxoplasma*）。早在1900年，Laveran 从麻雀体内观察到疑似今日弓形虫的虫体。1908年，法国学者 Nicolle 和 Manceaux 在突尼斯巴斯研究所内饲养的野生啮齿动物刚地梳趾鼠（*Ctenatactylus gondii*）的肝、脾单核细胞中发现一种非常类似利什曼原虫的寄生物，称为刚地利什曼原虫（*Leishmamia gondii*），经仔细研究后，指出此寄生物不同于利什曼原虫，而是一种独立的寄生虫，命名为刚地弓形虫。次年，意大利细菌学家 Splendore 在巴西一只死兔体内发现同样的虫体，当时称为兔弓形虫（*Toxoplasma cunicoli*）。从此，弓形虫作为动物疾病的一种新病原，引起了人们的注意，世界各地相继在多种脊椎动物体内发现了弓形虫。

1922年，捷克眼科医师 Janku 报告了首例人类弓形虫病例，1例11月大的患儿，右眼失明、左侧小眼畸形伴脑积水，双侧眼底黄斑部有变形病灶，并在视网膜的切片中发现了弓形虫包囊，指出先天性脑积水和弓形虫存在着病原学的关系。1927年 Torres 从1名儿童患者的脑、心肌和骨骼肌样本中发现弓形虫假包囊。1937年，Wolf 和 Cowen 首次从1例死于新生儿脑炎的患儿脑、视网膜及脑脊液中分离出原虫，提出了弓形虫经胎盘传播的可能。

早期发现的多为先天性弓形虫病，临床表现较为典型，具有4个主要特征：①脑积水或小脑畸形；②脉络膜视网膜炎；③脑钙化灶；④随意运动障碍。

到20世纪40年代，获得性弓形虫病逐渐进入人们的视野。Pinkeston 和 Weiman 于1940年和1941年先后报告2例获得性弓形虫病的死亡病例。1941年，Sabin 等从患急性脑炎的5岁患儿脊髓中分离出一株弓形虫，即以该患儿姓名的第一个字母命名为 RH 株，该株至今仍在多数国家的实验室使用，成为国际上一个著名的标准株。1950年，Slim 对弓形虫病进行了系统研究后，提出了本病的临床分型意见，并从1例淋巴结肿大患者的淋巴结中首次分离出弓形虫。此后，各地相继发现大量的淋巴结肿大型弓形虫病。根据 WHO 估计，病因不明的淋巴结肿大病，有15%系弓形虫所致。

1969年 Hutchison 从猫粪便中发现弓形虫卵囊，并研究了弓形虫的生活史，指出弓形虫存在着无性繁殖和有性繁殖阶段，确定该虫为一种球虫。从此，弓形虫的研究进入了一个新的阶段。

20世纪50年代之前，我国对弓形虫了解甚少。1957年，于恩庶等首次在福建从猫和家兔中分离出弓形虫；1964年谢天华在江西发现一例眼弓形虫病，这是我国人类弓形虫病的首次正式报道。20 世纪 60 年代末,我国多个省市发生大批的"猪无名高热",引起广泛关注。一直到 1977 年,上海市畜牧兽医研究所吴硕显等从病猪体内分离到弓形虫,明确诊断为猪弓形虫病,证实"猪无名高热"是由弓形虫感染所致;同年 9 月,江苏省畜牧兽医研究所也从病猪分离出弓形虫,从而得到了进一步的确定。徐秉锟等从患者后颈淋巴结分离到两株人体弓形虫,命名为 ZS1 和 ZS2,并保种传代至今。此后,陆续有弓形虫病例和分离到弓形虫的报道。1979 年在美国、1997 年在加拿大和 2006 年在巴西分别暴发了急性弓形虫病,获得性弓形虫病的临床症状得以较全面的认识。

目前,多数学者认为全世界的刚地弓形虫只有一个种,一个血清型。弓形虫寄生于几乎所有有核细胞中,不仅可经胎盘垂直传播,而且是一种重要的机会致病原虫(opportunistic protozoan)。随着免疫缺陷性疾病发病率的增加和免疫抑制剂的广泛使用,弓形虫作为一种机会致病寄生虫而备受关注。

## 一、形态与生活史

弓形虫的完整生活史需要两个宿主。猫科动物如家猫为终末宿主,弓形虫在终末宿主的肠上皮细胞内进行无性和有性生殖。有性生殖仅限于猫小肠绒毛上皮细胞内,而无性生殖既可在小肠上皮细胞内,又可在小肠外其他器官组织内进行。弓形虫对中间宿主的选择并不严格,无论哺乳类、鸟类和人都可作为中间宿主,猫既可作为终末宿主又可作为中间宿主。弓形虫对组织的选择也不严格,除红细胞外,任何有核细胞均可侵犯。

弓形虫的无性增殖阶段在中间宿主体内进行,其形态期有滋养体(速殖子、缓殖子)、假包囊(内含速殖子)和包囊(内含缓殖子)。有性增殖阶段在终宿主小肠上皮细胞内完成,其形态期有裂殖体(内含裂殖子)、配子体(雌配子体和雄配子体)、配子(雌配子和雄配子)、合子和卵囊(内含孢子囊、子孢子)。

### (一) 无性增殖阶段

1. 速殖子和假包囊速殖子(tachyzoite) 速殖子和假包囊速殖子亦被称为滋养体(trophozoite)或内芽殖子(endodyozoite),虫体呈香蕉形或新月形,前端较尖,后端钝圆,一边较扁平,一边较弯曲,长 $3\sim7\mu m$,最宽处 $2\sim4\mu m$,游离的活虫虫体较透明,运动方式多变。经吉姆萨或瑞特染色后细胞质呈蓝色,细胞核呈紫红色,位于虫体中央稍偏后,细胞质呈蓝色,有少量颗粒。在组织切片中,虫体呈椭圆形或圆形。

速殖子见于疾病的急性期,常散布于血液、脑脊液和病理渗出液中,单个或两个相对排列。速殖子侵入有核细胞,并在细胞质内增殖;体外试验证实,速殖子侵入也可在细胞核内完成增殖后进入细胞质。一个细胞内的速殖子一般为数个至十多个。这个被宿主细胞膜包绕的虫体集合体称假包囊(pseudocyst),当其内速殖子增殖至一定数目时,细胞膜破裂,速殖子释出,随血液播散,并继续侵入其他有核细胞。

1954 年 Gustafson 等首次描述了速殖子的超微结构,Sheffield 和 Melton 又在充分了解速殖子的超微结构后,完整描述了内芽生增殖。虫体表膜(pellicle)由两层组成,外层是典型的单位膜,包绕整个虫体,内层比外层稍厚。弓形虫速殖子的前端结构独特,包括前微管、前极环(anterior polar ring)、类锥体(conoid)、微管细胞骨架(microtubule cytoskeleton)、微线体(microneme)和棒状体(rhoptry)(与侵入有关的重要分泌细胞器),虫体后端也有一个相似的极环,称后极环(posterior polar ring)。类锥体由一组或几组向上旋曲而中空的线状结构组成。微管通常为 22 条,起源于前极环,向后延伸。棒状体 $8\sim10$ 个,呈球棒状,为腺体样结构,是类锥体向后延伸的部分。胞核体位于虫体后半部,核仁的位置不定;高尔基体常位于核前沿凹陷处,呈膜囊样结构;线粒体一个至数个。胞核前方虫体侧缘的内膜向内凹陷,称为微孔(micropore)。虫体中部有一个质体(plastid),即含有独特 DNA 的叶绿体残余,其中包含核编码的酶类(如原核 2 型脂肪酸合成酶)和小环状 DNA(35kb)。虫体内还有发达的粗面内质网、溶酶体和核糖体。在超微结构中已被定位的蛋白质主要有表面抗原(surface antigen,SAG)、微线体(microneme,MIC)、棒状体(rhoptry,ROP)、致密颗粒(dense granule,GRA)蛋白以及生活史特有蛋白,如缓殖子抗原(bradyzoite antigen,BAG);或有特定功能的蛋白,如核苷三磷酸酯酶(nucleoside triphosphatase,NTPase)。棒状体和致密颗粒蛋白对在宿主细胞质内形成寄生泡起重要作用,虫体在寄生泡内复制并获得生存所必需的宿主细胞成分。

细胞内寄生的速殖子以内芽生增殖、二分裂及裂体增殖 3 种方式增殖。1958 年,Goldman 等首次将速殖子特有的分裂形式称之为内芽生增殖(endodyogeny),其主要形式为内二芽殖。当速殖子进行内二芽殖时,开始时细胞核前方的高尔基体及其附属物分裂,在细胞核的前沿形成 2 个花蕾样突起的内复合层,随后子个体的其他细胞分裂,细胞核逐渐伸展,形成 2 个子核,当子个体延伸达母速殖子膜时,母速殖子内膜消失,最后母速殖子外膜加入,形成子个体复合层,并将两个子个体分开。

2. 组织包囊和缓殖子　1973 年 Frenkel 描述了宿主细胞内的包囊,并将包囊内的滋养体称为缓殖子(bradyzoite),以往称为囊殖子(cystozoite)。Dubey 和 Beattie 曾提出应将组织内的包囊(cyst)称为组织包囊(tissue cyst),以避免与"卵囊(oocyst)"一词混淆。组织包囊呈圆形或椭圆形,大小不等(直径 5~100μm),囊壁坚韧而富有弹性,囊内含数个至数百上千个缓殖子。缓殖子的形态与速殖子相似,但虫体较小,核位于末端。组织包囊可长期在组织内生存,在一定条件下组织包囊可破裂,缓殖子被释出并进入新的细胞继续增殖,可形成新的组织包囊。当宿主的免疫功能低下时,缓殖子可转变为速殖子。

Jacobs 等描述了包囊的生物学特征,发现组织包囊壁可以被胃蛋白酶或胰蛋白酶破坏,但可抵抗胃液的消化,而速殖子在胃液中被立即破坏。同年他们用胃蛋白酶消化法从慢性感染动物的组织中分离到活的弓形虫。组织包囊是弓形虫生活史中的一个重要阶段,宿主可因食用含组织包囊的动物肉而感染。1962 年 Wanko 等首先描述了弓形虫组织包囊的超微结构及其内含物。1970 年在猫粪便中发现其所排出的卵囊后,进一步丰富了包囊的生物学描述。Dubey 和 Frenkel 首次完整地研究了组织包囊和缓殖子的发育,描述了其个体发育与形态。他们在速殖子灌胃感染小鼠 3 天后发现体内组织包囊。猫食入组织包囊或缓殖子后,经过 3~10 天的潜伏期后即排出卵囊,而食入速殖子或卵囊后的潜伏期至少需要 18 天,潜伏期的长短与食入感染的数量无关。

**(二) 有性增殖阶段**

1. 裂殖体(schizont)　在终宿主猫科动物小肠绒毛上皮细胞内发育增殖成熟的裂殖体呈长椭圆形,内含 4~29 个裂殖子(以 10~15 个居多),呈扇状排列,裂殖子呈新月状,前尖后钝,较滋养体小。

2. 配子体与配子(gamete)　游离的裂殖子侵入另一个肠上皮细胞发育形成配子母细胞,进而发育为配子体(gametocyte),有雌雄之分。雄配子体(microgametocyte)数量很少,占雌雄配子体总数的 2%~4%,成熟雄配子体含 12~32 个雄配子(microgamete),残留体 1~2 个。雄配子近似新月形,两端尖细,长约 3μm,光镜下不容易见到鞭毛,电镜下可见前端有

2 根鞭毛,长 6~10μm。雌配子体(macrogametocyte)呈圆形,成熟后发育为雌配子(macrogamete),其体积可不断增大达 15~20μm,核染成深红色,较大,常位于虫体一侧,胞质深蓝色;雌雄配子受精结合发育为合子(zygote),而后发育成卵囊。

3. 卵囊　终宿主粪便中刚排出的卵囊(oocyst)为未孢子化卵囊,呈圆形或椭圆形,大小为 10μm×12μm,稍带绿色,具两层光滑、透明的囊壁,囊内充满均匀小颗粒。当环境温度和湿度适宜时,卵囊发育迅速,几小时后开始孢子化(sporulate),此时囊内颗粒收缩成圆球形,与两端囊壁形成半月状空隙,24 天后发育为孢子囊(sporocyst),3~7 天完成孢子化过程,发育为具感染性的成熟卵囊。成熟卵囊的体积稍增大(11μm×13μm),内含 2 个孢子囊,孢子囊大小为 6μm×8μm,每个孢子囊内含 4 个子孢子(sporozoite),呈新月状,相互交错,一端较尖,一端较钝,大小约为(2~6)μm×8μm,核居中或亚末端。

（三）生活史

弓形虫生活史包括有性生殖和无性生殖两个阶段,需要两种宿主。其在猫科动物体内完成有性世代,有性生殖只限于终宿主小肠上皮细胞内进行,称为肠内期发育。无性增殖阶段可在中间宿主和终宿主的非肠组织内进行,称为肠外期发育。猫不仅是弓形虫的终宿主,也是中间宿主。弓形虫在其他动物或人体内只能进行无性增殖,这些动物或人为中间宿主。弓形虫对中间宿主的选择很不严格,除哺乳动物和人类外,鸟类、鱼类等均可成为中间宿主;对寄生组织的选择也不严格,可寄生于所有有核细胞。中间宿主体内的组织包囊(含缓殖子)、假包囊(含速殖子),终宿主粪便排出的卵囊(含子孢子)均为感染阶段。

1. 在中间宿主体内的发育　当猫粪内卵囊或动物肉类中的组织包囊或假包囊被中间宿主(人、羊、猪、牛、鼠等)吞食后,在肠内分别逸出子孢子、缓殖子或速殖子,随即侵入肠上皮细胞,并在肠上皮细胞内增殖,经血液或淋巴液扩散至肠外各器官组织,如脑、淋巴结、肝、心、肺、肌肉等,在这些组织细胞内以二分裂或内芽生增殖,形成假包囊。假包囊内的速殖子增殖到一定的数量,寄生的细胞破裂,速殖子逸出,继而侵入邻近的组织、细胞,如此反复增殖。在免疫功能正常的机体,部分速殖子侵入宿主细胞,特别是侵入脑、眼、骨骼肌等组织细胞时,虫体增殖速度减慢,并分泌成囊物质形成组织包囊,组织包囊在宿主体内可存活数月、数年,甚至终生。当机体免疫功能低下、缺陷,弓形虫可诱发组织包囊发育而破裂,释出缓殖子,侵入新的组织细胞转变为速殖子继续发育繁殖。组织包囊是在中间宿主相互之间或中间宿主与终宿主之间互相传播的主要阶段。

速殖子入侵细胞的过程首先是以前端的类锥体接触宿主细胞,使宿主细胞出现凹陷,虫体前端借助棒状体分泌的"穿透增强因子"(penetration enhancing factor,PEF)的作用及旋转运动穿过细胞膜,进入胞质。虫体侵入细胞时所需的时间和能力随虫株的毒力不同而有差异,即使同一虫株亦存在个体差异。无论子孢子、缓殖子或速殖子,都必须进入宿主有核细胞内才能发育和增殖,可能是因为需要宿主细胞提供某些物质。弓形虫除了主要在细胞质内繁殖外,也可在细胞核内完成增殖。

当中间宿主吞食卵囊后,被释放到宿主小肠腔的子孢子侵入肠上皮细胞或是小肠上皮内淋巴细胞。虽然该侵入过程还没有被观察到,但很有可能与速殖子的侵入过程相似。

2. 在终宿主体内的发育　猫科动物的感染通常是捕食体内含有弓形虫组织包囊或假包囊的啮齿类动物所致,也可食入其他动物的内脏、肉,以及通过成熟卵囊污染的食物或水感染。卵囊内的子孢子、组织包囊内的缓殖子及假包囊内的速殖子在其小肠内逸出,主要在回肠部侵入小肠上皮细胞,经 3~7 天发育,形成裂殖体,成熟的裂殖体破裂所释出的裂殖子又侵入邻近的肠上皮细胞,开始裂体增殖,形成第二代、第三代裂殖体。通常在猫吞食包囊后的3~7天可查到成熟裂殖体。经数代裂体增殖,部分裂殖子侵入小肠上皮细胞后,不再进行裂体增殖,而是发育为配子母细胞,继而发育为大(雌)、小(雄)配子体,雌配子体占多数,雄配子体较少。雌配子体以减数分裂增殖形成多个雌配子,雄配子体的分裂方式则是核分裂产生10~12个小核,并向周围移动,在母体的膜内凸起,最后雄配子脱离母体。雄配子钻入雌配子内完成受精,成为合子,最后在小肠上皮细胞内发育为卵囊。卵囊成熟后脱离上皮细胞进入肠腔,随粪便排出体外。

猫吞食不同发育期的弓形虫后,排出卵囊的时间不一样。一般为其吞食包囊后的3~10天,吞食假包囊后19天或更长,吞食卵囊后20天或更长一些时间排出卵囊。吞食包囊后,几乎所有感染的猫均排出卵囊,而吞食假包囊或卵囊的猫只有50%排出卵囊。初排出的卵囊不具感染性,必须在外界经过一段时间的发育成熟才具感染性,所需的时间视温度和空气条件不同而不同。在室温条件下(28~32℃),卵囊发育迅速,几个小时后囊内颗粒样物质收缩成圆球状,24小时后发育成2个孢子囊,每个孢子囊内分化发育为4个子孢子。在适宜温湿度环境中,经2~4天即可完成孢子化过程,发育为具感染性的成熟卵囊。

## 二、致病机制、病理与临床

### (一) 致病机制

弓形虫的致病情况与虫株的毒力和宿主的免疫状态有关。根据虫株的侵袭力、增殖速度、包囊形成与否以及对宿主的致死率等,弓形虫可分为强毒株和弱毒株系。强毒株系侵入机体后迅速增殖,可引起急性感染和死亡。弱毒株侵入机体后,增殖缓慢,在脑或其他组织内形成包囊,很少引起死亡。目前,国际上公认的弓形虫强毒株代表为RH株,弱毒株代表为Beverley株。

已发现的弓形虫毒素有:①弓形虫毒素(toxotoxin),被感染的小鼠腹腔中存在此毒素,若将此毒素静脉注射小鼠,可使其在数分钟内死亡。②弓形虫素(toxoplasmin),是弓形虫的提取物,对鸡胚有明显的致畸作用。③弓形虫因子(toxofactor,TF),是一种出现在细胞培养基上清液中的毒性物质,经腹腔、静脉注射或胃管接种小鼠后,可出现肝脾肿大、胸腺缩小、流产、发育停滞和中枢神经系统损害。

弓形虫病分为先天性和获得性两大类。先天性弓形虫病经胎盘感染,胎儿的脑、眼为主要累及器官。获得性弓形虫病主要经消化道感染,多发生于大龄儿童及成人,以淋巴结受累最为多见,严重播散的病例可有多器官侵犯。弓形虫无论从什么途径侵入人体,虫体均经局部淋巴结或直接进入血液循环,形成虫血症,然后再播散到全身其他器官和组织。从血中分离到弓形虫并不绝对代表急性感染,因为在慢性感染期间,包囊破裂后虫体进入血液也可形成虫血症。弓形虫的虫血症一般持续2周左右,其持续时间的长短取决于宿主机体免疫力产生的情况,血液中的弓形虫随着宿主免疫力的增强而逐渐减少,直到消失。

感染初期,机体尚未建立特异性免疫,血液中的弓形虫很快侵入组织器官,在细胞内繁殖,造成急性感染期病变。速殖子是弓形虫急性感染的主要致病形式,其侵入宿主细胞内迅速分裂增殖,导致细胞破坏。寄生细胞破裂后,速殖子逸出,又侵入邻近细胞,如此反复循环,发展为局部组织的坏死病灶,同时伴有以单核细胞浸润为主的急性炎症反应,此为弓形虫病的基本病变。在慢性感染期,当宿主的机体免疫力明显下降时,包囊破裂导致虫体播散和急性增殖,从而引起上述病变。弓形虫可侵犯人体内任何器官,包括脑、心、肺、肝、脾、淋巴结、肾、肾上腺、胰、睾丸、眼、骨骼肌及骨髓等,其好发部位为脑、眼、淋巴结、心、肺、肝和肌肉。

随着机体特异性免疫的形成,弓形虫速殖子在细胞内的增殖逐渐减慢并最终发育成为包囊,病变逐渐趋于静止。但在脑与眼部,由于血脑屏障,免疫性物质不易到达病灶,病变常持续存在。包囊内的缓殖子是引起慢性感染期病变的主要形式。包囊可在宿主体内长期存在,一般不引起炎症反应。一旦宿主的免疫力下降,包囊破裂,弓形虫缓殖子再次逸出,形成新的播散并造成前述基本病变。在慢性感染时,包囊最多见于脑和眼,其次为心肌和骨骼肌,而肝、脾和肺内少见。包囊增殖、体积增大,挤压器官可致功能障碍。当包囊增大到一定程度,可因多种因素而破裂,释放出缓殖子,而逸出的缓殖子除可播散和急性增殖引起宿主的坏死病变外,还可引起由迟发型变态反应所致的炎症反应病变,即缓殖子作为抗原使宿主发生无感染的过敏性坏死和强烈的炎症反应,形成肉芽肿样炎症。如在脑部,这一区域逐渐由胶质细胞所代替,当出现多个这种病灶时,宿主就会出现慢性脑炎的症状;如视网膜细胞被大量破坏或形成许多组织包囊,则可引起视网膜炎,甚至失明。一般来说,当机体有保护免疫存在时,从破裂包囊中逸出的缓殖子即被杀死,只引起宿主的迟发型变态反应性病变;而当机体失去保护免疫时,组织包囊活化、复苏,缓殖子便重新发育成速殖子寄生和破坏细胞,形成播散病灶。

弓形虫感染时,机体的特异性免疫包括细胞免疫和体液免疫。当宿主未及时产生特异性免疫时,速殖子分裂增殖,破坏大量宿主细胞,造成多种器官的损伤。随着免疫力的逐步形成,速殖子的增殖减慢并最终停止,在宿主体内形成包囊。但宿主的免疫力不足以破坏包囊内的缓殖子,这种缓殖子是弓形虫适应寄生生活的方式。弓形虫感染伴有迟发型变态反应,当弓形虫包囊破裂时,释出的缓殖子作为抗原可诱发剧烈的炎症反应,导致肉芽肿性病变。机体有保护免疫存在时,释出的缓殖子即被杀死;而当机体失去保护免疫时,缓殖子便重新发育成速殖子,寄生和损坏细胞形成播散性病灶。免疫的形成虽可有效地限制感染的发展和新损伤的形成,但一般并不能消除弓形虫感染。弓形虫具有带虫免疫的特点。机体只在感染过程中才对再感染具有抵抗力,而且这种抵抗力仅有一定程度。

不同宿主动物对弓形虫的易感程度也不同。在自然界中,猫、大鼠、羊及鸟类的弓形虫无症状感染极为普遍。成年动物和成年人感染弓形虫时可产生有效的保护性免疫,因此大多数感染是无症状的。人类婴儿在子宫内感染弓形虫后往往发病,而其母亲常为无症状感染。当宿主有免疫缺陷时可发生弓形虫病,如获得性免疫缺陷可使人体失去感染弓形虫初期所产生的免疫力;各种原因所导致的机体免疫功能受到抑制,则可发生复发性弓形虫病。而免疫功能低下的宿主原发弓形虫感染常成为一种严重的累及多种器官的全身性疾患而导致死亡。

(二) 病理变化

弓形虫病的病理生理是宿主和寄生虫之间相互作用的结果,在急、慢性弓形虫感染的各种病理变化中,宿主和弓形虫间的相互作用十分复杂。一般而言,经实验室动物传代的虫株,特别是在急性感染时,比从自然感染宿主中分离出的虫株具有更强的致病力。

速殖子是弓形虫的主要致病形式,依靠其前端的细胞器和所释放的蛋白酶引起宿主细胞膜的局部破坏,进而侵入宿主细胞,以独特的"内二芽殖法"进行分裂增殖。当形成8~32个细胞内速殖子时,就可能由于速殖子和宿主细胞的竞争作用引起细胞破裂,释出的速殖子再侵入新的宿主细胞,周而复始导致局部组织的坏死性病变。包囊内的缓殖子是引起慢性感染的主要形式,囊内缓殖子从数个逐渐繁殖增多到数千个,包囊直径从几微米到100μm,周围有囊壁环绕,位于宿主细胞质内。宿主细胞内的包囊能长期存在,细胞改变也很小,有包囊的心肌细胞还可保留横纹,包囊周围常无炎症或很少有炎症反应。从速殖子发育成缓殖子是一种渐进的、非周期性的群体转变过程,宿主免疫的形成有助于这一转变。

弓形虫引起的病理改变主要有3种:①速殖子在宿主细胞内增殖所引起的病变;②包囊破裂引起的病变;③弓形虫产生的局灶性损害所致的一些继发性病变。其病理发展也可分为3期,第一病期:弓形虫进入局部淋巴结后,释放到淋巴液及血液中形成虫血症。第二病期:弓形虫进入机体的不同器官组织中繁殖发育,引起组织增生、肉芽肿、炎症与坏死等病理变化,炎症主要是渗出性的而非化脓性的。在此期间内机体产生抗体,血清呈特异性的感染反应。第三病期:弓形虫在组织内形成包囊,炎症反应消失,形成坏死灶或钙化灶等。

**(三) 临床表现**

人体感染弓形虫后大多数为无明显症状和体征的带虫者,仅少数人发病。该病临床表现复杂,轻者为隐性感染,重者可有多器官损害的严重表现。

1. 先天性弓形虫病 弓形虫病虽可经多种途径传播,但垂直传播的危害性最大,先天性弓形虫病对优生优育的危害性日益受到关注。孕妇在妊娠期内感染弓形虫不但可致流产、早产等不良结局,而且可致胎儿的先天性弓形虫病。据国外文献报告,在全球范围内,孕妇的弓形虫初次感染概率为0.1%~1%,有的地区高达3%~9%。据估计我国弓形虫感染人数达1.02亿,孕妇弓形虫感染率为6.25%~32.9%。

主要临床表现如下:

(1) 神经系统表现:神经系统病变最为多见,如脑的大或小畸形及颅缝裂开。因侧脑室壁有坏死和脑导水管壁内阻塞性脑积水。亦有脑积水破坏很多,造成无梗死性积水伴小头畸形。脑内有钙化灶亦很常见。由于脑部受损,婴儿可出现不同程度的智力发育障碍,智商低下,甚至出现精神性躁动。有资料显示,先天性弓形虫病精神发育障碍在存活婴儿中占90%,约70%表现为惊厥、痉挛和瘫痪,部分患儿有脑膜炎、脑炎或脑膜脑炎。先天性弓形虫病患者中有脑部表现的预后较差,常留有后遗症,如惊厥、智力减退、脉络膜视网膜炎和斜视、失明等。

(2) 眼部表现:眼部病变极为重要,可累及双眼,常侵犯脉络膜、视网膜,因而发生脉络膜视网膜炎,其发生率占先天性弓形虫病的40%~80%,多见于黄斑周区,病变常为局限性。眼部病变尚有视神经炎、视神经萎缩、虹膜睫状体炎、白内障和眼肌麻痹等。

(3) 流产、早产和异常产:妊娠期间母亲感染弓形虫,早期常导致流产。如感染发生在妊娠后期,胎儿又有免疫异常,则可造成严重病变,导致胎儿死亡或早产。有弓形虫感染的胎儿出生后可有先天性畸形,如脑积水、无脑儿、小头畸形、小眼畸形,硬、软腭裂,兔唇,无肛门及两性畸形等,也可出现先天性弓形虫病的其他临床表现。

(4) 发热:较为常见,也称"结节性热"。多呈低热,常为无规则热型。

(5) 呼吸系统表现:常发生肺炎,表现为发热和呼吸困难,但咳嗽及痰不多,X线检查无特异改变。

(6) 皮疹:常有斑丘疹及瘀点,多见于躯干部,偶发生在四肢。

(7) 消化系统表现:不多见,常为腹泻、呕吐等。可有肝脏病变,表现为肝大和黄疸,严重者可引起肝功能异常。

2. 获得性弓形虫病 出生后由外界获得的感染为获得性弓形虫病,占弓形虫病的绝大多数,常无特异性症状和体征。获得性弓形虫病的发展,比先天性弓形虫病更为复杂,需与相关疾病鉴别诊断。感染弓形虫初期,首先出现虫血症,虫体经过血流向全身播散,但并不一定出现急性症状,这有异于其他感染。血液中的弓形虫迅速侵入宿主的网状内皮细胞和其他实质细胞进行繁殖,达到一定程度时,导致细胞破坏,释出的速殖子再次侵入新的宿主细胞,周而复始,造成组织和脏器的病变,并出现临床症状。同时,机体感染弓形虫后,可产生保护性免疫,使病变处于静止状态。因此,当出现临床表现时,说明弓形虫与宿主之间的平衡受到破坏,其中主要的因素是宿主的免疫力下降。

（1）淋巴结肿大:由于弓形虫可导致淋巴滤泡增生,并伴有网织淋巴细胞增多,故可引起淋巴结肿大,是最常见的体征。在轻型病例中,除淋巴结肿大外,一般无其他表现。重者可并有心肌炎、肺炎、脑炎和脉络膜视网膜炎等。

（2）中枢神经系统表现:可以引起各种中枢神经系统的异常表现。其病理基础是血管栓塞所引起的大脑广泛坏死,同时可见血管周围有淋巴细胞浸润及肉芽肿。表现通常为脑炎、脑膜炎、脑膜脑炎、癫痫和精神异常等。

（3）心脏表现:可累及心肌,使心脏扩大或表现为心肌炎、心包炎和心律不齐等。

（4）呼吸系统表现:弓形虫可侵犯呼吸道引起支气管炎和肺炎。肺弓形虫病除发生在免疫功能低下者外,也可由肺部其他病原体感染而促使弓形虫性肺炎发作。

（5）眼部表现:弓形虫眼病多见于先天性弓形虫病,亦可见于获得性弓形虫病。弓形虫眼病具有一定的特征性,常为视网膜脉络膜炎,亦有斜视、眼肌麻痹、虹膜睫状体炎、白内障、视神经炎和视神经萎缩等。

（6）皮肤表现:可引起皮肤损害,如皮肤斑丘疹、瘀点、皮下液化和浸润性坏死等,病变多发生于青年,以躯干多见。广泛性表面皮肤钙化、皮肤慢性坏死性淋巴组织细胞改变和表层脱落性皮炎等并不多见。

（7）消化系统表现:弓形虫病引起的肝脏损害属于感染性肝病,一般表现为低热、乏力和体重减轻,消化道症状较为明显,食欲不振、恶心呕吐和腹痛腹泻,但黄疸甚为少见。

（8）其他:弓形虫病尚可累及肾、肌肉和其他脏器。可见急性多发性神经根炎、广泛性肌炎、关节炎、肾炎和腹膜炎等。

3. 弓形虫对妊娠的影响　孕妇的弓形虫感染率各地并不相同,其高低与该地居民弓形虫感染的危险程度有关。感染弓形虫的孕妇,不论其有无临床症状,当其体内出现虫血症时,弓形虫则可经胎盘传染给胎儿,引起胎儿的宫内感染。弓形虫并不经常存在于胎盘中,而其一旦侵入胎盘,则95%的胎儿不能幸免。虽然孕妇感染弓形虫后可垂直传播给胎儿,但并非每个胎儿都发病,且胎儿的发病情况因在不同胎龄遭受弓形虫侵害、其对弓形虫的反应不同而不同,即和母体出现虫血症的时间密切相关。孕妇感染弓形虫后,弓形虫先在侵入处附近的细胞内进行第一次增殖,后直接或流入淋巴、血液循环而播散于全身脏器,进行第二次增殖,到达子宫壁的弓形虫通过胎盘进入胎儿血液循环而感染胎儿。如孕妇妊娠前即已有弓形虫隐性感染时,妊娠所导致的孕妇体内不同激素水平的调整及免疫功能的下调均可促使弓形虫病灶活动化,诱发体内的弓形虫包囊破裂,导致短暂的虫血症,通过血液循环感染胎儿;或潜伏于子宫平滑肌内的包囊因子宫壁伸展或胎盘侵蚀子宫时导致包囊破裂,弓形虫侵入胎盘或经羊水感染胎儿。弓形虫除经胎盘途径外,还可经过羊水进入胎儿胃肠道使其感染,从而直接影响胎儿的发育,严重致畸,甚至死亡,亦可发生流产、死产、早产或增加妊娠并发症。胎儿受染率与其母体出现虫血症的孕期有关,孕期越早,胎儿受染率越低。胎儿损伤程度与胎龄呈相反关系,即感染发生越早,胎儿受损越严重,当感染发生在妊娠早期3个月,多引起孕妇流产、死产或生下无生活能力儿和发育缺陷儿,幸存产儿智力发育也受到严重影响;若在妊娠中期3个月感染,多出现死胎、早产和胎儿严重的脑、眼疾患;在妊娠晚期,因胎儿已逐渐成熟,若此时母体受染,则胎儿可发育正常,亦可出现早产或出生后才出现症状。按照症状出现的频率依次为:脉络膜视网膜炎、惊厥、黄疸、脑积水、发热、肝脾肿大、淋巴结病、呕吐、小头畸形、腹泻、白内障、非正常出血、低体温、皮疹与肺炎,其中脉络膜视网膜炎、精神运动障碍(智力障碍、痉挛、肌强直、麻痹)、脑钙化灶和脑积水合称先天性弓形虫病四联症。大多数受染儿童在出生时无症状,而是在出生数月或数年后才出现。通过对孕妇的适时治疗可降低出生时患儿的亚临床感染率。

4. 弓形虫病的疾病负担　疾病负担(burden of disease)是比较一种疾病、伤残(disability)和过早死亡(premature death)对整个社会经济及健康的影响,反映疾病给社会带来的负担,包括疾病的流行病学负担。1996年对人类的疾病负担研究表明,弓形虫病成为人类继沙门菌病之后位居第二的重要的经食物传播的疾病。而随后的研究表明,弓形虫病的疾病负担指数与沙门菌病和弯曲菌病基本相当,但弓形虫病很少受到政策制定者的重视。

弓形虫病的疾病负担是通过对死胎、残疾的新生儿以及脉络膜视网膜患者的数量计算获得的。虽然先天性弓形虫病发生率很低,但可以导致严重的后果,甚至对胎儿或新生儿有致命的伤害,带来很大的经济负担。据估计美国每例先天性弓形虫病患者的花费高达126万美元,主要包括医疗费用、累计生产力的丢失、特殊教育以及家庭护理费用。美国先天性弓形虫病的每年经济负担总额高达77亿美元,英国每年经济负担为1 200万美元。获得性弓形虫病的经济负担还未被估计,尽管只有20%的感染者可能伴有临床并发症,但病情较轻的患者也会影响正常工作。

眼弓形虫病可导致25%的患者失明。大多数眼弓形虫病是由后天的感染引起的,在英国约50%脉络膜视网膜患儿是在出生后感染弓形虫。据估算,在荷兰约2%的弓形虫病患者伴眼部感染。与其他的经食物传播的疾病不同,弓形虫病是一种慢性的疾病,包囊可寄生于感染者的多种组织中,包括眼睛和脑。弓形虫病可导致行为改变、精神的异常,如精神分裂症。由于免疫抑制作用(如艾滋病或器官移植),组织包囊可以复活并导致致命的脑炎,视网膜中组织包囊的复活可以导致失明性眼炎,弓形虫病造成的经济及社会影响远比预期的要高。

### 三、实验诊断

由于弓形虫感染多为无症状隐性感染,临床症状亦不具特异性,因此实验室检测对疾病的确诊具有重要意义。弓形虫感染的检测可采用病原学、血清免疫学、分子生物学等方法。

**(一) 病原学检验**

1. 涂片染色法　急性期患者的腹水、胸腔积液、羊水、脑脊液或血液等样本经离心后,取沉淀物作涂片,或采用活组织穿刺物(常用骨髓穿刺)涂片,经吉姆萨、瑞特或亚甲蓝染色,镜检弓形虫滋养体。此法简便,但阳性率不高,所以阴性者不能排除感染,需进一步检查。

1997年聂崇兴和赵双星报道,在一病例血涂片中检出大量弓形虫滋养体,并以IHA检测抗体佐证。血涂片经瑞特染色,低倍镜观察到大量弓形虫滋养体,多呈团块状,分布在血膜起始端和血膜边沿,只有少量单个滋养体分散在血涂片中心。滋养体团块大小为$(62.4\pm28.8)\mu m \times (43.8\pm23.3)\mu m$,团块中有弓形虫滋养体10余个至上百个,滋养体并未在宿主细胞内。滋养体呈长椭圆形或月牙形,大小为$(4.24\pm0.65)\mu m\times(2.04\pm0.41)\mu m$,核居中央,呈紫红色,细胞质呈淡紫蓝色。

2006年Sophy等从一名14岁接受骨髓移植者的痰液中检出弓形虫滋养体,认为痰液涂片检查是诊断肺弓形虫病很有价值的方法,特别是传统检查为阴性时。

2. 动物接种分离法　用实验动物接种法检测弓形虫,其结果可靠,但需具备相应实验条件,耗时较长。常用对弓形虫敏感的小鼠为接种动物,国际通用的小鼠品系有C57BL/6、C57BL/10、BALB/c,国内常用昆明小鼠。将患者的腹水、胸腔积液、羊水、脑脊液或组织匀浆等样本接种于小鼠(5~6周龄)腹腔内,一周后剖杀,取腹腔液滴片镜检弓形虫速殖子。染色前先行高倍镜观察,如不能确定,用瑞特-吉姆萨染色。阴性需盲传,同时以等量正常小鼠做平行饲养对照。经3代小鼠转种后,镜检弓形虫阴性者,应检测小鼠血清特异性抗体。

3. 细胞培养法　细胞培养法也是目前比较常用的病原检查法。将患者的腹水、胸腔积液、羊水、脑脊液或血液等样本离心,取沉淀物,或采用活组织穿刺物,直接接种于离体培养的单层有核细胞培养液中。

弓形虫只有在适宜的宿主细胞内才能发育增殖,常用非洲绿猴肾细胞(Vero)、大鼠小肠上皮细胞、宫颈癌细胞等。上述细胞株的培养方法基本相同,以Vero为例,介绍如下:

培养液:BPMI 1640培养液,含10%胎牛血清、抗生素(青霉素10IU/ml、链霉素100μm/ml),用5.6%NaHCO₃调pH值至7.2。

将液氮冻存的Vero细胞按常规复苏,在20ml培养瓶内培养,37℃,5%CO₂条件下,在孵箱中培养24小时,可得到单层(贴壁)。在培养48小时形成单层的Vero细胞培养瓶内加入可能含弓形虫的待检样品,继续培养,48小时后在倒置显微镜(高倍)观察,每24小时至少观察1次,持续观察3~5天。

### (二) 免疫学检验

由于弓形虫感染的病原学检查比较困难且阳性率不高,所以免疫学检测是目前广泛应用的重要诊断参考依据,包括特异性抗原和抗体检测。目前主要用抗体检测法。检测抗体的方法有补体结合试验(CT)、染色试验(DT)、间接血凝试验(IHA)、乳胶凝集试验(LAT)、炭粒凝集试验(CAT)、间接免疫荧光试验(IFA)、酶联免疫吸附试验(ELISA)等10多种。应用较多的是IHA、ELISA和IFA。IHA有商品抗原供应,操作方法简便,所以应用最广。ELISA和IFA的敏感性和特异性优于IHA,其中以ELISA最佳,可将IHA与ELISA或IFA同用,以提高诊断的检出率或准确度。

1. 亚甲蓝染色试验　该试验由Sabin和Feldman首创,是一种检测弓形虫感染的独特血清学技术,根据抗体效价可区分感染时期,其特异性强、敏感性高已被普遍公认。但由于试验需要活的虫体,不易操作,国内几乎不再采用。

2. 酶免疫技术(EIA)

(1) 间接荧光抗体试验(IFAT):IFAT有较高的敏感性、特异性和重复性,用于测定IgM和IgG抗体。IgM出现较早(感染后第7~8天),持续数周至数月,偶有数年者。如果IgM水平升高,提示近期感染。Miller等采用IFAT检测经免疫组化和病原学分离的28例阳性者和46例阴性者的血清,发现其敏感性达96.4%、特异性为67.3%。但试验结果需用荧光显微镜观察,限制了该法的广泛应用。IFAT可检测血清中抗体,也可检测组织细胞内虫体。但有抗核抗体的患者(如类风湿关节炎、红斑狼疮等)可出现假阳性,结果判定尚需有经验的人员,有一定的主观性。

（2）酶联免疫吸附试验（ELISA）：可检测抗弓形虫 IgM、IgA、IgG、IgE 抗体及循环抗原（CAg）。本法是检测弓形虫抗体的一种重要的方法，易自动化和标准化，与染色试验（DT）符合率高，且敏感性强。近年来随着分子生物学技术的应用，重组抗原取代天然抗原作为诊断抗原，此方法经济、特异和安全，具有广泛的应用前景。

（3）亲和素-生物素-酶联免疫吸附试验（ABC-ELISA）：与 ELISA 相比，本法有明显优点。ABC-ELISA 的基本原理是通过亲和素对生物素的高度亲和力，与导入生物素的酶分子密切结合，产生多级放大作用。国内外资料显示，ABC-ELISA 比 ELISA 法的敏感性高 3～8 倍，且本法显色更为清晰，假阳性少，可检测微量的抗原/抗体。

（4）免疫吸附凝集试验（ISAGA）：该方法整合了抗体捕获法和凝集试验。张述义等（1999）报道了检测弓形虫病 IgM 抗体免疫吸附凝集试验，共检测孕妇 44 例，总符合率为93.2%，ISAGA 的滴度较玻片 EIA 高 18 倍。用 WHO 国际生物标准化实验室提供的抗弓形虫患者血清定量检测，其灵敏度为 0.08IU/ml，且具有敏感性高、特异性强、操作简便等优点。

（5）免疫印迹技术（IBT）：又称 Western 印迹试验，是以聚丙烯酰氨凝胶电泳、转移电泳、固相酶免疫试验等联合应用的实验新技术。母-婴配对的 IgG 和 IgM 蛋白印迹试验是较为敏感的一种诊断先天性弓形虫病的新技术。血清学诊断新生儿先天性弓形虫病通常是检测患儿血清 IgM 或 IgA 抗体。母亲的 IgG 可以传给胎儿，因而即使患儿血清中检出 IgG 也难以做出明确诊断。而母体的 IgM 和/或 IgA 也可能在分娩的过程中传递给新生儿，但 IgM 和 IgA 的半衰期相对较短，对于 IgM 阳性结果一般需在 2～4 天后复查，而 IgA 阳性者需在 10 天后复查。此外，一些先天性弓形虫病新生儿 IgM 或 IgA 或二者同时阴性。Rilling 等报道用母-婴配对的 IgG 和 IgM 蛋白印迹试验检测 175 例婴儿，敏感性（出生时）达到 67%、特异性达 96%。与其他血清学方法组合使用，敏感性可达 78%（出生时）、85%（生后 3 个月内）。整合传统的血清学方法，用蛋白印迹对 3 个月内先天性感染检出率达 94%。IBT 有望成为高度敏感和特异的诊断弓形虫病和区别感染期的有效方法。

（6）免疫金银染色法（IGSS）：由电镜示踪技术发展而来的一种极为敏感、特异的细胞化学和免疫组化技术。用该法检测弓形虫抗体可获得满意效果，与 IFAT 法比较，两法测得结果高度一致。

（7）乳胶凝集试验（LAT）：以乳胶微粒作为载体的凝集反应。用 LAT 法检测 672 份育龄妇女血清弓形虫抗体，阳性率为 3.1%。本法有较好的敏感性和特异性，方法简便，判断结果快速，适用现场应用。

**（三）先天性弓形虫病的筛查策略与方案**

防治先天性弓形虫病是弓形虫病防治中最重要、最优先考虑的问题。筛查并且根据筛查结果采取相应的防治措施，是在欧美发达国家已证实的有效方法。我国虽尚未正式开展，但对此已引起重视。薛纯良曾提出先天性弓形虫病的筛查策略与方案很具参考价值。

1. 筛查的流行病学背景

（1）免疫功能正常者感染弓形虫后，绝大多数无症状或仅有轻微症状者常能不治而愈。但胎儿若遭先天性感染则可致严重后果，若能正确预防可获良好效果，因此应列为先天性弓形虫病筛查的重点。

（2）感染弓形虫的孕妇可通过胎盘将弓形虫速殖子传给胎儿，但并非所有被感染的孕妇都有可能将弓形虫传给胎儿，只有在孕期原发性弓形虫感染的初期，因孕妇尚未建立弓形虫免疫效应机制,孕妇循环中的速殖子才有可能进入胎盘。

（3）胎盘感染不一定就等于胎儿感染,只有当感染造成胎盘病损,速殖子才能通过胎盘屏障感染胎儿,因此孕妇原发性感染不等于胎儿感染。

（4）感染胎儿的病损程度差异很大,胎儿的感染率及感染后的病损轻重与感染时胎龄(即孕期)密切相关。怀孕早期感染者其胎儿感染率低,但感染胎儿病损严重;怀孕后期感染者的胎儿感染率虽高,但感染胎儿的病损轻微。

（5）先天性感染新生儿在出生时可能无先天性弓形虫病的临床症状和体征,但若未及时发现将导致延误治疗,因激活缓殖子而导致严重的后期临床后果。

从上述背景资料看,孕妇、胎儿和新生儿都应作为先天性弓形虫病的筛查和防治对象。

2. 筛查对象和目的

（1）婚前检查:检查目的是检测孕妇是否已具有抗弓形虫免疫性,若测到抗弓形虫 IgG 抗体阳性,证明具有免疫性。一般认为在妊娠前感染弓形虫者,因体内产生了相应的抗弓形虫抗体,没有垂直传播的风险,不必再作随访性复查。

（2）产前筛查(孕妇和胎儿)

1）孕妇:孕前已作过血清学检查阳性者,说明已具抗弓形虫免疫力,怀孕后不可能将弓形虫传给胎儿,故不必作为筛查对象。孕前未作过血清学检查的孕妇,或虽已作过血清学检查,结果阴性或结果已记不清者,应列为筛查对象。筛查目的不但要查明孕妇是否被感染,而且要区别是孕前感染还是孕期新获得的原发性感染。对原发性感染还要查明血清学转化时间,即血清学由阴性转为阳性发生在怀孕的早期、中期还是后期,以便估计胎儿感染的危险性和病损程度。

2）胎儿:筛查对象应为其母亲原发性感染已被确诊或虽未确诊但高度怀疑的胎儿。单纯孕妇感染与孕妇感染伴胎儿感染的治疗方案不同,对胎儿的处理应取决于胎儿的病损程度。因此,不仅要查明胎儿是否被弓形虫感染,还要估计胎儿受损的程度。若母亲的原发性感染发生在怀孕后的第 34 周或以后,因为此时感染很容易传给胎儿,故可立即按胎儿感染的情况给予治疗。

3）新生儿(包括婴儿):筛查的重点对象包括:①其母亲未曾作过孕期筛查或无产前血清学资料,但在出生时或出生后 6 个月内出现可疑先天性弓形虫病临床征象的新生儿或婴儿;②母亲在孕期已确诊原发性弓形虫感染,但对其胎儿期感染未作出结论的新生儿。筛查目的是在产后尽早查出先天性感染,不论有无症状均应即时给予抗弓形虫治疗,以降低后期临床并发症或后遗症的发生。

3. 孕妇筛查结果的解释　检查孕妇,须同时测定血清中抗弓形虫 IgG 和 IgM 抗体,前者可提示已被感染(但不能区别新、旧感染),后者可作为新感染的标志。孕妇第 1 次血清 IgG 和 IgM 检查,可能出现 9 种不同的组合结果。

（1）IgG(−)-IgM(−):说明未曾感染,不具免疫力。应告知孕妇避免感染的预防措施,并且每 6~8 周复查 IgG 和 IgM,直至分娩。若期间发现血清学转化(即阴性转为阳性),表明急性原发感染,应立即开始用适宜药物作抗虫治疗,并进一步检查胎儿是否被感染。

（2）IgG(−)-IgM(±):可能为早期急性感染或假阳性。应在 2~3 周后复查 IgG 和 IgM,若复查结果同前,表明可能感染。

（3）IgG(−)-IgM(+):同第(2)组。

（4）IgG(±)-IgM(−):不能作出确定解释。应在 2~3 周后复查 IgG 和 IgM,若复查结果同前,很可能无感染。

（5）IgG(±)-IgM(±):同第(4)组。

（6）IgG(±)-IgM(+):提示急性感染可能。应在2~3周后复查IgG和IgM,若复查结果同前,则标本应送参考实验室核查或作必要的补充检查(包括IgG染色试验、IgG亲和力试验、IgA,IgE-ELISA和IgE-免疫吸附凝集试验等),若证实为急性感染则按第(1)组处理;若证实为慢性感染则可终止筛查。

（7）IgG(+)-IgM(-):说明慢性感染,已具免疫力。可终止筛查。

（8）IgG(+)-IgM(±):有可能为慢性感染,或假阳性,或早期急性感染。应在2~3周后复查IgG和IgM,若复查结果同前,则标本应送参考实验室核查或作必要的补充检查。以后的处理参照第(6)组。

（9）IgG(+)-IgM(+):可能为急性感染,最好将标本送参考实验室核查或作必要的补充检查。以后的处理参照第(6)组。

在解释结果时,需要了解可能影响结果的诸多因素,例如:①试剂盒的质量和操作者的经验和水平;②抗体消长动力学的个体差异(例如IgM在感染后1~2周即可呈现阳性,一般可持续3~6个月,但有的可长达1年甚至数年);③假阴性因素,例如IgG封闭抗体,可使IgM-IFA呈假阴性;④假阳性因素,例如抗核抗体、类风湿因子和同型自然抗体等,可使某些方法测定IgM或IgG时呈现假阳性反应。

华海涌等对102例抗弓形虫抗体IgG阳性、IgM阴性孕妇在初检的1周至2个月后复查及进行PCR检测,结果IgG阳性62例(60.8%),IgM阳性18例(17.7%),CAg阳性22例(21.6%),虫体DNA阳性57例(55.9%),表明影响弓形虫检测的因素较多,对孕妇的筛查最好是多次多指标综合检测。2004年对44例感染弓形虫的孕妇进行干预,发现预防性治疗可较好地降低新生儿的亚临床感染。2010年对68例IgG阳性、IgM阴性孕妇分娩时检查脐血、胎盘,结果显示IgG的垂直传播率41.2%,脐血弓形虫DNA阳性6例,宫内感染发生率8.8%,胎盘组织中虫体DNA阳性9例,宫内感染发生率13.2%,表明既往弓形虫感染者孕期内仍可导致垂直传播。所以认为孕妇的弓形虫感染具有较强的自身特殊性。首先整个妊娠期间母体内的生理变化为新感染弓形虫及既往感染的弓形虫激活提供了充分条件。早孕时,由于受精卵的着床、胎盘的形成都不可避免地造成子宫平滑肌细胞和内膜细胞的破裂,如细胞内存在包囊则可致虫体释放形成虫血症;孕妇体内激素水平的变化也可激发潜伏感染的弓形虫包囊破裂引起复发;中、晚孕期,由于胎儿发育增长,子宫平滑肌细胞所受的张力随之增大,内含包囊的肌细胞的破损可导致虫体释放形成虫血症。此外,孕妇自身免疫功能的生理性下调,降低了机体的免疫监视作用而导致业已存在的内源性包囊激活或外源性的虫体入侵。

既往感染的孕妇因上述原因体内仍可产生虫血症,机体可激发记忆性免疫反应,其体液免疫的主体是IgG;即使是新感染个体,由于怀孕为一较长的生理过程,在孕早、中期感染者如至孕中、晚期检测,会因IgM的自然消退而以IgG为特征的免疫状态。所以笔者认为在进行先天性弓形虫病筛查时,对孕妇和胎儿、新生儿的监测应是全人群的,且需在整个妊娠期内全时段进行,而对检测结果需进行综合判断分析。

**（四）分子生物学检验**

近年来将聚合酶链反应(PCR)及DNA探针技术应用于检测弓形虫感染,更具有灵敏、特异、早期诊断的意义,并开始试用于临床。

PCR 是一种非常敏感、特异、高效、快速的检测方法。通过 PCR 检测弓形虫 DNA 被认为是提高诊断水平,特别是用于产前先天性弓形虫病诊断的可靠方法。

引物:常用的引物靶基因有 B1 基因、P30(SAG1)基因和 18s rDNA,均为所有给弓形虫株中高度保守的 DNA 基因。针对这 3 个基因分别用前人已经使用过的引物,B1 基因最为敏感和特异,可作为弓形虫检测的理想目的基因。由 B1 基因序列设计合成的引物,上游引物为:5′-GGA ACT GCA TCC GTT CAT GAG-3′(696~714bp),下游引物为:5′-TCT TTA AAG CGT TCG TGG TC-3′(887~868bp)。

扩增体系的反应组成:25μl 扩增体系含有 10×反应缓冲液 2.5μl(pH 9.0,25℃,500mmol/L KCl,100mmol/L Tris-HCl,1.0%Triton X-100),$MgCl_2$ 2.0mmol/L,1U Taq 酶,适量的模板 DNA,10pmol dNTP,加 $ddH_2O$ 至 25μl。

PCR 最佳扩增条件:变性温度为 94℃ 5 分钟或 92℃ 10 分钟,循环温度:94℃ 30 秒,55℃ 30 秒,72℃ 30 秒,最后 72℃ 延伸 10 分钟。$Mg^{2+}$ 浓度为 2mmol/L。退火温度高于 55℃,如:57℃、58℃、60℃,均不出现特异带。

2002 年王吉伟等取人的抗凝外周血 1~5ml,用 0.87%$NH_4Cl$ 反复处理去除红细胞,按常规方法提取白细胞及弓形虫 DNA。聚合酶链反应引物:上游引物为 5′-GTA GCA TCA TTT CAC CAAT-3′;下游引物为:5′-GAT CAC AGA GGA CGA GGC CA-3′。PCR 反应条件为 94℃ 40 秒,56℃ 1 分钟,72℃ 1 分钟,共 35 个循环。扩增片段的长度为 199bp。PCR 产物用琼脂糖凝胶电泳分离,经溴乙锭染色后在紫外线灯下观察。为判断 PCR 反应结果有无误差,对其中 10 份标本(任意选取)进行反复 3 次(共 30 次)的重复单盲检测,并计算其初次检查结果与重复结果的符合率。

Cassaing 等采用实时定量 PCR 技术,以 B1 基因(GenBank 登录号:AF179871),序列重复基因(GenBank 登录号:AF146527),比较了对胎儿、新生儿、免疫低下和眼弓形虫病患者的诊断。研究表明,弓形虫病分子诊断需要双重 PCR 技术,仅用 B1 基因诊断仅有 33.3% 的阳性率,而用重复序列基因对羊水、房水、全血、脑脊液和支气管肺泡等样品有更高的阳性率。

**(五)弓形虫病的确诊和注意事项**

1. 弓形虫病的确诊 患者可出现轻重不一的不同系统的临床症状和体征,轻者有低热、头痛、淋巴结炎等;重者高热、昏迷,出现脑炎等危重症状,淋巴结肿大、肝脾肿大和贫血体征具有一定诊断意义。如实验室检查符合下列条件之一者,则可确诊。

(1)病原学检查阳性;

(2)特异性抗体(IgG、IgM、IgA)检查中有两项阳性者;

(3)循环抗原(CAg)和一项抗体阳性者;

(4)弓形虫 DNA 阳性。

2. 注意事项

(1)一定要选用质量可靠的诊断试剂。

(2)以猫、犬为宠物,从事畜禽屠宰、畜禽肉品加工等,有明显的动物接触史有助诊断。

(3)免疫功能低下患者(如艾滋病患者、接受器官移植的患者、某些恶性肿瘤和血液病患者、长期大量应用肾上腺皮质激素或其他免疫抑制剂的患者等)除检测弓形虫抗体外,建议采用 PCR 和检测 CAg 的方法以助诊断。

## 四、流行病学

### （一）流行概况

弓形虫病是动物源性疾病,许多哺乳动物和多种鸟类是人类的传染源,它的传播途径复杂,既可发生垂直的先天性感染,也可发生水平的获得性感染。现已知晓,弓形虫病呈世界性分布,在五大洲的各个地区,包括温带、热带和寒带地区,均有分布。人群感染情况极为普遍,据血清学调查,欧美地区人群抗体阳性率为 25%~50%,其中少数发达国家高达 80% 以上,全球约 20 亿人感染,中国 2001—2004 年弓形虫血清阳性率高达 7.88%。家畜的阳性率可达 10%~50%。据报道,儿童先天性弓形虫病占 1.5%~6.0%,先天性弓形虫病已成为人类先天性感染中最为严重的疾病。中国台湾报道,每 10 000 名新生儿中有 13 名先天性弓形虫感染,而某些欧美国家的先天性感染数为 1~7 人,病死率较高,存活者常存在先天性畸形、心脏病、眼病和智力发育不全等多种病症,已成为优生学必须研究的一个课题。获得性弓形虫病的临床表现更为复杂,可出现全身性各个系统的脏器损害,特别是弓形虫作为机会感染病原体可造成致死性的危害,如获得性免疫缺陷综合征。此外,弓形虫可引起畜禽疾病,形成局部暴发流行,严重影响畜牧业发展,亦威胁人类健康。因此,弓形虫感染已成为一个严重的、世界性公共卫生问题。

弓形虫感染与地理、自然气候条件关系不大,常与饮食习惯、生活条件、接触猫科动物、职业等因素有关。造成该虫广泛流行的原因:①弓形虫的多个生活史期都具感染性;②中间宿主广,家畜、家禽均易感;③可在终宿主之间、中间宿主之间、终宿主与中间宿主之间互相传播;④包囊可长期生存在中间宿主组织内;⑤终宿主排放卵囊量大,且对外界环境抵抗力强。

### （二）流行环节

1. 传染源 动物是弓形虫病最重要的传染源,几乎所有温血动物都可被弓形虫感染。尤其是感染弓形虫的猫及猫科动物在传播学上具有重要意义。

（1）猫及猫科动物:自然界中感染弓形虫最多的动物就是猫,这可能与其捕食老鼠的习性有关。猫及猫科动物是弓形虫原虫的终末宿主,其粪便中含有大量卵囊,在适宜条件下,可在自然界较长时间存活下来,卵囊在猫粪便中可存活长达 17 个月。据相关资料统计,猫一生只排一次卵囊,排卵囊的持续时间为 3~15 天,最高峰每天排出 $10^5$~$10^7$ 个卵囊,此时每克猫粪中可含 100 万个以上。而国内外的调查都发现猫的感染率相当高,不少地区达到80% 以上。如此高的感染率,正是弓形虫在自然界广泛存在的关键。养猫者的弓形虫感染率比不养猫者高达 5 倍,说明猫在传播学上具有重要意义。因此,加强猫的管理和猫粪便的处理,是预防人兽弓形虫病的重要措施。

（2）家畜:弓形虫在经济疫源地的许多家畜中广泛存在,也是弓形虫病的主要传染源。家畜感染弓形虫极为普遍,不同种动物的感染率悬殊,即使同种动物不同品种对弓形虫的敏感性有所不同。弓形虫病已列入猪的重要传染病之一,是"蓝耳病"的病原之一。猪感染弓形虫多呈隐性感染,在组织细胞内形成包囊持续存在多年,甚至终生携带。因此,猪肉类产品可自然带有弓形虫包囊。牛弓形虫感染在我国比较普遍,感染率为 0.2%~43%。狗的一般感染率为 5%~75%,成年狗多呈隐性感染,但狗与人类关系密切,是人类弓形虫病的重要传染源之一。其他家畜如绵羊、山羊、马等均有不同的感染率。

（3）禽类:禽类弓形虫病没有哺乳动物多见,但我国在鸡、鸭、鹅等家禽中的血清学调查阳性率最高可达 20%，且可从家禽的肉及蛋中分离出弓形虫。由于禽肉、禽蛋是人类动物蛋白的主要来源之一，如果其内含有弓形虫且未煮熟时，即有可能将弓形虫传染给人。

（4）鼠类：鼠类是哺乳纲中种类最多的一个目，占全部哺乳类动物种类的 1/3 以上，由于其繁殖力强、数量多和分布广，与人类的关系密切，是传播弓形虫病的重要传染源之一。鼠自然感染弓形虫后多呈隐性感染，如被猫捕食后，可致猫受感染，猫排出卵囊污染环境，人和/或动物如吞食卵囊即可造成感染，形成"啮齿动物→猫→家畜→人"或"啮齿动物→猫→人"的传染环节。

（5）野生动物：目前已知在野生动物中发现感染弓形虫的有猩猩、狒狒、猴、狐、貂、野猪等 40 多种动物，以肉食动物的感染率较高。海洋哺乳类中的幼海狮、幼海豹，也有死于弓形虫病的报道。人类活动范围的扩大及对野生动物经济价值的攫取，同时扩大了弓形虫病的感染途径。

（6）昆虫类动物：目前已证实在蚊、虱、蚤、蟑螂和臭虫等 17 种节肢动物分离出弓形虫，而蚊、蝇、虱和蟑螂人工感染已经成功。苍蝇、蟑螂等可机械携带弓形虫。

由此可知，人类弓形虫病的动物传染源相当广泛，动物的种类多、范围广。但大多数动物感染弓形虫后呈隐性感染，其感染率虽高，可所表现出的显性症状为数不多，正因如此，其在传播本病上意义重大。

弓形虫原虫已被从多种动物体内分离出来，并被证实能在这些动物的各种组织内繁殖和寄生，多呈隐性感染过程，但可通过胎盘传递给下一代。动物间的互相捕食和节肢动物的叮咬等途径，使弓形虫在野生动物宿主的长期世代交替过程中循环不绝，充分说明弓形虫具有典型的自然疫源性。弓形虫原虫从野生动物传播到家畜后，逐渐成为家畜的传染病，构成了"家畜型疫源地"，从而对人类造成很大的威胁。

2. 传播途径　传播途径有先天性和获得性两种。前者指胎儿在母体子宫内经过胎盘而感染，又称之谓垂直感染，后者为出生后由外界获得感染，又称水平感染。

（1）先天性感染：先天性传播是通过胎盘传播的，母体在孕期感染弓形虫后经血液传入胎儿，孕妇感染弓形虫后，不仅影响胎儿造成各种先天性畸形、缺陷或死亡，而且可使孕妇出现流产、早产、死产或增加妊娠并发症，是围产医学的一个重要传染源。

（2）获得性感染：弓形虫感染以获得性传播占绝大多数，主要经口食入卵囊或经消化道扩散到全身。

1）经消化道传播在动物和人经过了弓形虫的急性感染后，约第 8 天即可在宿主体内形成包囊，它可长期潜伏甚至终身，成为重要的疫源，包囊的存在标志着疾病的慢性或急性阶段，也表示宿主处于相对免疫状态。包囊具有较强的抵抗力，于 4℃ 可存活 68 天，冰冻状态下可存活 35 天，食用生肉或半生肉及长期接触生肉者均易受到感染。欧洲进行的 3 个大型病例对照研究指出，食用未熟的肉是孕妇感染弓形虫的最重要的危险因素。因此，包囊→肉→人的感染方式在人类感染弓形虫中至关重要。而猫及猫科动物从粪便中所排出的卵囊在外界环境中抵抗力很强，成熟的卵囊在常温、常湿下感染力可维持一年以上，长期污染环境，成为重要的传染源。流行病学研究表明，猫粪便排出的卵囊污染牧场是动物感染弓形虫的主要危险因素。因此，卵囊→环境→人的感染方式值得重视。

2）接触传播：从被弓形虫感染动物的支气管、痰和唾液中可检出弓形虫原虫，当人类与病畜密切接触时可被感染。而猫因其是终末宿主，通过有性生殖而排出的卵囊可污染食物、水和土壤，是人类弓形虫感染的重要而危险因素。

3）经损伤的皮肤或黏膜传播：实验证明，经损伤的皮肤或黏膜途径可感染弓形虫病；实验室工作人员接触感染材料，不慎经口、鼻和眼的黏膜或针刺伤皮肤等途径，也可造成感染。因此，实验室人员在工作中应佩戴口罩、医用手套，注意生物安全防护。

4）经昆虫或吸血节肢动物传播：吸血节肢动物作为弓形虫病的媒介是可能的。苍蝇、蟑螂等昆虫能机械地将弓形虫携带到人类的食物或饮水中，在疾病的传播途径上具有一定意义。

5）经输血或器官移植传播：在无症状的供血者中已证实有虫血症存在；而含有弓形虫的血，用枸橼酸抗凝后，保存于5℃达50天，仍具有感染性，故输血可引起弓形虫传染。器官移植者为防止受体的排斥反应而使用大量的免疫抑制剂而导致机体处于免疫抑制状态，此时体内的潜伏感染或供体器官内的弓形虫包囊被激活，可发生致死性弓形虫病。

6）经空气飞沫或尘埃传播：实验动物的鼻腔分泌物中可分离到弓形虫；在患者中，能从唾液、痰、鼻黏膜及牙槽等处分离到弓形虫；患者死亡后可从支气管黏膜及肺组织中分离到弓形虫。动物实验证实滴鼻和气管接种虫体后可致弓形虫病。尽管通过飞沫传播的人类病例尚未见报道，但通过呼吸道传播的可能性不能排除。

3. 易感人群　人类对弓形虫普遍易感，尤其是胎儿、婴幼儿对弓形虫的易感性比成人高，老年人、肿瘤患者、免疫抑制剂使用者和艾滋病患者等免疫功能低下或缺陷者的易感性有所增加。人类感染弓形虫后，大多数呈隐性感染，不显示临床症状，呈无症状带虫者，或仅表现为局部淋巴结肿大，或在血清学检查时被发现。但在免疫抑制或免疫缺陷者中，如器官移植、恶性肿瘤和获得性免疫缺陷综合征时，弓形虫作为一种机会性感染因子，是导致患者死亡的病原之一。而在机体免疫力低下的人群，尤其是长期服用免疫抑制剂、慢性消耗性疾病和各种肿瘤患者，极易使原先潜隐性感染活化，从而引起中枢神经系统损害和全身播散性感染。

弓形虫感染有明显的职业差异，是因为接触传染源的机会不同所致。尚未发现弓形虫感染有性别和种族差异，亦无季节之分。

## 五、防治

### （一）预防

预防弓形虫感染，必须有效地控制传染源和切断传播途径。猫是重要的传染源，孕妇尤应避免和猫接触，勿食生的和未煮熟的肉类食品。对孕妇实行血清弓形虫特异性抗体检测，可预防宫内感染，减少垂直传播。孕妇弓形虫感染发生越早，胎儿受累的程度就越严重，故早期诊断十分重要。

1. 卵囊污染环境的控制　让猫远离牧场或者给猫接种疫苗，在理论上可以减少牧场中卵囊数量，从而有效防止动物感染弓形虫，但需几年后才能显出效果。给猪场的猫接种疫苗虽可阻止排放卵囊，但只能使猪的血清阳性率轻度下降。这主要是由于环境中的卵囊存活时间很长，食入啮齿动物残留物是猪感染弓形虫的直接方式。卵囊对环境有天然的抵抗力，这是弓形虫生活所必需的。所以，养殖场包括严格控制啮齿动物，并保护没有排放卵囊的猫。

虽然我国尚无猫排放卵囊及环境卵囊污染的资料，但猫的弓形虫感染率很高。山西中部地区39.65%的猫血清弓形虫抗体呈阳性。湖北农村的猫弓形虫感染率为44.9%（22/49），明显高于城市猫的感染率19.64%（11/56）。这表明猫在户外的活动和有机会捕食鼠类,增加了感染机会。猫传播弓形虫病的风险高达71%。

2. 牧场管理与动物的疫苗接种 由于环境中的卵囊尚无有效的清除方法,较为可行的方法包括实行动物圈养、高温处理饲料(至少加热到70℃)、保证饮用水的洁净等。尽量避免啮齿动物和鸟类进入厩舍、接触垫料和饲草,不提倡用未加工的奶或奶制品喂饲动物。对规模化养殖场实施啮齿动物的控制,在无关系猪肉的生产中已取得良好效果。

给猪接种RH株活疫苗可以减少组织内虫荷,有52%的免疫猪可完全抵抗口服弓形虫卵囊攻击。用弓形虫棒状提取物接种猪虽不能抵抗弓形虫急性感染,但37%的存活猪体内未检出组织包囊。最近,一种鸡尾酒DNA疫苗可以增强猪免疫应答,2/3的接种疫苗猪的肉中没有弓形虫。一种商业化的突变株(S48)活速殖子疫苗可用来预防山羊和绵羊流产。尚未证实接种弓形虫疫苗可阻止弓形虫的垂直传播。

3. 动物屠宰过程的监测 监测动物屠宰过程可确定牧场是否存在风险,对确保肉制品安全十分重要。在许多国家,肉用动物屠宰过程早已实施了疾病负担与弓形虫病相似的沙门菌病和弯曲菌病的安全监测,但未对弓形虫病进行监测。迄今为止,只是偶然地进行弓形虫病的筛选,而且多数是因为科研需要。对肉用动物弓形虫病监测的主要困难是缺乏统一的方法与标准,也无实验室认证的程序。此外,由于缺乏是否感染弓形虫的依据,进口新鲜肉存在很大隐患。

为了克服这些困难,应该实施一种屠宰前的监督程序,筛选弓形虫血清学阴性的动物来生产无弓形虫感染的安全肉。相反,对血清阳性的动物肉要进行加热或冷冻处理,才可以作为弓形虫-安全肉销售。同时对检测方法及程序进行认证,这个方案就可以得以成功实施。给没有感染过弓形虫的牧场发放安全标签,确保弓形虫-安全肉的生产过程。

4. 肉的安全处理与食用

(1) 冷冻或加热处理:冷冻处理是最实用的灭虫方法。在-1℃或-3.9℃条件下,弓形虫组织包囊可存活22天,在-6.7℃可以存活11天。感染弓形虫的猪肉在-25℃保存6~35天,所有肉标本失去了感染性。推荐使用的一种可行方法是将肉在-12℃冷冻至少2天,就可以完全杀灭弓形虫。但消费者多认为冷冻降低了肉的品质,从而影响了消费者对冷冻肉的选择。

热处理是最安全的灭虫方法。将肉在50℃加热1小时可灭活组织包囊,肉的内部温度达到67℃就可以立即杀灭所有的组织包囊。在微波炉中加热肉并不能确保杀灭弓形虫,这极可能是由于受热不均所致。烧烤并不能达到足够高的温度来灭活这种寄生虫。

(2) 辐射或高压处理:以0.4~0.7kGy剂量的γ射线照射可将组织包囊灭活。然而,辐射的弊端是它可改变肉的色泽,消费者不太接受是限制这种技术大规模应用的主要因素。

在300MPa高压条件下可灭活弓形虫组织包囊。此种方法虽然不会改变肉的色泽,但对肉的纹理构造有很大的影响。

(3) 肉的合理加工与烹饪:许多研究证明,肉的加工过程,如盐腌、烟熏制或发酵都减少组织包囊的残存数量。用盐和糖腌制的羔羊肉在4℃存放64天、烟熏咸肉在50℃存放24~28小时可以灭杀弓形虫。分离到的组织包囊在0.85%盐水中可存活56天,3.3%盐水中可存活21天,而6%盐水就能杀灭分离的组织包囊,而不受所采用的温度的影响。

在肉制品加工过程中,经常把来自不同牧场的多种动物肉混合在一起,只要有某些动物感染弓形虫就会污染肉制品。在新鲜猪肉肠中可检测到存活的弓形虫包囊。在制作香肠过程中的加温和加入盐可能把弓形虫杀死。某些地区弓形虫病的高发病率可能与食用生的腊肠有关。

在屠宰后与烹饪前,联合使用各种处理方法是确保安全肉的关键。由于全世界各地消费肉的种类和数量、加工肉及肉制品的方式有很大差异,因此应该根据各地的习惯来判断危险因素,实施有效的预防措施来预防经肉传播弓形虫病。

5. 疫苗预防　小鼠模型实验表明,减毒活疫苗可以抵抗小鼠经口感染、非胃肠感染和先天性感染。减毒活疫苗已用于预防羊的流产和猫排出卵囊,以降低家畜的感染率,但是这些措施由于安全问题未得到充分的发展和在猫、家畜或人体的商业化使用。免疫功能正常的慢性感染的母亲不传播给胎儿可能是阻碍疫苗发展的重要因素。

（二）治疗

对于感染弓形虫的孕妇,尚无理想的治疗方法。妊娠早期可考虑终止妊娠,孕期 3 个月以上者用阿奇霉素、乙酰螺旋霉素等治疗,可降低胎儿感染率,但并不能直接阻断垂直传播。乙胺嘧啶和磺胺类药物被认为对胎儿有损害,孕妇不宜使用。克林霉素成人可以使用,但无儿童使用的报道。国内推荐的治疗方案:

（1）免疫功能正常者:①磺胺嘧啶（SD）80mg/（kg·d）,分 3~4 次口服,首次加倍,15 天为一疗程（或+复方磺胺甲噁唑 2 片/天,分 2 次服,首次加倍,15 天为一疗程）;乙胺嘧啶:25mg/d,分 2 次服,首次加倍,15 天为一疗程。②螺旋霉素:3~4g/d,分 3 次服,20 天为一疗程,可与磺胺药联合应用（用法同前）。③阿奇霉素:5mg/（kg·d）,分 4 次服,首次加倍,10 天为一疗程,可与磺胺药联合应用（用法同前）。④克林霉素:10~30mg/（kg·d）,分 3 次服,10~15 天为一疗程,可与磺胺药联合应用（用法同前）。

以上疗法,一次治疗后可根据病情需要,间隔 5~7 天后再用 1~2 个疗程。

（2）免疫功能低下者:上述各种用药方案的疗程时间较前延长一倍,不低于 2 个疗程。可同时加用 γ-干扰素治疗。

（3）孕妇:①螺旋霉素（或克林霉素）:用药方法同免疫功能正常者,妊娠早期感染建议用 2 个疗程。②阿奇霉素:妊娠早期感染建议用 2 个疗程,妊娠中、晚期者可用 1 个疗程。

（4）新生儿:可采用螺旋霉素（或乙胺嘧啶）+磺胺嘧啶治疗,或阿奇霉素治疗,用法参照免疫功能正常者。

（5）眼弓形虫病:①磺胺类药物+乙胺嘧啶（或螺旋霉素）,疗程至少 1 个月。②克林霉素:300mg/d,分 4 次服,至少连服 3 周。炎症累及黄斑区者加用肾上腺皮质激素。

（6）治疗弓形虫病应注意以下问题:①宜联合用药,用药量及疗程应规范。②应密切注意药物的毒副作用,孕妇用药应更慎重。③不宜以"弓形虫 IgG 抗体效价的下降"作为考核疗效的标准。

（华海涌）

# 第二节　肉孢子虫病

肉孢子虫（sarcocystis）是一种广泛寄生于人类和哺乳动物、鸟类、爬行动物细胞内的寄生原虫,目前发现的肉孢子虫虫种超过 200 种,可引起宿主的肉孢子虫病（sarcocystosis）。

1843 年 Meischer 首次在瑞士一只鹿鼠肌肉内发现了一种白色细长包囊,在随后的 20 年中未命名,被称为 Meischer 小管。1865 年 Kuhn 也报道在猪肌肉组织中发现与 Meischer 所描述形态相似的虫体。直至1899年Labe才首次将该虫命名为肉孢子虫。在Meischer发现该虫后的很长一段时间里,由于研究技术的落后,人们对该虫的生活史并不清楚,曾认为该虫是真菌,不寄生于人体,只是一种动物寄生虫。1972年Rommel等人才阐明其生活史,现已确认人既是肉孢子虫的终宿主又是其中间宿主。

## 一、病原生物学

肉孢子虫隶属于顶复门(Apicomplex),孢子虫纲(Sporozoa),真球虫目(Eucoccidia),肉孢子虫科(Sarcocystidae)。肉孢子虫主要寄生于人体小肠和肌肉组织。寄生于人体小肠的肉孢子虫主要有两种,即以牛为中间宿主的人肉孢子虫(*S. hominis*)和以猪为中间宿主的猪人肉孢子虫(*S. suihominis*)。人是其终宿主,由于这两种肉孢子虫均寄生于人体肠道,故统称为人肠道肉孢子虫。寄生于人体肌肉中的肉孢子虫又称人肌肉肉孢子虫,人是其中间宿主。人肌肉肉孢子虫虫种可能不止一种,以前唯一命名的林氏肉孢子虫(*S. lindemani*),由于它至少有7种结构不同的肉孢子虫包囊型的报道,现在认为可能是无效种名,近来经18S rDNA序列分析发现耐氏肉孢子虫(*S. nesbitti*)是寄生于人体肌肉的人肌肉肉孢子虫虫种。

### (一)形态

1. 卵囊(oosyst) 是肉孢子虫在终宿主肠道的阶段。长椭圆形,大小为(13~16)μm×(16~21)μm,内含2个孢子囊(sporocyst)。肉孢子的孢子囊(图5-2-1)呈椭圆形,无色透明,大小为(13.6~16.4)μm×(8.3~10.6)μm。人肉孢子虫孢子囊平均大小为14.7μm×9.3μm,猪人肉孢子虫孢子囊平均大小为12.6μm×9.3μm,因大小近似,不能从大小上鉴别出是人肉孢子虫孢子囊还是猪人肉孢子虫孢子囊。

2. 肉孢子囊(sarcocyst) 又称包囊或肉孢子虫囊,是肉孢子虫在中间宿主肌肉中的阶段。呈圆柱形或纺锤形,大小差异很大。通常长径为1cm或更小,横径1~2mm;大的长径可达5cm,横径可达1cm。成熟肉孢子囊可见厚厚的栅栏状囊壁和许多缓殖子(图5-2-2)。囊壁下的基质层向囊腔内延伸,将囊腔分隔成若干小室,小室内缓殖子聚集成簇。寄生于牛肌肉中的人肉孢子虫和寄生于猪肌肉中的猪人肉孢子虫的肉孢子囊均很小,只有几毫米,肉眼难以识别,而光镜下也很难根据其形态、大小和内部结构鉴定到种。

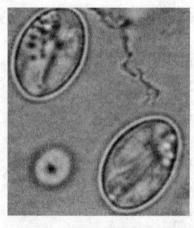

图5-2-1 相差显微镜观察粪便浮聚法中肉孢子虫孢子囊
(引自Fayer R,2015)

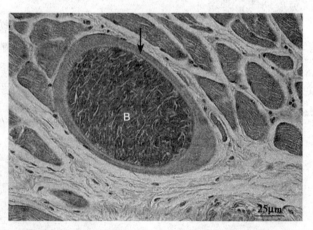

图5-2-2 野猪食管肌肉中肉孢子虫肉孢子囊,HE染色
注:→:栅栏状囊壁;B:缓殖子
(引自Coelho C,2015)

可根据肉孢子囊囊壁的厚薄和内部超微结构来鉴别肉孢子虫虫种。人肉孢子虫肉孢子囊囊壁厚 7.9μm，具有粗壮的直立绒毛状突起（villar protrusion，vp）（图 5-2-3），缓殖子大小为 11.8μm×4.1μm。猪人肉孢子虫肉孢子囊囊壁厚 7.5~13μm，有密集的细长绒毛状突起（vp），缓殖子大小为 14.8μm×3.7μm。

**（二）生活史**

肉孢子虫主要寄生于人体肠道和肌肉中，其生活史需要 2 个宿主（终宿主和中间宿主）。肉孢子虫的中间宿主包括食草性脊椎动物、人和其他灵长类动物；终宿主包括各种食肉动物和杂食性动物，如人、某些爬行动物和凶猛的鸟类。

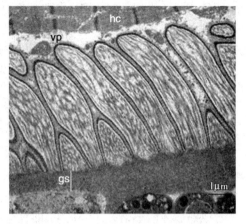

图 5-2-3　透射电镜观察人肉孢子虫肉孢子囊
注：vp：绒毛状突起，hc：宿主细胞，gs：基质
（引自 Dubey JP，2015）

人肠道肉孢子虫终宿主为人或某些肉食动物，中间宿主为牛或猪。人等终宿主因生食或误食牛、猪等中间宿主肌肉中的肉孢子囊而感染（图 5-2-4）。成熟肉孢子囊进入人体消化道后，在胃蛋白酶作用下，囊壁破裂并释放出缓殖子，侵入小肠黏膜杯状细胞，经配子生殖形成圆形或卵圆形配子体，进而发育为雌雄配子，形成合子，移入黏膜固有层内，经孢子生殖形成卵囊。未孢子化卵囊在黏膜固有层发育为孢子化卵囊，内含 2 个成熟孢子囊。孢子化卵囊囊壁薄，易破裂。卵囊及孢子囊释放入肠腔，随粪便排出体外。中间宿主牛或猪食入肉孢

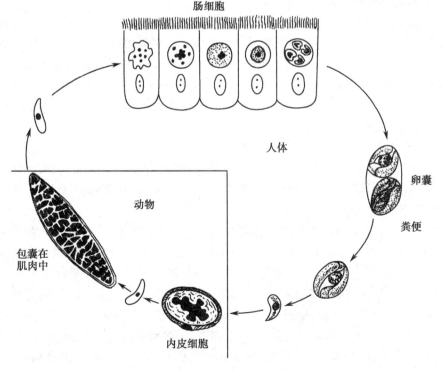

图 5-2-4　肉孢子虫的生活史
（引自 Gwen Gloege）

子虫卵囊或孢子囊污染的饲料,子孢子在小肠脱囊而出,进入肠壁血管,随血流进入全身多个器官的血管内皮细胞内,以内二芽殖法经两次裂体增殖,产生裂殖子,也称速殖子。第二代裂殖子经血行扩散侵入中间宿主心肌和骨骼肌纤维内发育成肉孢子囊。此时的肉孢子囊内含大量香蕉形裂殖子(即缓殖子)。整个发育期2~4个月,裂体增殖的时间及虫体增殖数量因虫种而异。

人肌肉肉孢子虫生活史未完全清楚,仅在包括人在内的中间宿主体内发现无性生殖期,因此认为人是肉孢子虫异常的(aberrant)中间宿主。一般认为,假设爬行动物(蛇)是其终宿主,孢子囊经其体内排出后污染了食物和水,人误食后,子孢子在人体消化道脱囊而出,在血管内经裂殖体发育为裂殖子,侵入肌肉后在骨骼肌和心肌组织内发育为肉孢子囊。

肉孢子虫有严格的宿主特异性,并且在其中间宿主和终宿主中,只有在其中一个宿主体内发育成熟后才能感染另一个宿主,即只有孢子化的卵囊才能感染中间宿主。同样,只有成熟肉孢子囊中的缓殖子才能感染终宿主。但完成生活史必须转换宿主,在中间宿主和终宿主体内成熟的虫体不产生自体感染。

## 二、流行病学

### (一) 分布与危害

1. 人肠道肉孢子虫病 该病呈世界性分布。大部分病例来至欧洲和亚洲,其中东南亚地区尤为普遍。在欧洲主要见于荷兰、德国、波兰、斯洛伐克、法国和西班牙等国。另外,澳大利亚、阿根廷和巴西均有报道。在亚洲,如中国、老挝、泰国等地也有较多报道。中国主要流行于云南大理市的洱源、下关等地。但目前尚缺乏非洲和中东地区人体感染人肠道肉孢子虫的临床病例报道和流行病学研究。

波兰和德国儿童粪便标本检查发现,人肠道肉孢子虫阳性率分别为10.4%和7.3%。Hinz报道德国每年约有4%的人感染肠道肉孢子虫病。据报道东南亚地区人体肠道肉孢子虫自然感染率为4.0%~21.8%。Strake等(1991)报道1 228名来自越南在斯洛伐克工作的工人,14人(1.1%)有肠道肉孢子虫感染。Giboda等检查了老挝1 008份粪便标本发现,20岁以上人群中10%以上有肠道肉孢子虫病。Wilairatana等检查了362例无临床症状的泰国工人,其肉孢子虫感染率达23.7%。段启祥等检查了中国云南少数民族聚集地的181个居民粪便发现,肉孢子虫感染率高达28.7%。

流行病学调查显示,人肠道肉孢子虫感染与当地传统饮食习惯有关,如果该地区居民有吃生牛肉或生猪肉习惯,其肉孢子虫感染率则更高。通常患者中男性高于女性、成人多于儿童,屠宰工人感染相对更高。

2. 人肌肉肉孢子虫病 该病亦呈世界性分布。人肌肉肉孢子虫肉孢子囊寄生部位多见骨骼肌和心肌。至今人体肌肉肉孢子虫感染病例报告较少。全世界报道的人肌肉肉孢子虫病病例不足100例。国外大部分报道来自东南亚,报道类型大部分是经活组织检查或尸检确认,首例病例是在马来西亚人肌肉中发现的。人肌肉肉孢子虫病在亚洲、美洲、欧洲及非洲均有报道,其中亚洲最多,接近半数病例在马来西亚。据Beaver等统计,在40例感染中,来自东南亚、美洲中南部、非洲、欧洲,以及印度、美国和中国的病例数分别为13例、5例、4例、4例、8例、3例和1例。之后所报道的病例,在非洲、中东和美洲中南部均罕见或未见。Wong等1990年7—12月在马来西亚对100例尸检舌肌样本进行切片检查,共在21份舌肌样本中找到肉孢子虫包囊,感染率高达21%,远远高于以往文献报道其他地区的 0~3.6%

的感染率,说明东南亚人体肌肉肉孢子虫感染率很高。

据 Arness 等报道,认为这次嗜酸性肌炎的暴发是由肉孢子虫感染引起的。一支由 15 人组成的美国军队在马来西亚执行任务时,有 7 人发生急性症状,在一例的骨骼肌活检中发现了肉孢子虫,实验室检测了 15 人中 8 人的肉孢子虫抗体,其中 6 人阳性,4 例有嗜酸性肌炎者均为阳性。而 Wong 等于 1993 年对北爱尔兰的 50 例常规尸检病例的舌肌、膈肌进行了石蜡包埋切片检查,结果均未发现肉孢子虫包囊。我国的云南省与东南亚国家接壤,共检查了云南省境内的 17 份人体尸检标本,均未查见肉孢子虫包囊。从结果来看,似说明云南省人群中肌肉肉孢子虫感染率很低,和东南亚以外的地区大体一致,但有待进一步调查研究。

尽管有不少人肌肉肉孢子虫病的病例报道,但对其感染人体引起的危害还有不明之处,尚需进一步研究。从 Wong 等常规尸检检查 100 例舌肌中肉孢子囊结果推测,马来西亚人群肉孢子虫病的患病率≤21%。但是,马来西亚大学医学中心在 20 年间共检查了患有多种肢体肌肉疾病患者的 1 500 多份肌肉组织,未检获一例肉孢子囊阳性组织。直到 21 世纪,仅约 10 例报道的病例是有症状的;而且 2013 年前人体感染的肉孢子囊均未确定虫种。从那以后,在马来西亚 2 次肉孢子虫病暴发的研究中,认定耐氏肉孢子虫为致病因子,且可能是感染人体的虫种。

**(二) 流行环节**

1. 人肠道肉孢子虫病　肉孢子虫肉孢子囊寄生的牛或猪肌肉是人肠道肉孢子虫病的主要传染源,人因生食或食用未完全煮熟的肉类而感染。人粪便排卵囊/孢子囊可达数周或数月,由于人粪污染牧草、水源等可致牛或猪等动物感染。牛感染人肉孢子虫在世界各地均较普遍,如印度屠宰场黄牛的人肉孢子虫肉孢子囊检出率为 12%,巴西人肉孢子虫肉孢子囊在牛肉中的检出率高达 94%,中国云南市售牛肉中人肉孢子虫感染率为 92.3%。一般认为,猪感染猪人肉孢子虫的感染率较低,但东南亚地区猪的感染率明显高于其他地区。日本和印度猪的自然感染率分别为 0.08% 和 47.11%,中国广西和云南猪体内猪人肉孢子虫肉孢子囊的检出率分别为 33.6% 和 68%。人肠道肉孢子虫终宿主,除了人外,狒狒和猕猴可能是人肉孢子虫的终宿主,猩猩、恒河猴和食蟹猴也可能是猪人肉孢子虫的终宿主。目前,某些家养动物(如骆驼、羊驼、牦牛等)和许多野生动物体内的肉孢子虫终宿主尚不清楚,因此可能还存在未知来源的肠道肉孢子虫,人肠道肉孢子虫是否还存在其他终宿主还有待于进一步研究。

2. 人肌肉肉孢子虫病　在患者肌肉中发现多种形态的肉孢子虫肉孢子囊,因此人还可能成为某些种类肉孢子虫的中间宿主。因在自然界中并不可能存在以人为捕食对象的捕食者,而且发现人肌肉肉孢子虫肉孢子囊与某些非人灵长类动物体内的肉孢子囊结构相似,由此推测一些非人灵长类动物可能是人肌肉肉孢子虫的中间宿主。Pamphlett 等认为人感染肌肉肉孢子虫病,可能是误食了污染食肉动物粪便的食物或饮水,而这些食肉动物的粪便内含有非人灵长类动物肉孢子虫的卵囊/孢子囊。在东南亚地区某些灵长类动物感染肉孢子虫较多见,如在人肌肉肉孢子虫报道较多的热带地区,有 21% 的野生猴感染了肌肉肉孢子虫。至今为止,人肌肉肉孢子虫病的流行环节尚需进一步研究,如人和其他灵长类动物肉孢子虫种是否相同,人肌肉肉孢子虫病流行区的犬、猫、蟒蛇等动物粪便内的肉孢子虫卵囊/孢子囊对人和灵长类动物是否具有感染性等。

3. 家畜和野生动物肉孢子虫

(1) 负鼠:南美负鼠至少是 3 种肉孢子虫的终宿主,即虎皮鹦鹉肉孢子虫(*S. falcatu-*

la)、神经肉孢子虫(*S. neurona*)和 *S. speeri*。为了确定南美负鼠感染的肉孢子虫的种类，Dubey 等将巴西的负鼠肠道来源的肉孢子虫孢子囊喂给 4 只 γ-干扰素基因敲除小鼠、1 只裸鼠和 2 只相思鹦鹉。4 只小鼠均发病，其中 1 只于感染后 42 天死亡，另外 3 只分别于感染后第 44 天、52 天、53 天相继出现神经症状后处死。在 4 只小鼠的骨骼肌中均找到肉孢子虫包囊，结构与 *S. speeri* 一致；裸鼠因出现衰竭症状而于感染后 41 天处死，在其肝切片中发现裂殖体，骨骼肌切片中找到肉孢子虫包囊；2 只相思鹦鹉始终无症状，并于感染后 29 天处死，在其组织中未找到虎皮鹦鹉肉孢子虫；Baird 等检查了佛罗里达州弗吉尼亚负鼠 *S. greineni* 包囊的感染情况，其横纹肌中的肉孢子虫包囊阳性率为 10%(24/240)，春(13.1%)、夏(6.7%)季无统计学差异(*P* = 0.156)；膈肌感染率最高(72.7%，8/11)与舌肌及心肌(16.6%，1/6)相比差异具有统计学意义。

　　神经肉孢子虫是马的神经性疾病——马原虫性脑脊膜脑炎的重要病因。在美国，已知这种寄生虫的唯一终宿主是负鼠，马和其他哺乳动物是其非正常宿主，然而，尽管这种疾病的重要性已被认识，但这种寄生虫在终宿主中的流行病学仍不太清楚。为了填补这一空白，Richard 等于 1999—2000 年分别对 72 只负鼠进行了检查，在 19 只负鼠体内发现神经肉孢子虫孢子囊，并观察到虫荷受季节和动物身体状况的影响；Elsheikha 等(1994 年 4 月至 2002 年 12 月)调查了密歇根州南部北美负鼠神经肉孢子虫感染率，通过肠道刮除术检查 206 只负鼠，31 只检出神经肉孢子虫孢子囊(15%)，成年鼠(26/206，12.6%)和雌鼠(19/206，9.2%)的感染率分别高于幼鼠(5/206，2.4%)和雄鼠(12/206，5.8%)感染率，而且感染率与年龄、性别、季节、身体状况、伴随感染的存在等多种因素有关。Dubey 等在野外捕捉的负鼠肠道中找到肉孢子虫孢子囊(感染率 54.5%，24/44)，孢子囊数低的少于 1 万，高的超过 2 亿，并将 24 只阳性负鼠来源的孢子囊喂给 γ-干扰素基因敲除小鼠或裸鼠，其中 14 只负鼠来源的孢子囊对小鼠具感染性，通过抗神经肉孢子虫抗体特异性染色，在小鼠组织找到神经肉孢子虫；另外负鼠的虎皮鹦鹉肉孢子虫感染率为 47.7%(21/44)，*S. speeri* 感染率为 18.1%(8/44)。1996—2002 年 Elsheikha 等调查发现密歇根州中部地区北部弗吉尼亚负鼠肉孢子虫感染率为 18%(37/206)，夏季感染率最高(9.2%，19/206)，通过 PCR-RFLP 分析，负鼠主要感染神经肉孢子虫，部分混合感染虎皮鹦鹉肉孢子虫；37 只阳性负鼠中，23 只(62%)感染神经肉孢子虫，4 只(11%)感染虎皮鹦鹉肉孢子虫，8 只(22%)存在该 2 种肉孢子虫混合感染。在密西西比河流域的农村，从 72 只负鼠中的 24 只肠道中也找到神经肉孢子虫孢子囊。将孢子囊喂给 γ-干扰素基因敲除的小鼠，通过抗神经肉孢子虫特异性多克隆抗体的免疫组化染色，确认从 19 只负鼠肠道取来的孢子囊感染的小鼠脑部有神经肉孢子虫。在巴西，Dubey 等从 2 只(2/8)南美负鼠中首次分离出神经肉孢子虫。而 Mitchell 等以甲醛固定的裂殖子作抗原检测康涅狄格州臭鼬、浣熊、负鼠的神经肉孢子虫凝集素抗体，结果感染率分别为臭鼬 46%(11/24)、浣熊 100%(10/10)、负鼠 0(0/7)，负鼠抗体阴性可能是因为这个地区缺乏终宿主的系统感染。

　　(2) 马:Fukuyo 等在蒙古乌兰巴托,应用压片法检查马的膈肌、心肌和舌肌。肉孢子虫阳性率为 93%(40/43),其中舌肌最高(97.5%),10 岁以下的马显著低于老年组。Rossano 对密歇根 98 个马场 1 121 匹马检测的结果为 60%。经 $\chi^2$ 检验分析,负鼠分布最少的较冷地带的神经肉孢子虫血清阳性率较低。Blythe 等用同样方法检查了 334 份俄勒冈无神经症状马的血清样本的神经肉孢子虫抗体,抗体阳性率为 45%(149/334),有明显地区差异,俄勒冈的西部地区(区Ⅰ、区Ⅱ)的神经肉孢子虫抗体血清阳性率分别为 65% 和 60%,中部和东部地区(区Ⅲ、区Ⅳ)血清阳性率分别为43%和22%。阳性率随年龄的增加而增高,无性别、营养、圈养环境的差异。对于无神经症状马的神经肉孢子虫抗体的高阳性率,作者认为,在俄勒冈单独用血清学分析不适用于确诊马的原虫性脑脊膜脑炎。Vardelieon等用免疫斑点试验检测美国5个不同地方(根据弗吉尼亚负鼠属分布抽样)马的神经肉孢子虫抗体,共检查了208份血清样本,神经肉孢子虫抗体血清阳性率为从0(新泽西和蒙大拿)到54%(密苏里)不等;Dubey等以神经肉孢子虫裂殖子作抗原检测巴西马的神经肉孢子虫抗体。在101头马中有36头的神经肉孢子虫抗体阳性。此感染率与Dubey JP等用同样方法检测阿根廷马的结果(神经肉孢子虫抗体阳性率为35.5%,27/76)的相似。而Gupta等检查了韩国Jeju岛191匹马的神经肉孢子虫血清抗体,结果为0,推测是这些马可能没有暴露于此种寄生虫或抗体滴度低而难以被检测到。2003年Katayama等在日本首次报道了一例神经肉孢子虫所致马原虫性脑脊膜脑炎,但该马是从美国进口的纯种赛马。

(3) 牛:1994年Omata等在北海道东部抽检了屠宰的成年牛肉孢子虫感染,日本本土牛肉孢子虫阳性率为15.7%(13/83),91头进口黄牛在屠宰前于北海道东部饲养,其感染率为48.4%;另94头黄牛在进口检疫后立即屠宰,其感染率为51.1%,经检查均为枯氏肉孢子虫。后来,Ono等用组织学方法检查日本本土和进口的共482份牛肉,结果日本牛肉的肉孢子虫包囊感染率(总感染率6.31%)低于从美国(36.78%)和澳大利亚(29.49%)进口的牛肉;进口牛肉的肉孢子虫的感染度(尤其是美国)高于日本本土牛肉,并且除1例外其余均为枯氏肉孢子虫感染。以上均说明日本本土牛的肉孢子虫感染率明显低于美国等产地的牛。1999年Saito等首次从日本本土饲养的黄牛体内分离出人肉孢子虫包囊,将所获得的包囊喂饲给2只食蟹猴,10天后2只食蟹猴的粪便中均排出孢子囊。1996—1997年Huong等对越南胡志明市屠宰的成年水牛进行检查,肉孢子虫囊感染率为79%(396/502),感染率随年龄而增加,2~3岁水牛为57%,6~7岁水牛为93%;来自北部(89%)的水牛高于南部地区(69%),确认了4个肉孢子虫种:莱氏肉孢子虫(*S. levinei*)(74%)是最常见的虫种,依次为梭状肉孢子虫(*S. fusiformis*)(41%)、*S. buffalonis*(33%)和*S. dubeyi*(12%),4种肉孢子虫混合感染比例为8%;最常见的感染部位为食管肌,其次为颈肌、舌肌和心肌。Claveria等调查了142头菲律宾的水牛肌肉组织的肉孢子虫感染,65%的水牛有肉孢子虫包囊,分属于两个种:梭状肉孢子虫和莱氏肉孢子虫(这是菲律宾莱氏肉孢子虫的首次报道),并认为莱氏肉孢子虫是不同于梭状肉孢子虫的另一虫种,而不像早期文献所说的菲律宾水牛体内的莱氏肉孢子虫就是梭状肉孢子虫的发育形式。Kalubowila等采用ELISA对斯里兰卡干旱及多雨地区牛和水牛进行肉孢子虫血清流行病学调查,牛的感染率为69.3%,干旱地区牛、水牛感染率显著高于多雨地区,而且干旱和多雨地区水牛感染率均高于牛感染率。

(4) 其他家畜:1992—1996年Latif等对巴格达地区的牲畜进行肉孢子虫检查,用肉眼观察检查大型肉孢子虫,蛋白酶消化法、肌肉压片法和间接荧光抗体实验检查小型肉孢子虫。共检查了605只绵羊、826只山羊、1 080头黄牛、580头水牛和36头骆驼。大型肉孢子虫包囊感染率分别为4.1%、33.6%、0.2%、15.6%和0,小型肉孢子虫包囊感染率分别为97%、97.4%、97.8%、82.9%和91.6%。大型包囊以食管肌检出率为高,心肌最低;检查方法以消化法检出率(93.3%)最高,其次为间接荧光抗体实验(88.6%)、肌肉压片法(81.2%)。Pena等从巴西圣保罗市的25个阿拉伯餐馆取来55份牛肉样本,经检查50份样本肉孢子虫阳性;根据电镜观察的结果鉴定,有人肉孢子虫(*S. hominis*)、毛形肉孢子虫(*S. hirsuta*)和枯氏肉孢子虫(*S. cruzi*)3个种,大多为混合感染,它们在阳性肉样中的检出率分别为94%、70%

和92%,将人肉孢子虫阳性的牛肉给7名志愿者服用,其中2人出现腹泻症状,6人(85.7%)粪便中排出孢子囊,潜伏期持续10~14(12±1.8)天,排囊期持续5~12(8.8±1.1)天。1998年Saito等检查了日本埼玉县屠宰的600头成年猪,在其中5头猪的心肌和膈肌中找到猪人肉孢子虫,这是在日本首次从猪体内检出猪人肉孢子虫的报道。1998—1999年Woldemeskel等对埃塞俄比亚的121头成年骆驼检查发现,成年骆驼的肉孢子虫包囊阳性率为45.45%(55/121),各部位的感染率分别为:食管肌19.83%,膈肌11.57%,肩肌12.4%,咬肌8.26%,心肌9.17%,无性别和地区差异。这是埃塞俄比亚骆驼的肉孢子虫包囊感染的首次报道。1998—1999年Fukuyo等用压片法检查马、牛、羊等肉孢子虫感染,阳性率分别为:牛90%(27/30),牦牛93.3%(28/30),绵羊96.9%(753/777),马75%(3/4),骆驼100%(5/5)。通常以心肌检出率最高,其中牛为100%,牦牛86.7%;而绵羊(100%)和马(100%)以舌肌检出率最高。Al-Hoot等调查了沙特阿拉伯绵羊和山羊莫尔肉孢子虫自然感染率,Niemy、Najdy和Sawakny地区绵羊感染率分别为84%、76%和89%,利雅得屠宰的山羊感染率为77%。Gillis等用血清学方法检测了100只猫的神经肉孢子虫抗体并同时对其中的50只猫进行肌肉切片法检查,在5只(10%)猫的肌肉中找到肉孢子虫包囊,经形态学、分子生物学确认为猫肉孢子虫(S. felis);抗神经肉孢子虫抗体阳性率为5%(5/100),但在肌肉中未找到神经肉孢子虫。据此认为猫有感染神经肉孢子虫的可能。Duby等在巴西圣保罗市用直接凝集法检测502只家猫神经肉孢子虫抗体,在1∶50血清滴度水平未发现阳性。而Oliveira-Sequeira等用沉淀法、简单漂浮法、离心浮聚法对巴西圣保罗市的271条家狗和野狗进行粪检,肉孢子虫感染率为2.2%,两种狗感染率相似,没有季节差异。1999—2002年Barutzki等从对德国的8 438条狗和3 167只猫进行粪检,结果肉孢子虫阳性率为9%,德国黑森农场饲养的母猪肉孢子虫抗体阳性率为29%。

### (三) 流行因素

肉孢子虫病是人畜共患寄生虫病。人是肉孢子虫的终宿主和中间宿主,可被肉孢子囊和卵囊或孢子囊感染。人感染主要是由于生食牛肉和/或猪肉的生活习惯所造成,肉孢子囊在肌肉中能持续存活7个月,并且某些烹饪肉类的方法可能并不能完全杀死肉中的肉孢子囊,也会造成人的感染。此外,肉孢子虫的孢子囊在外界环境中抵抗力很强,可在中间宿主中广泛传播,终宿主(如某些爬行动物等)粪便中的卵囊和孢子囊也可以通过被污染的水源和食物造成人的感染。

人肠道肉孢子虫病流行与当地居民有生食牛肉或猪肉的习俗有关,另外,畜牧地区人群卫生习惯不良,如随地大便等,粪便中的卵囊或孢子囊污染牧草致牛感染也是导致该病流行的一个主要原因。人肌肉肉孢子虫感染与环境卫生和不良饮食习惯有关,所报道的人肌肉肉孢子虫暴发流行均有到东南亚(如马来西亚)的旅游史。

### 三、发病机制与病理改变

肉孢子虫对中间宿主和终宿主都具有一定的致病力,但对中间宿主致病力远强于终宿主。

人肠道肉孢子虫寄生于人体小肠黏膜杯状细胞中,病理改变表现为嗜酸性粒细胞性肠炎,严重时可见坏死性肠炎,有时在小肠固有层或黏膜下层偶见不同发育阶段的肉孢子虫。因肠壁炎症可引起胃肠功能紊乱和吸收功能障碍。

人肌肉肉孢子虫寄生于人体四肢、舌部、鼻咽部、喉部、胸部、心脏、腹部以及骨骼等部位的肌肉组织中,其对人体的损害依据虫种、感染虫体数量和感染部位的不同而不同。一般可引起机械性损伤和宿主营养损耗,肌肉组织病理切片可见单核细胞浸润和肌纤维变性坏死等。严重时产生很强的毒素,引发类似细菌内毒素样的过敏反应,有时可致患者死亡。

### 四、临床表现

人感染肠道肉孢子虫的临床症状与感染者食入肉孢子囊数量以及机体的免疫状态有关,轻重不一。免疫功能正常者,一般无明显症状,甚至无症状。常见临床症状为胃肠道反应,如食欲减退、恶心、呕吐、腹痛、腹泻、头痛、发热、寒战等,有时还有食欲缺乏、腹胀、便秘、乏力、眩晕、关节酸痛等。感染重或免疫功能低下患者会出现严重腹泻、体重下降等。感染者外周血中嗜酸性粒细胞增多并伴有血小板减少,粪便中可查到孢子化的卵囊或孢子囊。

人肌肉肉孢子虫病一般不出现临床症状,少数表现为肌肉疼痛、发热、皮疹、心肌炎症、支气管痉挛和皮下肿胀等症状。同时还伴有患者嗜酸性粒细胞增多,中性粒细胞和血小板减少,血沉加快,及肌酸激酶、乳酸脱氢酶、谷草转氨酶和谷丙转氨酶水平升高等临床表现。尸检时可见肝大、全身出现斑点状出血点、血管内皮细胞内可检出肉孢子囊、心肌和骨骼肌均检出大量未成熟肉孢子囊。有学者认为肌肉肉孢子虫感染可致心肌病、肾小球肾炎和恶性肿瘤等,应引起重视。

### 五、诊断和鉴别诊断

根据临床症状,询问病史,特别是询问患者是否生食过猪肉和牛肉是临床诊断肠道肉孢子虫病的关键。同时一些实验室检查结果也可以用于确诊或辅助诊断。常用的实验室检查方法有包括病原学、免疫学、分子生物学及影像学检查等。

（一）病原学检查

确诊肉孢子虫病要依靠粪便检查方法检出孢子囊。孢子囊通常在食入猪肉 11~13 天后和食入牛肉 14~18 天开始排出。肠道肉孢子虫病患者粪便中肉孢子虫卵囊或孢子囊极少,生理盐水直接涂片法检出率极低。因此粪便检测需要多次采样,并先以浮聚法将虫体浓集后再进行检查。常用蔗糖浮聚法或硫酸锌浮聚法检查,其中硫酸锌浮聚法效果较好。也可取新鲜粪便标本用改良抗酸染色法染色后镜检,卵囊呈亮红色。粪便检查虽然可靠,但敏感性差,对操作者的要求相对较高,且无法根据卵囊或孢子囊形态将肉孢子虫区分到种。手术切除的肠组织或肠活组织标本能查见其他阶段的虫体,可用于确诊本病。对患者吃剩下的肉可经组织压片或病理切片检查肉孢子囊,或经蛋白酶消化法检查肉孢子囊内的缓殖子也可辅助诊断。

人肌肉肉孢子虫病的诊断可以采用肌肉组织活检或病理切片的方法检查肉孢子囊,肌肉组织也可经胃蛋白酶消化法镜检缓殖子。

（二）免疫学检查

血清中肉孢子虫特异性抗体检测在肉孢子虫病诊断中的作用虽然仍存在争议,但一般认为肉孢子虫在终宿主体内不产生特异性抗体,目前尚无有效诊断人肠道肉孢子虫的免疫学检查方法;肉孢子虫血清抗体检测可用于人肌肉肉孢子虫病的辅助诊断,据此发现了不少肌肉肉孢子虫感染病例。人肌肉肉孢子虫寄生于人肌肉中,其抗原与其他肉孢子虫虫种抗原均存在交叉反应;因此,筛选不同发育阶段的特异性抗原并制备相应单克隆抗体是肉孢子虫免疫学检查技术的发展方向,目前利用重组抗原建立的种特异性免疫学检查技术已取得了较好的进展。

**（三）分子生物学检查**

分子生物学技术为肉孢子虫病诊断提供了新的方法。目前肉孢子虫病诊断研究主要以 *18S rRNA* 基因作为目标片段，常用的方法有基因测序比对法、随机引物 PCR 法和 PCR-RFLP 法等。分子生物学技术最大的优势在于可以精确地将人肠道肉孢子和人肌肉肉孢子虫与其他种类肉孢子虫区别开来，是最具发展潜力的实验室检查技术。

**（四）其他辅助检查方法**

随着寄生时间延长，肉孢子虫肉孢子囊可发生钙化，X 线检查可见肌肉组织内钙化灶。虽然其他肌肉内寄生虫也会发生钙化，但钙化点大小不同，如旋毛虫钙化点最小，肉孢子虫其次，囊虫的钙化点是旋毛虫的 2 倍。通过 CT 或 MRI 可获得更为清晰的影像。

人肌肉肉孢子虫病可检查外周血嗜酸性粒细胞、中性粒细胞、血小板、肌酸激酶等。

## 六、治疗

人肠道肉孢子虫病和人肌肉肉孢子虫病目前均无特效的治疗药物。目前临床正在使用且已明确具有治疗效果的药物有复方新诺明（TMP-SMZ）、甲硝唑、乙胺嘧啶、青蒿琥酯和吡喹酮等。

1. 复方新诺明（TMP-SMZ）　该药分为成人片剂和儿童片剂，成人片剂中每片含 SMZ 0.4g 和 TMP 0.08g，儿童片剂中每片含 SMZ 0.1g 和 TMP 0.02g。成人及 12 岁以上儿童 2 片/次，2 次/日；2~6 岁儿童 1 片/次，2 次/日。疗程为 10~14 天。

2. 甲硝唑　静脉注射效果较好，成人每次 15mg/kg，1 小时内推注完毕。

3. 乙胺嘧啶　口服。成人 50~100mg/d 顿服，儿童 1mg/(kg·d) 顿服，疗程 4~6 周。

## 七、预防与控制

1. 人肉孢子虫病预防措施主要是加强卫生宣传教育，改变生食猪肉和牛肉的习惯，切生肉和熟肉的刀具和砧板要分开，加强肉品检疫，防止人畜粪便污染水源和饲料。

2. 严格无害化处理肉孢子虫病畜的肉及其内脏。严禁销售生肉孢子虫病肉及其内脏。养殖场（户）应注意保持养殖场、舍、圈的清洁卫生。严禁用生肉特别是含有肉孢子虫的生肉喂犬、猫。

3. 将肉烹制或冷冻杀死肉孢子囊中的缓殖子也可以预防人肠道肉孢子虫病。烹制的食品可杀死缓殖子，分别于 -4℃ 和 -20℃ 冷冻 48 小时和 24 小时也足以将缓殖子杀死。

人肉孢子虫病是一种危害性较大的食源性人畜共患寄生虫病，并且目前尚无有效的治疗方法，对免疫缺陷患者是一个巨大的潜在威胁。但对肉孢子虫生活史、致病性、免疫学、诊断学和防治等方面的研究并不完善，有待于进一步研究。同时还需进一步研发简便易行的检查方法，并尽快完善与人类关系密切的家畜和野生动物肉孢子虫病的流行病学资料。

（吴亮　陈盛霞　夏蒙）

# 第三节　旋毛虫病

旋毛虫病（trichinellosis）是由旋毛形线虫[ *Trichinella spiralis* ( Owen，1835)，简称旋毛虫] 引起的一种食源性人畜共患寄生虫病，主要因生食或半生食含有旋毛虫幼虫囊包的猪肉或其他动物肉类所致。目前在全世界 198 个国家（或地区）中 66 个有旋毛虫病分布。据国际旋毛虫病委员会（International Commission on Trichinellosis, ICT）报告, 2004—2005 年全世界发生了 147 次人体旋毛虫病暴发, 发病 5 690 例, 死亡 5 例; 另据 Murrell 等根据世界上 44 个国家的 261 篇文献报道, 1986—2009 年报告 65 818 例患者, 死亡 42 例, 现已将其列入新现/再现性疾病和被忽视的热带病。本病在临床上主要表现为发热、眼睑水肿、皮疹、肌肉疼痛等, 重症患者可因并发症而死亡。旋毛虫病不仅严重危害人体健康, 还对养猪业造成巨大经济损失并对肉类食品安全构成严重威胁。

自从旋毛虫被发现后, 过去一直认为旋毛虫属只有一个种, 即旋毛虫（*T. spiralis*）。近年来根据生物学、遗传学、生物化学和分子生物学的研究, 已将旋毛虫属分为 9 个种: 旋毛虫（*T. spiralis*, T1）、乡土旋毛虫（或北方旋毛虫, *T. nativa*, T2）、布氏旋毛虫（*T. britovi*, T3）、伪旋毛虫（*T. pseudospiralis*, T4）、穆氏旋毛虫（*T. murrelli*, T5）、纳氏旋毛虫（或南方旋毛虫, *T. nelsoni*, T7）、巴布亚旋毛虫（*T. papuae*, T10）、津巴布韦旋毛虫（*T. zimbabwensis*, T11）及巴塔哥尼亚旋毛虫（*T. patagoniesis*, T12）, 以及 3 个分类地位尚未确定的基因型（genotype）, 即 *Trichinella* T6、T8 和 T9, 其中旋毛虫、乡土旋毛虫、布氏旋毛虫、穆氏旋毛虫、纳氏旋毛虫及巴塔哥尼亚旋毛虫幼虫在宿主肌肉内形成囊包, 为成囊型旋毛虫（encapsulated *Trichinella*）, 伪旋毛虫、巴布亚旋毛虫及津巴布韦旋毛虫的幼虫在肌肉内不形成囊包, 为非成囊型旋毛虫（non-encapsulated *Trichinella*）。我国大陆已发现有 2 种, 即旋毛虫和乡土旋毛虫。2008 年 7 月在中国台湾发生了一起因食生龟肉而引起的旋毛虫病暴发, 8 人发病（其中 3 人是日本游客）, 病原体可能是 T10 或 T11。旋毛虫（T1）分布广泛, 是引起人体旋毛虫病的主要病原体, 多数死亡病例由其所致。

## 一、病原生物学

### （一）形态

1. 成虫　虫体微小, 细线状, 乳白色。表皮光滑, 头端较尾端稍细。雄虫大小为（1.0~1.8）mm×（0.03~0.05）mm, 雌虫为（2.5~3.5）mm×0.05mm。咽管为体长的 1/3~1/2, 在咽管后段的背侧为杆状体（stichosome）, 由数十个排列成串的单层圆盘状杆细胞（stichocyte）组成, 杆细胞分泌物经小管排入咽管腔, 具有消化功能和抗原性。两性成虫的生殖器官均为单管型。雄虫末端有 2 片叶状交配附器（alae）, 无交合刺。雌虫子宫较长, 中段含虫卵, 后段和近阴道处则充满幼虫, 幼虫自阴门产出, 阴门位于虫体前 1/5 处。

2. 幼虫　刚产出的幼虫称为新生幼虫（newborn larvae）, 大小约为 $124\mu m \times 6\mu m$。在横纹肌内发育成熟的幼虫称为肌肉期幼虫（muscle larvae）（简称肌幼虫）, 亦称感染期幼虫（infective larvae）或成囊期幼虫（encapsulated larvae）, 大小为 1mm×0.03mm。成熟幼虫卷曲于横纹肌内梭形囊包中。囊包大小为（0.25~0.5）mm×（0.21~0.42）mm, 其长轴与横纹肌纤维平行。一个囊包内通常含有 1~2 条幼虫（图 5-3-1）。囊包壁由成肌细胞退变以及结缔组织增生形成。幼虫的咽管结构与成虫相似。

### （二）生活史

成虫寄生于宿主小肠, 主要在十二指肠和空肠上段, 幼虫则寄生于同一宿主的横纹肌细胞内, 因此, 被旋毛虫寄生的宿主既是终宿主, 也是中间宿主（图 5-3-2）。旋毛虫在完成生活史过程中不需要在外界发育, 但必须转换宿主才能继续下一代生活史。人、猪、犬、猫、鼠、野猪、熊等多种野生动物和马等食草动物均可作为该虫的宿主。

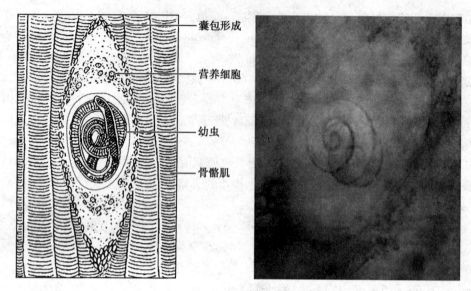

囊包形成
营养细胞
幼虫
骨骼肌

图 5-3-1 旋毛虫幼虫囊包在骨骼肌内

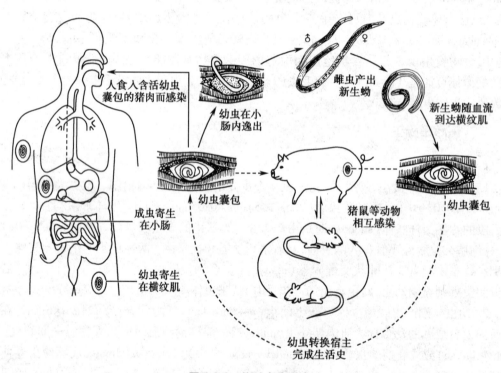

人食入含活幼虫
囊包的猪肉而感染

幼虫在小
肠内逸出

雌虫产出
新生蚴

新生蚴随血流
到达横纹肌

幼虫囊包

成虫寄生
在小肠

幼虫寄生
在横纹肌

幼虫囊包

猪鼠等动物
相互感染

幼虫转换宿主
完成生活史

图 5-3-2 旋毛虫生活史

宿主因食入含活囊包幼虫的肉类及肉制品而感染。囊包在消化酶的作用下,幼虫自囊包内逸出,并钻入十二指肠及空肠上段的肠黏膜中发育,24 小时后返回肠腔;在感染 30～40 小时内,经 4 次蜕皮发育为成虫。少数虫体可侵入腹腔或肠系膜淋巴结处寄生。雌、雄虫交配后,多数雄虫死亡。雌虫以前端钻入肠黏膜内继续发育,约在感染后 5 天开始产幼虫。每条雌虫一生可产幼虫 1 500～2 000 条,产幼虫期可持续 4～16 周或更长。雌虫寿命一般为 1～2 个月,少数达 3～4 个月。

产于肠黏膜内的新生幼虫,侵入局部淋巴管或小静脉,随淋巴和血液循环达全身各处,但只有到达横纹肌内的幼虫才能进一步发育。因幼虫的机械性刺激及代谢产物的化学性刺激,使肌细胞受损,出现炎性细胞浸润,纤维组织增生。受累的肌细胞出现结构和功能的明显改变,转变为营养细胞(保育细胞,nurse cell),为幼虫提供营养物质并保护幼虫免遭宿主免疫攻击。营养细胞被一层源于宿主的胶原所覆盖,胶原囊周围由毛细血管网包裹,至此形成了营养细胞-感染性第1期幼虫复合体,即旋毛虫囊包幼虫。感染后26天,幼虫周围形成囊包。幼虫最后定居于横纹肌,以膈肌、咀嚼肌、舌肌、肋间肌、肱二头肌和腓肠肌等多见,可能是因为这些肌肉活动频繁,血液供应丰富,侵入的幼虫数量较多,以及肌糖原含量较低,有利于囊包形成。成熟囊包幼虫具有感染性,被新宿主吞食后,又可重复其生活史。囊包幼虫若无机会进入新宿主,多在感染半年后囊包两端开始钙化,幼虫则逐渐丧失感染能力并随之死亡,最后整个囊包钙化,但有时钙化囊包内幼虫可继续存活数年。在人体内幼虫最长可存活30年,在其他哺乳动物体内幼虫则可生存到动物死亡。

## 二、流行病学

### (一) 分布与危害

1. 世界分布　旋毛虫病呈世界性分布,在全世界198个国家(或地区)中,66个有动物旋毛虫感染的分布,55个有人体旋毛虫病的报道。本病以前曾在欧洲及北美国家严重流行,通过严格的猪肉检疫发病率已明显下降。目前,旋毛虫病在俄罗斯及东欧国家、墨西哥、智利、阿根廷及泰国、越南、老挝等国仍较严重流行,法国、意大利、美国和加拿大发生了多起因食用马、熊、海象、美洲狮肉引起本病暴发。2004—2005年全世界发生了147次人体旋毛虫病暴发,发病5 690例,死亡5例,暴发病例主要来自东欧(罗马尼亚、保加利亚、克罗地亚、塞尔维亚及波兰等)、南美(阿根廷)与亚洲(泰国、越南、老挝、韩国及中国等)。

2. 非洲分布

(1) 阿尔及利亚:该国绝大多数居民为穆斯林,不食猪肉和食肉动物肉类,因此,人体旋毛虫病仅见于50例来自法国的移民。1946—1986年,该国发生了因食猪肉和野猪肉引起的6次旋毛虫病暴发(Michel等,1986)。2006年,1名阿尔及利亚人因食感染布氏旋毛虫的豺肉而患旋毛虫病。虽然在阿尔及利亚尚未进行布氏旋毛虫感染情况的调查,但该病例提示在该国的野生动物中存在有布氏旋毛虫感染。阿尔及利亚猪旋毛虫的感染可能与卫生条件较差以及旋毛虫从野生动物传播给家猪有关(Pozio等,2007)。

(2) 刚果:仅在加丹加省Marunga地区的黑斑鬣犬(spotted hyena)肌肉中发现有未定种的旋毛虫。此外,1名外国男性在刚果旅游期间发生了可疑为旋毛虫病的感染。提示在刚果存在有旋毛虫的分布。

(3) 埃及:埃及为穆世林居民占绝大多数的国家,历史上只有一起人体旋毛虫病暴发,是在1975年法国旅游者因食猪肉而引起的;而单个散发的旋毛虫病患者见于坦塔埃及东北部的坦塔市)。在1975年旋毛虫病暴发时,开罗屠宰场家猪的旋毛虫感染率为4.5%;1995—1999年,感染率降至1.7%,因有数百头感染旋毛虫的猪存在,因此认为当地旋毛虫感染的危险性仍是较高的(Morsy等,2000)。此外,在亚历山大港屠宰场鼠的旋毛虫感染率达13.3%。在埃及的家猪与流浪狗肌肉内发现的旋毛虫已被鉴定为T1,在西奈半岛狼肌肉内发现的旋毛虫可能是布氏旋毛虫。因此,在埃及可能存在有旋毛虫的家养动物环和野生动物环。

（4）埃塞俄比亚：科普特人占埃塞俄比亚人口的 35%～40%；1986—1992 年埃塞俄比亚发生了 4 次因食一种非洲野猪（疣猪）肉而引起的旋毛虫病暴发（Kefenie 等，1992）。另据Murrell 等（2011）统计，1986—2009 年在非洲 46 个国家或地区中，仅在埃塞俄比亚发生了 28例人体旋毛虫病，死亡 1 例。此外，在 Abaja 湖内饲养的尼罗鳄体内发现了可能是津巴布韦旋毛虫的非成囊型旋毛虫幼虫。

（5）几内亚：在 Pilimini 区的 1 只猫与 2 只非洲椰子猫体内发现了布氏旋毛虫，但在几内亚无人体或家养动物感染旋毛虫的报道。

（6）肯尼亚：在肯尼亚有几篇人体旋毛虫感染的报道。1959—1987 年，在因食非洲灌丛野猪肉引起的 5 起旋毛虫病暴发中，约有 40 例患者及 1 例死亡，这些野猪可能感染了纳氏旋毛虫（Okelo 等，1987）。另 1 例患者是日本游客因在肯尼亚进食野生动物肉类而感染。在肯尼亚，已发现有多种食肉类动物感染纳氏旋毛虫，如狮、猫、豹、野猪、黑斑鬣犬、豺等。在肯尼亚尚未发现旋毛虫的家养动物环；但在爬行类和哺乳动物还可能存在津巴布韦旋毛虫感染。

（7）莫桑比克：在卡布拉巴萨水库，野生尼罗鳄的津巴布韦旋毛虫检出率为 20%。

（8）纳米比亚：在埃托沙国家公园的 1 只狮体内，发现有旋毛虫 T8 基因型；在该公园内的 1 只黑斑鬣犬和 1 只黑背豺体内发现有未定种的旋毛虫（Pozio 等，1994）。在该国无人体或家养动物感染旋毛虫的记载。

（9）塞内加尔：该国约 90% 的人口为穆斯林。但在塞内加尔首都达喀尔，1967 年发生了 9 例欧洲人因食疣猪肉而患旋毛虫病。在当地的疣猪与豺体内，已发现有旋毛虫（可能是布氏旋毛虫）感染。目前尚无家养动物感染旋毛虫的报道。

（10）南非：在克鲁格国家公园已对野生动物的旋毛虫感染情况进行了流行病学调查，1 只黑斑鬣犬和 1 只狮体内发现有旋毛虫 T8 基因型、1 只狮体内发现纳氏旋毛虫、另 1 只狮体内发现有纳氏旋毛虫与 T8 的混合感染。在 1 只非洲灵猫、1 只黑背豺及 1 只多乳鼠体内发现有未定种的旋毛虫。在该国无人体或家养动物感染旋毛虫的记载。

（11）坦桑尼亚：1977 年，在该国发生了一起因食疣猪肉而引起的人体旋毛虫病暴发，导致数例患者死亡。纳氏旋毛虫在该国的野生动物中广泛分布，如狮、豹、大耳狐、猎豹、黑斑鬣犬、黑背豺及疣猪等（Pozio 等，1997）。无家养动物感染旋毛虫的报道。

（12）突尼斯：在野生食肉动物（如麝猫、豺、猫鼬）体内，发现有成囊型的旋毛虫幼虫（可能是布氏旋毛虫）。在该国无人体或家养动物感染旋毛虫的记载。

（13）津巴布韦：1995 年对津巴布韦 62.1%（18/29）的尼罗鳄养殖场饲养的尼罗鳄进行了旋毛虫感染情况的调查，发现尼罗鳄的津巴布韦旋毛虫感染率为 39.5%（256/648）。2002年，该国 40.7% 的尼罗鳄养殖场仍有津巴布韦旋毛虫感染。此外，对当地的 28 只野生尼罗巨蜥进行调查，发现巨蜥的津巴布韦旋毛虫感染率为 17.6%（Pozio 等，2007）。在哈拉雷动物园的 1 只狮体内，也发现有未成囊的旋毛虫幼虫。在该国无人体或家养动物感染旋毛虫的记载。

**（二）流行环节**

旋毛虫病存在 2 个传播环，即家养动物环（domestic cycle）和野生动物环（sylvatic cycle），在无人类感染的情况下这 2 个传播环均能各自运转。

1. 传染源　本病为动物源性疾病，绝大多数哺乳动物对旋毛虫均易感，现已发现有 150多种家畜和野生动物自然感染旋毛虫，这些动物互相残杀吞食或食入含有旋毛虫活幼虫的动物尸体而互相传播。但因人多食猪肉,故以猪与人体感染的关系最密切,猪肉及猪肉制品仍是我国人体旋毛虫病的主要感染来源,其次为狗肉和野生动物肉类(王中全等,2009);在北美和欧洲国家野生动物肉类和马肉已成为当地的主要传染源。

此外,在实验条件下,蜥蜴、乌龟、蟒蛇等亦可感染旋毛虫。此外,给麻蝇蛆喂饲感染旋毛虫的小鼠肌肉,旋毛虫幼虫在蝇蛆中于8℃可存活5天,接种小鼠后还可引起旋毛虫感染,提示节肢动物、爬行类和冷血脊椎动物亦有可能传播旋毛虫病。

2. 传播途径与感染方式

(1) 水平传播:人体感染旋毛虫病主要是因为生食或半生食含有旋毛虫的猪肉和其他动物的肉类所致,其感染方式取决于当地居民的饮食习惯。①吃生肉,在云南省等少数民族地区,常将生肉剁碎或切成肉丝,伴以佐料后生食(傣族叫"剁生",白族叫"生皮")。在我国东北地区则有生吃凉拌狗肉的习惯。而法国和意大利的旋毛虫病暴发则主要是因生食马肉和半生食马排所致。②吃"过桥米线",系将生猪肉片浸入热油汤中烫吃,如汤的温度不够、烫的时间不长或肉片太厚,则都有可能导致感染。③吃腌肉、香肠、腊肠或酸肉(生肉发酵)等,在熏烤、腌制、暴晒等方法加工制作肉类食品时,常不足以杀死肉中的幼虫。如果加热烹调时间不足,食后亦可感染。如1995年广西德保县发生的本病暴发就是因为食腌酸生猪肉所致,发病率为59%,死亡率达7.5%。④生熟刀砧不分,切生熟食品的刀、砧不分开,造成含有旋毛虫幼虫囊包的肉屑污染刀砧,继而又污染熟食或凉拌菜,也可导致感染。

动物实验证明,旋毛虫病还可通过粪便传播,这是因误食了粪便中的旋毛虫幼虫所致。此种感染方式以感染后4小时所排出粪便感染力最强,经24小时后粪便感染的机会则相当小。在人群中,这种传播方式亦有可能性。

(2) 垂直传播:虽然子宫内感染少见,但在豚鼠中已证实有垂直传播。将感染旋毛虫的孕17天雌性小鼠剖腹取出的胎鼠经人工消化法检查,在胎鼠中发现有旋毛虫。用大鼠旋毛虫病动物模型也在孕18~20天的雌鼠子宫及胎鼠体内发现有旋毛虫,表明旋毛虫可通过胎盘传播。感染旋毛虫后8天和22天受孕雌鼠所产子鼠的感染率分别为20%(2/10)和25%(2/8)(Cui等,2006)。在斯洛伐克共和国的一次旋毛虫病暴发中,一位妊娠12周的孕妇感染了旋毛虫,在人工流产后的胎盘、体腔液和器官中均发现有旋毛虫幼虫,还有人报道在1例7月龄的胎儿和1例6周龄的婴儿体内检出过旋毛虫,证实了先天性旋毛虫病的存在。在国内的旋毛虫病暴发中曾有孕妇感染旋毛虫并引起流产和早产者,故开展先天性旋毛虫病的研究对孕妇感染旋毛虫后的治疗方案及优生优育均具有实际意义。

3. 易感人群　不论男女老幼和种族,人对旋毛虫易感。但旋毛虫病主要见于20~50岁(平均33.1岁)的成年人,旋毛虫病男女性别比基本相等,男性为51%(2 631/5 154)。但旋毛虫病在以下国家更常见于男性,如埃塞俄比亚(100%)、越南(91%)、日本与韩国(75%)、泰国(64%)及中国(57%)(Murrell等,2011),可能与男性参加宴会机会较多有关,如云南金平县只准男性参加宴会,结果一次集体感染旋毛虫的235例患者中,男性228例(97%);1995—1996年在郑州市发生的一起旋毛虫病暴发,208例旋毛虫病患者中男性143例(69%)(王中全等,1996)。

(三) 流行因素

1. 食肉习惯　旋毛虫病的流行主要受当地居民生活与食肉习惯的影响。近年来旋毛虫病在美国的发病率逐年下降,但旋毛虫病在美国的东南亚移民中的发生率则较高,东南亚移民患旋毛虫病的人数比美国一般居民高25倍。1990年7月14日,来自美国6个洲及加拿大的 125 名东南亚移民在美国艾奥瓦州得梅因市参加一次婚礼时因食入了不熟的猪肉香肠,结果于 1990 年 7 月 21 日至 9 月 3 日出现美国历史上最大的一次本病暴发,90 人(75%)感染了旋毛虫病,该次旋毛虫病暴发是过去 15 年中在美国的 90 万东南亚移民中发生的第 4 次暴发。虽然来自柬埔寨和老挝的移民在整个东南亚移民中不到 50%,但柬埔寨与老挝移民患旋毛虫病的人数则占东南亚移民患该病人数的 90% 以上。从老挝和柬埔寨去美国的移民,因喜欢吃生的或轻微加工的猪肉而患旋毛虫病的危险性更大。近年来在西欧国家也发生多起因食用从东欧进口的腌制猪肉制品而引起的人群旋毛虫病暴发。旋毛虫病在俄罗斯流行的新趋势是约有半数人体旋毛虫病是因食野生动物肉类所致,尤其是俄罗斯北部的西伯利亚土著居民,旋毛虫病的暴发主要因食熊肉所致。2002 年与 2005 年在西伯利亚与新西伯利亚分别发生了因食熏熊肉与烤獾肉串而引起的旋毛虫病暴发,发病 71 人与 25 人。

云南少数民族地区有吃生皮、生肉或剁生的习惯,1964—2004 年共发生 441 起暴发,发病 20 101 人,死亡 213 人。我国北方地区居民一般无吃生肉或半生肉的习惯,旋毛虫病的暴发流行多因聚餐时吃"涮猪肉""串白肉""炸春卷"、爆炒猪肉片或未煮熟的猪肉水饺所致;散发病例多因家庭生、熟刀砧不分,尝饺子馅,吃红烧肉或猪头肉等所致。但近年来随着居民生活习惯的改变,亦有因食"凉拌生猪肉丝"、生猪肉饺子馅而感染者。此外,居民吃火锅和烤羊肉串者日渐增多,若肉片厚或涮、烤的时间短,则不能杀死肉中的旋毛虫也可感染本病。

2. 旅游　在东南亚的一些岛屿,当地居民无生食或半生食肉类的习惯,旋毛虫感染者主要是外来的旅游人员。如 1989 年 3 名意大利游客在印度尼西亚巴厘岛因食猪肉而患旋毛虫病;1998 年 25 名新加坡师生在马来西亚岛屿旅游期间因半生食肉类而引起旋毛虫病暴发。在泰国,亦有因到老挝旅游而患旋毛虫病的报道。2006 年 12 月 15～23 日,云南省普洱市组织 57 人对老挝访问期间因生食或半生食种类不明的动物肉类,49 人回国后平均 17 天(15～20 天)发病,血清旋毛虫抗体均阳性,5 例活检发现旋毛虫幼虫,此为我国发生的第 1 起输入性旋毛虫病暴发。2004 年 11 月,1 名法国人因到阿尔及利亚旅欧期间,因食豺肉而患旋毛虫病,对肌肉活检后获得的幼虫进行多重 PCR 检测,鉴定为布氏旋毛虫。

3. 野生动物　在自然界中有多种野生动物感染旋毛虫,包括有袋目、食虫目、翼手目、贫齿目、灵长目、复齿目、啮齿目、鲸目、食肉目、偶蹄目等。在野生动物中间旋毛虫病的传播主要因这些动物互相残杀吞食或食入因本病死亡的动物尸体所致,从而引起野生动物旋毛虫病,亦称为森林型旋毛虫病(sylvatic trichinellosis)。野生动物的旋毛虫感染率在国外相当高。俄罗斯部分地区狼的感染率达 97.3%。在捷克,山猫、狼、狐的感染率分别为 33%、60% 及 30%。在保加利亚,野猪的旋毛虫感染率为 71%,而家猪仅为 24%。在芬兰狐的感染率达 80% 以上,山猫的感染率为 40%～42%,野猪的感染率达 36%。南斯拉夫、罗马尼亚、美国等国家的动物感染也较普遍,某些动物如狼、狐、豺等感染率颇高。一些海洋哺乳动物如北极熊、海象、海豹、鲸等以及猫头鹰等也有旋毛虫感染的报道。我国野生动物旋毛虫感染情况的调查较少,甘肃省狐的旋毛虫感染率达 47.1%,黑龙江省熊的感染率为 7.7%,2003 年上海黄鼠狼的旋毛虫感染率为 2.56%,2 只狼中 1 只感染旋毛虫。在内蒙古自治区的艾虎和虎鼬及吉林的貉也发现有旋毛虫的自然感染。

目前在世界上多数国家已将野生动物列入法律保护范围,但偷猎后的野生动物肉类未经检疫旋毛虫而食用的危险性更大,野生动物肉类已成为人体旋毛虫病另一个重要的传染源。在 1998—2002 年在俄罗斯发生的 47 起旋毛虫病暴发累及的 864 例患者中,因食猪肉引起者占 35.76%,食熊肉者占 39.47%,食獾肉者占 10.65%,食狗肉者占 11.92%;而在 1995—1996 年报道的 1 383 例患者中,80% 是因食猪肉所致。2002 年 8 月在波兰发生了一起因食家庭制作的野猪肉香肠而引起的旋毛虫病暴发,发病 50 多人。1990—2001 年西班牙共发生 49 次人体旋毛虫病暴发,因食野猪肉引起者占 75.5%。在 1997—2001 年,美国 18 个州报告了 72 例旋毛虫病患者,吃野生动物肉类引起者 31 例(43%),其中吃熊肉者 29 例,吃美洲狮肉和野猪肉者各 1 例。我国自 1968 年在四川发生因生食熊肉暴发旋毛虫病以来,至 2009 年已发生 10 次野生动物肉类(野猪肉、麂肉、竹鼠肉及熊肉)引起的本病暴发。

随着我国植树造林的普及、退耕还林的开展等生态环境的改变等,一些地区的野生动物数量还会逐渐增多,尤其是在山区将出现大量野猪、狐、狼等野生动物种群,这些动物互相残杀吞食或食入死亡的动物尸体可引起旋毛虫病在野生动物中间的传播与流行;随着各国野生动物保护法的实施,但偷猎后的野生动物肉类未经旋毛虫检疫而食用的危险性将增大;即使经林业部门批准的狩猎活动,如果猎人将捕获的狼、狐等动物剥皮后将其胴体丢弃在自然界中任由野生动物和啮齿动物啃咬,也可导致旋毛虫病的传播。此外,绿色养猪场(即将家猪在山区或林区放养)的普及也可将野生动物的旋毛虫病传播给家猪。

4. 幼虫的抵抗力　旋毛虫囊包内的幼虫抵抗力较强,能耐低温,猪肉中囊包内的幼虫在 -15℃ 时贮存近 20 天才死亡,在 -12℃ 时可存活 57 天,幼虫腐肉中可存活 2~3 个月。长春市曾发生一起 9 人因食用冻存(-22~-15℃)11~33 天的犬肉而患旋毛虫病。幼虫的抵抗力与虫种及宿主种类有关,野生动物肌肉内的旋毛虫(T2、T3、T4)对低温的强抵抗力较强,如狐胴体中的 T2 幼虫在 -18℃ 冰冻保存 4 年后仍有感染性,该虫感染家猪与啮齿动物后,肌幼虫对低温的强抵抗力则丧失。醋、酱油、熏烤、烙制及暴晒等常不能杀死囊包内的幼虫,如幼虫经食用醋(总酸浓度 4.5%)、酱油(含 19.3% NaCl)浸泡 3 小时、36 小时仍有感染性(张玺等,2010)。但是,旋毛虫幼虫不耐热,在 70℃ 时囊包内的幼虫即可被杀死。

**(四) 流行特征**

旋毛虫病的流行具有食源性、地方性、群体性等特点。人体感染主要是因生食或半生食含幼虫囊包的猪肉及肉制品引起,猪是人体旋毛虫病的主要传染源。近年来随着居民饮食习惯的改变,已发生多起因食羊肉、马肉、犬肉及野猪肉等引起的本病暴发,在北美和欧洲野生动物肉类和马肉已成为当地的主要传染源。

旋毛虫病可见于一年四季。然而,旋毛虫病的暴发具有明显的季节性。人类的行为对旋毛虫病的传播有明显的影响,在北半球人体旋毛虫病主要发生于 12 月至次年 2 月之间,此时家庭屠宰猪数量增加,猪肉主要用于家庭消费,而此时也是狩猎的高峰季节。在美国,旋毛虫病主要发生在 12 月至次年 1 月,与圣诞节期间食入家庭制作的猪肉香肠有关。在立陶宛,1970—1980 年旋毛虫病的暴发具有明显的季节性,主要集中在冬季(11 月至次年 3 月),而在 6~8 月则无病例报道。在黎巴嫩,旋毛虫病的暴发则集中在圣诞节和新年期间。在泰国,旋毛虫病的暴发主要集中在农村地区,与村民庆祝当地的传统节日如泰国北部的春节、泰历新年、结婚庆典或其他节日有密切关系,但感染来源主要是居民饲养的小山猪(hilltribe pig)肉或野猪肉。旋毛虫病在老挝的暴发主要是当地居民在葬礼或婚礼上食入了生的或发酵的酸猪肉所致。而在南半球的阿根廷和智利,则在冬季的 6~8 月为旋毛虫病的高发季节,与此时当地居民摄入野味增加及守猎活动增多有关。

### 三、发病机制与病理改变

旋毛虫的主要致病阶段为幼虫,致病作用与很多因素有关,如食入囊包的数量、幼虫的发育阶段及其活力、幼虫侵犯的部位及人体的功能状态等,尤以前两个因素更为重要。旋毛虫引起临床表现的最低感染剂量为70~150条幼虫。旋毛虫的致病过程可分为连续的3个时期。

#### (一) 侵入期

侵入期(invasion or penetration stage)是指脱囊幼虫与雌成虫侵入肠黏膜的过程(约1周)。由于脱囊幼虫和雌成虫侵入肠黏膜,尤其是雌成虫以肠绒毛为食,加之虫体的排泄分泌产物及产出的大量幼虫的刺激,引起十二指肠和空肠广泛炎症。成虫在人体肠道中可持续6周或更长时间,肠道期以成虫的突然或逐渐消失而终止。病变局部充血、水肿、灶性出血,甚至出现表浅溃疡,但病变一般比较轻微。

#### (二) 幼虫移行期

幼虫移行期(larval migration stage)指新生幼虫随淋巴、血液循环到达宿主各器官及侵入骨骼肌内发育为幼虫囊包的过程(2~3周)。雌虫产出的新生幼虫从肠黏膜侵入血液循环中移行,并穿破各脏器的毛细血管,其毒性代谢产物引起全身中毒症状及过敏反应,从而导致全身性血管炎和肌炎。幼虫侵入骨骼肌时,使肌纤维遭到严重破坏,表现为肌纤维肿胀、排列紊乱、横纹消失、呈网状结构,间质有轻度水肿和不同程度的炎性细胞浸润。幼虫侵入其他脏器时导致小动脉和毛细血管损伤,亦可引起急性炎症与间质水肿,如心肌炎、肺炎、脑炎等。心肌中偶可查到幼虫,但从未见其形成囊包。心肌可有不同程度的损害,主要是心肌、心内膜的充血、水肿,间质性炎症甚至心肌坏死,可伴有嗜酸性粒细胞和单核细胞的浸润及肉芽肿形成。心包腔可有较多的积液。心肌炎并发心力衰竭是本病患者死亡的主要原因。在重度感染者,幼虫可侵入中枢神经系统引起非化脓性脑膜脑炎和颅内压增高,大脑皮层下可见肉芽肿样结节,脑脊液中偶可查到幼虫。幼虫移行损害肺毛细血管时可导致灶性出血或广泛性肺出血、肺水肿、支气管肺炎、胸膜炎甚至胸腔积液。旋毛虫实验感染动物结果表明,膈肌是感染幼虫最重的肌肉,尸检发现每克膈肌含幼虫达2 095条。肝、脾、肾等脏器有时可出现病变,出现肝脾肿大等。

幼虫最后定居于横纹肌,被侵犯的肌肉以膈肌、咀嚼肌、舌肌、肋间肌、肱二头肌和腓肠肌等为多见,这可能是这些肌肉活动频繁,血液供应丰富,侵入的幼虫数量较多以及肌糖原含量较低,有利于囊包的形成之故。横纹肌的主要病理变化依次有:①肌纤维变性和肌浆溶解;②幼虫逐渐死亡后引起肉芽肿反应;③囊包形成;④囊包从两端开始钙化,继而波及整个囊包。

#### (三) 成囊期

成囊期(encapsulation stage)指受损肌细胞修复过程(4~16周),当肠道内的成虫停止产幼虫且肌肉内的幼虫发育为幼虫囊包后开始进入成囊期。随着虫龄的增长,虫体卷曲,幼虫定居的肌细胞逐渐膨大呈梭形,形成一梭形肌腔包围虫体。外周的炎性细胞浸润逐渐减退,肌膜周围直接相连的纤维结缔组织增生,最后在囊包外表形成一层很薄的囊壁外层,称纤维层。因此,囊包壁的外层较薄,由周围的纤维结缔组织增生形成,是宿主炎症反应的结果;内层较厚,是机体在对被损伤肌细胞进行修复的过程中,由肌细胞转化来的营养细胞及其周围的胶原囊组成。

### 四、临床表现

旋毛虫病的潜伏期一般为 5~15 天,平均 10 天左右,但也有短为数小时,长达 46 天者。美国 CDC 报告的具有明确进食含有旋毛虫肉类日期与首发症状的 24 例患者,其平均潜伏期是 13 天(1~50 天)。一般是潜伏期越短,病情越重。本病的临床表现多种多样,轻者可无明显症状,症状不典型者常可导致误诊,重者可在发病后 3~7 周内死亡。临床表现可与致病过程相应地分为 3 期。

#### (一) 肠道期

肠道期(intestinal phase or enteral phase)是由于虫体侵犯肠黏膜而引起肠道炎症反应。发病第 1 周内患者可出现恶心、呕吐、腹痛、腹泻或便秘等症状。呕吐可在摄食后 2 小时内突然出现并可持续 4.5 周。腹泻和腹痛是本期最常见的症状,严重患者腹泻每天可达 10~15 次,腹泻便中常含有黏液但无脓血。除严重感染者外,本期症状一般较轻微,常被患者忽视。患者在此期还可同时伴有乏力、畏寒及低热等全身症状。患者在此期的死亡罕见,极个别患者死于此期是因广泛性肠炎和严重腹泻所致。

#### (二) 急性期

急性期(acute phase)也称为肌肉期(muscular phase)或肠外期(parenteral phase)。急性期的典型表现为持续性高热、眼睑或(和)面部水肿、过敏性皮疹及全身性肌肉酸痛等。患者一般在发病后第 2 周出现持续性高热、体温常在 38~40℃,热型以弛张热为主,也可呈稽留热、不规则热或低热,一般持续 2~4 周,重者可达 6 周,以后热度逐渐下降。在发热的同时多数患者出现眼睑、眼眶周围及面部水肿(图 5-3-3),重者可伴有下肢甚至全身水肿。据对 2 160 例旋毛虫病患者的分析,眼眶周围水肿的发生率为 17%~100%,平均为 50%。眼眶周围及面部水肿常在感染后 1 周内出现并可持续 1 周,消失后罕见复发。因面部水肿患者原有的面部特征不易被识别,在国外常称此期患者为"大头病"(big head)。眼眶周围水肿的发生机制可能是变态反应,实验表明在伴有眼眶周围水肿的旋毛虫病患者特异性 IgE 的阳性率为 87%,而无水肿的患者 IgE 的阳性率只有 62.5%。水肿是对称性的,常在治疗后 5~7 天内消失。部分患者可出现眼球结膜水肿、出血(图 5-3-3)。约有 18% 的患者出现指、趾甲下线状或半月形出血。这种出血常见于感染后 1 周,以后陆续增多,可发生于 1 个、数个或全部甲下。出血初为红色,后变成褐色,随甲的增长向甲的远端移行,最后全部离开甲床而脱落。结膜和甲下出血是旋毛虫性血管炎所致。全身性肌痛是本病最为突出的症状,肌肉肿胀,有硬结感,压痛与触痛明显,常影响颈肌、躯干肌和上下肢肌肉,尤以腓肠肌、肱二头肌

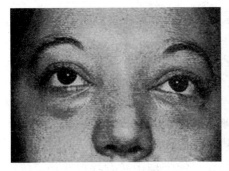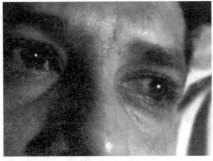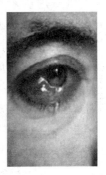

图 5-3-3　旋毛虫病患者眼睑水肿(左)结膜下出血(中与右)

及肱三头肌为甚,患者常呈强迫屈曲状而不敢活动,几乎呈瘫痪状态。部分患者可伴有咀嚼吞咽和说话困难,呼吸和动眼时均感疼痛,患者感觉极度乏力。肌痛常在运动时出现,多数严重患者在休息时亦有肌痛。水肿可遍及多个器官,如肺水肿、胸腔和心包腔积液等,可出现心力衰竭和颅内压增高,甚至有心肌炎,肝、肾功能损害及视网膜出血的表现。少数患者则以呼吸道症状为主。据对法国发生的因食马肉引起的1 600多例旋毛虫病患者的临床观察,主要症状的发生率如下:腹泻为41%~50%,腹痛为82%~93%,发热为81%~90%,面部水肿为58%~84%,皮疹为11%~44%。另据1986—2009年世界上44个报告的65 818例患者中有完整记载的5 377例患者,其主要临床表现为肌痛、腹泻、发热、面部水肿及头痛。

### (三) 恢复期

恢复期(convalescent stage)患者的急性炎症消退,全身症状和体征逐渐减轻,实验室检查结果逐渐转为正常,但肌痛可维持数月之久。若不进行病原治疗,虽然幼虫可存活数30年,但多数患者已无症状。恢复期常在感染后第6~8周开始。重症者可呈恶病质,虚脱,或因并发心肌炎、肺炎或脑炎等而死亡。

上述临床表现为旋毛虫病典型的病程经过,常见于有食生肉习惯的西藏、云南等地以及严重感染者,而我国北方地区多数患者的症状一般较轻或不典型。据对河南省467例旋毛虫病患者的临床分析,除几起因食生猪肉和"涮猪肉"引起的暴发病例及少数因食生猪肉饺子馅引起的严重感染者具有上述典型临床表现以外,多数患者主要表现为长期不明原因发热及四肢和腰背部肌肉酸痛,部分患者伴有早期眼睑或(和)面部水肿,绝大多数患者无胃肠道症状,皮疹亦少见。还有部分患者肌肉疼痛也不明显,仅表现为四肢关节疼痛、颈和腰背部疼痛或仅有四肢酸困乏力。少数患者表现为皮下肿块和眼眶蜂窝织炎。儿童患者的临床表现更不典型,潜伏期长,病情较轻,主要表现为长期发热和嗜酸性粒细胞增多;有些患儿可无肌痛,仅在体检时有肌肉触压痛,可能与儿童神经系统发育不健全或语言表达能力差有关。虽然肌炎在旋毛虫病比较常见,但有少数患者表现为皮肌炎或多发性肌炎,且类风湿因子滴度增高。

在非洲,人体旋毛虫病主要见于肯尼亚、坦桑尼亚及埃塞俄比亚,主要因食野猪肉而感染,致病虫种主要是纳氏旋毛虫。纳氏旋毛虫的致病性可能低于其他成囊型旋毛虫,故在临床上患者的临床表现常较轻,但重度感染者,当每克肌肉虫荷大于4 000条幼虫时,也可导致患者死亡。

## 五、诊断与鉴别诊断

### (一) 临床诊断

旋毛虫病因无特异性症状和体征,临床诊断较困难,故流行病学资料非常重要。患者常有生食或半生食肉类的病史,在本病暴发时同批患者常能追溯其聚餐史。当同一个家庭或社区有2个以上成员出现发热、眼睑或面部水肿及肌痛时,应考虑本病(王中全等,2012)。一旦怀疑旋毛虫感染,应进一步询问是否有摄入生肉或半生肉及肉制品的历史,包括购买和消费肉类的时间及地点。

1. 流行病学史　有生食或半生食动物肉类(猪肉、野猪肉、狗肉、羊肉等)及肉制品史或生肉屑污染的食物史。聚集发病或暴发时常可追溯到共同进餐或聚餐史。

2. 临床表现　患者在肠道期主要表现为腹痛、腹泻等。急性期主要表现为发热、眼睑或面部水肿与肌肉疼痛等,部分患者可出现皮疹、眼球结膜下出血、指或趾甲下线状或半月形出血等;重度感染者在急性期可出现心肌炎、心包积液、脑炎及支气管肺炎等并发症。恢复期主要表现为肌痛与乏力。结合流行病学史可以临床拟诊。

**(二) 实验室检查**

1. 血清学检查

(1) 检测抗体:一般认为人体感染旋毛虫后首先出现 IgE 抗体,IgE 在旋毛虫病的急性期明显升高,但由于 IgE 在血清中的半衰期相对较短,故临床上很少将检测 IgE 用于旋毛虫病的诊断。由于 IgG 在血清中含量高,持续时间长,较易检测,且酶结合物来源方便,价格便宜,故在进行旋毛虫病的血清学诊断时,一般首选检测 IgG。即使是在轻度或无症状的感染者,特异性 IgG 也可在感染后持续存在多年。有时在急性期的最初几天血清学诊断可能阴性,建议对这些患者几天后应进行第 2 次检测(王中全等,2008)。

检测血清特异性抗的方法包括间接荧光抗体试验(IFA)、ELISA 及免疫印迹试验(Western blotting)等,抗体阳性率均可达 95% 以上。其中以肌幼虫 ES 抗原和重组抗原 ELISA 的敏感性最高,且具有经济、检测方法标准化、特异性和敏感性比较稳定以及检测结果可信度高等优点,是目前人体旋毛虫病最常用的检测方法,也是国际旋毛虫病委员会专家组推荐的方法(Cui 等,2015)。在 ELISA 中种特异性的抗 IgG 偶联试剂,其特异性优于葡萄球菌 A 蛋白偶联试剂,因此建议使用具有种特异性的抗 IgG 偶联试剂,如检测患者最好用酶标记的羊抗人 IgG。当 ELISA 结果阳性时,应再进行 Western blotting 检测,以进一步证实 ELISA 阳性标本或排除 ELISA 的假阳性结果,当待检血清中检出针对旋毛虫肌幼虫 ES 抗原中 40 ～ 70kDa 蛋白组分的特异性抗体时,可确诊为旋毛虫感染(王中全等,2008)。最近的研究表明,应用旋毛虫成虫与肠道感染性幼虫 ES 抗原 ELISA 在感染后 8 ～ 10 天即可检出血清特异性抗体 IgG,与肌幼虫 ES 抗原相比可明显缩短旋毛虫病血清学诊断的"窗口期"(Sun 等,2015)。

(2) 检测循环抗原(circulating antigen,CAg):由于检出 CAg 即可证明患者体内有活虫存在,故可区别既往感染和现在感染,尤其适用于早期诊断和疗效考核。应用抗旋毛虫肌幼虫 ES 抗原的 IgY 作为包被抗体,以抗 ES 抗原的小鼠单抗 IgG 或 IgM 作为检测抗体,建立了检测旋毛虫 CAg 的双抗体夹心 ELISA 方法,检测旋毛虫 CAg 的敏感性为 1ng/ml。应用该方法对 300 条旋毛虫感染小鼠的血清 CAg 进行检测,感染后 4 天可检出 CAg,感染后 10 天 CAg 阳性率达 100%。该方法有望用于旋毛虫病的早期诊断和疗效考核(Wang 等,2012;Liu 等,2013)。由于 CAg 在血清中的含量通常较低,其检出率常低于抗体的检出率。在目前条件下,为了提高诊断旋毛虫病的敏感性,最好能同时检测抗体和 CAg。

2. 分子生物学检查　Robert 等(1996)应用 PCR 在旋毛虫病患者血液中扩增出幼虫 DNA。Li 等(2010)发现 PCR 检测感染小鼠血液中旋毛虫 DNA 的敏感性与感染程度和检测时间有关,300 条幼虫感染小鼠,感染后 5～15 天可检出旋毛虫 DNA。由于旋毛虫幼虫在血液循环中存在时间较短,故检测旋毛虫 DNA 仅对免疫功能低下者在感染早期抗体检测阴性时有一定应用价值。

3. 病原学检查　病原学检查是从患者肌肉组织中查出旋毛虫幼虫或囊包是最准确的诊断方法。一般于发病后 10 天以上从腓肠肌、肱二头肌或三角肌摘取米粒大小的肌肉(0.2～0.5g,不含脂肪和皮肤),置于 2 张载玻片之间,用力挤压后低倍镜下检查,发现旋毛虫幼虫或梭形囊包即可确诊。肌肉活检后应用压片镜检法即可看清囊包的完整结构及其中所含的幼虫(图 5-3-4),一般不需肌肉组织切片检查。若对肌肉标本进行组织切片病理检查,则可发现旋毛虫幼虫的不同断面、胶原囊的存在、炎性细胞的浸润和肌细胞的嗜碱性转变。即使在组织切片上未发现旋毛虫幼虫,肌细胞的嗜碱性转变也是诊断旋毛虫感染的一条重要标准。

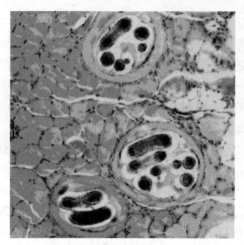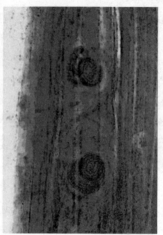

**图 5-3-4　肌肉组织切片与肌肉压片中的旋毛虫幼虫**

注:左,肌肉组织切片,HE 染色,显示旋毛虫幼虫囊包及幼虫断面,右,肌肉压片,盐酸卡红染色

（引自 Darben）

肌肉活检法在早期和轻度感染者往往不易检获虫体,即使在晚期患者,因受摘取肌肉组织的范围及数量所限,肌肉活检的阳性率仅为 50% 左右,故阴性结果不能排除本病。为提高检出率,可采用人工胃液(1%胃蛋白酶-1%盐酸)消化法分离幼虫(崔晶等,2006)。先将肌肉消化,然后直接取沉渣检查;或用贝氏法分离幼虫,活虫不被消化,能活动,死虫则被消化。消化法可精确计数每克肌肉的幼虫数,并可获得幼虫通过分子生物学方法鉴定虫种。然而,如果对感染早期的活检肌肉进行消化法检查,幼虫可被消化法破坏。对感染早期的活检肌肉标本进行组织切片病理检查,仔细寻找可发现肌细胞内未成囊的旋毛虫幼虫(图 5-3-5)(Wang 等,2015)。有中枢神经系统症状的患者脑脊液中偶可发现旋毛虫幼虫。

**（三）辅助检查**

1. **动物肉类检查**　患者如有吃剩的生肉或食用的同批动物肉类,可取小块肌肉压片镜检或消化法检查,查找旋毛虫幼虫或囊包,以资佐证。用新鲜肉压片镜检时,虫体及囊包均很清晰(图 5-3-6);若放置一段时间,则发生自溶,肌汁浸透其内容,幼虫轮廓变得模糊不清,幼龄囊包可以完全看不见。此时如用美蓝溶液(0.5ml 饱和美蓝酒精溶液及 10ml 蒸馏水)染色,即可看清囊包。

2. **血常规检查**　外周血中嗜酸性粒细胞增多是诊断旋毛虫病的重要线索。在感染后第 2~5 天绝大多数患者的外周血嗜酸性粒细胞百分比和/或绝对值增高,占 10%~40% 甚至高达 90%,绝对计数 600~3 000/μl,最高可达 19 000/μl;嗜酸性粒细胞增多出现较早,常在全身临床症状和体征出现之前已出现,嗜酸性粒细胞水平与肌痛的严重程度有关,在有神经系统并发症的患者明显升高。有时患者被误诊为特发性嗜酸性粒细胞增多综合征。但在发病早期(第 1 周),重症患者及应用激素治疗后的患者,嗜酸性粒细胞可不增多,但应用抗旋毛虫药物治疗后嗜酸性粒细胞可明显升高。对有中枢神经系统症状的本病患者检查脑脊液

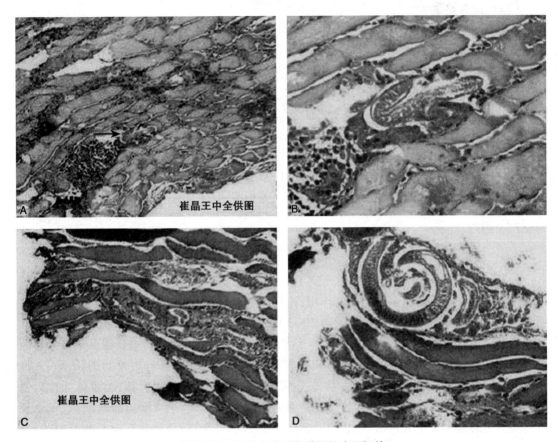

**图 5-3-5　旋毛虫病早期腓肠肌病理切片**

注:感染后 13 天,HE 染色。A:腓肠肌中的成囊前期幼虫(箭头所示,×200);B:腓肠肌中卷曲的成囊前期幼虫纵切面(×400),可见肌纤维肿胀、横纹消失及炎性细胞浸润;C:成囊前期幼虫的横切面,幼虫周围尚无囊包形成(×200);D:成囊前期幼虫的纵切面(×400)

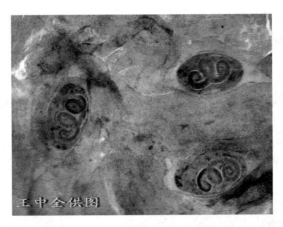

**图 5-3-6　猪肉压片中的中旋毛虫幼虫囊包**

标本时,也可发现嗜酸性粒细胞增多。

#### (四) 鉴别诊断

本病在临床上常被误诊。高热和肌痛常被误诊为流行性感冒,尤其是在冬季。长期腹泻易被误诊为细菌性食物中毒、急性出血性坏死性肠炎等。嗜酸性粒细胞增多伴有肌痛和炎症反应时应当与嗜酸性粒细胞增多性肌痛综合征(如毒油综合征等)相鉴别;伴有发热时应与其他蠕虫病(如急性华支睾吸虫病、急性并殖吸虫病、急性日本血吸虫病等)相鉴别。眼睑周围和面部水肿伴有发热时应与急性肾小球肾炎、血清病、变态反应、皮肌炎与多发性肌炎、结节性多动脉炎等相鉴别。剧烈头痛伴有昏迷、嗜睡、脑膜刺激征时,应与感染性脑膜炎和脑病鉴别。结膜出血、皮肤出血斑点伴发热时,应与钩端螺旋体病、细菌性心内膜炎、流行性斑疹伤寒及地方性斑疹伤寒等相鉴别。此外,本病早期还应与上呼吸道感染等相鉴别;在急性期还应与风湿热、亚败血症及变应性血管炎等相鉴别(王中全等,2012)。

### 六、治疗

#### (一) 病原治疗

阿苯达唑(albendazole)是目前治疗旋毛虫病的首选药物,此药不仅有驱除肠内早期脱囊幼虫和成虫以及抑制雌虫产幼虫的作用,而且还能杀死移行期幼虫和肌肉中幼虫,其疗效明显优于甲苯达唑与噻苯达唑。剂量为 $20\sim30mg/(kg\cdot d)$,日 2 次,连服 $5\sim7$ 天为一疗程。多数患者于治疗开始后 2 天开始退热,$3\sim5$ 天内恢复正常,浮肿消退,肌痛明显减轻并逐渐消失,具有明显的退热、镇痛及抗炎作用。本药的副作用少而轻,可有短暂的头晕、恶心、食欲下降及脱发等,少数患者于服药后第 $2\sim3$ 天出现皮疹或热度反而升高,为虫体死亡后引起的异体蛋白反应所致,一般不需停药。应强调指出,阿苯达唑杀灭肠内脱囊幼虫、成虫及移行期幼虫的作用优于成囊期幼虫,因此,在本病暴发流行时应强调早期诊断和及时治疗,并对可疑患者与暴露人群进行预防性治疗(王中全等,2015)。对于幼虫成囊后才就诊的患者应给予 2 个以上疗程。

因阿苯达唑可能具有致畸性,在孕妇和 2 岁以下儿童禁用。噻嘧啶(pyrantel)因在胃肠道内吸收较差而被推荐用于治疗孕妇和 2 岁以下的儿童旋毛虫病患者,但其疗效目前尚不确定。有症状的孕妇患者应住院治疗,噻嘧啶剂量 10mg/kg,疗程 $1\sim3$ 天;重度感染的孕妇应在医生监护下应用阿苯达唑。

#### (二) 一般治疗与对症处理

多数患者仅给予病原治疗即可。急性期患者应卧床休息,重症者适当给予镇痛剂,并注意纠正水与电解质紊乱。虽然糖皮质激素有非特异性消炎、退热与抗过敏作用,对重症患者具有降低高热、减轻肌痛的效果,但对旋毛虫病患者是否应用激素多年来一直有争论。建议激素仅用于重症患者,且必须与阿苯达唑联合应用而不能单独应用,因激素可延长旋毛虫感染的肠道期,通过延迟肠道排虫反应而增加患者的肌肉虫荷。一般可选用氢化可的松 100mg 静脉滴注,或泼尼松 10mg 口服,3 次/日,疗程不宜长,一般用药 $3\sim10$ 天。

### 七、预防与控制

#### (一) 加强健康教育

生食或半生食猪肉或其他动物肉类及肉制品,是人体感染旋毛虫的主要方式,进行卫生宣传和健康教育普及预防旋毛虫病的知识是预防人体旋毛虫病的关键措施。应加大卫生宣传和健康教育的力度,改变不良的饮食习惯和烹饪方法,尤其是在我国西南部的少数民族地区,彻底改变当地居民生食或半生食猪肉的习惯,不生食或半生食猪肉及其他动物肉类和肉制品(如酸猪肉等),所有肉类及肉制品均应充分煮熟后(肉块中心温度达到77℃)进食;生、熟食品刀砧分开,防止生肉屑污染餐具;熏烤、烙制及暴晒等常不能杀死囊包内的幼虫;常用的调味品(醋与酱油等)亦不易杀死旋毛虫,在有食用腌熏肉习惯的地区,应使用经检疫后证实无旋毛虫感染的肉类进行腌熏加工。用微波炉在77℃或82℃制猪肉块时并不能完全杀死肉块中的旋毛虫。冷冻法仅适用于猪肉的处理,猪肉应切成小于15cm厚的肉块,并在-15℃至少冷冻3周。如果肉块厚度为69cm,则肉块需在-15℃至少冷冻4周。

### (二) 改善养猪方法

在有条件的地方尽量建立工业化养猪场,应用颗粒饲料饲养。根据目前养猪业的现状(农户分散饲养),为了预防猪的旋毛虫感染,还应向广大养猪户进行宣传教育,普及预防旋毛虫病的知识,猪不要任意放养,应当圈养,管好粪便,保持猪舍清洁卫生。所有饲料喂猪前必须煮沸30分钟,以确保杀死食料中的所有旋毛虫幼虫。此外,还应坚决取缔垃圾养猪场。

### (三) 消灭保虫宿主

结合卫生运动与新农村建设,消灭鼠类及野犬等保虫宿主以减少传染源。

### (四) 加强屠宰场与市场肉类检疫

在广大农村和山区,加大猪肉检疫的力度,尤其是要对居民家庭屠宰的猪肉也应进行强制性检疫。对个人携带或邮寄入境的肉类及肉制品也应加强旋毛虫的检疫,确保肉类食品安全。羊与马等食草动物、犬等杂食动物及野猪等野生动物的肉类及肉制品也应列入常规检验旋毛虫的范围。建立肉类食品安全网络和质量保证体系,当发生旋毛虫病暴发时能够及时进行物证溯源与快速筛查。肉类检疫的具体方法应使用ICT、国际兽医局(OIE)推荐的人工消化法(Gamble等,2000)。对轻度感染的肉样进行检疫时,应用改良消化法[肉样43℃消化2小时、消化液冷却至4℃时应用425液冷/孔)筛过滤及锥形量杯沉淀]可提高旋毛虫幼虫检出率(Li等,2010)。一旦在肉类中发现含有旋毛虫,不论其感染强度,病畜肉尸均应按《病害动物和病害动物产品生物安全处理规程》(GB 16548—2006)进行处理。

### (五) 加强口岸肉类检疫

随着我国加入WTO后国际贸易的增多,每年均有大量动物肉类进出口。1990—1998年世界上每年约有13万~18万吨马肉出口贸易,其中我国1998年进口马肉53吨;1975—1998年在法国和意大利已发生了13次因食马肉而引起的旋毛虫病暴发,患者达3 200多人;在13次因食马肉引起本病暴发中,12次暴发是因从北美(美国、加拿大及墨西哥)和东欧(波兰及前南斯拉夫)进口的马肉所致。猪肉在肉类进出口中占有很大比重,2002年我国即从美国、加拿大及丹麦进口猪肉20.45万吨,出口猪肉21.5万吨;2003—2005年我国猪肉及猪肉产品出口量分别为30.69万吨、41.68万吨、38.83万吨,进口量分别为31.2万吨、29.11万吨、19.98万吨。肉类国际贸易的全球化也增加了旋毛虫病传播的机会,我国亦有可能出口或从国外进口含有旋毛虫的动物肉类及肉制品,从而影响我国的肉类贸易信誉或从国外输入旋毛虫病。我国的猪肉出口对象主要是俄罗斯、朝鲜等,每年仅出口到俄罗斯的猪肉约有10万吨,而俄罗斯对肉类检疫尤其是对猪肉中旋毛虫的检疫非常严格,一旦在肉中检出旋毛虫,则整批退货或销毁,并且3年内不再从疫源地进口猪肉。因此,若对出口猪肉不进行严格的旋毛虫检疫,将给企业、农户及国家造成巨大的经济损失,并影响国际贸易信誉。在原无旋毛虫病流行或猪旋毛虫病已消灭的地区,在进口的感染有旋毛虫的动物死亡之后,如果其尸体未及时销毁,则可输入或重新导致旋毛虫病的流行。2007年2月9日,中朝边境口岸-集安口岸对从朝鲜入境的白条狗肉进行旋毛虫检疫,发现旋毛虫的感染率为28.5%(2/7),且当地居民有食凉拌生狗肉的习惯,如不进行严格的肉类检疫,则有可能导致因食入进口肉类引起的旋毛虫病暴发。因此,对于进出口的活动物、肉类及肉类制品均应加强旋毛虫的检疫。

(王中全　崔晶)

# 第四节　舌形虫病

　　舌形虫病(pentastomiasis)是因食用含活的舌形虫虫卵动物性食品而患上一类人畜共患寄生虫病。舌形虫(tongue worms)是其病原体,又名五口虫(pentastomida,linguatulid),是一类专性体内寄生的人畜共患寄生虫。舌形虫属于节肢动物门中的甲壳纲(Crustacea),分为两个目:头走舌虫目(Cephalobaenida)和孔头舌虫目(Porocephalida)全球已知舌形虫约118种,寄生人体的舌形虫主要有6个属10个种,属于头走舌虫目有:蜥虎赖利舌虫(*Raillietiella hemidactyli*);属于孔头舌虫目有:锯齿舌形虫(*Linguatula serrata*)、腕带蛇舌状虫(*Armillifer armillatus*)、尖吻蝮蛇舌状虫(*A. agkistrodontis*)、串珠蛇舌状虫(*A. moniliformis*)、大蛇舌状虫(*A. grandis*)、辛辛那提莱佩舌虫(*Leiperia cincinnalis*)、响尾蛇孔头舌虫(*Porocephalus crotali*)、瑟皮舌虫(*P. sebekia*)和台湾孔头舌虫(*P. taiwana*)等。舌形虫成虫主要寄生在食肉类和爬行类动物的呼吸道。幼虫和若虫可见于很多个目(纲)脊椎动物(包括人)的内脏器官,引起舌形虫病(tongueworm disease,linguatuliasis,pentastomiasis)或幼虫移行症。

## 一、病原生物学

### (一) 形态
在此以锯齿舌形虫、尖吻蝮蛇舌状虫及腕带蛇舌状虫为例介绍。

　　1. 锯齿舌形虫　成虫呈舌形,前端略宽后端渐狭,呈半透明、白色或乳黄色。雌虫大小为(80~130)mm×10mm,前后端分别宽10mm和2mm,雄虫为(18~20)mm×(3~4)mm,前、后端分别宽4mm和0.7mm。虫体具约90个轮状腹环(图5-4-1)。体扁平,从中线可见橙红色的卵。头胸部具有口,口两侧生有2对略前后排列的钩。

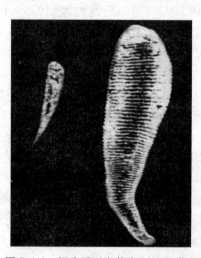

图5-4-1　锯齿舌形虫若虫(左)和成虫

　　若虫形状与成虫相似,大小长4~8mm,体具72~92个或85~108(平均91.25)个腹环(图5-4-1)。头胸锥形,顶端钝且朝向腹面。头胸腹面亚端部具似方形的口,口后方边缘紧接腹部第一环。口区两侧围以小钩2对,钩排列呈梯形,位于角质囊或凹陷内,前方1对位于第1腹环,后方1对位于第2腹环。体前方生有3对隆起感觉乳突,呈卵圆形或圆形,以第1~2对为大、第3对较小。雄性若虫,腹面中部的第5腹环有横的生殖孔,其上下唇表面光滑增厚,上唇大、下唇小,在上唇边缘生有1对隆起的圆形生殖乳突。每一个腹环后缘围绕着一排小刺,刺的直径约0.6μm、长约28μm,其顶端生有2~4个细齿。每一腹环中部生一排小孔(minute pore),其开口处称表面孔(superficial pore)，直径为 2~3μm，它含有深的内孔(inner pore)。肛门为一狭的横向裂缝，位于最后一个腹环的端部。肛环上无刺和孔，肛前环两边则生有少量分散的刺。

2. 尖吻蝮蛇舌状虫　成虫寄生于终宿主蛇的呼吸道内，活成虫呈半透明橙红色，死虫为白色，圆柱形。雌虫大小为(33~57)mm×(4.1~7.5)mm，头胸腹面有椭圆形的口，开口在前缘。口的两侧有等大钩 2 对，几乎排列在同一平面上。口前方有较大乳突 1 对，头胸部两侧边缘具乳突 3 对，在口下方有一对金色卵圆形的小球，下接食管和肠管，腹部呈不透明黄白色，充满弯曲子宫呈双侧分布，透明状，内充满虫卵。腹部有 7~9 个腹环，每环角质加厚呈手镯状，腹环间体壁薄而透明，虫体外观似螺钉状。肛门位于腹部亚末端，雌性生殖孔位于肛门前方。雄虫大小为(23~35)mm×(3.2~5.0)mm，雄性生殖孔位于体前端腹中线，距前缘 2.5~2.7mm，雌雄虫体的腹环数相同。口、钩与雌虫相同；口前方和头胸部两侧的乳突数与雌虫相同外，在头胸部背上方和外侧钩下方各生有小乳突 1 对(图 5-4-2、图 5-4-3)。

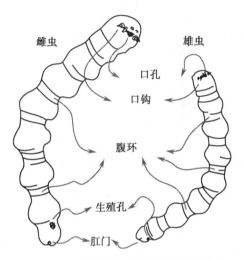

图 5-4-2　尖吻蝮蛇舌状虫成虫(手绘)

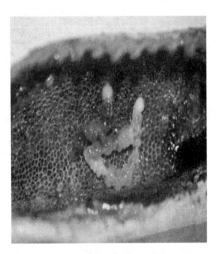

图 5-4-3　蛇体内尖吻蝮蛇舌状虫成虫

若虫与成虫相似，虫体呈圆柱形，头部前端略粗，后部稍细，尾部为锥形。活虫无色透明，死后呈乳白色(图 5-4-4)。在人工感染小鼠体内的若虫，可见具环的活虫卷曲于呈 C 形的薄囊纤维组织中，虫体长 2.5~13mm，头胸部宽 2mm，腹环数为 5~7 个，扫描电镜下可见其腹面有与成虫相似的口、钩、肛门和排泄孔，口孔两侧各有 1 对弯钩，对钩几乎在同一平行线上，对钩呈"逗号"弯钩形；腹环之间体表有波纹皱褶，腹环节头部后长度最短，至第四环节后渐变长变宽，虫体口和对钩外的体表上布满大小不同似吸盘样感觉器，末节腹环腹面可见肉芽状肛孔开口。

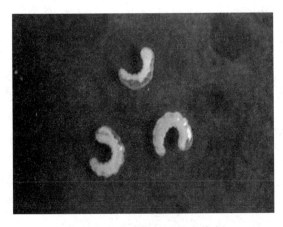

图 5-4-4　尖吻蝮蛇舌状虫若虫

透射电镜观察若虫皮层可分为外皮层、透明层、内皮层、均质层、髓质层、纹状层及基板。虫体皮层下的皮质细胞核周边有较多内质网、糖原颗粒及线粒体,通过许多微管开口于基板,通向皮层。

虫卵呈圆形,光镜下卵壳有2层,外层呈白色透明状,内层呈黄色,成熟虫卵内为具有肢分节特征的幼虫。未成熟虫卵的内容物为卵细胞和卵黄细胞。成熟虫卵(67.73~119.01)μm×(86.36~131.28)μm,未成熟虫卵(54.68~119.73)μm×(86.36~126.74)μm(图5-4-5)。

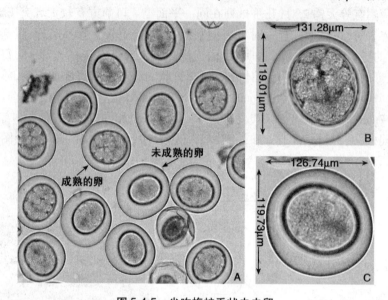

**图5-4-5 尖吻蝮蛇舌状虫虫卵**
A:分离自子宫的成熟和未成熟尖吻蝮蛇舌状虫虫卵;B:成熟虫卵;C:未成熟虫卵

3. 腕带蛇舌状虫 成虫死虫为白色,活虫体形、口和钩2对与尖吻蝮蛇舌状虫相似(图5-4-6)。雌虫长(72~130)mm×(5~9)mm,腹环20~22环;雄虫长(30~42)mm×(3~4)mm,腹环14~17环(Hett,1924)。也有测得雌虫腹环18~22环,雄虫腹环15~19环(Fain,1961)。腹部末端略呈圆锥形。若虫形似成虫,雌若虫长15~23mm,腹环18~22环;雄若虫长13~20mm,腹环15~19环。

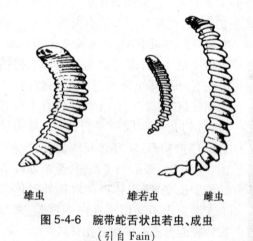

雄虫　　　雄若虫　　雌虫

**图5-4-6 腕带蛇舌状虫若虫、成虫**
(引自Fain)

## (二) 生活史

1. 响尾蛇孔头舌虫 响尾蛇孔头舌虫成虫以钩附寄生于终宿主菱纹背响尾蛇(*Crotalusatrox*)的肺和呼吸道,吸取上皮细胞、血液、淋巴液和黏液。雄虫发育较快,约在感染后75~86天与未成熟雌虫交配,感染后90天,雌虫全部受精。子宫内的受精卵发育成感染性卵,内含感染性幼虫原称初级幼虫(primary larva)产出,随痰、唾液、鼻腔分泌物或粪便等排至外环境污染水源、食物,被中间宿主吞食大多数纲的脊椎动物都可感染,卵经胃至十二指肠、达小肠上段1/3处,30分钟内孵出,感染性幼虫钻入黏膜至黏膜下层和外膜,穿越肠壁入体腔,在组织内移行,至第7~8天进行第1次蜕皮,在组织内成囊,为第Ⅰ期(龄)若虫。

成囊若虫以血、淋巴和淋巴细胞为生并发育蜕皮。若虫在中间宿主体内分为Ⅵ期,感染后Ⅰ~Ⅵ期若虫出现的日期,分别为第8天、19天、28天、39天、50天、79天。从感染性幼虫发育至第Ⅵ期若虫(感染性若虫),体积增加达100倍左右。含感染性若虫的组织或中间宿主被终宿主摄食后,经24~28小时若虫在消化道内激活脱囊,穿越肠壁及体腔,经12~16天穿过胸膜直接进入呼吸道或肺(Esslingeir,1962)。雌、雄若虫发育并再行蜕3~4次皮形成成虫(Esslingeir,1962)。雌虫性成熟,在感染后230天开始产卵,产卵期有6~10年,最多可产卵数百万个。产卵量520~2 300个/天,雌虫平均含卵540 000个。发育一代所需时间约一年。

2. 锯齿舌形虫　锯齿舌形虫的终宿主多数是食肉类动物,常见为犬、狐、狼、偶尔见于狮和人,也曾有在食草类如马、山羊、绵羊、驴等的记载。其中人和食草类是本虫的异常终宿主(aberrant definitive host)。若虫通常可感染很多种食草哺乳类,作为中间宿主,诸如牛、绵羊、山羊、兔、马、鹿等,偶然寄生于人。它在肝、肾、肠系膜淋巴结、支气管淋巴结等脏器成囊,偶见于脾、肺或血流。有报道摄食感染性卵后约经6个月或210天,蜕皮9次发育成感染性若虫(Fain,1973年;Mehlhorn,1988)。感染后第9周出现若虫Ⅲ期,体长0.5mm,第11周出现若虫Ⅳ期,3~4个月后体长增至1~2mm时,性别开始分化。若虫在中间宿主体内至少活2年。含感染性若虫的中间宿主组织被犬摄入后,若虫在胃、肠内脱囊,经2.5~3.5小时直接从胃肠道逆移行至食管、喉入鼻咽。以鼻黏液、分泌物和血液为食,发育蜕皮约6个月后成虫成熟。此时在鼻分泌物中开始出现虫卵,雌虫怀卵约500 000个,每条雌虫至少含卵5×10⁵只。产卵期可延长至21个月,共产百万至数百万个卵。成虫至少存活2年。

3. 尖吻蝮蛇舌状虫　尖吻蝮蛇舌状虫成虫寄生在尖吻蝮蛇的呼吸道和肺部,摄取蛇呼吸道黏液和肺组织的血液、淋巴液及上皮细胞。蛇为此虫的终宿主,成虫排出的虫卵可通过呼吸道排出体外,每条雌虫产卵约500 000个。

据实验观察,当鼠类吞食尖吻蝮蛇舌状虫感染性虫卵后,剖杀1~5周内小鼠内脏无明显变化,到第6周时,肝脏出现出血点和1~2个小结节,以后小结节逐渐增多。显示由幼虫转为若虫时间为第11周,若虫具有感染性时间为第16周左右。若虫在鼠体内移行可引起内脏幼虫移行症,若虫主要寄生在肝、脾、肾和腹腔肠系膜、网膜、肠壁等处形成包囊或硬结节。当带有感染性若虫的鼠类被蛇吞食后,若虫在蛇体发育为成虫,排出成熟虫卵约需要10个月左右。完成尖吻蝮蛇舌状虫的整个生活史一般需要14个月左右(图5-4-7)。

4. 腕带蛇舌状虫　腕带蛇舌状虫的生活史不详,可能与响尾蛇孔头舌虫相似。其终宿主为蟒和蝰蛇。在感染蟒肺内,第106天查见成虫交配。若虫曾在猴、犬、狮、虎、狼等肉食类动物及人查见,在肝、肠壁和肠系膜等脏器成囊。蛇类终宿主掠食含有若虫的动物而感染。

## 二、流行病学

### (一) 分布与危害

锯齿舌形虫病呈全球分布,尖吻蝮蛇舌状虫病主要见于马来西亚以及中国台湾、浙江、福建。串珠蛇舌状虫病分布在马来西亚、菲律宾、印度尼西亚、刚果。非洲和刚果为大蛇舌状虫病流行区,腕带舌状虫病多见于西非、中非、东非、尼日利亚、阿拉伯半岛、安哥拉、喀麦隆、科特迪瓦、加纳、罗特西亚、埃及。中国近几年来新的病例报道陆续出现,大都分布在东南部地区,报道的舌形虫病种已有3种。在广西防城、辽宁辽阳、上海和浙江宁波等地都发现了锯齿舌形虫病;在浙江浦江查见了尖吻蝮蛇舌状虫病。此外,在中国台湾的台北和浙江富阳还发现了台湾孔头舌虫病。

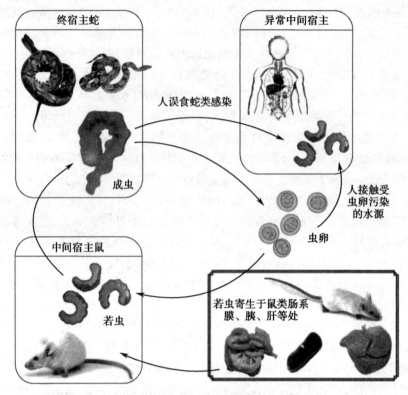

图 5-4-7　尖吻蝮蛇舌状虫生活史

**（二）流行环节**

舌形虫病是动物源性的人畜共患病。蛇舌状虫病在蛇和鼠、猴等野生动物或家畜间循环传播。锯齿舌形虫病在犬和鼠、羊、牛间或在原野的狐和鼠、野兔间循环传播。人为非适宜宿主，感染后虽可发病，常为终止宿主而无流行病学意义。

1. 传染源　终宿主蛇、犬和狐等是人类舌形虫病的储存宿主，也是主要的传染源。在非洲和亚洲，蟒科和蝰科内所有的蛇种，都可作为蛇舌状虫属成虫的宿主。我国西藏锯齿舌形虫犬感染率达 33.33% ~ 72.73%；贵州黄牛锯齿舌形虫若虫感染率达 20%，绵羊为 1.22% ~ 40.7%，山羊为 5.88%。

2. 感染途径与方式　内脏舌形虫病通常是经口感染。人和动物因吞食虫卵或生食、半生食含有舌形虫幼虫或若虫的动物内脏组织而感染，人群对舌形虫普遍易感。人体感染舌形虫病的方式主要有 4 种：①生食或吃未煮熟的污染舌形虫虫卵的蛇肉或食用被蛇粪、蛇血污染的生水、蔬菜和食物；②饮含有感染性舌形虫卵污染的蛇血与胆汁；或直接吞食蛇体内取出的舌形虫虫体而感染；③犬鼻腔分泌物中的锯齿舌形虫卵可经喷嚏或粪便排出体外，污染食物和人体的皮肤及手指而被感染；④生食、半生食含舌形虫幼虫或若虫的牛、羊、马和兔等中间宿主的内脏引起感染。

3. 易感人群　人对舌形虫普遍易感，无天然抵抗力。

**（三）流行因素**

1. 社会因素　社会因素主要与民间习俗有关。在中国的浙江省（某些地区）民间流行用蛇血治病，以喝蛇血和蛇胆汁为清肝明目的保健品。当蛇被宰杀时，蛇呼吸道内的虫卵随血流出，污染血液和胆汁，引起蛇舌状虫的感染。感染的概率和程度与宰杀蛇的部位有关，如斩蛇头近肺取血易致重度感染,而斩蛇中断或尾部放血则可减少感染机会和感染数量。马来西亚的土著族在吃大蛇蛇肉时将切碎蛇肉放在中空的竹节内用开水滚泡或是用竹片烘烤后食用,因蛇肉未煮熟而引起感染。在苏丹,用羊、牛或骆驼等动物的生内脏加调料而成的凉拌菜被称为"马拉拉"(marrara),而"马拉拉"综合征即鼻咽舌形虫病,由生食染有锯齿舌形虫若虫的"马拉拉"所致。

2. 自然因素　舌形虫在野外和城乡循环传播的动物广泛存在,是舌形虫流行的重要传染源。另外,舌形虫雌虫产卵量大,产卵周期长。卵能在水中长期存活。0℃水中卵可存活半年,在泥土中至少可存活 3 个月,卵耐干旱至少 2 周,且耐酸与抗腐,也是舌形虫病传播发病的重要因素。

### 三、发病机制与病理改变

响尾蛇孔头舌虫小鼠实验病理学显示:小鼠被喂食响尾蛇孔头舌虫虫卵后,感染性幼虫在肠道孵出,幼虫穿肠时中性粒细胞增多,在肝实质中游走引起单核和中性粒细胞反应。游走停止,若虫开始发育,在其蜕皮时伴随强烈的炎症反应,形成肉芽肿。感染后 1~3 周或稍久的早期肉芽肿,其特点是组织内巨噬细胞、类上皮样巨噬细胞增生,大量嗜酸性粒细胞积聚。但嗜酸性粒细胞显著地集中于发育的虫体腹侧,导致表皮破碎,碎片被巨噬/类上皮样巨噬细胞吞噬。Ⅱ皮样期若虫主要以嗜酸性粒细胞为主。感染后 40(60)~90(100)天的晚期肉芽肿,逐渐为增多的肥大细胞浸润。虫体背侧和腹侧的肥大细胞分别呈扁平和球形,围绕被崩解的表皮。肥大细胞最多是在围绕蜕皮的肉芽肿中。这种肥大细胞是黏膜肥大细胞(MMC)。响尾蛇孔头舌虫能选择性地在许多非黏膜组织中聚集黏膜肥大细胞,肥大细胞的介质能促进血管生成、纤维组织形成及Ⅳ型胶原纤维的分解,而影响包囊的形成(McHardy等,1993)。因此,慢性病变逐步发展,成纤维细胞、纤维组织、浆细胞、淋巴细胞比例增加。在感染 4 个月前后,体长 12mm 的感染性若虫形成。此时,包囊直径 4~6mm,炎症逐渐消退,且不致发生进一步的炎症反应。感染性若虫以最后一次所蜕皮作保护鞘,并由来源于宿主的一层薄(5~20μm)而透明致密的 C 形纤维性囊(指若虫在纤维性囊内呈 C 形)所包绕。舌形虫在宿主组织内约每 10 天蜕皮 1 次。若虫期所蜕下的 5 次皮和蜕皮液,作为主要的抗原,周期性地进入宿主组织,由迟发变态反应形成肉芽肿。

随着肉芽肿的形成和发展内脏舌形虫病的组织病变可分为 4 型:①包囊舌形虫若虫,仅见于早期感染者,可见到有环的活虫卷曲于纤维组织所成透明并呈 C 形的薄囊,或有息肉样赘生物和息肉样黏膜下结节内(图 5-4-8)。②坏死性舌形虫肉芽肿,在病例中最常见。虫体崩解成无定形碎片,常钙化,但仍保留特征性的 C 形囊轮廓、口周的钩,囊直径为 3~8mm,囊壁呈 PAS 阳性。白细胞性和浆细胞反应,有少量巨噬细胞、淋巴细胞和浆细胞,出现异体巨细胞。③表皮肉芽肿,较少见,是若虫脱囊后遗留的表皮残片,呈折射的 PAS 阳性,组织反应与坏死性舌

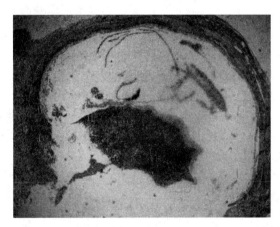

图 5-4-8　舌形虫感染病理切片

形虫肉芽肿相同。④钙化囊或钙化结节,为硬结节,仅见于晚期感染者。囊内无若虫或若虫的碎片和残迹。本型常不能辨认出病原舌形虫。内脏舌形虫病的病理变化可概括为从急性嗜酸性粒细胞为主的炎症向慢性肉芽肿性为主的炎症演化,有时可见夏科-雷登结晶体,最后形成纤维玻璃样化和钙化的愈合过程。

成囊的若虫可脱囊在组织内游走,导致组织广泛的机械损伤并引起剧烈的移行反应。死若虫崩解释放出大量的抗原(异体蛋白)进入宿主组织,引起变态反应并可形成脓肿。脓肿可继发广泛的组织损伤和感染。人体感染尖吻蝮蛇舌状虫的病理组织切片也可见嗜酸性粒细胞浸润、坏死和舌形虫肉芽肿形成,并见到未变形或崩解的舌状虫体结节及钙化结节(图5-4-8)。

### 四、临床表现

舌形虫若虫在体内的寄生部位不同,其所引起的症状也不相同。临床表现可分成两型。

1. 内脏舌形虫病 内脏舌形虫病(visceral pentastomiasis)主要由蛇舌状虫引起,病例以腕带蛇舌状虫感染为多,其次有尖吻蝮蛇舌状虫等。人摄食卵后成为中间宿主。其本质是幼虫或脱囊若虫,在体内移行产生内脏幼虫移行症。幼虫和若虫寄生成囊的脏器为十二指肠、肝、脾、肾、肠系膜、网膜等器官。腕带蛇舌状虫幼虫和若虫在肝多见,分别占53.2%和37.9%;肠道为次,分别占28.6%和3.0%。尖吻蝮蛇舌状虫在肠系膜多见,在感染小鼠中的分布见前"生活史";在感染大鼠中的分布:肠系膜占70%、肝占4%、脾占18.6%、肾3.2%、胸腔占3.2%。感染可以是单脏器的肝或眼,引起肝舌形虫病或眼舌形虫病等。多脏器寄生常见于肝和空肠或肝和结肠、肠系膜等,有的则是全身性蛇舌状虫病。本型感染若虫数自1条至上千条。

轻度感染者多数无症状或有轻微症状。当大量虫体包括活若虫的重度感染或一条若虫成囊于要害部位时,可引起严重的症状及严重的外科并发症。如发热数月、剧烈和持续腹泻、弥散或剧烈的腹痛,还可有腹水、阻塞性黄疸、淋巴管梗阻、气胸、心包炎、腹膜炎等症,感染若虫数量多的还可导致生长发育障碍。有少数可引起急性虹膜炎,继发青光眼和晶状体半脱位等症状。此外,尚可导致空肠远端的梗阻和坏疽、结肠梗阻和回肠穿孔,甚至引起死亡。人体内脏舌形虫病可分为2个新亚型,其区别是:①成囊亚型内脏舌形虫病-舌形虫在内脏器官组织成囊的亚型,由感染性虫卵摄入发育成感染性若虫(若虫Ⅵ期)。若虫在组织内存活、死亡、变性、钙化,人成为偶然的中间宿主,本亚型成囊若虫在一般情况下并不脱囊,临床可有急腹症症状,以蛇舌状虫病(armilliferiasis)和舌形虫病(linguatulosis)为代表。②脱囊亚型内脏舌形虫病-感染性卵在消化道肠壁组织成囊,但不能蜕变成Ⅵ期若虫,若虫Ⅴ期就从肠壁脱囊落入肠腔,随粪便排出体外,生活史中断,人为异常中间宿主(偶然中间宿主),若虫成囊后可大量脱囊,临床无急腹症症状,如台湾孔头舌虫病。

2. 鼻咽舌形虫病 鼻咽舌形虫病(nasopharyngeal linguatulosis 或 nasopharyngeal pentastomiasis)主要由锯齿舌形虫若虫感染所致,成虫感染极少见。若虫或成虫以小钩附着在鼻咽组织使虫体悬浮于鼻腔中,可无全身症状。本病可引起鼻、颊与咽的黏膜急性炎症,最主要症状是咽喉刺激与疼痛。本病病程较短暂,若虫在1~2周内死亡,症状渐即消失。但曾有1例成虫感染者,7年中经常流鼻血,经一次猛烈打喷嚏喷出一条成虫后,出血停止。

### 五、诊断与鉴别诊断

1. 临床诊断 患者出现持续腹痛、腹泻、急腹症、咽喉刺激与疼痛等症状,伴有肝大、腹水或鼻、颊与咽的黏膜急性炎症反应等表现,且有饮蛇血(酒)或蛇胆汁、食用凉拌牛、羊等食草动物内脏、蛇接触史及喂养犬、牛、羊史等,应考虑本病的可能。确诊有赖于粪检或活检找到舌形虫病原。免疫学检测和影像学检查可作为舌形虫病的辅助诊断方法。

2. 实验室诊断

(1) 病原检查:慢性感染的患者可根据 X 线表现从胸片或腹片中钙化若虫的特征作出诊断,在肺、腹部及肝和脾被膜的表面,呈现典型的不透明,C 形或新月形的病变直径 0.3~1cm。形成钙化的若虫临床上一般无症状。X 线不能查证未钙化的若虫。在切片中未变性或崩解的虫体,可见明显的嗜酸性腺(acidophilic gland)和表皮具有骨化孔(sclerotized openings),锯齿舌形虫晚期若虫具表皮刺,蛇舌状虫则无。晚期舌形虫肉芽肿、虫体坏死变性崩解,可发展成钙化结节。切片中钙化结节内可能留存虫体残迹。此外,可根据大小 0.3~1.5cm、可动的硬结节或具蒂(有肉茎)的硬结节作出诊断。

内脏手术能见到的游离虫体;使用肠镜活检,尸检所得中期感染的纤维性囊,剪破囊壁后所逸出的虫体;重度感染具有腹痛、腹泻或严重腹泻和高热等急性症状者,可从其稀粪中淘出的虫体,有的病例因服驱虫药而从粪便中排出虫体;从鼻咽分泌物痰和呕吐物中检出的虫体、虫卵等。通过镜检或眼观作出鉴别。

(2) 免疫诊断:从响尾蛇孔头舌虫额腺分离的金属蛋白酶,或尖吻蝮蛇舌状虫若虫抗原,做酶联免疫吸附试验(ELISA)检测舌形虫感染者血清中的特异性抗体,可辅助诊断舌形虫病。另外,用尖吻蝮蛇舌状虫若虫抗原免疫家兔获得多克隆抗体,经纯化后可进行循环抗原(CAg)的检测。

(3) 其他检查:超声回波描记术、CT、结肠镜、广视野内镜、纤维结肠镜腹腔镜、数码肾盂造影等可作辅助诊断。

(4) 分子生物学鉴定:根据 18S rRNA 通用引物序列及腕带蛇舌状虫线粒体序列(AY456186)设计引物,引物序列如下:18S rRNA-F:(5′-AACCTGGTTGATCCTGCC AGTAG-3′),18S rRNA-R:(5′-GATCCTTCTGCAGGTTCACCTAC-3′);Cox1-F:(5′-CTG CGACAATGAC-TATTTTCAAC-3′),Cox1-R:(5′-ATATGGGAAGTTCTGAGTAGG-3′),以尖吻蝮舌状虫基因组 DNA 为模板(2.0μl),进行 PCR 扩增。扩增产物回收纯化后连接 pGEM-T easy 载体,转化大肠杆菌 DH5α 感受态,小量提取质粒,酶切鉴定,阳性克隆子测序 5′端、3′端分别测序,测 3 个克隆子,获得测序结果后将序列输入 NCBI GenBank,用 BLAST 程序进行核苷酸及氨基酸同源性比较。结果显示,尖吻蝮蛇舌状虫 18S rRNA 克隆子的片段大小在 1.8kb 左右,尖吻蝮蛇舌状虫 CO1 克隆子的片段大小在 1.5kb 左右。尖吻蝮蛇舌状虫 18S rRNA 克隆子序列全长为 1 835bp,尖吻蝮蛇舌状虫 CO1 克隆子序列全长为 1 525bp。基因序列已提交 GenBank,登录号分别为 FJ607339,FJ607340。同源性分析结果表明:尖吻蝮蛇舌状虫 18S rRNA 基因序列与蜥虎赖利舌虫 18S rRNA(AY744887)序列同源性最高,为 93.2%;尖吻蝮蛇舌状虫 CO1 基因核酸序列与腕带蛇舌状虫 CO1(AY456186)基因同源性最高,为 85.3%。用非脊椎动物线粒体基因密码子预测尖吻蝮蛇舌状虫 CO1 基因氨基酸序列,其编码 508 个氨基酸序列。BLASTx 结果表明其预测氨基酸序列与腕带蛇舌状虫 CO1 基因氨基酸序列(YP025989)同源性最高,为 95.9%。

用 Neighbor-Joining(N-J)法对尖吻蝮蛇舌状虫 18S rRNA 及 GenBank 中其他代表性物种（包括软甲亚纲、昆虫纲、五口虫纲、鳃足纲、倍足亚纲、唇足亚纲、肢口纲等）18S rRNA 序列构建进化树。结果显示尖吻蝮蛇舌状虫与蜥虎赖利舌虫(*Raillietiella hemidactyli*)的遗传距离最近，它们同属于一个分支。

3. 鉴别诊断 舌形虫病需与组织内相关寄生虫如猪囊尾蚴、棘球蚴、裂头蚴、异尖线虫 3 期幼虫、蝇蛆等进行鉴别。鉴别要点包括形态结构、大小以及寄生部位等 3 个方面。舌形虫形态结构和大小特征如前所述。此外，舌形虫仅出现在内脏器官而不像猪囊尾蚴那样可在肌肉寄生。异尖线虫横切面具有侧索并分成 Y 形的二支分枝，舌形虫则没有。蝇蛆具有后气门，而舌形虫无。

### 六、治疗

1. 一般治疗 目前对内脏蛇舌状虫病尚无特效药。重度感染内脏舌形虫病具有长期高热、剧烈的持续腹痛、腹泻等急性感染症状或发生严重的外科虫体并发症的慢性感染者，可用腹部外科手术取出囊性结节或切除硬而肿大的感染肠段。眼舌形虫病可通过角膜切开术取出被纤维鞘围住的半透明虫体。鼻咽舌形虫病发生严重的喉头水肿时，需作气管切开插管术以免窒息。若虫排出后症状消退，一般 1~7 天痊愈，最快为 30 分钟。对继发化脓的并发症患者可用抗生素和外科治疗。具变态反应者，可用肾上腺素、抗组胺和皮质激素类药物治疗。

2. 中药辅助治疗 对具有长期高热等急性感染的内脏舌形虫病患者可用吡喹酮合并噻苯达唑或中草药治疗。鼻咽舌形虫病也可用吡喹酮治疗，治疗剂量以 15~25mg/kg，每日 3 次，连服 7 天。

中药辅助治疗，采用大腹皮 10g、厚朴 8g、陈皮 5g、枳壳 10g、制香附 10g、川牛膝 10g、玄胡索 10g、川楝子 10g、蒲公英 10g、生薏苡仁 30g、地骷髅 10g、柴胡 4g、鸡内金 10g、炒白芍 10g，每天 1 剂，煎汁 200ml，分 2 次服完，共服 2 个月。

### 七、预防与控制

以往舌形虫病被认为是罕见的寄生虫病，临床医师对舌形虫和舌形虫病比较生疏，宣传和防治工作较为滞后。近 20 年来疫区的扩大，舌形虫新致病种的发现以及致命病例的增加使其越来越引起人们的重视。舌形虫病的控制和预防，有赖于加强卫生宣传教育，提倡饮用清洁的水，并注意食物卫生，不吃生菜，不饮新鲜的生蛇血、蛇胆(酒)和生水。不食生或半生不熟的蛇肉、蛇胆和牛、羊、骆驼等内脏。建立肉类加工厂对牛、羊舌形虫若虫的兽医检验制度，销毁含虫内脏，治疗病犬等综合预防措施。

（陈韶红 陈家旭）

## 第五节 结节线虫病

结节线虫(*Oesophagostome*)，又称食道口线虫，隶属于线虫动物门。属于圆形目、盅口科、食道口属。结节线虫病是食道口属线虫(*Oesophagostomum*)的幼虫及其成虫寄生于肠壁与肠腔引起的。因有些种的幼虫在肠壁内形成结节状病变，故有"结节虫"之称。结节线虫病分布在非洲、巴西、中国、印度尼西亚和菲律宾。结节线虫常见寄生于家畜和动物如山羊、猪和非人类的灵长类动物的大肠内,感染人的案例多见于非洲的某些地区,如多哥北部和加纳。

## 一、病原生物学

### (一)形态

目前发现的结节线虫中有 3 种可感染人类,分别为 *O. aculeatum*、*O. bifurcum* 和 *O. stephanostomum*,其中 *O. bifurcum* 较为常见。成虫虫体呈线型,与钩虫相似。前端膨大处有头囊和头沟,口囊呈小而浅的圆筒形,其外周为一显著的放射状口齿,口孔周围有 1~2 圈叶冠;颈沟位于腹面,颈乳突位于食道部或稍后的虫体两侧,有或无头泡及侧翼膜。雄虫长6~16.6mm,交合伞较发达,有 1 对等长的交合刺。雌虫相对较长,6.5~24mm,阴门位于肛门前方不远处,排卵器发达,呈肾形(图 5-5-1)。结节线虫幼虫有两个阶段,为杆状蚴和丝状蚴,丝状蚴为感染阶段,长度为 710~950μm,其内部为三角形细胞,细胞数为 16~32 个,尾端有长且薄、逐渐变细的鞘,尾末端与鞘末端有明显的间隙(图 5-5-2)。结节线虫虫卵为椭圆形,壳薄、无色透明,大小约 50~100μm,卵内有多个分裂的细胞,卵壳与细胞间有明显的空隙(图 5-5-3)。

牛、羊常见的种类有:哥伦比亚食道口线虫(*O. columbianum*)、辐射食道口线虫(*O. radiatum*)、微管食道口线虫(*O. venulosum*)、粗纹食道口线虫(*O. asperum*)和甘肃食道口线虫(*O. kansuensis*)等;猪常见的种类有:有齿食道口线虫(*O. dentatum*)、长尾食道口线虫

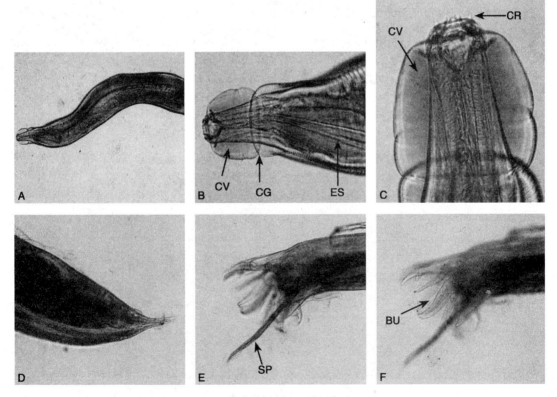

**图 5-5-1　结节线虫成虫**

注:A:结节线虫成虫;B、C:结节线虫成虫前末端。CV:头囊,CG:头沟,ES:食管,CR:口齿;D:结节线虫雌虫后末端,尾端呈点状。E,F:结节线虫雄虫后末端。SP:杆状交合刺,BU:交合伞

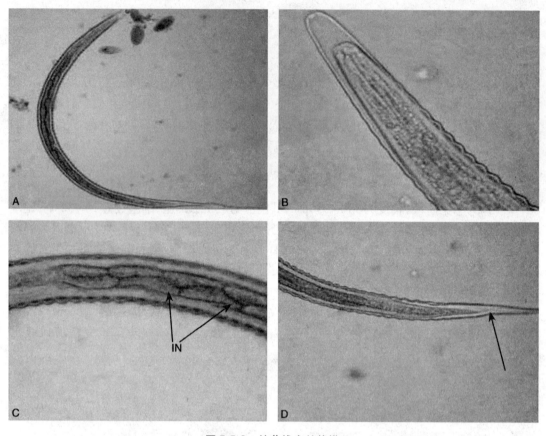

图 5-5-2  结节线虫丝状蚴

注:A:结节线虫丝状蚴,可观察到点状尾;B:丝状蚴前末端;C:丝状蚴中间部分。IN:三角形肠细胞;
D:丝状蚴尾末端,可见尾间隙

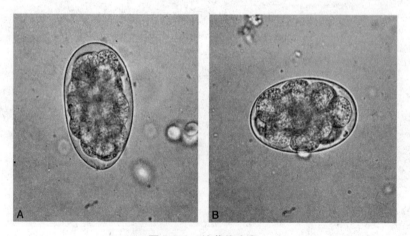

图 5-5-3  结节线虫卵

（*O. longicaudum*）和短尾食道口线虫（*O. brevicaudum*）等。

（1）哥伦比亚食道口线虫：有发达的侧翼膜，致使身体前部弯曲；头泡不甚膨大，颈乳突在颈沟的稍后方，其尖端突出于侧翼膜之外；雄虫长 12.0～13.5mm，交合伞发达；雌虫长 16.7～18.6mm，阴道短，横行引入肾形的排卵器；尾部长。虫卵呈椭圆形，大小为（73～89）μm×（34～45）μm。

（2）微管食道口线虫：无侧翼膜，前部直；口囊较宽而浅；颈乳突位于食道后面；雄虫长 12～14mm；雌虫长 16～20mm。

（3）粗纹食道口线虫：无侧翼膜；口囊较深，头泡显著膨大；颈乳突位于食道后方；雄虫长 13～15mm；雌虫长 17.3～20.3mm。

（4）辐射食道口线虫：侧翼膜发达，前部弯曲；缺外叶冠，内叶冠也只是口囊前缘的一小圈细小的突起，38～40 叶；头泡膨大，上有一横沟，将头泡区分为前后两部分；颈乳突位于颈沟的后方；雄虫长 13.9～15.2mm；雌虫长 14.7～18.0mm。

（5）甘肃食道口线虫：有发达的侧翼膜，前部弯曲；头泡膨大；颈乳突位于食道末端或前或后的侧翼膜内，尖端稍突出于膜外；雄虫长 14.5～16.5mm；雌虫长 18～22mm。

（6）有齿食道口线虫：虫体乳白色；雄虫长 8～9mm，交合刺长 1.15～1.3mm；雌虫长 8.0～11.3mm，尾长 0.35mm。

（7）长尾食道口线虫：虫体呈灰白色；雄虫长 6.5～8.5mm，交合刺长 0.9～0.95mm；雌虫长 8.2～9.4mm，尾长 0.4～0.46mm。

（8）短尾食道口线虫：雄虫长 6.2～6.8mm，交合刺长 1.05～1.23mm；雌虫长 6.4～8.5mm，尾长仅 0.081～0.12mm。

**（二）生活史**

对于非人类宿主，食道口线虫的生活史始于虫卵随动物粪便排出体外。在外界环境中虫卵孵化出幼虫，发育成一期幼虫杆状蚴。这些幼虫在环境中经过 6～7 天，发展为二期幼虫。以粪便中的营养物质和细菌为食，发育成带鞘的感染性三期幼虫丝状蚴。丝状蚴通过经口感染的方式感染新的宿主，感染性丝状蚴在小肠脱鞘，后移行至大肠，侵入肠黏膜导致病变。在肠黏膜蜕皮形成四期幼虫，返回肠腔蜕皮成为五期幼虫，并钻入肠壁形成结节，最终在结节发育成成虫。由此产生的成虫，留在肠腔交配；雌性成虫一般每天产卵 5 000 个，这是等同于在圆线虫科其他线虫的繁殖率。人类宿主感染与动物宿主极为相似，人类感染发生于接触了含有感染性三期幼虫丝状蚴的土壤和水源，丝状蚴侵入小肠或大肠黏膜下层，然后到达结肠肠腔，幼虫蜕皮，进入肠壁，部分幼虫迅速发育成成虫并返回肠腔进行交配产卵，有些幼虫无法发育成熟，也不能返回肠腔，在肠壁、大网膜或腹壁形成结节性肿块（图 5-5-4）。对于人体双叉食道口线虫感染要复杂一些，除了这种直接的生活史方式外，猪作为保虫宿主起到了重要作用。猪有食粪习惯，吞入双叉食道口线虫幼虫后又排出体外，因此在人的食道口线虫病感染流行中有重要意义。

**二、流行病学**

**（一）分布与危害**

结节线虫病流行或潜在流行于 35 个国家，世界范围内近 25 万人感染，超过 100 万人受到威胁。目前世界已报告的病例，大部分是源于非洲，尤其是加纳、多哥、乌干达、津巴布韦和其他附近的国家。一些零星的病例报告在南洋和南美洲的国家，包括巴西、印度尼西亚和

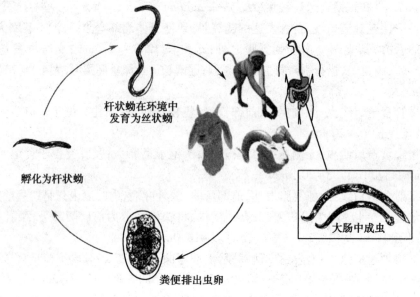

图 5-5-4 结节线虫生活史

马来西亚。绝大多数的临床病例收集于西非的多哥北部和加纳,其中感染猴管口线虫的病例几乎遍布每个村庄,一些农村地区患病率高达 90%,是当地重要的公共卫生问题,但其集中分布在多哥和加纳的原因尚不清楚。

**（二）流行环节和因素**

结节线虫病是一种较为罕见的寄生虫病。通常被看作是一种人畜共患病,可以在动物和人之间传播,主要宿主是野猪、牛、羊及灵长类动物,人类偶然可能感染。有研究发现,结节线虫病也可在人际间传播。动物或人经粪口感染结节线虫病,很大程度是因为未见经皮肤感染的报道。人食道口线虫的感染只是在非洲一些地区呈地方性流行,该病流行和传播方式目前还不是十分清楚,这可能与行为因素和当地独特的土壤条件有关。研究显示,某研究地区人群感染结节线虫病和钩虫感染之间存在相关性,这可能是与寄生虫病感染的共同因素有关,包括卫生条件差,一定的农业生产活动和缺乏适合的饮用水。猪等保虫宿主可能对该病的传播起到重要作用,而灵长类则并非作为保虫宿主起作用。

**三、发病机制与病理改变**

结节线虫在动物和人体的各个发育阶段(幼虫、成虫)对机体皆有致病作用。幼虫阶段:即幼虫钻入或钻出肠黏膜时对肠黏膜所形成的机械性损伤。初次感染时,很少发生结节,感染 3~4 次后,结节即大量发生,引起多结节或单结节性病理改变。多结节性病变是在黏膜下层和浆膜下层水肿增厚的结肠壁上有数十到数百个豌豆大小的结节,单结节性病变是有一个直径为 3~6cm 的结节。大多数结节内可发现未成熟的虫体,少数为不含虫体的空洞。病理检查发现病变处结肠肠壁增厚,结节位于黏膜层和肌层或肌层和浆膜层之间,黏膜层和浆膜层完整。结节无明显囊壁,周围有巨噬细胞、上皮细胞、成纤维细胞聚集,有时还有浆细胞和嗜酸性粒细胞聚集。结节内含有黏稠或干酪样内容物,内容物中包括粒细胞、红细胞、嗜酸性粒细胞和颗粒物。夏科-雷登结晶可见于结节内和虫体消化道。结节的发生是黏膜产生免疫力的表现,形成结节的机制是幼虫周围发生局部性炎症,继之由成纤维细胞在病变周围形成包囊。结节因虫而异:长尾食道口线虫的结节,高出于肠黏膜表面,而具坏死性炎性反应性质,至感染 35 天后开始消失;有齿食道口线虫的结节较小,消失较快。大量感染时,大肠壁普遍增厚,有卡他性肠炎。除大肠外,小肠(特别是回肠)也有结节发生。结节感染细菌时,可能继发弥漫性大肠炎。幼虫在大肠黏膜下形成结节所致的危害性最大。成虫阶段,主要是虫体分泌的毒素可造成肠壁的炎症。

### 四、临床表现

结节线虫病,幼虫可侵入肠壁,导致弥漫性结节的病理类型,主要表现为多结节型和单结节型两种类型。多结节性疾病的特点是由许多微小的结节性病变在结肠壁含有蠕虫和脓液的形成。约 15% 的患者都有这种形式的结节线虫病。常表现为右下腹疼痛,伴随着一个或几个突出的腹部肿块的存在。结节本身通常是没有问题的,但可能会引起进一步的并发症,如肠梗阻、腹膜炎、肠扭结表现为体重减轻、持续性黏液腹泻、弥漫性腹痛等。在罕见的情况下,严重的疾病,可发生消瘦、心包积液、心脏扩大、肝脾肿大、阑尾的脾周炎和扩大。偶尔有直肠出血。单结节型约占 85% 的病例,表现为腹壁或腹腔有直径 3~6cm 质硬痛性包块,常伴有发热、皮肤脓肿和瘘管形成,并发症有结节破溃形成的腹膜炎。

牛羊在临床上所表现的症状与感染虫体的数量和机体的抵抗力有关。如 1 岁以内的羊寄生 80~90 条,年龄较大的羊寄生 200~300 条时,即为严重感染。牛有可能出现持续性腹泻或顽固性下痢。粪便呈暗绿色,表面带有黏液,有时带血。便秘和腹泻交替进行,下颌间可能发生水肿,最后多因机体衰竭而死亡。结节虫对猪的致病性不强,一般常不表现任何症状。猪大肠线虫一般也不见任何症状。如结节在浆膜面破裂,可引起腹膜炎。患猪表现腹部疼痛、不食、拉稀、日见消瘦和贫血。

### 五、诊断

食道口线虫病诊断可用漂浮法检查粪便中有无虫卵。注意察看粪便中有否自然排出的虫体。如虫卵不易鉴别,无法与钩虫卵区分(虫卵平均长 75μm、宽 43μm),可先在培养皿中垫一张草纸或滤纸,而后将粪调成硬糊状,制成半球形放在纸上,使半球形的顶部高于皿沿,在加盖时与皿盖接触。将皿置于 25℃ 温箱中,并注意垫纸保持湿润,经 7 天后,多数虫卵可发育成第三期幼虫,并集中于皿盖的水滴中。幼虫长 500~530μm,宽 26μm,尾部呈圆锥形,尾顶端呈圆形,组织病例检查可观察到扁平的体肌、多核的消化道和未成熟的生殖系统。剖检在大肠壁上找到结节,肠腔内找到虫体或在新鲜结节内找到幼虫,也可确诊。但也有仅见结节而不见虫体的情况。实验室单纯使用显微镜观察粪便中虫卵来诊断几乎是不可能的,人的食道口线虫病也可通过免疫学检测方法,如 ELISA 检测到 IgG4 抗体增加,可以证实食道口线虫侵犯组织。近年来诊断技术的发展,PCR 分析成为了诊断本病的新方法。通过提取患者粪便中的 DNA,设计针对性的遗传标记特异性引物进行 PCR 检测。复合实时定量 PCR 则能同时检测结节线虫、美洲钩虫和十二指肠钩虫,且能够对虫体负荷进行定量。

### 六、治疗

药物化疗是控制食道口线虫感染的主要手段,食道口线虫病常用治疗药物是阿苯达唑、噻嘧啶、氟苯咪唑和苯丙达唑等。对于成年结节线虫病患者使用剂量为 400mg 阿苯达唑(儿童 200mg)或噻嘧啶(剂量与阿苯达唑相同)。阿苯达唑通过绑定游离的 β-微管蛋白,从而抑制微管蛋白聚合,阻断结节线虫糖吸收。研究表明,阿苯达唑和噻嘧啶的治愈率分别为85%和59%~82%。外科可采用手术方法切除结节,切除食道口线虫幼虫结节的根治效果高于化疗,但是为有创伤的侵入性治疗且费用相对较高。当出现并发症时,需根据并发症的严重程度选择不同的治疗方法,通常给予 200~400mg 阿苯达唑 1 次。同时给予 250mg/d 阿莫西林 5 天。如果有脓肿或瘘管形成,给予切开排脓和引流,同时给予阿苯达唑和抗生素治疗。对于动物,可选用甲苯达唑(10~20mg/kg)混在饲料中喂服或用 0.5% 福尔马林溶液500~1 000ml 倒提后腿灌肠。

### 七、预防与控制

结节线虫病的防治以预防为主,对于人群采用药物防治、良好的卫生习惯及宣传教育等综合措施将会起到明显控制效果。注意个人卫生,保持饭前便后洗手的良好卫生习惯,防止粪便污染环境和水源。对于牲畜主要靠预防性驱虫及粪便发酵处理。每年春、秋两季各作一次预防性驱虫,保持畜圈的清洁卫生,粪便应堆积发酵消灭虫卵,保持饲料、饮水清洁,防止被幼虫污染。不在低洼潮湿牧场放牧,发现病畜应迅速治疗。

(杨秋林　陈家旭)

## 第六节　重翼吸虫病

重翼吸虫属于双穴科(Diplostomidae),重翼属,成虫寄生于狐、犬等动物小肠内,中尾蚴可感染人体,但在人体内不能发育为成虫,引起幼虫移行症,严重时可导致患者死亡。现已知能感染人体的有 2 种:美洲重翼吸虫(*Alaria americana*)和皱缩重翼吸虫(*Alaria marcianae*)。重翼吸虫病分布于非洲、欧洲、西伯利亚、南北美洲及亚洲。我国发现有多种动物感染重翼吸虫病,但尚无人体感染病例报道。

### 一、病原生物学

#### (一) 形态

1. 美洲重翼吸虫　成虫体长 4~5mm,分前体和后体,前体(0.69~1.07)mm×(0.71~1.95)mm,后体(0.48~1.25)mm×(0.65~0.95)mm。口吸盘位于前端,其两侧有耳状附属物,前咽及食道均短,咽较大,腹吸盘位于肠道分支后方,黏器宽卵圆形,前缘无凹陷,部分与腹吸盘重叠,卵巢位于前体与后体交界处,卵黄腺充满前体后部。睾丸位于后体,分 2 叶,生殖孔开口于后体末端,子宫位于卵巢与生殖孔之间。虫卵大小(106~134)μm×(64~80)μm(图 5-6-1)。

2. 皱缩重翼吸虫　成虫体长 1.57~1.75mm,前体窄长,后体与前体之比 1:1.64,黏器椭圆形,前缘有凹陷,基本结构与美洲重翼吸虫相似。虫卵大小(119~140)μm×(64~73)μm(图 5-6-1)。

#### (二) 生活史

成虫寄生于动物宿主小肠内,虫卵随粪便排出体外,在水中,毛蚴自卵内孵出,钻入中间宿主(螺)组织内,经母胞蚴、子胞蚴发育为尾蚴,尾蚴尾部分叉。尾蚴自螺体组织逸出进入水体,侵入蝌蚪体内,在其体腔或尾部发育为中尾蚴,当蝌蚪发育为蛙时,后尾蚴分布于其肌

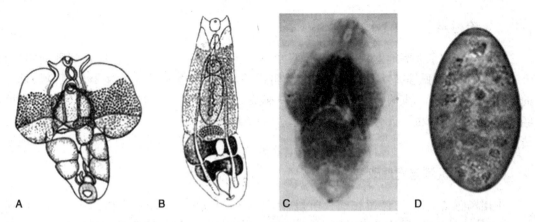

**图 5-6-1　重翼吸虫**

注:A:美洲重翼吸虫成虫;B:皱缩重翼吸虫成虫;C:美洲重翼吸虫成虫;D:重翼吸虫虫卵

（引自赵辉元等）

肉及各脏器中。转续宿主(蛇、人等)食入蛙组织内的中尾蚴,中尾蚴侵入转续宿主肌肉等组织,不能继续发育,停留在幼虫阶段,在组织器官移行。当终宿主食入含中尾蚴的转续宿主肌肉时,中尾蚴进入其消化道,穿过肠壁进入体腔,经膈肌侵入肺组织,发育为后尾蚴,后尾蚴经气管爬行到咽,被吞咽入小肠,发育为成虫,完成生活史(图 5-6-2)。

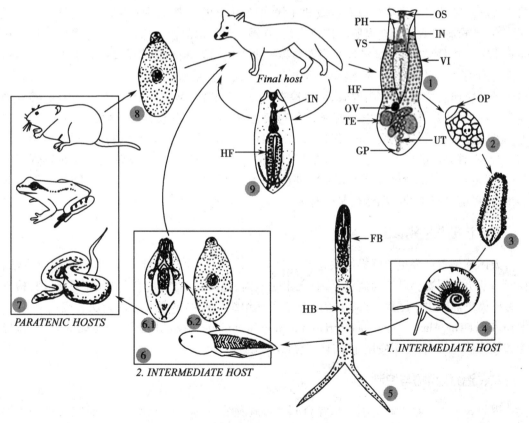

**图 5-6-2　重翼吸虫生活史**

（引自 HeinzMehlhorn）

## 二、流行病学

在美国和加拿大等地发现美洲重翼吸虫感染人体病例,终宿主为食肉目哺乳动物,如犬、猫、海豹、狼及狐等,转续宿主有蛙、蛇及野鹅等。皱缩重翼吸虫终宿主有红狐、狐,重要的转续宿主是野猪。人因食入中尾蚴而经口感染。在动物乳汁检获中尾蚴,也发现动物可经乳汁感染重翼吸虫。人为重翼吸虫的非适宜宿主,中尾蚴侵入人体后,不能发育为成虫,造成幼虫移行症。

## 三、发病机制与病理改变

中尾蚴感染人体后,停留在幼虫阶段,不能发育为成虫。其幼虫在体内组织器官内移行,引起幼虫移行症,导致组织损伤、出血及炎症反应。幼虫移行所造成的机械性损伤是其主要的致病因素,免疫变态反应不明显。幼虫移行引起炎性细胞浸润,主要是淋巴细胞、巨噬细胞和浆细胞等,形成肉芽组织,一般无结缔组织包绕,这有利于幼虫在体内继续移行。现已在人体肺、气管、腹水、心脏、肝脏、肾脏、脑、脊髓、淋巴结、脂肪组织、皮下及眼(视网膜、玻璃体)等组织器官发现重翼吸虫中尾蚴。

## 四、临床表现

重翼吸虫病临床表现复杂,与其感染的强度、幼虫在人体内的分布及人体的免疫反应有关。轻度感染的患者无症状或有轻微的症状,中度感染的患者有呼吸道症状、皮肤症状或视网膜炎,严重感染者可因全身脏器广泛出血、弥漫性血管内凝血及过敏性休克而死亡。Freeman(1976)报道了1例全身多脏器感染重翼吸虫中尾蚴的病例,患者为24岁的加拿大男性,初期全身不适、腹部隐痛2天,继而出现咳嗽、呼吸急促、咯血及呼吸困难,体温39℃,面部、躯干及下肢出现紫癜,肺部有啰音,X线检查发现肺部有浸润性结节状阴影,后因脑、肺等多器官广泛出血、弥漫性血管内凝血死亡。行病理解剖探查,在其胃壁、淋巴结、肝、心脏、胰腺、脂肪组织、脾、肾、肺、脑、脊髓发现重翼吸虫中尾蚴。全身脏器出血,特别是肺、胃肠道及脑。肾、心脏、肝、肺等毛细血管栓塞、局限性坏死,以心脏为重。尸体解剖检查时发现胃壁增厚,推测胃可能是中尾蚴侵入人体的部位。也有感染分别局限在眼、皮下、肺及皮下的病例报道,可能与感染的中尾蚴数量少有关。

## 五、诊断与鉴别诊断

人体感染重翼吸虫中尾蚴后缺乏特征性的临床表现,诊断困难,现无血清学检查方法,种间诊断更加困难。可询问病史,如有无生吃蛙肉、蛇肉,可收集吃剩下的蛙肉和蛇肉,检查是否感染重翼吸虫中尾蚴,有助于诊断。从人体组织检获中尾蚴可确诊。现有应用 PCR 技术和 AMT(The Alaria sppmesocercariae migration technique)技术检测其中尾蚴的研究,特异性和敏感性均较高,有望应用于临床。

## 六、治疗、预防与控制

现尚缺少重翼吸虫病的临床治疗资料。中尾蚴在人体不能繁殖,调查研究发现一条感染严重的蛙的腿部肌肉可以感染几千条中尾蚴,误食一条含活中尾蚴的蛙腿即可能导致人体严重感染。为预防感染,应禁止生食或半生食蛙肉及蛇肉等。重翼吸虫病是一种新现寄生虫病,对其研究很少,现阶段应尽快建立一种简便及特异的检测方法、分析感染危险因素、明确中尾蚴在人体组织中的分布是否具有偏好性、研究野生动物体内的重翼吸虫感染人体的方式与途径,以达到防治重翼吸虫病的目的。

(杨秋林　陈家旭)

# 第七节　猪带绦虫病

猪带绦虫病(taeniasis solium)是由链状带绦虫(*Taenia solium* Linnaeus,1758)成虫寄生于人体肠道引起的一种寄生虫病。主要临床表现为腹部隐痛、恶心、呕吐、食欲亢奋或减退、腹泻或便秘、头痛、体重减轻等症状,但一般无明显症状或仅有轻度腹部不适。猪带绦虫病是一种严重的食源性人畜共患寄生虫病,是 WHO 认定的 17 种主要被忽视的热带病之一,呈世界性分布,也是我国主要的人体寄生绦虫之一。链状带绦虫也称猪肉绦虫、猪带绦虫或有钩绦虫。隶属于扁形动物门、绦虫纲、圆叶目(Cyclophyllidea)、带科(Taeniidae)、带属(*Taenia*)。

1558 年,Rumbe 发现了人体感染囊尾蚴现象。17 世纪晚期,Edward Tyson 首先观察到了带绦虫的头节,随后描述了带绦虫成虫的解剖与生理,为带绦虫的生物学奠定了基础。虽然 1782 年 Goeze 已怀疑带绦虫可能存在有 2 个种,但当时并不清楚猪带绦虫与牛带绦虫的差异。直到 19 世纪中期,Kuchenmeister 才根据头节的形态认识到了猪带绦虫与牛带绦虫的差异。1784 年,德国牧师 Johann August Ephraim Goeze 对猪带绦虫进行了详细研究,首次发现了该虫的中间宿主,并发现人体内绦虫的头节与猪肉内囊尾蚴的头节相似。1854 年 Beneden 应用猪带绦虫孕节实验感染猪获得成功,证实了人体内寄生的猪带绦虫成虫与囊尾蚴的关系。1856 年,Kuchenmeister 进行了招致多方批评的实验,该实验是让因犯罪被判处死刑的犯人食入含有猪带绦虫囊尾蚴的猪肉,结果犯人被处决后从其小肠中检获了猪带绦虫成虫,证明了猪带绦虫完整的生活史。1758 年,Linnaeus 将猪带绦虫命名为 *Taenia solium*,并建立了带属(*Teania*)。近年来,根据猪带绦虫线粒体 DNA (mitochondrial DNA,mtDNA)序列的系统发生分析,已将猪带绦虫分为 2 个地理基因型(geographic genotypes),即非洲-美洲基因型(Afro-American genotype)和亚洲基因型(Asian genotype)。

我国古代医籍中,将形态相似的猪带绦虫与牛带绦虫统称为寸白虫或白虫。早在公元217 年《金匮要略》中就有白虫的记载,公元 610 年巢元方《诸病源候论》将该虫描述为"长一寸而色白,形小方扁。虫体如带,长丈余",因炙食肉类而感染。《神农本草经》《本草纲目》中均记录了驱白虫的草药。

## 一、病原生物学

### (一) 形态

1. 成虫　成虫呈乳白色,体壁较薄而略透明;虫体背腹扁平、带状、分节,前窄后阔;长2~4m。虫体由头节(scolex)、颈部(neck)及链体(strobile)3 个部分组成。头节近似球形,直径 0.6~1mm,头节上有 4 个吸盘(suckers)位于四周,顶端中央有顶突(rostellum),其上有小钩(hooklets)25~50 个,交错排列成内外两圈,内圈较大,外圈较小。颈节纤细,长 5~10mm,宽约为头节的一半,是虫体最细的部位,由胚细胞组成,具有生发功能,由此长出链体。

链体是虫体的主要部分,由 700~1 000 个节片组成,根据节片内生殖器官的发育成熟程度不同,将链体由前向后依次分为幼节(immature proglottid)、成节(mature proglottid)和孕节

（gravid proglottid）。幼节位于颈节之后、链体前段，节片短而宽，其内的生殖器官正在发育中，结构不清楚。成节位于虫体中部，近方形，节片侧面有一生殖孔，不规则地分布于链体两侧。每个成节内含雌、雄性生殖器官各 1 套。雄性生殖器官的节片背侧有滤泡状睾丸 150~200 个，输精管经阴茎囊开口于节片一侧的生殖腔。雌性生殖器官的卵巢在节片后 1/3 的中央，分 3 叶，除左右 2 叶以外，在子宫与阴道之间还有一中央小叶；阴道在输精管后方，开口于生殖腔；卵黄腺位于节片后部中央，呈块状，输卵管与卵黄管汇合后通入卵模，卵模有梅氏腺包绕，另一端与子宫相连。子宫棒状，为盲管。孕节长度大于宽度，其中充满虫卵的子宫向两侧分支，每侧分 7~13 支，每个侧分支又可发出次级分支，呈不规则树枝状，每个孕节含虫卵约 4 万个。孕节中其他生殖器官萎缩（图 5-7-1）。

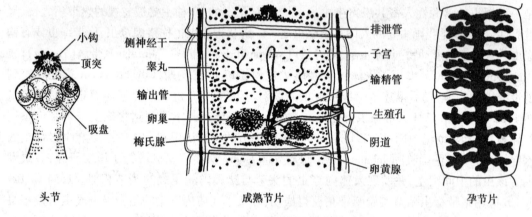

图 5-7-1 猪带绦虫成虫形态

2. 虫卵　虫卵呈球形或近球形，直径 31~43μm。卵壳薄而透明，虫卵自孕节散出后，卵壳多已破裂，一般不易见到，成为不完整虫卵（incomplete egg）。镜检时看到的虫卵外面是棕黄色的胚膜，较厚，其上有放射状条纹。内含具有 3 对小钩的球形幼虫，称六钩蚴（oncosphere），其直径 14~20μm（图 5-7-2）。

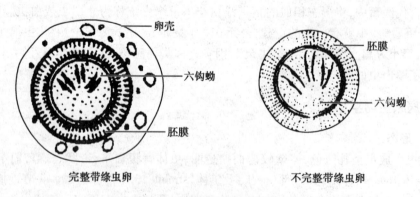

图 5-7-2 猪带绦虫虫卵形态

**（二）生活史**

猪带绦虫成虫寄生在人体小肠内，故人是猪带绦虫主要的终宿主。Cadigan 等（1967）曾以猪囊尾蚴感染长臂猿与大狒狒获得成功。猪带绦虫幼虫（猪囊尾蚴，简称囊尾蚴或囊虫）

寄生在家猪与野猪体内,猪是其中间宿主。成虫寄生于人的小肠上段,以吸盘和小钩固着于肠壁,头节深入黏膜层。虫体后段的孕节多以单节或5~6节相连的方式从链体脱落。脱离虫体的孕节仍有一定活动力,节片因受挤压破裂,释放出虫卵,虫卵或节片随粪便排出体外。虫卵或孕节被中间宿主猪吞食后,虫卵在其小肠内经消化液作用24~72小时后胚膜破裂,六钩蚴逸出,并借其分泌物和小钩的作用,钻入小肠壁,经血液循环或淋巴系统达猪身体各处的组织器官(如肌肉、心、脑等处)寄生。在寄生部位,虫体逐渐长大,中间细胞溶解形成空腔,并充满液体;同时壁部的间质层向囊内长出内陷的头节雏形,感染后60天幼虫头节上出现小钩和吸盘,约在感染后10周,发育为成熟的囊尾蚴。囊尾蚴在猪体内的主要寄生部位为运动频繁的肌肉,以股内侧肌最多,依次为深腰肌、肩胛肌、咬肌、腹内斜肌、膈肌、心肌、舌肌等,也可寄生于脑、眼等处。囊尾蚴在猪体内可存活3~5年,甚至10~17年。有囊尾蚴寄生的猪肉俗称"米猪肉""米糁肉"或"豆猪肉"。人生食或半生食含囊尾蚴的猪肉后,囊尾蚴在人体小肠上段受胆汁刺激而翻出头节,附着在肠壁,经2~3个月发育为成虫,并排出孕节和虫卵(图5-7-3)。成虫在人体内寿命可达25年以上。如果人食入猪带绦虫卵后,虫体也可在人体发育为囊尾蚴而引起猪囊尾蚴病(囊虫病),但寄生于人体组织内的囊尾蚴不能继续发育为成虫。

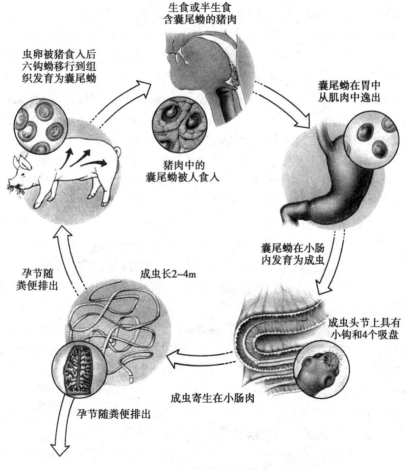

图5-7-3　猪带绦虫生活史
(引自 Despommier,1995)

## 二、流行病学

### （一）分布与危害

猪带绦虫病分布广泛，除因宗教禁食猪肉的国家和民族外，世界各地均有散发病例，但以发展中国家多见，主要见于拉丁美洲、中非、南非、南亚及东南亚地区。在欧洲的南斯拉夫民族聚集地区，如前南斯拉夫、捷克、斯洛伐克、苏联及德国等国家也有本病的散发。本病在拉丁美洲主要见于墨西哥、秘鲁、危地马拉、洪都拉斯、萨尔瓦多、巴拉马、哥斯达黎加及巴西等。本病在亚洲的分布广泛，如柬埔寨、印度尼西亚、日本、韩国、老挝、马来西亚、缅甸、尼泊尔、斯里兰卡、泰国、菲律宾、越南、印度、朝鲜等（Wu 等，2016）。在日本与西欧国家，本土感染的猪带绦虫病少见，主要为境外输入的病例。然而，2005 年以来，在东欧与南欧国家，如斯洛伐克、罗马尼亚、西班牙、塞尔维亚、保加利亚、斯洛文尼、亚塞尔维亚和黑山等国，均有向世界动物卫生组织（World Organisation for Animal Health，OIE）报告的猪体囊尾蚴病（Devleesschauwer 等，2015）。

在非洲，猪带绦虫病及囊尾蚴病主要分布在喀麦隆、布基纳法索、布隆迪、多哥、埃塞俄比亚、刚果、塞内加尔、赞比亚、南非、纳米比亚、尼日利亚、加纳、几内亚、坦桑尼亚、肯尼亚、卢旺达、马达加斯加、莫桑比克等（Coral-Almeida 等，2015）。

根据 2013 年统计，1989—2012 年非洲一些国家人体猪带绦虫的感染分别如下：布隆迪 0.22%、喀麦隆 0.09%、刚果 0.37%、埃塞俄比亚 2010—2011 年为 1.4%～1.8%（1983—1989 年为 3.2%～6.9%）、几内亚 3.8%、马达加斯加 0.75%、纳米比亚 0.9%、尼日利亚 8.7%、坦桑尼亚 0.01%、多哥 0.09%～0.26%、赞比亚 6.3%（Assana 等，2013）。

猪带绦虫病及囊尾蚴病在我国的分布也较普遍，根据 1988—1992 年全国首次人体寄生虫分布调查，我国 29 个省（直辖市、自治区）的 671 个县（市）有病例分布，全国有 5 个集中分布区，分别是东北三省，华北地区的河北、内蒙古及山西，西北地区的陕西、甘肃、宁夏以及青海的农区和城镇，山东、河南及安徽的皖北和湖北的襄樊及老河口市，以及广东、广西、海南、云南、四川。此外，在江苏、上海、浙江、福建、中国台湾、贵州、新疆、西藏等有散在病例发现，北京、天津虽有较多病例报道，但绝大多数是外地就诊患者或非本地感染者。在台湾省的 2 个县中各发现 1 例患者（余森海等，1994；许隆祺等，1995、1999）。在云南省有猪带绦虫病的局限性流行区，如大理地区白族居民有生食猪肉（吃生皮等）的习惯，个别村庄居民的猪带绦虫感染率达 19.52%，而且其感染具有明显的家庭聚集性（徐之杰等，2015）。猪囊尾蚴病与猪带绦虫病的地理分布基本相一致，凡是猪带绦虫病发病率高的地区，人和猪的囊尾蚴感染率也高，三者呈平行的消长关系。

2001—2004 年全国人体重要寄生虫病现状调查结果显示，全国 12 个省（直辖市、自治区）查出带绦虫感染者，感染率为 0.28%，估计全国感染人数有 55 万，感染者主要分布在西藏、新疆与四川。与第 1 次全国人体寄生虫分布调查结果相比，带绦虫的感染率上升了 52.49%（王陇德，2008）。

### （二）流行环节

1. 传染源　感染有囊尾蚴的猪肉是猪带绦虫病的主要传染源。猪的感染主要是由于猪的饲养方法不当，仔猪散养或厕所简陋，猪出入自由。有些流行区居民不习惯使用厕所，或有随地大便的不良行为，或人厕直接建在猪圈之上或与猪圈相通（连茅圈），猪容易吞食含虫卵或孕节的粪便，增加了猪的感染机会。猪的囊尾蚴感染率与人群猪带绦虫的感染率密切相关。此外,感染囊尾蚴的野猪肉也可作为本病的传染源。

2. 传播途径  人体感染猪带绦虫病是因为食入含有猪囊尾蚴的猪肉或野猪肉引起的。因此,居民的饮食习惯与食肉方式与人的感染密切相关。

3. 易感人群  不论男女老幼和种族,对猪囊尾蚴均易感。但猪带绦虫感染者以男性青壮年多见。

### (三) 流行因素

猪带绦虫病的流行与居民的经济状况、文化程度、卫生知识、饮食习惯及食肉方式密切关系,尤其是食肉方式在猪带绦虫病的流行中起重要作用。猪带绦虫病重度流行地区的居民,有喜食生的或半生不熟猪肉的习惯,如云南省少数民族地区节庆日菜肴:白族的"生皮"傣族的"剁生"哈尼族的"噢嚅",均系生猪肉制作。西南地区的"生肉片火锅"、云南的"过桥米线"、福建的"沙茶面"等,都是将生肉片在热汤中稍烫后,蘸佐料或拌米粉、面条食用;如汤的温度不够、烫的时间太短或肉片太厚,则都有可能导致感染。在广西部分地区,居民有食酸肉(生肉发酵)的习惯;其他地区有食用不经蒸煮的腌肉、香肠或腊肠。这些肉类制品在制作过程中都不能完全杀灭猪囊尾蚴,很易造成人体感染。此外,在肉类制作过程中,生熟砧板不分或混用,切过生肉的刀或砧板再切熟食或生菜,因囊尾蚴污染也可导致人感染猪带绦虫。

### 三、发病机制与病理改变

活的猪囊尾蚴被人食入后,在小肠上段受胆汁刺激而翻出头节,附着在肠黏膜上,经 2~3 个月发育为成虫,自颈节长出节片逐渐发育为成虫。成虫头节上的吸盘、顶突、小钩附着在肠黏膜上可引起肠黏膜损伤,成虫体壁微毛的机械性刺激和虫体代谢产物等也可作用于肠黏膜,造成肠上皮细胞损伤,引起炎症反应。成虫夺取营养,吸盘、小钩与体壁微毛的机械性损伤,以及虫体代谢产物的毒性作用,均可引起人体消化功能紊乱、超敏反应及神经系统症状。

### 四、临床表现

人体感染猪带绦虫多为 1 条,但流行区患者平均感染可多达 2.3~3.8 条成虫,国内有感染 19 条猪带绦虫成虫的病例报道。多数感染者无明显症状或症状较轻。少数患者有上腹或全腹隐痛、消化不良、腹泻、便秘、恶心、呕吐等胃肠道症状。也可出现体重减轻或儿童生长发育迟缓。头节固着肠壁而致局部严重损伤时,可引起肠梗阻或肠穿孔并发腹膜炎。偶有孕节进入阑尾引起阑尾炎,或成虫在大腿皮下及甲状腺组织内异位寄生的病例报道。粪便中发现节片是患者就医的最常见原因。

### 五、诊断与鉴别诊断

#### (一) 临床诊断

1. 流行病学史  患者来自猪带绦虫病/囊尾蚴病流行区,或有带绦虫病/囊尾蚴病流行区旅居史;有生食或半生食猪肉史,或粪便中排白色节片样虫体史。

2. 临床表现  患者临床症状一般比较轻微。少数患者有上腹或全腹隐痛、食欲不振、恶心、消化不良、腹泻、体重减轻等症状,偶有肠梗阻、肠穿孔、腹膜炎、阑尾炎等并发症。

（二）实验室检查

1. 病原学检查

（1）粪便中查孕节：该方法是诊断猪带绦虫病最可靠、最常用的方法。留24小时粪便，观察有无白色蠕动的节片。发现节片后（部分患者就诊时自带节片），将节片平置于两张载玻片之间，轻压后对光观察子宫分支情况，即可鉴定虫种。

（2）粪便中查虫卵：粪便直接涂片法可查出虫卵，此法简便易行，但因取样较少，虫卵检出率不高，每份标本应涂片3张以上以提高检出率。饱和盐水漂浮法、改良加藤厚涂片法、肛门拭子法、自然或离心沉淀法可提高虫卵检出率，但依据虫卵形态无法区分带绦虫的虫种。

2. 免疫学检查　免疫学检查主要用于检测宿主粪便中的带绦虫抗原即粪抗原（coproantigen）。Allan等（1990）应用兔抗猪带绦虫孕节粗抗原的多抗建立捕获ELISA，用于检测猪带绦虫感染的仓鼠粪抗原时，与缩小膜壳绦虫、微口膜壳绦虫（Hymenolepis microstoma）、美洲钩虫及鼠类圆线虫等感染的仓鼠粪便均无交叉反应；但用于检测感染牛带绦虫病患者的粪便时有交叉反应；2例带绦虫感染者粪抗原检测阳性，但用氯硝柳胺（灭绦灵，niclosamide）治疗后6天粪抗原则转为阴性。应用抗猪带绦虫排泄分泌抗原的多抗或单抗建立的检测带绦虫属特异性粪抗原的ELISA，特异性达95%以上，在检出孕节前也可检出粪抗原，粪抗原的水平是虫卵排出量非依赖性的，在−80~35℃条件下粪抗原在数天内是稳定的，在福尔马林固定的粪便样本中粪抗原可存在数月，但在成功化疗后1~5天粪抗原水平快速下降，结果表明ELISA检测粪抗原是稳定的，比镜检粪便中的虫卵可发现更多的猪带绦虫感染者（Allan等，2006；Bustos等，2012）。随后，Guezala等（2009）应用兔抗猪带绦虫成虫粗抗原的多克隆体作为捕获抗体，将酶标记的兔抗猪带绦虫成虫排泄分泌抗原的抗体作为检测抗体，建立了检测猪带绦虫粪抗原高度虫种特异性的双夹心粪抗原ELISA，检测28例猪带绦虫病患者的敏感性和特异性分别达96.4%和100%，为免疫学方法诊断猪带绦虫病建立了一种有效检测方法。

3. 分子生物学检查

（1）粪便带绦虫DNA的检测：由于光镜下不同种带绦虫卵的形态无明显差别，因此，粪检虫卵不能鉴定虫种。近年来，为鉴定终宿主体内带绦虫感染的虫种，已发展了多种分子生物学方法，如常规PCR、PCR-限制性片段长度多态性（RFLP）、多重PCR及环介导等温扩增技术（loop-mediated isothermal amplification，LAMP）等（Raoul等，2013）。如PCR扩增特异性的DNA靶基因是高度敏感和特异的，可扩增数个至多个基因拷贝。Mayta等（2008）建立了针对六钩蚴特异性蛋白基因Tso31的猪带绦虫特异性的nested-PCR，检测猪带绦虫感染者粪便的敏感性和特异性分别为100%和97%，最低检测水平是每250g粪便中10个虫卵，但该技术不能区分牛带绦虫和亚洲带绦虫。PCR-RFLP方法简便，结果容易判断，可用于人体带绦虫的虫种鉴定，目前已用于猪带绦虫和牛带绦虫的鉴别。

Gonzalez等（2004、2010）根据带绦虫HDP2基因（核DNA非编码区重复DNA片段）设计的多重PCR，可用于鉴定人体的3种带绦虫（牛带绦虫扩增产物为1 300 bp和300 bp片段，亚洲带绦虫为1 300bp、600 bp和300 bp片段，猪带绦虫为600 bp片段），这种新型的多重PCR检测在3种带绦虫病共存的混合流行区，具有明显的应用前景。为全面鉴定感染人体的带绦虫，Yamasaki等（2004）根据带绦虫的cox1基因建立了多重PCR方法。与HDP2-多重PCR不同的是，这种Cox1-多重PCR方法不仅能区分感染人体的3种带绦虫，而且也能区分猪带绦虫的 2 个基因型;研究表明只要每克粪便中多于 50 个虫卵,这种多重 PCR 方法即可提供可靠的检测结果。

为了检测和鉴定带绦虫属中的不同虫种,Nkouawa 等(2009、2010)应用 Cox1 和组织蛋白酶样的半胱氨酸肽酶(cathepsin L-like cysteine peptidase, clp)基因作为靶向目标,建立了 LAMP 技术,该技术对检测来自中国四川省和印度尼西亚绦虫病患者的孕片、囊尾蚴和粪便中的 DNA 样品时,在鉴别诊断不同的带绦虫种方面具有高度的敏感性和特异性。LAMP 方法在检测带绦虫病患者粪便时的敏感性(88.4%)明显高于 PCR 技术(37.2%)。此外,Nkouawa 等(2012)还证明应用 LAMP 方法鉴别带绦虫属虫种时,只要能够保证反应温度稳定,可用热水瓶和热水来代替需要电源的温箱,表明 LAMP 还可在带绦虫病流行区现场推广应用。

(2) 带绦虫虫种的分子鉴定:目前,已经建立了多种分子生物学方法并广泛应用于人体绦虫的虫种鉴定。带绦虫的分子生物学鉴定方法主要是针对线粒体 cox1 基因,因为 cox1 基因具有足够的多样性可以用来区别 3 种人体带绦虫。前面所述的多重 PCR 和 LAMP 可用于鉴定新鲜、冷冻和乙醇固定标本中的带绦虫的所有寄生阶段(成虫,中绦期幼虫和虫卵)。这些方法具有高度的敏感性和可靠性,而且 LAMP 方法在现场调查中甚至不需要先进的设备来鉴定成虫(Nkouawa 等,2012)。

线粒体 DNA 测序也已被用于虫种的鉴定。虽然 DNA 测序费时、费力且费用较高,但与多重 PCR 和 LAMP 方法相比,DNA 测序具有 2 个优点。第一是适用于甲醛固定和石蜡包埋(formalin fixed and paraffin-embedded,FFPE)的组织病理学标本(Swastika 等,2012)。如囊尾蚴的组织病理学标本往往是唯一可用于分子鉴定的样本。因为甲醛固定样品中 DNA 的降解,所以甲醛固定的样品一般不适用于分子鉴定。在这种情况下,为了鉴定虫种,可进行短片段的 cox1 基因扩增和测序,即使在甲醛中长期保存的标本也可应用(Jeon 等,2011;Swastika 等,2012)。其次,DNA 测序可为追溯猪带绦虫的感染来源提供线索。目前,猪带绦虫的地理株已被分为亚洲和非洲/拉丁美洲(亦称为非洲-美洲基因型)两个线粒体基因型(Martinez-Hernandez 等,2009)。由于在所有亚洲国家猪带绦虫具有独特的线粒体单倍型,因此可用于评价猪带绦虫病患者的感染来源(Yanagida 等,2012);但非洲和拉丁美洲猪带绦虫的线粒体单倍型通常是不能区别的。最近,在非洲岛国马达加斯加,已发现猪带绦虫 2 种线粒体基因型的分布区重叠(Michelet 等,2012)。

### (三) 鉴别诊断

猪带绦虫病需与粪便检获的虫卵、虫体导致相似临床表现的其他寄生虫病相鉴别。根据虫卵、虫体的形态,可与钩虫、蛔虫、鞭虫、蛲虫等肠道线虫病以及短膜壳绦虫、长膜壳绦虫等其他种类的肠道绦虫病相鉴别(甄天民等,2012)。根据带绦虫卵的形态不能确诊为猪带绦虫病,驱虫治疗后对检获的虫体进行头节、成节、孕节的形态学观察可鉴定出猪带绦虫。此外,对粪便中检获的虫卵或虫体还可应用分子生物学方法进行虫种鉴定。对于确诊为猪带绦虫病的患者必须进行进一步的检查,以确定是否同时合并有猪囊尾蚴病。

## 六、治疗

当患者的肠道内有猪带绦虫成虫寄生时,常因自体内或自体外感染而引起猪囊尾蚴病,因此,对猪带绦虫病患者应尽早驱虫治疗。由于驱绦虫药物是在小肠内与虫体接触后麻痹或破坏虫体,故服药的前一天晚上应禁食或稍进流食,早晨空腹服药,以使药物与虫体充分接触。服驱虫药和泻药后应多喝水,以便被麻痹或破坏的虫体快速从肠道内排出。无论服用何种驱虫药物,驱虫后均应留取24小时全部粪便,淘洗粪便检查是否有猪带绦虫的头节,以确定驱虫效果。如未检出头节,并不能说明驱虫失败,因头节不一定在驱虫当天排出,也可能因驱绦虫药物使头节破坏或变形而难以辨认。在此种情况下,应继续随访,3个月内未再发现节片和虫卵则可视为治愈。常用的驱绦虫药物有以下几种。

1. 槟榔与南瓜子　槟榔与南瓜子的驱虫效果良好,槟榔对绦虫头部及前段链体有麻痹作用,南瓜子主要麻痹虫体的后段,两药合用可提高驱虫效果,使整个虫体麻痹,失去对肠黏膜的附着力,借助肠蠕动而被排虫体外。药物剂量和用法为:南瓜子、槟榔各80~100g,清晨空腹服南瓜子,1小时后服槟榔煎剂,30分钟后再口服20~30g硫酸镁导泻。多数患者在服药5~6小时内可排出完整虫体。当只有部分虫体排出时,切勿用力拉扯虫体,以免虫体头节和前段遗留在肠道内而继续生长,此时可用温水坐浴,让虫体在温水刺激下缓慢下移而排出体外。坐浴后的水和器具应进行消毒处理,以免孕节破裂后散出的虫卵扩散。

2. 仙鹤酚(驱绦胶囊)　仙鹤酚是从仙鹤草根芽中提取的有效成分,每粒0.4g,成人早晨空腹8~12粒,儿童按0.7~0.8g/kg,30分钟后再口服20~30g硫酸镁导泻。但此药有较严重的不良反应。

3. 氯硝柳胺　氯硝柳胺(niclosamide)亦称为灭绦灵。该药不溶于水,服后不易吸收,在小肠内浓度较高,能抑制绦虫细胞内线粒体的氧化磷酸化过程,高浓度时可抑制虫体呼吸并阻断对葡萄糖的摄取。该药能破坏绦虫头节及体节前段,死亡的虫体在肠道内可被蛋白酶溶解消化,排出的虫体不易被辨认。该药不易在胃内崩解,应压碎或嚼碎后空腹口服,成人常用量为一次1g,隔1小时再服1g,2小时后再口服20~30g硫酸镁导泻,以防孕节破裂后散出的虫卵返流入胃及十二指肠内造成自体内感染而引起猪囊尾蚴病。

4. 吡喹酮　吡喹酮(praziquantel)能增加细胞膜对钙离子的通透性,导致虫体挛缩和麻痹,已被广泛用于绦虫病与吸虫病的治疗。吡喹酮具有疗效高、毒性低、疗程短、代谢快、无蓄积等优点。吡喹酮口服后在胃肠道内吸收迅速,服药后2小时血中浓度达高峰,24小时内90%药物经肾脏排出。用量为20mg/kg,清晨顿服,1小时后服用硫酸镁导泻。不良反应一般较轻微,可出现头晕、头痛、恶心、呕吐、腹痛、腹泻、心悸、期前收缩等。服药后在粪便中排出的节片不完整,粪便中含有大量破裂孕节中散出的虫卵,应对驱虫后的粪便进行无害化处理。

5. 阿苯达唑　阿苯达唑(albendazole)是苯并咪唑类衍生物,为广谱驱虫药,口服吸收良好,服后16小时血浓度达高峰,96小时后检测不出;在肝内代谢,经肾、胆汁排出,无蓄积性。该药可选择性与不可逆性地抑制虫体摄取葡萄糖,使虫体内源性糖原耗竭,并抑制延胡索酸还原酶,阻碍三磷酸腺苷的产生,致使虫体因能源耗竭而逐渐死亡。成人每次400mg,每日3次,连服3天。少数患者服药后有乏力、嗜睡、头晕、头痛、胃部不适、食欲减退等,多能自行缓解。有药物过敏史或癫痫史者慎用,孕妇和哺乳期妇女禁用。

虽然氯硝柳胺、吡喹酮及阿苯达唑均具有较强的驱虫效果,但在驱虫过程中,这些药物使虫体破碎,破碎的孕节在肠腔中释放大量具有感染性的猪带绦虫卵,因此而增加了患者自体内感染猪囊尾蚴病的机会;随粪便排出的虫卵还可污染环境。此外,由于吡喹酮和阿苯达唑对猪囊尾蚴也具有杀灭作用,而猪带绦虫病患者可能还同时患有猪囊尾蚴病,故使用这类药物驱虫时也可能杀死猪囊尾蚴,导致强烈的炎症反应,在合并脑囊尾蚴病的患者可引起颅内压增高及脑疝;合并眼囊尾蚴病的患者可引起急性视网膜炎、脉络膜炎或化脓性全眼球炎,甚至并发视网膜剥离、白内障、青光眼或眼球萎缩、失明等严重后果。对猪带绦虫病患者进行驱虫时,应在首先排除脑囊尾蚴病和眼囊尾蚴病的情况下,才能应用吡喹酮或阿苯达唑。因此,对猪带绦虫病患者建议首选槟榔与南瓜子进行驱虫。

## 七、预防与控制

1. **治疗患者** 人是猪带绦虫唯一的终宿主和重要的传染源,对患者及时进行驱虫治疗不仅可减少传染源,降低人与猪的囊尾蚴感染率,进而减少人体的猪带绦虫感染率,而且可预防猪带绦虫自身感染囊尾蚴病。对于孕妇和晕船晕车的患者,常可因呕吐而引起自身感染,更应及早驱虫。

2. **加强粪便管理** 修建符合卫生要求的厕所,防止猪的进入;不随地大便;人粪用作肥料前经过无害化处理,如采用堆肥法、沼气池法及粪尿混合法等,使粪便中虫卵彻底灭活,防止虫卵污染环境和农作物。

3. **改善养猪方法** 提倡圈养,将厕所与猪圈分开,避免使用连茅圈,不用被人粪污染的青饲料喂猪。

4. **加强肉类检疫** 肉类检疫制度是预防猪带绦虫病的关键措施。所有猪肉在销售之前,都要经过严格的寄生虫检验,以防含有囊尾蚴的猪肉进入市场。对囊尾蚴感染的猪肉和猪肉制品,不论其感染强度,均应按照中华人民共和国国家标准《病害动物和病害动物产品生物安全处理规程》(GB 16548—2006)的要求进行生物安全处理(焚毁或掩埋)。

5. **加强健康教育** 加强宣传教育,提高群众对带绦虫病危害的认识,普及预防带绦虫病的卫生知识。注意个人卫生和饮食卫生,饭前便后洗手,不生食或半生食猪肉与肉制品,肉类及肉制品应完全煮熟后再食用。切生、熟食品的刀砧应分开,防止生肉屑污染餐具等,盛过生肉的碗与其他器皿应冲洗干净后再用。

6. **囊尾蚴病猪的治疗** 对于感染猪囊尾蚴的猪,应用单一剂量的苯并咪唑类药物奥芬达唑(oxfendazole,30mg/kg)进行治疗,可杀死肌肉组织中的所有猪囊尾蚴(Gonzalez 等,1997),被奥芬达唑杀死的猪囊尾蚴在治疗后 12 周从肌肉组织中消失,仅留下非常小的瘢痕(Gonzalez 等,1998),但 Sikasunge 等(2008)发现奥芬达唑杀死囊尾蚴后导致的肌肉组织瘢痕的再吸收,有时可能需要长达 6 个月之久。治疗后猪肉中瘢痕的长期存在将影响猪肉的销售,这也是对囊尾蚴病猪进行化疗作为猪带绦虫病控制措施的一个主要缺点(Gilman 等,2012)。此外,药物及其代谢产物在猪肉中的残留问题也是应用奥芬达唑化疗病猪作为猪带绦虫病控制措施受到限制的原因之一,因此,对应用奥芬达唑化疗的猪应在化疗 17 天后屠宰,以免消费者食入含有药物残留的猪肉(Moreno 等,2012)。单一剂量的奥芬达唑(30mg/kg)治疗囊尾蚴病猪的同时,对猪自然感染的多种线虫(如猪蛔虫、结节线虫、后圆线虫或/和猪鞭虫等)病,在用药后 5 天内也有 100%的治愈率(Alvarez 等,2013)。

7. **免疫预防** 对猪进行抗囊尾蚴病疫苗接种保护猪免受囊尾蚴的感染,是阻断猪带绦虫病传播的有效措施之一;对猪进行抗囊尾蚴病疫苗的免疫接种,还可对囊尾蚴病猪起到部分治疗作用。关于囊尾蚴疫苗的研究近年来已有多篇报道,其中 2 类预防性疫苗的研究较多。一类是抗肥头带绦虫(*Taenia crassiceps*)小鼠感染的疫苗,可诱导猪对猪带绦虫感染的交叉性免疫保护(Lightowlers,2010)。该疫苗已在墨西哥生产并进行了 3 次现场试验,一次的结果是疫苗接种猪的囊尾蚴感染率与对照猪相比降低了 52%;另一次现场试验结果表明,疫苗接种猪的囊尾蚴感染率为 3.06%(3/98),而对照组为 10%(2/20);第 3 次现场试验的结果是疫苗接种猪的囊尾蚴感染率降低了 54%,肌肉虫荷减少了 87%(Huerta 等,2001;Sciutto 等,2007;Morales 等,2008)。

另一类预防性疫苗是猪带绦虫六钩蚴期表达的重组抗原疫苗,3 种六钩蚴抗原均可诱导猪产生抗囊尾蚴感染的免疫性保护。一种名为 TSOL18 的疫苗在拉美国家墨西哥、秘鲁、洪都拉斯及西非国家喀麦隆进行的现场试验表明,TSOL18 疫苗接种的猪对猪带绦虫的攻击感染可产生 99.5%~100%的保护作用(Lightowlers,2013);在喀麦隆极北省进行的现场试验结果表明,接种 TSOL18 疫苗的 110 头猪 9 个月后屠宰时,均未发现活的或死亡的囊尾蚴,而在 102 头对照猪中有 20 头感染囊尾蚴,其中在 15 头猪发现了 400 多个活的囊尾蚴,结果表明 TSOL18 疫苗在现场试验中完全阻断了猪带绦虫在猪群中的传播。Jayashi 等(2012)在秘鲁农村将 TSOL18 疫苗与另一种重组六钩蚴抗原 TSOL16 疫苗联合应用,加佐剂 Quil-A 后免疫猪,免疫接种后的猪在流行区自然条件下饲养 7 个月后的屠宰结果显示,猪体内囊尾蚴总数和肉眼可见的囊尾蚴数量分别减少了 99.7%和 99.9%。另有研究显示,将 TSOL18 和 TSOL45-1A 疫苗联合免疫猪,产生了 99.5%和 97.0%免疫保护率。表明重组猪带绦虫六钩蚴抗原疫苗 TSOL18 对猪体囊尾蚴病具有很好的免疫预防作用。

至今,预防猪感染囊尾蚴病最有效的策略,是将 TSOL18 疫苗与奥芬达唑化疗在仔猪联合应用,奥芬达唑化疗的目的是消除免疫接种前可能已存在的囊尾蚴感染,并且为了诱导有效的保护性免疫,对仔猪应免疫接种 2 次。在喀麦隆进行的现场试验中,将 240 头 2~3 个月龄的仔猪分散到 114 个农户饲养,每只仔猪用 200mg TSOL18 与 5mg Quil A 佐剂免疫,共免疫 2 次,第 2 次免疫时加用奥芬达唑 30mg/kg。当饲养至 12 个月龄时进行屠宰,结果显示,未接受疫苗接种的对照猪的囊尾蚴感染率为 19.6%,而免疫组的所有仔猪均未感染囊尾蚴。将 TSOL18 疫苗与单次奥芬达唑化疗联合应用,具有简单易行、费用较低的优点,在流行区应用后可完全控制猪带绦虫病的传播,并且能间接地减少人体神经系统囊尾蚴病的新发病例(Assana 等,2010;Lightowlers,2010、2013)。

在非洲国家,差的卫生条件、猪的散养以及缺少对猪带绦虫病的认识这 3 个条件,是造成猪带绦虫病和囊尾蚴病长期流行的主要因素;尤其是在非洲农村地区,传统方式饲养的生猪占养猪量的 60%~90%,是非洲国家人体感染猪带绦虫病和囊尾蚴病的主要来源(Assana 等,2013)。因此,在非洲国家预防和控制猪带绦虫病的流行,应采取综合性的防治措施,最关键的措施是改善卫生条件与养猪方法以及加强健康教育。

(崔晶 王中全 刘若丹)

## 第八节 猪囊尾蚴病

猪囊尾蚴病(cysticercosis cellulosae)又称为囊尾蚴病(cysticercosis),俗称囊虫病,是由链状带绦虫(*Taenia solium*)的幼虫——猪囊尾蚴(cysticercus cellulosae)寄生于人体皮下与肌肉、脑、眼等部位引起的一种寄生虫病。主要临床表现因囊尾蚴寄生部位和数量的不同而异,可有发热、肌肉酸痛、乏力、食欲不振、皮下结节、心悸、心慌、胸闷气短、呃逆、癫痫、头晕、头痛、颅内压增高、精神障碍等。囊尾蚴病是一种危害严重的食源性人畜共患寄生虫病。

1558 年,Rumbe 发现了人体感染囊尾蚴现象。1922 年 Barnes 报道了国内首例囊尾蚴病患者,系山东威海人,自印度回国后发病,可能是在国外感染的。1924 年 Mulls 在北京经手术证实 1 例皮下及肌肉囊尾蚴病患者。此后,国内报道的囊尾蚴病患者逐渐增多。

## 一、病原生物学

### （一）形态

猪囊尾蚴又称为囊尾蚴,俗称囊虫(bladder worm),呈圆形或椭圆形囊状物,乳白色,半透明,多如黄豆大小,(8~10)mm×5mm。囊壁薄,分为两层,外为皮层,内为间质层,间质层局部向囊内增厚形成向内翻卷收缩的头节,囊内充满透亮的囊液(图 5-8-1)。头节的形态结构与成虫相似,头节上有 4 个吸盘,顶端中央有 1 个顶突和 25~50 个小钩;有时可见畸形头节,吸盘 2~7 个,可具有双顶突,小钩的数量变化很大。囊尾蚴的大小和形状上因寄生部分、寄生时间的不同而有差异,在疏松结缔组织和脑室中的囊尾蚴多呈圆形,大小 5~8mm;在肌肉组织中的囊尾蚴则略长;在脑底部或脑室内的囊尾蚴长 4~12mm,甚至长达 2~5cm,并可分支或呈葡萄状,称为葡萄状囊尾蚴(cysticercus racemosus)。

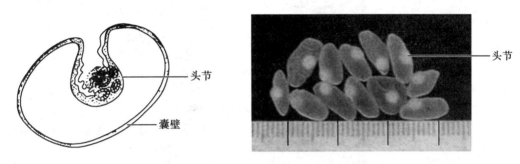

头节

囊壁

头节

**图 5-8-1　猪囊尾蚴形态**

### （二）生活史

猪囊尾蚴是猪带绦虫的中绦期幼虫,成虫寄生在人体,幼虫寄生在家猪与野猪体内,也可感染人,猪是其主要的中间宿主,人是猪带绦虫的唯一终宿主,同时也可作为中间宿主。

猪带绦虫成虫寄生在人体的小肠上段,含有大量虫卵的成熟孕节随粪便排出。虫卵被人食入后,虫卵于小肠内在消化液作用下经 24~72 小时胚膜破裂,六钩蚴逸出,并借其分泌物和小钩的作用,1~2 天内钻入小肠黏膜,经血液循环或淋巴系统到达宿主身体各处,随即进入六钩蚴的发育。在寄生部位,六钩蚴逐渐长大,六钩蚴中间的细胞溶解形成空腔,并充满液体;同时壁部的间质层向囊内长出内陷的头节雏形,感染后 60 天出现小钩和吸盘,约经 10 周,发育为成熟的囊尾蚴,引起人体囊尾蚴病(图 5-8-2)。当猪带绦虫的虫卵或孕节被猪、野猪等中间宿主吞食后引起猪体囊尾蚴病。囊尾蚴对人体的危害远大于成虫,人体寄生的囊尾蚴数目可由一个至成千上万个不等,寄生的部位很广,常见的部位为皮下、肌肉、脑和眼,其次为心脏、舌肌、口腔黏膜下、肝脏、肺脏、乳房、脊髓等。

## 二、流行病学

### （一）分布与危害

囊尾蚴病呈世界性分布,在非洲、亚洲、北美洲和南美洲的许多国家均有本病的流行(Coral-Almeida 等,2015)。凡有猪带绦虫病流行的地区均有囊尾蚴病的发生。尤其是在亚洲、非洲和拉丁美洲的部分国家,囊尾蚴病广泛流行,严重危害当地居民的身体健康、养猪业的发展及猪肉食品安全。估计全球有 5 000 万脑囊尾蚴病患者,每年死亡人数为 5 万人

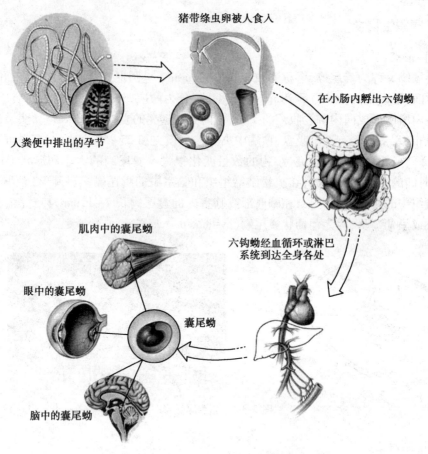

图 5-8-2　猪带绦虫囊尾蚴生活史
（引自 Despommier 等,1995）

（Wandra 等,2015）。本病在亚洲的分布也非常广泛,如柬埔寨、印度尼西亚、日本、韩国、老挝、马来西亚、缅甸、尼泊尔、斯里兰卡、泰国、菲律宾、越南、印度、朝鲜等（Wu 等,2016）。据 Coral-Almeida 等（2015）对 1994—2012 年亚洲 4 个国家（印度尼西亚、越南、印度、老挝）人体囊尾蚴病的血清学调查结果分析,应用 ELISA 检测的人体囊尾蚴循环抗原的阳性率为 3.78%（152/4 018）,应用免疫印迹检测的血清抗囊尾蚴抗体的阳性率为 16.30%（278/1 706）。1992—2014 年对拉丁美洲 8 个国家（秘鲁、墨西哥、危地马拉、洪都拉斯、哥伦比亚、巴西、委内瑞拉、厄瓜多尔）应用 ELISA 检测的人体囊尾蚴循环抗原的阳性率为 4.42%（347/7 853）,应用免疫印迹检测的血清抗囊尾蚴抗体的阳性率为 13.94%（2 282/16 369）（Coral-Almeida 等,2014、2015）。

在我国,人体囊尾蚴病以东北、西北、华北地区,尤以河南及山东较多见。根据 1988—1992 年全国首次人体寄生虫分布调查,对囊尾蚴病做了回顾性调查,分析所收集的 16 508 例囊尾蚴病,我国 29 个省（直辖市、自治区）的 671 个县（市）有病例分布,全国有 5 个集中分布区,分别是东北三省,华北地区的河北、内蒙古及山西,西北地区的陕西、甘肃、宁夏以及青海的农区和城镇,山东、河南及安徽的皖北和湖北的襄樊及老河口市,以及广东、广西、海南、云南、四川。此外,在江苏、上海、浙江、福建、中国台湾、贵州、新疆、西藏等有散在病例发现,北京、天津虽有较多病例报道,但绝大多数是外地就诊患者或非本地感染者。

2001—2004 年全国人体重要寄生虫病现状调查,全国共调查 96 008 人,血清抗囊尾蚴抗体阳性者 553 人,分布在 25 个省(直辖市、自治区),血清抗体阳性率为 0.58%,以青壮年人群阳性率较高。在 23 个省(直辖市、自治区)共调查 11 196 例囊尾蚴病患者,脑囊尾蚴病占病例数的 90.95%,病死率为 0.24%。结果显示,人体囊尾蚴病在我国流行范围和人群分布广泛,危害严重(王陇德,2008)。

根据 1972—2012 年文献报道,非洲一些国家肉检或舍诊时家猪的囊尾蚴感染率如下:安哥拉 0~6.8%、布基纳法索 32.5%~39.6%、布隆迪 2%~39%、科特迪瓦 2.5%、加纳 11.7%、肯尼亚 10%~14%、尼日利亚 1995 年为 20.5%(2010 年为 5.85%~14.4%)、卢旺达 20%、坦桑尼亚 2004 年 17.4%(2006 年 7.6%~16.9%,2011 年 5.9%)、多哥 17%、乌干达 34%~45% 以及津巴布韦 28.6%。非洲一些国家对家猪进行 ELISA 或免疫印迹检测的血清学抗体或循环抗原阳性率分别如下:2001—2002 年喀麦隆为 11%~39.8%(2010 年为 24.6%)、乍得 40.8%、刚果 0.37%、冈比亚 4.8%、肯尼亚 4%、莫桑比克 39.9%、塞内加尔 6.4%~13.2%、南非 56.7%、赞比亚 8.5%~23.3%(Ganaba 等,2011;Assana 等,2013)。

在卢旺达,人体尸检时囊尾蚴的患病率为 7%。人体囊尾蚴病的血清学抗体或循环抗原阳性率分别为贝宁 1.3%~3.5%、布基纳法索 10%、布隆迪 2.8%、喀麦隆 0.7%~4.6%、中非 2.4%、刚果 21.6%、肯尼亚 2.4%、马达加斯加 7%~21%、坦桑尼亚 15%~21%、塞内加尔 11.9%、南非 0.7%~20.4%、多哥 2.4%、赞比亚 5.8%(Assana 等,2013)。1992—2014 年对非洲 7 个国家(喀麦隆、布基纳法索、刚果、塞内加尔、赞比亚、坦桑尼亚及肯尼亚),应用 ELISA 检测的人体囊尾蚴循环抗原的阳性率为 6.76%(852/12 596),应用 Western blotting 检测的血清抗囊尾蚴抗体的阳性率为 15.49%(88/568)(Mwape 等,2013;Coral-Almeida 等,2014,2015)。

**(二) 流行环节**

1. 传染源　猪带绦虫病患者是囊尾蚴病唯一的传染源,患者粪便中排出的孕节及虫卵污染环境,由于猪的饲养方式不当,使猪能够食入粪便或环境中的虫卵而导致猪感染囊尾蚴病。虫卵在外界中存活时间较长,在 4℃ 和 -30℃ 环境中分别能存活 1 年和 3~4 个月,37℃ 时还能存活 7 天左右。虫卵对化学试剂的抵抗力也较强,70% 乙醇、3% 甲酚皂、酱油和食醋对其几乎无杀伤作用,只有 2% 碘酊可将其杀死。用新鲜人粪施肥或随地大便,节片或虫卵污染环境,是造成猪囊尾蚴病流行的重要原因。

2. 感染方式　人体感染囊尾蚴病的方式有 3 种。

(1) 自体内感染:患者体内已经有成虫寄生,当呕吐或反胃时,肠道的逆蠕动使脱落在肠腔中的孕节、虫卵反流至胃或十二指肠,在消化液作用下,孵出六钩蚴,钻入肠壁进入血液,移行至组织中发育为囊尾蚴,引起自体内感染。

(2) 自体外感染:患者小肠内已经有成虫寄生,脱落的孕节及虫卵经肛门排出,污染环境、患者的手指或接触被虫卵污染的内裤、床单等,又被患者自己食入而感染囊尾蚴病。

(3) 异体感染:误食外界环境(饮水、蔬菜、食物等)中的猪带绦虫卵而感染。因此,从未吃过“米猪肉”的人,甚至从不吃猪肉的少数民族也可感染囊尾蚴病。

据以前报道有 16%~25% 的猪带绦虫病患者伴有囊尾蚴病,而囊尾蚴病患者中约 55.6% 伴有猪带绦虫成虫寄生,且自体内感染常造成严重后果。目前,异体感染已成为囊尾蚴病患者的主要感染方式,自体内或/和自体外感染占囊尾蚴病患者的 30%~40%。

3. 易感人群　人类对囊尾蚴病缺乏先天性免疫力,不论男女老幼和种族肤色,对猪带绦虫卵均易感。

### （三）流行因素

囊尾蚴病的流行与当地居民缺乏卫生知识、不良的饮食习惯及猪的饲养方法不当有关。其中猪的饲养不善和人粪便处理不当是造成猪囊尾蚴病流行的重要因素。在部分农村和山区,猪的饲养方式为散养,不用猪圈,或是仔猪敞放;而流行区的居民常有随地大便习惯;厕所建造简陋,猪能自由出入;甚至将人厕与畜圈相连建造(连茅圈),使猪容易吞食人的粪便,而感染囊尾蚴病。在非洲国家,差的卫生条件、猪的散养以及缺少对猪带绦虫病和囊尾蚴病的认识,是造成猪带绦虫病和囊尾蚴病长期流行的主要因素;在西非和中非国家,90%的生猪为传统方式饲养,是当地居民感染猪带绦虫病和囊尾蚴病的主要来源(Assana 等,2013)。2011 年对非洲 3 个地区的流行病学调查结果显示,猪体血清囊尾蚴循环抗原阳性率分别为32.5%、39.6%及 0,循环抗原阳性率与猪饲养方式的相关性比缺乏公共厕所、安全饮水及人体囊尾蚴感染率更为显著,表明猪的饲养方式是囊尾蚴病流行的关键因素。

人体囊尾蚴病的流行与居民不良的生活和饮食习惯以及缺乏卫生知识有密切关系。在流行区,部分居民无饭前便后洗手的习惯;居民生吃蔬菜瓜果时未充分洗净;饮酒过量时引发呕吐导致孕节或虫卵反流至胃或十二指肠内等,均增加了人体感染囊尾蚴的机会。李君荣等(2000)在江苏铜山县的调查结果显示,88%的居民对囊尾蚴病和猪带绦虫病完全不知晓,半数以上的人有饮用生水习惯。在山东鲁中地区多数农民饭前便后不洗手,60%的人常吃凉拌生菜等(张荣光,2015)。

囊尾蚴病患者一般男性多于女性。河南省收治的 1 364 例囊尾蚴病患者,男女比例是6:1。许隆祺等(1999)对全国 13 560 例囊尾蚴病患者分析结果显示,男性患者占 70.24%,女性患者占 29.76%。方文(2001)报告云南大理 1 515 例囊尾蚴病患者中男性占 58.94%,女性占 41.06%。囊尾蚴病的患病率以青壮年较高,马云祥等(1991)报道,在 3 710 例住院治疗的囊尾蚴病患者中 20 岁以下占 10.35%,21~60 岁占 87.76%,60 岁以上占 1.89%;方文(2001)报告,在云南大理的 1 515 例囊尾蚴病患者中 16~55 岁占 66.00%。河南省报告的3 710 例囊尾蚴病患者中,汉族 3 695 例,占 99.59%,回族 6 例,满族 3 例,蒙古族、维吾尔族各1 例。在多民族聚居的云南大理白族自治州,囊尾蚴病患者以白族最高,占报告病例的 54.39%,其次为汉族(42.05%)、彝族(1.72%)、回族(1.72%)、傈僳族(0.13%)及壮族(0.04%)。

囊尾蚴病患者以农民多见,但近年来患者的城乡差异正逐步缩小,如刘德惠等(1998)报道,1984—1997 年在吉林省收治的 505 例囊尾蚴病患者中,居住城镇的占 57.65%,居住农村的占 42.35%。赵中平等(1996)报道,山东省干部、教师、工人的感染率分别为 2.24%、2.10%和 1.45%,而农民、学生、儿童的感染率分别为 0.72%、0.21%和 0.13%。许隆祺等(1999)报道的职业资料齐全的 6 312 例囊尾蚴病患者中,以农民构成比最高,为 54.48%;其次是工人,为 26.90%;干部为 16.45%。

2012 年美国对来自不同国家民族的难民进行的囊尾蚴病血清学流行病学调查结果显示,血清抗囊尾蚴抗体阳性率最高的人群分别来自布隆迪(25.8%)、缅甸(23.2%)、不丹(22.8%)及老挝(18.3%)。

### 三、发病机制与病理改变

囊尾蚴可寄生于人体各组织器官引起囊尾蚴病,对人的危害远较成虫严重。囊尾蚴病的病理变化根据囊尾蚴寄生的部位、数目、死活及局部炎症反应的不同而有差异。人体常见寄生部位是肌肉、皮下组织、眼和脑，其次为心、舌、肝、肺、腹膜、骨等部位。寄生数量由 1 个至上千个不等。囊尾蚴的主要致病是虫体的机械性压迫、堵塞（占位性病变）及虫体的毒素作用。囊尾蚴寄生于组织内可引起细胞浸润，早期为中性粒细胞和嗜酸性粒细胞，后期为浆细胞和淋巴细胞，在囊尾蚴周围有纤维组织形成的被膜包绕。囊尾蚴寿命一般为 3～10 年，甚至可达 15～17 年。囊尾蚴死亡后逐渐形成钙化。

囊尾蚴可寄生于中枢神经系统任何部位，但以大脑皮层为多，在脑切面可见位于灰质与白质交界处（图 5-8-3）。脑内寄生的囊尾蚴数量多时，可引起颅内高压症。脑实质内的囊尾蚴死亡后可形成钙化灶。脑室内囊尾蚴以第 4 脑室与侧脑室为多见，常是单个、游离或带蒂附着于脑室壁，造成脑室孔活瓣性阻塞，引起梗阻性脑积水。囊尾蚴寄生于软脑膜可引起慢性蛛网膜炎。位于颅底部或后颅凹的囊尾蚴破裂后可引起囊虫性脑膜炎，逐渐形成脑膜粘连，导致第四脑室正

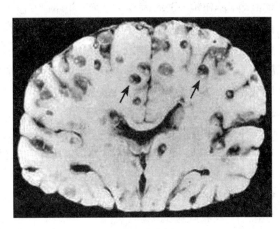

图 5-8-3　脑囊尾蚴病

中孔与侧孔阻塞而引起脑积水，若有广泛的粘连性蛛网膜炎，则可引起脑脊液吸收障碍，产生交通性脑积水。脑积水是脑囊尾蚴病致命的并发症，大多数因颅底囊虫性脑膜炎所致，可引起颅内高压、脑萎缩与脑疝。另据报道，脑囊尾蚴病患者对流行性乙型脑炎较易感，而且使脑炎病变加重，病死率增高。

## 四、临床表现

根据囊尾蚴的寄生部位，囊尾蚴病可分为皮下及肌肉囊尾蚴病、脑囊尾蚴病、眼囊尾蚴病、其他部位囊尾蚴病和混合型囊尾蚴病等临床类型。

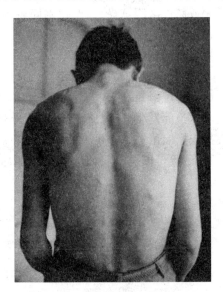

图 5-8-4　皮下及肌肉囊尾蚴病

### （一）皮下及肌肉囊尾蚴病

囊尾蚴寄生在皮下、黏膜下或肌肉中，形成直径为 0.5～1.5cm 的结节，数目可由 1 个至数百个（图 5-8-4）。皮下或黏膜下结节多为椭圆形或圆形（如口腔黏膜下），与周围组织无粘连，无压痛，硬度近似软骨。结节以躯干、头、颈部、上肢和下肢上部较多，常分批出现，并可逐渐自行消失，无明显不适表现。肌肉内寄生的囊尾蚴数量较多时，可出现肌肉酸痛无力、发胀、麻木或假性肌肥大症等。

### （二）脑囊尾蚴病

由于囊尾蚴在脑内寄生部位与感染程度的不同，临床表现复杂多样。轻者无症状，重者可出现颅内压增高，甚至猝死。以感染后 1 个月至 1 年发病为多，最长者可达 30 年。癫痫发作、颅内压增高和精神症状是脑囊尾蚴病的三大主要症状，以癫痫

发作最多见。

囊尾蚴寄生在大脑皮质运动区,患者常在一过性意识丧失后,癫痫发作。癫痫发作约占脑囊尾蚴病的80%,可以是大发作、小发作、精神运动性发作,但以大发作为首发症状者多见。发作强度和持续时间不定,严重者可致瘫痪和失语。发作频率较低,多在3个月左右,甚至1年发作1次。囊尾蚴寄生在脑实质、蛛网膜下腔和脑室,均可引起颅内压增高,颅内压增高者占40%~50%,表现为头痛、头晕、恶心、呕吐、视力障碍及视乳头水肿或伴出血。囊尾蚴寄生于第四脑室者,常有颈项强直、强迫头位,称Bruns征。如囊尾蚴堵塞脑脊液循环通路,可引起急性颅内压增高,导致脑疝,危及生命。囊尾蚴引起颅内压增高的主要原因有:①脑实质内囊尾蚴使脑容积增加;②脑室内囊尾蚴使脑脊液循环梗阻;③颅底囊尾蚴引起的蛛网膜粘连,妨碍脑积液循环;④脑膜脑炎致脑积液分泌量增加;⑤脑内超敏反应引起脑水肿。

囊尾蚴在中枢神经系统寄生还可导致精神障碍,表现为神经衰弱、精神分裂、忧郁、语言不清、失语、类狂躁或痴呆等。此外,约10%患者的临床表现类似急性或亚急性脑膜炎。脑囊尾蚴病的病程多缓慢,3~6年甚至几十年;症状复杂,常易误诊。根据临床症状,可将脑囊尾蚴病分为癫痫型、高颅压型、精神障碍型、脑膜脑炎型和脑室型等。

### (三) 眼囊尾蚴病

囊尾蚴可寄生在眼的任何部位,但主要在眼球深部,以玻璃体(51.6%)及视网膜下(37.1%)多见(图5-8-5)。通常累及单眼,双眼同时寄生者少见。囊尾蚴寄生于视网膜者可引起视力障碍乃至失明,常为视网膜脱落的原因。囊尾蚴寄生于玻璃体或前房时,可有飞蚊症或黑影飘动感。寄生于眼结膜下、眼睑及眼外肌者可出现局部充血、瞬目反应增多、流泪、发痒等,并可发现囊肿。

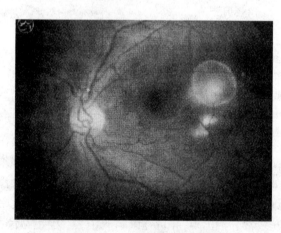

图5-8-5　视网膜下囊尾蚴病

眼内囊尾蚴存活时,患者一般尚能忍受。一旦囊尾蚴死亡,虫体的分解产物可产生强烈刺激,由炎症演变为退行性变,导致玻璃体混浊、视网膜炎、脉络膜炎或脓性全眼球炎,甚至视网膜脱落,视神经萎缩,并发白内障、青光眼等,最终导致眼球萎缩而失明。

### (四) 其他部位囊尾蚴病

当囊尾蚴寄生于椎管内时,由于脊髓受压迫而发生截瘫、感觉障碍、大小便失禁或尿潴留等。寄生于心脏、舌、口腔黏膜下、声带以及膈肌、肝、肺等器官时,引起相应的功能障碍。

### (五) 混合型囊尾蚴病

具备以上任意2种或2以上类型囊尾蚴病的症状、体征。

## 五、诊断与鉴别诊断

### (一) 临床诊断

1. 流行病学史　来自猪带绦虫病/囊尾蚴病流行区,或有猪带绦虫病/囊尾蚴病流行区旅居史,或有猪带绦虫病史(粪便中排白色节片史),或有与猪带绦虫病患者密切接触史(甄天民等,2012)。

2. 临床表现　根据囊尾蚴的寄生部位不同,囊尾蚴病的临床表现复杂多样。寄生在皮下或肌肉者表现为皮下或肌肉结节;寄生脑部者表现为头痛、头晕、癫痫发作等神经系统与精神症状;寄生在眼部者表现为视力障碍,重者可失明,单眼损害较多见。

（二）病原学检查

1. 直接压片法　手术摘取皮下或肌肉组织内疑为囊尾蚴的结节,取出内囊,抽出囊液后置于2张载玻片之间,轻轻压平,低倍镜下检查有无头节,囊尾蚴的头节近似球形,具有1个被内外两圈小钩围绕的顶突和4个吸盘。

2. 囊尾蚴孵化试验　手术摘除结节,轻提远离头节端外囊,剪一小口,剥离内囊,置于50%的胆汁生理盐水中,于37℃温箱中孵化,若为活的囊尾蚴,10~60分钟可见头节伸出。此方法可检查囊尾蚴的存活情况。孵化12小时若无头节伸出,可在显微镜下观察其结构。

3. 病理组织学检查　用10%甲醛固定手术摘除的结节,然后经冲洗、用浓度递增的乙醇脱水、石蜡包埋,切片,厚度为7~10μm。切片用二甲苯脱蜡,苏木素-伊红染色,显微镜下观察头节的结构。镜下可见囊尾蚴囊壁分3层,最外层为皮层,中间为细胞核层,内层为实质层。囊内可见头节,头节上可见小钩、吸盘、顶突,葡萄状囊尾蚴不含头节。

（三）免疫学检查

免疫学检查对囊尾蚴病具有重要的辅助诊断价值,尤其对脑囊尾蚴病具有更大的参考意义。常用的免疫学检查方法包括间接血凝试验(IHA)、ELISA、Dot-ELISA、双抗体夹心ELISA及酶联免疫印迹法(EITB)等,检测的样本为血液或(和)脑脊液,检查目的是检测血清或(和)脑脊液中的抗囊尾蚴抗体或囊尾蚴循环抗原(Raoul等,2013)。囊尾蚴特异性$IgG_4$的检出与体内囊尾蚴的存活具有一致性,当人体感染囊尾蚴后血清特异抗体水平显著升高,尤以特异的$IgG_4$为主,感染消除后特异抗体可持续存在,但特异的$IgG_4$会迅速降低或消失。检测患者血清或脑脊液中的循环抗原,可确定体内囊尾蚴的死活,具有考核疗效价值。对于脑囊尾病患者,脑脊液中循环抗原的检出率高于血清。因此,检出囊尾蚴循环抗原和特异性抗体$IgG_4$对囊尾蚴病诊断和疗效考核均具有重要的应用价值。

由于在非洲的医疗卫生条件较差,检测血液或脑脊液不仅对患者造成一定损伤,而且存在受检者依从性问题,更重要的是这些免疫学检查还有引起血源性传播疾病的危险,因此,近年来对尿液作为检测样本品的研究受到关注(张荣光,2015)。应用单克隆抗体ELISA法对非洲厄瓜多尔748名和赞比亚690名流行区居民尿液和血清中的囊尾蚴循环抗原进行现场检测,结果表明两种检测方法对厄瓜多尔样品和赞比亚样品检测的符合指数(agreement indices,AI)分别为93.1和86.8,二者的敏感性相似,特异性分别为78.6%(厄瓜多尔样品)和88.4%(赞比亚样品)。在秘鲁,采用单抗ELISA方法检测87例脑囊尾蚴病患者和32位来自非流行区的志愿者尿液和血清中的循环抗原,结果显示,有多个活囊尾蚴寄生的患者循环抗原阳性率为92%,有单一囊尾蚴寄生的患者循环抗原阳性率为62.5%,在体内囊尾蚴已经钙化的患者中83%的循环抗原为阴性反应。血清和尿液中循环抗原水平具有高度相关性。Sahu等(2014)对神经系统囊尾蚴病患者不同体液(脑脊液、血清和尿)中循环抗原肽的性质进行了鉴定,将循环抗原肽首先进行SDS-PAGE,然后应用亲和层析纯化的抗猪囊尾蚴体壁抗原或ES抗原的多抗进行免疫印迹,结果发现尿中只有小分子量的抗原肽;几个体壁抗原肽诊断神经系统囊尾蚴病的特异性为100%(19.5kDa的抗原肽存在于3种标本中,

131kDa 和 70kDa 的抗原肽只存在于脑脊液和血清中,128kDa 的抗原肽只存在于脑脊液中;特异性 ES 抗原肽的分子量分别是 32kDa(存在于 3 种标本中)、16.5kDa(仅存在于脑脊液和血清中)及 15kDa(仅存在于脑脊液中),结果提示,检测一个或多个猪囊尾蚴特异性抗原肽可增加诊断神经系统囊尾蚴病的敏感性。从患者尿液中检测囊尾蚴循环抗原是一种无损伤的检测方法,具有应用前景。

目前,国内外对囊尾蚴病免疫学检查应用最广泛的方法主要有 2 种:ELISA 检测囊尾蚴循环抗原和免疫印迹法检测抗囊尾蚴抗体。为了提高囊尾蚴病的检出率,最好是采用这 2 种免疫学方法,对血清和脑脊液中的囊尾蚴循环抗原和抗体同时进行检测(Coral-Almeida 等,2015)。

**(四) 影像学检查**

颅脑计算机断层扫描(CT)及磁共振成像(MRI)检查对脑囊尾蚴病的诊断具有重要意义,可显示囊尾蚴的寄生部位与数目,并可显示囊尾蚴的不同发育时期(甄天民等,2012)。

1. 颅脑 CT 检查

(1) 活动期:显示为圆形、类圆形低密度小囊,直径为 0.5～2cm,可见到点状偏心的头节;也有直径 2～12cm 的较大囊,有的囊呈分叶状,CT 值近似于脑脊液,大囊本身无强化,周边可因纤维组织增生呈轻度环状强化,头节不易见到。

(2) 退变死亡期:在 1 处或几处呈指状、片状或佛手状低密度水肿区,增强后可见水肿区中有结节状或环状强化灶,其内显示头节,为囊尾蚴性小脓肿的表现。

(3) 非活动期:为圆形、椭圆形钙化点或钙化斑,边缘清晰,直径 2～4mm,周围无水肿,增强检查无强化。如囊尾蚴寄生于脑室内可见阻塞性脑积水征。

2. 颅脑 MRI 检查　MRI 对脑囊尾蚴病诊断的敏感性和特异性均高于 CT,不仅能显示病灶的部位、数目、大小,还能显示病灶的新旧程度、囊尾蚴的死活以及脑组织的病变情况,对治疗方案的制订、疗效和预后的判断均具有重要的指导意义。

(1) 活动期:MRI 检查可清晰分辨出脑实质内及脑室内的囊尾蚴(图 5-8-6)。MRI T1 加权像囊尾蚴呈圆形低信号,头节呈点状或逗号状高信号;$T_2$ 加权像囊尾蚴呈圆形高信号,头节呈点状低信号(图 5-8-7);活囊尾蚴直径一般为 0.4～1.5cm,头节直径为 0.2～0.4cm,也有直径为 2～12cm 的较大囊肿。此期囊尾蚴周围只有轻微的水肿,T1 加权像不明显,T2 加权像才显出,因此,T2 加权像呈现的病变范围要比 T1 加权像大。如进行增强扫描可发现以下几种表现:囊壁增强,囊壁不增强,囊内小点状影增强,囊壁不增强但囊内小点状影并增强。脑室内囊尾蚴以第四脑室居多,MRI 显示囊壁较 CT 清晰,甚至可见到头节。

(2) 退变死亡期:囊尾蚴退变死亡时,坏死的头节显示不清,周围水肿明显加剧,T1 加权像与 T2 加权像均显示较大面积的水肿和较显著的占位效应,且有异常对比增强,增强环的厚度较囊尾蚴活动期明显增大,表现所谓"白靶征",即在 T2 加权像中囊液及周围水肿呈高信号,而囊壁与囊内模糊的头节呈低信号,低信号代表脑囊尾蚴

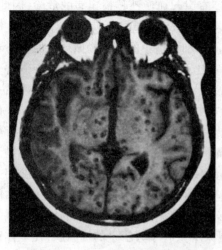

图 5-8-6　脑囊尾蚴病的 MRI 影像

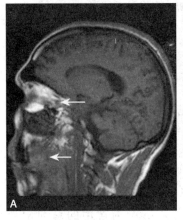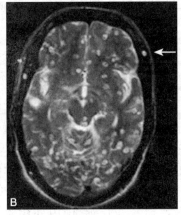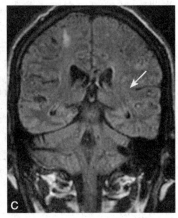

**图 5-8-7　多发性脑囊尾蚴病的 MRI 影像**

（引自 Kumar 等，2015）

注：头颅 MRI T1 加权矢状位（A）、T2 加权轴位（B）、Flari 冠状位（C）成像显示播散性脑囊尾蚴，大部分囊尾蚴中心有偏心分布的高信号，一些伴有水肿（C）。在眼肌、舌肌（A 图箭头所示）和头皮肌肉（B 图箭头所示）中也可见类似病灶

向纤维化、钙化过渡。脑囊尾蚴死亡之后部分发生钙化，呈长 T1 短 T2 表现，所谓"黑靶征"是指在 T2 加权图像中囊内除有一点状高信号之外均呈低信号。蛛网膜炎脑积水 T1 加权像上呈局部蛛网膜下腔增宽的低信号，T2 加权像上呈高信号，可见脑积水征。

（3）非活动期：囊尾蚴死亡后呈钙化点、钙化斑，异体蛋白引起的宿主反应也随之消失，CT 呈高密度点，MRI 各序列均呈点状无信号且均不如 CT 清晰。

3．B 型超声检查　B 超检查主要用于眼和皮下及肌肉型囊尾蚴病的诊断，可了解囊尾蚴的活动度，具有简便、快捷、经济等优点。

（1）眼囊尾蚴病：对于眼球内、眶内及球后寄生的囊尾蚴，B 超检查可显示全虫影像，囊壁、囊液及其内部头节清晰可见。眼球内囊尾蚴表现为圆形或椭圆形囊样回声（囊尾蚴壁），内呈液性暗区（囊液），液性暗区内还可见居中或偏心的致密较强回声光点或光团（囊尾蚴头节）。囊状物可见有自发性蠕动，这是眼球内囊尾蚴的特征性所见。对无明显蠕动者应用直流电刺激后，B 超影像中即可见到虫体频繁蠕动。玻璃体囊尾蚴表现为菲薄的囊状回声，在视网膜前玻璃体中漂浮等特征。视网膜下囊尾蚴表现为线状回声下（脱离的视网膜）显示圆形或椭圆形囊状回声等特征。对于眶内球外或球后的囊尾蚴，检眼镜及眼底造影检查时常不能被发现，但 B 超能显示囊尾蚴的影像特征，囊液、头节清晰可辨，并能显示与周围组织的关系。

（2）皮下及肌肉囊尾蚴病：B 超检查皮下囊尾蚴结节时显示为圆形或椭圆形液性暗区，轮廓清晰，囊壁完整光滑，囊内透声好。囊内可见一强回声光团，位于中央或一侧壁上，为囊尾蚴特征性的 B 超影像。

**（五）鉴别诊断**

皮下及肌肉囊尾蚴病应与皮下脂肪瘤、皮脂腺囊肿、其他寄生虫引起的皮下包块相鉴别；脑囊尾蚴应与脑部其他寄生虫病（脑并殖吸虫病、脑血吸虫病、脑裂头蚴病、脑弓形虫病等）、脑脓肿、脑转移瘤、胶质细胞瘤、脑结核瘤、结核性脑膜炎、病毒性脑炎、病毒性脑膜脑炎、隐球菌性脑膜炎、原发性或继发性癫痫等疾病相鉴别。影像学检查和免疫学检查可提供鉴别诊断,检测脑脊液中的囊尾蚴循环抗原和抗体对脑囊尾蚴病的诊断具有重要意义。

## 六、治疗

### （一）病原治疗

目前常用的治疗药物有吡喹酮、阿苯达唑及奥芬达唑等。

1. 吡喹酮　吡喹酮治疗囊尾蚴病具有较好效果,临床上已被应用 30 多年。该药能增加囊尾蚴细胞膜对钙离子的通透性,导致头节结构破坏、虫体挛缩和麻痹,从而导致囊尾蚴死亡。吡喹酮口服后在胃肠道内迅速吸收,2 小时后血中浓度达高峰,在肝内代谢,24 小时内90% 的药物经肾脏排出。血中游离的吡喹酮可以通过血脑屏障,脑脊液中该药浓度为血液浓度的 1/7~1/5。

关于吡喹酮治疗囊尾蚴病的剂量与疗程,国内外用法不一。国内常用的总剂量为180mg/kg,每日 3 次,连服 5 天或 9 天为 1 个疗程;根据病情需要再用 1~2 个疗程,疗程间隔半月或 1 个月(甘绍伯,2009;韩甦等,2015),而国外教科书中推荐治疗囊尾蚴病患者的总剂量为 50mg/kg,每日 3 次,连服 15 天为 1 个疗程(John 等,2006)。

多数患者对吡喹酮耐受良好,常见的副作用有头昏、头痛、恶心、腹痛、腹泻、乏力、四肢酸痛等,一般程度较轻,持续时间较短,不影响治疗,不需处理。但脑囊尾蚴病患者在应用吡喹酮治疗过程的副作用较多,有时较为严重,主要是因为虫体死亡后引起炎症反应和病灶周围水肿,引起颅内压增高,并引起头痛、恶心、呕吐或癫痫发作,个别患者可发生过敏性休克或脑疝而死亡。这些副作用主要在治疗开始后的 1~2 天内出现,必须引起足够重视和及时处理。激素可有效控制这些副作用。

目前,吡喹酮主要适用于单纯的皮肤及肌肉型囊尾蚴病的治疗,在治疗后 4 周内多数囊尾蚴死亡,疗效确切。因皮肤及肌肉型囊尾蚴病患者还可能存在有潜在的脑囊尾蚴病,因此,对于皮肤及肌肉型囊尾蚴病患者,目前也是推荐首选阿苯达唑进行治疗。

2. 阿苯达唑　阿苯达唑以前称为丙硫咪唑或丙硫苯咪唑,是一种广谱驱虫药,对多种蠕虫感染均有良好疗效。阿苯达唑是目前治疗囊尾蚴病的首选药物,且副作用较吡喹酮轻。该可选择性与不可逆性地抑制虫体摄取葡萄糖,使虫体内源性糖原耗竭,并抑制延胡索酸还原酶,阻碍三磷酸腺苷的产生,致使虫体因能源耗竭而逐渐死亡。阿苯达唑口服吸收良好,在肝内代谢,经肾、胆汁排泄,服药后 16 小时血浓度达高峰,96 小时后检测不出,无蓄积性。脂肪食物能促进阿苯达唑的吸收,小肠内的中性脂肪能促进胆汁分泌增加,通过胆酸的作用促进药物的吸收。阿苯达唑进入人体后,在肝脏代谢为氧硫基( ALBSO )和磺基。是药物作用的主要成分。药物可渗透到脑脊液中,血液与脑脊液中药物浓度比为 2∶1。阿苯达唑比吡喹酮能更好地透过蛛网膜下腔,因此,阿苯达唑治疗脑囊尾蚴病的效果较吡喹酮能更好。

阿苯达唑治疗囊尾蚴病的常用剂量为 20mg/( kg・d ),分 3 次口服,连服 10~15 天为 1个疗程。一般需要 1~3 个疗程,每个疗程间隔 2~3 个月。阿苯达唑可杀死 75%~90% 脑实质内的囊尾蚴,对脑室内的囊尾蚴也有杀伤作用,对蛛网膜下腔中的大囊型囊尾蚴和脊髓囊尾蚴均有明显疗效。

人体对阿苯达唑的耐受性良好。副作用较轻,如消化道反应、头晕、嗜睡、头痛等。多在服药后数小时内自行缓解。初期有 30% 的患者出现白细胞减少,5~6 个月后可恢复。少数患者可见肝功能障碍,1~2 周内恢复。常见的不良反应主要是由囊尾蚴被药物杀死解体后释出的异体蛋白所致,如头痛、发热、皮疹、肌肉酸痛等。治疗脑囊尾蚴病时则可引起癫痫发作、视力障碍、脑水肿及颅内压升高，个别患者可发生过敏性休克、脑疝、甚至死亡。不良反应主要发生在服药后最初 2~7 天，常持续 2~3 天。激素可以减轻此不良反应。孕妇和哺乳期妇女禁用。

3. 奥芬达唑　奥芬达唑亦称为甲氧达唑，对于囊尾蚴病的疗效明显优于吡喹酮与阿苯达唑，单剂量的奥芬达唑（30mg/kg）治疗猪体囊尾蚴病时能够杀死所有肌肉组织中的囊尾蚴，且未见明显的不良反应（Gonzalez 等，1997）。目前，奥芬达唑尚未用于人体囊尾蚴病的治疗，但已在大鼠进行了奥芬达唑的药代动物力、安全性及毒理性等临床前研究（Codd 等，2015），有望成为治疗人体囊尾蚴病的最有效的新药。

4. 联合药物治疗　由于吡喹酮和阿苯达唑作用于囊尾蚴的部位不同，两药联合应用可增强疗效，减轻不良反应，从而可提高治愈率。Garcia 等（2014）将 15mg/（kg·d）阿苯达唑和 50mg/（kg·d）吡喹酮联合用药治疗脑实质型囊尾蚴病，疗程 10 天，结果发现治疗后 MRI 检查时 64%（25/39）的患者脑部囊尾蚴完全消失，而标准阿苯达唑治疗组（日剂量 15mg/kg，疗程 10 天）脑部囊尾蚴完全消失者仅为 37%（15/41），大剂量阿苯达唑治疗组（日剂量 22.5mg/kg，疗程 10 天）脑部囊尾蚴完全消失者 53%（20/38），不良反应在联合治疗组、标准阿苯达唑治疗组及大剂量阿苯达唑治疗组之间无明显差异。此外，阿苯达唑和吡喹酮联合用药，还可增加阿苯达唑亚砜及吡喹酮的血药浓度，杀虫效果的提高可能与血药浓度的增加或两种药物的协同作用有关（Garcia 等，2011）。

山东省寄生虫病研究所王忠磊等（2008）对阿苯达唑与吡喹酮联合应用治疗 2 539 例脑囊尾蚴病的临床疗效及影像学和免疫学变化进行了观察。治疗方案为所有患者均住院治疗，第一次服用双疗程抗囊尾蚴药物，每日剂量为 20mg/kg 阿苯达唑，连服 12 天，吡喹酮日剂量为 30mg/kg，连服 12 天，2~3 个月后进行第 2 个疗程治疗，吡喹酮增至日剂量 50mg/kg，连服 15 天，根据脑囊尾蚴感染程度共治疗 3~4 个疗程。结果显示，2 539 例脑囊尾蚴病患者经 3~4 个疗程的抗囊尾蚴治疗后，94.53%（1 349/1 427）的患者癫痫发作症状得到完全控制，96.31%（861/894）的患者头痛、头晕、恶心、呕吐等症状消失；93.31%（223/239）的患者记忆力减退的患者恢复到病前水平，其他如肢体麻木、语言障碍、视神经盘水肿及皮下结节等症状全部消失。脑 CT 或 MRI 复查时，有 82.95%（2 106/2 539）的脑囊尾蚴病患者低密度灶全部吸收、17.05%（433/2 539）的患者病灶大部分吸收，小部分转化为钙化灶。此外，作者还对 987 例患者观察了免疫学的动态变化，血清学 IHA、ELISA 抗体阳性率分别为 74.77%（738/987）和 84.70%（836/987），循环抗原阳性率为 3.75%（37/987）。脑囊尾蚴病患者的临床治愈率为 82.95%（2 106/2 539），显效率为 17.05%（433/2 539），总有效率为 100%。结果表明，阿苯达唑和吡喹酮联合用药治疗脑囊尾蚴病，可显著提高治疗效果，不增加副作用，并可改善患者的长期预后。

（二）对症治疗

根据不同类型的囊尾蚴病患者的不同临床反应，采取不同的对症治疗措施。

1. 脑部炎症反应　囊尾蚴在脑部寄生时一般只引起轻微的症状，但有些患者免疫反应强烈，可导致病灶周围水肿或血管炎。此外，在应用阿苯达唑（或吡喹酮）治疗脑囊尾蚴病的过程中，囊尾蚴死亡后常可引起炎症反应和病灶周围水肿。糖皮质激素为非特异性消炎及抗过敏药物，此时可用大剂量短疗程的地塞米松（30mg/d）或甲泼尼松龙（日剂量 20~40mg/kg）静脉滴注。待脑部炎症和高颅压缓解后再开展抗囊尾蚴治疗。地塞米松能增加阿苯达唑的血药浓度，在治疗前每天可给予地塞米松 10~20mg，连用 4 天。也可在应用阿苯达唑治疗的同时,每天加用地塞米松 6mg。

2. 颅内压增高　颅内压增高是脑囊尾蚴病治疗中常见的问题。对于颅内压增高的患者应先给予降颅压治疗,待颅内压正常或高颅压症状缓解后再行抗囊尾蚴治疗,并且在抗囊尾蚴治疗的同时还应继续给予降颅压治疗。静脉滴注 20% 甘露醇 250ml 加地塞米松 5 ~ 10mg,连续降颅压治疗 3 天后再开始抗囊尾蚴治疗。在抗囊尾蚴治疗过程中,亦应常规应用地塞米松,以预防脑部炎症反应和颅内压增高的发生或加重。

3. 癫痫发作　对于有癫痫发作的患者应给予抗癫痫治疗;对癫痫发作频繁者可选用地西泮、异戊巴比妥钠、苯妥英钠等药物治疗。

4. 过敏性休克　若发生过敏性休克,成人应立即给予肾上腺素 0.5mg,皮下或肌内注射,必要时每隔 15 分钟重复 1 次;儿童 0.01mg/kg,皮下注射。同时用氢化可的松 200 ~ 300mg 以 5% 葡萄糖稀释后静脉滴注。

### （三）手术治疗

对于可疑为皮下及肌肉型囊尾蚴病的患者,手术摘除囊肿后进行囊尾蚴直接压片或病理组织学检查,能为确诊提供依据。手术摘除囊尾蚴仅适用于单发的皮下或肌肉结节;对于多发性皮下及肌肉型囊尾蚴病的患者,应进行病原治疗。脑室内囊尾蚴常堵塞正中孔使脑脊液循环梗阻,可行手术摘除术;对于蛛网膜下腔型和脑室型脑囊尾蚴病继发脑积水者,单纯服用抗囊尾蚴药物效果较差,可行脑室腹腔分流术;对于脑室内的囊尾蚴应首先选用脑室镜进行治疗。对于眼囊尾蚴病患者,一经确认,应尽早进行手术取虫治疗;因为一旦囊尾蚴死亡后,虫体的分解产物可产生急性炎症反应,加重视力障碍,甚至失明。

### （四）注意事项

各型囊尾蚴病患者均应住院治疗,因为皮下及肌肉型囊尾蚴病患者也可能存在潜在的脑囊尾蚴病;对于脑囊尾蚴病患者应根据病情,应在病原治疗前或病原治疗的同时给予降颅压治疗;有癫痫发作的脑囊尾蚴病患者,应同时给予抗癫痫药物治疗,以免治疗后导致癫痫持续状态而发生危险;眼囊尾蚴病患者,必需先行手术取虫治疗,然后再进行病原治疗;有脑室梗阻的患者,可先手术治疗,再进行病原治疗;有痴呆、幻觉、妄想及性格改变者,病原治疗的效果较差,且不良反应重。

对于脑囊尾蚴病患者,不能简单地以癫痫症状的存在作为继续进行抗囊尾蚴治疗的依据;对于仅有癫痫症状而无其他症状和体征者,当颅脑影像学检查囊尾蚴病灶已消失而仅有钙化灶存在时,应视为病原学治愈而停用抗囊尾蚴药物,此时仅给予对症（抗癫痫）治疗即可。

## 七、预防与控制

1. 加强健康教育　加强宣传教育,普及预防囊尾蚴病的卫生知识。注意个人卫生和饮食卫生,饭前便后洗手,防止病从口入。

2. 改善养猪方法　实行生猪圈养,将厕所与猪圈分开,禁止使用连茅圈,以防猪的感染。

3. 加强粪便管理　修建符合卫生要求的厕所,防止猪的进入;不随地大便;人粪用作肥料前经过无害化处理,防止虫卵污染环境与蔬菜等。

4. 加强肉类检疫　加强生猪的"定点屠宰、集中检疫",加强对农贸市场个体商贩出售肉类的检验,对检出的所有囊尾蚴病猪肉（图 5-8-8）,不论其感染强度,必须全部焚毁或掩埋。

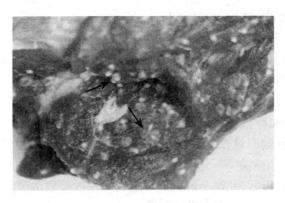

图 5-8-8　感染有囊尾蚴的猪肉

（崔晶　王中全　姜鹏）

## 第九节　牛带绦虫病

　　牛带绦虫病（taeniasis bovis）是由牛带绦虫成虫寄生于人体所引起的肠道寄生虫病，人感染是因为误食了寄生在牛体内的牛带绦虫的幼虫（牛囊尾蚴）。牛感染则是因为牛吞食人体排出的牛带绦虫的孕节及虫卵，引起牛囊尾蚴病，也称牛囊虫病。该病全球各大洲均有分布，在有吃生的或不熟牛肉习惯的国家或地区可引起流行，尤其是在非洲、南美洲的部分发展中国家流行较严重，在我国也是主要的人畜共患寄生虫病之一。

　　牛带绦虫的病原体学名为肥胖带绦虫（*Taenia saginata* Goeze，1782），又被称作牛肉绦虫、无钩绦虫，是最早被记录的寄生虫之一。古埃及的草纸文稿（约公元前 1500 年）、古印度及中国的古医籍中均有关于牛带绦虫的记载。古希腊的亚里士多德曾提及绦虫，波斯名医阿维森纳也记录了牛带绦虫病和治疗药物，因牛带绦虫的孕节形态像南瓜子（cucurbita），且南瓜子也是最早和有效的驱虫药物之一，所以当时曾用 cucurbitini 来描述绦虫的节片。古代中国对牛带绦虫也有较为深入的认识，曾将牛带绦虫和其形态很相似的猪带绦虫统称为寸白虫或白虫。公元 217 年的《金匮要略》中就有对白虫的记载；公元 610 年巢元方在《诸病源候论》中记载"寸白者，九虫内之一虫也"，并描述了形态"长一寸而色白，形小褊"，且因"以桑枝贯牛肉炙食"而感染，主要症状为"寸白自出不止"；对牛带绦虫的治疗，我国现存最早的药物学著作《神农本草经》中记录了牙子（鹤草芽）等 3 种草药；公元 652 年孙思邈所著的《千金要方》中列出了治疗寸白虫的药方 11 个；公元 752 年王焘的《外台秘要》中收集了治疗寸白虫的药方 24 个，其中有些药物如槟榔、狼牙、石榴根、雷丸、锡等至今仍在使用。

　　牛带绦虫在分类学上属于绦虫纲、圆叶目、带科、带属（*Taenia* Linnaeus 1758）。Goeze（1782）将其归于带属下独立的种；Weinland（1859）根据其头节上没有小钩，将它从带属中独立，建立了带吻属（*Taeniarhynchus*），称其为肥胖带吻绦虫（*Taeniarhynchus saginatus*），Wardle 与 McLeod（1952）在其专著中即采用带吻属这一分类方法。但该分类方法学术界存在争议，Verster（1969）、Pawlowski 和 Schultz（1972）等认为仅根据头节上无小钩分出带吻属是不合理的。目前，世界上多数学者支持后者，仍使用 *Taenia saginata* 这一名称。

　　对牛带绦虫生活史的认识：Wepfer（1675）首次发现牛带绦虫的幼虫（囊尾蚴）；Leuckart（1861）将牛带绦虫的孕节饲喂给牛后获得牛囊尾蚴，才将幼虫和成虫联系起来；Oliver（1869）用牛囊尾蚴感染人体，最终完成了对整个生活史的认识。

文献记载新中国成立之前关于带绦虫的感染报告只限在少数大城市,且数量不多。中华人民共和国成立之后经过大范围深入的调查研究,先后在广西、四川、贵州、内蒙古和西藏等少数民族聚集区发现牛带绦虫的地方性流行,严重影响当地居民的身体健康,这也提示可能与当地居民主要从事畜牧业和饮食习惯有一定关联。卫生工作者一方面在病区研究对患者使用槟榔以及槟榔与南瓜子合剂开展治疗,取得了一定的驱虫效果,后期又采用了吡喹酮和阿苯达唑等新药,驱虫疗效更甚之前。另一方面积极展开预防工作,在流行区修建卫生厕所,改善环境卫生,进行健康教育改变生活方式,实现人畜分居,加强对肉类制品的检验检疫工作,杜绝家畜的囊尾蚴感染等。这些综合措施对牛带绦虫病的防治都起到了积极作用。但直至 20 世纪 90 年代以后,几次全国肠道寄生虫病调查都显示带绦虫病的流行状况一是依然严重,在四川和西藏等省甚至有上升趋势,二是出现扩散的状态,2017 年浙江省出现了首例本地感染的牛带绦虫病患者。这表明牛带绦虫和牛囊尾蚴病仍然是困扰我国流行地区群众身体健康和发展致富的主要的公共卫生问题之一。进入 21 世纪以来,随着人们生产生活方式的多样化,在东亚和东南亚以及我国国内都出现了与牛带绦虫十分相似的带绦虫新种,即亚洲带绦虫以及新的动物中间宿主和新的流行模式的研究报道,更加表明牛带绦虫病和牛囊尾蚴依然在对人民群众的身体健康和畜牧业的发展产生瓶颈制约作用。

## 一、病原生物学

### (一) 形态

1. 成虫　牛带绦虫成虫常呈乳白色或肉红色,扁长如带状,前端较细,向后渐扁阔,节片较猪带绦虫节片略厚,微透明。成虫长 4~8m,最长有 25m 的报道。我国学者顾以铭(1978)、蔡丽云等(1980)测量了 159 条牛带绦虫,平均长度为 4.2m;牟荣等(2007)测量了贵州从江县患者分离的 41 条牛带绦虫,平均长度为 3.84m。

虫体可分为头节、颈部和链体三部分。头节略呈方形,直径为 1.2~2mm,顶端微凹入,头节的四角有 4 个杯状的吸盘,直径为 0.7~0.8mm。无顶突,也无小钩。头节因常有色素沉着,故略呈灰褐色。颈部纤细、不分节,具有生发细胞,其直径约为头节一半,长度约为头节的数倍。颈部之后的链体是由 1 000~2 000 个节片组成。顾以铭等(1978)计数每条牛带绦虫平均为 854 节;石梦辉等(1982)计数为 961 节;牟荣等(2007)计数从江牛带绦虫的节片为 1 189 节。节片越往后越宽,依次分别为幼节、成节、孕节。幼节、成节和孕节在整个链体的节片总数和总长度中所占的比例分别为:幼节占 40.7%(29.9%~48.8%)和 9.5%(7.5%~10.7%),成节占 46.4%(40.7%~52.0%)和 59.3%(49.4%~65.9%),孕节占 10.8%(9.0%~13.6%)和 30.6%(25.4%~40.2%)。幼节靠近颈部,较细小,形状短而宽,生殖器官尚未发育成熟;成节位于链体中部,略呈方形,生殖器官已发育成熟;孕节位于链体远端,长度大于宽度,孕节中除了储满虫卵的子宫外,其他器官基本退化,子宫向两侧发出分支,几乎占满整个节片。链体末端的孕节会逐渐脱落,可自动逸出或随粪便排出宿主体外,而颈部的生发层细胞不断产生新的节片,使得虫体始终保持相对稳定的节片数和链体长度。每一成节均具有雌雄生殖器官各一套。生殖孔开口于节片侧缘的中部,略向外凸出,相邻节片的生殖孔常不规则地交错排列于链体两侧。雄性生殖器官的发育常较雌性的快一些。雄性生殖系统:睾丸平均 794(657~973)个,呈圆球形,散在分布于节片内。每一睾丸均有输出管通出,输出管最终汇合至节片中央形成输精管,输精管弯曲地横行至节片侧缘,经阴茎袋而到达生殖腔。阴茎袋位于排泄管的外侧,呈长圆形,开口于生殖腔,袋内的阴茎可伸出虫体外。雌性生殖系统:卵巢位于节片中后部靠近腹面的间质中,可分为左右两叶,呈卵圆形。输卵管发自卵巢中间,与受精囊汇合后,经卵模通向子宫。卵模外有梅氏腺包绕,并由卵黄管连通卵黄腺。卵黄腺横列于卵巢之后。阴道位于输精管之后,为较直的管腔,其内侧端膨大为受精囊,连接输卵管,外侧端开口于生殖腔,在开口处有一簇括约肌,是其与猪带绦虫的重要鉴别点。子宫纵列于节片中央,成节中为一细长的盲管,仅在末端可有细而短的分支。成节发育为孕节后,雌雄生殖器官均已退化,仅阴道和输精管尚存,其余则为发达的子宫遍布其内。分支的子宫几乎占满整个节片腔,内储大量虫卵,子宫主干向两侧发出分支以增加容量,每侧各有 15~30 个分支,分支排列较整齐,其末端又再分小支,呈不规则的树枝状。

2. 虫卵　完整的虫卵呈圆球形或近圆球形,虫卵直径为 36~42μm。自外向内依次为卵壳、卵黄膜、卵黄层、胚膜层、外膜层等。卵壳无色透明,薄而脆弱,极易脱落,一般在粪检时的虫卵,其卵壳多已脱落,仅剩下由胚膜包被着的六钩蚴,为不完整虫卵。胚膜较厚、坚固,黄褐色,为 3~3.8μm,由若干六(五或七)棱柱体砌合而成,表面呈六(五或七)角的网格状纹理,网格最长对角线为 0.6~3.4μm,断面呈放射状,在光镜下可见放射状条纹。胚膜外侧常有残留的卵黄或卵壳物质而具有黏性,内侧为薄而透明的幼胚外膜,紧包着六钩蚴。六钩蚴呈球状,直径 14~20μm,具有 3 对小钩,偶有多至 8~18 个小钩,此时卵的直径较大一些。

3. 囊尾蚴　牛带绦虫的囊尾蚴仅出现在牛的肌肉等组织内,成熟的囊尾蚴呈卵圆形,囊状结构,(7~10)mm×(4~6)mm,乳白色、半透明,囊内充满无色透明的囊液,肉眼可见囊壁上有一白色米粒样小点,为向囊内翻卷收缩的头节,其形态结构和成虫头节相同。囊壁分两层,外为皮层,内为间质层,内翻的头节即为间质层向囊腔凸入生长形成。囊尾蚴外面可包绕由宿主结缔组织形成的外膜。

**(二)生活史**

牛带绦虫的生活史需要两个宿主:人是唯一终宿主,牛等动物是其中间宿主。自然界其他灵长类动物体内未见牛带绦虫成虫的存在,实验室感染猿猴也未获成功。成虫寄生在人的小肠内,头节多固着在十二指肠与空肠曲下 40~50cm 处。虫体在宿主体内并非静止不动,而是通过不断地移动对抗宿主的肠蠕动,以保持寄生位置相对稳定。影像学检查显示,成虫主要出现在回肠中,甚至是回肠末段,也可能因虫体的前端较细、不易显现。

牛带绦虫的受精过程可在同一节片内完成,也可在同一链体上不同的节片间进行。临床驱虫发现,患者体内往往不只 1 条绦虫存在,因此受精过程也可在不同虫体之间进行。成熟的末端孕节多可单独从链体上脱落,也可数节相连地自链体脱落,可为 2~3 节至 20~30 节不等。脱落的孕节仍有很强的活动性,可被动随宿主粪便排出,也可主动从肛门逸出。孕节逸出时间不定,以下午 1~8 时为多。每天排出的节片数平均为 9 节(6~12 节),亦有患者一日内排出 40 节的报道。逸出的节片一般会残留在裤子或被子上,也可以从裤子上掉至地上。

每一孕节中含有的虫卵数为 8 万~10 万个,因此每条牛带绦虫日可排虫卵数约 72 万个。初排出时虫卵的成熟程度并不一致,约 50% 已经成熟,40% 尚未成熟,还有 10% 为未受精的虫卵。成熟的虫卵多出现于链体最末端的 30~50 个节片中,其余孕节中的未成熟卵需在外界发育 2 周才能成熟。当孕节沿着地面蠕动时,大多数虫卵可借助孕节的伸缩活动及虫卵的相互挤压,最终从孕节前端的肛体出,肛体实际上是由子宫向前端的穗状分支受损伤后形成的。最终常会有约 500 个虫卵留存在节片里,待节片破裂后才得以散出。

牛带绦虫的适宜中间宿主有牛科动物,如黄牛、水牛、牦牛和印度牛等;另外,野生动物中山羊、鹿、野猪、美洲驼、羚羊、驯鹿和角马等也可感染;动物园中的长颈鹿、狐和猴也有发现牛囊尾蚴的报道。成熟的虫卵或孕节被上述中间宿主吞食后,先后经胃液和肠液的作用,卵内六钩蚴在十二指肠内从胚膜中孵出,逸出的六钩蚴借助其小钩和穿刺腺溶解肠黏膜钻入肠壁,随血液循环到达身体各部。小牛体内实验表明,发育中的囊尾蚴在感染后第 11 天即肉眼可见,大小仅 0.13mm×0.1mm,周围有 3mm×2mm 的结缔组织包绕;感染 3 周后可出现空腔和未成熟的头节;第 5~6 周,头节上的吸盘发育完成;第 10 周时可见到内翻的头颈部;感染后 10~12 周,囊尾蚴成熟,成熟的囊尾蚴主要呈卵圆形,乳白色,半透明,囊内充满液体,大小为(7~10)mm×(4~6)mm,囊壁分为内外两层,外为皮层,内为间质层。间质层有一处增厚,向囊腔凸入,是翻转的头节,肉眼隔囊壁即可见头节为白色小点。虫体外面另外有由宿主结缔组织形成的外膜包绕。此时的囊尾蚴对终宿主具有感染性。

囊尾蚴在不同中间宿主及不同组织中的存活时间并不相同:囊尾蚴在牛的肌肉中寿命较长,可达 3 年;在肝、肺等器官中寿命较短,感染后数十天即退化。Schramlova(1990)研究发现牛囊尾蚴在适宜与非适宜宿主体内寄生时也会出现明显差异:适宜宿主体内的囊尾蚴囊壁表面有一层酸性黏液物质外被;在非适宜宿主体内,这层酸性黏液物质外被缺失或者发育不良,如能够发育成熟,通常出现在脑、肺或肝等实质器官内,而不是在常见的肌肉组织内。他进一步解释了酸性黏液层缺失或发育不良主要是因为囊尾蚴发育早期受到非适宜宿主体内强烈的组织反应所致。

当人食入生的或未煮熟的感染有囊尾蚴的牛肉后,在小肠中受胆汁的刺激,囊尾蚴内翻的头节翻出来固着于肠黏膜上,长出节片并形成链体,约经 3 个月即可发育为成虫。成虫寿命较长,甚至到宿主死后其生命才结束,最长可达 60 年以上。

## 二、流行病学

### (一) 分布与危害

牛带绦虫呈世界性分布,在喜食牛肉,尤其在有吃生或不熟的牛肉习惯的地区或民族中流行广泛,其他地区则仅有个别或偶然的感染。例如在非洲和南美洲的一些主食牛肉且卫生条件欠佳的发展中国家,如阿尔及利亚、埃塞俄比亚、坦桑尼亚、墨西哥、秘鲁、洪都拉斯和智利等国家或地区,牛带绦虫的感染率较高,究其原因主要是人们喜食烤炙的大块牛肉,而牛又很容易吃到牧草里的虫卵。在欧洲及美国,尽管执行严格的肉类检验法及卫生措施,也仅有 75% 的肉品能保证安全,人受到感染的机会还是很多。值得关注的是,当地风俗习惯也影响着感染率,如在印度穆斯林人群中该虫感染率很高,在印度教徒中则无感染,因为后者根本不吃牛肉。

中国绝大多数省、直辖市、自治区均有人感染牛带绦虫的报道,多为散在病例。少数地区感染率较高,多为少数民族集居地区,如内蒙古、新疆、西藏、云南、四川的藏族地区,广西的苗族地区,贵州的苗族、侗族地区以及中国台湾山区等。由于当地群众有吃生的或未煮熟牛肉的习惯,导致牛带绦虫病的地方性流行。据 2001—2004 年全国第二次重要寄生虫病现状调查结果显示,全国人群中带绦虫平均感染率为 0.28%,比第一次全国寄生虫病调查时的标化感染率 0.18% 上升了 52.49%。不同职业人群中感染率有差异:半农半牧民 16.81%,牧民 4.56%,农民 0.22%;不同民族人群感染率:藏族 17.92%,维吾尔族 1.84%,回族、壮族、黎族的感染率也较高;不同地区人群的感染率:西藏 19.16% 为全国最高,新疆 0.65%,四川 0.36%,青海 0.11%,陕西 0.04%。与第一次寄生虫病调查结果相比,西藏和四川的感染率分别上升97%和98%,西部地区带绦虫感染率与东部地区相比高出386%。分析感染率上升的主要原因有:①西部流行地区经济滞后、生产方式落后,少数民族地区猪、牛等家畜散养依然广泛存在,且环境卫生条件差,家畜囊尾蚴病难以杜绝;②科学文化知识欠缺,许多地区少数民族的饮食习惯难以在短时间内改变,仍有生吃牛肉和猪肉的习惯;③随着生活水平的提高,居民饮食来源和生活方式日益多样化,即使在非流行区,人群有意生吃或误食生肉或不熟肉的机会不断增多。

牛带绦虫感染一般多为单条感染,但在流行地区多条感染者也不少见,每人平均感染在2条左右,感染条数最多的为30条,多条感染病例的比例随着该地区流行严重程度而增高,有文献报道在东欧一些国家如阿塞拜疆多条感染占牛带绦虫患者达40%,阿尔巴尼亚更高至67%,一人感染虫体数的最高纪录为150条。我国流行地区的多条感染率大多在50%以下,每人平均感染2条左右。金大雄等报道流行区贵州从江县的记录多条感染率高达95.2%,每人平均多达8条,虫体相应较小,节片数也少;非流行区如天津,多条感染率则仅为17%,每人平均为1.2条。国外Altman等(1959)报告一例感染16条的患者,每条链体长50~80cm。一般认为感染牛带绦虫后不会再重复感染,但钟文政等认为多虫寄生可能不是一次食入,而是由于重复感染所致。

**（二）传染源**

人是牛带绦虫的唯一终宿主,牛带绦虫病的传染源为感染牛带绦虫的人。Nelson等(1965)以牛囊尾蚴饲喂多种实验动物包括猴,均未获得成功;同时检查了271只肯尼亚的野生灵长类动物,也未检到牛带绦虫成虫。

牛带绦虫的中间宿主有黄牛、水牛、牦牛、野牛、山羊、绵羊、羚、驯鹿、骆驼及美洲驼等多种动物。在非洲,许多野生反刍动物如角马、多种羚羊(叉角羚、林羚、侏羚、瞪羚、红额羚)以及动物园中的长颈鹿、狐、猴等体内,也曾报告过发现牛囊尾蚴,但尚须进一步研究确定。至于人误食虫卵是否会引起人囊尾蚴病,据Pawlowski等(1972)统计,确切的人体牛囊尾蚴病全世界报道了13例。多数学者认为牛带绦虫卵进入人体后一般不能继续发育,但该问题值得注意。

**（三）传播途径**

1. 居民食用牛肉的习惯或方法不当　人感染牛带绦虫主要是因为误食带有活囊尾蚴的牛肉。部分地区居民常有吃生的或未煮熟牛肉的习惯,这对牛带绦虫病的传播起着关键的作用。贵州的苗族、侗族居民喜食用生牛肉制作"腌肉""牛瘪"等;云南的白族制作的"生皮"、傣族的"剁生"、哈尼族的"噢嚅"等也是用生牛肉或猪肉制作;西藏地区的藏民将牛肉切成肉条,悬于廊下阴干制成牛肉干,随时取食;西南地区居民喜爱的"生片火锅"、云南的"过桥米线"及福建的"沙茶面"等,将生肉片在滚汤中稍烫即蘸佐料,拌米粉或面条食用。这些食品制作过程中未经加热或加热不完全,食用者很容易食入活囊尾蚴而感染绦虫病。正是这些不当的饮食习惯造成该病在当地的严重流行。

全球大部分地区的居民没有吃生牛肉的习惯,感染牛带绦虫主要是偶然进食未煮熟的含有活囊尾蚴的牛肉或受囊尾蚴污染的食物而引起,一般感染率低于1%,多为散发性病例。如在烹饪过程中,搅拌不匀、烹炒时间过短、锅大菜多等,或将大块牛肉炙烤后食用,肉块过大过厚,无法将其内部的囊尾蚴全部杀死,造成食用者的感染。还有的患者如厨师、家庭主妇等调制肉馅时品尝肉馅咸淡或水饺未煮熟而误食牛囊尾蚴。此外,即使未直接吃到生肉,但生熟食品的刀具和砧板共用,也可造成交叉感染,如素食者感染带绦虫病很可能通过该方式。

　　近年来,随着生活条件的改善,西餐文化也在影响着全球居民的饮食习惯。过多追求食品的口感,如牛排的烹饪因要求鲜嫩,烹饪时间过短,不足以杀死牛肉中的囊尾蚴,也是很危险的。此外,饮酒、作料等因素也不能杀死囊尾蚴。Ghebrakidan(1992)曾报道了牛囊尾蚴在食醋、各种酒品中存活和翻出头节的时间分别为:食醋中5分钟,柠檬汁中45分钟,法国白兰地中50分钟,威士忌中55分钟,苦啤酒中75分钟,各种瓶装啤酒中90分钟,红、白葡萄酒中105分钟,白酒中110分钟。

　　2. 牛感染囊尾蚴及有关因素　人的粪便管理不善及牛放牧方法不当,是造成牛感染囊尾蚴的主要原因。牛带绦虫虫卵或孕节随人的粪便排出体外后,污染牧场及外界环境,牛由于吞食了含虫卵的牧草、饲料、饮水而感染。具体原因主要有:①人群不使用厕所,随地大便造成环境污染:在一些发展中国家,如非洲、南美洲及南亚的部分国家,由于卫生条件落后和缺乏卫生知识,人均厕所占有率很低;我国广袤的西藏、内蒙古、新疆、宁夏、四川西部等牧区或半牧区,牛、羊等动物的放牧大多数在野外,人们经常野外随地便溺,排出体外的牛带绦虫的孕节和虫卵容易污染牧草和水源。②某些国家和地区,包括我国部分农村地区,有人畜共居的习俗:如我国广西大苗山和贵州黔东南地区少数民族的民居"吊脚楼",一般楼上住人,楼下多为牛圈等,人排出的粪便直接从楼上落入圈舍,牛很容易接触到牛带绦虫的孕节或虫卵。③部分地区,如我国的两广地区的简易厕所常修建在水塘之上,而夏日牛被牵入水塘或水坑降温和避免蚊虫叮咬,也容易受到感染。④未经处理的城镇污水也是牛感染囊尾蚴的一个重要来源,即使是经常规处理的污水也不能保证完全杀死绦虫卵。Liebman(1963)认为杀灭化粪池内的绦虫卵至少需要3个月。污水引入河流或海洋,尽管有自净作用,但进程缓慢。Vasilkova(1944)检查了莫斯科河水中寄生虫卵情况,发现蛔虫卵4 500个/m³,其中3%为带绦虫卵,在污水出口处的下游32km处还有虫卵95个/m³。Amirov及Schultz(1967)在阿塞拜疆近巴库的污水管的出口深入海里250m,海岸边和海水中也发现了带绦虫卵和蛔虫卵。⑤蝇类及鸟类体表机械携带或吞食绦虫卵也是绦虫传播的重要方式之一。已有研究表明,蝇类带卵率最高达8.8%(Nadzhafov,1967),蝇可吞食带绦虫卵,且在11天内排出虫卵(Round,1961),一般认为蝇在绦虫病的传播上起着一定作用。Gotasche(1955)研究发现丹麦的带绦虫感染之所以普遍,主要是当地海鸥等鸟类吞食了绦虫孕节排出的虫卵污染扩散所致。部分学者认为蜚蠊(蟑螂)也可能传播绦虫卵(Round,1961)。

　　排出体外的带绦虫卵对外界不良条件的抵抗力较强。Laws(1967)、Mackie及Parnell(1967)发现带绦虫卵可以在多种化学消毒剂中存活,也可耐受一定的物理条件。Laws(1967)试验证实干燥条件可影响绦虫卵的存活。Pawlowski等(1972)指出,牛带绦虫卵对冬季条件的耐受力优于夏季,可能与夏季比较干旱有关。

　　McManus(1960)在肯尼亚14 855头牛中查出3.07%感染牛囊尾蚴,其中80%出生仅2~21天。Pawlowski(1972)也在28头2~10天龄的牛犊中找到成熟的囊尾蚴,故有学者认为牛囊尾蚴可垂直传播。这种先天性囊尾蚴病在流行病学上具有重要意义。

　　在牛带绦虫病流行的国家,牛囊尾蚴的感染率一般在1%~20%。Geerts(1990)报告比利时的统计数据,牛囊尾蚴感染率为0.03%~0.3%;然而,屠宰时对牛肉检疫发现实际感染率为9.5%。我国各地牛囊尾蚴感染率差别很大,0.083%(上海,1950—1951)~40%(内蒙古,1954),西南流行区贵州榕江县为7.33%(1989)。虽经防治,各地牛的囊尾蚴感染率仍有差别,如辽宁省某食品公司(2001)购自内蒙古的800头牛中牛囊尾蚴感染率为

1.75%,青海德令哈市(2000)123头黄牛感染率为4.06%,青海天峻地区牦牛的感染率在0.06%~1.53%。

牛感染囊尾蚴后一般症状较轻,只在个别部位发现一个或少数几个囊尾蚴,全身肌肉内出现囊尾蚴的严重感染病例很少见。囊尾蚴在牛体内的分布很不均匀。国外学者Kyvsgaard和Ilsoe(1990)在丹麦通过实验感染了23头牛,发现牛囊尾蚴的虫荷数从2~2 569个不等,以中位数统计,15.7%的囊尾蚴位于心脏,而6.5%位于咬肌。国内学者也作了相关统计:呼和浩特(1958)25头病牛中,囊尾蚴在各部位的发现率依次为:肩胛外侧肌56%,咬肌及心肌均为52%,臀部肌肉48%,舌肌36%,腰肌28%,肋间肌和颈部肌肉为16%,内部脂肪12%,枕肌8%,背最长肌8%,颊肌、腓肠肌、腹肌及腹内侧肌均为4%。抚顺市(1975)的177头病牛检查结果表明,囊尾蚴在肩胛外侧肌的发现率为52.30%、臀肌43.75%、咬肌11%、腰肌1.90%。

寄生在牛体内的囊尾蚴若未进入终宿主,则在牛体中经9~12个月即开始钙化,也有少数囊尾蚴能存活更长时间。先天感染或在初生时受染的动物,其体内的囊尾蚴可存活更长时间。带绦虫卵一旦进入机体后,宿主可产生很强的免疫力,该免疫主要是由血内的抗体介导,并可通过初乳或输血途径被动转移。绵羊实验表明,六钩蚴可释放一种可溶性抗原,使宿主对再感染产生高度免疫力。这种免疫应答有两类,一类产生于小肠,有种的特殊性,可针对钻入的六钩蚴;另一类可干扰肌肉中幼虫的生长。这种免疫反应很强,可使牛终生不再遭受感染,甚至达到绝对免疫的水平。因此利用这一点,我们可在体外培养六钩蚴,收集可溶性抗原,注入牛体内,使其产生获得性免疫力;也可通过辐照虫卵后经口感染或者用六钩蚴肌肉感染的方法产生免疫力;还可用其他种的带绦虫来诱发异种免疫。Huwer(1989)用25 000~50 000个活虫卵感染牛获得2 077~6 005个牛囊尾蚴,同时牛体内淋巴细胞增多,Ig类抗体升高,并在第14天达到高峰,这与用牛带绦虫节片制备的抗原免疫牛后产生的淋巴细胞增殖和抗体增加相类似(后者的高峰在12~13天)。此外,感染后牛体内可产生一种对绦虫敏感的具有白介素2(IL-2)活性的淋巴因子,认为牛带绦虫感染可刺激特异淋巴细胞产生并消耗T淋巴细胞生长因子(TCGF)。

### 三、发病机制与病理改变

人感染牛带绦虫囊尾蚴后,引起牛带绦虫病。牛带绦虫成虫对人的致病作用主要有以下4个方面:

1. 掠夺营养　由于牛带绦虫主要汲取宿主消化道中的大量营养物质,当食物营养被过量消耗后,宿主会感觉乏力、头晕、饥饿等。若绦虫长期寄生则可造成贫血、内源性维生素缺乏症等。

2. 机械损害　个体"庞大"的牛带绦虫寄生在宿主的消化道,虫体活动可造成宿主消化道的损伤,但损伤并不十分明显。若寄生数目较多时,由于头节吸盘的压迫等可损伤宿主肠黏膜,其他微生物侵入造成继发感染,引起肠道轻度或亚急性的炎症反应;也有因牛带绦虫而致肠穿孔的报告。从链体脱落的节片可沿着肠壁活动,当遇到回盲瓣阻挡,活动能力加强而使患者产生回盲区剧痛;当大量虫体结团时可造成部分肠梗阻。

3. 化学和抗原刺激　动物实验证明,牛带绦虫的浸出液可引起胃肠道的分泌功能失调,如胃液的分泌减少,酸度降低;小肠液先分泌增加,随后减少。实验动物发生腹泻、大便带脓血、痉挛、后肢不全麻痹、呼吸及循环障碍等;若一次注入大量浸出液则可造成动物的死亡。Stefaniak(1989)对波兰149例18~50岁的牛带绦虫病患者的胃肠黏膜的分泌功能和组织学进行了研究,发现57.7%的患者出现胃肠分泌功能失调,49.7%患者出现胃酸减少,尤其是年长者(超过40岁者占71.4%)。选择其中30例有胃酸减少者进行驱虫治疗,并对治疗前后的胃黏膜活组织检查比较,发现治疗前胃黏膜组织中有广泛的单核细胞浸润,胃腺组织切片中发现壁细胞数比黏膜细胞数低3~4倍;治疗后有20例患者胃分泌功能和黏膜细胞恢复至正常水平,活组织检查发现单核细胞浸润密度减低,胃腺层黏膜细胞减少而壁细胞相对增加。也有10例患者尽管绦虫已排除,但胃酸减少和黏膜损伤依然存在。

绦虫感染者可出现嗜酸性粒细胞增多。Талызин(1949)进行了自体感染试验,发现在感染78天时嗜酸性粒细胞增至16.5%,以后渐降,驱虫后即恢复正常。Lapierre(1953)报告一病例,在排节片前1.5~2个月嗜酸性粒细胞高达53%,在排节片时则为36%。Bacigalupo(1960)和Anodajtp(1961)报道中度嗜酸性粒细胞增多的患者占5%~46%。

此外,虫源性抗原还可引起宿主发生超敏反应,表现为荨麻疹、瘙痒和哮喘等,驱虫以后这些症状消失。

4. 异位寄生　牛带绦虫异位寄生时可引起其他并发症,如阑尾炎等。Berryd等(1955)报道多种绦虫所致的阑尾炎病例,其中有42例由牛带绦虫所致,猪带绦虫10例,其他绦虫31例。上述病例的阑尾中,一般多为1~2个孕节,也可达到4节,部分阑尾中只有绦虫卵聚集在内,还有3例发现绦虫头节。异位寄生引起的病变可从轻微的炎症反应到慢性、亚急性甚至急性阑尾炎。此外,呕吐时孕节可上吸进入并堵塞呼吸道,引起窒息;虫体可经耳咽管进入中耳;牛带绦虫进入患者鼻咽部的腺样组织定居寄生,排出孕节;还曾有虫体进入宿主的子宫腔以及孕节进入胆总管的病例报道。

### 四、临床表现

1. 牛带绦虫病　牛带绦虫病的临床表现可有明显的差异,从完全没有自觉症状到表现出严重症状,偶或造成机体死亡。不少牛带绦虫病患者似乎并无明显症状,但如仔细检查,仍可发现如体重减轻、发育迟缓、不显著血象变化等,这些症状基本是在绦虫发育成熟,开始排节片时发生。

牛带绦虫病最明显的症状是孕节自动地从宿主肛门逸出,在肛门周围作短时间的蠕动,并可从会阴及大腿部滑落,患者往往会出现肛门瘙痒及产生恐惧心理反应。另外,不同的患者还会有其他特殊的主诉,主要为消化道反应与神经反应等方面的症状。

消化道反应主要表现为腹痛、食欲减退或亢进、恶心、呕吐等。腹痛可在上腹部、脐区或不固定的位置,表现为钝痛、隐痛、灼痛或绞痛。尤其是晨起时,腹痛与恶心明显,进食后症状缓解。患者食欲减退和亢进也较为常见,体重减轻与食欲减退有一定的关联,但也报道有的患者体重虽减轻而食欲并无改变甚或增加。呕吐多发生于儿童及情绪易激动的患者,有时可吐出孕节,甚至在麻醉(如饮酒)情况下吐出虫体。Tesfa(1990)报道一名志愿者吞食了3个囊尾蚴后,从1个月开始出现腹痛、恶心、头痛和睡眠不好,从84天开始,连续26天排出了85个节片,与此同时血中嗜酸性粒细胞增加了10.5%,淋巴细胞增加了13%。

尽管几乎所有的患者都有排节片的症状,但肛门瘙痒的症状各地报道很不一致。除前表所列外,国内有的报告为100%(广西),有的则仅17.1%(内蒙古),有人认为是过敏所致。至于其他荨麻疹、结节性痒疹等则很少有报告。神经方面的症状除多见的头痛、头晕等,还有神经过敏、注意力不集中、失眠,甚至有类似于梅尼埃综合征,极少数年轻患者还有癫痫样发作与晕厥。

出现症状的女性患者较男性为多,出现率分别为79.3%与74.9%,食欲改变、体重减轻、恶心、呕吐、便秘、头痛等症状在女性表现得更重些。少数中年妇女感觉咽部堵塞感。儿童感染后多表现食欲改变、腹痛、癫痫样发作与晕厥。Kluska 等(1969)报告30 例5~14 岁的患儿,驱虫后8 周内平均增加体重1.2kg。婴幼儿感染后症状更明显。老年患者与中青年患者相比较,除唾液分泌较多外,其他症状都较少。

Pawlowski 等(1970)发现无症状的患者与感染时间的长短有一定关系。21%的患者在开始排节片2 周内无任何症状,而31%的患者在排节片3 年以上也不再出现症状。

2. 牛囊尾蚴病　首次感染的成年牛或牛犊在感染初期有较明显的症状,如体温可以高达40~41℃,并出现虚弱、食欲减退,长时间乏力等。4~5 天后这些症状会慢慢消失,但触诊其胃部、四肢以及背部和腹部肌肉时动物常会表现不安。肉眼观察可见其黏膜苍白干燥,结膜有黄疸,呼吸加速并有胸式呼吸,心跳可达90 次/分钟。6~7 天后病牛开始恢复,一般到8~12 天后全部症状消失,外表与健康牛一样,极个别感染严重的牛会在7~8 天死亡。多数情况下牛自然感染囊尾蚴的数量和程度较轻,不会出现明显症状,往往只在个别部位发现一个或者少数几个囊尾蚴,全身肌肉普遍的严重感染很少见。牛囊尾蚴在牛体中经9~12 个月即变异钙化,但仍有一些可以活更长的时间。

### 五、诊断与鉴别诊断

1. 询问排节片史　牛带绦虫的孕节多随大便排出体外或主动从肛门逸出,偶可随患者呕吐吐出,故患者多自知有绦虫感染,所以询问节片排出史是常用的一种简便可靠的诊断方法,甚至比粪便检查虫卵的阳性率还要高。杨文远等(1955)通过问诊,从137 例小学生中发现患者23 例,但用涂片法仅检出9 例阳性。顾以铭等(1963)将询问病史、沉淀涂片法及肛门拭子法进行了比较,询问病史的阳性率为48.3%,显著高于沉淀法(34.4%)与肛门拭子法(37.1%)。同时,问诊时需注意甄别患者主诉的真实性,尤其是某些青年妇女有时因害羞而隐讳排节片史。

2. 检查虫卵　粪便中检查虫卵可用直接涂片法、厚涂片法、沉淀法或浮聚法等。但牛带绦虫卵一般不直接排入宿主肠腔中,而是在孕节蠕动或破裂时才排出或散出,故虫卵检出率稍低。国外Müller(1968)比较了几种粪检方法:Hein's 厚涂片法一次可检出77%,2 次检出91%,3 次检出97%;浮聚法20%;薄涂片法57%;Teleman's 法66%;沉淀法71%。此外,肛门拭子法检获率较直接涂片法为高。国内杨文远(1955)用涂片法检查32 例牛带绦虫病患者粪便,检获率仅为34.4%;而用棉拭子检查则阳性率为100%。由于猪带绦虫、牛带绦虫和细粒棘球绦虫的虫卵在光镜下无法区分,故检获虫卵只能诊断为带绦虫病,必须经检查头节、成节或孕节才能判定是否为牛带绦虫感染。

3. 检查孕节　随宿主粪便排出的孕节一般较易被发现。对粪便中的节片可先清水冲洗后,将节片夹于两张载玻片中轻压,对着光线肉眼即可观察子宫的分支情况,据此作出诊断。若标本已干硬,可先用生理盐水浸泡,再行观察;如节片透明度不高,可用甘油或乳酸酚等透明剂预处理。也可用注射器将墨汁由生殖孔或节片的前端注入子宫,更清晰地显示子宫分支情况。

4. 检查头节　是否看到绦虫的头节是确定虫种的重要依据。患者服药后留取24 小时全部粪便进行检查。服药前嘱患者禁食,则粪渣较少使虫体更易辨认。检查时切忌直接将虫体自粪便中提出,避免头节断落难于寻找。可将粪便放入一大的容器中加水冲洗,待沉淀后倾去上液,反复换水至粪液澄清为止。将沉渣移入大的玻皿中,衬以黑色的背景,拨开纠结的虫体,顺着链体向细端寻找。如头节已断落更需在沉渣中仔细寻找。Verster(1967)认为头节上有无顶突和小钩、孕节子宫的分支数目和阴道括约肌有无是判定牛带绦虫的重要依据,但临床上若非驱出整条绦虫,一般头节不易得到,而孕节分支数有时不易判定,因此通过孕节制作永久性玻片来观察有无阴道括约肌是最简便可靠的方法。

5. 免疫学诊断　曾有人用虫体匀浆或虫源蛋白质作为抗原进行皮内试验、环状沉淀试验、补体结合试验、乳胶凝集试验等,阳性检出率为 73.7%~99.2%,但未感染者及康复者的假阳性率为 7.2%~20.8%。Deplazes(1991)体外培养牛带绦虫的可溶/分泌抗原免疫家兔,纯化多克隆抗体作夹心 ELISA 试验,发现与其他绦虫,包括犬复孔绦虫、阔节裂头绦虫等交叉反应很小,并对 100 例合并感染蛔虫、鞭虫、钩虫、蛲虫、微小膜壳绦虫以及其他蠕虫的牛带绦虫病患者的粪便进行检测,特异性达 95%,对 23 例未治疗患者的 34 份粪便样本检测,敏感性达 85%;同批次样本中的虫卵阳性率为 62%。经吡喹酮和氯硝柳胺驱虫 1~4 天后,粪便中仍有高浓度抗原,9~17 天后才转为阴性。大便标本在 25℃ 保存 5 天后仍可检出抗原。

6. 分子生物学技术应用　Flisser 等(1988)用 DNA-DNA 点渍法检测虫卵以诊断牛带绦虫病,效果虽优于免疫诊断,但检测时需采用放射性标记,限制了其应用。Coll 等(1989)、Chehabh 和 Kan(1989)以及 Gottstein 等(1991)采用聚合酶链反应(PCR)检测粪便中的虫卵或虫体体表脱落物中的微量 DNA,诊断牛带绦虫病效果好,且适宜现场应用;但大多数牛带绦虫病通过问诊和常规病原学检查已能达到诊断目的,故无须应用分子生物学技术来进行诊断。目前该技术主要用于虫种间以及种下鉴定研究,如:Zarlenga 等(1991、1995)采用 PCR 技术扩增核糖体 RNA 片段,Bowles(1994)扩增线粒体细胞色素 C 氧化酶 1(CO1)基因片段,张朝云、张科等(2005)扩增绦虫的 rDNA 非转录间隔区 ITS1 和 ITS2 片段,然后通过 RFLP 分析和碱基序列测定来鉴别牛带绦虫和近缘的亚洲带绦虫。

7. X 线诊断　随着我国边远地区和农村医院技术装备的日益普及,在牛带绦虫散发地区如能对可疑的牛带绦虫病患者采用肠道钡餐透视,可有助于诊断。

## 六、治疗

1. 驱虫治疗　人是牛带绦虫的唯一终宿主。驱虫治疗不仅使患者恢复健康,而且可达到控制传染源的作用。

治疗绦虫的药物较多。西药中早年常用的绵马油树脂、四氯化碳、四氯乙烯、己基间苯二酚等,因毒性较大已被淘汰,米帕林则尚在应用。我国古医籍中记载了槟榔、南瓜子、石榴根、雷丸、锡等治疗绦虫,经现代医学验证效果良好。从仙鹤草中提取的鹤草酚,同样具有良好的治疗效果。目前多采用槟榔合并南瓜子法,具有良好的驱虫效果,其疗效高,副作用小。用南瓜子、槟榔各 60~80g,清晨空腹时先服南瓜子,1 小时后服槟榔煎剂,0.5 小时后再服20~30g 硫酸镁导泻。多数患者在 5~6 小时内即可排出完整的虫体,若只有部分虫体排出时,可用温水坐浴,让虫体慢慢排出,切勿用力拉扯,以避免虫体前端和头节留在消化道内。另外灭绦灵(氯硝柳胺)、二氯甲双酚,或应用合成的广谱驱虫药吡喹酮、阿苯达唑,还有人曾用巴龙霉素,均取得良好的驱虫效果。

驱绦虫药物的作用机制大多系在小肠中与虫体接触,麻痹或破坏虫体,故一般建议服药前一晚禁食或稍进软食,晨间空腹服药,以使药物与虫体能更好地接触。服药后加服导泻药如硫酸镁等,多饮水,可使已麻痹或破坏的虫体迅速从体内排出。有些药物如槟榔、二氯酚、雷丸和硫氯酚等,本身具有致泻作用,故可不服泻药。也有学者建议服用槟榔后仍以服泻剂为佳。钟惠澜等(1951)治疗26例牛带绦虫病患者,在患者服药后2小时尚不排便者才给服硫酸镁导泻,结果半数患者排出头节。任育三(1960)治疗30例绦虫患者,23例在服药后加服泻剂者全部排出具头节的虫体,而7例未服泻剂者仅2例排出的虫体带有头节。包怀恩等(1981、1982)比较吡喹酮和槟榔-南瓜子合剂的驱虫效果,口服吡喹酮60mg/kg后3小时即开始排出完整虫体,此时虫体呈挛缩状已不能活动,孕节缩成三角形;6小时后排出的虫体则呈伸长瘫痪状,节片柔软细长;12小时后排出的虫体已碎断。而槟榔-南瓜子合剂使用后6小时左右排出,大多数虫体尚存活,链体完整,尤其是头节和颈部尚能伸缩活动。这证明槟榔-南瓜子合剂主要是使虫体暂时麻痹,在泻剂作用下被宿主排出;而吡喹酮能使虫体痉挛或杀死虫体而被快速排出,若停留时间稍长则开始崩解。

无论采用哪种药物,驱虫后应留取24小时内全部粪便,淘洗检查头节以确定其疗效。未查得头节并不表示驱虫失败,因为头节不一定在治疗当天排出,或驱虫药物使头节变形或破坏而难于辨认。患者应继续随访,3~4个月后复查,无孕节或虫卵发现即可视为治愈,若又出现虫卵或节片,则须继续治疗。

2. 疫苗研究展望 近年来我国学者黄江等开展了牛带绦虫全长基因文库的构建及功能基因组学的研究,GenBank登录了数百条新的基因序列,并从中筛选出谷胱甘肽转移酶基因(GST)和乳酸脱氢酶基因(LDH)等,通过基因工程技术获得重组表达蛋白,具有良好的抗原性,可作为牛等家畜进行免疫保护的候选疫苗。

## 七、预防与控制

在人体寄生虫病中,带绦虫病的防控相对较易,因为牛带绦虫的传播与人类的饮食习惯和生活方式密切相关。因此,认真做好卫生宣传教育、改变流行区群众的生活习惯、改进牲畜的饲养或放牧方法、加强粪便管理、加强肉类的检验和加工、对病患进行及时有效的驱虫治疗,是预防和控制牛带绦虫病的有效措施。

1. 改进烹调方法和不良饮食习惯 这是预防牛带绦虫感染的重要措施,必须广泛深入地进行宣传教育,不吃生的或未煮熟的牛肉,这一点对未能执行肉类检验制度的国家和地区的牧民、食客及游客更为重要。理论上囊尾蚴加热到57℃时即被杀死,一般的烹调方法,将肉加热灰褐色时即可达到此温度。但如肉块过大,如烧烤等方式其内部可能尚未达到此温度,则需延长烹饪的时间。此外,食品交叉污染也是一个不容忽视的方面,在厨房,特别是集体食堂、饭店等应有两副菜刀和砧板,分别用以切生食和熟食,同时教育炊事人员切肉后洗烫砧板和刀,以避免因污染而造成的感染。

2. 粪便管理 加强粪便管理,防止牛、羊等吞食牛带绦虫虫卵或孕节,也是防治该病的重要措施。各国政府部门,尤其是卫生组织应重视厕所的建设,尤其是厕所覆盖率比较低的国家或地区,并做好宣传使用厕所的教育工作,杜绝随地便溺,防止污染牧场和水源。提倡牛有栏、猪有圈,切实做到人畜分居,改变某些国家和地区人畜共居且将粪便直接进入牲畜圈里的陋习,避免牲畜感染。

3. 肉类的检验和加工食用 牛肉中没有活的牛囊尾蚴,人便不可能感染牛带绦虫,因此加强肉类检验是预防牛带绦虫病的关键公共卫生措施之一。

为提高牛肉囊尾蚴的检出率,检验检疫人员必须掌握牛体囊尾蚴的相关知识。前已述及牛囊尾蚴在牛体分布很不均匀,如果只抽检一处或少数几处肌肉,总有一定数量的患牛被漏检。因此,牛囊尾蚴的检查主要依靠肉眼观察,其结果有待商榷。近年来发展起来的血清免疫学方法可提高检出率。Dorny(2000)报告,利用单克隆抗体 ELISA 检测比利时的 1 164 份牛血清,囊尾蚴感染率为 3.09%(36 份阳性),而常规肉检仅发现 3 份阳性。Steele(2000)报告常规肉检有大约 50% 的漏检率。目前发展的免疫学方法还有血细胞凝集、胶乳凝集试验、荧光抗体试验、免疫电泳、ELISA 等以及分子生物学方法如 DNA 探针、PCR 等。

一旦发现牛肉内有囊尾蚴的存在,除非感染十分严重,一般不将感染的牛肉全部丢弃,可用冷冻或加热等处理方式杀死囊尾蚴。在 -7℃ 冷冻 24 小时囊尾蚴即可被杀死,即使是大块牛肉,-9.7℃ 的大型冷藏库冷冻 72 小时囊尾蚴亦可被杀死。因此,在牛肉供应市场之前,先在 -10℃ 条件下冷藏处理 10 天(注意足够的冷藏温度和时间),即可避免人体感染,保障居民身体健康。

(刘新建 季旻珺)

# 第十节 线中殖孔绦虫病

线中殖孔绦虫病(mesocestoidiasis lineatus)是由线中殖孔绦虫(*Mesocestoides lineatus Goeze*,1782)成虫寄生于人体所致的疾病。线中殖孔绦虫隶属于圆叶目,中殖孔科(Mesocestoididae Perrier,1897),中殖孔属(*Mesocestoides*),主要寄生于鸟类及犬、狐、猫等食肉类哺乳动物体内,偶可寄生于人体,为人畜共患寄生虫和食源性寄生虫。

自 1782 年 Goeze 首次报告线中殖孔绦虫以来,世界各国报道的中殖孔绦虫已有 35 种以上,其中包括副子宫器缺如的中雌属(*Mesogyna*,Voge,1952)。寄生于人体的中殖孔绦虫主要有线中殖孔绦虫和 1928 年 Mueller 在北美报告的狐中殖孔绦虫(*Mesocestoides variabilis*)两种。由于线中殖孔绦虫和狐中殖孔绦虫差别细微,种的定名意见尚不一致,有人将狐中殖孔绦虫列为线中殖孔绦虫的同物异名,目前我国只有线中殖孔绦虫的报道。

## 一、病原生物学

### (一) 形态

1. 成虫 根据寄生终宿主的不同,成虫体长 30~250cm,宽 2~3mm,节片超过 400 个,节片形状似瓜子。头节大而略方,顶端平而略凹陷,具 4 个椭圆形吸盘,但无顶突和小钩。颈部细而短,与头节相连且界限不明显(图 5-10-1)。

未成熟节片宽大于长且逐渐增大,宽度可达长度的 3 倍,无生殖器官。成熟节片宽大于长,但接近方形,生殖孔位于腹面正中为其显著特征。每个节片内有雌、雄生殖器官各一套。睾丸呈卵圆形,泡状较粗大,39~58 个,分布于排泄管两侧,阴茎囊为椭圆形,位于中间部位。子宫位于节片中后部,卵巢和卵黄腺均分成两叶,位于节片后部。

孕节似桶状,长大于宽,孕节髓质中有大量线粒体、糖原、细胞核及细胞崩解产物,还分布着网状、片层状及涡状结构等特殊产物。孕节生殖器官退化,可见子宫残端和特征性的副子宫器(paruterine organ)。副子宫器为椭圆形,位于节片后部,其内充满虫卵。副子宫器是一种厚壁器官,两端最厚,最外层是肌肉束,肌层中央疏松并含有各种细胞器和细胞崩解产物,副子宫器壁与卵团之间有一层疏松的网状结构。虫卵无色透明,大小 (40~60)μm×(35~43)μm,椭圆形,卵壳较薄,无卵盖,内含六钩蚴(图 5-10-2)。

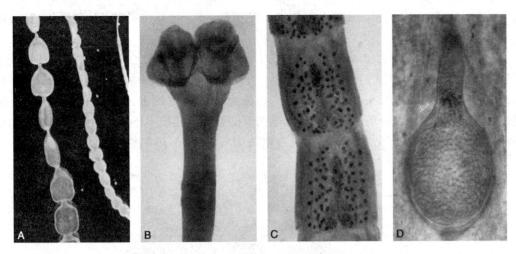

**图 5-10-1　线中殖孔绦虫成虫**

注:A:典型节片(右侧:前部;中间:中间部分;左侧:终末节片);B:头节;C:显示睾丸和早期子宫的节片;
D:充满虫卵的典型副子宫器

（引自 HeinzMehlhom,2016）

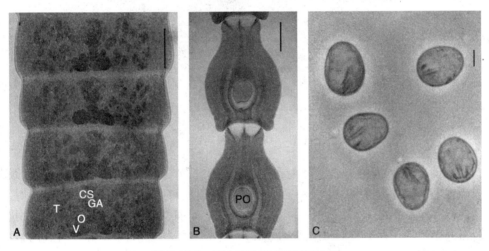

**图 5-10-2　线中殖孔绦虫节片和虫卵**

注:A:成熟节片,后端具有分两叶的卵巢(O)和卵黄腺(V),中部椭圆形的精囊(CS)和生殖腔
(GA),以及节片两侧泡状睾丸(T)。比例尺 200μm。B:具有特征性副子宫器(PO)的孕节。比例尺
500μm。C:具有六钩蚴的虫卵,比例尺 10μm

（引自 Cho SH 等,2013）

　　线中殖孔绦虫子宫和副子宫器在成节至孕节的过渡中变化较大。早期成节子宫呈袋
状,含有早期胚胎期虫卵,副子宫器尚不清楚;节片髓质中线粒体数量较多且形态完整,无高
尔基复合体。细胞核形态正常,细胞质中可见糖原和脂滴,内质网呈管状或扩张,皮质区有
较多涡状包涵体,但髓质区很少,还有网状和片层状结构。晚期成节中,雄性生殖系统开始
退化,但副子宫器已清晰可见,并以管状结构与子宫相连,子宫和发育中的副子宫器内含大
量胚胎期虫卵。副子宫器周围细胞呈退化趋势,细胞核基本完整,但可见核扁平和核浓缩现
象,网状、片层状结构和涡状包涵体仍可见。早期孕节副子宫器中有大量发育中的虫卵,副
子宫器周围细胞呈持续退化。晚期孕节大部分生殖腺退化,子宫退化形成残端,副子宫器壁

增厚且发育完善,发育成熟的虫卵全部集中于副子宫器内,孕节实质中涡状包涵体增多(图5-10-1)。

2. 四盘蚴 四盘蚴(tetrathyridium)是线中殖孔绦虫具有感染性的幼虫,为椭圆形或末端延伸呈尖形,长大于宽,在爬行类动物中达2~5mm,在哺乳动物中最长可达70mm。在收窄的部分,有内陷的头节,头节有4个吸盘。吸盘为椭圆形,宽约0.016mm,长约0.1mm。被膜表面有许多褶皱。身体前端为起源于内陷头节的漏斗形凹槽。颈部为曲折的褶皱。幼虫被结缔组织囊包绕。身体两侧有排泄管,最宽0.025mm(图5-10-3)。

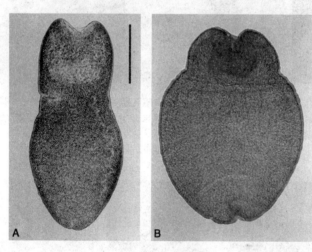

图 5-10-3 四盘蚴
注:A:新鲜标本;B:Semichon'em 醋酸洋红染色。标本来源于中国黑眉蝮蛇的肠系膜,比例尺 500μm
(引自 Cho SH 等,2013)

扫描电镜显示,四盘蚴体表覆盖大量微绒毛。外突的头节具有4个杯状的吸盘,颈部也覆盖有微绒毛。表皮微绒毛的形状和密度根据体表位置和虫体不同发育阶段而有所差异。吸盘内部(C)有大量的长丝状微绒毛。头节各吸盘之间(D)则紧密分布大量的头发状微绒毛。较粗的微绒毛仅在头节下和颈部表皮(E)可见。身体的中部(G)和后部(H)为较短的微绒毛,且长度和密度向后端逐渐降低(图5-10-4)。

（二）生活史

迄今为止,线中殖孔绦虫的完整生活史尚不清楚。一般认为其整个发育过程需3个宿主参与才能完成,包括2个中间宿主和1个终宿主。终宿主主要是食肉动物,包括犬科动物,猫科动物和鼬。成虫寄生在终宿主小肠内,具有活动能力的孕节脱落于粪便中,孕节内的副子宫器中包含有数百个六钩蚴。第一中间宿主推测为节肢动物,食入由终宿主排出的含有虫卵的孕节而感染。包括蚂蚁和甲螨在内的多种节肢动物,一直被认为是潜在的第一中间宿主,虽然实验条件下虫卵可感染这些昆虫,但在自然环境下,这些物种中仍没有一个被证实为线中殖孔绦虫的中间宿主。目前认为,六钩蚴在第一中间宿主体内发育成第二阶段幼虫(似囊尾蚴或尾蚴)。当感染了线中殖孔绦虫幼虫的第一中间宿主被第二中间宿主,如小型哺乳动物、鸟类、爬行动物和两栖动物捕食,第二阶段幼虫则在第二中间宿主体内发育成具有感染性的第三阶段幼虫(四盘蚴)。目前发现此绦虫的第二中间宿主有200种之多。四盘蚴常寄生于第二中间宿主的腹腔、胸腔及各种组织器官中,文献报道的寄生部位有

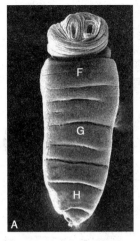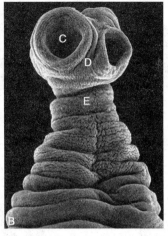

**图 5-10-4 四盘蚴表面超微结构**

注：A：椭圆形或末端延伸呈尖形,前端收缩处有内陷的头节
(F,虫体前部;G,虫体中部,H,虫体后部);B:体表覆盖大量微绒
毛,外突的头节具有 4 个杯状的吸盘

(引自 Cho SH 等,2013)

心肌、心包、肺、胸膜下、膈肌、肠壁、肠系膜、肝脏、胃壁、肾脏、网膜、子宫、淋巴、皮下、肌肉和乳房等处。四盘蚴在宿主组织内常包被于结缔组织纤维囊内,而寄生于体腔中者常游离;爬行类动物常见于肠系膜,鸟类则常见于肋间肌和肺脏。终宿主因食入被四盘蚴污染的肉而感染。进入终宿主后,线中殖孔绦虫定居小肠并发育成熟。最短 2 周后,即可在终宿主粪便中看到孕节,成虫可在犬体内存活 10 年左右。此外,四盘蚴在第二中间宿主和终宿主体内可离开肠道进入组织或体腔并进行无性生殖,这种无性生殖不像棘球绦虫或多头绦虫的芽生生殖,而是通过头节的纵二分裂来完成。人通常不是线中殖孔绦虫的终宿主,但在食入未煮熟的含有四盘蚴的动物肌肉或脏器后,可成为终宿主(图 5-10-5)。

## 二、流行病学

### (一) 分布与危害

中殖孔绦虫分布于除南、北极外世界各地。其中狐中殖孔绦虫主要分布在中北美洲;线中殖孔绦虫则在非洲、亚洲和欧洲均有发现。在食肉动物中,线中殖孔绦虫成虫似乎很常见。伊朗恰哈马哈勒和巴赫蒂亚里省对犬科动物肠道寄生虫的流行病学调查显示,线中殖孔绦虫的感染率达 55.1%;而伊朗东北部马什哈德 2011—2012 年对 90 只流浪狗的调查显示感染率为 16%;伊朗东部城市的流浪猫肠道寄生虫调查发现,线中殖孔绦虫的感染率高达78%。2008—2011 年对突尼斯东北部 40 只野生犬科动物(31 只亚洲胡狼和 9 只红狐)调查发现,线中殖孔绦虫在红狐中感染率为 55.6%,在胡狼中感染率为 74%。2010—2012 年匈牙利 20 只亚洲胡狼感染率为 20%。在马拉维,通过对 120 只野狗尸检,线中殖孔绦虫感染率达 34%。而狐狸是世界各地食肉动物中检测最多的动物,欧洲、非洲、美洲均有报道,其线中殖孔绦虫感染率达 35.6%～45.4%。在流行地区,与蛇和青蛙一样,家畜感染四盘蚴很普遍,大量感染会引起疾病。我国于北京、长春、延吉犬体和黑龙江犬和猫体内,以及四川的大熊猫体内均有检出线中殖孔绦虫的报道。

线中殖孔绦虫感染人较为少见,世界范围内大约有 30 例人感染病例报道,分布在日本、

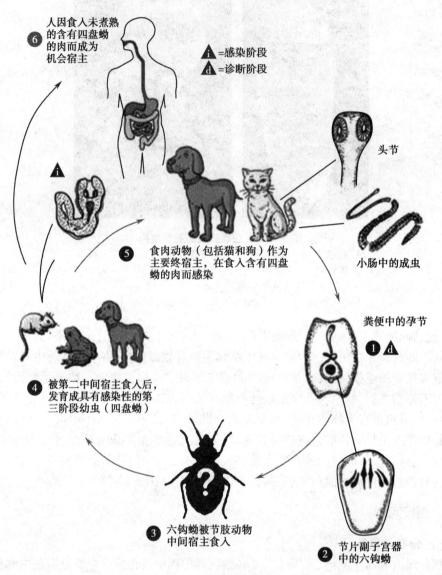

图 5-10-5 线中殖孔绦虫生活史
（引自 CDC 网站）

中国、韩国、美国、卢旺达、布隆迪和格陵兰岛。其中我国人体感染病例仅有 4 例，黑龙江省 1 例和吉林省 3 例。黑龙江省 1988 年报道的 1 例 20 月龄儿童感染病例为我国首例病例，感染途径不详，服用仙鹤草驱绦胶囊排出 5 条完整虫体。

（二）流行环节和流行因素

由于第二中间宿主不能直接被虫卵或孕节感染，又缺乏第一中间宿主的直接证据，因此，第二中间宿主是如何被感染的尚不清楚。但是，在很多种类的动物体内都检测到四盘蚴，包括 22 种爬行动物、15 种鸟类和 20 种哺乳动物。食肉动物通过猎食四盘蚴感染的第二中间宿主而感染。人则主要通过生食或食入未煮熟的中间宿主而感染，如烧烤野味，生食蛙、蛇肉，生饮蛇或其他动物血，生吞蛇胆等；日本报道的几例患者是因当地人相信生吃蛇肝能治愈疾病而引起。非洲报道病例则可能是由于食入了生的鹧鸪肉;韩国报道病例则可能由于食入未煮熟的鸡内脏所致。我国吉林省报道病例可能由于食用未烤熟的麻雀或青蛙而感染。

### 三、发病机制与临床表现

在动物体内,即使是大量感染,终宿主也无症状或仅有轻度的肠道紊乱症状,诊断主要基于显微镜检出孕节。但是,有些幼虫可通过肠壁侵入体腔,引起腹膜炎、腹水、食欲减退,形成肉芽肿等。动物会出现腹部肿胀和排尿困难;但造影不能发现病变,超声显示非正常结构;腹水显微镜检查,可见四盘蚴,且 PCR 可确诊。

人感染线中殖孔绦虫,主要临床表现为胃肠道症状,如消化不良、腹胀、腹痛、腹泻、恶心、呕吐,部分患者有体重减轻、消瘦、饥饿感及厌食和轻度贫血等症状。患者可有轻微脾肿大,多数患者有嗜酸性粒细胞增多,少数患者有发热伴寒战等临床症状。此外,患者主诉其体内有生物寄生,在粪便中发现大量小节片。

### 四、诊断与鉴别诊断

询问病史对于诊断有一定参考价值,包括个人饮食习惯,有无误食中间宿主史及在粪便中发现"白点"状节片的主诉。检查粪便中有无节片可以确诊,必要时可进行实验性驱虫后收集 24 小时粪便检查虫卵、头节和各期节片并进行染色和鉴定。

线中殖孔绦虫具有典型的区别于其他圆叶目绦虫的形态特征,根据成节生殖孔位于腹面正中的特点和孕节具有特化的副子宫器鉴定本虫并不困难,特别是独一无二的副子宫器常被作为诊断依据。由于在非洲猴体内曾发现四盘蚴,有人认为人也可能有四盘蚴寄生,但至今还未得到证实,应注意与裂头蚴鉴别,观察虫体头部有无吸盘即可判定。酶联免疫吸附试验和 PCR 在线中殖孔绦虫病诊断中也有应用。

成熟节片需要与犬复孔绦虫鉴别,但根据其成节生殖孔位于腹面正中和孕节中特化的副子宫器等特征,区分并不困难(表 5-10-1)。未成熟节片则很难与裂头属区分。

表 5-10-1 线中殖孔绦虫与犬复孔绦虫的形态鉴别

| 特征 | | 线中殖孔绦虫 | 犬复孔绦虫 |
|---|---|---|---|
| 体长 | | (30~250)cm×(2~3)mm | (10~50)cm×(0.35~4)mm |
| 头节 | 顶突 | 无 | 顶突发达并可伸缩 |
| | 小钩 | 无 | 3~7 圈,30~150 个,随虫龄而增多 |
| 成节 | 生殖孔位置 | 腹面正中 | 每侧各有一个 |
| | 睾丸 | 泡状,分散于排泄管两侧 | 几乎充满排泄管间 |
| 孕节 | | 椭圆形副子宫器,其内充满成熟虫卵 | 子宫呈网状,内含若干个贮卵囊,每个囊内含 2~40 个虫卵 |

### 五、治疗

国外采用单剂量口服吡喹酮,剂量 10mg/kg,可治愈该病。通常吡喹酮未被批准用于 4 周岁以下的儿童,但有吡喹酮成功治愈 19 个月大儿童的报道。国内报道病例常采用传统中药槟榔、南瓜子煎剂、仙鹤草驱绦胶囊驱虫。此外,氯硝柳胺、米帕林、阿苯达唑、硫氯酚等也有应用。

### 六、预防与控制

线中殖孔绦虫病属人畜共患寄生虫病,也是一种自然疫源性疾病,人感染线中殖孔绦虫病例少见,因此无需大规模的防控措施。但由于其分布广泛,对环境和宿主的适应力强,人体感染后症状轻微,故并未引起足够关注,漏诊病例较多,应引起充分重视。流行地区预防本病的关键是改变不良的生活和饮食习惯,不生食或不食未煮熟的含有四盘蚴的蛙、鸟和各种野生动物的肉或内脏,摒弃生喝蛇血或其他动物血液、生吞蛇胆等陋习。

(蔡顺祥 孙凌聪 李胜明)

## 第十一节 曼氏迭宫绦虫病

曼氏迭宫绦虫病(spirometriasis mansoni)是由曼氏迭宫绦虫(*Spirometra mansoni*)成虫寄生于人体肠道引起的一种食源性寄生虫病,主要临床表现为轻微的胃肠道症状。

目前,迭宫属(*Spirometra*)绦虫包括主要分布于亚洲的欧猥迭宫绦虫(*Spirometra erinaceieuropaei*)和北美洲的拟曼氏迭宫绦虫(*S. mansonoides*)等(Roberts 等,2009)。长期以来,我国人体寄生虫学教科书及相关专著、文献均将欧猥迭宫绦虫的同种异名曼氏迭宫绦虫作为人体迭宫绦虫病的病原体。曼氏迭宫绦虫曾被译为孟氏迭宫绦虫,同种异名还有猥迭宫绦虫(*S. erinacei*)、曼氏裂头绦虫(*Diphyllobothrium mansoni*)及猥裂头绦虫(*D. erinacei*)等;本节仍遵照传统,继续使用曼氏迭宫绦虫这一名称。

### 一、病原生物学

曼氏迭宫绦虫隶属于绦虫纲、假叶目、裂头科、迭宫属,其成虫主要寄生于猫科或犬科动物的小肠内,偶可寄生于人体小肠引起曼氏迭宫绦虫病,但其幼虫(裂头蚴)可寄生在人体引起裂头蚴病,故裂头蚴造成的危害远较成虫大(详见本书曼氏裂头蚴病一节)。

#### (一) 形态

1. 成虫 曼氏迭宫绦虫成虫长 60~100cm,宽 0.5~0.6cm(图 5-11-1)。头节细小,长1~1.5mm,宽 0.4~0.8mm,呈指状,其背、腹面各有一条纵行的吸槽(图 5-11-2)。颈部细长,链体有节片约 1 000 个,节片宽度一般大于长度,但远端的节片长宽几近相等。成节和孕节的结构基本相似,每节均具有发育成熟的雌性、雄性生殖器官各一套。肉眼可见每个节片中部凸起的子宫。雄性生殖系统的睾丸呈小泡形,约有 320~540 个,散布在背面的两侧,由睾丸发生的输出管在节片中央汇合成输精管,然后弯曲向前并膨大成储精囊和阴茎,再通入节片前部中央腹面的圆形雄性生殖孔。雌性生殖系统的卵巢分两叶,位于节片后部,自卵巢中央伸出短的输卵管,其末端膨大为卵模后连接子宫。卵模外有梅氏腺包绕。阴道为纵行的小管,其月牙形的外口位于雄性生殖孔之后,另一端膨大为受精囊再连接输卵管。孕节中充满虫卵,生殖器官与成节相似。子宫位于节片中部,呈紧密重叠的 3~4 或多至 7~8 个螺旋状盘曲,基部宽而顶端窄小,略呈发髻状,子宫孔开口于节片前部中央的腹面(图 5-11-3)。

2. 虫卵 卵呈椭圆形,两端稍尖,大小为(52~76)μm×(31~44)μm,呈浅灰褐色,卵壳较薄,一端有卵盖,内有一个卵细胞和若干个卵黄细胞(图 5-11-3)。

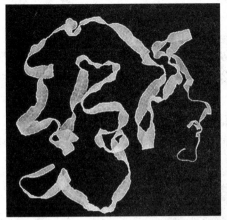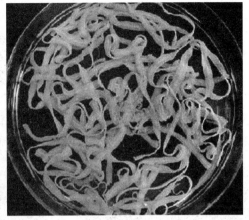

图 5-11-1 曼氏迭宫绦虫成虫

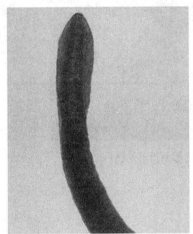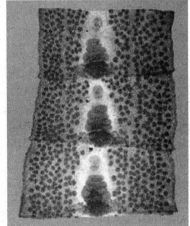

图 5-11-2 曼氏迭宫绦虫成虫头节(左)与孕节(右)

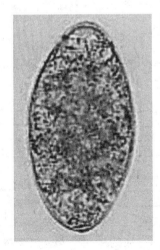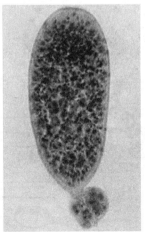

图 5-11-3 曼氏迭宫绦虫卵(左)与原尾蚴(右)

3. 原尾蚴　原尾蚴(procercoid)呈长椭圆形,具 6 个小钩。前端略凹,移动时伸出如吻状,后端有小尾球(图 5-11-3)。

4. 裂头蚴　裂头蚴为白色带状,长短不一,不同宿主体内发育不同时间的裂头蚴大小差异很大,大小为(0.5~80)cm×(0.3~1)cm。虫体头端膨大,中央有一明显凹陷,体前端无吸槽(图 5-11-4)。体不分节但具不规则横皱褶,后端多呈钝圆形。虫体活动时伸缩能力很强。

（二）生活史

曼氏迭宫绦虫的生活史需要 3 个宿主。终宿主主要是猫和犬,此外还有虎、豹、狐和豹猫等食肉动物;第一中间宿主为剑水蚤,第二中间宿主主要是蛙(图 5-11-5)。蛇、鸟类和猪

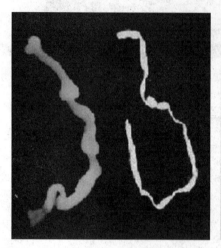
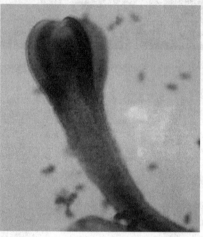
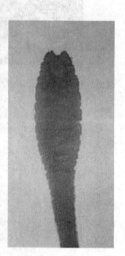

图 5-11-4　裂头蚴(左)及其头部中央凹陷(中与右)

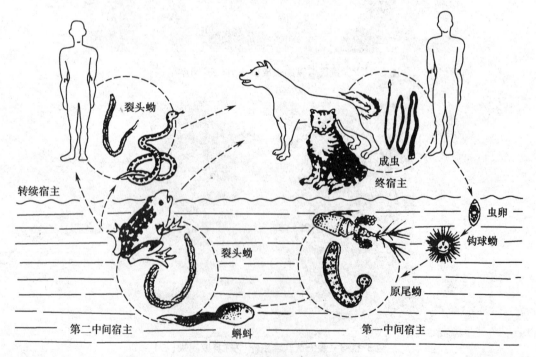

图 5-11-5　曼氏迭宫绦虫生活史

等多种脊椎动物可作为其转续宿主（paratenic host）。人是该虫的偶然宿主（accidental host）。

成虫寄生于终宿主的小肠内，虫卵自虫体子宫孔产出，随宿主粪便排出体外，在适宜温度的水中，经过2～5周发育，即孵出椭圆形或近圆形、周身披有纤毛的钩球蚴，钩球蚴直径为80～90μm，常在水中作无定向螺旋式游动，若遇到剑水蚤时即被剑水蚤吞食，随后脱去纤毛，穿过肠壁入血腔，经3～11天发育为原尾蚴。一个剑水蚤血腔里的原尾蚴数可达20～25个（图5-11-6）。原尾蚴呈长椭圆形，大小为260μm×（44～100）μm，前端略凹，后端有小尾球，其内含有6个小钩。带有原尾蚴的剑水蚤被蝌蚪吞食后，失去小尾球，随着蝌蚪长成成蛙，原尾蚴也发育为裂头蚴。裂头蚴具有很强的移动能力，常迁移到蛙体各部肌肉间隙，尤以腿部内侧肌肉多见。虫体多蜷曲穴居在肌肉间隙的小囊内，或游离于皮下。当受感染的蛙被蛇、鸟类或猪等非正常宿主吞食后，裂头蚴不能在其肠道内发育为成虫，而是穿过肠壁，移居到腹腔、肌肉或皮下等处生存，但不能继续发育，这些动物即成为其转续宿主。当猫、犬等终宿主吞食了带有裂头蚴的第二中间宿主蛙或转续宿主后，约经3周左右，裂头蚴即可在其肠内发育为成虫，并不断从粪便中排出虫卵。成虫在猫体内可存活3.5年。

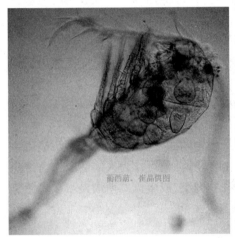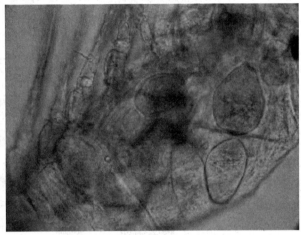

图5-11-6　剑水蚤体内的原尾蚴（左为放大图）

当人误食带有原尾蚴的剑水蚤或裂头蚴的蝌蚪或蛙时，裂头蚴可在人体各种组织中寄生而引起裂头蚴病，少数可在人肠道中发育为成虫而引起曼氏迭宫绦虫病。

## 二、流行病学

### （一）分布与危害

曼氏迭宫绦虫分布很广，但成虫感染人体的报道并不多见，国外仅见于日本、韩国、俄罗斯等少数国家（Lee等，1984）。

1921年，Faust等首先在中国报道了曼氏迭宫绦虫成虫的人体感染，在江西省九江的1例本地居民粪便中发现了曼氏迭宫绦虫卵，随后对1例上海男性尸检时发现了曼氏迭宫绦虫节片；Faust将这种绦虫描述为一个新种——霍顿裂头绦虫（Diphyllobothrium houghtoni）（Faust等，1929），目前认为是猥迭宫绦虫的同种异名。1967年，Iwata报道了日本的首例人体感染曼氏迭宫绦虫成虫，患者是1例6岁儿童，1972—1982年在日本又有4例报道（Suzuki等，1982）。

在我国,曼氏迭宫绦虫成虫感染人体的病例报道仅有 21 例,分布在上海(1 例)、福建(3 例)、广东(7 例)、中国台湾(8 例)、四川(1 例)、江西(1 例)等省市和地区;最小年龄为 3 岁,最大者 58 岁(金立群等,2012)。

在 1972 年之前,非洲已有 30 例裂头蚴病报告,其中 24 例主要来自东非和赤道非洲(刚果、加蓬、肯尼亚、利比里亚、马达加斯加、坦桑尼亚、乌干达及津巴布韦),多数病例表现为皮下裂头蚴病,只有 3 例内脏裂头蚴病和 2 例眼裂头蚴病(Schmid 等,1972)。非洲裂头蚴病的病原体可能不是曼氏迭宫绦虫,可能是迭宫属绦虫中的其他虫种(*Spirometra theileri* or *Spirometra pretoriensis*)引起的,其生活史可能涉及大型的哺乳动物(如羚羊),而不需要两栖爬行动物作为中间宿主(Opuni 等,1974)。

在非洲,尤其在东非,迭宫绦虫的成虫感染是常见和普遍的,犬和猫是其典型的终宿主(Eberhard 等,2015)。除家养动物外,野生食肉动物也是其常见的终宿主。在肯尼亚和赞比亚,鬣狗的迭宫绦虫成虫感染率分别为 74%(52/70)及 22%(2/9);在坦桑尼亚和赞比亚,112 只和 15 只狮的粪检迭宫绦虫虫卵阳性率分别为 63% 和 87%。迭宫绦虫在狮体内最常见的寄生虫,是鬣狗体内第 2 个常见的寄生虫;虽然鬣狗与狮体内的成虫不能区分,但鬣狗体内的迭宫绦虫可能是 *Spirometra pretoriensis*,而狮体内的迭宫绦虫可能是 *Spirometra theileri*。已发现野生食草动物如羚羊、水牛、斑马及疣猪等常有裂头蚴感染,而这些食草动物又常被食肉动物(如鬣狗与狮)所捕食,从而完成了迭宫绦虫的生活史。从坦桑尼亚疣猪体内获得的裂头蚴在实验中能感染犬,但不能感染猫。

目前,在非洲还未见有人体感染曼氏迭宫绦虫病的病例报道。

**(二) 流行环节**

曼氏迭宫绦虫病为动物源性疾病,感染原尾蚴的第一中间宿主(桡足类)、有裂头蚴寄生的第二中间宿主(两栖类)及转续宿主(爬行类、鸟类和哺乳类)均可作为人体曼氏迭宫绦虫病的传染源。生食或半生食感染有裂头蚴的蛙、蛇等动物肉类,或生饮湖塘沟渠水误食感染原尾蚴的桡足类(剑水蚤)等,均可使人体感染曼氏迭宫绦虫病。

### 三、发病机制与临床表现

曼氏迭宫绦虫成虫较少寄生人体,对人的致病力也不大,可因虫体的机械性和化学性刺激,引起腹部不适、胃痛、恶心、呕吐等胃肠道的轻微症状。

### 四、诊断与鉴别诊断

**(一) 流行病学史**

有生食或半生食蛙、蛇、鸡、猪等动物肉类史或吞服活蝌蚪史,或有生饮湖塘沟渠水或游泳时咽入湖塘水史。

**(二) 临床表现**

腹部不适、胃痛、恶心、呕吐等胃肠道症状。

**(三) 实验室检查**

1. 病原学检查　粪便检查孕节或虫卵,根据其形态特征可进行诊断;或者驱虫后对孕节进行检查(图 5-11-7)。

2. 分子生物学检查　对粪检获得的孕节,提取 DNA 后进行 PCR 扩增,常用的分子标记有核糖体小亚基(18S rDNA)和大亚基(28S rDNA)、核糖体内转录间隔区 1 和 2(ITS-1、ITS-2)

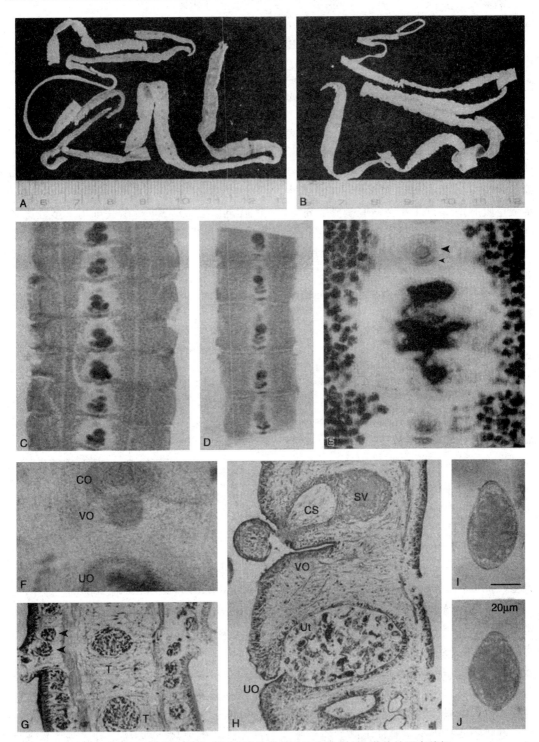

**图 5-11-7　韩国 2 例患者驱虫检获的曼氏迭宫绦虫成虫节片的形态特征**

注:A 和 B:2 例患者的曼氏迭宫绦虫成虫节片;C:病例 1 的 7 个孕节,每个节片正中部的阴茎囊和螺旋形或盘绕的子宫(×8);D:病例 2 的 5 个孕节,每个孕节中子宫盘绕 3 圈(×8);E:病例 1 的孕节放大(×60),阴茎囊内的阴茎开口(大箭头)和下方的阴道开口(小箭头);F:病例 2 的孕节的放大(×120),阴茎(CO)和阴道(VO)的开口是分离的,子宫开口于两者的下方;G:病例 1 的 2 个孕节的纵切面,示睾丸(T)在 2 个孕节之间的分布是连续的,箭头所示为节片表面分布的滤泡状卵黄腺(×120);H:病例 1 的孕节中部的纵切面,示分离的阴茎和阴道(VO)开口及含有大量卵的子宫(Ut)(×120);I:病例 2 的孕节子宫内的虫卵;呈椭圆形,不对称,一端稍尖;J:病例 1 粪便中的虫卵,呈椭圆形,不对称,一端稍尖,另一端呈结节状突起

及线粒体基因（12S rRNA、Cox1、Cox3 和 nad4）等（Wei 等，2015；Zhang 等，2015）。此外，PCR-限制性片段长度多态性分析技术（PCR-restriction fragment length polymorphism，PCR-RFLP）可根据不同的限制性酶切图谱对曼氏迭宫绦虫与拟曼氏迭宫绦虫的进行快速虫种鉴定（Lee 等，1997）。

### 五、治疗

槟榔与南瓜子联合应用对曼氏迭宫绦虫成虫的驱虫效果良好，槟榔对绦虫头节及前段链体有麻痹作用，南瓜子主要麻痹虫体的中、后段，两药合用可使整个虫体麻痹，失去对肠黏膜的附着力，借助肠蠕动而随粪便排虫体外。药物剂量和用法为：南瓜子、槟榔各 80~100g，清晨空腹服南瓜子，1 小时后服槟榔煎剂，30 分钟后再口服 20~30g 硫酸镁导泻。多数患者在服药 5~6 小时内可排出完整虫体。当只有部分虫体排出时，切勿用力拉扯虫体，以免虫体头节和前段遗留在肠道内而继续生长，此时可用温水坐浴，让虫体在温水刺激下缓慢下移而排出体外。

此外，对曼氏迭宫绦虫病也可用仙鹤酚（驱绦胶囊）、氯硝柳胺、吡喹酮或阿苯达唑，药物剂量、用法和注意事项参见本书猪带绦虫病一节。

### 六、预防与控制

预防曼氏迭宫绦虫病的主要措施是开展健康教育，改变居民不良的饮食习惯和生活方式，不生食或半生食蛙、蛇、鸟、猪等动物肉类，不生食蝌蚪，不饮用生水，防止人体感染。此外，对猫、犬等终宿主进行定期驱虫治疗、加强水源保护，预防中间宿主的感染，亦可间接控制曼氏迭宫绦虫病的发生。

（王中全　崔晶　张玺）

# 第十二节　曼氏裂头蚴病

裂头蚴病（sparganosis，plerocercoidosis）是由迭宫属（Spirometra）绦虫的幼虫裂头蚴（sparganum，plerocercoid）寄生于人体引起的一种寄生虫病。迭宫属绦虫主要包括曼氏迭宫绦虫（Spirometra mansoni）和拟曼氏迭宫绦虫（S. mansonoides）（Roberts 等，2009）。此外，另一种少见的增殖迭宫绦虫（S. proliferatum）的幼虫——增殖裂头蚴（sparganum proliferatum）也可寄生人体引起增殖裂头蚴病（proliferative sparganosis）。曼氏迭宫绦虫曾被译为孟氏迭宫绦虫，同种异名还有欧猥迭宫绦虫（Spirometra erinaceieuropaei）、猬迭宫绦虫（S. erinacei）、曼氏裂头绦虫（Diphyllobothrium mansoni）及猬裂头绦虫（D. erinacei）等。曼氏迭宫绦虫主要分布于亚洲；拟曼氏迭宫绦虫主要分布于北美洲。我国的裂头蚴病主要是由曼氏迭宫绦虫裂头蚴引起的曼氏裂头蚴病（sparganosis mansoni）（Zhang 等，2015、2016）。

曼氏裂头蚴病是一种危害严重的食源性人畜共患寄生虫病，主要感染方式为生食或半生食蛙、蛇等动物肉类史或吞服受染活蝌蚪，生饮湖塘沟渠水史，及局部敷贴生蛙肉、蛙皮、蛇肉、蛇皮史等。目前，全世界有 1 600 多例裂头蚴病报道，主要分布在亚洲（Liu 等，2015）。我国自 1882 年在厦门报道首例裂头蚴病以来，目前已有 1 300 多例报道，分布于 29 个省、直辖市、自治区（裴明华等，2009；崔晶等，2013）。裂头蚴可寄生于皮下、眼、口腔、脑及多个内脏器官等引起幼虫移行症，临床表现多种多样，病情重者可致残甚至危及生命，严重危害人体健康。

## 一、病原生物学

曼氏迭宫绦虫隶属于绦虫纲、假叶目、裂头科、迭宫属,其成虫主要寄生于猫科或犬科动物的小肠内,偶可寄生于人体小肠引起曼氏迭宫绦虫病,但其幼虫(裂头蚴)可寄生在人体引起裂头蚴病,故裂头蚴造成的危害远较成虫大。

### (一) 形态

裂头蚴为白色带状,长短不一,不同宿主体内发育不同时间的裂头蚴大小差异很大,大小为(0.5~80)cm×(0.3~1)cm。裂头蚴头端膨大,头部中央向内有一明显凹陷,体前端无吸槽(图5-12-1)。体不分节但具不规则横皱褶,后端多呈钝圆形。虫体活动时伸缩能力很强。

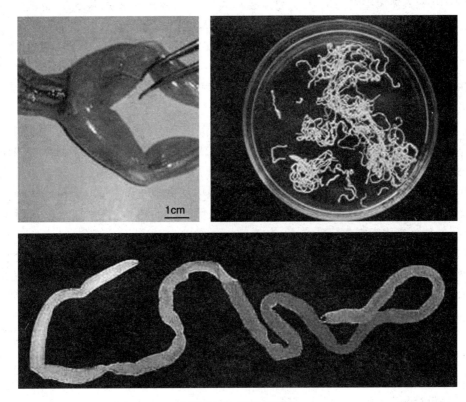

**图5-12-1　裂头蚴形态**
注:上图为从蛙体分离的裂头蚴

### (二) 生活史

曼氏迭宫绦虫的生活史需要3个宿主。终宿主主要是猫和犬,此外还有虎、豹、狐和豹猫等食肉动物;第一中间宿主为剑水蚤,第二中间宿主主要是蛙。蛇、鸟类和猪等多种脊椎动物可作为其转续宿主(paratenic host)。人是该虫的偶然宿主(accidental host)。曼氏迭宫绦虫详细的生活史见本书曼氏迭宫绦虫病一节。

当人误食带有原尾蚴的剑水蚤或裂头蚴的蝌蚪或蛙时,以及原尾蚴或裂头蚴偶然通过皮肤或黏膜侵入人体时,裂头蚴可在人体各种组织中寄生而引起裂头蚴病,少数可在人肠道中发育为成虫;偶有曼氏迭宫绦虫成虫和裂头蚴同时感染人体者(王衡等,2011)。人是曼氏迭宫绦虫的非适宜宿主,绝大多数裂头蚴在人体保持幼虫状态,可侵犯人体各种组织器官并移行造成不同程度的损害,可有一条至数十条裂头蚴寄生。裂头蚴在人体组织内可存活12年,最长可存活36年。

## 二、流行病学

### (一)分布与危害

裂头蚴病在世界上分布广泛,主要见于亚洲的中国、朝鲜、韩国、日本、泰国、印度尼西亚、马来西亚、菲律宾、越南、斯里兰卡等国,在欧洲、美洲、非洲和大洋洲也有报道。在全世界报道的1 600多例裂头蚴病患者中,80%以上的病例来自中国(1 300多例)、韩国(134例)、泰国(63例)、美国(62例)及日本(25例)(Anantaphruti等,2011;Liu等,2015)。在欧洲有10例人体裂头蚴病报道,分别来自意大利、捷克及法国。在南美洲,10例人体裂头蚴病分别来自阿根廷、厄瓜多尔巴拉圭及委内瑞拉。

在中国,裂头蚴病分布于广东、海南、湖南、湖北、福建、广西、云南、贵州、四川、江西、浙江、江苏、安徽、山东、河南、河北、辽宁、吉林、黑龙江、青海、甘肃、宁夏、新疆、北京、上海、重庆、中国台湾、香港及澳门等29个省、直辖市、自治区。患者年龄为0~80岁,以10~30岁最多,男女比例约为2∶1。

在非洲,1972年之前已有30例裂头蚴病报告,其中24例主要来自东非和赤道非洲(刚果、加蓬、肯尼亚、利比里亚、马达加斯加、坦桑尼亚、乌干达及津巴布韦),多数病例表现为皮下裂头蚴病,只有3例内脏裂头蚴病和2例眼裂头蚴病(Schmid等,1972)。非洲裂头蚴病的病原体可能不是曼氏迭宫绦虫,可能是迭宫属绦虫中的其他虫种(*Spirometra theileri* 或 *Spirometra pretoriensis*)引起的,他们的生活史可能涉及到大型的哺乳动物(如羚羊),而不需要两栖爬行动物作为中间宿主(Opuni等,1974)。

2012年以来,埃塞俄比亚龙线虫病消除规划与南苏丹麦地那龙线虫消除规划处收到了37份少见的虫体标本(埃塞俄比亚3份、南苏丹34份),这些虫体中的绝大多数来自皮肤溃疡或皮肤破损处,但不是真正的麦地那龙线虫,随后又提交给美国疾病预防与控制中心WHO合作中心进一步检查和鉴定,镜下观察为裂头蚴样的绦虫幼虫,对其中7份样本进行DNA序列分析证实为迭宫属绦虫幼虫。患者均生活在偏远地区,可能是通过饮用不安全的生水摄入了带有原尾蚴的桡足类(剑水蚤)而感染,也可能是半生食含裂头蚴的转续宿主肉类而感染(Eberhard等,2015)。

### (二)流行环节

1. 传染源　裂头蚴病为动物源性疾病,感染原尾蚴的第一中间宿主(桡足类)、有裂头蚴寄生的第二中间宿主(两栖类)及转续宿主(爬行类、鸟类和哺乳类)均可作为人体裂头蚴病的传染源。在我国,感染裂头蚴的蝌蚪、蛙及其转续宿主蛇是人体裂头蚴病的主要传染源,偶有因饮生水误食带有原尾蚴的剑水蚤而感染者。

2. 感染方式　人体感染裂头蚴的途径有2类,即裂头蚴或原尾蚴经皮肤或黏膜侵入;误食裂头蚴或原尾蚴。具体感染方式可归纳为以下3种。

(1) 局部敷贴生的蛙肉、蛙皮、蛇肉或蛇皮:为我国南方地区感染裂头蚴病的主要方式,约占患者半数以上。在我国某些地区,民间传说蛙或蛇有清凉解毒作用,常用生的蛙肉、蛙皮、蛇肉或蛇皮敷贴眼、口颊、外阴等部位伤口或脓肿。若蛙肉、蛇肉中或蛙皮、蛇皮下有裂头蚴即可经伤口或正常皮肤、黏膜侵入人体而感染。

(2) 生食或半生食蛙、蛇等动物肉类或吞服活蝌蚪:也是人体感染裂头蚴病的常见方式,我国一些地区的居民不仅在传统上有吃爆炒蛙、蛇肉或皮的嗜好,而且还有吞服生蛇胆的习俗,在一些地区民间还有吞食活蝌蚪或活青蛙治疗疮疖、疼痛及皮肤瘙痒等的陋习(图5-12-2);食入的活裂头蚴即穿过肠壁进入腹腔,然后移行到其他部位。

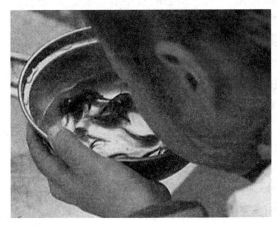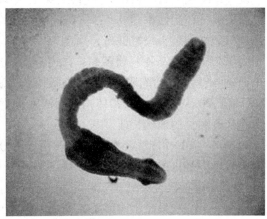

图5-12-2 裂头蚴病流行区的儿童吞食活蝌蚪及蝌蚪体内的裂头蚴

(3)生饮湖塘沟渠水或游泳时咽入湖塘水:误食感染原尾蚴的剑水蚤,致原尾蚴有机会进入人体。

此外,据报道原尾蚴也有可能直接经皮肤或经眼结膜侵入人体。我国报道的罕见新生儿裂头蚴病,系因母体孕期感染原尾蚴后,虫体移行进入胎盘并侵犯胎儿。

3. 易感人群 不论男女老幼和种族,对裂头蚴均易感,特别是有生食或半生食蛙及蛇等动物肉类、有生吞蝌蚪和饮用生水习惯以及用生蛙肉和蛇皮敷贴皮肤疮疖者的人群,感染裂头蚴的危险性更大。

(三)流行因素

裂头蚴病的流行与终宿主的多寡、河流坑塘的分布、粪便污染水源的情况、第一中间宿和第二中间宿主的存在,以及当地的气温、居民饮食习惯等因素有密切关系。曼氏迭宫绦虫的终宿主主要是猫、犬等食肉动物,人偶尔也可作为其终宿主;猫、犬粪便常污染村庄内或附近的湖塘沟渠水源;而湖塘沟渠水又有曼氏迭宫绦虫第一中间宿主(桡足类,如剑水蚤)与第二中间宿主(两栖类,如蝌蚪)中间宿主的存在。据报道,有19种剑水蚤可作为本虫的第一中间宿主,对裂头蚴易感的两栖类第二中间宿主有18种(如泽蛙、虎纹蛙、黑斑蛙等),分布广泛。因此,曼氏迭宫绦虫很容易在同一自然环境中完成其幼虫阶段的发育,从而形成对终宿主和人具有感染性的裂头蚴。此外,曼氏迭宫绦虫的转续宿主有50多种,除28种爬行类动物外,11种鸟类和哺乳类动物也可作为其转续宿主。

裂头蚴病的流行具有明显的地方性,与当地居民的饮食习惯和卫生知识水平密切相关。生食或半生食蛙肉、蛇肉以及局部敷贴生的蛙肉、蛙皮、蛇肉或蛇皮等,主要见于我国南方地区,因而裂头蚴病也以我国南方地区(如海南、广东、湖南、湖北、福建、贵州、四川、江西、江苏等)多见。福建、海南蛙类的裂头蚴感染率分别为26.09%及5.97%;四川省和重庆市蛙类裂头蚴的感染率分别为31.50%(40/127)和5.41%(2/37)。生饮未经处理的湖塘沟渠水感染裂头蚴病者主要见于偏远的农村和山区。

2006年以前在河南省无当地感染的裂头蚴病患者,仅有2例从我国南方输入的裂头蚴病患者。然而,2006 年以来,在河南省的漯河、周口、驻马店、开封及商丘等地出现了 30 多例因吞食活蝌蚪而引起的裂头蚴病患者(Cui 等,2011)。在河南省农村,部分居民认为蝌蚪有"清热解毒,凉血祛病"的功效,故在民间有吞食活蝌蚪治疗皮肤瘙痒等疾病的习俗。流行病学调查结果表明,河南省部分居民血清裂头蚴抗体阳性率为 5.7%,其中有生食蝌蚪史者血清裂头蚴抗体阳性率达 9.47%(Wang 等,2014)。河南省剑水蚤的原尾蚴感染率为 3.5%,蝌蚪与蛙类的裂头蚴感染率分别达 35.9%与 15.2%,猫与犬的曼氏迭宫绦虫成虫感染率分别为 33.33%与 19.4%;将从蝌蚪体内分离的裂头蚴经口实验感染家猫后 12 天,粪便中发现虫卵,感染后 25 天解剖家猫在其小肠检获成虫,经形态与分子生物学鉴定为曼氏迭宫绦虫(Wei 等,2015;Zhang 等,2015),表明河南省为新发现的曼氏裂头蚴病的自然疫源地,且在河南省具有明显的地域特征。

2008—2011 年崔晶等(2012)对河南省部分地区蛙类曼氏裂头蚴感染情况进行了调查,在河南省不同地区的农村池塘及农贸市场采集并检查黑斑蛙、泽蛙、林蛙、蟾蜍及蝌蚪等 4 848 只,发现感染曼氏裂头蚴者 728 只,总感染率为 15.02%,发现曼氏裂头蚴 4 034 条,平均感染强度为 5.54 条/只。不同种类的蛙中以泽蛙的感染率最高(20.82%);多数虫体(76.37%)的寄生部位为后腿肌肉;有裂头蚴病例地区的蛙类感染率(18.36%)高于无病例地区(12.38%)($P<0.05$);市售蛙类的感染率为 11.71%(295/2 520)。结果表明,河南省蛙类感染曼氏裂头蚴的情况较为普遍,进食不熟的蛙肉或吞服活蝌蚪具有感染裂头蚴的高度危险性。

### 三、发病机制与病理改变

裂头蚴寄生人体引起的裂头蚴病,危害远较成虫大,其严重程度因裂头蚴移行和寄居部位不同而异。常见寄生于人体的部位依次是:四肢躯体皮下、眼部、口腔颌面部、中枢神经系统和内脏等(蔺西萌等,2011)。在这些部位可形成嗜酸性肉芽肿囊包,使局部肿胀,甚至发生脓肿。囊包直径 1~6cm,具囊腔,腔内盘曲的裂头蚴可有 1 条至 10 余条不等。

裂头蚴经口被人食入后。在肠道内一般不发育为成虫,常穿透肠壁,侵入腹腔及内脏,或移行到皮下组织等处形成嗜酸性肉芽肿,甚至形成脓肿或囊肿,内有渗出液及豆渣样物,其中可见有出血区,有时有不规则的裂隙、腔穴,穴与穴之间有隧道相通。裂头蚴寄生于穴道内,体表多皱褶,头节被包于一端。寄生后期病灶的组织病理学表现为虫体周围均无包膜,有出血点或出血区,病灶为炎性肉芽肿,其中心为嗜酸性坏死组织所形成的腔穴和不规则隧道,其间有中性粒细胞、淋巴细胞、单核细胞和浆细胞等浸润,在坏死区内尚可见到少量的夏科-莱登结晶。腔道壁为增生的组织细胞和上皮样细胞,呈栅状排列,有时可见到多核异形巨细胞。裂头蚴断面除散在的细胞核外,尚可见到圆或卵圆形的石灰小体。

### 四、临床表现

裂头蚴病潜伏期的长短与裂头蚴的感染方式和侵入虫体的数量直接相关,经皮肤、黏膜局部侵入者潜伏期短,一般为 6~12 天,个别可长达 2~3 年;吞服活蝌蚪感染者的潜伏期为 5~20 天,早期常表现为发热、腹痛、嗜酸性粒细胞增多等;因食入未煮熟的蛙(或蛇、鸡、猪)肉感染者,潜伏期较长,为 1 年至数年。一般是感染程度越重,潜伏期越短。本病可分为以下几种临床类型。

#### (一) 皮下裂头蚴病

常累及躯干和四肢表浅部,如胸腹部、乳房、颈部、腰背部、腹股沟、肛周以及四肢等部位的皮下组织,表现为游走性皮下包块,呈圆形、柱形或不规则条索状(图 5-12-3),大小不一,长 0.5~5cm,局部可有瘙痒、虫爬感等,并发炎症时可出现间歇性或持续性局部疼痛或触痛,或有荨麻疹等。

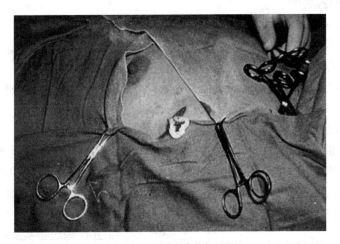

图 5-12-3　乳房皮下裂头蚴病

### (二) 眼部裂头蚴病

患者多有眼部敷贴生的蛙肉、蛙皮、蛇肉或蛇皮史,病变常累及单侧眼睑或眼球,以眼睑最常见,也可见于双眼,表现为眼睑红肿、结膜充血、畏光、流泪、微痛、奇痒或有虫爬感等(图 5-12-4);

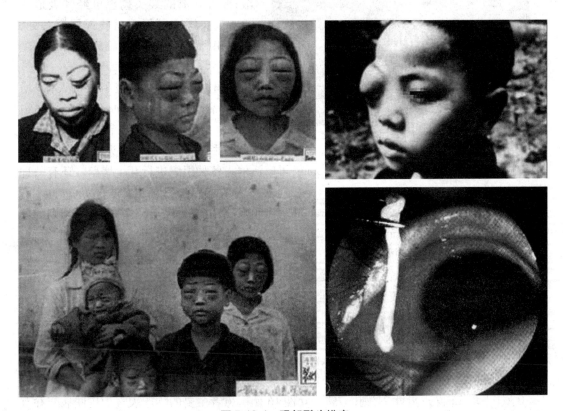

图 5-12-4　眼部裂头蚴病

偶可伴有恶心、呕吐及发热等症状。在红肿的眼睑和结膜下,可有游动性、硬度不等的肿块或条索状物,长约1cm。偶尔可因病变部位组织或皮肤破溃,裂头蚴自动逸出而自愈。若裂头蚴侵入眼眶内时,可发生眼球凸出、眼球运动障碍、视力下降等,严重者出现角膜溃疡,甚至并发白内障而导致失明。

**(三)　口腔颌面部裂头蚴病**

病变部位以颊部及口腔(包括齿龈)最常见,多数患者有在口腔或颊部敷贴生的蛙肉、蛙皮、蛇肉或蛇皮治疗牙痛或腮腺炎史,或伴有"小白虫"(裂头蚴)逸出史。常在口腔黏膜或颊部皮下出现硬结或条索状肿块,患处红肿、瘙痒或有虫爬感,病变也可见于颌下、唇、舌等部位。

**(四)　中枢神经系统裂头蚴病**

主要见于脑部,裂头蚴也可侵入椎管内或侵犯脊髓。脑部病变的临床表现类似脑瘤,常伴有阵发性头痛、头晕、感觉障碍、癫痫等(图5-12-5)。严重时昏迷或伴喷射性呕吐、视力模糊、间歇性口角抽搐、肢体麻木或抽搐,甚至瘫痪和死亡;侵入椎管内或侵犯脊髓时可表现为肢体麻木、感觉异常、偏瘫等症状。

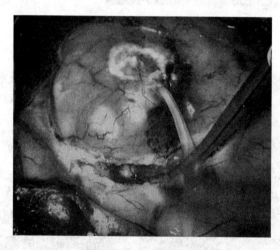

图5-12-5　脑裂头蚴病

**(五)　内脏裂头蚴病**

临床表现依裂头蚴侵犯的部位而不同。裂头蚴经消化道侵入腹腔者,引起腹腔炎症或肠梗阻;再经腹腔穿过膈肌侵入胸腔时,可出现胸腔积液和心包积液;侵入肺部的裂头蚴也可经呼吸道咳出。裂头蚴亦可侵入膀胱或尿道等处,引起相应部位的病变与临床表现。

**(六)　增殖裂头蚴病**

国内外文献还报道了数例人体"增殖型"裂头蚴病("proliferative type" sparganosis),可能是由于患者免疫功能低下或并发病毒感染后,裂头蚴分化不全所引起。虫体较小而不规则,最长不超过2mm,可广泛侵入各种组织进行芽生增殖。还有一种增殖裂头蚴病(proliferative sparganosis),是由一种少见的增殖迭宫绦虫(*S. proliferatum*)的幼虫——增殖裂头蚴(sparganum proliferatum)引起的。增殖裂头蚴形态多变,有不规则的分支和出芽,大小约10mm×1mm,最长者24mm,可移行到人体各部位组织中进行芽生增殖。增殖或"增殖型"裂头蚴均可侵犯除骨组织以外的全身组织器官,如皮下、肌间筋膜、肠壁、肠系膜、肾、肺、心、脑、淋巴结等组织,被侵犯组织多呈蜂窝状和结节状,在四肢可致广泛性肿胀,最后患者逐渐衰弱、消瘦和虚脱,甚至死亡。

**(七)　非洲裂头蚴病**

2012年以来,埃塞俄比亚与南苏丹分别有21例和161例裂头蚴病患者,绝大多数患者为皮肤病变,其中3例和34例患者的虫体样本经WHO疾病预防与控制中心鉴定为裂头蚴样的绦虫幼虫,7份样本经DNA序列分析证实为迭宫属绦虫幼虫。这37例患者的年龄为7~70岁(平均25岁);男性21例(57%),女性16例。患者主要的临床表现为皮肤病变并有裂头蚴从皮肤钻出(图5-12-6),皮肤损害部位见于身体各处,如大腿、小腿、踝关节、足、膝关

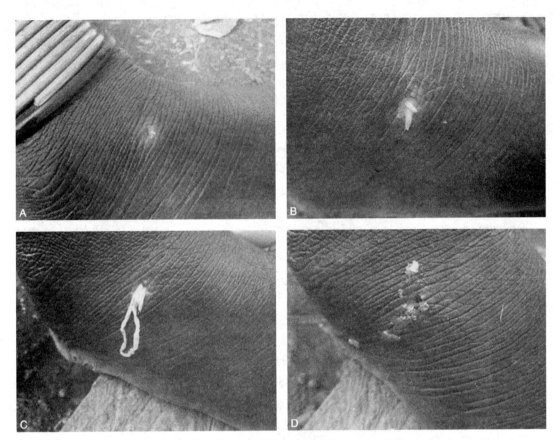

**图 5-12-6　非洲皮肤裂头蚴病的临床表现,示裂头蚴钻出皮肤的过程**

注:A:最初的皮肤损害及小白点样虫体;B:部分幼虫突了皮肤;C:幼虫卷曲悬挂在皮肤上;D:幼虫钻出后留下的皮肤损害

（引自 Eberhard 等,2015）

节及阴茎,裂头蚴虫体长 0.5~30cm、乳白色,通常为前端厚而后端尖细(图 5-12-7)。非洲裂头蚴病与世界上其他国家报道的皮肤裂头蚴病的临床表现明显不同,而与麦地那龙线虫钻皮肤的表现非常相似(Eberhard 等,2015)。

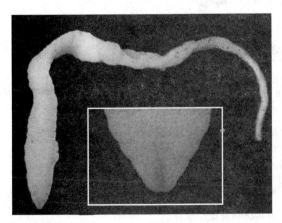

**图 5-12-7　非洲裂头蚴的大体形态及头部中央向内的凹陷**

## 五、诊断与鉴别诊断

### （一）临床诊断

裂头蚴病无特异性的症状和体征,主要表现为皮肤幼虫移行症和内脏幼虫移行症,临床诊断较困难,故流行病学资料非常重要。

1. 流行病学史　有局部敷贴生的蛙肉、蛙皮、蛇肉或蛇皮史,有生食或半生食蛙、蛇、鸡、猪等动物肉类史或吞服活蝌蚪史,或有生饮湖塘沟渠水或游泳时咽入湖塘水史。

2. 临床表现　本病的临床表现与裂

头蚴的感染方式、数量及侵犯部位等因素有关。经口感染者初起有恶心、呕吐、腹痛、腹泻、腹胀、发热和皮疹等表现,继而因侵犯部位不同出现不同的临床表现;经皮肤或黏膜感染者(有敷贴生的蛙肉、蛙皮、蛇肉或蛇皮史),初期有局部红肿、瘙痒及虫爬感等表现,继而出现皮肤或黏膜下游走性皮下结节。本病可分为皮下裂头蚴病、眼部裂头蚴病、口腔颌面部裂头蚴病、中枢神经系统裂头蚴病及内脏裂头蚴病等。

**(二)实验室检查**

1. 血清学检查　以前国内外用于裂头蚴病血清学诊断的抗原多为裂头蚴虫体可溶性抗原(粗抗原),但与其他寄生虫病(囊尾蚴病、棘球蚴病、并殖吸虫病、华支睾吸虫病及旋毛虫病等)患者血清均存在明显的交叉反应。近年来应用裂头蚴排泄-分泌(excretory-secretory,ES)抗原通过 ELISA 检测裂头蚴病患者血清抗裂头蚴抗体 IgG,敏感性与特异性分别为 100% 和 96.72%,仅与囊尾蚴病和并殖吸虫病患者有部分交叉反应;用于检测感染 1 条裂头蚴的小鼠血清时,感染后 2 周抗体阳性率即达 100%(Cui 等,2011)。应用 Western blotting 对裂头蚴 ES 抗原进行分析时,发现 36kDa 的抗原蛋白组分为裂头蚴特异性诊断抗原(李楠等,2010);经免疫蛋白组学和质谱分析,表明裂头蚴 36kDa 蛋白为裂头蚴半胱氨酸蛋白酶(Hu 等,2013、2014)。应用饱和硫酸铵沉淀法从裂头蚴粗抗原中纯化裂头蚴半胱氨酸蛋白酶,然后通过快速诊断试纸条用于裂头蚴病患者的诊断,敏感性与特异性分别为 100% 与 97%(Yamasaki 等,2014)。将重组的裂头蚴半胱氨酸蛋白酶用于检测裂头蚴病患者血清抗裂头蚴抗体 IgG 时,敏感性与特异性分别为 100% 和 98.22%,其特异性明显高于裂头蚴 ES 抗原(Liu 等,2015)。Rahman 等(2014)应用重组裂头蚴半胱氨酸蛋白酶诊断裂头蚴病患者的敏感性与特异性分别为 95% 和 99.1%。

2. 组织病理学检查与免疫组化染色　对可疑为裂头蚴的活检或手术标本进行组织病理切片,HE 染色后镜下检查,裂头蚴切片上可见体壁有凹凸不均的皱褶,皮层致密较厚呈嗜伊红深染、高倍镜下可见部分皮层外有微毛,体内为网状疏松的实质结构,无消化器官,可见数量较多的大小不同的圆形、椭圆形或不规则形空泡状石灰小体,且在纵切面和斜切面还可见呈嗜伊红着色的分散条纹状纵向肌纤维束,亦可见排泄管腔(图 5-12-8)。应用裂头蚴粗

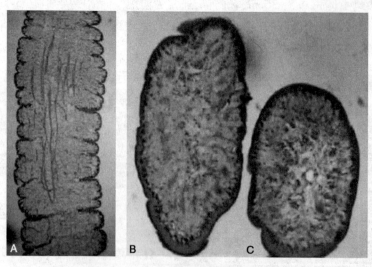

**图 5-12-8　曼氏裂头蚴切片组织学形态**
注:A:纵切面;B:斜切面;C:横断面
(HE 染色,引自曾庆仁等,2012)

抗原或 ES 抗原免疫兔或小鼠制备免疫血清对可疑为裂头蚴切片进行免疫组化染色,裂头蚴切片则为阳性染色(曾庆仁等,2012)。

3. 病原学检查

(1) 局部活体组织及手术后标本检查:对皮下结节进行活体组织检查、在手术中或对手术后标本进行检查发现裂头蚴,是确诊本病的依据。

(2) 体液检查:在患者的痰、尿等排泄物或胸腔积液等体液中偶可发现裂头蚴。

4. 虫种鉴定

(1) 动物接种:根据形态学对裂头蚴的虫种鉴定常有困难,此时可将检获的裂头蚴经口感染猫或犬。一般在感染后 3 周可在感染动物的粪便中发现虫卵,剖杀后从其小肠中可检获成虫(Wei 等,2015)。依据虫卵或成虫的形态特征可进行虫种鉴定。

(2) 分子生物学检查:对活检或手术获得的裂头蚴,提取 DNA 后进行 PCR 扩增,常用的分子标记有核糖体小亚基(18S rDNA)和大亚基(28S rDNA)、核糖体内转录间隔区 1 和 2(ITS-1、ITS-2)及线粒体基因(12S rRNA、Cox1、Cox3 和 nad4)等(Zhang 等,2015)。PCR 也可对甲醛固定石蜡包埋组织中的裂头蚴进行虫种鉴定,主要用于裂头蚴病患者的回顾性虫种鉴定(Koonmee 等,2011)。此外,PCR-限制性片段长度多态性分析技术(PCR-restriction fragment length polymorphism,PCR-RFLP)可根据不同的限制性酶切图谱快速对曼氏迭宫绦虫与拟曼氏迭宫绦虫的裂头蚴进行虫种鉴定(Lee 等,1997)。

5. 辅助检查

(1) 动物肉类检查:如保留有患者敷贴或吃剩的蛙、蛇等动物肉类或蛙皮、蛇皮,应在解剖镜下仔细检查,检获裂头蚴可作为诊断本病的重要佐证。

(2) 血常规检查:按常规进行,计数白细胞总数并分类,计数嗜酸性粒细胞百分比值和绝对值。如果采用自动检测,嗜酸性粒细胞的百分比值和/或绝对值超过正常值范围或怀疑患裂头蚴病时,应同时再采用血膜涂片镜检方法进行计数和分类,以核实结果。多数裂头蚴病患者外周血嗜酸性粒细胞百分比和/或绝对值增高(崔晶等,2013)。

(三) 影像学检查

1. CT 检查　脑部裂头蚴病可有以下三联征表现:①白质区不规则的低密度占位灶,伴有邻近脑室略微扩张,反映白质退行性病变;②条索状或点状钙化灶(图 5-12-9);③病灶绳索样结节或不规则增强,提示活动性感染肉芽肿。CT 复查时若发现强化结节位置或形状的改变,则提示裂头蚴已移动,更具有诊断价值。脑曼氏裂头蚴病的病灶常为单个。

2. MRI 检查　与 CT 检查结果相比较,脑部裂头蚴病在 MRI 检查时的特点为:①CT 检查时显示的白质退行性病变均呈低密度影,而在 MRI 上则表现为 T1WI 低信号,T2WI 高信号;②MRI 检查时变性脑组织和正常脑组织的对比,明显强于 CT 检查,增强 MRI 扫描时病灶区通常呈细长的通道状伴串珠样改变或扭曲的条索样增强(图 5-12-10),与裂头蚴形态吻合;对患者进行追踪复查,如发现病灶出现迁移或形态改变,则提示有活的裂头蚴存在(图 5-12-11),对本病的诊断价值更大;③CT 检查时发现小点状钙化是诊断脑裂头蚴病的一条重要线索,而 MRI 检查时对这些小钙化灶的显示则不理想。

(四) 鉴别诊断

本病在临床上常被误诊。某些蠕虫(并殖吸虫、日本血吸虫、颚口线虫等)感染人体后也可出现发热、皮下结节或脑部占位性病变及嗜酸性粒细胞增多等,与裂头蚴病的临床表现相似,因此,裂头蚴病应与上述寄生虫病相鉴别。根据裂头蚴病的不同临床类型,应与以下疾

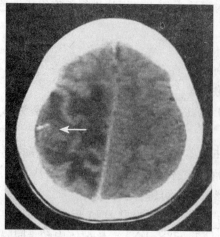
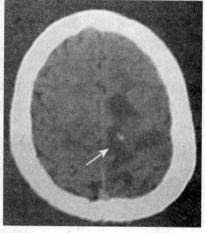

图 5-12-9　脑裂头蚴病 CT 检查

注:箭头示病灶呈条索状(左)或点状(右)钙化

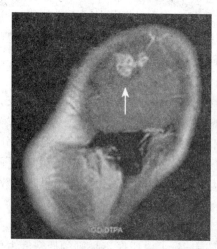
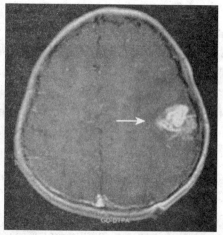

图 5-12-10　脑裂头蚴病 MRI 检查

注:箭头示病灶呈绳索样结节

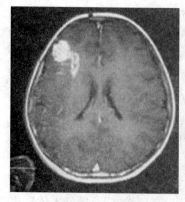
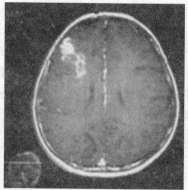
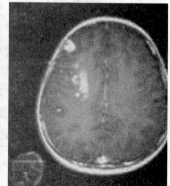

图 5-12-11　脑裂头蚴病 MRI 检查

注:示病灶呈绳索样结节且追踪复查时病灶有移动性

病进行鉴别诊断:①皮肤与口腔颌面部裂头蚴病:应与皮肤型并殖吸虫病、猪囊尾蚴病及颚口线虫病相鉴别;②眼部裂头蚴病:应与睑腺炎(麦粒肿)、眶蜂窝织炎相鉴别;③中枢神经系统裂头蚴病:应与脑部并殖吸虫病、猪囊尾蚴病、棘球蚴病、日本血吸虫病及颅内肿瘤相鉴别。鉴别要点包括流行病学史、典型临床表现以及血清学检查结果等。

此外,非洲皮下裂头蚴病还应与麦地那龙线虫病相鉴别。

## 六、治疗

### (一) 手术治疗

裂头蚴病主要靠手术治疗,手术摘除虫体是目前治疗裂头蚴病最有效的治疗方法,手术时应将虫体(尤其是虫体头部)完整取出,避免虫体断裂,防止虫体头部遗留在体内继续生长而造成复发。

### (二) 病原治疗

对不能手术去除的虫体,可用40%甲醛普鲁卡因2~4ml局部注射杀虫;但该方法有可能引起局部无菌性脓肿。

对于多发性皮下裂头蚴病、不能手术或不宜局部注射甲醛普鲁卡因杀虫的裂头蚴病患者,可试用吡喹酮进行治疗。国外教科书中推荐吡喹酮治疗裂头蚴病患者的总剂量为120~150mg/kg(疗程2天)(John等,2006),国内推荐吡喹酮治疗裂头蚴病患者的总剂量为120~300mg/kg(疗程2~4天)(陈心保等,2002;甘绍伯等,2009)。但吡喹酮对裂头蚴病尚无确切的治疗效果。裂头蚴在不同浓度(10μg/ml、20μg/ml、30μg/ml、40μg/ml)的吡喹酮中培养3天后的裂头蚴头部仍均完整,接种小鼠后2周检获的裂头蚴数与对照组无明显差异,表明吡喹酮在体外对裂头蚴无明显杀伤作用(李楠等,2010)。应用2 000mg/kg、2 800mg/kg、3 600mg/kg吡喹酮对感染裂头蚴后1周的小鼠进行治疗1个疗程(日3次,疗程3天)的减虫率分别为70.6%、77.3%及84%,治疗2个疗程的减虫率分别为57.1%、54.6%及54.6%;表明增大剂量与延长疗程并不能提高吡喹酮对裂头蚴感染小鼠的治疗效果。吡喹酮治疗2个疗程后的减虫率反而低于第1个疗程,可能是在治疗后早期裂头蚴后部虫体断裂崩解后被宿主吸收,而残留的虫体头部较小,在解剖时不易被肉眼发现,从而造成了治疗1个疗程后虫荷明显降低的假象,而第2个疗程结束后1周剖杀小鼠时残留的虫体已生长成为较长的裂头蚴、更容易被肉眼发现,故检出虫数增加而致减虫率有所下降。小鼠感染裂头蚴后14周才开始应用2 000mg/kg吡喹酮进行治疗的小鼠,治疗后1周、3周及5周的减虫率仅分别为28%、20%及20%,检出虫数与对照组相比均无统计学意义。上述结果表明,吡喹酮对裂头蚴感染小鼠无明显的治疗效果(李楠等,2010;王中全等,2011;祁欣等,2013)。此外,应用不同剂量的阿苯达唑(1 700mg/kg、2 500mg/kg、3 300mg/kg)对裂头蚴感染小鼠治疗1个疗程(日3次,疗程7天)与2个疗程,亦均无明显的治疗效果(崔晶等,2012)。

Kim等(1996)发现应用吡喹酮治疗5例脑裂头蚴病患者无效;王辉等(2010)对4例脑裂头蚴病患者先应用吡喹酮治疗,无效后手术才切除虫体,4例患者均发现裂头蚴虫体,其中有2条活虫。因此,对于脑裂头蚴病患者应选择手术治疗。

对于增殖或“增殖型”裂头蚴病,吡喹酮与阿苯达唑均无治疗效果,手术切除虫体是唯一的治疗方法。

### 七、预防与控制

预防裂头蚴病的主要措施是开展健康教育,改变人们不良的饮食习惯和生活方式,不生食或半生食蛙、蛇、鸟、猪等动物肉类,不生食蝌蚪,不饮用生水,以及不用蛙肉、蛙皮、蛇肉或蛇皮敷贴皮肤疮疖、伤口,不生饮蛇血、蛇胆等,防止人体感染。此外,对猫、犬等终宿主进行定期驱虫治疗、加强水源保护,预防中间宿主的感染,亦可间接控制裂头蚴病的流行。

（王中全　张玺　崔晶）

## 参 考 文 献

1. Alvarez L,Saumell C,Fuse L,et al. Efficacy of a single high oxfendazole dose against gastrointestinal nematodes in naturally infected pigs. Vet Parasitol,2013,194(1):70-74.

2. Assana E,Kyngdon CT,Gauci CG,et al. Elimination of *Taenia solium* transmission to pigs in a field trial of the TSOL18 vaccine in Cameroon. Int J Parasitol,2010,40(5):515-519.

3. Assana E,Lightowlers MW,Zoli AP,et al. *Taenia solium* taeniosis/cysticercosis in Africa:risk factors,epidemiology and prospects for control using vaccination. Vet Parasitol,2013,195(1-2):14-23.

4. Bustos JA,Rodriguez S,Jimenez JA,et al. Detection of *Taenia solium* taeniasis coproantigen is an early indicator of treatment failure for taeniasis. Clin Vaccine Immunol,2012,19(4):570-573.

5. Coral-Almeida M,Gabriël S,Abatih EN,et al. *Taenia solium* human cysticercosis:a systematic review of sero-epidemiological data from endemic zones around the world. PLoS Negl Trop Dis,2015,9(7):e0003919.

6. Garcia HH,Gonzales I,Lescano AG,et al. Cysticercosis Working Group in Peru. Efficacy of combined antiparasitic therapy with praziquantel and albendazole for neurocysticercosis:a double-blind,randomised controlled trial. Lancet Infect Dis,2014,14(8):687-695.

7. Garcia HH,Lescano AG,Lanchote VL,et al. Cysticercosis Working Group in Peru. Pharmacokinetics of combined treatment with praziquantel and albendazole in neurocysticercosis. Br J Clin Pharmacol,2011,72(1):77-84.

8. Gonzalez AE,Falcon N,Gavidia C,et al. Treatment of porcine cysticercosis with oxfendazole:a dose-response trial. Vet Record,1997,141:420-422.

9. Liu LN,Jing FJ,Cui J,et al. Detection of circulating antigen in serum of mice infected with *Trichinella spiralis* by an IgY-IgM mAb sandwich ELISA. Exp Parasitol,2013,133(2):150-155.

10. Liu LN,Wang ZQ,Zhang X,et al. Characterization of *Spirometra erinaceieuropaei sparganum* cysteine protease and potential application for serodiagnosis of sparganosis. PLoS Negl Trop Dis,2015,9(6):e0003807.

11. Liu Q,Li MW,Wang ZD,et al. Human sparganosis,a neglected food borne zoonosis. Lancet Infect Dis,2015,15(10):1226-1235.

12. Murrell KD,Pozio E. Worldwide occurrence and impact of human trichinellosis,1986-2009. Emerg Infect Dis,2011,7(12):2194-2202.

13. Pozio E. World distribution of *Trichinella*spp. infections in animals and humans. Vet Parasitol,2007,149(1-2):3-21.

14. Sun GG,Wang ZQ,Liu CY,et al. Early serodiagnosis of trichinellosis by ELISA using excretory-secretory antigens of *Trichinella spiralis* adult worms. Parasit Vectors,2015,8:484.

15. Wang L,Cui J,Hu DD,et al. Identification of early diagnostic antigens from major excretory-secretory proteins of *Trichinella spiralis* muscle larvae using immunoproteomics. Parasit Vectors,2014,7(1):40.

16. Wang ZQ,Ciren,Ren HJ,et al. Clinical and etiological study of a small familiar outbreak of trichinellosis in Ti-

bet,China. Helminthiologia,2015,52(2):130-133.

17. Wei T,Zhang X,Cui J,et al. Levels of sparganum infections and phylogenetic analysis of the tapeworm *Spirometra erinaceieuropaei sparganum* in wild frogs from Henan province in central China. J Helminthol,2015,89 (4):433-438.

18. Zhang X,Cui J,Liu LN,et al. Genetic structure analysis of *Spirometra erinaceieuropaei* isolates from central and southern China. PloS One,2015,10(3):e0119295.

# 第六章

# 鱼源性寄生虫病

## 第一节 颚口线虫病

颚口线虫病(gnathostomiasis)是由颚口线虫(*Gnathostoma*)幼虫侵入机体而引起的人畜共患的食源性寄生虫病。1836年,英国动物学家理查德·欧文(Richard Owen)最先在伦敦动物园的一只幼虎胃内发现并命名;1889年,泰国学者 Levinsen 首次报道了人体感染病例。此后,病例的报道逐渐增多,但仍属于较少见的寄生虫病,而且临床医生和公共卫生预防人员对该病认识较少,常造成漏诊或误诊。

### 一、病原生物学

#### (一) 虫种

颚口线虫属于线形动物门(Nematoda)旋尾目(Spirurida)颚口科(Gnathostomatiidae)颚口属(*Gnathostoma*);目前确定的颚口属有12个虫种,分别为棘颚口线虫(*G. spinigerum* Owen,1836年发现于英国)、刚棘颚口线虫(*G. hispidum* Fedtchenko,1872年发现于土耳其和匈牙利)、膨胀颚口线虫(*G. turgidum* Stossich,1902年发现于阿根廷)、美洲颚口线虫(*G. americanum* Travassos,1925年发现于巴西)、杜陶氏颚口线虫(*G. doloresi* Tubangui,1925年发现于菲律宾)、负鼠颚口线虫(*G. didelphis* Chandler, 1932年发现于美国)、日本颚口线虫(*G. nipponicum* Yamaguti, 1941年发现于日本)、浣熊颚口线虫(*G. procyonis* Chandler, 1942年发现于美国)、巴西颚口线虫(*G. binucleatum brasiliense* Ruiz,1952年发现于巴西)、宫崎颚口线虫(*G. miyaxakii* Aderson, 1964年发现于加拿大)、马来颚口线虫(*G. malaysiae* Miyazaki and Dunn,1965年发现于马来西亚)和越南颚口线虫(*G. vietnamicum* Le-Yan-Hoa, 1965年发现于越南)。其中棘颚口线虫、刚棘颚口线虫、杜氏颚口线虫、日本颚口线虫、巴西颚口线虫和马来颚口线虫等6种有人体感染病例。

#### (二) 形态

颚口线虫按照其生活史分为成虫、虫卵和幼虫,幼虫又分为第Ⅰ期、第Ⅱ期、第Ⅲ期和第Ⅳ期。成虫长2~3cm,雌虫大于雄虫,且不同虫种、在不同宿主内的虫体大小略有差别;除刚刺颚口线虫全身披有体棘外,其他颚口线虫体表前半和尾端才有体棘。第Ⅲ期幼虫长2~16mm,体表具有横纹和小棘,体前部棘数明显而密,体后部棘渐小而疏。有1对颈乳突,1个排泄孔,有4个颈囊。食道呈棒状,分肌质部和腺质部,肠管粗大。第Ⅲ期幼虫典型的形态特征是有头球,头球上有4环小钩(日本颚口线虫仅有3环小钩),每环钩数约40个。

1. 棘颚口线虫形态

(1) 成虫:成虫虫体粗大,圆柱形(图6-1-1),雄虫长11~25mm,雌虫长25~54mm。雄虫尾端有4对大乳突和4对小乳突,交合刺1对,不等长。活时呈鲜红色,稍透明。两端稍向腹面弯曲,头端呈球形膨大,上有8~11环小钩,颈部狭窄,体前半部和近尾端处被有很多体棘,体棘的形态与大小因部位而异(图6-1-2)。

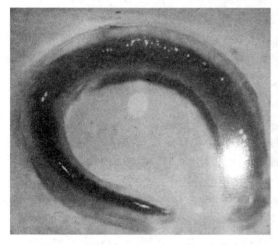

图6-1-1　棘颚口线虫成虫
（引自汤林华等,2012）

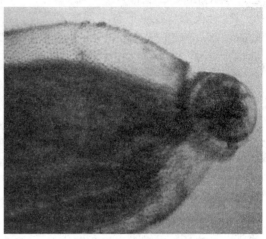

图6-1-2　棘颚口线虫成虫
（引自汤林华等,2012）

　　(2) 虫卵:椭圆形,长平均为65~70μm,宽平均为38~40μm,表面粗糙不平,一端有透明的帽状突起;在子宫内的卵无色透明,落入肠腔后被染成黄棕色,排出机体外界的卵内含1~2个卵细胞(图6-1-3)。

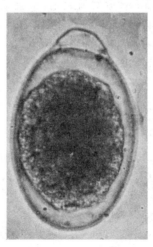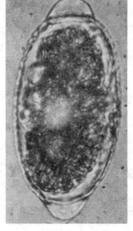

图6-1-3　3种颚口线虫卵的形态
（引自汤林华等,2012）

　　(3) 幼虫:第Ⅲ期幼虫盘曲呈"6"字形,长约4mm,头顶部具唇,头球上都具4环小钩。全身被有200列以上的环列体棘,体前部的棘长10mm,往后逐渐变小,变稀。在体前1/4体内有4个肌质的管状颈囊,各自开口于头球内的气室中,内含浆液,此对头球的膨胀和收缩有重要作用。食管呈棒状,分为肌性和腺性两部分。
　　2. 刚棘颚口线虫形态　寄生于猪胃内。新鲜虫体呈淡红色,表皮薄,可透见体内白色生殖器官。头端呈球形膨大,其上有 11 横列小棘。全身都有小棘排列成环;体前部的棘较大,呈三角形,排列较稀疏;体后部的棘较细,形状如针,排列紧密。雄虫长 15~25mm,有交合刺 1 对,不等长。雌虫长 22~45mm。虫卵与棘颚口线虫卵形态大体一致,呈椭圆形,黄褐色,一端有帽状突起(图 6-1-3)。

3. 杜氏颚口线虫形态　寄生于猪胃内的杜氏颚口线虫雄虫长 20~38mm,雌虫长 27~52mm。寄生于猫、犬、貂等肉食性动物的胃内杜氏颚口线虫雄虫长 10~25mm,雌虫长 9~31mm。虫卵呈长椭圆形,黄褐色,两端均有一个透明的帽状突起,长度比棘颚口线虫卵稍长,宽度大体一致。

（三）生活史

不同虫种的颚口线虫的生活史大致相同,颚口线虫在生长发育过程中需要 2 个中间宿主和 1 个终末宿主,在终宿主以及 2 个中间宿主之间循环发育完成。颚口线虫终宿主主要是猫、犬、猪、虎等哺乳动物,第一中间宿主为剑水蚤,第二中间宿主主要为淡水鱼类;爬行类(蛇、蛙)、家禽、鸟类和啮齿类动物等均可充当颚口线虫的转续宿主。以棘颚口线虫生活史为例,只有发育成熟的成虫寄生于犬、猫、虎、野猪、狮、豹等终宿主胃壁的瘤块中,虫卵从瘤块中破溃而出,随粪便排出体外落入水中,在 27~31℃的水中经过 7 天发育成第 Ⅰ 期幼虫,再经过 2 天并蜕皮后成为第 Ⅱ 期幼虫,被第一中间宿主剑水蚤吞食后,幼虫穿过肠壁进入血体腔,7~10 天后,再次蜕皮成为早期第 Ⅲ 期幼虫;含有此期幼虫的剑水蚤被第二中间宿主吞食后,经 1 个月左右发育为晚期第 Ⅲ 期幼虫。当猪、猫、狗、虎、豹等终末宿主吞食了含有晚期第 Ⅲ 期幼虫的第二中间宿主或转续宿主后,则在肝脏再一次蜕皮成为第 Ⅳ 期幼虫,随后移入胃壁发育为成虫,通常 1 至数条成虫寄居在特殊的瘤块内的洞穴中,以体前端埋入增厚的胃壁内,产下的卵通过与胃壁相通的一个小孔排出,感染后约 100 天,卵开始在宿主粪便中出现。若刚刺颚口线虫和杜氏颚口线虫的终宿主(家猪或野猪)吞食了含有早期第 Ⅲ 期幼虫的剑水蚤,亦能发育为成虫。人生食或食入未熟含有颚口线虫第 Ⅲ 期幼虫的鱼肉等水产品而感染,但幼虫在人体内不会进一步的发育(图 6-1-4)。

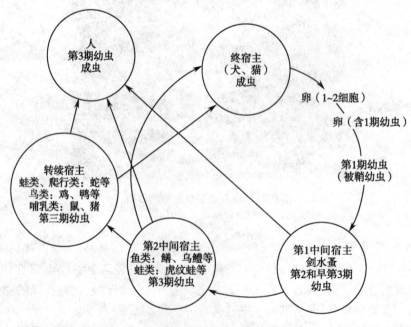

图 6-1-4　颚口线虫生活史

## 二、流行病学

### （一）分布与危害

1. 分布　颚口线虫病是一种人畜共患的食源性寄生虫病,其自然疫区在热带、亚热带地区广泛存在,流行病学调查和病例报告见于世界各地。主要流行于亚洲和拉丁美洲,日本、韩国、泰国、巴基斯坦、尼泊尔、印度、越南、孟加拉、缅甸、柬埔寨、老挝、菲律宾、印度尼西亚、斯里兰卡、马来西亚、以色列、巴勒斯坦、土耳其、苏联、中国、美国、墨西哥、喀麦隆、巴西、厄瓜多尔、刚果、奥地利、匈牙利等均有报道。以泰国、日本、墨西哥等国家较为严重。不同地区分离的感染虫种不同,亚洲地区主要是棘颚口线虫、杜氏颚口线虫、刚棘颚口线虫和日本颚口线虫,而双核颚口线虫在拉丁美洲国家较为多见。在颚口线虫病的流行区,人群感染呈现散发状态,但是居民的血清阳性率比较高。过去研究认为颚口线虫病分布主要局限于东南亚和拉丁美洲的一些国家和地区,随着调查的深入,在这些流行区以外的新的疫区逐渐被发现。2011年Jeremiah首次确认了2名澳大利亚夫妇食用本地考尔德河捕捞的灰鳍鲷鱼而罹患颚口线虫病的案例;前往南非、赞比亚旅游而在当地感染颚口线虫的个案报道说明非洲一些国家也存在颚口线虫的自然疫源地。近年来,随着贸易、跨国旅行和人员往来日益频繁,一些非流行区国家如法国、英国、美国、澳大利亚、喀麦隆不断出现输入性病例,法国、英国、美国、喀麦隆等非疫区国家输入性病例报道也不断增加。

2. 危害　棘颚口线虫感染人后,幼虫在人体组织中移行,加上虫体的毒素(如类乙酰胆碱、含透明质酸酶的扩散因子、蛋白水解酶等)刺激,可引起皮肤幼虫移行症和内脏幼虫移行症。损害部位极为广泛。皮肤幼虫移行症可在全身各部位表现出匐行疹或间歇出现的皮下游走性包块。局部皮肤表面稍红,有时有灼热感和水肿,可有痒感,疼痛不明显。内脏型幼虫移行症的临床表现随寄生部位的不同而异,可在消化、呼吸、泌尿系统中移行或寄居,引起相应的症状。如进入脊髓和脑可引起嗜酸性粒细胞增多性脑脊髓炎,后果严重可致死亡。

### （二）流行环节

1. 传染源　颚口线虫的第二中间宿主主要为淡水鱼,鲤鱼、鲫鱼、南方马口鱼、花鱼、红鳍鲌、麦穗鱼、翘嘴红鲌、鲶鱼、泥鳅、黄颡鱼、鳗鲡、乌鳢、黄鳝、鳜鱼、沙鳢、舌虾虎、鲢鱼等常见鱼体内均可发现颚口线虫,其中黄鳝感染率最高,黄鳝又是居民常见的食用鱼,是流行区传播本病的主要传染源;蛇、海龟、蛙、蟾蜍、家鸡、褐家鼠、猕猴、水獭等可充当颚口线虫的转续宿主,这些转续宿主也可作为本病的传染源;Komalamisra等(2009)通过实验发现福寿螺也可能成为本病的重要感染来源。

2. 传播途径　人体感染颚口线虫病有3种方式,一是生食肉类或喝生水经口感染;二是通过皮肤接触感染;三是母体受染后通过胎盘感染胎儿。临床上以生食第二中间宿主如鱼、蛙和转续宿主如蛇、鸟类等感染最为常见。

3. 易感人群　不同种族和性别、年龄的人对颚口线虫均易感。

### （三）流行因素

1. 自然因素　鱼类是最古老的脊椎动物,几乎栖居于地球上所有的水生环境,从淡水的湖泊、河流到咸水的大海和大洋。鱼在生长繁殖过程中会感染各种寄生虫病,其中颚口线虫的第二中间宿主主要为淡水鱼;鱼是人类的主要蛋白质来源,人类的生存与发展离不开鱼。

2. 社会因素　本病主要分布在东南亚和拉丁美洲的一些国家和地区,地区流行与当地居民存在生食或半生食鱼类的饮食习惯密切相关。近年来,随着群众饮食的多样化,生食"鱼生"及日本料理流行,导致食源性寄生虫感染人数呈大幅上升趋势。随着人们生活水平的提高,饮食习惯的改变,颚口线虫病病例的报道越来越多。而国际贸易、跨国旅行和人员往来日益频繁,如非洲等一些非流行区的输入性病例也将会增多。

### 三、发病机制与病理改变

人为颚口线虫的非适宜宿主(即迷路宿主,incidental host);幼虫在体内大多不能发育为成虫,其对机体的损害主要是由幼虫移行所导致的机械性损伤以及虫体排泄物、毒素(蛋白水解酶、类乙酰胆碱、透明质酸酶等)引起的炎症和变态反应。颚口线虫的移行可导致多组织、器官的损伤;根据病变的部位可分为皮肤型和内脏型颚口线虫病两种。部分患者在发病的初期有食欲不振、恶心、呕吐,特别是上腹部疼痛等前驱症状。在临床上以皮肤型颚口线虫病较为多见,患者一般在摄入感染期幼虫后 3~4 周出现皮肤损害表现。由于虫体在皮肤的表皮和真皮或皮下组织内移行,引起皮肤幼虫移行症,表现为间隙性的移动性肿胀包块、皮肤匐行疹,可伴有皮肤红肿、疼痛和瘙痒症状。若颚口线虫侵犯肺、耳、胃肠道、子宫、眼、肾等内脏器官则可引起内脏型颚口线虫病,临床症状因其侵入器官及损害部位的不同而表现各异;内脏型颚口线虫病往往较皮肤型危害大。当颚口线虫幼虫侵入脑和脊髓则导致中枢神经系统颚口线虫病,引起嗜酸性粒细胞增多性脑膜炎、大脑内或蛛网膜下腔出血、脊髓脊神经根病变,患者的死亡率和致残率都比较高。躯体移动性结节性脂膜炎是最常见的皮肤表现,颚口线虫感染特征性的组织病理学改变主要为皮肤和皮下组织水肿,大量嗜酸性粒细胞合并淋巴细胞和中性粒细胞组织浸润,嗜酸性细胞性血管炎,组织坏死和出血。和其他寄生虫感染一样,由于幼虫在体内的移行,大多数患者的血液中嗜酸性粒细胞比例会升高,嗜酸性粒细胞数量的变化可作为颚口线虫感染的一项辅助性观察指标。

### 四、临床表现

至今,报道有人体感染颚口线虫病例的虫种有 6 个,分别是棘颚口线虫、刚棘颚口线虫、杜氏颚口线虫、日本颚口线虫、巴西颚口线虫和马来颚口线虫。人食有活的颚口线虫第Ⅲ期幼虫后,幼虫穿过胃壁或肠壁,移行或寄居在身体不同器官组织,引起相应的损害;幼虫移行不仅引起机械损伤,其分泌的毒素还会引起周围组织炎症、变态反应等。在感染 24~48 小时后,可出现低热、全身乏力、荨麻疹、恶心、呕吐、上腹部疼痛等症状;虫体寄生部位不同,出现的临床症状和体征也各异。成虫还可直接感染人体致病,但报道较少。颚口线虫在人体的寄居方式可分为静止型和移行型两种,致病部位极为广泛,几乎遍及全身各处。从引起的病变部位分为皮肤型和内脏型颚口线虫病两种。

#### (一)皮肤颚口线虫病

皮肤型颚口线虫病病例最为常见,由于棘颚口线虫幼虫有游走的特点,大多在感染后3~4 周,幼虫在皮下组织中移行,引起皮肤幼虫移行症,移行路径有时形成色素沉着产生匐行疹。最常见的体征是局部皮肤出现游走性皮下肿块,可呈间歇性出现,每次出现可持续1~2 周;并伴有局部皮肤呈非凹陷性水肿伴疼痛、瘙痒或红斑等,也可仅有发红,无痛痒等症状。随着病程延长,发作次数可减少,症状亦减轻,发作时间缩短。颚口线虫引起的皮下包块游移方向变化快而且范围广,形状也多变,有时为大小不等的肿块,也可为条束状皮下结节、脓肿、皮疹等,偶尔幼虫可自行钻出皮肤。发病部位可波及体表各处,如四肢、颜面部、背部、腹部、腋下、乳房、阴茎包皮等。

**（二）内脏颚口线虫病**

若颚口线虫侵犯肺、耳、胃肠道、子宫、肾、气管、尿道、阴茎、眼、耳、脑和脊髓等内脏器官则可引起内脏型颚口线虫病,内脏型颚口线虫病对人体的危害比皮肤型大,除出现间歇移行性肿块、局部水肿和疼痛外,其临床症状因其侵入器官及损害部位的不同而表现各异,一般损害部位常出现急性和慢性炎症,并有大量嗜酸性粒细胞、浆细胞、中性粒细胞和淋巴细胞浸润。如果侵入消化道,可表现腹痛、腹泻、便秘等;侵入肺部,其症状主要为咳嗽和胸痛;侵入胸部可引起胸膜炎等。在人体,幼虫进入眼、脑的比例极高,并以嗜酸性粒细胞增多性脑脊髓炎最为严重。

1. 中枢神经系统病变 颚口线虫幼虫侵犯脑、脊髓的概率相当高,是嗜酸性粒细胞增多性脑膜脑炎的主要病原体之一,引起的中枢神经系统病变预后也较差,病死率较高。脑型颚口线虫病常表现为脑膜脑炎和蛛网膜下腔出血,可引起脑膜、脑组织病变,出现剧烈头痛、喷射性呕吐、意识障碍、脑膜刺激征、脑神经瘫痪或肢体瘫痪等,还可引起硬膜下出血。颚口线虫引起脊髓病变的表现有头痛、高热、肌痛、尿潴留、四肢瘫痪;脑脊液呈血性而含有较多嗜酸性粒细胞。

2. 眼部病变 颚口线虫侵入眼部的比例相当高,可引起外眼病变与眼内病变。前者表现为眼眶周围炎,出现眼痛、流泪、畏光、眼球周围红肿等。后者是颚口线虫寄居于前房或玻璃体内,引起视神经炎或虹膜炎、急性单侧视力减退、眼球突出、前房或玻璃体积血和视网膜剥离等,虫体取出后视觉功能可恢复正常,也可能遗留视神经病导致视野缺失,严重的可致失明。

3. 肝脏病变 幼虫移行至肝脏可引起右上腹隐痛或胀痛,肝大常伴食欲减退、恶心、疲乏等症状。

4. 肺部病变 常于皮肤颚口线虫病持续数月或数年后发生,出现咳嗽、胸痛气促与咯血,可致胸腔积液或积血。偶尔虫体可随痰咳出。

5. 胃肠病变 幼虫寄生于肠壁中形成肠壁肿块,可致不完全性肠梗阻,出现腹痛、腹胀、腹泻、便血、呕吐等症状,偶可在腹部扪及包块。

6. 泌尿道病变 较少见,幼虫偶可穿过膀胱组织,随尿液排出。此时可出现血尿,排尿异物感。

**五、诊断与鉴别诊断**

**（一）诊断**

1. 诊断依据

（1）流行病学史:如生吃鱼片、泥鳅和黄鳝等。

（2）临床表现:具有游走性包块和特征性的匐行疹,可伴有发热、瘙痒及腹痛等消化道症状;外周血液白细胞总数轻度增多,嗜酸性粒细胞比例明显升高。

（3）实验室检测:①免疫学检测(血清特异性抗体阳性);②病原学诊断(皮肤型颚口线虫病病例大部分是通过外科手术检获虫体而确诊,用显微镜直接观察幼虫结构);③病变组织切片(皮下肿块组织活检为嗜酸性肉芽肿,有时可发现虫体)。

(4) 影像学检查:常用的影像学检查方法有 CT、MRI、血管造影、超声、X 线等。脑型颚口线虫病的 CT 有时可表现为因虫体活动或转移引起的脑实质、脑膜损伤,MRI 可清晰显示受感染的中枢神经系统病变范围及严重程度,提示疾病的预后,脑部 MRI 显示出血性病灶及分散的深部大脑内出血伴随弥散的模糊的白质病变,呈结节性增强,受侵犯的颈髓 MRI 显示脊索增大,弥散的高增强信号,主要集中在灰质-白质组织区域,血管造影显示感染性动脉瘤,又称真菌性动脉瘤。超声检查脏器时有多重低回声区。

(5) 眼裂隙灯检查:用眼裂隙灯检查可在结膜下、前房或玻璃体中发现棘颚口线虫蚴。

2. 诊断原则　根据流行病学史、临床表现,实验室检测、影像学检查和眼裂隙灯检查结果等予以诊断。在符合前两点条件而又缺少病原学或特异性抗体检测、影像学检查结果的情况下,可进行试验性治疗。

### (二) 鉴别诊断

本病需与广州管圆线虫病、猪囊尾蚴病、曼氏裂头蚴病、肺吸虫病、犬弓首线虫蚴病作鉴别诊断。从感染病史来看颚口线虫病患者常有生吃鱼类、肉类史,而广州管圆线虫病发病前有进食未煮熟的淡水螺史,猪囊尾蚴病发病前患者有进食生蔬菜史,曼氏裂头蚴病发病前患者有进食未煮熟的淡水虾、蟹、鱼肉史,肺吸虫病发病前患者有进食未煮熟的蝲蛄、石蟹史,犬弓首线虫蚴病发病前患者常有与狗密切接触史。从临床表现上广州管圆线虫病多无皮下游走性肿块,肺吸虫病、犬弓首线虫蚴病少有皮下游走性肿块。最有效的鉴别办法是通过对病变部位的活组织检查检出病原虫进行形态学比较做出鉴别。

## 六、治疗

根据颚口线虫寄居部位不同,采取不同的治疗方法;皮肤型和眼型颚口线虫病患者大多采用手术去虫的治疗方案,再辅以药物治疗;内脏型和脑型患者则以药物治疗为主,少数采用手术治疗。关于药物治疗方法的文献报道大多采用阿苯达唑(albendazole)和伊维菌素(ivermectin),单疗程阿苯达唑和单剂伊维菌素治疗颚口线虫病的效果无显著差异。值得一提的是,无论采用哪一种药物治疗颚口线虫病,均可能出现部分患者预后复发的情形,故有必要对治疗出院患者进行随访观察,时间一般在半年以上。

### (一) 药物治疗

1. 伊维菌素　伊维菌素是阿弗菌素 B 的衍生物,能有效抑制多种线虫的幼虫及成虫;是一种高效低毒的广谱抗寄生虫药物,对蛔虫、鞭虫、钩虫、班氏丝虫、马来丝虫、盘尾丝虫等线虫类寄生虫的杀灭作用较强,但婴幼儿及孕妇不宜服用。常规治疗剂量为 0.2mg/kg,单剂量或双剂量(连服 2 天),治疗 12 个月后随访无复发现象,视为治愈。伊维菌素不仅用药剂量小、疗程短并且治愈率高,可作为颚口线虫病治疗首选药物。

2. 阿苯达唑　作为广谱驱虫药物,阿苯达唑已广泛应用于治疗肠道线虫病、广州管圆线虫病、旋毛虫病和粪类圆线虫病等线虫病,所用剂量、疗程和疗效各不相同。成人阿苯达唑口服常用剂量为 400mg/d,21 天为一个疗程,治愈率为 78.5%~94%;颚口线虫病的治疗与一般肠道寄生虫感染相比,用药剂量大、疗程长,其不良反应有头昏、恶心,碱性磷酸酶增高,天冬氨酸、丙氨酸转氨酶增高等;在疗程的第 2 周,棘颚口线蚴虫受药物刺激而兴奋、挣扎,有时可钻出皮肤,但亦有加重病情的可能性。个别病例可能需 2 个疗程。治愈后血液嗜酸性粒细胞数逐渐恢复正常。

3. 其他药物　复方甲苯达唑、噻苯达唑和甲硝唑等对本病也有一定的治疗效果。

### （二）手术治疗

对于少数寄生部位明确的颚口线虫病，如皮肤型和眼部颚口线虫病，手术摘除病灶内幼虫是主要治疗方法，但一时难以将体内全部幼虫摘除彻底。可采用阿苯达唑每次 400mg，每日一次顿服，疗程 7~14 天。个别反复出现匐行疹、移行肿块或脑、肺部实质脏器病变者可重复数疗程。

### （三）支持及对症治疗

在应用抗寄生虫药治疗本病的同时，可联合使用抗生素、维生素或皮质类激素等药物进行辅助性治疗。严重病例，如脑颚口线虫病患者，当发生颅内压升高时，应及时用 20% 甘露醇注射液快速静脉滴注，必要时加用呋塞米、肾上腺皮质激素以降低颅内压、防止脑疝的发生。

## 七、预防与控制

### （一）预防措施

预防的主要方法是不食生的或半生熟的鱼类、禽鸟类、两栖类，爬行类和哺乳类等肉。冷冻存放 48 小时以上以及煎炸煮烤腌制均可切断颚口线虫感染人的途径。例如，用醋、酱油分别腌制 6 小时、12 小时可杀死肉中的颚口线虫幼虫；煮沸 4 分钟或者烤 60 分钟可杀死鱼肉中的颚口线虫幼虫；冷冻（-20~-10℃）条件下 48 小时后可杀死肉中的颚口线虫幼虫；而冷藏情况下则可存活 30 天。

### （二）控制措施

禁止猪群散养和猪舍及猪粪池建于河边，以防止猪接触感染源和猪粪污染水源。不用含有传染源的河水和动物下脚料如鱼的内脏等喂猪，必要时须经煮沸以杀死幼虫，避免感染。加强屠宰场和猪粪管理，对屠宰场清洗猪胃肠的污水和猪粪下田，必须经无害化处理，以免污染水和稻田，这是控制本病流行和保护鱼类资源的关键措施。

鼠类是传播该病的重要媒介，可结合爱国卫生运动开展灭鼠，以减少终宿主受感染。在流行区应用药物进行预防和治疗，可取得良好效果。

（刘建兵）

# 第二节　菲律宾毛细线虫病

由寄生于肠道的毛细线虫（*Capillaria philippinensis* Chitwood，1968）引起的疾病，称为肠毛细线虫病，又称为菲律宾毛细线虫病。1963 年，在死于菲律宾马尼拉医院一例严重消瘦患者的肠内，发现毛细线虫成虫和虫卵，且其保虫宿主至今未查明。1967 年，在菲律宾吕宋岛中部的依洛科斯省沿中国南海的乡村曾经发生暴发流行，造成数百人死亡。在泰国及我国台湾地区也曾发现本病。

## 一、病原生物学

菲律宾毛细线虫虫体很小，雄虫长 2.3~3.17mm，雌虫长 2.5~4.3mm。雄虫有小的尾翼，交合刺单一，细长，具特别的长鞘。雌虫食道占体长之半，阴门突出，位于食道之后。虫卵大小为(36~45)μm×21μm,卵壳上无横纹线。有的有胚胎卵不具卵壳,甚至在母体子宫内即发育为第Ⅰ期幼虫。毛细线虫与鞭虫很相似,只是体后粗段与体前细段的直径相差不大。

## 二、感染途径

成虫寄生于人的小肠,尤其是空肠内,可钻入肠黏膜,或回至肠腔内寄生,产出的虫卵或幼虫随宿主粪便排出。感染方式未明。将虫卵喂给塘鳢、双边鱼和天竺鲷等淡水鱼,虫卵可在其肠中孵化,经3周发育至感染性幼虫,用以感染猴类可获得成虫。

## 三、症状/体征

毛细线虫病的首发症状是腹鸣、胃部高亢肠鸣音和弥漫性腹痛,随后开始水样泻。成虫可反复出入肠黏膜和肠腔,致肠壁损伤,引起吸收不良、剧烈的腹泻以及腹痛、腹胀、消瘦、食欲不振、呕吐等,甚至有因电解质紊乱导致休克、死亡者。此病发生类似热带性口炎性腹泻,排大量而带恶臭的大便;一日可达5次,大便中含有大量脂肪、蛋白质和矿物质(特别是钾)。约3/4的患者发生严重肌肉耗损伴有无力、消瘦、水肿和心脏病。在暴发开始时,有20%~25%的患者常因心力衰竭和间发细菌性感染死于发病后的2周到2个月。未经治疗的患者,病死率较高。症状可复发,有的患病后3年还有症状表现。粪便中带有虫卵的患者均出现症状。

此严重疾病的发病机制尚不明了。但在尸体解剖时发现,肠黏膜中有部分包埋着的成虫和虫卵。在人体内有各个阶段的寄生虫,表明可发生自体感染,并在体内繁殖。这在肠寄生虫感染中是不常见的。

## 四、诊断

重感染者粪便中检获成虫、幼虫或虫卵即可确诊。

## 五、治疗

甲苯达唑或噻苯达唑是治疗本病的特效药。对虚弱患者需要给予支持疗法,包括静脉输液、高蛋白饮食和补充电解质。

## 六、预防

由于传染源和感染方式尚未查明,预防未尽满意。

(曹淳力)

# 第三节　异形吸虫病

异形吸虫病(heterophyidiasis)是由异形科吸虫(Heterophyidae,Odhner,1914)寄生于终宿主小肠引起的疾病统称,是一种人畜共患寄生虫病。异形科吸虫成虫主要寄生于鱼类、鸟类、哺乳动物,已发现有36种异形科吸虫可寄生于人体,各异形吸虫生物学特性、致病与临床表现、诊断与防治相似。

## 一、病原生物学

### （一）形态

异形吸虫成虫很小，一般长0.3~0.5mm，大的也不超过2~3mm；椭圆形，前半部背腹扁平、后半部较肥厚；体表有棘；除有口、腹吸盘外，多数虫种还有生殖吸盘，生殖吸盘可独立存在或与腹吸盘相连或合并；咽部明显，食管细长，肠支长短不一；睾丸1~2个，卵巢位于睾丸前，受精囊和储精囊明显。

虫卵形似芝麻粒，大小略有差异，有卵盖，内含毛蚴。虫卵形态与后睾科吸虫的卵非常相似。

### （二）生活史

各种异形吸虫的生活史基本都经历虫卵、毛蚴、胞蚴、雷蚴、尾蚴、囊蚴、童虫和成虫形态期。第一中间宿主为滋生于小水沟和沼泽地的黑螺（*Melania liberina*）、瘤拟黑螺（*Melania tuberculata chinensis*）等淡水螺类；麦穗鱼（*Pseudorasbora parva*）等小型非养殖类淡水鱼类和蛙等是其第二中间宿主；成虫多寄生于捕食鱼的鸟类及哺乳动物等的肠道。

虫卵入水被淡水螺吞噬后，逸出的毛蚴在螺体内发育，经过胞蚴、雷蚴阶段，形成尾蚴；尾蚴成熟后从螺体逸出，钻入淡水鱼或蛙体内形成囊蚴；终宿主食入含有囊蚴的鱼或蛙而感染，囊蚴在其消化道内脱囊，在小肠内发育为成虫。

1. 异形异形吸虫　1851年在埃及发现，是1例人类肠道感染。在亚洲东部、欧洲南部、埃及均有过案例报道。大约有3 000万人类感染过异形异形吸虫（*Heterophyes heterophyes*）。除此之外，异形异形吸虫还可以感染狗、猫、禽类、其他食鱼的哺乳动物，如赤狐、亚洲胡狼、丛林猫、黑鸢、白鹈鹕等。

成虫表面多刺，大小约2 mm ×0.4mm，寄生在小肠和盲肠内。位于腹侧的球茎围绕着两个生殖器开口，生殖器开口位于腹吸盘下方。虫体中后部两侧有少量卵黄腺，子宫较长曲折，盘旋于虫体后部，充满虫卵。虫卵呈芝麻粒状，卵呈黄褐色，有盖，但肩峰不明显，大小（25~30）μm×（15~17）μm，随终寄主的粪便排出至环境中（图6-3-1、图6-3-2、图6-3-3）。

第一中间宿主是螺类，地中海、红海和波斯湾区域主要是锥形小塔螺

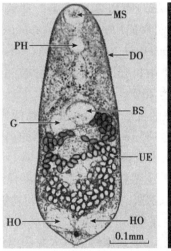
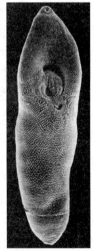

**图 6-3-1　异形异形吸虫形态学观察**

注：左图：光镜下的异形吸虫成虫（BS = ventral sucker，腹吸盘；DO = tegumental thorns；G = gonotyl，生殖吸盘；HO = testes，睾丸；MS = oral sucker，口吸盘；PH = pharynx，咽；UE = uterus with eggs，充满着虫卵的子宫）右图：扫描电镜下的异形异形吸虫成虫（腹面）

（*Pirenella conica*），印度地区主要是珠带拟蟹守螺（*Cerithidea cingulata*），也是东亚区域诺氏异形吸虫的第一中间宿主。第二中间宿主是微咸水鱼类和淡水鱼类，主要是微咸水鱼类。鲻科（*Mugil cephalus*）大头鲻（*M. capito*）、金鲻（*M. auratus*）、尖鼻鲻（*M. saliens*）和龟鲻（*M. chelo*）可以自然感染异形异形吸虫。在欧洲舌齿鲈（*Dicentrarchus labrax*）、斑点舌

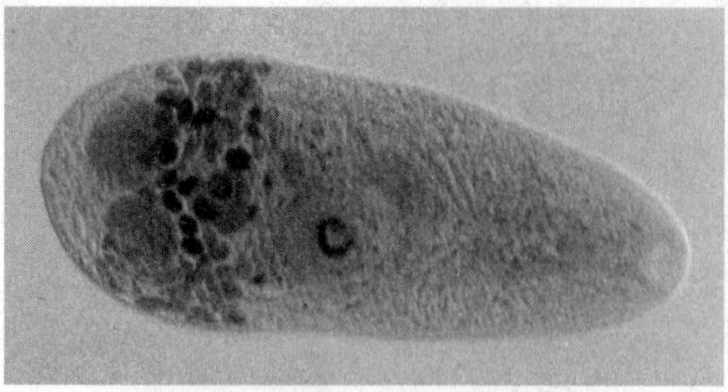

图 6-3-2　腹面染色的异形异形吸虫

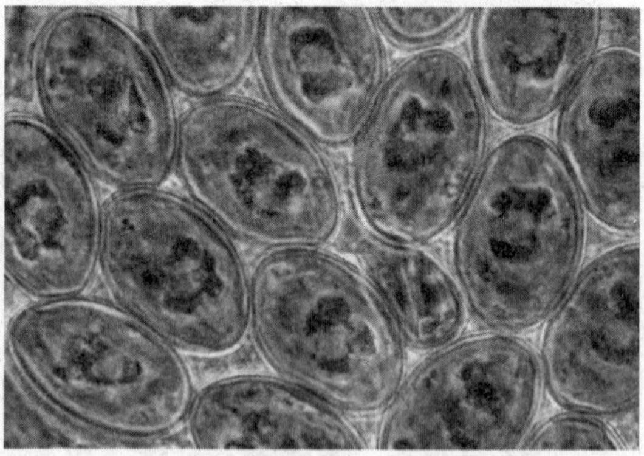

图 6-3-3　光镜下的异形异形吸虫虫卵(含有毛蚴)

齿鲈(*D. punctatus*)、金头鲷(*Sparus auratus*)、大西洋白姑鱼(*Argyrosoma regius*)中也有发现过异形异形吸虫囊蚴。其他广盐性鱼类和海鱼的很多属也可以作为异形异形吸虫的第二中间宿主,如鮨科(Serranidae)的石斑鱼(*Epinephelus enaeus*),慈鲷科(Cichlidae)的罗非鱼[*Tilapia*(*Sarotherodon*)*simonis*],鲹科(Carangidae)的波线鲹(*Lichiaamia*),灰波线鲹(*L. glauca*),鲤科(Cyprinidae)的类犬鲃(*Barbus canis*),尼罗罗非鱼[*Tilapia* (*Sarotherodon*) *nilotica*],吉利非鲫(*T. zillii*),鳎科(Soleidae)的鳎鳎(*Soleasolea*)。白鲻(*L. subvlrldls*)和薄唇鲻鱼(*L. ramada*)可以实验感染。非鲻科鱼类如食蚊鱼(*Gambusia affinis*),胎鳉科(Poecilioidae),北美底鳉(*Fundulus parvipinnis*),鲤齿鳉科(Cyprinodontidae)和莫桑比克罗非鱼[*Tilapia*(*Sarotherodon*)*mossambica*](Taraschewski,1984)也可以实验感染异形吸虫囊蚴。终宿主的感染由口服摄入未煮熟的被感染的鱼肉导致。埃及和东欧的某些区域,狗和猫的感染率高达25%。

异形异形吸虫的生活史包括一代胞蚴两代雷蚴,然后形成尾蚴,尾蚴从螺体逸出,侵染鱼类尾蚴最大可达185μm×90μm,位于螺的消化腺内。尾蚴头部穿刺进入第二中间宿主,在鱼鳞下或鱼的肌肉内成囊,形成后囊蚴(直径约为0.8mm)。人类或其他终宿主通过吃生的、腌制的或者未完全煮熟的感染鱼而感染异形异形吸虫。后囊蚴在肠道内脱囊,吸附在肠壁上,在1~2周内成熟。实验研究中,实验动物口服感染异形异形吸虫的后囊蚴4小时后发生脱囊。脱囊发生在小肠上部或十二指肠部位。异形异形吸虫、横川后殖吸虫、多棘单睾吸虫脱囊后,幼虫会穿入肠道腺体或进入黏膜组织。几天后通常会返回肠腔,用腹吸盘吸附在黏膜上。通过口吸盘摄食宿主的黏膜组织。在某些案例中,性成熟的异形吸虫会卡入肠道壁。这样虫卵便可以通过血流或淋巴流渗入其他不同的组织器官。实验研究中,狗在感染8天后其粪便中开始出现异形异形吸虫卵,在猫中为9天(图6-3-4)。

2. 钩棘单睾吸虫　钩棘单睾吸虫(*Heterophyidae pumilio*)属异形科单睾属,1986年在埃及的禽类和哺乳动物中发现,分布于菲律宾、印度、巴勒斯坦、泰国、老挝、越南、马来西亚、斯里兰卡和中国台湾、广东、广西、福建等地,是一类人畜共患寄生虫病原。

虫卵30μm×17.6μm,呈芝麻形,暗褐色,卵壳面光滑,卵内含毛蚴。成虫很小,长椭圆形,体表布满小棘,子宫内分布有很多虫卵。高倍镜下见生殖吸盘有数10枚小棘,染色标本中,体长(0.515~0.545)mm×(0.21~0.265)mm,口吸盘47μm×41μm,前咽较短仅15μm,咽大18μm×20μm,食道长0.137mm,肠支延伸至睾丸水平,卵巢位于体中部后缘、睾丸前方一

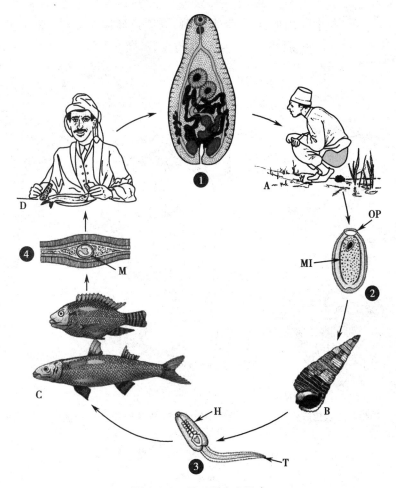

**图 6-3-4　异形吸虫生活史**

注:1. 从腹面观察的成虫。2. 较小的虫卵(27μm×16μm),有盖,含有一个毛
蚴幼虫,随终宿主的粪便排至环境中(A)。第一中间宿主为螺类(B)(图中所
示为在东地中海、红海和波斯湾发现的中间宿主,可长达 3cm),摄入终宿主排
至环境中的虫卵。3. 经过以下繁殖过程,包括一代胞蚴和两代雷蚴,然后形成
尾蚴,尾蚴从螺体逸出,侵染鱼类(C)。尾蚴最大可达 185μm×90μm。4. 尾蚴
头部穿刺进入第二中间宿主,在鱼鳞下或鱼的肌肉内成囊,形成后囊蚴(直径
约为 0.8mm)。人类(D)通过吃生的、腌制的或者未完全煮熟的感染鱼而感染
异形异形吸虫。后囊蚴在肠道内脱囊,吸附在肠壁上,在 1~2 周内成熟。(H=
head of cercaria,尾蚴头部;M=metacercaria,后囊蚴;MI=miracidium,毛蚴;OP=
operculum,卵盖;T=tail of cercaria,尾蚴尾部)

侧,大小 48μm×45μm。睾丸单个,位于体后部,大小为 83μm×78μm。生殖吸盘上具有 27~
39 个小几丁质棘(图 6-3-5)。

　　囊蚴呈类圆形,大小(168~188)μm×(145~160)μm,囊壁厚 4.6μm,囊内蚴虫多呈正缩
状,腹吸盘比口吸盘大,在腹吸盘附近还有一个较腹吸盘小的生殖吸盘,生殖吸盘上具有小
钩,排泄囊较大,内充满棕色颗粒状内容物(图 6-3-6、图 6-3-7)。

　　脱囊后的后囊蚴,身体延长,呈竹片状,虫体大小(308~392)μm×(84~115)μm,后体长
74~106μm,口吸盘大小(40~46)μm×(45~54)μm,腹吸盘上有 32~37 个小棘,咽大小(23~

34)μm×(20~30)μm,食道长54~89μm,卵巢大小(18~25)μm×(16-22)μm,睾丸大小(32~59)μm×(24~43)μm,排泄囊圆形,位于睾丸后侧,有黑色颗粒内容物。整个虫体包被有皮棘,盲肠终止位置与睾丸的中前部水平。腹吸盘稍靠右(图6-3-8)。

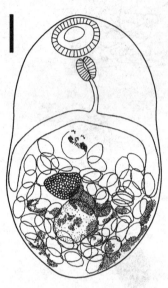
图6-3-5 钩棘单睾吸虫成虫
注:分离自小鼠肠道,标尺=50μm

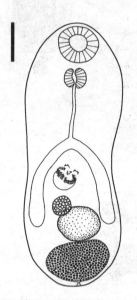
图6-3-6 钩棘单睾吸虫
后囊蚴
注:标尺=50μm

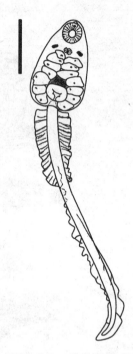
图6-3-7 钩棘单睾吸
虫尾蚴
注:标尺=100μm

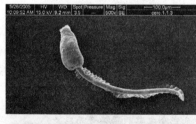
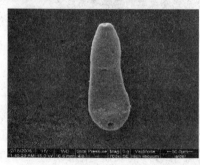
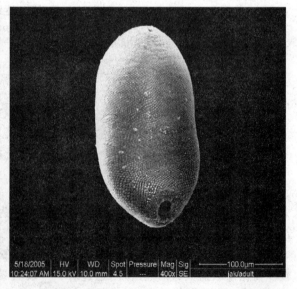
图6-3-8 钩棘单睾吸虫
注:尾蚴(左上)、后囊蚴(左下)、成虫(右)扫描电镜的显微图像

第一中间宿主为淡水螺类（*Melaniareiniana var. Hitachiens*）、瘤拟黑螺（*Melanoides tuberculata*）、琵琶拟沼螺（*Assiminea lutea*）、长角涵螺（*Alocinma longicornis*）、纹沼螺（*Parafossarulus striatulus*），鲤科、鮎科和鳅科的淡水鱼是第二中间宿主。狗和猫是自然终宿主。

### 二、流行病学

异形吸虫种类繁多、分布广泛。异形吸虫的终宿主多为捕食淡水鱼的鸟类及鸭类，其次是食鱼兽类，第二中间宿主多为小型非养殖鱼类，因而异形吸虫在螺-鱼-鸟之间传播，进入人体的机会较少。菲律宾、韩国报道的人体感染病例较多，埃及、美国、澳大利亚、印度、日本、以色列、泰国、老挝等国亦有人体感染的报道。

### 三、发病机制与病理改变

异形吸虫成虫微小，在人体小肠内寄生一般仅出现轻度的炎症反应，无明显症状。若是感染度较高，也会发生重度感染。虫体可进入肠黏膜下层，机械性损伤和化学刺激，造成组织坏死，嗜酸性粒细胞、浆细胞和淋巴细胞等浸润，肠黏膜充血，同时出现肠上皮组织增生和不同程度的纤维化。

### 四、临床表现

临床可表现为腹泻与其他消化功能失调症状，间歇性水样腹泻较常见。重度感染会有腹部不适、恶心、头痛、呕吐、腹泻，有时候还会发生痢疾。深入肠黏膜下层的成虫产出的卵可进入肠壁血管从而进入体循环，沉积在脑、肺、心脏等脏器。沉积于心肌，可引起致死性心肌炎和心衰，若进入颅内则形成肉芽肿、脑脓肿，引起颅内压增高、脑水肿。

### 五、诊断与鉴别诊断

粪便查虫卵是常用的病原学诊断方法，浓聚法和改良加藤厚涂片法可提高检出率。各类异形吸虫虫卵差别不明显，与华支睾吸虫卵、麝猫后睾吸虫卵亦很相似，较难鉴别，可结合虫种的地区分布、十二指肠引流液虫卵的情况等来确诊。与华支睾吸虫混合感染的情况亦存在，应注意。此外，亦要注意区分粪便中可能存在的灵芝孢子与异形吸虫卵，前者大小仅为后者的 $1/3 \sim 1/2$，无卵盖和肩峰，内部无细胞结构。钩棘单睾吸虫卵与华支睾吸虫卵的大小及形态特征很相似，检查时易混淆或漏检。钩棘单睾吸虫卵大小相对恒定，呈典型芝麻状，卵壳面光滑，卵盖较小且无"肩峰"以及末端无逗号棘等可与华支睾吸虫卵相区别。

### 六、治疗

吡喹酮为治疗异形吸虫病首选药物，环孢素 A 对该病也有一定疗效。

### 七、预防与控制

异形吸虫的囊蚴在 100℃、80℃、50℃水中存活时间分别为 20 秒、3 分钟、7 分钟，在酱油、醋和 5% 的盐水中分别可存活 13 小时、24 小时和 4 天。避免食入含有其活囊蚴的鱼肉和蛙肉可预防异形吸虫病。

（黄艳　吴忠道）

# 第四节　钩棘单睾吸虫病

钩棘单睾吸虫(*Haplorchis pumilio* Loss, 1899)属于吸虫纲(Trematoda)、复殖目(Digenea)、后睾科(Opisthorchiidae)、异形科(Heterophyidae)、单睾属(*Haplorchis*),可感染多种鱼类、鸟类和哺乳类动物等,在世界多个国家流行和传播,是重要的人畜共患病。台北单睾孔虫(*Monorchotrema taihokui* Nishigori, 1924)、台北单睾吸虫(*Haplorchis taihokui* Nishigori, 1924)为其同种异名。成虫寄生在人体的肠道引起钩棘单睾吸虫病。因该虫属于异形科吸虫,也可将此病归属于异形吸虫病中的一种。

## 一、病原生物学

成虫寄生在终宿主的肠道,主要寄生在小肠内,尤以小肠上半段。成虫产出虫卵,虫卵随粪便排出,进入水中被第一中间宿主吞食后,在螺内发育形成雷蚴和尾蚴,成熟的尾蚴逸出。尾蚴在水中遇到适宜的第二中间宿主淡水鱼、蛙等,则侵入其肌肉等组织,发育成囊蚴。囊蚴被终宿主吞食,在人体内发育成成虫。

### (一) 宿主

第一中间宿主:主要是黑螺属、核螺属(如中华长尾螺),小河螺,偶尔也感染长角涵螺(*Alocinma longicornis*)和纹沼螺(*Parafossarulus striatulus*)。

第二中间宿主:多种淡水鱼,如鲫鱼(*Carassius auratus*)、鲤鱼(*Cyprinus carpio*)、越南鱲(*Acheilognathus tonkinensis*)、鲢鱼(*Hypophthalmichthys molitrix*)、草鱼(*Ctenopharyngodon idellus*)、花鱼骨(*Hemibarbus maculatus*)、南方拟䰾(*Pseudohemiculter dispar*)、达氏鲌(*Culter dabryi-dabryi*)、海南鲌(*Culter recurviceps*)、餐鱼(*Hemiculter leucisculus*)、麦穗鱼(*Preudorasbora parva*)、条纹小鲃(*Puntinussemifasciolata*)、线细鳊(*Rasborinus lineatus*)、蛇鮈(*Saurogobio dabryi*)、*Squalisdusargentatus*、海南似鳊(*Toxabramishoudemeri*)歧尾斗鱼等,蛙,泥鳅等。

终宿主:各种鸟类,如白鹭等;哺乳动物,如猫、犬、鼠、人等。

### (二) 形态

1. 成虫　新鲜虫体为肉色,不断伸缩活动,全身除尾部末端外均布满鳞状体棘,长椭圆形状,头端较窄,尾部钝圆,体中部稍凹陷,前咽较短,食管长,肠支伸至睾丸前缘。睾丸一个,圆形,位于一侧肠支末端的中下方。卵巢位于睾丸对侧偏上方,呈椭圆形,卵巢旁有一椭圆形受精囊,较卵巢小。卵巢对侧上方有一生殖吸盘,吸盘边缘可见一圈排列整齐、呈锯齿状的小钩。子宫位于虫体后 1/3,虫卵位于子宫内(图 6-4-1)。据林金祥报道,家猫感染 45 天后解剖,成虫大小为(620~690)μm×(190~230)μm,平均 645μm×278.7μm;口吸盘大小为(60.0~64.5)μm×(52.5~53.6)μm,平均 62.2μm×52.8μm;咽大小为(30.0~37.5)μm×(25.0~35.0)μm,平均 33.7μm×30μm;前咽长 25~37.5μm;睾丸呈椭圆形,直径为 57.5~62.5μm,平均 60μm;卵巢直径为 35~45μm,平均 40μm。生殖吸盘边缘可见一圈排列整齐呈锯齿状小钩,总数为 40~48 枚;子宫内充满卵(图 6-4-2)。据沈蔚霞报道,感染人体后,睾丸和卵巢都逐渐增大,受精囊在第 3 天才普遍地变为清晰,不同时期成虫子宫内的虫卵数目很不一致,小白鼠感染后 3 天,虫卵数为 3~29 个,也有个别虫体尚未出现虫卵;5 天,虫卵 6~61 个;13 天,82~229 个;子宫近端所含的虫卵是不成熟的,呈白色,子宫远端所含的虫卵呈棕黄色,可以见到卵壳内的毛蚴。成虫的排泄囊较小,排管之行径及分支情况和囊蚴中相似。当虫体老熟而子宫中充满虫卵时,排泄囊被遮盖而不显。可见到焰细胞有 4 对。皮腺的分布排列较有规律的是背面第 1 行,所见皮腺数为 2,其他各行之皮腺数、皮腺行数并皮腺总数都不恒定。

2. 虫卵　据林金祥报道,虫卵长椭圆性,瓜子状,两侧对称,淡黄色。卵盖清晰不突出,盖宽 7.5μm,两侧肩缝不明显,卵内毛蚴清晰可见。卵壳光滑分 2 层,外层稍厚,内层较薄。虫卵大小为(30~32.5)μm×(15~17.5)μm,平均为 31.2μm×16.7μm;宽与长比例为 1∶2(图 6-4-3)。

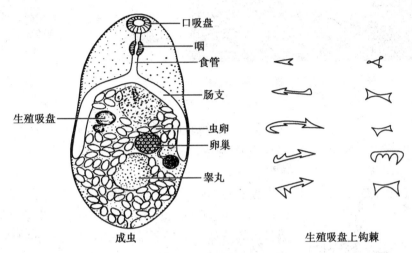

成虫　　　　　　　　　　　　　　生殖吸盘上钩棘

图 6-4-1　钩棘单睾吸虫成虫

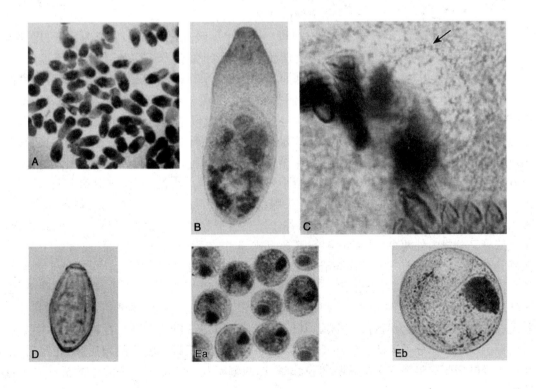

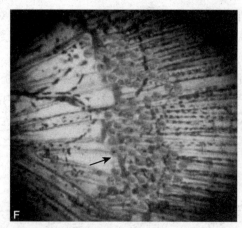
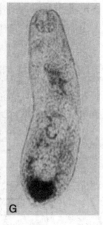
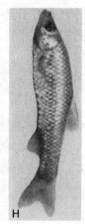

图 6-4-2　钩棘单睾吸虫形态
（引自林金祥,2003）

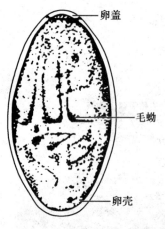

图 6-4-3　钩棘单睾吸虫卵

3. 雷蚴　钩棘单睾吸虫的雷蚴只有一代,幼小的雷蚴呈囊袋形,成熟的雷蚴呈腊肠形（图 6-4-4）;后者的大小为 0.626 7mm ×0.015 21mm。一般雷蚴色白而透明,当雷蚴中含有较多的具眼点的未成熟尾蚴时,雷蚴始呈淡棕色。雷蚴的基本构造有咽、肠、原始体腔或体腔、生殖细胞、胚。在成长雷蚴的体腔后端紧靠其内面的是一堆致密的生殖细胞,在其上则是自后到前不同成熟度的胚。未成熟尾蚴的尾部起初呈短小球状,以后逐渐变长。在雷蚴体内未发现完全成熟的尾蚴。

4. 尾蚴　钩棘单睾吸虫尾蚴在水中极为活跃,尾部频繁有力的摆动,使体部频繁有力地摆动,使体部迅速前行。尾蚴体部前端较狭小,后端宽平,近后端之体两侧有轻度凹陷,使蚴体呈古钟形（图 6-4-5）,体部大小为 0.214mm ×0.099mm。蚴体棕黄色,前部表面覆有微小皮棘。口吸盘位于体前端正中,靠近腹面。在口吸盘之腹面正中相当于口吸盘之前方 1/3 水平处,有一棱形小棘（图 6-4-6、图 6-4-7）两端较尖,中间略粗。沈蔚霞报道数目恒定为 21 个,排列成 3 横行,第 1 行 8 个,第 2 行 7 个,第 3 行 6 个;第 1 第 2 行小棘相间排列,第 3 行小棘出自一扁圆形小孔,略作放射状排列,近似扇形。腹吸盘位于排泄囊之前,偶尔可见。头腺细胞 7 对,深之棕黑色,左侧之眼点往往比右侧大。头腺细胞 7 对,前后相接并左右对称。每一腺细胞发出 1 腺管,合成左右两组腺管。每组腺管又分成内外两束;外束由 4 条腺管组成,3 个在背面,1 个在腹面,或背腹个两个。头腺管开口在口吸盘前方之背面。成囊腺散在地分布于体后 2/3 的背面,少数见于侧面及体后部之腹面。数目自 54 个至 59 个不等,最常见者为 56 个及 57 个。排泄囊横椭圆形,位于体后端之正中,囊内之颗粒无色,两条排泄管自其上外侧出,管细,未能清楚的见到其分支状况,焰细胞所见到者为两对。生殖原基位于排泄囊前、两组头腺之间,在新鲜标本中见成堆的棕色小颗粒作分子运动。尾部长约 0.49mm。尾之周围有一层薄的角质膜,在尾后端,角质膜轻度增厚。尾部有 3 个透明的膜状鳍,即两侧鳍及一背腹鳍。侧鳍上的折壁多于背腹鳍。

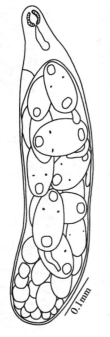

图 6-4-4　钩棘单睾吸虫雷蚴

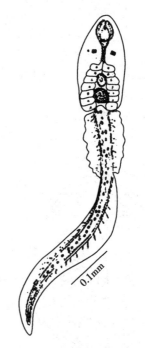

图 6-4-5　钩棘单睾吸虫尾蚴

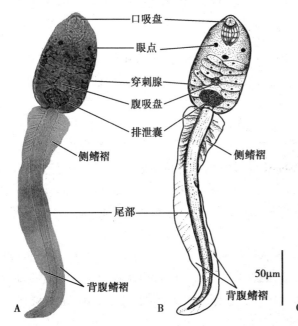

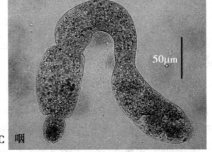

口吸盘
眼点
穿刺腺
腹吸盘
排泄囊
侧鳍褶
侧鳍褶
尾部
背腹鳍褶
背腹鳍褶
咽

图 6-4-6　钩棘单睾吸虫尾蚴
A:0.5%中性红染色的尾蚴标本;B:尾蚴手绘示意图;C:0.5%中性红染色的雷蚴标本

227

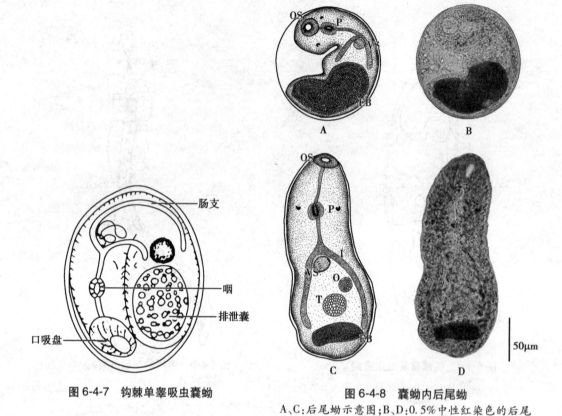

图 6-4-7 钩棘单睾吸虫囊蚴

图 6-4-8 囊蚴内后尾蚴
A、C:后尾蚴示意图;B、D:0.5%中性红染色的后尾
蚴标本;OS:口吸盘;P:咽;VS:腹吸盘;I:肠管;
O:卵巢;T:睾丸;EB:排泄囊

5. 囊蚴 近圆形或卵圆形,直径为 162.5~175μm,平均 168.5μm,淡灰褐色。囊壁一层,透明,稍厚约 4.7μm,在显微镜下观察,透过囊壁可见到口吸盘、咽、食管、肠支、睾丸。囊内后尾蚴口吸盘清晰可见。体部布满小棘,不断伸缩活动。压片后的生殖吸盘边缘可见 30~40 枚小钩,呈锯齿状排列。排泄囊大,充满黑褐色颗粒(图 6-4-7)。用解剖针刺破囊壁,蚴虫即挣扎而出。蚴虫体长,两端钝圆,表皮透明,具有粗短的鳞片状皮棘、口吸盘位于前端靠近腹面,咽球状或椭圆形。前咽及食管的长度根据虫体伸缩度的不同而有改变。肠支终止在睾丸前缘的水平略前。睾丸椭圆形,位于体后正中或接近正中处,贮精囊位于复合体之左后方,分为两段,在大多数的蚴体中看不清楚。卵巢卵圆形,位于睾丸之右上方。受精囊极难见到。

6. 后尾蚴 除尾端无棘外,全身披鳞状小棘。大小为(125~465)μm×(90~100)μm,平均 445μm×95μm。口吸盘直径为 45μm。消化道可见前咽、咽、食道及两肠支。前咽极短,咽为椭圆形,体中部一侧上方可见生殖吸盘上的小钩。排泄囊大,位于虫体末端,呈团块状,囊内充满无数黑褐色的颗粒(图 6-4-8)。

通过对 50 条麦穗鱼各部位检查,发现囊蚴主要寄生在鱼鳍基部与鱼体连接的肌肉内,包括背、尾、胸、腹鳍连接的肌肉,特别是尾鳍中寄生的囊蚴多到难以计数,其次为背鳍,胸、腹鳍较少。

## 二、致病机制及临床表现

### （一）致病机制

成虫主要寄生在终宿主小肠的绒毛组织基部,吸附于黏膜上,可引起机械性损伤,组织坏死、脱落等炎症反应。如虫数少,炎症反应轻,自觉症状不明显;如虫数多,则反应重,可引起腹痛、腹泻等消化功能紊乱症状,感染严重时还可引起血便。部分虫体深深侵入小肠黏膜内或黏膜下层,并在其中产卵,由于卵很小容易随血流或淋巴液散播全身器官,如心肌、脑、肝、脾及脊髓等处,形成虫卵性栓塞。在心脏中虫卵和由其形成的肉芽肿及纤维导致心血管阻塞从而引发心肌炎;在脑中可导致血管破裂及血栓形成,可导致严重后果,甚至死亡。同时,由于卵的刺激可产生严重的病理损害。在脑脓肿患者中,病理改变以虫卵为核心,脓肿壁内层大量淋巴细胞、单核细胞、浆细胞及少量嗜酸性粒细胞、中性粒细胞浸润,外层胶质细胞增生并呈玻璃样变。脓肿周围脑组织水肿,血管充血,周围淋巴细胞及浆细胞呈套袖状浸润,胶质细胞增生,形成胶质结节。

### （二）临床表现

轻度感染者可无症状。较重者可产生腹痛、腹泻,排出带黏液稀便。重度感染者可出现明显消化道症状和消瘦。虫卵异位到心肌,可导致心肌炎及纤维化,产生类似脚气病的心脏病。如异位到脑或脊髓内,则可产生各种神经系统症状,如头痛等,甚至可以发生脑出血、危及生命。

## 三、检查与诊断

### （一）病原检查

粪便或肠引流液查到虫卵。前者可采用涂片法及沉淀法,但应注意与华支睾吸虫、后睾吸虫等虫卵鉴别。

### （二）CT 检查

脑脓肿者,可见到颅内占位性病变及广泛水肿带。

### （三）鉴别诊断

本病在粪便内和肠引流液查到虫卵或驱虫后发现成虫可确诊此病,患者生活环境中的淡水鱼、螺、猫、狗等宿主感染情况有利于诊断。本病应与东方次睾吸虫、华支睾吸虫、扇棘单睾吸虫、台湾棘带吸虫等虫相鉴别(图 6-4-9、表 6-4-1)。

1. 虫卵　以上 5 种吸虫虫卵,除了卵盖和外壳光洁度有些差异外,在大小上相差甚微。

2. 成虫　东方次睾吸虫和华支睾吸虫寄生在终宿主的胆囊和胆管内,钩棘单睾吸虫寄生在小肠内;华支睾吸虫和东方次睾吸虫较钩棘吸虫大,肉眼可见,扇棘单睾吸虫形态与大小与钩棘单睾吸虫极其相似,主要区别是钩棘单睾吸虫生殖盘上 40~48 枚呈锯齿状的小棘,扇棘单睾吸虫生殖盘上小棘呈杆状,14~21 根,呈葵扇状排列。

3. 囊蚴　扇棘单睾吸虫与钩棘单?? 吸虫外形基本相同,区别是钩棘单睾吸虫生殖盘上 40~48 枚呈锯齿状的小棘,扇棘单睾吸虫生殖盘上小棘呈杆状,14~48 根,呈葵扇状排列。

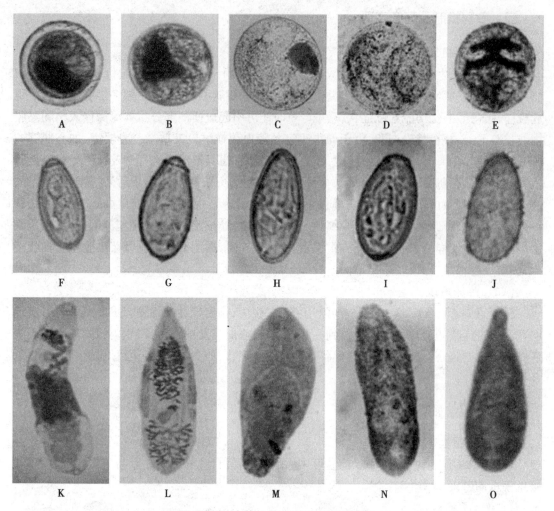

**图6-4-9　人体5种小型吸虫病原形态**

（引自林金祥,2006）

注:A:东方次睾吸虫囊蚴(×202);B:华支睾吸虫囊蚴(×215);C:钩棘单睾吸虫囊蚴(×84);D:扇棘单睾
吸虫囊蚴(×252);E:台湾棘带吸虫囊蚴(×170);F:东方次睾吸虫虫卵(×958);G:华支睾吸虫虫卵
(×1172);H:钩棘单睾吸虫虫卵(×1058);I:扇棘单睾吸虫虫卵(×1152);J:台湾棘带吸虫虫卵(×933);
K:东方次睾吸虫成虫(×154);L:华支睾吸虫成虫(×29.7);M:钩棘单睾吸虫成虫(×843);N:扇棘单睾
吸虫成虫(×833);O:台湾棘带吸虫成虫(×174)

**表6-4-1　钩棘单睾吸虫卵与相似吸虫卵形态**

| 项目 | 东方次睾<br>吸虫卵 | 华支睾<br>吸虫卵 | 钩棘单睾<br>吸虫卵 | 扇棘单睾<br>吸虫卵 | 台湾棘带<br>吸虫卵 |
|---|---|---|---|---|---|
| 长/μm | 31.3 | 29.0 | 31.2 | 29.5 | 34.3 |
| 宽/μm | 15.5 | 17.0 | 16.7 | 15.7 | 18.5 |
| 体态 | 长椭圆 | 短椭圆 | 长椭圆 | 长椭圆 | 蛋形 |
| 颜色 | 橙黄色 | 深褐色 | 淡黄色 | 淡黄色 | 淡黄色 |
| 外壳 | 壳薄光滑 | 壳厚粗糙 | 壳薄光滑 | 壳薄光滑 | 壳表格状 |
| 卵盖 | 稍突出 | 突出 | 不突出 | 不突出 | 极小不突出 |
| 肩峰 | 不明显 | 明显 | 不明显 | 不明显 | 不明显 |
| 毛蚴 | 清晰 | 较清晰 | 清晰 | 清晰 | 不清晰 |
| 壳底 | 有1个小结 | 有1个点状突起 | 稍增厚 | 稍增厚 | 不增厚 |

### 四、治疗与预后

1. 病原治疗　吡喹酮效果好。中国有推荐 14mg/kg，每日 3 次，连服 5 天为一个疗程（总剂量 210mg/kg）的效果较好。也有国家推荐报道 25mg/kg，每日 3 次，连服 2 天一疗程（总剂量 150mg/kg）的效果较好。此外阿苯达唑也可以试用，可能对本虫有效。曾有使用硫氯酚治疗本病的报道。

2. 对症支持治疗。

3. 并发症的治疗　如出现脑脓肿可以穿刺抽脓或开颅减压、引流等。

4. 预后　仅肠道感染者预后好，有严重心脑并发症预后较差。

### 五、预防

囊蚴在酱油、醋和 5% 盐水中可分别成活 13 小时、24 小时和 4 天。50℃水中 7 分钟，80℃水中 3 分钟。开水中 20 秒。因此，注意饮食卫生，不吃未煮熟的鱼肉和蛙肉是避免感染的有效方法。防治措施一是健康教育；二是禁止给犬等终宿主喂食生鱼；三是开展终宿主驱虫等。

### 六、流行范围

中国、印度、越南、英国、埃及、菲律宾、泰国等国家均有流行。

（胡本骄）

## 第五节　扇棘单睾吸虫病

扇棘单睾吸虫（*Haplorchis taichui* Katsuta，1932）是一种重要的人畜共患寄生虫，动物分类学上属于扁形动物门、吸虫纲、复殖目、异形科、单睾属，成虫主要寄生于捕食鱼类的鸟类、哺乳类动物及人体肠道内，人体感染大多因生食或半生食含有扇棘单睾吸虫囊蚴的淡水鱼类而引起，是鱼源性寄生虫病的一种重要的病原体，一些喜爱食用生鱼片的人感染较为常见。成虫寄生于人体肠道引起扇棘单睾吸虫病。因该虫属于异形科吸虫，故也可将其归属于异形吸虫病中的一种。

### 一、病原生物学

#### （一）形态

扇棘单睾吸虫是一种小型吸虫，长度一般不超过 1mm，虫体微小，肉眼一般难以辨别。光学显微镜下虫体呈梨形或椭圆形，前半略扁，后半较肥大，成虫长 0.55～0.85mm，宽 0.12～0.45mm。虫体具口吸盘和生殖吸盘，口吸盘位于虫体前端近腹面，咽球状或椭圆形，大小 0.054～0.059mm，咽部位于口吸盘下方，食管细长，肠管延伸至虫体末端；生殖吸盘明显，位于虫体中部，平均大小 0.055mm；腹吸盘不发达，与生殖吸盘相连构成腹殖吸盘复合器，呈椭圆形或卵圆形，内含多个菊花瓣样呈扇形排列的杆状小棘。贮精囊明显，位于腹殖吸盘复合器左后方；睾丸单个，椭圆形，位于虫体后部中间附近；卵巢和受精囊位于睾丸右上方，卵巢椭圆形，内含虫卵 20～80 个，受精囊不明显；虫卵细小，淡黄色，自宿主体内排出时卵内含成熟毛蚴（图 6-5-1），虫卵大小、形态和卵内毛蚴结构与后睾吸虫卵（如华支睾吸虫）和

231

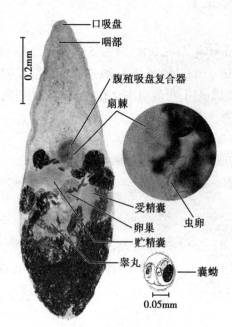

图 6-5-1　扇棘单睾吸虫形态图
（100×，引自梅雪芳等，2015）

异形科吸虫卵（如钩棘单睾吸虫、多棘单睾吸虫、东方次睾吸虫）极为相似（表 6-5-1），常被误认作华支睾吸虫卵，一般通过成虫或分子生物学方法才能确定。囊蚴呈圆形或卵圆形，囊壁透明，镜检透过囊壁可见口吸盘、咽、食管、肠支、睾丸、腹殖吸盘复合体及附在复合体上的小棘等结构；扫描电子显微镜下，体表可见到鳞片状小棘。扇棘单睾吸虫和钩棘单睾吸虫形态几乎相同，除虫体略小外，主要区别在于生殖吸盘上的小棘，扇棘单睾吸虫小棘杆状、呈扇形排列；钩棘单睾吸虫小棘锯齿状、呈圆周排列，扇棘单睾吸虫小棘数量比钩棘单睾吸虫少。

（二）生活史

扇棘单睾吸虫生活史与其他异形吸虫基本相同，包括成虫、虫卵、毛蚴、胞蚴、雷蚴、尾蚴和囊蚴等阶段。成虫寄生于终宿主鸟类，猫、狗、鼠等哺乳类动物及人体肠道，产出的虫卵随宿主粪便进入水体，被第一中间宿主淡水螺类吞食后，毛蚴在螺体内孵出，经胞蚴、雷蚴（1～2 代）及尾蚴阶段后，尾蚴从螺体内逸出，侵入第二中间宿主淡水鱼类（银枪鱼、鲤鱼、鲮鱼、达氏鲌、马口鱼、花鱼骨、棒花鱼、条纹小鲃、线细鳊、麦鲮、蛇鮈、银鮈等）发育为囊蚴，终宿主吞食含有囊蚴的淡水鱼类后，囊蚴在宿主消化道脱囊，在小肠内发育为成虫，产卵后开始下一轮循环。有研究资料显示，用鱼体内分离的囊蚴饲喂家鸡或小鼠后，3～7 天可发育为成虫，2 天可出现生殖器，受精囊可见精子，3 天可见卵黄腺和虫卵，7～14 天可完全成熟，估计每天每条成虫平均可产卵（EPDPW）50～60 个，最高可达 168 个。扇棘单睾吸虫成虫主要寄生于终宿主小肠内，囊蚴则多寄生于鱼肉内，特别是鱼鳍基部与鱼体连接的肌肉内分布最多，其次是鱼头。

表 6-5-1　5 种鱼源性寄生虫卵形态学比较

| 鉴别要点 | 扇棘单睾吸虫 | 钩棘单睾吸虫 | 华支睾吸虫 | 东方次睾吸虫 | 台湾棘带吸虫 |
|---|---|---|---|---|---|
| 长×宽/μm | 29.5×15.7 | 31.2×16.7 | 29×17 | 31.3×15.5 | 34.3×18.5 |
| 形态 | 长椭圆形 | 长椭圆形 | 短椭圆形 | 长椭圆形 | 卵圆形 |
| 颜色 | 淡黄色 | 淡黄色 | 深褐色 | 橙黄色 | 淡黄色 |
| 卵壳 | 壳薄光滑 | 壳薄光滑 | 壳厚粗糙 | 壳薄光滑 | 壳表格子状 |
| 卵盖 | 不突出 | 不突出 | 突出 | 稍突出 | 极小不突出 |
| 肩峰 | 不明显 | 不明显 | 明显 | 不明显 | 不明显 |
| 毛蚴 | 清晰 | 清晰 | 较清晰 | 清晰 | 不清晰 |
| 壳底 | 稍增厚 | 稍增厚 | 有 1 个点状突起 | 有 1 个小结 | 不增厚 |

资料来源：林金祥，李莉莎，陈宝建，等．人体 5 种小型吸虫病原形态观察．热带医学杂志，2006，6（2）：194-196

## 二、流行病学

### （一）分布与危害

异形吸虫病在世界多数国家和地区都有流行，在老挝、越南、泰国、菲律宾、泰国、日本、韩国、朝鲜、印度尼西亚、土耳其、以色列和中国等亚洲国家，以及非洲尼罗河流域、美洲、欧洲国家都有感染报道，特别是亚热带地区，气候温暖、潮湿、雨量充沛，淡水螺、淡水鱼分布广泛、种类繁多，历来被认为是各种吸虫病高发区。资料显示，在亚热带地区，扇棘单睾吸虫在多种淡水鱼类中均有不同程度的自然感染，一些易感鱼类的感染率达 42.9%~100%，自从1932 年 Katsuta 等首次发现以来，老挝、越南、泰国、菲律宾等东南亚国家相继出现了许多关于本病流行的报道，一些局部地区的人群感染率达 36%，患者感染度达 7 691 条；在我国华南地区，也可见较为严重的淡水鱼类及人群感染情况，据廖永仪等报道，在广西扶绥县山圩镇等华支睾吸虫流行区，扇棘单睾吸虫感染者达 57.08%；在非洲，尚未查到有关确切的文献报道，迄今为止，在一些严重流行区，关于扇棘单睾吸虫感染状况也尚未完全清楚。尽管估计很多人感染，但关于本病的一些生物学细节、感染模式、免疫病理及危害尚未被阐明，本质上认为本病病原体病原性不强，对人体的危害因感染虫数多少及是否有异位寄生而异，大多表现为肠道损害，异位寄生时，也可能引起严重症状，一些具有生食或半生食鱼肉习惯的流行地区，仍不容忽视。

**（二）流行环节**

寄生于鸟（鸡）类（流行病学意义尚不清楚）、哺乳类动物及人体肠道内的成虫，随宿主粪便将产出的虫卵排入水体，被第一中间宿主淡水螺类吞食、并在其体内发育后，从螺体内逸出尾蚴，侵入第二中间宿主淡水鱼类体内发育为囊蚴，人因生食或半生食含有囊蚴的鱼肉或被其污染的生菜、食品、餐具而感染。囊蚴进入宿主消化道后，在小肠内发育为成虫，产卵后开始下一轮循环（图 6-5-2）。本病人群普遍易感，经口感染是本病唯一感染途径，是否具有生食或半生食鱼肉习惯是流行的关键因素，流行区人群最常生吃的淡水鱼类可能是最主要的中间传播宿主。

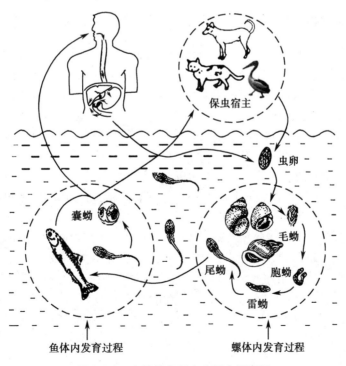

图 6-5-2　扇棘单睾吸虫生活史示意图

### （三）流行因素

本病流行因素与华支睾吸虫病相似，除有传染源、适宜的中间宿主外，还与当地居民的饮食习惯和卫生状况等诸多因素密切相关。在本病流行地区，大多气候温暖、潮湿、水源充沛，第一中间宿主淡水螺、第二中间宿主淡水鱼分布广泛、种类繁多，猫、狗、鼠、鸡、鸟等保虫宿主数量大（研究表明，在体外温度 37~41℃、pH 值 8、1% 胰蛋白酶条件下，15 分钟内近半数囊蚴可以脱囊，这可能是在相当宽的温度和 pH 值条件下多种宿主自然感染的原因）、流行区居民大多卫生状况较差、家畜放养普遍、生活污水、人畜粪便直接流入鱼塘或小沟，鱼类感染普遍，对人群感染与流行具有潜在威胁。调查发现，扇棘单睾吸虫对第二中间宿主选择性不强，在池塘、水库中人工养殖的或河流里野生的多种淡水鱼类（银枪鱼、鲤鱼、鲮鱼、鲢鱼、达氏鲌、马口鱼、花鱼骨、棒花鱼、条纹小鲃、线细鳊、麦鲮、蛇鮈、银鮈等）中都有不同程度的自然感染，其中银枪鱼、鲤鱼、鲮鱼的易感性最高。Kumchoo 等报道，在泰国，鲤鱼感染率达 83.8%~91.4%；Sohn 等报道，在老挝，从市场上购买的 17 种淡水鱼中，67% 感染有扇棘单睾吸虫，每条鱼体内囊蚴数达 520 个，其中鱼肉中囊蚴最多，其次为鱼头；在我国广西各地，张鸿满等报道，鲤鱼感染率达 42.9%、鲫鱼为 61.9%、达氏鲌为 100%、花鱼骨为 40%、鲢鱼为 77.8%、马口鱼为 72.7%、条纹小鲃为 36.4%、线细鳊为 14.3%、蛇鮈为 100%、麦鲮为 100%。虽然大多数淡水鱼类中存在不同程度的自然感染，但本病感染与流行的关键因素与当地人群是否具有生食或半生食鱼肉习惯等饮食卫生密切相关。在大多数流行区，吃生鱼、生菜的习惯大多普遍存在，感染概率较大，鱼源性吸虫病在这些人中非常流行，成为扇棘单睾吸虫传播的重要因素。据报道，在一些重度流行区，79.4% 的居民有吃鱼生习惯，人群粪检阳性者中半数以上为扇棘单睾吸虫感染，严重感染者成虫达 364~11 172 条，粪检虫卵数（EPG）达 185~6 187 个。也有资料显示，尼罗河鱼和红罗非鱼对扇棘单睾吸虫不易感，根据不同鱼种对扇棘单睾吸虫的遗传易感性，通过品种改良也许可为减少其传播提供了重要信息。

## 三、发病机制与病理改变

扇棘单睾吸虫是一种寄生于人体小肠的小型吸虫，对机体损害比较轻微。轻度感染时，一般只引起轻微的炎症反应，如感染虫数较多，则可引起过敏性肠炎，如侵入肠壁组织，镜检可见小肠黏膜溃疡、黏膜及黏膜下层出血、绒毛膜融合，周围组织可见慢性炎症，造成组织脱落、坏死、组织增生和不同程度的黏膜下层纤维化过程。由于虫体较小，侵入肠黏膜下层时，虫卵可能穿过肠壁进入小静脉，也可能通过门静脉进入血液循环，带至脑、心脏、肺等人体组织或器官，引起异位寄生，造成血栓、心肌炎等急性或慢性病变。Saenphet 等报道，用从淡水鱼体中获得的囊蚴饲喂小鼠，可见黏膜肥大细胞显著增高，感染后 21 天达到高峰，随后减少，同时嗜酸性粒细胞计数和血清 IgE 随之增高。结果显示肥大细胞、嗜酸性粒细胞和血清 IgE 对清除体内虫体可能起着非常重要的作用，但肥大细胞引起虫体清除的病理机制上不清楚。理论上，粪检 EPG 是推测感染程度的一项重要指标，EPDPW 对 EPG 有必然的决定因素，但对扇棘单睾吸虫的研究结果显示，两者呈显著的负相关关系，感染虫数越低 EPG 越高，称为寄生虫繁殖"密度制约效果"，低感染时单条寄生虫的生存竞争较低，比平时产生的虫卵更多，相反限制了虫体产卵，据此推测患者的感染程度，粪检 EPG 低不意味着轻度感染，不能反映这种疾病的严重性。

## 四、临床表现

临床表现因寄生虫数多少及是否有异位寄生而异，轻度感染时症状轻微甚或无明显自觉症状;严重感染时,则可引起消化功能紊乱,Watthanakulpanich 等报道,按照 EPG 虫卵计数及服用驱虫药后收集到的成虫进行分级,结合实验室血清学和生物化学指标评估与感染程度及临床表现的关系,特别是与肠易激综合征(IBS)临床症状相似之处,结果>50%的患者有上腹部不适、腹痛、慢性间歇性腹泻、疲乏、肠鸣音等类似 IBS 重要诊断症状。嗜酸性粒细胞增高,粪便可见黏液增多或血便。如有虫卵异位寄生,则可能引起咳嗽或间歇性咯血、头痛、呕吐、视觉模糊等急性或慢性损害。

### 五、诊断与鉴别诊断

本病无特异性临床表现,一般结合流行病史、临床症状、饮食习惯及免疫学检测,根据病原学检测结果进行确诊,常见的方法包括粪便检查、免疫学检测和分子生物技术。

#### (一)粪便检查

包括成虫检查和虫卵检查。

1. 成虫检查 通过驱虫和导泻,收集患者粪便中的成虫,观察虫体大小、形态及腹殖吸盘复合器上的小棘形状和排列特征,同时与钩棘单睾吸虫鉴别。

2. 虫卵检查 通过改良厚涂片法(Kato-Katz)、甲醛乙醚沉淀法或改良甲醛清洁法(mFD,敏感性不如 Kato-Katz)检查患者粪便中的虫卵。在流行区,扇棘单睾吸虫常与华支睾吸虫混合感染,两者虫卵形状、大小和颜色非常相似,区分难度大,对操作者的形态学鉴定经验和技术要求高,临床上常被误诊为华支睾吸虫。因异形吸虫多寄生于十二指肠以下肠道,华支睾吸虫寄生于胆管系统,可考虑十二指肠引流法,如引流液未找到虫卵而粪便发现相似虫卵,可考虑为异形吸虫可能。此外,了解一个地区的异形吸虫流行情况,有助于与其他吸虫的鉴别诊断。

#### (二)免疫学检测

Ditrich 等用 ELISA 法比较了扇棘单睾吸虫成虫包浆抗原(分子量 10kDa)与膜抗原的敏感性和特异性,结果显示成虫包浆抗原的敏感性和特异性比膜抗原更高。进一步检测(EITB法)扇棘单睾吸虫成虫包浆抗原和后睾吸虫成虫包浆抗原(分子量 70kDa)的特异性,结果122 份血清中扇棘单睾吸虫的特异性为 63.11%,两者存在 11.48%的交叉反应。扇棘单睾吸虫血清学方法作为病原检测的一种辅助手段,其检测方法、敏感性和特异性有待进一步研究。

#### (三)分子生物技术

对一些细小的寄生虫而言,传统的形态学检查方法敏感性和特异性都相对较低,很难区分粪便中的虫卵及囊蚴、尾蚴等幼虫。随着分子生物技术的发展,高效、准确、快速的多种分子生物学检测技术为寄生虫检测和分类学研究提供了新的方法。大量资料表明,利用粪便虫卵检查与特异性 PCR 检测技术相结合,大大增加了扇棘单睾吸虫检测的灵敏性和特异性,可用来检测这种寄生虫在终宿主和中间宿主体内的各个生活史阶段及低度感染人群。Lee 等通过对扇棘单睾吸虫线粒体基因组的测序,为基因组的比较分析和分子流行病学调查提供了遗传标记。已有研究证实,核糖体基因内转录间隔区序列(ITS-rDNA)作为寄生虫种类鉴定的理想标记,可用于对异形吸虫的虫种鉴别和区分。Van、Kim 等报道,利用基于 ITS2序列的 PCR 法对扇棘单睾吸虫不同发育阶段的检测结果显示具有较好的特异性,可解决与华支睾吸虫、钩棘单睾吸虫等从虫卵、囊蚴形态学上无法辨认的问题,凸显了 ITS2 作为分子标记的优越性,敏感性可达 95.2%。但相对 ITS2 扩增子而言,ITS1 扩增子长度更长且和多种吸虫区分度较大,进化和变异较快,更加便于设计出有区分度的引物,具有较高的敏感性和特异性,ITS1-PCR 法用来分析通过改良厚涂片法初步诊断为小型吸虫卵的粪便样本的敏感性可达 73.3%~76.2%,可成功区分扇棘单睾吸虫、华支睾吸虫、钩棘单睾吸虫、横川后殖吸虫和后睾吸虫等小型吸虫,检测扇棘单睾吸虫 DNA 的最低检测限为 $4\times10^{-4}$ ~ $1.14\times10^{-1}$pg。李树清等通过采用基于 ITS1 的 real-time-PCR 法也取得同样的效果,检测扇棘单睾吸虫 DNA 的最低检测限为 $2\times10^{-4}$pg。此外,通过基于线粒体细胞色素 C 氧化酶亚单位基因、5.8S rRNA、28S rDNA PCR 方法及荧光染料 qPCR 和 HAT-RAPD-PCR 等用来研究分析扇棘单睾吸虫与其他吸虫的种间和种内基因差异(同源性和遗传距离)都具有一定的鉴别诊断价值,通过 HAT-RAPD-PCR 方法检测扇棘单睾吸虫 DNA 的最低检测限为 0.1pg。

### 六、治疗

本病一般采取病原治疗和对症治疗。病原治疗首选药物为吡喹酮,具有疗程短、疗效高、不良反应低等优点,按 25mg/kg,顿服,每日 1 次,连服 3 天;或 75mg/kg,每日 3 次;有较好效果。常见的不良反应有头昏、头痛、恶心、腹痛、腹泻、乏力、四肢酸痛等,一般程度较轻,持续时间较短,不需处理。也可使用双羟萘酸噻嘧啶,按 10~15mg/kg,顿服,每日1 次。不良反应有轻度恶心、眩晕、腹痛,偶有呕吐、腹泻、畏寒等,一般不需处理。对症治疗主要针对重度感染或有异位感染者,一般应加强营养,改善全身状况,并及时进行驱虫治疗。

### 七、预防与控制

预防原则与华支睾吸虫相似。一是应改变生食或半生食鱼肉、蔬菜、生水等不良的饮食卫生习惯,改善食品卫生条件,感染性囊蚴通常在 60℃ 以上可被杀死,因此应尽量将鱼煮熟食用,防止鱼源性寄生虫感染,提高身体健康。二是应做好对流行区人畜粪便的管理和无害化处理,防止虫卵污染水源及感染鱼类。三是应加强居民的健康教育,提高居民健康意识。同时可通过对水产养殖鱼类的品种改良,降低易感鱼类的感染率。四是应积极开展流行病学调查和"三早"预防。

(刘宗传)

## 第六节　镰刀星隙吸虫病

镰刀星隙吸虫(*Stellantchasmus falcatus*)属于扁形动物门(Platyhelminthes Claus,1880)、吸虫纲(Trematoda,1808)、复殖目(Digenea)、异形科(Hetarophyidae Odher,1914)、星隙属(*Stellantchasmus falcatus* Onji& Nishi,1915),同物异名为镰状两睾孔吸虫(*Diorchitrema falcatus*),主要分布在日本、韩国、老挝、泰国、菲律宾、印度、巴勒斯坦、以色列、澳大利亚、埃及、美国,以及中国台湾等地区。

### 一、病原学

镰刀星隙吸虫成虫似纺锤形,虫体微小,成虫体长一般为 0.3~0.5mm,大的也不超过2~3mm,体表具有鳞棘。呈椭圆形,前半略扁,后半较肥大,除口、腹吸盘外,很多种类还有生殖吸盘。前咽明显,食管细长,肠支长短不一,肠支伸至卵巢水平。睾丸 1~2 个,储精囊明显,呈球形,位于虫体后端;储精囊分两段,末段囊壁厚,称射精管,开口于腹殖腔。卵巢位于睾丸之前,呈圆形,位于虫体中部。受精囊明显,在卵巢左后方;卵黄腺成群,分布于卵巢水平以后的部分。虫卵生殖吸盘或单独存在或与腹吸盘相连构成腹殖吸盘复合器(ventro-genital sucker complex)。虫卵形态与各种异形吸虫的相似,大小为$(21\sim23)\mu m\times(12\sim13)\mu m$,自宿主体内排出时卵内已含成熟的毛蚴。除台湾棘带吸虫的卵壳表面有格子状花纹外,其他异形吸虫卵与后睾科吸虫(如华支睾吸虫)和微茎科吸虫的虫卵形态相似,鉴别有一定困难。

作为人体寄生虫的中间宿主或转续宿主的鱼类包括淡水鱼和海鱼。

## 二、流行病学

### (一) 疾病分布

镰刀星隙吸虫在亚洲地区的日本、朝鲜、菲律宾、俄罗斯、土耳其、以色列等国都有流行,欧洲一些地区和非洲尼罗河流域的国家如埃及也有流行。我国的上海、浙江、江西、湖南、海南、福建、湖北、安徽、新疆、广西、山东、广东、台湾等地都有发现。

### (二) 传播方式

镰刀星隙吸虫可在鱼体内发育为具有感染性的囊蚴,经口感染人体,在肠道或肝胆管、胆囊等处发育为成虫。该病不直接人传人。感染者可持续排卵,从而不断对环境形成污染。人群普遍易感,首次感染后不能获得持久免疫力。人受感染主要是由于生食或食半生半熟的鱼类,如食生鱼片、烙鱼、烤鱼、烟熏鱼等,鱼体内活的虫体经口感染人体。此外,在剖鱼和接触鱼的过程中,鱼肉碎屑或鱼鳞中的虫体污染砧板、菜刀、手等,此时再用刀在砧板上切凉菜或用手拿东西吃亦可造成感染。

镰刀星隙吸虫的生活史与其他异形吸虫的生活史基本相同(图6-6-1),成虫寄生于终宿主鸟类及哺乳动物的肠道,产出的虫卵随宿主粪便进入水体。虫卵被第一中间宿主淡水螺类吞食,毛蚴在其体内孵出,历经胞蚴、雷蚴(1~2代)和尾蚴阶段后,尾蚴从螺体逸出,侵入第二中间宿主鱼或蛙体内,发育为囊蚴。终宿主吞食含有囊蚴的鱼或蛙而获感染,囊蚴在终宿主消化道内脱囊,在小肠发育为成虫并产卵。

镰刀星隙吸虫囊蚴在酱油、醋和5%盐水中可分别存活13小时、24小时和4天。500℃水中7分钟,800℃水中3分钟,1 000℃中20秒,囊蚴即可被杀死。

## 三、致病与诊断

### (一) 致病

成虫体小,在肠道寄生时有钻入肠壁的倾向,因而虫卵可进入肠壁血管。成虫在小肠一般只引起轻度炎症反应,如侵入肠壁则可造成组织脱落,压迫性萎缩与坏死,可导致腹泻或其他消化功能紊乱,重度感染者可出现消化道症状和消瘦。

成虫深入组织时,肉眼可见到微小的充血及黏膜下层的瘀点。成虫寄生的周围组织可见炎症反应,出现组织增生和不同程度纤维化过程。进入肠黏膜下层肠壁血管的虫卵有可能进入小静脉,也可能从门静脉通过肝小叶叶间小静脉进入血窦,经血流进入体循环,虫卵也就可被带至人体各种组织或器官,如脑、脊髓、肝、脾、肺、心肌等,引起急性或慢性损害。

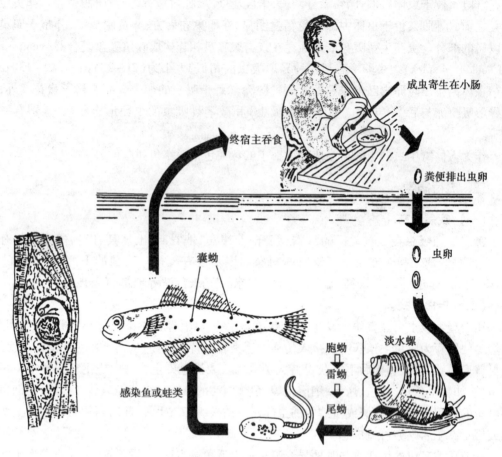

图 6-6-1　镰刀星隙吸虫生活史

　　临床表现因寄生的虫数多少及是否有异位寄生而异。虫数少时症状轻微甚或无明显表现，虫数多时可引起消化功能紊乱，如有异位寄生则视虫卵沉积的部位而定。若虫卵沉积于脑、脊髓，则可有血栓形成，神经细胞及灰白质退化等病变，甚至血管破裂而致死；如虫卵沉积在心肌及心瓣膜，可致心力衰竭。

　　（二）诊断

　　常规的病原学检查方法是用粪便涂片法及沉渣法镜检虫卵，但要注意与华支睾吸虫、后睾吸虫、微茎吸虫等鉴别，还需与灵芝孢子区别。镰刀星隙吸虫多在十二指肠以下的肠道寄生，华支睾吸虫则寄生于胆管系统。如十二指肠引流液未找到虫卵而粪便出现虫卵，应考虑到镰刀星隙吸虫的可能。镰刀星隙吸虫在人体内寄生虫数少，产卵量也不多，而华支睾吸虫产卵量较大，因此每个视野有多个虫卵时华支睾吸虫感染的可能性大，当然也不排除两类吸虫混合感染的可能。

　　此外，了解一个地区的吸虫流行种类，特别是该地区有无镰刀星隙吸虫存在，将有助于鉴别诊断。若能获得成虫，可根据成虫形态进行判断。

　　四、治疗与预防

　　（一）治疗

　　治疗可试用吡喹酮（50mg/kg），口服。

**（二）预防**

1. 防止镰刀星隙吸虫感染的方法是要使人们优化饮食习惯,注意饮食卫生,杜绝生食或食半生半熟的鱼类,抓鱼后要洗手,剖鱼的砧板、菜刀等要冲洗干净。

2. 加强人和动物的粪便卫生管理,禁止粪便排入江河湖泊等水体。

3. 一般不需要进行法定报告,也不需要隔离患者。只有单个病例时,一般不需要开展接触者和传染来源调查。如果发生暴发或流行,应采取控制措施,确定传染源以及与本病传播有关的螺类,防止生食来自污染区的鱼肉等。

（李胜明　杨俊）

## 参 考 文 献

1. Nopparatana C,Setasuban P,Chaicumpa W,et al. Purification of Gnathostoma spinigerum specific antigen and immunodiagnosis of human gnathostomiasis. Int J Parasitol,1991,21(6):677-687.

2. Sohn WM,Yong TS,Eom KS,et al. Prevalence of *Haplorchis taichui* among humans and fish in Luang Prabang Province,Lao PDR. Acta Trop,2014,136:74-80.

第七章

淡水甲壳动物源性寄生虫病

## 第一节 麦地那龙线虫病

麦地那龙线虫 [*Dracunculus medinensis* (Linnaeus, 1758) Gallandant, 1773] 属旋尾目 (Spirurata)、龙线虫科 (Dracunculidae)、龙线虫属 (*Dracunculus*)。成虫可寄生于人和多种哺乳动物组织内,引起麦地那龙线虫病。

### 一、病原生物学

#### (一) 形态

麦地那龙线虫成虫形似一根粗白线,前端钝圆,体表光滑,镜下可见较密布的细环纹。雌虫长 60~120cm,宽 0.9~2mm,成熟雌虫的体腔被前、后两支子宫所充满,子宫内含大量第 I 期幼虫;雄虫长 12~40mm,宽约 0.4mm,末端卷曲一至数圈,交合刺两根。幼虫大小约为 636.0μm×8.9μm,体表具有明显的纤细环纹,细长的尾部约占体长 1/3 (图 7-1-1)。

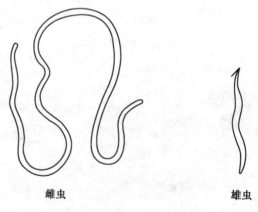

雌虫

雄虫

图 7-1-1 麦地那龙线虫的形态

#### (二) 生活史

幼虫在水中被中间宿主剑水蚤吞食后,在其体内发育为感染期幼虫。当人或动物饮水误吞含感染期幼虫的剑水蚤后,幼虫在十二指肠处从剑水蚤体内逸出,钻入肠壁,经肠系膜、胸腹肌移行至皮下结缔组织。约 3 个月后,雌雄虫穿过皮下结缔组织到达腋窝和腹股沟区,雌虫受精后,雄虫在数月内死亡。成熟的雌虫于感染后第 8~10 个月内移行至终宿主,移行至四肢、背部皮下组织,头端伸向皮肤表面,此时子宫内幼虫已完全成熟,由于内外压力而致子宫破裂,释放出大量极为活跃的第 1 期幼虫。这些幼虫可引起宿主强烈的免疫反应,使皮肤形成水泡。水泡最后溃破。当溃破部位与冷水接触时,成虫受刺激致使虫体与其子宫自伤口伸出,将幼虫间歇性地产入水中,雌虫产完幼虫后自然死亡,并被组织吸收,伤口亦即愈合(图 7-1-2)。

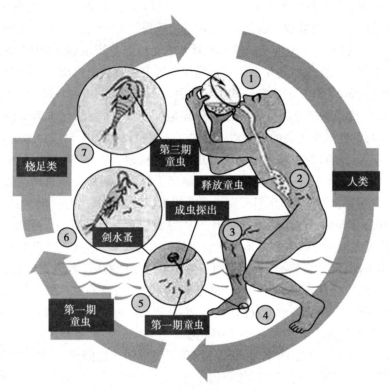

图 7-1-2　麦地那龙线虫生活史
（引自大英百科全书公司，1996）

## 二、流行病学

### （一）分布与危害

该病在世界各地分布较为广泛，特别是印度、巴基斯坦、西南亚以及非洲一些国家流行较为严重。在 20 世纪 80 年代中期，估计全世界 20 个国家曾有 350 万病例，其中有 17 个国家在非洲。这 20 个麦地那龙线虫流行的国家分别是加纳、苏丹、尼日利亚、马里、尼日尔、多哥、布基纳法索、科特迪瓦、贝宁、埃塞俄比亚、毛里塔尼亚、乌干达、中非共和国、乍得、喀麦隆、塞内加尔、肯尼亚、印度、也门、巴基斯坦。

20 世纪 80 年代，麦地那龙线虫病流行最严重的国家主要是在西非的尼日利亚与加纳，尼日利亚所属的 19 个州均有麦地那龙线虫病流行。1988 年该国普查共查出患者 653 492 例。1989 年报告为 640 008 例。进入 20 世纪 90 年代该国仍有近 40 万病例。1989 年，加纳在全国普查中发现病例近 18 万例。另外通过全国性普查工作，贝宁发现病例为 37 414 例，乌干达为 120 250 例，布基纳法索病例为 45 004 例，科特迪瓦为 20 064 例，马里为 13 793 例。到 1991 年左右，非洲许多国家基本完成了普查工作，较全面准确地掌握了疫情，苏丹 1993 年报告病例为 51 586 人，另外由于战争因素，在中非、埃塞俄比亚、肯尼亚、乌干达及喀麦隆等国家都出现了输入性病例。

### （二）消灭麦地那龙线虫病进程

迄今为止，WHO 提出在全球消灭的疾病有 4 种：天花、脊髓灰质炎、麦地那龙线虫病与淋巴丝虫病。随着卫生条件的改善,在 20 世纪初期部分国家逐渐消灭了麦地那龙线虫病,例如:非洲黑奴到美洲后曾造成该病的流行,但随之采取了有效的控制措施而被消灭。乌兹别克斯坦与伊朗也分别与 1920 年和 1979 年消灭了麦地那龙线虫病。WHO 组织地中海办事处参照一些国家消灭麦地那龙线虫经验首先在世界卫生大会上提出,建议 WHO 制定国际消灭麦地那龙线虫病的策略与标准。1981 年 4 月,国际饮水供应和环境卫生十年(1981—1990 年)合作行动机构间指导委员会提出消除麦地那龙线虫病,以此作为十年行动获得成功的指标。同年,世界卫生大会的决策机构通过了一项决议(WHA 34.25),认为国际饮水供应和环境卫生十年行动将为消除麦地那龙线虫病带来机遇。1984 年,美国疾病预防控制中心被指定为 WHO 研究合作中心,与 WHO 一道制定了消灭麦地那龙线虫病的战略和技术指南。联合国儿童基金会和 WHO 在消灭麦地那龙线虫病的防治技术与援助项目上提供支持,1986 年,卡特中心参与到了与该疾病的斗争之中,从此以后一直从事消灭麦地那龙线虫病的行动,取得了巨大成绩。全球消灭麦地那龙线虫病的进程见表 7-1-1 与图 7-1-3。

据 1990 年 WHO 统计资料显示,全球每年有 500 万～1 000 万人患麦地那龙线虫病,估计有 1.2 亿人受该病感染威胁,在整个 20 世纪 90 年代,所报告的麦地那龙线虫病病例数出现显著下降,到 2007 年时已降至 1 万例以下。2009 年,这一数字进一步降到 3 190 例,之后降到 2010 年的 1 797 例以及 2011 年的 1 058 例。

截至 2011 年,该病的年发病率与 20 世纪 80 年代中期相比降低了 99% 以上。目前,只有乍得、埃塞俄比亚、马里和南苏丹仍然报道出现病例。2011 年,世界卫生大会呼吁所有麦地那龙线虫病呈地方性流行的会员国,加快阻断疾病的传播并且开展全国性的监测,确保麦地那龙线虫病得以消灭。到 2014 年,全世界仅有 54 个村共 126 人病例报道。

(三)流行环节

1. 终末宿主 成虫除了寄生于人体外,还可以寄生于犬、猫、马、牛、狼、豹、水貂、猴、狒狒、狐、银狐、浣熊、臭猫等多种动物储存宿主,但是人是本病的唯一传染源,一般认为脊椎动物虽然有自然感染,但是未获得有关家畜或野生动物成为传染源的证据。

表 7-1-1 世界卫生大会关于消灭麦地那龙线虫的决议

| 世界卫生大会 | 年 | 主 要 内 容 |
| --- | --- | --- |
| WHA 34.25 | 1981 | 国际饮水供应和环境卫生十年(1981—1990 年)以消除麦地那龙线虫病作为十年行动获得成功的指标 |
| WHA 39.21 | 1986 | 签订综合防治策略:安全供水、积极监测、健康教育、社区参与、病媒控制与个人防护 |
| WHA 42.29 | 1989 | 宣布在 20 世纪 90 年代消除麦地那龙线虫目标,邀请其他发展机构、组织提供技术支持与资金保障 |
| WHA 44.5 | 1991 | 由 WHO 制定消灭麦地那龙线虫的国家认证标准,目标实在 1995 年达到传播阻断标准 |
| WHA 50.35 | 1997 | 为消除麦地那龙线虫病国际认证委员会(ICCDE)工作提供政策与物资支持 |
| WHA 57.9 | 2004 | 日内瓦宣言宣布在 2009 年消除麦地那龙线虫 |
| WHA 64.16 | 2011 | 为麦地那龙线虫传播阻断与消灭认证提供足够的资源支撑,在无麦地那龙线虫流行的国家进行监测,并向世界卫生大会提供监测年报 |

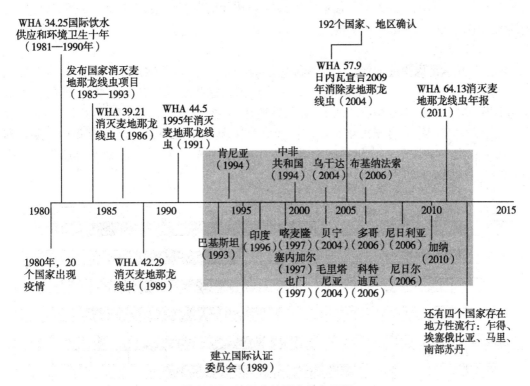

**图 7-1-3 消灭麦地那龙线虫进程**
注：阴影部分为各国与地区达传播阻断的时间

2. 中间宿主 麦地那龙线虫的中间宿主剑水蚤，是甲壳纲中的一种小型淡水甲壳动物，迄今已有十多种剑水蚤被认为是该虫的中间宿主，其分布广泛，可生活在各类型的水域中。常见的中间宿主为刘氏剑水蚤（*Cyclops leuckarli*）和广布中剑水蚤（*Mesocyclops leuckarti*）全世界各地均有分布（图 7-1-4）。

3. 感染途径 经口感染是麦地那龙线虫主要感染途径，人或者其他终宿主（犬、猫等）误食了有感染期幼虫的剑水蚤而感染。有认为含感染期的剑水蚤也

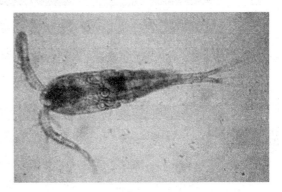

**图 7-1-4 含有第Ⅲ期童虫的剑水蚤**
（引自 WHO）

能从阴道侵入，由于阴道内的酸性渗出液能破坏剑水蚤，释放的幼虫可钻入附近组织使人感染。

## 三、流行因素

### （一）卫生条件与贫穷

麦地那龙线虫病是主要发生在偏远农村居民中的致畸性疾病，那里无安全供水，只能饮用池塘、水池、地沟、干枯的河床及没有保护的水井中的污浊水。这种水体中含有大量的中

间宿主剑水蚤。当地人的无知与信仰也是该疾病传播的重要因素,在教育程度低与极度贫困的偏远山区该疾病是非常常见的。

**（二）季节性**

在撒哈拉沙漠以南的地区(毛利塔利亚,马里、尼日尔、布基纳法索、南苏丹、埃塞俄比亚)感染高峰一般发生在年中的雨季(5~10月),因为这些地区只有在雨季,污浊的地表水才能出现。在比邻几内亚海湾的地区(如科特迪瓦、加纳、多哥、贝宁),这些地区的感染高峰季节发生在旱季(从10月至次年5月),在这个季节,地表水是最少的,也非常集中。尼日利亚有两个感染高峰季节,在南半部感染高峰发生在11月至次年2月,在北半部感染高峰季节在5~8月(图7-1-5)。

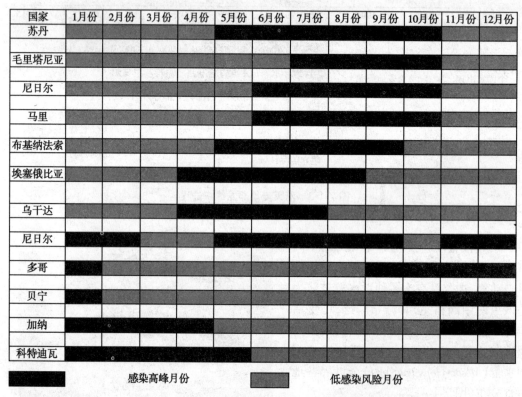

图 7-1-5　各个国家的麦地那龙线虫季节分布
数据来源:1988—2000 年的历史数据及 1983—2004 年 WHO 报告数据

**（三）年龄、性别、职业、民族因素**

麦地那龙线虫病在所有年龄阶段都能发生,但是一般来说主要发生在青壮年(15~45岁),麦地那龙线虫病发病率在男女性之间差异无统计学意义,但是在消除阶段这个规律被打破了,女性发病率与男性发病率比例为3:1。职业也是非常关键的因素之一,农民及直接取水饮用的人群经常感染。在某些地区发病常见于一些特定的民族,如在马里、尼日尔与布基纳法索的贝拉人,还有在加纳、多哥及乌干达北部的 Karamajong 民族,他们的社会行为包括葬礼、季节性寻找水源,放牧、流动经商等社会行为会将麦地那龙线虫病传播开来。

**（四）社会经济因素**

疾病发生的季节性与收割或种植季节相重合,当成人失去劳动力时,他们的小孩就不得不挑起家里的农活及家务活;如果在小孩中发病率高会让他们失去走路上学的能力,统计发现,超过50%的人群会在同时间内发病而受到影响。它的存在严重影响农业生产、就学率及妇女、儿童身体健康。在消除麦地那龙线虫的进程中,世界银行评估了麦地那龙线虫病对偏远农村社会经济影响。这个研究比较了消除麦地那龙线虫项目的支出与因预防疾病传播导致农业增加产值的差值。世界银行评估经济回报率为11%~44%,世界银行认为经济回报率一旦超过10%就说明该投资就取得了良好的效益。

### 四、临床表现

本病潜伏期为8~12个月,当成熟后的孕雌虫移行到皮肤时,患者可出现皮疹、红斑、发热、腹泻、恶心、呕吐、喘息、呼吸困难、头晕、晕厥及局部水肿等症状,常伴有嗜酸性粒细胞增多。虫体在皮下约停留1个月后,在皮肤表面出现一个微红色丘疹,继而发展成水疱,水疱可大至数厘米。最常见的部位多在腿的下端和足部,但身体其他各部皮肤也可发生。虫体可移至膝关节、心包、椎管、中枢神经系统、眼结膜及子宫胎盘等处,引起相应损伤。水疱形成时常伴有局部瘙痒和剧烈的灼痛。水疱一旦破裂,变态反应随即减退、遗留一浅表溃疡,具有红、肿、硬的特征,继而脓肿形成,脓肿壁经病理学检查表明有炎性细胞反应,伴有嗜酸性粒细胞和巨噬细胞浸润。若无继发细菌感染,脓肿逐渐缩小,留下一个雌虫伸出缩回的小孔。当雌虫被取出后,伤口即可完全愈合,发病期可使农民劳动力丧失50~100天不等,虫体若在组织内破裂,释放出大量代谢物进入宿主组织内,可引起宿主强烈的变态反应,可引起严重蜂窝织炎或局部脓肿。

本病并发症因成虫所在的部位不同,临床表现也多种多样,非洲有雌虫自伤口缩回,继发破伤风芽孢感染的病例报道。虫体移至膝关节及其附近时,滑膜水肿,可见浆细胞浸润,巨细胞形成,滑液中有时可查到胚蚴。膝关节感染可引起急性膝关节炎,虫体钙化后,滑膜可变成纤维化,成为纤维性关节炎强直。也可引起踝关节炎,可造成一定数量患者留下永久性跛足残疾。曾有心包脓肿中发现雌虫并具有缩窄性心包炎的报道。有报道因成虫引起椎管脓肿导致四肢麻痹的病例,以及椎管内的异位虫体所致硬膜外脓肿,而使患者出现脊内压迫症状,并在脓腔内找到雌虫。成虫也可侵入眼结膜下,可经手术摘出,在无继发性细菌感染的情况下,溃疡经4~6周即可愈合,部分或整个虫体可缓慢吸收或钙化。虫体若侵犯中枢神经系统,可以起截瘫。虫体寄生在子宫胎盘后可致大出血。感染本虫后宿主所产生的免疫力一般不强,常可重复感染。

### 五、诊断与鉴别诊断

#### (一) 流行病学史

需要询问患者详细的流行病学史,并做记录。在流行地区,只食用含有感染期幼虫的剑水蚤污染的水或食物即可发病。

#### (二) 临床表现

以皮损为主要临床表现,初期为丘疹,继而发展为水疱,多位于下肢,水疱破裂后可形成溃疡。因成虫寄生部位不同,还可以引起膝关节、心包、椎管、中枢神经系统、眼结膜及子宫胎盘等相应损伤。

#### (三) 实验室检查

1. 外周血象　血检嗜酸性粒细胞的数目可作为辅助诊断。一般为白细胞总数的13%~

18%,亦有高至 36.6% 的报道。

2. 病原学检测 本病的主要确诊方法是:①检查皮肤上的典型水疱。②水疱溃破后,检查第一期幼虫,方法是用少许水置于伤口上,取微量伤口表面的液体置于载玻片上,在低倍镜下检查运动活泼的幼虫。③检查雌虫,若雌虫自伤口伸出即为最为可靠的确诊依据。对深部脓肿亦可用空针吸引法吸取少量无菌脓液,在镜下检查幼虫。除病原学阳性可以确诊外,临床通常须根据其他项目进行综合判断,须注意与皮下寄生的裂头蚴相鉴别。

3. 免疫学检查 对麦地那龙线虫病的免疫学检查还处于探索阶段。有报道显示在进行皮内试验时,注射 0.1~0.25ml 抗原 24 小时内阳性者,皮肤红晕,直径可达 2~3cm,并有伪足。皮内反应阳性率可达 85%,但抗原注射对盘尾丝虫、罗阿丝虫患者有交叉反应,准确性较差。曾有报道以低温保存的幼虫作为抗原,用荧光抗体技术对 34 份显性感染者 6 个月内的血清进行检查,97% 出现阳性,显性感染 6 个月后的血清检测为阴性。补体结合试验及沉淀反应未见显效。有报道以快速 ELISA 诊断麦地那龙线虫病的同时辅以酶联免疫印迹技术(EITB)确定麦地那龙线虫的特异性,可以与盘尾丝虫等蠕虫感染鉴别,对于长达 8~12 个月的潜伏期感染者有较好的诊断价值(实验所用的抗原,先制成匀浆,再通过 100 000g 离心 1 小时后获得,抗原蛋白浓度为 4.5μg/ml。ELISA 试验,血清 1∶32 进行稀释;EITB,血清作 1∶200 稀释)。

## 六、治疗

### (一)传统治疗方法

一般过敏性症状可给予抗组胺类药物口服,或皮下注射肾上腺素,能减轻由于变态反应所引起的全身症状。2.5% 氢化可的松软膏涂擦水疱患部皮肤,5 天后虫体易被拉出,很少有组织反应。此时虫体子宫内的幼虫仍能感染剑水蚤,重症患者尤其是累及关节时,应当卧床休息。

治疗本病的传统方法是用一根棒慢慢将虫体卷出,每天重复一次,约 3 周即可将全虫取出。切忌卷动太快,以致虫体断裂引起严重的组织反应,而不易将全虫取出。若整个虫体已经在皮肤内或虫体在深部溃疡内而不能到达皮肤时,也可采用外科手术取出虫体。若虫体穿过肌腱或深筋膜或已碎成片段时,则常不能取出全虫。

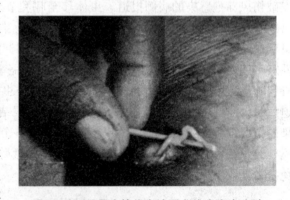

图 7-1-6 采用小棒将麦地那龙线虫卷出皮肤溃疡处

也可用线拉虫法,用一条 40~50cm 长的线的一端绑住虫头,另一端牵引,顺势慢拉。逐日进行,至全虫拉出,伤口即可愈合(图 7-1-6)。

### (二)药物治疗法

对于本病的药物治疗法,近来有最新的进展,发现甲硝唑、硝唑咪对治疗人体麦地那龙线虫感染有效,用药不久后,虫体可自行排出或较易摘除。甲苯达唑有杀虫作用,可破坏虫体组织,虫体变为片段而被排出体外。使用较大剂量的乙胺嗪口服,可以有效杀死成虫,同时对组织内尚未成熟的成虫亦有杀死作用。

1. 硝唑咪 硝唑咪(niridazole,ambilhar)首先在象牙海岸应用,继而在尼日利亚、印度等地使用,均证明其有明显疗效。每日剂量为 25~30mg/kg,分 2 次服用,7~10 天为一疗程,治疗后可减轻症状。如在服药 10 天后,用牵引法抽绕成虫,也较易取出。有人用每日剂量 30~35mg/kg,7~10 天认为适宜,疗效较佳。预防复发作用较明显。

2. 噻苯达唑　噻苯达唑(thiabendazole)每日剂量为 50mg/kg,连服 2~3 天,口服时药片可在口中嚼碎,虫体能溶解消失。患者体内成虫 4 条以上者,在第一次服药一个星期后,再给予重复治疗。有报道显示以 50mg/kg 治疗 1~2 条成虫感染者及以 75mg/kg 治疗 3 条以上成虫感染者,均获得较好疗效,治愈率达到 75%以上。

3. 甲硝唑　甲硝唑(flagyl,metronidazole)每次口服剂量为 400mg,每日 3 次,10~20 天为一个疗程,可以减轻症状和治疗伤口,治愈率可达 85%,在治疗期间未见严重副反应,如成虫断裂,局部也无炎症及脓肿形成。

4. 甲硝咪唑　甲硝咪唑(mebendazole)每次口服 200mg,每日口服 4 次,6 天为一疗程。服药后不需牵引,虫体融为碎片,可自行排出,完全排出后。溃疡即可在数日内愈合。有多条成虫患者,可给予几个疗程治疗,患者均能耐受。对已经释放出胚蚴的成虫治疗效果较好。

## 七、预防与控制

### (一) 消除麦地那龙线虫病防治策略

消除麦地那龙线虫病防治策略是从各种对这种疾病的自然史的研究、天花消除项目的成功经验与消除疟疾项目经验中总结出来的。消除防治策略主要包含以下几种干预措施:①监测(包括病例的个案管理与控制);②提供安全供水;③病媒控制;④健康教育(个人防护)。

1. 监测　监测是疾病控制项目的关键因素,而且是消除麦地那龙线虫病最后阶段中的最重要的策略。监测与报告的目的是有效诊断出所有病例直到最后一例病例被确诊与传播消失为止。麦地那龙线虫病流行国家需要经历 3 个阶段:流行期、认证前期与认证期。流行国家进入认证前期必须 3 年以上才能达到传播阻断。在这个阶段,该国必须通过全国性的监测提供传播消失的可靠性证据来证明该国已经消灭了麦地那龙线虫病。一旦 WHO 确定一个国家麦地那龙线虫传播链条消失,那这个国家就进入了认证期监测阶段,需要保持持续性监测直到向全世界宣布已经消灭麦地那龙线虫病。

麦地那龙线虫病主要发生在那些缺乏初级卫生医疗保健体系、缺乏监测手段(包括社区查病、控制及报告体系)的偏远农村。与 20 世纪 70 年代消除天花行动一样,对社区中的每一户均进行主动病例监测:给社区居民观看几内亚蠕虫的照片来确认是否有人看到过有该病患者。社区监测主要依靠社区监测人员对卫生工作者进行培训、监测及收集月报表,这些工作主要在流行区及高危村庄进行直到病例零报告及传播风险消失为止。病例主要通过国家健康信息系统上报,一旦有病例出现需马上通知进行调查及控制,即使是零病例发生,每月也必须上报一次。

随着病例的下降就需要提高监测的敏感性,消除项目应该给发现确诊病例的人员给予奖励,这是在消灭天花项目中采用过的。根除麦地那龙线虫病国际认证委员会也建议国家根除麦地那龙线虫病项目计划给予患者及个案报告以适当的奖励。在流行国家及认证前期国家,这个奖励的范围可以从 40 美元到 160 美元不等。

2. 传染源控制与管理　每个确证病例都应该进行治疗以切断传染源。其实除了传统的方法将虫体从身体内用棍子卷出来以外,在加纳及印度的一些地区采用不同手术的方法取出虫体。印度根除麦地那龙线虫病项目组表示担心用手术摘取虫体会带来临床后遗症,因此反对采用手术方法。2000 年,手术摘取法也退出了加纳根除麦地那龙线虫病计划。到目前为止,还没有发现能杀死麦地那龙线虫的有效药物,耐药性还不是该项目所关心的问题。如果满足下列条件表示麦地那龙线虫病患者(传染源)已被控制:病例在 24 小时内被诊断出;该患者被发现后没有污染水源;患者通过清洗和包扎伤口得到适当的照顾,直到所有的虫体都完全驱逐;患者接受健康教育不再进入任何水源;监测人员在 7 天内确认该病例为麦地那龙线虫病。从 1995 年开始麦地那龙线虫病流行的国家就开展了传染源控制与管理。

为了确保采用正确的方式进行传染源控制,尤其是病例数量下降及地区化,国家项目组应建立一个传染源控制中心卫生设施与临时性营地,为患者提供诊断与治疗。还需要为患者提供健康教育服务直到虫体完全排除体外。还要防止患者接触任何不安全饮用水。

3. 改善饮用水　众所周知,麦地那龙线虫病患病率与安全供水密切相关,被认定为麦地那龙线虫病流行的社区首要防控措施就是改善供水。改善供水的方式包括:保护手掘及凿深孔井,通过建设防护墙防止人员进入污染地表水,通过沙滤器过滤地表水。在联合国儿童基金会和其他如日本国际合作机构(JICA)等合作伙伴的支持下,水资源与卫生部在改善饮用水上发挥了关键作用,通过在流行社区进行改善供水为根除麦地那龙线虫病提供了一个可持续发展的解决方案。但是由于资源缺乏、复杂的地质结构与不适宜的水质导致在所有村庄(包括麦地那龙线虫病流行村)进行改善供水的目标难以满足国际安全的饮用水和卫生设施的十年计划要求。根除麦地那龙线虫病项目不得不在偏远的社区继续持续改进供水。

4. 病媒控制　病媒控制主要通过应用双硫磷的化学物质来杀灭中间宿主剑水蚤。在传播季节,每隔一个月就在不安全水源中进行一次灭虫。双硫磷可以有效地杀灭剑水蚤而减少个人感染的可能性。进行灭虫的主要困难是统计所需的药量、需要劳动力数量及到达偏远地区的难度,此外还包括要确认哪些水源是被污染的水体。如果没有对社区所使用的不安全水源进行彻底的普查的话,那么污染的水源就可能被继续使用,传播链就不能阻断。因为剑水蚤成虫大概是 1mm 直径,可以用尼龙绢或钢丝网过滤来作为以双硫磷控制病媒的辅助措施。

5. 健康教育　健康教育的目的是确保更多的个人和社区采用行为学的方法来预防与阻断传播。这个行为学方法包括:对主动报告病例的奖励方案,阻止患者进入饮用水体。饮用已改善的供水,如缺乏条件,饮用过滤水。这些都需要卫生工作人员与志愿者通过简单的或专业的表达传授给社区及个人。在许多社区,通过社区促进,行为学已经发生了改变。虽然过滤法看起来简单有效,但是在一些水资源不足的地区,尤其是农业地区及旅游时,个人与家庭的依从性往往不足。需要通过创新过滤设计解决一些特殊的问题,如为游牧社区居民和牧民过滤不安全水,包括设计在野外使用的便携式水过滤器(管道过滤器)和漏斗过滤器,可采用塑料容器进行过滤。

一般通过海报、广播、电视、市场等多种形式将健康教育宣传材料散发出去,在资源贫乏的情况下,主要采用社会动员与挨家挨户访谈形式将健康教育材料发放出去。行为学变化对社区会产生巨大的影响,但是依然存在困难,在不同社区人群中健康教育取得的效果具有显著性差异。另外,改变社区意识的健康教育宣传片也是重要的健康教育手段。

（二）麦地那龙线虫的控制与消灭标准

消灭标准:麦地那龙线虫病流行区经过防治,最后一例患者经治疗痊愈后开始,通过行之有效的疾病监测系统监测,证明再未发现新的患者及疑似病例;控制过程资料完整。

麦地那龙线虫在一个地区、国家的控制效果随着时间的延长其可信度增加,一般而言,当某地自最后一例患者始连续观察3年,再未见有新病例出现,才可评价该地的防治成果。WHO根据各国、地区麦地那龙线虫流行现况的不同,将其分为3个方面制定适合的控制及消灭策略。

1. 正在流行的国家　①增强公众对麦地那龙线虫病控制与消灭的意识,提高病例检测水平;特别是在偏僻地区,要定期了解健康教育覆盖率及公众对该病的熟知程度,以期克服不良生活习惯起到预防作用。②保证全国整个疾病监测网络的畅通,使其能正常地开展工作,建立麦地那龙线虫病疫情报告制度。③建立以乡村为基本单位的监测点,保证麦地那龙线虫病控制措施的实施。④认真、准确做好麦地那龙线虫感染流行状况记录,确诊病例,探索感染来源。⑤结合其他卫生疾病控制和监测项目主动开展麦地那龙线虫病监测。

2. 认证前期的国家　此类国家指由A组经过积极有效的防治,麦地那龙线虫病呈零报告,建立了一套行之有效且广泛的监测体系,必须进行了3年的疾病监测与下述工作:①保持较敏感、快速反应的病例监测机构,让公众认识到麦地那龙线虫病的威胁存在。强调疫情报告的重要性;建立有偿病例报告条例;对疑似病例能快速作出确诊。②继续进行健康教育活动,特别是边远地区,有麦地那龙线虫病潜在威胁的地区(如村庄水源不洁,邻国有该病流行等)更待加强。③保持流行时期的乡村监测体系,对疑似病例做详细的个案调查。④国家疾病控制部门要对全国各个有关单位发布行政命令,要求其密切关注当地麦地那龙线虫病例的出现。⑤仍旧保持完整麦地那龙线虫病例资料。⑥至少需要建立一种行之有效的检测方法,在流行季节主动在学校、集市、宗教活动场所、难民营及人群集中的地方进行疾病筛查,并通过分析非政府组织机构所收集的资料综合判断是否存在麦地那龙线虫病流行情况。

3. 认证期的国家　此类国家较长时间无传播、无流行,即将认证的国家。含有两类情况。①现有资料尚不足明确肯定麦地那龙线虫病传播完全阻断,要求采用一定的措施证实已无麦地那龙线虫病的传播。②已经公认的达到传播阻断数十年或以前从未出现过麦地那龙线虫病流行。

C组国家在达到WHO标准的规定,无残留病源存在之后,即可给予消灭的合格认可。但是由于历时年代已久,可能资料不全,需要进行前期准备:①详细描述原流行区的范围及流行程度;②至少具备一种有效的监测方法在原流行区实施了2年以上。

**(三) 麦地那龙线虫消灭考核验收程序**

为使全球消灭麦地那龙线虫病规范化、标准化,WHO成立了由12位公共卫生及寄生虫病专家组成的国际麦地那龙线虫病控制委员会(ICCDE),负责对各国阻断麦地那龙线虫病传播的成效进行评价;对无流行的国家资料审查确认结果;制定WHO消灭麦地那龙线虫病标准及认证证书;制定防治策略及指导各国实施。ICCDE下设秘书处,负责委员会日常工作如决议的执行,组织召集专家、临时顾问和国际考核团成员(ICT)。国际考核团(ICT)由WHO顾问、有关国家专家组成,职责是赴流行国家进行消灭麦地那龙线虫病的考核验收。

1. 国家级考核　在实施大规模麦地那龙线虫病防治规划后,即使进行有效监测,已进入认证前期多年的国家可以向WHO递交请求考核验收的申请报告。

(1) 申请:原有麦地那龙线虫病流行的国家在申请前应先于WHO协商报告的起草及考核工作安排,申请报告含有如下内容:①历史:具有一份较为详细的消灭麦地那龙线虫全过程的总结;防治原始资料;供水卫生状况及对消灭麦地那龙线虫病的作用。认证前期所进行的近 3 年来病例监测报告,包括村级的月疫情报表及在学校、集市、流动人群及移民等场地所进行的疾病监测报告;认证前期各级监测单位的分布与数量;国家是否将该疾病列入传染病报告范围,各级是否准确地提供病例监测报告,各项健康教育活动是否适用、正确;人口地理分布及移民流行病学资料。②监测情况:提供自本地最后一例患者发现以来,主动监测体系已经运作 3 年以上的资料,最好是每一个流行村均设有疾病监测体系并可迅速将监测结果向上一级汇报,包括监测覆盖率,监测村是否达 85% 以上,每年监测的月数等。

对怀疑是由外地感染的患者,应进一步证实疫源地。如所有病例均来自输入性病例,那么本地不是疫源地,如当地出现输入性病例后,并发现二代病例,则应认作为局部暴发点。

具备 3 年监测的连续报告与疑似病例登记记录。详细记录患者姓名、性别、年龄、居住地、是否去过流行区等,在脓疱形成前应积极治疗。

(2) 国际考核团(TCTs)职责与任务:被考核国家政府与 WHO 协商决定考核验收的具体时间。TCTs 成员来自不同国家,综合学科专业人员,被考核国家可派出从事麦地那龙线虫病防治研究的专家参与考核,陪同 TCTs 活动,但不作为正式成员,无权对考核结果及评价做出意见。

TCTs 到达被考核国后,主要是评价该国的报告材料可靠性,与防治人员座谈及检查原始记录,评价、确定是否已达到 WHO 麦地那龙线虫病消灭标准。在 TCT 到达被考核国前,WHO 将派先遣人员到达该国,协商安排整个活动。

考核时间 3~4 周,首先在首都听取麦地那龙线虫病控制全过程的国家报告及汇报,对重点地区分成 2 组赴现场考核。重点地区主要是与相邻国流行区域接壤的地区和原重度流行区。在流行效果考核国,WHO 建议其成立一个流行国家效果考核小组,在消灭麦地那龙线虫病项目实施中就应着手检查工作及收集资料,使其工作完善。

2. 国际组织的任务　国际麦地那龙线虫病控制委员会(ICCDE)和 WHO 以及它的办事处负责协调全球消灭麦地那龙线虫病项目的实施。

WHO 确定 TCTs 的人选,可由 ICCDE 部分成员参加,也可以每次考核时调整成员,但至少应包括 1~2 名参加过考核的专家。TCTs 对一个国家考核完毕后,要形成认证或不认证的结论,不允许出现第三种结论。

3. 步骤　WHO 需及时公布已经达到麦地那龙线虫病消灭标准并得到认证的国家,颁发认证证书。①鼓励原麦地那龙线虫病流行的国家向 WHO 及 ICCDE 呈递消灭麦地那龙线虫病的申请报告。②被考核国的官方报告应按 WHO 1996 年有关文件中的要求详细描述消灭麦地那龙线虫病策略及措施的实施全过程。③WHO 授权 TCTs 赴流行国家进行检查及考核。④WHO 与 ICCDE 接受验收报告。所有报告经 WHO 批准,颁发认证证书,向世界通报已被消灭的麦地那龙线虫病国家的名单。

(周杰　任光辉　汤凌)

# 第二节　非洲并殖吸虫病

非洲并殖吸虫(*Paragonimus africanus* Voelker & Vogel,1965)属并殖科(Paragonimidae),可寄生人体组织、脏器引起非洲并殖吸虫病(paragonimiasis)。1932 年 Libert 记录了第一例非洲人体并殖吸虫病,是一个 11 岁的喀麦隆儿童。1952 年 Zahra 第一次描述了非洲并殖吸虫病在喀麦隆梅美州巴科西语地区流行。1965 年 Voelker 和 Vogel 鉴定了非洲并殖吸虫。除寄生人体外,非洲并殖吸虫还能寄生在多种以蟹为食物的哺乳动物(猴、狒、狗、麝猫、猫鼬等)体内引起疾病,故非洲并殖吸虫病为人畜共患病。非洲并殖吸虫病也是自然疫源性疾病,1975 年 Sachs R 等报道称在喀麦隆发现非洲并殖吸虫感染鬼狒,这是灵长类动物在非洲自然感染肺吸虫的第一条记录。近几十年非洲并殖吸虫寄生人体的文献报告显示,非洲并殖吸虫流行区域涉及几里亚湾流域十几个热带非洲国家,主要流行地是喀麦隆,并且在几内亚、尼日利亚和象牙海岸广泛分布。目前我国尚未出现此病例的输入性病例报道。

## 一、病原生物学

### (一)形态

1. 成虫　非洲并殖吸虫成虫较卫氏并殖吸虫成虫略小(图 7-2-1),虫体肥厚,背侧略隆起,腹面扁平,形似半粒花生米。活体呈红褐色略透明,但因活动伸缩而体形多变。固定标本体长 7.5~12mm,宽 4~6mm,厚 3.5~5mm,宽长之比约 1∶2,呈椭圆形或略呈梭形,灰白色。有口、腹两个吸盘,大小略同。口吸盘是消化道的开口,位于体前端,腹吸盘在中横线前。消化系统组成有口吸盘中央的口、短小的前咽、球形的咽和很短的食道,之后分左右两支肠管,顺虫体两侧至虫体后端,以盲端结束。非洲并殖吸虫为雌雄同体,雄性生殖系统主要组成包括一对呈指状分支的睾丸,并列于虫体后 1/3 处,发出的各一根输出管在腹吸盘后汇合成一根输精管,再经贮精囊并形成射精管,连接到生殖腔。雌性生殖系统包括一个浓密的卵巢,位于腹吸盘侧后方,发出输卵管,相继与受精囊、卵黄囊和劳氏管连接,再经卵模延伸至子宫。子宫盘曲在卵巢的对侧位置,内充满虫卵,亦延伸到生殖腔。生殖腔开口于腹吸盘侧后的生殖孔。沿体两侧有密集的卵黄腺分布。

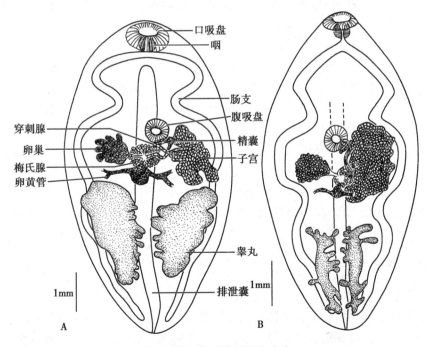

**图 7-2-1　非洲并殖吸虫成虫**
A:并殖吸虫成虫解剖结构图成虫;B:喀麦隆非洲并殖吸虫成虫

251

2. 虫卵　非洲并殖吸虫虫卵与卫氏并殖吸虫虫卵相似(图7-2-2),较其稍小,呈金黄色,椭圆形,大小为94.8μm×49.6μm。卵盖宽而明显,常略倾斜。卵壳表面光滑,厚薄不均,通常在卵盖对侧端见增厚。卵内一般含有一个卵细胞和多个卵黄细胞。

3. 尾蚴　分体、尾两部分。体部呈扁椭圆形,尾部短粗似球形。体表无体棘,前端有圆形的口吸盘,腹吸盘略小位于体部中横线之后。在腹吸盘的后面有一个倒三角排泄囊,其侧面有一凹陷。

4. 囊蚴　呈球形或近球形,直径300～400μm,乳白色,具两层囊壁。外层囊壁薄而易破,内层囊壁略厚。后尾蚴折叠卷曲在囊内,能看见充满黑色颗粒的排泄囊和两侧弯曲的肠管。口吸盘有时可见到,而腹吸盘则常被排泄囊所遮盖,囊内含有一条卷曲的后尾蚴。后尾蚴与囊壁间有明显的空隙。

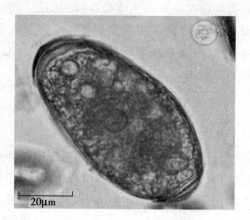

图 7-2-2　非洲并殖吸虫虫卵

### (二) 生活史

非洲并殖吸虫的生活史过程及其与宿主的关系基本与其他并殖吸虫相同,但其宿主的范围目前仍不完全明确。非洲并殖吸虫的终宿主除人外,主要为以蟹为食物的哺乳类动物。第一中间宿主不明确,为目前报道多倾向于陆地螺而非淡水螺,怀疑的陆地螺有圆顶非洲盖螺(*Afropomus balanoides*)、小圣凸蜷(*Potadoma sanctipauli*),但是也有文献显示水生螺类可能是黑螺(*Melania spp*)或游生凸蜷(*Potadoma freethii*)。第二中间宿主为淡水蟹、蜊蛄等淡水甲壳类动物,淡水蟹主要有利比蟹(*Liberonautes*)和苏丹蟹(*Sudanonautes spp*)等。

非洲并殖吸虫的生活史目前报道的包括成虫、虫卵、雷蚴、尾蚴、囊蚴、后尾蚴和童虫等发育阶段,由于第一中间宿主不明确,故寄生在其体内的雷蚴、尾蚴的形态研究也较少。成虫阶段存在于终宿主体内,虫卵可随痰液及粪便排出体外,虫卵内的毛蚴发育成熟并在水中孵化释放,感染中间宿主。毛蚴侵入中间宿主体内发育成胞蚴,胞蚴以无性生殖方式形成子胞蚴。在第一中间宿主陆地螺体内发现雷蚴和大量尾蚴,成熟尾蚴具有尾部结构,尾蚴可从螺体逸出,活动性尾蚴可以直接侵入第二中间宿主体内感染溪蟹或蜊蛄,或者溪蟹类吞食被感染的螺类,在第二中间宿主体内感染溪蟹或蜊蛄形成囊蚴。囊蚴为非洲并殖吸虫的感染期,被食入后通过终宿主肠壁进入腹腔,经过一段时间的组织移行后,进入胸腔和肺内,发育成熟并产卵。在终宿主体内从囊蚴感染至发育至成虫需2～3个月。非洲并殖吸虫的生活史及虫体不同发育阶段与宿主的关系有待进一步研究。

### 二、流行病学

### (一) 分布与危害

非洲并殖吸虫病主要分布在非洲中西部。据统计,主要分布的地区有喀麦隆。多篇文献报道在喀麦隆地区对并殖吸虫病患者进行鉴定多为非洲并殖吸虫。在尼日利亚、利比里亚、刚果民主共和国、甘比亚、科特迪瓦、南非、加蓬、赤道几内亚、贝宁等非洲国家和非洲大陆东部也有少量并殖吸虫病例报道,但有些病例并没有对并殖吸虫虫卵进行分类鉴别。文献显示尼日利亚和喀麦隆受非洲并殖吸虫病的影响最大,在喀麦隆西南部,非洲并殖吸虫和双侧宫并殖吸虫都被发现,最高患病率和非洲并殖吸虫囊蚴感染强度都出现在蒙哥河(Mungo River)支流的下游巴科西语流域。尼日利亚南部最大的一次非洲并殖吸虫病暴发出现于比利亚战争期间。继续朝马姆费(Mamfe)向北,非洲并殖吸虫感染持续降低,而双侧宫并殖吸虫感染病例增加。在马姆费地区的 Cross 河上游延伸到尼日利亚边境 Ekok,只有双侧宫并殖吸虫感染螃蟹。未调查的 Cross River 中间河段可能形成一个尼日利亚和喀麦隆并殖吸虫病流行区的桥梁。非洲并殖吸虫病在尼日利亚流行主要有两个原因,即当地吃生的或者未煮熟的溪蟹、蝲蛄的习惯和人们缺乏卫生知识。在喀麦隆大部分的非洲并殖吸虫病病例为儿童和青少年,而且还出现了脑型并殖吸虫病临床病例。

由于不良的饮食习惯误食非洲并殖吸虫囊蚴,导致非洲并殖吸虫感染。非洲并殖吸虫可侵犯患者机体各脏器和组织,也可引起肉芽肿和囊肿,引起机体体液免疫反应,导致宿主全身性变态反应。非洲并殖吸虫感染后由于虫体具有在组织间游窜的特性,可引起宿主体内多脏器的血性或脓性窦道,虫体对组织破坏极大,可造成多种组织器官的新、旧病变共存现象。并殖吸虫种类繁多,均可引起并殖吸虫病,加上非洲并殖吸虫病和肺结核症状相似,故诊断困难,临床上应关注非洲并殖吸虫病的鉴别诊断。

**(二)流行环节**

1. 传染源 非洲并殖吸虫病也是自然疫源性疾病,故野生动物保虫宿主是主要传染源,患者次要。在理论上,凡是有虫卵排出的动物保虫宿主和患者均是传染源。非洲并殖吸虫保虫宿主包括猫科、犬科、灵猫科、鼬鼠科等多种家养及野生动物。因此,可认为感染了并殖吸虫的猫科动物、犬、猴及人都是非洲并殖吸虫病的传染源。

2. 传播途径 非洲并殖吸虫生活史中需要经过两个中间宿主。在第一个中间宿主陆地螺体进行无性增殖,第二中间宿主主要是淡水甲壳纲动物,包括溪蟹和蝲蛄。非洲并殖吸虫囊蚴在蟹体内的感染度目前不清楚,但蟹体内囊蚴感染率在干燥的季节里高。囊蚴在蟹体内主要分布在胸肌、螯肢步肌中,尤其是蟹足的关节附近的肌肉含囊蚴数更多。溪蟹等甲壳动物主要生活在山涧溪水中,野生动物通过饮溪水,人类通过生食或半生食溪蟹、生饮溪水等增加了非洲并殖吸虫的感染机会。

3. 感染方式 人的感染方式以生食或半生食含有非洲并殖吸虫囊蚴的溪蟹、蝲蛄多见。此外,生饮溪水或通过被囊蚴污染的食具、手、食物等也可感染非洲并殖吸虫。在非洲,战争和自然灾害也可以改变人群饮食结构及习惯,使感染非洲并殖吸虫的机会逐渐增多,甚至暴发。

4. 易感人群 人对非洲并殖吸虫普遍易感,但以儿童和青少年多见,男孩比女孩多见,这可能与感染机会较多有关。

**(三)流行因素**

1. 自然因素 在非洲,并殖吸虫病流行区主要集中在几里亚湾流域,有非洲并殖吸虫的中间宿主溪蟹、蝲蛄分布,易被捕获食用。而且在非洲干热的季节长,第二中间宿主溪蟹、蝲蛄因不喜藏匿于洞穴中,易捕获,故人体感染较多。

2. 社会因素 非洲并殖吸虫病流行的原因一是当地吃溪蟹、蝲蛄的习惯和人们缺乏卫生知识,二是战争和自然灾害改变了流行区人们的饮食结构和习惯。

**三、发病机制与病理学改变**

主要是成虫和童虫在人体组织与器官内移行、寄居造成的机械性损伤,及其代谢物等引起的免疫病理反应。当含有囊蚴的虫卵被宿主吞食后,后尾蚴在消化液和胆汁的作用下脱囊而出,穿过肠壁进入腹腔并在此发育为童虫,此时可造成患者腹痛腹泻等症状。童虫进入肝脏沿膈肌进入胸腔可引起胸膜炎等。并殖吸虫在肺部的早期病变主要是由于虫体的移行造成机体组织的损伤和出血,此时的炎症反应并不明显。后期病灶坏死周围出现炎性渗出,逐步形成嗜酸性粒细胞脓肿。

在非洲并殖吸虫感染的实验动物体内:肝门部胆管扩张,肝门淋巴结和脾脏的反应性细胞增生,肺部胸膜炎和片状出血,沉着在肺组织血管内的卵形成的浆细胞浸润的肉芽肿,纤维性囊肿,支气管和血管周围细胞浸润,虫体移行途中形成浆细胞浸润的窦道,双肺都出现病理学改变,且在双下肺更易出现病理学改变,在流行区感染动物的尸检结果和人感染的放射学特征有明显的相关性。

## 四、临床表现

由于并殖吸虫具有复杂的体内迁徙路线,并殖吸虫病的发病,常与感染度和虫体寄生及损害部位有关,一般轻度感染后常无明显临床表现,故有时很难确定潜伏期。一般来说,潜伏期为 1~12 个月。大部分人感染非洲并殖吸虫后无症状,也有在出现主要症状之前出现腹痛、腹泻、荨麻疹、畏寒和发热等侵入期症状。在非洲,几乎全部的并殖吸虫病患者出现咳嗽,约有 86% 的患者可出现血斑点痰,约 60% 的患者可出现胸痛,约有 43% 的患者会出现咯血。放射学检查显示结节浸润或者胸膜腔积液。胸片中奥林匹克环的出现是并殖吸虫病的特殊诊断指标。并殖吸虫病患者也可能出现一些复杂的症状:纤维化、肥厚性胸膜炎、钙化、心室扩张和颅内钙化。大部分病例也会出现嗜酸性粒细胞增高。

肺外并殖吸虫病临床表现主要由童虫和成虫移行、游窜到其他组织、器官中引起,一般常见的有肌肉、睾丸、肝脏、肾脏、脊髓和大脑。脑并殖吸虫病可出现癫痫、头痛、视力障碍、感觉和运动障碍等主要临床症状。其次,蠕虫在肺外组织的移行过程中产生的毒素和代谢物的释放也是致病的原因之一。在非洲的喀麦隆西南部,并殖吸虫病和癫痫都有高的流行率,脑型并殖吸虫病只是被怀疑,目前尚未有脑型病例的报道,癫痫和并殖吸虫病之间的关系有待进一步的调查研究。

## 五、诊断与鉴别诊断

并殖吸虫病的诊断,应综合流行病学资料、临床表现、实验室检查综合判断予以诊断。生食或半生食淡水蟹、蝲蛄或生饮流行区溪水史,有重要诊断提示意义。流行区人群肺吸虫抗原皮试阳性,也具有较高诊断提示价值。在非洲用于诊断并殖吸虫的免疫学检查主要有皮内试验(ID)、补体结合试验(CF)等,但酶联免疫吸附试验(ELISA)、被动血凝试验(PA)在非洲并殖吸虫诊断中使用较少,结合影像学检查可以辅助诊断或者在流行病学研究中有一定的意义,分子生物学技术在并殖吸虫研究方面主要用于分子遗传学、虫种鉴定、cDNA 文库筛选特异诊断和免疫预防基因克隆等,且分子诊断比显微镜下找虫卵更加敏感对于粪便和痰液样本,因为肺型并殖吸虫病虫卵易被找到,而对于肺外或者脑型并殖吸虫病不敏感,但是确诊还是靠病原学检查,即显微镜下在痰液或者粪便中找到虫卵。

### (一) 实验室检查

1. 痰液、粪便、脑脊液中虫卵的检查 胸肺型并殖吸虫病患者,虫体在肺内发育成熟,产出的虫卵能随痰液咳出;若患者有吞咽痰液的习惯,虫卵也能见于粪便中,但检出率很低。

在非洲,由于人们喜欢吐痰而不是吞咽痰液,故在痰液里找虫卵比在粪便中找虫卵更加敏感。作痰液虫卵检查时,通常收集患者 24 小时痰液,以深咳并带有果酱色痰检出率为高。对于脑型并殖吸虫病,有部分患者可从脑脊液中查到虫卵,但在非洲目前没有脑型病例报道。

(1) 直接涂片法:在痰液中检查并殖吸虫卵,通常收集 24 小时或清晨的痰液,在 2 小时内送检。将收集的痰液加等量的 10%NaOH 进行对痰液消化,直到痰液完全溶解(一般 30 分钟),离心,弃上清液,取沉渣镜检。在洁净载玻片上先加 1~2 滴生理盐水,挑取痰液少许,最好选带铁锈色的痰,涂成痰膜,加盖片镜检。如未发现并殖吸虫卵,但见有夏科-雷登晶体,提示可能是并殖吸虫病患者,多次涂片检查为阴性者,可改用浓集法。检查粪便则直接取粪便作涂片,镜下找并殖吸虫卵。

(2) 浓集法:收集 24 小时痰液,置于玻璃杯中,加入等量 10%NaOH 溶液,用玻棒搅匀后,放入 37℃温箱内,数小时后痰液消化成稀液状。分装于数个离心管内,以 1 500rpm/min 离心 5~10 分钟,冲去上清液,取沉渣滴涂片检查。

(3) 粪便集卵法:取粪便 30g 置于烧杯内,加入 300ml 左右的水充分搅匀成粪浆。用粗孔网筛将粪浆过滤于 500ml 的三角杯内,加水至刻度处,静置 10 分钟。将上层液弃去,换加清水至刻度处,如此重复 4~5 次,直到上层液变清为止。弃去上层液后,取沉渣镜检寻找虫卵。

2. 活组织检查

(1) 压片镜检:皮下包块或结节外科手术摘除可发现童虫,有时也可查见成虫或虫卵,或典型的病理变化。将剥去外层纤维被膜的组织置于玻片上,滴加 50%甘油乙醇 1 滴,盖上另一载玻片,用力压紧,并用橡皮筋固定玻片两端,低倍镜下观察。早期表现为肌纤维肿胀、肌质呈嗜碱性变、肌纤维的排列明显紊乱及横纹消失,呈网状结构。在盘曲的幼虫周围,淋巴细胞、大单核细胞及嗜酸性粒细胞浸润显著。

(2) 病理切片镜检:皮下包块诊断要点是坏死隧道的形成,局部查见夏科-雷登结晶,病变部位有嗜酸性粒细胞浸润等。

3. 免疫学检查

(1) 皮内试验(ID)简便易行,常用于流行病学调查和疑似病例的初步筛查。皮内试验有时会引发过敏性反应,严重时会造成患者休克。另外,并殖吸虫抗原对其他吸虫类(华支睾吸虫、日本血吸虫等)的感染有交叉反应,因此近年来该方法在临床上已逐渐被新的诊断方法所替代。

(2) 酶联免疫试验(ELISA)用成虫可溶性抗原蛋白检测血清抗体,阳性率达 98%以上,与姜片虫病、血吸虫病及囊尾蚴病有轻度交叉,可用于大规模现场调查。

(3) 被动血凝试验(PA)在治疗效果的评价方面有一定作用,也可用于陈旧性的感染或者用于血清流行病学。被动血凝试验交叉反应、补体结合试验和琼脂扩散试验可以说明非洲并殖吸虫和双侧宫并殖吸虫抗原之间的关系。

(4) 补体结合试验(CF)不适用于血清学诊断或血清流行病学研究及治疗评估,因为抗体在治疗后一年仍然持续存在;也不适合陈旧性感染,因为补体固定抗体的活性在 6~8 个月内降低。1976 年 Oelerich S 等发现对比研究 IgA、IgE、IgG 和 IgM 的水平,似乎对非洲并殖吸虫病的诊断意义不大,因为免疫球蛋白浓度和并殖吸虫病的相关性不显著。

4. 分子生物学检查　非洲并殖吸虫在 GenBank 里发表的分子序列有 *ITS2* 和 *Cox1* 基

因,利用 *ITS2* 和 *Cox1* 基因设计特殊的引物进行分子克隆实验,用来鉴别来自痰液或者粪便中虫卵的类别,其敏感性高于显微镜下找虫卵。

5. 影像学检查 影像学检查方法有 X 线检查、超声检查、CT 检查、MRI 检查、B 型超声等。在非洲由于条件有限,以 X 线检查常见。胸片 X 线检查对胸肺型并殖吸虫病的诊断具有重要价值,肺部影像学显示边缘锐利的结节状阴影,有时还可见液平面、多房性囊样阴影、胸膜钙化、瘢痕性病变,也可出现多个环状、蜂窝状与空泡阴影,患者常合并有胸膜粘连或者肥厚。

6. 一般常规检查 急性并殖吸虫病患者外周血白细胞总数增多,分类中嗜酸性粒细胞比例明显增高。不过慢性患者此表现不明显。

## (二) 诊断

胸肺型为有生食或半生食流行区并殖吸虫的第二中间宿主(如淡水蟹、蝲蛄等)史或在流行区有生饮溪水史,并同时具有咳嗽、胸痛、咳烂桃样血痰、铁锈色血痰或血丝痰、和/或胸膜病变的相关症状与体征(部分轻度感染者可无明显临床症状与体征),以及血清免疫学试验结果阳性和影像学检查有异常表现,痰检或粪检发现非洲并殖吸虫虫卵。

肺外型为有生食或半生食流行区并殖吸虫的第二中间宿主(如淡水蟹、蝲蛄等)史或在流行区有生饮溪水史,并同时具有皮下包块型、腹型、肝型、心包型、脑型、脊髓型或眼型等相关症状与体征(部分轻度感染者可无明显临床症状与体征),以及血清免疫学试验结果阳性、影像学检查有异常表现和特征性病理改变(包括皮下包块或其他活体组织中发现特异的病理损害、虫体寄居的囊肿或虫体游走过的窦道、内含夏科-雷登结晶及显著的嗜酸性粒细胞浸润),皮下包块或其他活体组织及各种体液中发现非洲并殖吸虫虫体或虫卵。

## (三) 鉴别诊断

1. 肺结核 肺吸虫病误诊率高达 40%,其中半数误诊为结核病。在非洲并殖吸虫流行区,肺结核也是高发疾病,且非洲并殖吸虫病的主要症状和肺结核相似,故很容易误诊。一般肺结核有咯血、血沉加快、X 线有浸润病灶,肺门淋巴结肿大,病灶多见于上、中部肺野,病灶较小而局限,空洞壁厚,内无囊状或空泡阴影,常伴有钙化病灶,若有肺结核接触史则首先考虑肺结核。但在流行区,有半生吃石蟹史,又有烂桃样铁锈色痰液,则需要考虑并殖吸虫感染。也可在非洲并殖吸虫流行区对怀疑肺结核的患者痰液进行非洲并殖吸虫和结核杆菌的双重检查。

2. 支气管炎和肺炎 并殖吸虫病早期多以咳嗽、发热、咳痰为首发症状而就诊,因此需要加以鉴别。并殖吸虫的童虫移行于胸腔后,多数病例出现 X 线异常改变。如出现肺实质出血,常出现大片状浸润阴影,与支气管炎和大叶性肺炎相似。但肺炎除呼吸道症状和体征外,还常伴有各种并发症,抗生素治疗有效,无特殊流行病学史,嗜酸性细胞比率不高,血清抗肺吸虫特异性抗体阴性,痰检肺吸虫卵阴性,而并殖吸虫病一般全身症状较轻,无气促症状,可以鉴别。

3. 结核性胸膜炎 临床上容易把并殖吸虫引起的胸膜炎与结核性胸膜炎混淆。由于两者的症状相似,因而区分两种炎症必须充分了解病史。由并殖吸虫感染引起的渗出性胸膜炎,表现为胸腔积液为渗出液,且量为中少量,在渗出液中嗜酸性粒细胞增多;在胸腔往往同时出现双侧胸腔积液;在胸腔积液出现的同时可伴有气胸;患者外周血嗜酸性粒细胞增多且有明确的并殖吸虫接触史,即生食溪蟹等。而结核性胸膜炎胸腔积液量为大、中等,以单侧胸腔纤维素性渗出,抗结核治疗有效,CT 检查患者可有胸膜粘连、包裹肥厚,对于感染晚期可出现脓胸,但没有并殖吸虫接触史,应注意区分。

4. 脑型血吸虫病和囊尾蚴病　两者均可引起神经系统症状如癫痫、颅内压增多、瘫痪等,但各有不同流行病学史。血吸虫病多有不同程度肝、脾肿大,粪检或直肠镜检查可确诊,血清特异性抗血吸虫抗体及抗囊虫抗体测定可供参考。脑囊尾蚴病伴有皮下结节者,活检可明确诊断。而脑型并殖吸虫感染患儿的脑脊液中,往往出现较多嗜酸性粒细胞;有时脑脊液中会出现并殖吸虫虫卵,即可确诊脑型并殖吸虫病。

5. 颅内肿瘤脑型并殖吸虫病　儿童比成人多见,约占 1/4。CT 检查可发现占位性病变,极易误诊为颅内肿瘤。CT 显示颅内肿瘤多数分布天幕以下中线部位,幕上较少见,而对于并殖吸虫病引起的占位性病变大多在丘脑、中脑附近,结节性包块有不规则或环形的增强,且颅内病灶有游走的特点。患者往往是由于单侧肢体进行性肌力下降、突发性癫痫、肢体突发性功能障碍、头痛、呕吐而入院检查,经 CT 检查后发现脑内占位病变,病灶周围有水肿,十分容易诊断为胶质瘤等脑肿瘤,但如果详细询问流行病接触史,检查其周围血中嗜酸性粒细胞,对于并殖吸虫病和脑肿瘤能加以区分。

6. 原发性癫痫　在非洲,并殖吸虫病常见于儿童,且儿童中枢神经系统并殖吸虫病往往以全身或局限性癫痫为首发症状,在确诊前非常容易误诊为原发性癫痫。因此,必须详细询问流行区生食蟹史,是否出现过游走性的包块,综合考虑癫痫发作的特点,予以鉴别诊断。如发作形式多样,脑电图背景波不正常,两侧不对称,有局限性脑电图异常,抗癫痫药物治疗效果不佳,更要分析原因。如中枢神经影像学检查有多处颅内钙化,应考虑并殖吸虫病引起的继发性癫痫的可能性。

7. 病毒性肝炎、肝硬化　多有肝炎的一般症状,肝大(可见脾肿大)压痛,肝功能损害,病原血清学指标及 CT 检测均有助于诊断。

8. 嗜酸性粒细胞增多症　非洲并殖吸虫患者经常出现血嗜酸性粒细胞增高,并有发热、咳嗽等临床症状,其临床表现与嗜酸性粒细胞增多症十分相似,但嗜酸性粒细胞增多症的骨髓象和外周血嗜酸性粒细胞计数明显高于并殖吸虫感染,且没有生食、半生食淡水螃蟹或蝲蛄的流行病学史。

## 六、治疗

### (一) 对症治疗

非洲地区患者营养条件较差,慢性患者应该增强营养,纠正水和电解质紊乱。合并细菌感染时可应用抗生素治疗,可以应用盐酸溴环己胺醇促进咳痰等。

### (二) 病原治疗

1. 吡喹酮　本药为广谱抗吸虫、绦虫药,抗虫作用机制未完全明了,是一种广谱抗蠕虫药物,认为与通过作用于虫体钙通道、促进钙离子内流使虫体挛缩,促进虫体糖原分解,以及干扰虫体 ATP 酶、碱性磷酸酶活性等机制有关。吡喹酮(praziquantel)临床使用已有 30 多年历史,用于非洲并殖吸虫病治疗具有疗效高、疗程短、毒性低、使用方便的优点。25mg/kg,每日 3 次,连服 2 天,总剂量 150mg/kg 为一疗程。对于脑型或比较重的并殖吸虫病患者,采用增加剂量和延长疗程。服药后患者可有短暂的头昏、恶心、腹痛、出汗等症状,无需特殊处理一般停药后可自行缓解,对于儿童患者提倡住院治疗。

2. 三氯苯达唑　三氯苯达唑(triclabendazole)是一种新的苯并咪唑类衍生物,对肝片形吸虫和并殖吸虫均有明显的杀虫作用,其作用机制是通过活性代谢产物亚砜,抑制虫体蛋白合成,使虫体皮层和肌层细胞变性。10mg/kg 剂量,单次口服。服药后有轻微的不良反应,如头晕、头痛、发热、腹痛等,但患者耐受性比吡喹酮好。对于非洲并殖吸虫感染的疗效,特别是脑感染,还有待进一步研究。

3. 阿苯达唑 阿苯达唑(albendazole)200mg 或 7mg/(kg·日),分2次服,连服7天。2~6个月后患者的皮下结节可以消失,且药物反应轻微,适合有皮下结节的非洲并殖吸虫感染者。

4. 硫氯酚 硫氯酚(bithionol)是较老的治疗并殖吸虫病药物,主要作用于虫体生殖器官。对治疗胸肺型并殖吸虫病患者疗效较好,但不良反应较多,主要有腹痛、腹泻、恶心、呕吐、荨麻疹等,但停药后可自行消失。每日 50mg/kg,分3次口服,每天或间隔一天用药,10~15 个治疗日为一个疗程。有时需要重复治疗 1~2 个疗程。但注意有严重心、肺、肾等脏器病变禁用。

5. 硝氯酚 据报道,在非洲硝氯酚(niclofolan)也被用于治疗非洲并殖吸虫病,口服单剂量,效果不错,但仅限于实验。

### 七、预防与控制

非洲并殖吸虫病是典型的食源性人畜共患寄生虫病,从理论上说,较那些经媒介传播和水源传播的寄生虫病而言,并殖吸虫病防治难度明显较小。从传播环节上考虑,并殖吸虫病具有突出的自然疫源性特征,野生哺乳动物作为传染源远较患者重要,故针对患者的病原学治疗对控制该病流行并无太多价值。在传播途径上,人体感染多因生食和半生食来自疫源地的淡水蟹和蝲蛄,或生饮溪水而感染。因此,非洲并殖吸虫病预防和控制的重点应放在"防"上,把好病从口入关。

#### (一)加强卫生宣传教育,提高人们的防病意识

宣传教育是预防本病最重要的措施,在非洲,人们也有生吃或半生吃溪蟹和蝲蛄的习惯,因为这种习惯未能将溪蟹和蝲蛄中的囊蚴杀死,食物中含有大量活囊蚴,危险性大。此外,食具污染了活囊蚴;中间宿主死亡后,囊蚴脱落水中污染水源也有可能导致感染。因此,改变居民生吃或半生吃溪蟹和蝲蛄的习惯,加强饮水卫生,则能够起到良好的预防效果。

#### (二)加强蟹类的检疫

囊蚴是非洲并殖吸虫的感染阶段,它存在于溪蟹体内,是人畜感染非洲并殖吸虫的主要来源,因此要加强市场出售溪蟹产品的检疫工作,严禁含非洲并殖吸虫囊蚴的蟹进入市场或餐馆出售。

#### (三)加强传染源控制

积极治疗患者及带虫者。流行严重地区,要开展普查普治,结合非洲特殊情况,可以对有咳嗽症状的患者痰液同时做结核杆菌和并殖吸虫两项检查。对有阳性第二中间宿主分布的地区,可考虑对当地居民中有生食或半生食蟹或蝲蛄以及有生饮溪水者进行免疫学筛查,常用并殖吸虫抗原皮试方法。皮试阳性者,可用 ELISA 等方法进一步作免疫学检查,并询诊是否有该病相关临床症状和体征。考虑到病原治疗药物吡喹酮安全、高效,实际工作中对非洲并殖吸虫抗原皮试阳性者,即可给予吡喹酮治疗。

(闻礼永 杜海娟)

## 第三节 双侧宫并殖吸虫病

双侧宫并殖吸虫(*Paragonimus uterobilateralis* Voelker & Vogel,1965)属并殖科(Paragonimidae），可寄生人体组织、脏器引起双侧宫并殖吸虫病（paragonimiasis）。双侧宫并殖吸虫第一次被发现是在喀麦隆国内的一只猫鼬体内。最早在 1965 年，双侧宫并殖吸虫在利比里亚因为感染肉食哺乳动物被描述及鉴定。1964—1968 年仅有少量病例报道，直到 1973 年才被Voelker 等人确定为尼日利亚主要流行的寄生虫种类。1974 年 Onuigbo 等在尼日利亚发现寄生在人体组织内的双侧宫并殖吸虫成虫，该次发现是在尼日利亚一个儿童体内。除人体外，双侧宫并殖吸虫还能寄生在多种以蟹为食物的哺乳动物（犬科、猫科、獴科、獴科、鼬科、灵猫科、猕猴科、鼩鼱科、鼠科等）体内引起疾病，动物的自然感染在非洲的一些国家均被报道发现，狗也可以作为该病的自然终宿主。故双侧宫并殖吸虫病为人畜共患病。在尼日利亚，有文献报道在 26 只猫鼬的生物样品中发现双侧宫并殖吸虫的虫卵。据文献报道，双侧宫并殖吸虫流行区域也涉及几里亚湾流域十几个热带非洲国家，但主要集中在尼日利亚等，在尼日利亚南部已经成为一个重大的健康问题。迄今为止，我国尚未出现该病的输入性病例报道。

双侧宫并殖吸虫成虫呈椭圆形或略呈梭形，活体呈红褐色略透明，但因活动伸缩而体形多变，有口、腹两个吸盘。虫卵呈椭圆形，金黄色，大小为 69μm×42μm。卵盖宽而明显，常略倾斜。卵壳表面光滑，厚薄不均，卵内含有一个卵细胞和多个卵黄细胞。尾蚴分体、尾两部分。体部呈扁椭圆形，尾部短粗似球形。前端有圆形的口吸盘，腹吸盘略小，位于体部中横线之后。囊蚴呈球形或近球形，具两层囊壁。口吸盘有时可见到，而腹吸盘则常被排泄囊所遮盖，囊内含有一条卷曲的后尾蚴。

双侧宫并殖吸虫生活史有待进一步研究。终宿主除人外，主要为以蟹为食物的哺乳类动物。第一中间宿主螺类宿主尚不明确，目前报道多倾向于陆地螺而非淡水螺，怀疑的陆地螺有黑贝科（Pleuroceridae）小圣凸蜷螺（*Potadoma sanctipauli*）、圆顶非洲盖螺（*Afropomus balanoides*）和玛瑙螺科（Achatinidae）。1987 年在尼日利亚有证据表明黑螺科为双侧宫并殖吸虫的中间宿主。第二中间宿主为淡水蟹、蜊蛄等淡水甲壳类动物，目前报道的淡水蟹有粒苏丹蟹（*Sudanonautesgranulutus*）、弗氏苏丹蟹（*Sudanonautesfloweri*）、查佩利比蟹（*Liberonauteschaperi*）等。1981 年在加蓬的实验研究表明，从囊蚴感染至发育到成虫在家猫体内需要260 天。

双侧宫并殖吸虫主要分布在非洲中西部，重点地区为尼日利亚。在利比里亚、加蓬、赤道几内亚、科特迪瓦、喀麦隆等非洲国家也有少量的双侧宫并殖吸虫病例报道。1982 年在利比里亚和几内亚这两个西非国家，第 1 例因感染双侧宫并殖吸虫引起的肺吸虫病被确诊，利比里亚感染的是一名儿童，而几内亚感染的是一名妇女。在喀麦隆的西南部，非洲并殖吸虫和双侧宫并殖吸虫都被发现，最高的患病率和非洲并殖吸虫囊蚴感染强度都出现在蒙哥河（Mungo River）支流的下游巴科西语流域。继续朝马姆费（Mamfe）向北，非洲并殖吸虫感染持续降低，而双侧宫并殖吸虫感染病例增加。在马姆费地区的 Cross River 上游延伸到尼日利亚边境 Ekok，只有双侧宫并殖吸虫感染螃蟹。没有调查的 Cross River 中间河段可能形成一个尼日利亚和喀麦隆并殖吸虫病流行区的桥梁。双侧宫并殖吸虫在尼日利亚流行主要是在 Imo River 上游 Cross River 沿岸，流行有两个主要原因：即当地吃溪蟹、蜊蛄的习惯和人们缺乏卫生知识。在 1967—1970 年比夫拉湾战争期间，尼日利亚东部出现了双侧宫并殖吸虫病暴发流行，因为传统的食物蛋白匮乏和烹饪工具的缺乏，人们不得不改变饮食习惯而生食溪蟹。1986 年，Sachs 等对利比亚圣保罗河边居住的感染双侧宫并殖吸虫的儿童进行流行病学研究，其中 127 名儿童中 9 人的粪便检查或者痰液检查阳性，该文献作者认为不应该将当地的并殖吸虫视为普通的散发感染,实际流行情况可能比估计的要更常见一些。

感染了双侧宫并殖吸虫的猫科、犬科、灵猫科、鼬鼠科及人都是双侧宫并殖吸虫病的传染源。第一个中间宿主为螺类,第二中间宿主为淡水甲壳纲动物。人的感染方式以生食或半生食含有双侧宫并殖吸虫囊蚴的第二中间宿主。生饮溪水或通过被囊蚴污染的食具、手、食物等也可感染双侧宫并殖吸虫。在非洲,战争和自然灾害也可以改变人群饮食结构及习惯,使感染双侧宫并殖吸虫的机会逐渐增多。文献显示,双侧宫并殖吸虫在儿童中更为易感。其中 3% 的病例容易与肺结核合并感染。

吡喹酮(praziquantel)治疗双侧宫并殖吸虫感染的推荐剂量为 25mg/kg,每日 3 次,连服 2 天,总剂量 150mg/kg 为一疗程。硝氯酚在治疗双侧宫并殖吸虫引起的肺部感染时治愈率在 73%~90%,不良反应包括出汗和身体疼痛,但血液和生化指标均正常。单剂量疗法使用硝氯酚在治疗双侧宫并殖吸虫病有明显优势。有报道 CGP6140 和 CGP20376 进行动物试验性驱双侧宫并殖吸虫,剂量为 2×100mg/kg 口服剂量,间隔 6 小时,成虫的亡率分别为 80% 和 100%。

(杜海娟　闻礼永)

## 第四节　日本杯尾吸虫病

日本杯尾吸虫(*Cotylurus japonicum*)隶属于鹬形科(Strigeidae),主要寄生在水禽类肠道,为人畜共患病,在人体寄居致病较为罕见。

成虫为白色或乳白色,长约 1.5mm。体分前后两部,分界明显,前部呈杯形 0.65mm×0.5mm,除口腹吸盘外,前端两侧有 2 个假吸盘但并不突出,其间还有二叶黏着器,口腹吸盘柔弱,口吸盘下方有球形咽;后部呈圆柱状 0.9mm×0.4mm,内含卵巢、睾丸、卵黄腺、子宫等生殖器官,子宫内仅含数个虫卵。卵巢呈圆球形,位于后体前部,子宫位于卵巢内;睾丸位于卵巢后方。虫卵呈椭圆形,壳薄而均匀。浅黄色,大小(60~94)μm×(39~60)μm,内含大小不等的颗粒,近盖端或可见一卵细胞,一端有一不明显的小盖。胞蚴内含数个袋状物,内含大量尾蚴。尾蚴分体尾两部分,体部口腹吸盘清晰。口吸盘位于前端,腹吸盘位于体前 1/3 处,略大于口吸盘。尾部长于体部,前粗后细,末端分叉,两侧的黑色颗粒分布均匀。体、尾连接处有明显深沟并易分离,呈伸缩摇摆运动。囊蚴呈球形,大小 640~660μm,囊壁较薄,内含较多的黑色或灰褐色颗粒。

有关日本杯尾吸虫的生活史据文献报道第一中间宿主为锥实螺类,第二中间宿主主要为水蛭类,终宿主为水栖鸟类。成虫寄居在家鸭等多种水禽类的肠道,产出的虫卵随粪入水,侵入第一中间宿主——淡水螺(如锥实螺、扁卷螺等),经胞蚴等各期幼虫发育、增殖,尾蚴逸出入水,侵入第二中间宿主——蛭类体内,发育成囊蚴。囊蚴为该虫的感染阶段。在第一中间宿主螺类体内,有时虫体可直接发育成囊蚴,而无需第二中间宿主的转换。人生食或半生食溪蟹、石蟹、中华绒螯蟹等淡水蟹而感染日本杯尾吸虫病。第一中间宿主为锥实螺类,第二中间宿主为蛭类,终末宿主是多种水栖鸟类,有些种的胞蚴、尾蚴、囊蚴可同时存在于同一螺体内。

鹬形科吸虫对其适宜宿主(水禽类或鸟类)的危害并不大;但人误食含囊蚴的螺类或蛭类后,囊蚴在肠道脱囊,发育为成虫后以粘着器及吸盘吸着在肠黏膜,造成损伤和炎症,出现腹部不适、稀便、甚至黑色稀便等症状。日本杯尾吸虫如侵入人体后,除成虫可寄居肠道外,虫卵还可能随血流到达多个器官,造成损害。虫卵如侵入肝脏可导致肝脏肿大或形成肝囊肿;如侵及肺部、胸膜,可引起炎症而出现咳嗽、多痰或痰中带血;如侵及心包膜,则可出现心悸、气促、浮肿、发绀等慢性缩窄性心包炎症状。

粪检查出虫卵是确诊的依据。但因虫卵数较少,直接涂片法检出率低,宜用集卵法(如沉淀法、改良加藤氏法等)提高检出率。如有其他脏器的异位寄生,可从其有关的排泄物(如痰)、抽取物(如囊肿抽取物)或手术切除的组织中查找虫卵。成虫偶可在粪中发现,需多次留取全粪,经淘洗、过筛,在粪渣中仔细查找白色微小的虫体。皮内试验可作为初步筛选诊断的参考依据,ELISA 等方法检测特异性抗体,阳性结果具重要的诊断价值。

临床上结合生食螺类或蛭类的病史及症状、体征,应考虑到杯尾吸虫感染的可能,实验室查出虫卵或成虫可以确诊。本病的自然疫源地和临床表现均与并殖吸虫病相似,两种吸虫的虫卵又极为相似,故需认真加以鉴别(表 7-4-1)。

表 7-4-1　日本杯尾吸虫卵与并殖吸虫卵形态鉴别表

|  | 日本杯尾吸虫卵 | 并殖吸虫卵 |
| --- | --- | --- |
| 大小/μm | $(60\sim94)\times(39\sim60)$ | $(80\sim118)\times(40\sim60)$ |
| 颜色 | 浅黄 | 金黄 |
| 外形 | 椭圆形,两侧较对称 | 卵圆形,卵最宽处近卵盖端 |
| 卵 | 小而不明显 | 盖较宽,由边缘向中央隆起盖与卵壳连接处形成盖沟 |
| 卵壳 | 较均匀 | 无盖端增厚 |

吡喹酮为有效治疗药物,可按常规剂量和方法服用。如有肠外的异位病变,需及时进行外科手术等治疗。人体感染日本杯尾吸虫的病例虽为罕见,但由于其中间宿主广泛存在,故对人体感染的潜在可能性是存在的;人体一旦感染后,危害较大且极易误诊,故应加强健康教育,宣传生食螺类、蛭类的危害;提倡熟食的习惯,是预防本病的根本措施。

(严晓岚　闻礼永)

# 第五节　新繁睾吸虫病

新繁睾吸虫病(achillurbainiasis)是由新繁睾吸虫(*Achillurbainia nouveli* Dollfus)寄生于人体皮下组织引起的一种寄生虫病,隶属于吸虫纲、复殖亚纲、繁睾科、繁睾属的虫种。新繁睾吸虫病最初发现于黑豹等动物体内,是一种人畜共患病。

新繁睾吸虫虫卵黄褐色,椭圆形或长圆形。两侧不对称,以中部 1/3 为最宽。大小为 $(51\sim73)\,\mu m\times(30\sim38)\,\mu m$。有卵盖,稍突起,呈圆弧形。卵壳厚薄不等。与并殖吸虫卵很相似。成虫扁平,呈瓜仁状,体长 9~11mm,宽 5mm 左右,厚 0.5mm 左右。腹面淡红色。口吸盘透明,位于次腹面前端;腹吸盘圆形,较口吸盘稍大,位于体前端 1/3 处,显著突起,周围呈肉色。咽与口吸盘相连,食管甚短,分出的两支肠管往后延伸到达虫体后端,均有盲管。卵黄腺也由口吸盘后延伸至虫体后端。排泄囊明显,呈管状。雌雄同体,睾丸呈圆形或椭圆形,240~380 个,散布于腹吸盘之前开始延至虫体末端的虫体两侧。卵巢球形,位于体中缝的右侧。子宫略偏左侧,与卵巢呈对称。劳氏管粗而短。生殖孔位于肠管分叉后端。

新繁睾吸虫生活史不明,根据现有流行病学调查推测与并殖吸虫相似,需经过两个中间宿主:其卵进入第一中间宿主淡水螺类,在螺内发育至毛蚴,毛蚴排出后,进入第二中间宿主甲壳类动物,如淡水溪蟹内发育成囊蚴。我国福建省邵武县采集到的福建华溪蟹(*Sinopotamon fujianense*)肝内曾查到新繁睾吸虫的囊蚴。囊蚴进入终宿主,如人体或野生动物体内发育成成虫并产卵,而完成生活周期。

新繁睾吸虫病为人畜共患病,与并殖吸虫病相似,人体是否感染得病,取决于是否有感染的机会。新繁睾吸虫病主要存在于野生动物间,为自然疫源性疾病,报道人体病例比较少见,属于罕见寄生虫病之一。由于对该病的认识不足,一般病原形态及病症与并殖吸虫病又比较相似,也没有临床实验诊断方法,存在误诊、漏诊可能。

第一、第二中间宿主螺类与溪蟹为传播环节。一般人体因生食或半生食甲壳类溪蟹等而感染。人或野生动物如豹、沼泽地的哺乳动物为新繁睾吸虫的终宿主。凡是新繁睾吸虫感染者或感染的野生动物是新繁睾吸虫病的传染源。人类感染通常发生在吃生的或未煮熟动物的流行地区。流行特征表现为中间宿主的分布与疾病地理分布的一致,具有地方性的特点。

新繁睾吸虫感染的一般症状不明显,成虫寄生于人体皮下组织,可形成皮下结节或囊肿,引起慢性炎症或有脓样液体流出,严重者引起中耳炎而疼痛,具有典型的耳后脓肿、中耳炎或无乳突炎。如有时耳部会有脓样液体流出,或用注射器可从囊肿处抽出灰黄色脓液,无异臭味,无血。显微镜下检查脓液,可见虫卵。有时摘除囊肿后,同一部位再次反复出现囊肿,触摸囊肿比较坚实,与基底部粘连,而无灼热感、搏动感。组织切片显示囊壁有两层。外层由致密纤维组织构成,内层由泡沫状细胞、异物巨细胞和组织纤维构成,内有淋巴细胞和嗜酸性粒细胞浸润,并可查见虫卵,有时可查见钙化灶与出血灶。在囊肿处或结节处查获成虫或虫卵为确诊。根据流行病史、临床表现、实验室检查结果综合判断。实验室查出虫卵或成虫可以确诊。虫卵形状与并殖吸虫虫卵相似,应加以鉴别。

治疗药物推荐治疗吸虫的首选药吡喹酮。有用该药对成人进行新繁睾吸虫驱虫治疗而转阴成功的报道。对形成的囊肿或结节以手术摘除。

新繁睾吸虫病为食源性寄生虫病,预防的关键是加强健康教育与公共宣传,尤其是对儿童的宣传教育。提倡不生食或半生食淡水鱼、蟹、虾,宣传健康卫生的烹调方法,注意生、熟食物分开,不直接饮用溪水等。在广泛开展卫生宣传教育的基础上,培养孩子养成良好的饮食习惯,注意自我防护。在溪水中玩耍时,不直接将捕捉到的溪蟹等生食或烤食。旅游、探险、部队、大型工程建设等人员及家属,特别是儿童进入山区、沼泽地时,不随意捕捉鱼、蟹、虾等。

(严晓岚　闻礼永)

## 参 考 文 献

1. AkaNA, Adoubryn K, Rondelaud D, et al. Human paragonimiasis in Africa. Ann Afr Med, 2008, 7 (4) : 153-162.

2. Friant S, Brown K, Saari MT, et al. Lung fluke (*Paragonimus africanus*) infects Nigerian red-capped mangabeys and causes respiratory disease. Int J Parasitol Parasites Wildl, 2015, 4 (3) : 329-332.

3. Kum PN, Nchinda TC. Pulmonary paragonimiasis in Cameroon. Trans R Soc Trop Med Hyg, 1982, 76 (6) : 768-772.

4. Nkouawa A, Sako Y, Moyou-Somo R, et al. Serological and molecular tools to detect neurologic parasitic zoonoses in rural Cameroon. Southeast Asian J Trop Med Public Health, 2011, 42 (6) : 1365-1374.

5. Schuster H, Agada FO, Anderson AR, et al. Otitis media and a neck lump--current diagnostic challenges for *Paragonimus*-like trematode infections. J Infect, 2007, 54(2): e103-e106.

6. Udonsi JK. Endemic *Paragonimus* infection in upper Igwun Basin, Nigeria: a preliminary report on a renewed outbreak. Ann Trop Med Parasitol, 1987, 81(1): 57-62.

7. Voelker J, Sachs R. On the distribution of the lung flukes, *Paragonimus africanus* and *P. uterobilateralis*, in the South West Province of Cameroon and in Eastern Nigeria as determined by examination of the intermediate crab hosts for infection with metacercariae. Tropenmed Parasitol, 1977; 28(1): 120-133.

8. Weber P. Effects of the two new anthelmintic agents CGP6140 and CGP20376 on adult *Paragonimus uterobilateralis* in the experimental host Sigmodon hispidus. Trop Med Parasitol, 1987; 38(4): 335-336.

# 贝类源性寄生虫病

## 第一节 管圆线虫病

管圆线虫病是由管圆线虫（*Angiostrongylus* spp.）幼虫侵入人体而导致的病理改变及相关临床表现。管圆线虫在 1905 年被归于后圆线虫科，当时被称之为脊椎动物的"肺线虫"，不同虫属的管圆线虫自然可寄生于仓鼠、睡鼠、松鼠、鼬科类和啮齿类动物体内，偶有寄生在鸟类、袋鼠类动物和人类体内。目前，管圆线虫属包括 20 多种，但能够引起人体感染的主要是广州管圆线虫（*Angiostrongylus cantonensis*）和哥斯达黎加管圆线虫（*Angiostrongylus costaricensis*）。此外，与广州管圆线虫亲缘关系较近的马来管圆线虫（*Angiostrongylus malaysiensis*）和迈氏管圆线虫（*Angiostrongylus mackerrasae*）可能也可导致与广州管圆线虫病类似的疾病，但缺少确切证据。

广州管圆线虫病主要表现为嗜酸性粒细胞增多性脑膜脑炎，主要分布于热带和亚热带地区，特别是在东南亚和太平洋岛国。哥斯达黎加管圆线虫病主要表现为肠炎，其分布相对局限，主要分布于拉丁美洲。非洲的管圆线虫病是广州管圆线虫病，早在 20 世纪 70 年代已经报道了广州管圆线虫病病例，但具体流行情况仍然不清楚。本节主要介绍广州管圆线虫病及在非洲的分布现状。

### 一、病原生物学

#### （一）形态

1. 成虫　雄虫体长 11~26mm，宽 0.21~0.53mm，尾端略向腹面弯曲。交合伞对称，呈肾形，内有辐肋支撑。泄殖腔开口位于交合伞内面中央，交合刺两根，等长，具横纹。睾丸前段可达虫体前 1/4 处，还具有储精囊和输精管交合刺等结构。交合伞形态为鉴别不同虫种的主要依据。雌虫体长 17~45mm，宽 0.3~0.66mm，尾端呈斜锥形，阴门开口于肛孔之前。子宫双管型，白色，与充满血液的肠管缠绕成黑白相间的螺旋，颇为醒目（图 8-1-1）。在镜下，可见到子宫内的单细胞虫卵。

2. 幼虫　广州管圆线虫幼虫根据其蜕皮情况分为 4 期，分别为一期幼虫、二期幼虫、三期幼虫、四期幼虫。一期幼虫可在终宿主的粪便内检测到，虫体细长，具有侧翼结构，并且侧翼与虫体长度相当。第二期幼虫比前一期幼虫的虫体要更为粗大，体内有折光颗粒。第三期幼虫是感染期幼虫，无色透明，大小为（449±40）μm×（28±3）μm，头部稍圆，尾部末端骤然变细，食管、肠管、排泄孔、生殖原基及肛孔均易看到（图 8-1-2）。第四期幼虫的虫体大小是第三期幼虫虫体大小的 2 倍,此时虫体内充满折光颗粒,此时可以区分出雌雄虫体。第五期幼虫比第四期幼虫相较更为粗长,此期内的雄虫已经具有与成虫相似的交合伞结构,雌虫阴门形成。

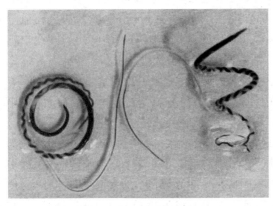

图 8-1-1　广州管圆线虫成虫
(吕山提供)
注:中间两条为雄虫,两边为雌虫

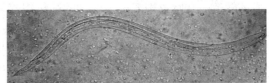

图 8-1-2　广州管圆线虫三期幼虫
(吕山提供)

3. 虫卵　虫卵无色透明,呈椭球形。从鼠肺动脉血液中收集的虫卵,可见卵内从单细胞至幼虫的各个发育阶段,因此虫卵外形变异较大,为$(64.2 \sim 82.1)\mu m \times (33.8 \sim 48.3)\mu m$。

（二）生活史

广州管圆线虫成虫寄生于鼠的右心室-肺动脉血管系统内,幼虫寄生于螺、蛞蝓等软体动物体内。成虫产生的虫卵经过肺动脉血液带入肺毛细血管并孵化出一期幼虫,幼虫穿过毛细血管移行至肺泡,通过气道分泌物逆行而上,随吞咽进入宿主消化道,不管其宿主是什么,第一阶段的幼虫都是通过胃肠道最终由粪便排出宿主体外。一期幼虫能够感染软体动物。一期幼虫在潮湿的环境中可以存活 3 周左右,但是不耐受干燥环境。当软体动物如中间宿主螺蛳、蛞蝓等吞食或接触一期幼虫时,幼虫便可侵入宿主组织,并在宿主的肺组织以及其他脏器中寄生,约经历 1 周时间蜕皮发育为二期幼虫,2 周之后经历第二次蜕皮发育为三期幼虫,三期幼虫是感染期幼虫。终末宿主鼠类吞食含有广州管圆线虫三期幼虫的中间宿主或者转续宿主时,三期幼虫便可穿透肠壁,随血液循环到肝、心和中枢神经系统,在中枢神经组织内蜕皮成为四期幼虫,进入蛛网膜下腔蜕皮成为五期幼虫(称为童虫)。童虫经静脉再回到肺动脉血管内而发育成为成虫。三期幼虫感染宿主后,雌虫需要在感染后 35 天发育成熟。产出的虫卵随着血流到肺部小血管,并在血管中孵化为一期幼虫。

广州管圆线虫的终末宿主是家鼠,如褐家鼠和黑家鼠,但一些食虫动物(鼩鼱)也可以作为终末宿主。广州管圆线虫可以寄生于多种软体动物,特异性差。此外,在广州管圆线虫生活史中还涉及多种转续宿主,这些转续宿主主要是吞食含有广州管圆线虫三期幼虫的软体动物组织而感染,三期幼虫可以在转续宿主体内长时间存在,当终末宿主食入这些转续宿主时,也会感染广州管圆线虫。转续宿主包括虾、蟹、蛙、鱼、蛇等。正是广州管圆线虫生活史的复杂性和宿主多样性使得广州管圆线虫传播变得较为容易,宿主感染也具有多条途径,从而增加了疾病预防控制的难度。

人可以由于生吃或者半生吃含有三期幼虫的中间或者转续宿主而感染。广州管圆线虫在人体内的发育移行与在鼠类宿主中的发育阶段类似。

## 二、发病机制与病理改变

广州管圆线虫在非适宜终末宿主(小鼠、人等)内引起的病理改变较适宜终末宿主更明显。广州管圆线虫对人体的伤害主要来自于中枢神经系统的炎症反应,也可因幼虫在血管内移行导致的机械损伤或栓塞。外周血液和脑脊液的嗜酸性粒细胞增多是广州管圆线虫感染的重要特征。在虫体侵入部位可见嗜酸性粒细胞肉芽肿和局灶性坏死,脑膜可因炎症增厚粘连,进而造成脑室扩张等。这些炎症反应及机械性损伤就是广州管圆线虫病的基础。

在中枢神经系统,广州管圆线虫幼虫在脑内移行可形成伴有脑组织碎片、炎症反应或出血的隧道。在隧道中充满了变性的脑组织碎片及神经胶质细胞,边缘有少量嗜酸性粒细胞,邻近的神经细胞溶解、轴突肿胀。炎性反应表现为脑部血管扩张,以蛛网膜下腔中的静脉为甚。患者脑中可检出活的或死的虫体,虫体周围可见单核细胞和嗜酸性粒细胞浸润,这种炎性细胞浸润在活虫体周围较轻,而在死亡虫体周围则更严重,多可形成嗜酸性肉芽肿,病灶周围脑组织坏死,内有夏科-雷登结晶。在脑白质血管周围亦可发现单核细胞和嗜酸性粒细胞浸润。

广州管圆线虫很少能够在人体内移行至肺动脉进一步发育。在一些重度感染或儿童感染者的尸体解剖中可以发现虫体。但迄今为止,没有在人体肺部发现成熟的广州管圆线虫。目前尚不清楚肺部感染的原因,但可能与人体本身免疫状态及感染度有关。通常肺部感染伴随着肺功能衰竭,后果较严重。

眼部广州管圆线虫病并不少见,可出现于眼前房、后房、视网膜、视网膜下间隙、玻璃体等。幼虫侵入眼部可能有几个途径,一是幼虫未进入脑而直接进入眼部,二是在脑部发育后在通过视网膜中央动脉或涡静脉或睫状动脉侵入眼部,三是在脑内发育后沿脑部表面移行至颅底经视神经与脑膜间隙入眼。在很多眼部广州管圆线虫病患者中,视力模糊或查见眼内蠕虫是常见的表现。不少眼部广州管圆线虫病患者并没有脑膜脑炎的症状,仅仅是视力上的表现,可能是与感染度有关。

## 三、临床表现

广州管圆线虫病的临床表现是与幼虫在人体内移行和生长发育分不开的,除了能够引起嗜酸性粒细胞增多外,神经系统受累引起的症状和体征通常是患者就医的主要原因。本病潜伏期变化较大,短至1天,长至数月,主要是与感染度有关。如在美属萨摩阿因食用玛瑙螺引起的暴发中,潜伏期为1~6天;而在中国北京和大理两次因福寿螺引起的暴发中,潜伏期分别是7~36天和3~50天;在中国台湾因摄食鲜蔬菜汁导致的暴发,其潜伏期长达54天。感染初期,患者可出现前驱症状,如进食螺肉后数小时即呕吐、腹痛、腹泻,或立即出现皮肤皮疹,一般持续数天后消退。这可能是生食食物引起的反应或幼虫侵犯胃肠道的反应,也可能是食物过敏。多数患者没有前驱症状,急性起病。

### (一)神经系统受累的表现

广州管圆线虫所致的中枢神经系统受累症状,可分为嗜酸性粒细胞增多性脑膜炎、脑膜脑炎、脑(脊膜)脊髓炎、脑(脊)膜神经根炎。

1. 嗜酸性粒细胞增多性脑(脊)膜炎 该病是由广州管圆线虫幼虫移行至颅内或脊髓的蛛网膜下腔所致的脑(脊)膜急性变态反应性炎症,脑实质未受损害。主要表现为颅内高压征和软脑(脊)膜刺激征。

2. 嗜酸性粒细胞增多性脑膜脑炎　该病是由广州管圆线虫幼虫移行至颅内蛛网膜下腔和脑实质内所致的软脑膜和脑实质的急性过敏反应性炎症,主要表现为脑膜炎和脑炎症状及体征。头痛、躯体痛往往是这类患者的主要就诊原因。对 2006 年北京广州管圆线虫病暴发中 99 例住院病例调查发现,86.17%的患者有头痛症状,68.08%有躯体痛。这一类型的广州管圆线虫病头痛剧烈而脑膜刺激征不明显,部分患者可出现肢体轻瘫或脑神经受累。周围血象和脑脊液中嗜酸性粒细胞明显增高,ELISA 法测定血清广州管圆线虫抗体阳性。头颅 CT 正常,头颅 MRI 检查示斑片状异常信号,脑电图 α 波变慢。这种病例用阿苯达唑和地塞米松治疗效果好,多数患者具有自愈倾向,预后佳。

3. 嗜酸性粒细胞增多性脑(脊膜)脊髓炎　该病是由广州管圆线虫幼虫移行至脑和脊髓所致的一种炎症性疾病,主要表现为脑炎和脊髓受损的症状和体征。外周血和脑脊液中嗜酸性粒细胞增高。若累及脊髓及其神经根,可表现为嗜酸性粒细胞增多性神经根脑脊髓炎,在出现脑和/或脊髓受损体征同时,还有神经根刺激症状。

4. 嗜酸性粒细胞增多性脑(脊)膜神经根炎　该病是由于幼虫在椎管的蛛网膜下腔内移行,造成脑脊髓膜、多处脊神经根的机械刺激和过敏反应性刺激从而引起的脑脊髓膜和脊髓神经根炎症。该类型广州管圆线虫病常急性起病,以肢体、躯体疼痛等神经根刺激症状为主要表现,头痛不明显或缺如,无脑膜刺激征,无脑或脊髓受损的症状和体征。周围血嗜酸性粒细胞增多,血清广州管圆线虫抗体阳性,头颅 CT 或 MR 正常,脑电图正常。若幼虫在移行过程中对感觉神经根造成不可逆性损害而致慢性神经根脱髓鞘性改变,则导致残留型嗜酸性粒细胞增多性脑脊膜神经根炎或慢性感觉神经根病,患者出现慢性疼痛和神经肌电图呈感觉传导速度减慢。该类型疾病预后良好,具自愈倾向,局限性的躯干四肢皮肤轻微感觉异常或减退为病情较重者唯一遗留较久的症状。

5. 神经系统其他表现　有些广州管圆线虫病例尚伴有吉兰-巴雷综合征。患者急性起病,表现为四肢软瘫,多脑神经根炎,脑脊液蛋白细胞分离,经地塞米松治疗后症状缓解。有些广州管圆线虫病例,仅以不完全性脊髓横贯性损害为突出表现,MRI 显示脊髓有异常信号,经糖皮质激素和抗蠕虫药物治疗后部分恢复或康复。

**(二) 呼吸系统受累表现**

可表现为肺出血,左右肺动脉广州管圆线虫虫栓形成,广州管圆线虫病性肉芽肿性肺炎,肺透明膜形成。对由广州管圆线虫所致的嗜酸性粒细胞性肺炎的病例观察发现:①有急性广州管圆线虫病病史;②肺部无症状和体征;③肺部 CT 呈炎症性改变;④支气管镜检查呈炎症改变,支气管-肺泡灌洗液中含较多的嗜酸性粒细胞;⑤预后良好。对这些病例的胸部 CT 表现异常,包括小结节病灶、小斑片状磨玻璃样浸润灶、外带部支气管血管束呈"Y"形增粗等。病灶具有两肺周边部散在分布的特点,其主要病理学基础是胸部嗜酸性粒细胞浸润。

在成人广州管圆线虫病例中很少能够看到肺动脉有广州管圆线虫寄生者,而这一现象在儿童却相对多见,特别是 4 岁以下的儿童,在尸检病理切片中能发现肺动脉有广州管圆线虫的断面,并且肺部出现广泛的炎性浸润。儿童肺部容易出现广州管圆线虫的机制可能与儿童机体特征有关。

**(三) 眼部受累表现**

有研究表明广州管圆线虫侵入眼部可能有 3 种途径:一是三期幼虫未进入脑内而直接进入眼,在眼中发育成第四、五期幼虫;二是在脑中发育成第五期幼虫后,再通过视网膜中央动脉,或从涡静脉或睫状动脉入眼;三是在脑中发育成第五期幼虫后,沿脑表面移行至颅底,再到视神经,然后在视神经的脑膜间隙中潜行,到达眼球后极,最终经巩膜筛板入眼,或幼虫继续沿眼球表面前行,从角巩膜缘入眼。第三种假说,已在动物实验中得到证实。

### (四)鼻部受累表现

鼻部广州管圆线虫病非常罕见,中国有一例报道。患者为 45 岁女性,天津市居民,从未去过南方。在 1998 年一条 30~40mm 长的虫体从其鼻孔中排出。至 1999 年 5 月,共有 5 次类似的虫体从鼻孔排出。该虫经证实为广州管圆线虫幼龄雌虫。在发病前,她曾吃过生熟不分的螺类和虾。认为患者可能因食入螺类而感染,幼虫在体内移行过程中,停留于肺,上行至气管、咽喉部经鼻咽管进入鼻腔所致。

## 四、诊断与鉴别诊断

### (一)病史以及临床症状和体征

询问患者有无生吃或半生吃含有感染期幼虫的食物或者生水,并且临床体征符合感染该病的特征。

### (二)病原学诊断

能够从脑脊液中发现广州管圆线虫虫体是确诊的依据,但遗憾的是能在脑脊液中检测到虫体的概率很小。从我国目前的病例统计看,病原检出率仅为 4.8%。在 2006 年北京广州管圆线虫病暴发中的 160 例患者中,没有在脑脊液中检测到病原体。病原确诊率低有几个原因:①多数情况下人体感染广州管圆线虫较少,进而在脑脊液样本中检出病原体的概率也降低;②由于广州管圆线虫移行至脑部时已经进一步发育,虫体增大对脑脊液抽取时的针头也有一定要求,但针头太粗可能会导致脑脊液压力骤降而引起不良后果;③患者依从性差。

### (三)免疫学诊断

由于广州管圆线虫病的病原学确诊率较低,免疫学等间接诊断方法就成了重要的诊断依据。免疫学诊断根据检测的目标可以分为抗体检测法和抗原检测法。

1. 抗体检测法 血清抗体检查是广州管圆线虫病的重要辅助诊断方法,通常包括免疫荧光检测法、免疫酶染色试验、酶联免疫吸附试验等。理想的商品化试剂盒应当具有针对性的检测效能,即能够区分出广州管圆线虫不同时期诱导的抗体。然而,由于广州管圆线虫在人体通常发育不到成虫,因此,用成虫制备的抗原可能不具有这种检测效能。近年来已相继报道了用纯化的特异性抗原来检测患者血清和脑脊液中的抗体。

2. 循环抗原检测法 尽管检测广州管圆线虫病患者血清抗体有较好的敏感性和一定的特异性,但抗体检测有其缺陷:一是感染后抗体的出现较晚;二是完全治愈后抗体仍会在体内存在较长时间,无法进行现症感染诊断和疗效考核;三是同其他蠕虫有较高的交叉反应。这些问题限制了这些免疫诊断方法的可靠性。检测循环抗原则可以克服以上的问题。然而与抗体检测相比,循环抗原的含量较低,对方法的敏感性要求更高。近年来杂交瘤与单克隆抗体技术的发展,为检测循环抗原提供了新的检测手段。

## 五、治疗

### (一)病原学治疗

目前关于广州管圆线虫病药物治疗方面仍然存在一些问题,大多数研究尚处于动物实验阶段,但普遍认为阿苯达唑对该病治疗有较肯定的疗效。

阿苯达唑使用剂量:10mg/kg,每日 2 次,连服 7~9 天,总剂量为 140~180mg/kg;或用 200mg/d,连用 5 天,然后用 400mg/d 剂量,连用 5 天。轻症患者可用 200mg/d 剂量,连用 3 天。阿苯达唑和 GM6001 联合治疗是治疗人类广州管圆线虫病的有效方法。

阿苯达唑属于咪唑类杀虫药,有一定的不良反应,有报道称可引起脑炎综合征,也可致血液红细胞、白细胞及血小板减少。因此,儿童患者慎用。

（二）对症治疗

根据患者的情况,可用甘露醇静滴,降低颅内压力。可用地塞米松口服或静滴,以减轻杀虫引起的过敏反应,头痛严重,可酌情给于镇痛剂。较为严重的嗜酸性粒细胞性脑炎并没有有效的治疗方法。眼部广州管圆线虫病治疗方法为外科手术或者激光治疗。

## 六、流行病学

（一）分布与危害

广州管圆线虫病最早报告于广州,在中国台湾也有报告,随后在亚洲南部、太平洋岛屿、澳大利亚等都有流行,均为从野鼠肺动脉系统中发现的成虫。第一例病原学确证的广州管圆线虫病病例于 1945 年在中国台湾报道。Mackerras 和 Sandars 于 1955 年阐明了广州管圆线虫的生活史。1960 年,Ash 在夏威夷野生动物寄生虫调查中首次证实广州管圆线虫自然感染了鼠类并且观察到感染的鼠出现了嗜酸性粒细胞脑炎症状,这时才意识到广州管圆线虫医学上的重要性。1961 年 Horio 和 Alicata 报道了夏威夷的日本工人食入蛞蝓后出现了头痛和四肢感觉异常等症状,并且伴随嗜酸性粒细胞增多,在随后的调查中发现相同地方采集的蛞蝓中有大量广州管圆线虫感染期幼虫,证实了广州管圆线虫在软体动物与人之间的传播关系。随着对广州管圆线虫引起的嗜酸性粒细胞增多性脑膜脑炎的不断了解,东南亚各国和太平洋、印度洋各岛屿,陆续报道了该病病例。到 1992 年,全球已报告确诊和疑似病例达 3 000 余例,其中中国台湾占 300 余例。近 15 年间,各地报道广州管圆线虫病例不断增加,特别是几次疾病的暴发,引起了广泛的关注。

广州管圆线虫病在非洲关注较少。事实上早在 20 世纪 60 年代,在马达加斯加、毛里求斯等岛屿上已经发现野鼠中携带广州管圆线虫。而人广州管圆线虫病在 20 世纪 70 年代中期在留尼汪岛、科特迪瓦、埃及等相继报道,并且均为确诊病例。20 世纪 90 年代和 2013 年马约特岛和尼日利亚分别报道了病例。野鼠感染广州管圆线虫的报道国家最多,包括马达加斯加、毛里求斯、留尼汪岛、南非、津巴布韦、乌干达、尼日利亚、埃及。确认广州管圆线虫病的自然疫源性必须报告野鼠和螺类同时感染。埃及、留尼汪岛、尼日利亚已经形成了广州管圆线虫病的自然疫源地。此外,靠近西非的加那利群岛（属西班牙）近期在野鼠及软体动物中也发现了广州管圆线虫,证实为广州管圆线虫病的自然疫源地。

除广州管圆线虫外,在非洲比较常见的是 *Angiostrongylus sandarsae*,主要寄生在非洲优势鼠种多乳鼠体内。因此,在检测啮齿类动物感染管圆线虫的调查中应严格区分。

（二）流行环节

1. 传染源　广州管圆线虫可以寄生于几十种哺乳动物体内,家鼠（*Rattus*）是广州管圆线虫病的主要传染源。广州管圆线虫的主要终末宿主是褐家鼠和黑家鼠。这两个鼠种是全球入侵生物,目前遍布全球。其他也有很多鼠种发现自然感染,在每个国家或地区会有不同的优势种属。

2. 传播途径　广州管圆线虫病经过食物传播。这些食物主要是螺类或虾蟹等。在中国75%以上的患者都与福寿螺和褐云玛瑙螺有关,特别是福寿螺,已经成为中国广州管圆线虫病发病的主要原因。除了螺类,淡水虾、蟹、蛙等也可以导致广州管圆线虫病的发生。在广州管圆线虫的生活史中,这些虾蟹等食入含有三期幼虫的螺肉后可以感染广州管圆线虫,并且三期幼虫可以在这些动物体内长期存在。此外,在加工食品过程中,因生、熟不分也可以污染其他食物,因而也能感染广州管圆线虫。除了以上几种途径,生吃蔬菜,误食了附着于蔬菜的转续宿主中含有的三期幼虫以及饮用被三期幼虫污染的生水都可能导致被感染。

3. 易感人群　人群普遍易感。最小感染者可以仅数月,最大者可达70余岁。人体感染广州管圆线虫后不能产生免疫,因此,可以重复感染。

（三）流行因素

1. 生态因素　广州管圆线虫生活史复杂,所涉及的生物因素繁多。宿主类型多样性和宿主特异性弱是广州管圆线虫病预防控制的主要困难之一。

至今,家鼠是广州管圆线虫的主要终末宿主。由于各地鼠种结构不同,优势鼠种也不同,因此,广州管圆线虫的终末宿主调查结果也不相同。这一事实表明,广州管圆线虫的终末宿主种类非常广泛。其中感染度和感染率最高的鼠种为褐家鼠。

目前已有新进腹足目和异鳃总目的36个属被证实可以自然感染广州管圆线虫。软体动物感染非常普遍,比如在中国调查的32种(尚有一些没有分种属)软体动物中,22种发现自然感染广州管圆线虫。总体而言,陆生蜗牛和蛞蝓的感染度、感染率均高于淡水螺,这可能与感染状态不同(终末宿主的粪便在水中被稀释)有密切关系。但是福寿螺的感染度和感染率以及近些年引起的疾病暴发足以引起人们对淡水螺的警惕。以往研究显示很多淡水螺也表现出很强的易感性。尽管这些淡水螺在自然界中的感染状态可能无法与陆生蜗牛或蛞蝓相比,但是较低的自然感染率可能会降低人们的警惕性,增加临床诊断的难度,所以仍然不能忽略这些淡水螺的危险性。

除了软体动物外,很多其他动物也可充当转续宿主。比如黑眶蟾蜍和蛙类有自然感染。此外,在太平洋岛国也常报道的转续宿主包括淡水虾、蟹、蛙、陆生蟹、涡虫,此外,在实验条件下鱼也可以作为转续宿主。随着对广州管圆线虫中间宿主危害性的认识,人们逐渐注意到这方面的饮食安全,然而对广州管圆线虫转续宿主的防范意识还较差,因此,对转续宿主的调查研究应当成为今后的重点。

2. 气候因素　中间宿主,特别是福寿螺和褐云玛瑙螺,是广州管圆线虫病传播的关键因素,而这些软体动物是变温动物,受环境温度的影响很大。这些软体动物只有在一定的温度条件下才能启动生长发育,低于此温度就不能生长发育,这个温度就是所谓生长发育零点温度。根据实验研究,福寿螺和褐云玛瑙螺的卵从产出到破壳成为幼螺,以及从幼螺到具有生殖能力的成螺所需要的有效累积温度是常数,也就是超过生长发育零点温度以上对生长发育有效的温度在时间上的累积是固定的,这个常数就称为有效累积温度。由这两个参数构成的温度与发育的直线函数就称为有效累积温度模型。

全球气候变暖已经是不争的事实。全球气候变暖正在改变着生物分布的格局,同样也正在影响着媒传疾病的发生和发展。广州管圆线虫的软体动物中间宿主的分布同样受到这种气候变化趋势的影响,福寿螺和褐云玛瑙螺的分布范围将进一步扩大,势必影响广州管圆线虫疫源地的扩大。特别值得一提的是非洲是玛瑙螺的起源地,除了褐云玛瑙螺外,尚有几十种其他玛瑙螺或与玛瑙螺相近的大型陆生螺种类。这些螺的普遍分布必将促进广州管圆线虫病的传播。

3. 人类行为　随着全球快速的经济发展和频繁的文化交流,人们的饮食行为也发生了重要变化,广州管圆线虫病已经不在仅仅局限于自然疫源地,很多发达国家的旅行者也是广州管圆线虫病的高危人群。饮食行为是食源性寄生虫病预防控制最有效的方法,但也是最难的方法。

### 七、预防与控制

本病的有效预防措施为不食生的或者半生的中间宿主以及转续宿主,不喝生水和生吃蔬菜。需要大力进行卫生宣教工作,增强人群的自我保护和卫生意识以及个人习惯。加强环境卫生管理,开展灭鼠工作以达到消灭传染源的目的。

（吕　山）

# 第二节　棘口吸虫病

### 一、病原生物学

#### （一）种类

棘口吸虫为扁形动物门复殖目吸虫纲棘口科吸虫的统称。棘口科吸虫种类繁多,全世界已报道的有 600 余种,宿主主要有鸟、禽类,哺乳类,较少的虫种寄生于爬行类、鱼类等。可以寄生人体引起棘口吸虫病的棘口吸虫至少有 24 种,是一种重要的食源性肠道寄生虫病。此类吸虫在分类学上尚存争议,其中的一些很可能是同物异名,也有可能对于同一生物分类单元只是命名时间和命名人不同,而该单元被给予的名称相同。

棘口科吸虫包括棘口属和棘隙属、低颈属、棘缘属等 4 个属,含伊族真缘吸虫(*Euparyphiu-milocanum* Garrison,1908)、罗真缘吸虫(*E. melis* Schrank,1788)、卷棘口吸虫(*Echinostoma revolutum* Froehlich,1802)、接睾棘口吸虫(*E. paraulum* Dietz,1909)、宫川卷棘口吸虫(*E. miyagawai*Ishii,1932)、曲领棘缘吸虫(*Echinoparyphium recurvatum* V. Linstow,1873)、抱茎棘隙吸虫(*Echinochasmus perfoliatus* V. Ratz,1908)、似锥低颈吸虫(*Hypoderaeum conoideum* Bloch,1872)等,其中以伊族真缘吸虫和似锥低颈吸虫较多见(表 8-2-1)。

表 8-2-1　常见棘口科吸虫

| | |
|---|---|
| 棘口属(*Echinostoma*) | 卷棘口吸虫(*E. revolutum*) |
| | 宫川棘口吸虫(*E. miyagawai*) |
| 棘隙属(*Echinochasmus*) | 日本棘隙吸虫(*E. japonicus*) |
| | 叶状棘隙吸虫(*E. perforliatus*) |
| 低颈属(*Hypoderaeum*) | 似锥低颈吸虫(*H. conoideum*) |
| 棘缘属(*Echinoparyphium*) | 曲领棘缘吸虫(*E. recurvatum*) |

#### （二）形态

1. 成虫　成虫一般为长条形或者长叶形,少数种类较粗短,前端稍窄,略似瓶状;活虫呈淡红色,死后为白色;体表有体棘;口吸盘和腹吸盘相距很近,口吸盘周围膨大形成头冠或环口圈,有些虫种头冠或环口圈上有单列或双列头棘,其数目及排列方式是鉴别虫种的重要特征。虫体前半部体表多有皮棘。腹吸盘肌肉发达,位于虫体近前端或虫体前、中 1/3 处的腹面;消化道开口于口吸盘,下接前咽、咽、食管及肠支,两肠支几乎达到虫体末端;睾丸 2个,边缘平整,呈圆形、椭圆形或分叶状,前后排列或斜列在虫体的后半部,个别虫种睾丸可移位或缺如;卵巢呈球形,位于睾丸之前;有劳氏管但无受精囊;卵黄腺呈滤泡状,分布于后半部虫体两侧,排泄囊呈"Y"形;子宫盘曲在卵巢或睾丸与腹吸盘之间,两侧不超出肠支范围(图 8-2-1)。

2. 虫卵　虫卵大,与姜片吸虫虫卵相似,大小为(88~116)μm×(58~69)μm,呈椭圆形,淡黄色,卵壳薄,一端有卵盖,部分虫种虫卵末端有增厚现象,内含未分化的卵细胞和若干个卵黄细胞(图 8-2-1)。

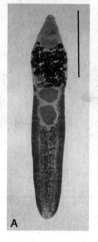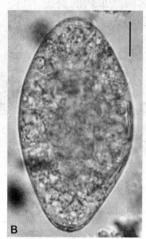

图 8-2-1　棘口吸虫成虫(A)和虫卵(B)

（三）生活史

需要 1 个终宿主和 2 个中间宿主,其发育过程分为虫卵、毛蚴、胞蚴、雷蚴、尾蚴、囊蚴和成虫等阶段。成虫寄生在终宿主小肠,偶尔也可侵入胆管。虫卵随宿主粪便排出、入水,在适宜温度下,卵细胞分裂、发育为毛蚴。毛蚴自卵中孵出后可在水中短期存活。第一中间宿主为淡水螺类。毛蚴侵入第一中间宿主后,经胞蚴及二代雷蚴的无性增殖,产生许多尾蚴。在感染后 4~6 周,有成熟尾蚴从螺体逸出。尾蚴不仅通过侵入第二中间宿主淡水鱼、蛙或蝌蚪形成囊蚴,而且可以在同一螺体内形成囊蚴,或可在子雷蚴中成囊(如卷棘口吸虫),还可钻入另一螺体或蚌类体内成囊,甚至于水生植物上成囊。由此可以发现,棘口吸虫对第二中间宿主的选择性不严。动物或人食入囊蚴后,囊蚴在小肠内脱囊,逸出的幼虫在小肠内 7~9 天即可发育成熟、产卵。另外,实验动物和志愿者感染实验证实某些虫种尾蚴也能直接感染终末宿主。如将藐小棘隙吸虫尾蚴直接感染犬,3.5 小时后在胃中发育为囊蚴,8 小时后在小肠发现脱囊幼虫,13 天发育为成虫。志愿者口服尾蚴 2 周后粪便中发现虫卵。

以上是棘口吸虫共有的生活史特征。不同种的棘口吸虫生活史中对温度和湿度的要求、中间宿主的选择、尾蚴成囊条件等不尽相同。一般来说,在发育温度范围内,温度愈高发育愈快。棘口属吸虫从终宿主感染到成熟卵的产出需要 15~25 天,长于棘隙属。棘口属的中间宿主以螺类为主,同一螺种既可充当第一中间宿主又可充当第二中间宿主;棘隙属第一中间宿主是淡水螺,第二中间宿主常为淡水鱼,且常以小型淡水鱼类中囊蚴的携带率最高。棘口属吸虫囊蚴常寄生在螺心腔周围的软体组织、泥鳅肌肉、蝌蚪皮下等处,棘隙属仅在鱼鳃叶片中成囊。

二、流行病学

（一）分布与危害

棘口科吸虫种类繁多,分布也较广。到目前为止,除了非洲外,各大洲,尤以亚洲为甚,均有由该属吸虫引起的人体疾病发生的报道。其中,由于人口增长、污染、贫困、卫生设施条件差等社会经济原因,导致棘口吸虫病在菲律宾、印度尼西亚、日本、苏门答腊、印度、泰国、罗马尼亚、马来西亚、苏联以及中国为主要病例分布区和流行区,并正成为这些国家和地区的一种流行性肠道寄生虫病,并且随着国际经济市场、交通运输和西方国家饮食习惯的变化,棘口吸虫病的流行区域正在不断地扩大。成虫可以寄生于包括人类在内的多种脊椎动物体内。

目前对于全世界感染棘口吸虫的风险和人数并不十分明确,需要进一步研究。WHO 估计目前全球感染棘口吸虫各个种属共有 57 000 人。

1994 年 Woo-Youngson 等在喜生吃淡水鱼的韩国 Koje-Myon 村共检查 115 份粪便,发现园圃棘口吸虫 11 例,阳性率为 9.5%。随访受感染个体均主诉有生食淡水鱼史。1994 年 Radomyosp 等对来自泰国东北面 16 个省的 681 位居民进行粪检,发现马来棘口吸虫、伊族真缘吸虫和卷棘口吸虫在男性中的感染率分别为 8.3%、8.1% 和 0.8%,而在印度尼西亚和菲律宾亦均有病例及流行的报道。

（二）流行环节

棘口吸虫是一类经口感染的肠道寄生虫,一般认为人主要因食入未煮熟的含有该类吸虫囊蚴的淡水螺和鱼类或者甲壳类而感染。众多的病例和流行病学报告均显示患者有特殊的饮食史。有的因喜食鲜嫩的鱼贝而在烹调过程中猛火急炒,肉体多未熟透而引起感染;有的因生吞水生小动物治病、健身而引起感染,如中国东北民间素有用活泥鳅治疗黄疸的偏方以及听信偏方而造成感染的例证。Hong 认为在韩国士兵中感染棘口吸虫可能是由于士兵救生练习中吃生蛙、生蛇或饮用小河里被污染的水所致。该类吸虫的流行区居民感染与饮食习惯的相关性更为明显。20 世纪 40 年代,印度尼西亚的 Anca 地区居民习惯生食或半生食蛤贝,造成林杜棘口吸虫感染率高达 90%,此后,这一生食习惯仍然一直延续了 20 余年,当地居民也一直保持高水平感染率。随着林杜湖畔蛤贝数量逐渐减少与消失,居民生食习惯才发生改变,继而林杜棘口吸虫感染率也随之下降以至消失。总体来说,生活在淡水水域区域并且有生吃或者半生吃鱼虾类、螺类的人们具有更高的棘口吸虫感染率。

棘口科吸虫尾蚴可在同一螺体内形成感染期囊蚴。棘口吸虫的感染途径不仅限于生食了含有囊蚴的鱼、蛙、贝、螺等,生食水生植物,乃至饮用被囊蚴污染的水等也是造成棘口吸虫感染不可忽视的途径。这也是今后在防治棘口吸虫中值得注意的问题。

三、发病机制与病理改变

动物实验证明,感染卷棘口吸虫的仓鼠表现为进行性消瘦、水泻、体重下降。轻度感染时无明显症状,重度感染可以使实验动物出现上述症状。组织病理学以肠绒毛淋巴细胞浸润反应为主,部分感染动物出现淋巴细胞浸润和肝坏死现象。用园圃棘口吸虫感染小鼠的小肠上段同样表现上皮层绒毛严重破坏和消失,绒毛与隐窝高度比显著下降。炎性细胞浸润,肠腔充血,水肿和/或纤维化,杯状细胞增加。人类感染棘口吸虫后的病理改变资料比较少,目前一些已知的资料是通过对感染者进行胃-十二指肠内镜检查获得的。患者会出现黏膜侵蚀和溃疡、胃-十二指肠出血、慢性胃炎以及炎性细胞的浸润。

从疾病的临床及流行病学报道来看,棘口吸虫对人体危害主要为消化系统,其致病机制尚不完全清楚。而人类感染棘口吸虫后的消化道症状可能会比感染其他吸虫的消化道症状更严重,尽管这种严重程度取决于体内感染虫体的负荷。从虫体形态结构及寄生部位判断,可能主要靠头棘和口、腹吸盘侵入肠壁,吸取营养,破坏黏膜,以及虫体分泌物及代谢产物等的化学刺激而引起宿主消化道症状。

## 四、临床表现

棘口吸虫为寄生于肠道的一类小型吸虫,成虫多寄生于小肠上段,偶可寄生于胆管,成虫以头部插入肠道黏膜,引起局部炎症。少量寄生时危害并不严重,大部分病例报道资料显示有食欲不振、腹痛、腹泻、肠泻、头昏、乏力等消化道症状,除此之外还有疲劳和体重减轻,个别病例无自觉症状,外周血嗜酸性粒细胞增多也是比较常见的现象,重度感染者可由于虫体的机械性损伤和代谢产物刺激使肠黏膜出血,并产生广泛卡他性炎症,导致长期腹泻、重度脱水、酸中毒、营养不良以及机体抵抗力低下,以致继发细菌感染,引起败血症全身衰竭而死亡。

## 五、诊断与鉴别诊断

由于人类感染后有时症状并不明显或症状不具有显著特征,给临床诊断带来难度。常用的粪便检查方法,如直接涂片法、沉淀法都可采用,但由于多种棘口吸虫卵在形态上都很相似,因此不易区分,若能获得成虫,则有助于定种。在棘球绦虫卵壳的上端部存在皱纹或增厚可能有助于其与其他虫卵进行区分鉴别。有时也会用消化道内镜检查方法来进行诊断检测。在日本有报道几例通过内镜检查获得虫体从而确诊的病例,在韩国也有一例 68 岁的男性由于间歇性右下腹腹痛就医,通过内镜在升结肠部位检测到 2 条棘口吸虫成虫。但是免疫学和分子生物学检测方法在该虫种的鉴定上尚未得到广泛应用。

由于在临床上经常用消化道纤维内镜确诊早期胃癌,有文献报道内镜检查发现有成虫穿破溃疡,但是组织病理学认为是腺癌,因此需要与消化道癌症进行鉴别诊断。

## 六、治疗

在 20 世纪二三十年代曾用麝香酚绵马浸膏、土荆芥油、四氯化碳等对棘口吸虫病进行治疗。20 世纪六七十年代大多用吕宋秋粉、米帕林、四氯乙烯等。这些药物有驱虫作用,但一次往往不能驱尽。20 世纪 70 年代末期有人用硝硫氯胺聚乙二醇糖衣片和硫氯酚合并苯咪唑治疗抱茎棘隙吸虫,取得了一定的效果。

随着广谱抗蠕虫药吡喹酮的问世,国内外许多作者均采用吡喹酮作为首选药物,且取得了相当的疗效。一般单剂量使用 25mg/kg 吡喹酮治疗肠道寄生虫病,但是对于棘口吸虫病可以选择更低的剂量(10~20mg/kg),不良反应较少,主要为恶心、呕吐、眩晕等,并在怀孕时期亦相对安全。美国生产该药的厂家由于没有盈利,在 2000 年一度停止生产后又恢复。在这种情况下,可以选择其他药物如甲苯达唑。在一项调查中,大约有 50 例感染棘口吸虫的患者于 10 天内给予含有 400mg 或 800mg 甲苯达唑的食用盐,虫卵阳性率下降 71%~85%。

## 七、预防与控制

棘口吸虫病是一种经口感染寄生虫病,搞好饮食和饮水卫生、改变不良饮食习惯是预防该类疾病的关键。在流行区大力开展饮食卫生宣传教育,普及防治本病的知识,提倡不喝生水,不生食或吃未煮透的鱼、虾、螺贝类,吃菱角等水生植物时用沸水烫洗。保持良好的卫生习惯,做到生熟餐具分开使用。提倡圈养家禽家畜,家禽家畜是该类虫重要的保虫宿主和传染源。据报道,该类吸虫在鸡、鸭、鹅、狗及猪等动物中感染率高出人群数十倍。在流行区进行定期驱虫、做好粪便管理等都是较好的防治措施。勤清除粪便,堆积发酵,杀灭虫卵;对患禽群定期驱虫;防止中间宿主感染亦是控制此类吸虫病流行的重要措施。中间宿主淡水鱼、螺携带棘口吸虫囊蚴率极高,而且感染重,因此对人类带来了很大的潜在威胁。

随着工业化的发展,尽管亚洲地区环境已经得到极大改善,但是棘口吸虫病的流行并没有改变的原因是水产养殖的扩张,因此我们还需要改善运输这些水产品到国际市场的运输监管。

(蔡力汀)

## 第三节　曲领棘缘吸虫病

曲领棘缘吸虫(*Echinoparyphium recurvatum*)属于复殖目棘口科棘口亚科棘缘属,该属至少由 3 种吸虫组成。曲领棘缘吸虫通常寄生于终末宿主禽类的小肠,偶可寄生于哺乳动物(包括人类)肠道内,从而引起肠道内的人畜共患曲领棘缘吸虫病。该病主要流行于中国台湾、日本、菲律宾、马来西亚、印度尼西亚、德国、苏联、波兰、英国、法国、美国等国家和地区。非洲的埃及也有该病报道。

曲领棘缘吸虫虫体大小为(2.5 ~ 5.25) mm×(0.4 ~ 0.9) mm(图 8-3-1)。与其他的棘口吸虫一样,其体表除了头冠和排泄孔附近区域外均布满体棘,体棘形状随虫体发育不断发生

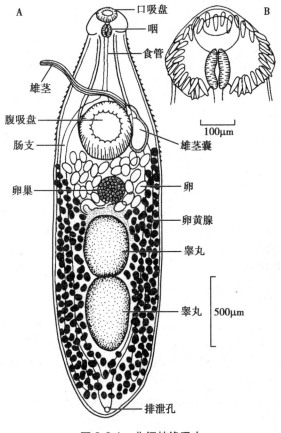

图 8-3-1　曲领棘缘吸虫
A:成虫腹面观;B:头棘

变化。此外，随着虫体发育，两种类型的感觉乳突也慢慢显现，Ⅰ型乳突以单个或成团形式位于口吸盘或其周围，在体棘之间也有散在分布；Ⅱ型乳突则分布于童虫或成虫的腹吸盘上或其周围。这些乳突的功能尚不清楚。头棘45枚，尖、直而短，呈交错排列，外缘头棘较内缘头棘更短更细，沿腹部两侧各有腹角棘4~5枚。食管较长，睾丸圆形或边缘有凹陷，阴茎囊及腹吸盘一半，卵黄腺前缘达腹吸盘，腹吸盘较大，子宫较短，内有少量虫卵，通常为6~28枚，虫卵形似姜片虫虫卵，大小为(91~104)μm×(57~68)μm。

囊蚴为圆形，直径138~152μm，外层囊壁6~9μm，成熟卵在30~31℃下经7~8天孵化出毛蚴，毛蚴大小为(94~106)μm×(48~68)μm。

第一中间宿主有小土蜗、圆扁螺、椎实螺、膀胱螺、扁卷螺、萝卜螺等。第二中间宿主有椎实螺、扁卷螺、萝卜螺、中国田螺、凸旋螺、蟾蜍、雨蛙、锄足蟾、食用蛙、草蛙等。

尾蚴形成囊蚴需要3~4小时。自然终宿主主要是家鼠、野鼠、鸟类以及家禽。终末宿主吞食囊蚴后经1周左右发育为成虫。

人感染曲领棘缘吸虫后大多无明显临床症状，重感染者通常表现为腹痛、腹泻、里急后重、容易疲劳，消瘦，有的可出现尿失禁。

从粪便中查到虫卵是该病的主要诊断依据。

单剂量口服吡喹酮20mg/kg可以有效治疗曲领棘缘吸虫病；阿苯达唑也具有一定疗效。该病的主要预防措施是不食用未煮熟的食物以及不饮用生水。

（蔡力汀）

# 参 考 文 献

1. Archer CE, Appleton CC, Mukaratirwa S, et al. The rat lung-worm *Angiostrongylus cantonensis*: a first report in South Africa. S Afr Med J, 2011, 101(3): 174-175.
2. Cowie RH. Biology, systematics, life cycle, and distribution of *Angiostrongylus cantonensis*, the cause of rat lung-worm disease. Hawaii J Med Public Health, 2013, 72(6 Suppl 2): 6-9.
3. Fried B, Graczyk TK, Tamang L. Food-borne intestinal trematodiases in humans. Parasitol Res, 2004, 93(2): 159-170.
4. Kim JR, Hayes KA, Yeung NW, et al. Diverse gastropod hosts of *Angiostrongylus cantonensis*, the rat lungworm, globally and with a focus on the Hawaiian Islands. PLoS One, 2014, 9(5): e94969.
5. Lai SC, Jiang ST, Chen KM, et al. Efficacy of albendazole-GM6001 co-therapy against *Angiostrongylus cantonensis*-induced meningitis in BALB/c mice. Acta Trop, 2005, 93(3): 267-273.
6. Lee SK, Chung NS, Ko IH, et al. Two cases of natural human infection by *Echinostoma hortense*. Kisaengchunghak Chapchi, 1986, 24(1): 77-81.
7. Lv S, Zhang Y, Steinmann P, et al. Helminth infections of the central nervous system occurring in Southeast Asia and the Far East. Adv Parasitol, 2010, 72: 351-408.
8. Sohn WM, Woo HC, Hong SJ. Tegumental ultrastructures of *Echinoparyphium recurvatum* according to developmental stages. Korean J Parasitol, 2002, 40(2): 67-73.
9. Spratt DM. Species of *Angiostrongylus* (Nematoda: Metastrongyloidea) in wildlife: A review. Int J Parasitol Parasites Wildl, 2015, 4(2): 178-189.
10. Wang QP, Lai DH, Zhu XQ, et al. Human angiostrongyliasis. Lancet Infect Dis, 2008, 8(10): 621-630.

# 第九章

# 植物源性寄生虫病

片形吸虫属于扁形动物门吸虫纲复殖目片形科（Fasciolidae）片形属（Fasciola），最常见的两种类型分别是肝片形吸虫（Fasciola hepatica）和大片形吸虫（F. gigantic），在欧洲、美洲和大洋洲，以肝片形吸虫为主，在亚洲和非洲的大部分地区，这 2 个种均普遍存在。片形吸虫分布范围广，在全球 5 大洲 51 个国家均有人类感染片形吸虫的报道。据估计，全球有240 万~1 700 万人感染片形吸虫，受感染威胁者高达 9 000 万人。片形吸虫对牲畜的危害更大，全球有超过 2.5 亿~3 亿头牛和羊感染片形吸虫，由于肉、奶产量降低而导致的经济损失每年高达 30 亿美元，其危害面和致病力远高于华支睾吸虫和姜片吸虫，目前，片形吸虫病的研究和防治得到了越来越广泛的重视。

## 第一节　肝片形吸虫病

肝片形吸虫病（fasciolasis hepatica）是由肝片形吸虫寄生于牛、羊等反刍动物和人体肝脏、胆管内引起的一种人兽共患寄生虫病。肝片形吸虫由 Jean de Brie 于 1379 年首次描述，其生活史由 Leuckart 和 Thomas 于 1883 年予以阐明。中华人民共和国成立后，中国学者又先后在福建和黑龙江对肝片形吸虫的生活史、流行病学特征、危害以及防制措施等作了进一步的研究。

### 一、病原生物学

#### （一）形态

肝片形吸虫虫体长 20~30mm、宽 5~13mm，呈扁平叶片状，表皮覆有细刺，前部宽于后部，前端伸展呈圆锥状突出，称为"头锥"，两肩峰明显。口吸盘在虫体的前端呈圆形，直径约为 1mm，口吸盘的底部是口孔，口孔经咽通向食道和肠管，肠管分为两支终于盲端，每个肠支又分出无数分支，满布虫体后半部。腹吸盘直径约为 1.6mm，位于肩的水平线下，腹吸盘不及姜片吸虫发达，两吸盘相距较近。活虫体呈棕红色，固定保存的虫体为灰白色。

肝片形吸虫为雌雄同体，一般具有两个睾丸和一个卵巢。雄性生殖器官包括两个呈树枝状分支的睾丸，前后排列，满布于虫体的后 1/2~3/4 的部位。每个睾丸发出一条输精小管，汇总于输精管而进入雄茎囊，其内有贮精囊和雄茎，以外生殖孔开口于腹面腹吸盘之前，并与雌性生殖孔形成生殖窦；雌性生殖器官有一个呈鹿角状分支的卵巢，位于睾丸的右上方，子宫位于卵巢与腹吸盘之间，孕卵子宫呈褐色菊花状，外生殖孔开口于腹吸盘的前缘附近,卵黄腺发达呈藤花状,满布于虫体的两侧,前起于腹吸盘,后达于末端,由左右两边褐色卵黄管汇合为卵黄总管,横于虫体的前 1/3 与中 1/3 的交界处,在其中形成卵黄囊,靠近卵膜与卵黄囊并列的地方有梅氏囊,其分泌液进入子宫后即可润滑虫卵,在虫体后 1/4 处的卵黄腺被透明的排泄囊所分隔,卵黄腺分泌卵胚营养物,并可使卵周围形成一层薄膜;受精囊缺如(图 9-1-1 和图 9-1-2)。

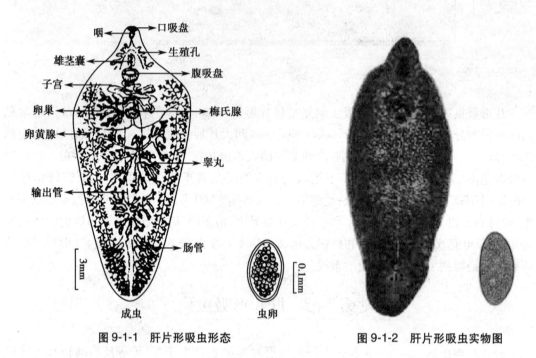

图 9-1-1　肝片形吸虫形态　　　　　图 9-1-2　肝片形吸虫实物图

肝片形吸虫虫卵呈椭圆形,淡黄褐色,一端有盖,卵盖较小;卵内充满卵黄细胞和一个胚细胞,外面有 4 层膜组成的卵壳,卵壳菲薄、均匀,周围可见胆汁染色颗粒附着;虫卵长 120~150μm、宽 70~80μm。

**(二) 生活史**

肝片形吸虫的生活史包括毛蚴、胞蚴、雷蚴、尾蚴、童虫、成虫等阶段,发育过程需要一个中间宿主,即椎实螺(Lymnaeidae)。在我国已证实的有 5 种,即小土蜗(*Galba pervia*)(图 9-1-7)、截口土蜗(*G. truncatula*)、椭圆萝卜螺(*Radix swnhoei*)、耳萝卜螺(*R. auricularia*)和青海萝卜螺(*R. cucunorica*)。

成虫在终宿主肝脏胆管内排出的虫卵随胆汁到肠道,再和粪便一起排出体外。在适宜的温度(15~30℃)和有充足的氧气、水分的情况下,毛蚴经过 10~25 天完成发育,当 pH 值为 5~7.7 时,在阳光的作用下,毛蚴从卵内孵出。

毛蚴体表被纤毛覆盖,虫体呈长梭形,前端较宽,后端稍窄,有一对眼点,体长 0.19mm、宽 26μm。前部有袋状原肠,其两侧各有一个穿刺腺。体两侧各有一个焰细胞。后半部有许多胚球和胚细胞。毛蚴在水中游动寻找中间宿主。毛蚴在水中一般只能生存 1~2 昼夜。在黑暗处毛蚴不能孵出,但可以存活一个相当长的时期(达 8 个月)。毛蚴从螺的肉足、触角、头端以及外套膜等处钻进螺体,进入肝脏脱去其纤毛,3 小时后变为囊状的胞蚴。

胞蚴为长椭圆形,体长 0.7~0.8mm,体内包含胚细胞,这些胚细胞逐渐增大,经 15~30 天形成雷蚴。雷蚴突破胞蚴的被膜从其体内出来,并留在螺体内,一个胞蚴可以形成 5~15 个雷蚴。

雷蚴呈鱼形,初期体长约 0.8mm、宽 0.12mm,具有口、咽和盲肠,在咽的附近有产孔,咽的后方有肌肉围领,在体后 2/3 处有肉足突出两侧(图 9-1-4)。经 3~4 周母雷蚴成熟,长 2~3mm,宽约 0.4mm,体内含有子雷蚴和胚细胞。经 5~6 周雷蚴增大到 2mm×0.4mm,体内尾蚴大部分成熟。

尾蚴由体部和尾部组成。体部呈圆形或椭圆形,具有 2 个吸盘、咽、食道和分支的肠管(图 9-1-5)。从毛蚴到尾蚴在螺体内发育的时间约为 50~80 天。尾蚴在温度 9℃ 以上时才从螺体逸出。在水中的尾蚴,其体长 0.28~0.3mm,最宽约 0.23mm,尾长 0.45~0.6mm。约经数小时,脱去尾部,并由其背侧和腹侧囊腺的分泌物在数分钟内形成包囊,变成囊蚴。

囊蚴可以黏附在水草或水中任何物体上,或在水中保持游离状态。囊蚴呈隆起的圆盘状,直径约 0.28mm,具有明显的口吸盘和腹吸盘、分支的肠管和排泄囊。新鲜的囊蚴呈白色,以后变为灰褐色,其包囊由 3 层膜组成:外层厚而坚实,中层为胶质透明并有弹性,内层为黑色纤维质(图 9-1-3)。囊蚴结成后需 7 小时才具有感染力。囊蚴对外界各种因素抵抗力很强,在室温 26℃ 时保存于水中,经 3 个月仍能感染动物。

当动物和人摄入含活囊蚴的水或水生植物,囊蚴进入胃肠道,逸出的童虫一部分穿入肠黏膜,进入肠静脉,经门静脉到达肝脏,在毛细血管内活动,并钻通管壁进入肝实质移行,经 6 周后,进入胆管内;另一部分幼虫穿过肠壁,进入腹腔,经肝包膜进入肝脏。童虫在肝胆管内发育为成虫。自摄取囊蚴到发育为成虫需要 10~12 周。成虫寄生在绵羊及牛肝脏内可生存 3~5 年,在绵羊最长达 11 年。

肝片形吸虫的生活史可总结为:肝片形吸虫成虫产下受精卵经过胆总管和肠道离开宿主,在适宜的温度、氧气和水分下,经 10~25 天孵出毛蚴,毛蚴在水中游动寻找中间宿主(椎实螺),3 小时后变为囊状的胞蚴,胞蚴经 15~30 天形成雷蚴,经 35~42 天雷蚴产生可自由游动的尾蚴,尾蚴在温度 9℃ 以上从螺体逸出,约经数小时,变成囊蚴,牛、羊等反刍动物和人摄入含有囊蚴的水或水生植物(茭白、菱角、水芹等)而感染(图 9-1-6)。

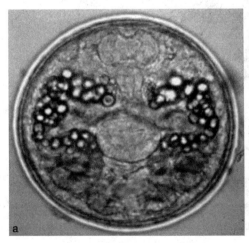
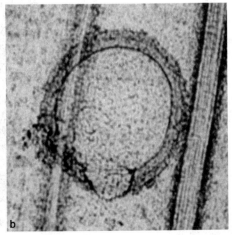

**图 9-1-3　肝片形吸虫囊蚴**

注:(a)为游离的囊蚴;(b)为植物上的包囊

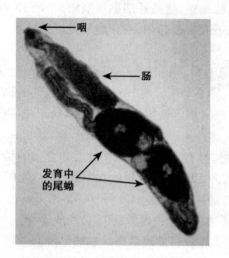

咽

肠

发育中
的尾蚴

图 9-1-4 肝片形吸虫雷蚴

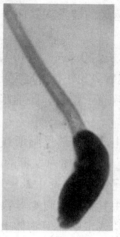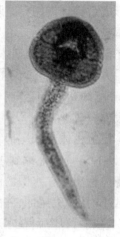

图 9-1-5 肝片形吸虫尾蚴

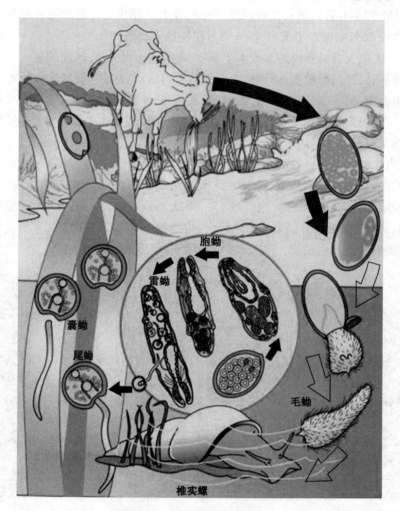

胞蚴

雷蚴

囊蚴

尾蚴

毛蚴

椎实螺

图 9-1-6 肝片形吸虫的生活史

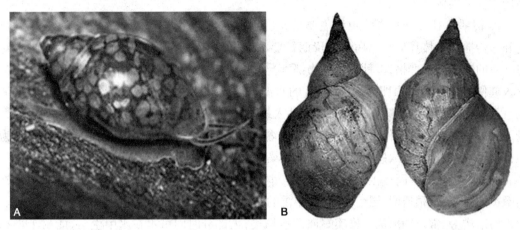

图 9-1-7　肝片形吸虫中间宿主
注:(A)椎实螺;(B)小土蜗

## 二、流行病学

### (一) 分布与危害

肝片形吸虫病是一种流行广泛、死亡率高、危害严重的群发性宿主人次型寄生虫病。终末宿主主要是绵羊、山羊、黄牛、水牛、牦牛、马、鹿、骆驼、驴、犬、兔、鼠、猴等家畜或野生动物,其中,牛、羊感染最为多见,人偶有感染。根据埃及木乃伊体内发现的虫卵推测,早在数千年前就有人体感染的存在。

肝片形吸虫病主要分布于欧洲、非洲、亚洲、美洲和大洋洲。在欧洲,以法国、葡萄牙、西班牙、英国、苏联、阿尔及利亚、古巴等国报道病例较多,保加利亚、比利时、罗马尼亚、奥地利、波兰和德国等国有散发病例报道。1970—1982 年法国报道 5 863 例。1979 年葡萄牙对部分农村人群调查,发现感染率在 15% 以上。1997—1999 年西班牙多次报道玻利维亚北部高原(海拔 3 800~4 100m)地区为高度流行区,感染率高达 66.7%。埃及尼罗河三角洲地区人群感染率为 7.3%。2002 年 Esteban 等调查秘鲁 3 个社区 5~15 岁儿童 338 例,平均感染率为 24.3%(18.8%~31.3%)。马拉维部分地区检查 3 900 例,感染率为 2.4%。美洲的巴西、哥斯达黎加、智利、秘鲁、阿根廷、古巴等国已有病例报道。非洲的乌干达、也门和津巴布韦也有病例报道。肝片形吸虫病在澳大利亚的牛、羊中流行严重,但人体感染的报道仅 8 例。在希腊羊肝片形吸虫病常见,而人的病例仅报道 3 例。

在亚洲,有病例报道的国家包括中国、日本、韩国、越南、泰国、埃及、伊朗、以色列、土耳其和沙特阿拉伯等。其中埃及某地区人群感染率高达 7.3%,土耳其为 0.3%。我国国内北起黑龙江,南至福建、中国台湾、广州,东起江苏,西至甘肃、青海、新疆、西藏,都有肝片形吸虫感染的报道,肝片形吸虫主要分布在东北、内蒙古、山东、江西、湖北、贵州、广东、江苏、浙江等 15 个省(直辖市),人群感染率为 0.002%~0.171%,其中以甘肃省的感染率最高,估计全国感染人数为 12 万。

### (二) 流行环节

1. 传染源　肝片形吸虫病的传染源包括感染的多种哺乳动物和人,其中反刍动物为该病的重要传染源。

2. 传播途径　肝片形吸虫病主要是通过生食或半生食被肝片形吸虫囊蚴所污染的植物和水传播。人体片形吸虫病的潜伏期长短不一，可从数天至 3 个月不等。肝片形吸虫对终宿主的选择性不严格，多种哺乳动物都可受染。成虫产出的虫卵随宿主的胆汁进入肠腔，混入粪便排出体外。虫卵入水，在适宜的水温（22~25℃）中，经 9~14 天发育，从中孵出毛蚴。毛蚴在水中游动，遇到其中间宿主，钻入螺体，经过一代胞蚴和两代雷蚴的发育，形成大量尾蚴。尾蚴在适宜条件下从螺体逸出，附着于水生植物表面分泌囊壁形成囊蚴。囊蚴为感染期，终宿主经口食入感染性的囊蚴而感染。

肝片形吸虫的中间宿主主要有椎实螺、小土蜗、耳萝卜螺、折叠萝卜螺、接口土蜗等。椎实螺类的壳较薄，稍透明，滋生于池塘、小溪的岸边、低洼牧地的草根附近、小死水湾、居民点附近污水沟旁，常群栖成堆。椎实螺属两栖螺类，大部分时间可不在水中生活，能耐干燥和饥饿，在泥块中可保持活力 1 年以上，在实验室易储存和繁殖。小土蜗是适应性极强的水陆两栖螺类，广泛分布于世界各地，是中国最重要的肝片形吸虫中间宿主。

3. 易感者　人与牛羊等反刍动物对片形吸虫具有易感性，绵羊、山羊和牛受害最大，其他如骆驼、驴、马、猪、驯鹿、家兔、松鼠、海狸等。人可因生吃水生植物（如水芹）、喝生水，或生食、半生食含有肝片形吸虫童虫的牛、羊等内脏而被感染。

**（三）流行因素**

1. 自然因素　椎实螺是片形吸虫中间宿主，其滋生与气温、水分、土壤、植被等因素密切相关。片形吸虫毛蚴及尾蚴在水中各有一短暂的自由生活阶段。毛蚴孵化及尾蚴逸出除了水以外，还受到温度、光照等条件的影响。片形吸虫在螺体内的发育与温度及营养条件有关。片形吸虫与椎实螺在长期进化中相互适应，因而两者所需要的自然条件是息息相关的。

（1）气温：有椎实螺地区均分布于 1 月份的平均气温为 1℃ 的等温线以南。最适宜于椎实螺滋生繁殖的气温为 15~25℃，是椎实螺交配、产卵、孵化及幼螺成长的最佳温度范围。温度高于 30℃ 时，有夏蛰现象。低于 10℃ 时则活动迟缓或躲在土缝、草根下闭厣不动。产卵的孵化，尾蚴的逸放，以及它们在外界生存时间的长短均与温度有密切关系。在我国，南方春秋两季是尾蚴发育和成囊的适宜季节，同时也是人体感染的高发季节。

（2）水：片形吸虫生活史中的许多阶段都是在有水的条件下完成的。片形吸虫病流行区都有较多的水源，如江、河、湖泊或山溪，且雨量充沛。椎实螺分布不仅与地面水有关，亦与地下水有关。住在地势低下的居民片形吸虫感染率通常比住在高处的人要高。

（3）土壤：有机质丰富的土壤及岸边丛生的杂草是椎实螺滋生的必要条件。岸边的瓦砾堆、桥墩和石驳岸的缝隙等都可成为椎实螺的滋生地。如无泥土，椎实螺即不能产卵和繁殖后代。上述的自然因素的作用是综合性的，同时并存的，构成了促进或遏制片形吸虫病传播的条件。

2. 社会因素　片形吸虫病的流行也由一定的社会性因素所引起。这些因素包括人畜的行为（暴露与污染）、人口流动、水利建设等。

（1）暴露：接触含有片形吸虫囊蚴的疫水是该病传播的必要环节。随着地理、社会、经济、文化及生活习惯的不同，接触疫水的方式与频率有很大的差异。

（2）污染：含有片形吸虫虫卵的人畜粪便污染螺类宿主滋生的环境及其污染的程度具有重要的流行病学意义。污染的判定通常可从当地人畜感染率、感染度和虫卵排出量推断而得。

（3）流动人口：人口的流动增加了片形吸虫病的传播与流行。流动的渔船民是湖区的重要传染源。由于难于管理,给片形吸虫病防治工作增加了难度。来自非疫区的人群,由于缺乏对片形吸虫的免疫力,到湖区活动后,感染率与感染度均比当地居民高。

（4）社会发展：片形吸虫病主要流行于发展中国家或不发达的国家。这些国家地处温热带,自然条件有利于螺类宿主的生存。同时,该病流行也与当地经济文化水平相对落后有关。

### 三、发病机制与病理改变

#### （一）发病机制

肝片形吸虫的后尾蚴、童虫和成虫均可致病,其病变程度主要与穿过小肠壁和侵入肝胆管的虫数有关。童虫移行期对各脏器特别是肝组织的破坏,引起肝脏炎症反应及肝脓肿,出现急性症状如高热、腹痛、荨麻疹、肝大及血中嗜酸性粒细胞增多等;成虫对胆管的机械性刺激和代谢的化学性刺激而引起胆管炎症、胆管上皮增生及胆管周围的纤维化。胆管上皮增生与虫体产生大量脯氨酸有关,测定结果显示,感染后25天胆汁中脯氨酸浓度可增高4倍,成虫寄生时甚至可增高万倍以上。胆管纤维化可引起阻塞性黄疸,肝损伤可引起血浆蛋白的改变(低蛋白血症及高球蛋白血症),胆管增生扩大可压迫肝实质组织引起萎缩、坏死已至肝硬化,还可累及胆囊引起相应的病变。

1. 机械性损害　童虫穿过肠壁,经肝包膜侵入肝脏的实质内造成出血性虫道;童虫在此移行过程中,造成脏器组织和毛细血管的损伤,引起肝炎;之后炎症转移到叶间结缔组织。钻入腹腔的虫体,有时可能侵入肾脏、脾脏、淋巴结等器官,并且在器官的表面浆膜层与实质引起创伤。进入肺脏的虫体可以引起肺出血、大叶性肺炎、局部坏死。

寄生于胆管内的虫体,由于虫体的活动、体型的增大及其体表的小刺可以刺激胆管,引起炎症及胆管肥厚;还可引起胆管扩张,甚至阻塞胆管而引起胆汁的积贮,使局部胆汁的实质变性,在血液内出现胆红素而发生黄染。由于正常的肝功能发生障碍,可以引起机体的其他反应。

2. 毒素作用　寄生于体内的肝片形吸虫在引起机械性刺激的同时,虫体还会分泌毒素。毒素的吸收不仅影响寄生局部的组织,而且可以影响全身,呈现中毒现象。肝片形吸虫分泌的毒素具有溶血作用。毒素损害血管壁引起血管壁通透性增高,血液的液体成分渗出血管外,导致水肿。严重感染的患畜由于毒素侵害中枢神经系统而发生神经症状。

虫体的毒素还影响生殖功能,并间接地危害到幼畜。虫体的新陈代谢产物中含有大量的蛋白质、类脂及葡萄糖的分解酶,这些物质被吸收时,对机体也呈有害作用。

3. 夺取营养　肝片形吸虫以宿主的血液、胆汁和细胞为营养,每条虫可使宿主每天失血近0.5ml,是患畜营养不良、贫血、消瘦、衰弱的原因之一。

#### （二）病理变化

大量虫体感染时,最初发生急性肝炎,肝脏肿大和充血;病灶中有长2~5mm的暗红色索状物、凝固的血液和很小的虫体。浆膜上有出血点,有时还见纤维素性薄膜。重度感染时,可见有腹膜炎病变,有时在腹腔中有大量血液(2~3L),黏膜呈现苍白,经过2~3个月发生慢性肝炎、肝脏变硬、胆囊扩张,其中含有大量黏液、血液和很多虫体。在肝组织被破坏的地方呈现淡白色索状瘢痕,胆管黏膜由于结缔组织极度增生而肥厚,胆管壁变硬(钙化),胆管内壁由于磷酸钙与磷酸镁等盐类的沉积而内膜粗糙。变硬的胆管呈条索状凸出于肝表面。肝实质褪色,边缘钝圆,肝重量增加1~2倍。

## 四、临床表现

本病潜伏期长短不一,可从数天至2~3个月不等,一般羊体内约有50条虫时就会出现明显症状,幼羊轻度感染即可有临床症状。临床症状表现因感染程度、机体抵抗力、年龄、饲养管理条件等不同而异,可分为急性型、慢性型两种类型。在流行区,人群中肝片形吸虫感染者的临床表现又可以分为急性期、潜隐期和慢性期3个病期,急性期多发生于夏末秋初,相当于童虫在肝组织内移行的过程,慢性期多在冬、春季节发生,相当于成虫在胆管内寄生过程。

### (一) 临床分型

1. 急性型　常因短时间内遭受严重感染所致。童虫在宿主肝中移行和摄食破坏肝组织,引起损伤性肝炎,主要表现为发热、肝区痛、肝大。病畜体温38.5~41℃不等,衰弱、疲劳、食欲减退、精神萎靡、反刍停止、呼吸急促、心跳加快、腹泻(粪便带有黏液、恶臭)、贫血、消瘦、黄疸、肝大、颌下水肿,有的行动摇摆,卧地不起,有的未出现症状即死亡。

2. 慢性型　多见于亚急性型或轻度感染,主要表现为贫血、黏膜苍白,眼睑、下颌、胸下、腹下发生水肿,被毛粗乱、易断,食欲减退或消失,肝大或肠炎。经过1~2个月后,病期或者逐渐恶化,或者因治疗得到,逐步恢复。

### (二) 临床分期

1. 急性期　又称为侵袭期,为童虫在体内移行阶段,通常发生在感染后2~12周。此期症状、体征并不完全相同,主要有不规则发热(38~40℃)、右下腹疼痛、食欲缺乏、腹胀、腹泻或便秘,尚可有咳嗽胸痛、右胸闻及湿性啰音及胸膜摩擦音等,多数有肝大、少数伴有脾大及腹水。上述症状可持续4个月左右而消退并逐渐进入潜隐期。

2. 潜隐期　于感染后4个月后,此时虫体由肝组织进入肝胆管寄生,但尚未发育成熟,患者急性临床症状逐渐减轻或消失,可在数月乃至数年内无明显临床表现,或仅有胃肠道轻度不适,此期病变正逐步向慢性期过渡。

3. 慢性期　又称为成虫堵塞期,由于成虫长期在肝胆管内寄生,引起以胆管炎、胆囊炎、胆管上皮增生等为主要病变基础的一系列临床症状,患者表现为乏力、右上腹疼痛或胆绞痛、恶心、厌食、贫血、黄疸和肝大等临床表现,其中,腹痛最常见。

### (三) 异位寄生与损害

童虫在腹腔中移行穿入或被血流带至肝脏以外的脏器和组织,引起异位损害,又称肝外肝片形吸虫病。临床上常见于肺、支气管、胃、胰腺、腹膜、脑、眼、膀胱等部位,常在术后获检虫体而被确诊。在有生食牛、羊的肝、肠习惯的地区,虫体可在人类咽喉部寄生,称为咽部肝片形吸虫病。

## 五、诊断与鉴别诊断

### (一) 诊断

有喝生水或生食植物的习惯,较长期不规则发热、腹痛、进行性肝大、黄疸及血中嗜酸性粒细胞增加等临床表现时,应考虑本病可能。粪便或十二指肠引流沉淀检查找到虫卵为确诊的依据。皮内试验、ELISA 等免疫学检查亦有助于诊断。

1. 血常规　多数患者有不同程度的缺铁性贫血,白细胞总数在急性期可达 $2×10^{10}$/L 左右,分类中有明显嗜酸性粒细胞计数增多。

2. 血清生化检查　肝功能有不同程度损害,表现为血清胆红素、ALT 增高,血清白蛋白降低,免疫球蛋白增高,主要为 IgG 增多。

3. 病原学检查　粪便或十二指肠引流液沉淀检查发现虫卵为确诊的依据,常用的方法是粪便水洗沉淀集卵法。先加 100ml 温水将 5~10g 粪便稀释,以 60 目铜筛过滤于另一杯中,静置 20 分钟,倾去上清液,在沉渣中再加入 100~150ml 常水,静置 20 分钟,倾去上清液,加水,如此反复,直到上清液透明为止,倾去上清液,吸取沉渣于载玻片上,显微镜下检查肝片形吸虫卵。该方法常用于患者或病畜的检查,但是,寄生虫数较少时易漏诊,且由于肝片形吸虫卵与姜片虫卵、巨片形虫卵及棘口吸虫卵等相似易发生误诊,应注意鉴别。

外科剖腹探查或胆管手术发现虫体可确诊。肝脏表面的白色条索状隆起及胆管增粗现象,提示有肝片形吸虫寄生的可能。

4. 免疫学检查　可用虫体可溶性蛋白抗原进行血清免疫学检查,方法可选用酶联免疫吸附试验(ELISA)、间接荧光抗体试验(IFA)、间接血凝试验(IHA)、对流免疫电泳(CIE)等方法。血清学检测结果与其他吸虫感染有交叉反应,但在感染早期检查不到虫卵时,仍具有十分重要的辅助诊断意义。如检测血清中肝片形吸虫的循环抗原,较检测抗体价值更大。检测患者粪便中肝片形吸虫抗原,在感染后第 6 周即为阳性,具有早期诊断意义。

5. 腹水检查　腹水为草黄色,细胞数在 $1×10^{9}$/L 以上,主要为嗜酸性粒细胞。

6. 影像学检查

(1) 超声波检查:肝脏超声波检查见胆道中肝片形吸虫为 0.3~0.5cm 圆形阴影,腹部扣诊时,该阴影能活动。

(2) CT 检查:可出现"假性肝脏肿瘤"。

(3) 胆道造影:胆道造影时不同角度可见虫体阴影不同,侧面观为细长卷曲绳索状,其他角度可见狭长的圆形阴影或假性壁层消失缺损。

(二) 鉴别诊断

需与华支睾吸虫病、后睾吸虫病、姜片虫病、并殖吸虫病、阿米巴性或细菌性肝脓肿、肝包虫病、各种原因所致的胆囊炎、胆管炎和胆石症、肝癌等肝胆疾病鉴别。

六、治疗

1. 三氯苯达唑　该药为治疗片形吸虫病的首选药物。每日口服 10mg/kg 三氯苯达唑,连服 2 天为一疗程。本品 1983 年用于兽医界,1989 年首次应用于人体,1997 年被 WHO 推荐为使用药品。

2. 硫氯酚　硫氯酚,又称硫双二氯酚、别丁,也是治疗本病的常用药物,剂量 40~60mg/d,分 3 次口服,隔日给药,10~15 天为一个疗程,间隔 5~7 天后再给第 2 个疗程。一般用药第 3 天即见疗效,3~6 天内体温降至正常,临床症状随之减轻,肿大的肝脏逐渐缩小。

3. 其他　手术治疗阻塞性黄疸等。此外,甲硝唑和尼特硝唑等作为治疗肝片形吸虫病的候选药物目前正处于试验阶段。

### 七、预防与控制

加强家畜管理,划区放牧,避免污染水源,饮用水(包括牲畜)与一般用水分开,饮用水宜定期消毒,加强卫生宣教,不喝或不吃可能遭受污染的生水和水生植物,以切断传播途径。

#### (一)加强人群的健康教育

开展卫生宣传教育,使居民认识到生食媒介食物和动物内脏的潜在危害,注意饮食卫生,不生食菱角、水芹等水生植物,不饮生水,把好病从口入关。

#### (二)定期驱虫

对肝片形吸虫病的保虫宿主定期驱虫。定期驱虫的次数和时间必须与当地的具体情况及条件相结合。每年如进行1次驱虫,可在秋末冬初进行;如进行2次驱虫,另一次可在翌年的春季。

#### (三)消灭中间宿主

椎实螺、小土蜗、耳萝卜螺、折叠萝卜螺、接口土蜗等是肝片形吸虫的中间宿主,活动季节在4~9月最多。首先,要采用各种排水工程,改变椎实螺滋生地的环境,改造家畜饮水系统,使椎实螺失去滋生条件;也可采用化学杀螺剂灭螺,即用5%硫酸铜溶液(最好再加入10%粗制盐酸),喷洒5 000ml/m²,或选用氯化钾,喷洒20~25g/m²,每年喷洒1~2次。

#### (四)加强家畜管理

家畜是本病的主要动物宿主,要积极做好家畜的预防工作,改善畜群的饲养条件,加强管理,不在沼泽和低洼处放牧,有条件的地区可采用轮牧的方式,以减少感染机会;及时对畜舍内的粪便进行堆积发酵,一遍利用生物热杀死虫卵,受感染家畜的肝脏和肠内容物应深埋或烧毁。

#### (五)疫苗研究

目前,肝片形吸虫的疫苗研究主要集中在重组蛋白疫苗和DNA疫苗上,候选疫苗分子主要包括P32、Fh8、FABP1/2、GST、Cathepsin L、铁氧还原蛋白、半胱氨酸蛋白酶等,这些分子的保护效果都达到了40%以上。

(艾琳　查文婷　陈家旭)

# 第二节　大片形吸虫病

大片形吸虫(*Fasciola. gigantic*)又称为巨片形吸虫,属于片形科片形属,主要分布在亚洲和非洲的大部分地区。

### 一、病原生物学

#### (一)形态

虫体长37~76mm、宽5~10mm,呈竹叶状。虫卵深黄色,长155~190μm、宽70~90μm。大片形吸虫与肝片形吸虫的区别在于:前者前端无显著圆锥突起,在头部后面即逐渐扩大直至腹吸盘水平处,虫体的两边几乎平行,后端不缩小,长度超过宽度的2倍以上;腹吸盘较大,其腔通常向后延长,并形成盲囊。大片形吸虫的咽较食道长,肠管的内侧分支很多,并有明显的小支,睾丸分支较少,所占的空间及其长度也较小,其内部构造和肝片形吸虫相似(表9-2-1、图9-2-1)。

表 9-2-1　肝片形吸虫和大片形吸虫的形态区别

| 类别 | 肝片形吸虫 | 大片形吸虫 |
| --- | --- | --- |
| 体形 | 树叶状,肩明显,最大体宽在中部,以后变窄 | 竹叶状,肩不明显,虫体两侧较平行,后部钝圆 |
| 体长 | 21~30mm | 25~50mm |
| 体长与体宽之比 | 2:1 | 3:1以上 |
| 皮棘 | 小而细长,游离端尖 | 细长而壮,基部宽 |
| 腹吸盘 | 与口吸盘同等大或稍大 | 较口吸盘大(1.5倍) |
| 食道与咽之比 | 同等长,或食道稍短 | 食道比咽短 |
| 肠管 | 有侧支,内侧枝的分支数较少 | 内侧分支复杂,有再分支 |
| 睾丸 | 分支领域占全体2/3 | 分支复杂,再分支多,其领域占全体1/2 |
| 卵巢 | 分支较少 | 分支多 |
| 虫卵 | $(120~150)\mu m×(70~80)\mu m$ | $(155~190)\mu m×(70~90)\mu m$ |
| 染色体数 | 2n=20 | 3n=30 |

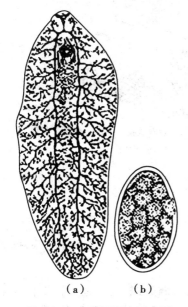

图 9-2-1　大片形吸虫形态图
注:(a)成虫;(b)虫卵

## （二）生活史

大片形吸虫的生活史与肝片形吸虫相似,包括虫卵、毛蚴、胞蚴、雷蚴、尾蚴、童虫、成虫等阶段,其中间宿主亦为椎实螺类,最重要的是耳萝卜螺。其生活史可总结为:大片形吸虫成虫产下受精卵经过胆总管和肠道离开宿主,在适宜的温度、氧气和水分下,孵出毛蚴,毛蚴在水中游动寻找中间宿主(椎实螺),变为囊状的胞蚴,胞蚴约经 15~30 天形成雷蚴,经 35~42 天雷蚴产生可自由游动的尾蚴,尾蚴在温度 9℃ 以上从螺体逸出,约经数小时,变成囊蚴,牛、羊等反刍动物和人摄入含有囊蚴的水或水生植物(茭白、菱角、水芹等)而感染(图 9-2-2)。

有研究认为,大片形吸虫毛蚴是背光性的,喜欢停留在较暗的深水处。据国内学者观察,大片形吸虫在螺体内的发育各期幼虫及囊蚴较大,在较高温度下存活较久,且对干燥敏感。当温度为 19~25℃ 时,大片形吸虫由毛蚴发育到尾蚴阶段需要 41~60 天,在宿主体内比肝片形吸虫需时可能更长。

## 二、流行病学

### （一）分布与危害

大片形吸虫主要分布在中南半岛、中亚、非洲等热带和亚热带地区,印度、越南、菲律宾、新加坡、日本、夏威夷、土耳其、伊拉克、巴基斯坦、塔什干、中国均有大片形吸虫感染的报道,有些地区,大片形吸虫和肝片形吸虫是混合存在的。部分研究认为,肝片形吸虫以分布在高地为主,大片形吸虫以分布在低地为主,中间地带则为混合感染。我国多数省份都有两种吸虫感染的存在,大片形吸虫感染主要分布在我国福建、江苏、广西、云南等地。2011 年 11 月至 2012 年 3 月,云南大理白族自治州宾川县暴发人大片形吸虫病,感染人数达 28 例,给患者及其家属带来了极大的痛苦和经济损失。

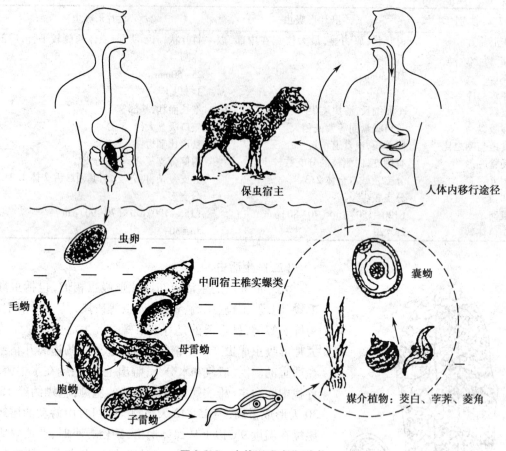

图 9-2-2　大片形吸虫生活史

**（二）流行环节**

1. 传染源　大片形吸虫病传染源与肝片形吸虫病类似,包括感染的多种哺乳动物和人,其中反刍动物为该病的重要传染源。

2. 传播途径　大片形吸虫病的传播途径也与肝片形吸虫病类似,主要是通过生食或半生食被片形吸虫囊蚴所污染的植物和水传播,人可因生吃水生植物(如水芹、茭白、菱角等)、喝生水或生食、半生食含有大片形吸虫童虫的牛、羊等内脏而被感染。

人体片形吸虫病的潜伏期长短不一,可数天至 3 个月不等。成虫产出的虫卵随宿主的胆汁进入肠腔,混入粪便排出体外;虫卵下水,在适宜的水温(22~25℃)中,经 9~14 天发育,毛蚴从虫卵中孵出;毛蚴在水中游动,遇到其中间宿主(椎实螺类,最重要的是耳萝卜螺,在我国福建,以小土蜗为易感中间宿主),钻入螺体,经过一代胞蚴和两代雷蚴的发育,形成大量尾蚴;尾蚴在适宜条件下从螺体逸出,附着于水生植物表面分泌囊壁形成囊蚴;囊蚴为感染期,终宿主经口食入感染性的囊蚴而感染。

3. 易感性　人与牛羊等反刍动物对片形吸虫具有易感性,黄牛、水牛、山羊受害最大,其他如骆驼、驴、马、猪、驯鹿、家兔、松鼠、海狸、长颈鹿等亦可被感染。

**（三）流行因素**

椎实螺是大片形吸虫中间宿主,其滋生与气温、水分、土壤、植被等因素密切相关。大片形吸虫毛蚴及尾蚴在水中各有一短暂的自由生活阶段。毛蚴孵化及尾蚴逸出除了水以外，还受到温度、光照等条件的影响。大片形吸虫在螺体内的发育和温度及营养条件有关。与肝片形吸虫一样，大片形吸虫与椎实螺在长期进化中相互适应，因而两者所需要的自然条件也是息息相关的。

1. 自然因素　最适宜于椎实螺滋生繁殖的气温为 15~25℃，是椎实螺交配、产卵、孵化及幼螺成长的最佳温度范围。温度高于 30℃ 时，有夏蛰现象，低于 10℃ 时则活动迟缓或躲在土缝、草根下闭厣不动。大片形吸虫产卵的孵化、尾蚴的逸放，以及它们在外界生存时间的长短均与温度有密切关系。大片形吸虫生活史中的许多阶段都是在有水的条件下完成的，其流行区都有较多的水源，如江、河、湖泊或山溪，且雨量充沛，住在地势低下的居民片形吸虫感染率通常比住在高处的人要高。有机质丰富的土壤及岸边丛生的杂草也是椎实螺滋生的必要条件。岸边的瓦砾堆、桥墩和石驳岸的缝隙等都可成为椎实螺的滋生地，如无泥土，椎实螺即不能产卵和繁殖后代。上述的自然因素的作用是综合性的、同时并存的，构成了促进或遏制片形吸虫病传播的条件。

2. 社会因素　大片形吸虫病的流行也由一定的社会性因素所引起。这些因素包括人畜的行为（暴露与污染）、人口流动、水利建设等。随着地理、社会、经济、文化及生活习惯的不同，动物和人类接触疫水的方式与频率有很大的差异。人口流动增加了大片形吸虫病的传播与流行，由于难于管理，给片形吸虫病防治工作增加了难度，因此，流动的渔船民往往是湖区的重要传染源。而来自非疫区的人群，由于缺乏对片形吸虫的免疫力，到湖区活动后，感染率与感染度均比当地居民高。

大片形吸虫病主要流行于发展中国家或不发达国家，一则这些国家地处温热带，自然条件有利于螺类宿主的生存，二则人民经济文化以及卫生医疗水平落后。

### 三、发病机制与病理改变

大片形吸虫病的发病机制与病理改变与肝片形吸虫病极为相似。

#### （一）发病机制

童虫移行期对各脏器特别是肝组织破坏，引起肝脏炎症反应及肝脓肿，出现急性症状如高热、腹痛、荨麻疹、肝大及血中嗜酸性粒细胞增多等；成虫对胆管的机械性刺激和代谢的化学性刺激而引起胆管炎症、胆管上皮增生及胆管周围的纤维化。胆管上皮增生与虫体产生大量脯氨酸有关。胆管纤维化可引起阻塞性黄疸，肝损伤可引起血浆蛋白的改变（低蛋白血症及高球蛋白血症），胆管增生扩大可压迫肝实质组织引起萎缩、坏死已至肝硬化，还可累及胆囊引起相应的病变。

1. 机械性损害　童虫穿过肠壁，经肝包膜侵入肝脏的实质内造成出血性虫道；童虫在此移行过程中，造成脏器组织和毛细血管的损伤，引起肝炎；以后炎症移到叶间结缔组织。钻入腹腔的虫体，有时可能侵入肾脏、脾脏、淋巴结等器官，并且在器官的表面浆膜层与实质引起创伤。进入肺脏虫体可以引起肺出血、大叶性肺炎、局部坏死。

寄生于胆管内的虫体，由于虫体的活动、体型的增大及其体表的小刺可以刺激胆管，引起炎症及胆管肥厚；还可引起胆管扩张，甚至阻塞胆管而引起胆汁的积贮，使局部胆汁的实质变性，在血液内出现胆红素而发生黄染。由于正常的肝功能发生障碍，可以引起机体的其他反应。

2. 毒素作用　寄生于体内的片形吸虫在引起机械性刺激的同时，虫体还会分泌毒素。

毒素的吸收不仅影响寄生局部的组织,而且可以影响全身,呈现中毒现象。大片形吸虫分泌的毒素具有溶血作用。毒素损害血管壁引起血管壁通透性增高,血液的液体成分渗出血管外,导致水肿。严重感染的患畜由于毒素侵害中枢神经系统而发生神经症状。虫体的毒素还影响生殖功能,并间接地危害到幼畜。虫体的新陈代谢产物中含有大量的蛋白质、类脂及葡萄糖的分解酶,这些物质被吸收时,对机体也呈有害作用。

3. 夺取营养　大片形吸虫以宿主的血液、胆汁和细胞为营养,每条虫可使宿主每天失血近 0.5ml,是患畜营养不良、贫血、消瘦、衰弱的原因之一。

（二）病理改变

大量虫体感染时,最初发生急性肝炎,肝脏肿大和充血;病灶中有长 2~5mm 的暗红色索状物、凝固的血液和很小的虫体。浆膜上有出血点,有时还见纤维素性薄膜。重度感染时,可见有腹膜炎病变,有时在腹腔中有大量血液(2~3L),黏膜呈现苍白,经过 2~3 个月发生慢性肝炎、肝脏变硬、胆囊扩张,其中含有大量黏液、血液和很多虫体。在肝组织被破坏的地方呈现淡白色索状瘢痕,胆管黏膜由于结缔组织极度增生而肥厚,胆管壁变硬(钙化),胆管内壁由于磷酸钙与磷酸镁等盐类的沉积而使内膜粗糙。变硬的胆管呈索状凸出于肝表面。肝实质褪色,边缘钝圆,肝重量增加 1~2 倍。

## 四、临床表现

本病潜伏期长短不一,可从数天至 2~3 个月不等,临床可分为急性期、潜隐期、慢性期和异位损害。

（一）急性期

主要由幼虫在腹腔及肝脏移行所产生的症状,如合并有细菌感染可导致严重的后果。此期症状、体征并不完全相同,主要有不规则发热(38~40℃)、右下腹疼痛、食欲缺乏、腹胀、腹泻或便秘。尚可有咳嗽胸痛、右胸闻及湿性啰音及胸膜摩擦音等。多数有肝大、少数伴有脾大及腹水。上述症状可持续 4 个月左右而消退并逐渐进入潜隐期。

（二）潜隐期

于感染后 4 个月后,虫体由肝组织进入肝胆管寄生,患者急性临床症状逐渐减轻或消失,可在数月乃至数年内无明显临床表现。

（三）慢性期

由于成虫在肝胆管内寄生,引起的胆管慢性炎症和增生,造成胆管阻塞。患者出现乏力、右上腹疼痛或胆绞痛、恶心、厌食、贫血、黄疸和肝大等临床表现。

（四）异位损害

又称肝外肝片形吸虫病。幼虫在腹腔中移行穿入或被血流带至肝脏以外的脏器和组织,如腹壁肌肉等引起病变。

## 五、诊断与鉴别诊断

（一）诊断

本病少见,容易误诊,其诊断主要依据接触史、临床症状、体征、实验室检查以确诊。如患者有喝生水或生食水生植物或动物肝脏的习惯,较长期不规则发热、腹痛、进行性肝大、黄疸及血中嗜酸性粒细胞增加等临床表现时,应考虑本病可能。粪便或十二指肠引流沉淀检查找到成虫或虫卵为确诊的依据。皮内试验、ELISA 等免疫学检查亦有助于诊断。大片形吸虫成虫、虫卵、临床症状、体征都与肝片形吸虫极为相似,需通过形态学、生活史、染色体和同工酶技术加以鉴别。

1. 血常规　多数患者有不同程度的缺铁性贫血,白细胞总数在急性期可达 $2×10^{10}/L$ 左右,分类中有明显嗜酸性粒细胞计数增多。

2. 血清生化检查　肝功能有不同程度损害,表现为血清胆红素、ALT 增高、血清白蛋白降低、免疫球蛋白增高,主要为 IgG 增多。

3. 病原学检查　粪便或十二指肠引流液沉淀检查发现虫卵为确诊的依据。寄生虫数较少时易漏诊。外科剖腹探查或胆管手术发现虫体可确诊。

4. 免疫学检查　可用虫体可溶性蛋白抗原进行血清免疫学检查,方法可选用酶联免疫吸附试验(ELISA)、间接荧光抗体试验(IFA)、间接血凝试验(IHA)、对流免疫电泳(CIE)等方法。血清学检测结果与其他吸虫感染有交叉反应,但在感染早期检查不到虫卵时,仍具有十分重要的辅助诊断意义。检测患者粪便中大片形吸虫抗原,在感染后第 6 周即为阳性,具有早期诊断意义。

5. 腹水检查　腹水为草黄色,细胞数在 $1×10^{9}/L$ 以上,主要为嗜酸性粒细胞。

6. 影像学检查

(1) 超声波检查:肝脏超声波检查见胆道中大片形吸虫为 0.3~0.5cm 圆形阴影,腹部扣诊时,该阴影能活动。

(2) CT 检查:可出现"假性肝脏肿瘤"。

(3) 胆道造影:胆道造影时不同角度可见虫体阴影不同,侧面观为细长卷曲绳索状,其他角度可见狭长的圆形阴影或假性壁层消失缺损。

**(二) 鉴别诊断**

大片形吸虫要从生物学特征上与肝片形吸虫、布氏姜片虫、大类片吸虫、并殖吸虫、血吸虫等进行区分,也要与阿米巴性或细菌性肝脓肿、肝包虫病、各种原因所致的胆囊炎、胆管炎和胆石症、肝癌等肝胆疾病鉴别。

## 六、治疗

1. 三氯苯达唑　该药为治疗片形吸虫病的首选药物。患者每日口服 10mg/kg 三氯苯达唑,连服 2 天为一疗程。本品 1983 年用于兽医界,1989 年首次应用于人体,1997 年被WHO 推荐为使用药品。

2. 硫氯酚　硫氯酚是治疗本病的常用药物,日剂量 40~60mg,分 3 次口服,隔日给药,10~15 天为一个疗程,间隔 5~7 天后再给第 2 个疗程。一般用药第 3 天即见疗效,3~6 天内体温降至正常,临床症状随之减轻,肿大的肝脏逐渐缩小。

3. 其他　手术治疗阻塞性黄疸等。吡喹酮、左旋咪唑、阿苯达唑对大片形吸虫病无效,甲硝唑和尼特硝唑等作为治疗大片形吸虫的候选药物目前正处于试验阶段。

## 七、预防与控制

大片形吸虫与肝片形吸虫的预防方式完全一致,要加强家畜管理,划区放牧,避免污染水源,饮用水(包括牲畜)与一般用水分开,饮用水宜定期消毒,加强卫生宣教,不喝或不吃可能遭受污染的生水和水生植物,以切断传播途径。

**（一）加强人群的健康教育**

开展卫生宣传教育，使居民认识到生食媒介食物和动物内脏的潜在危害，注意饮食卫生，不生食菱角、水芹等水生植物，不饮生水，把好病从口入关。

**（二）定期驱虫**

对大片形吸虫的保虫宿主定期驱虫。定期驱虫的次数和时间必须与当地的具体情况及条件相结合。每年如进行 1 次驱虫，可在秋末冬初进行；如进行 2 次驱虫，另一次可在翌年的春季。

**（三）消灭中间宿主**

椎实螺、小土蜗、耳萝卜螺、折叠萝卜螺、接口土蜗等是大片形吸虫的中间宿主，活动季节在 4~9 月最多。首先，要采用各种排水工程，改变椎实螺滋生地的环境，改造家畜饮水系统，使椎实螺失去滋生条件；也可采用化学杀螺剂灭螺，即用 5% 硫酸铜溶液（最好再加入 10% 粗制盐酸），喷洒 5 000ml/$m^2$，或选用氯化钾，喷洒 20~25g/$m^2$，每年喷洒 1~2 次。

**（四）加强家畜管理**

家畜是本病的主要动物宿主，要积极做好家畜的预防工作，改善畜群的饲养条件，加强管理，不在沼泽和低洼处放牧，有条件的地区可采用轮牧的方式，以减少感染机会；及时对畜舍内的粪便进行堆积发酵，以便利用生物热杀死虫卵，受感染家畜的肝脏和肠内容物应深埋或烧毁。

**（五）疫苗研究**

目前，大片吸虫的疫苗研究主要集中在重组蛋白疫苗和 DNA 疫苗上，候选疫苗分子主要包括 P32、Fh8、FABP1/2、GST、Cathepsin L、铁氧还原蛋白、半胱氨酸蛋白酶等，这些分子的保护效果都达到了 40% 以上。

## 八、案例分析

2011 年 12 月—2012 年 2 月，我国云南省大理自治州各医院陆续收治了 27 名"不明原因发热、嗜酸性粒细胞增多、肝脾肿大"的患者，其中，男性 8 例，女性 19 例，年龄 9~61 岁，以青壮年为主。病史 2~7 个月，患病有家族聚集现象。腹水外观淡黄色，微混，有凝块，李凡它试验阳性，27 例患者腹部 CT 均显示：肝脏肿大，肝内弥漫性低密度影，脾大（图 9-2-3）。

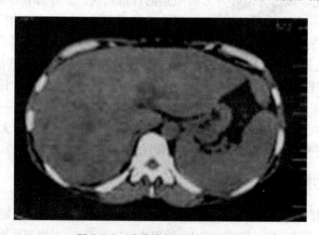

图 9-2-3 患者腹部 CT 扫描图像

2012 年 2 月,在卫生部专家的带领下,对患者开展相关的流行病学调查。使用问卷调查,了解患者生食种类、频次、饮用水情况以及居民家中饲养牲畜情况,发现 25.9% 的患者有食用凉拌菜史,全部患者均有食生鱼腥草史,93.6% 的患者家里养了牲畜或宠物,饮用水大部分为井水,饮用水困难的家庭以山泉水和雨水为主。

采集患者、患者家属、部分同村村民血样,进行 ELLSA 检测。共检测患者血清 27 份,下关和宾川阳性率分别是 74.0% 和 100%,家属血清阳性率分别为 33.3% 和 31.6%,村民血清阳性率为 17.1%。

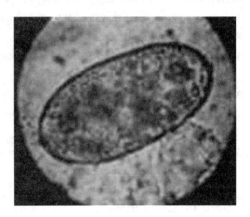

图 9-2-4　大片形吸虫虫卵

在患者居住的村庄附近的溪流和水塘边,采集中间宿主,发现宾川州城及其附近村镇广泛分布中间宿主——椎实螺,并在一只椎实螺中检出大片形吸虫尾蚴;采集患者粪便,用沉淀法检测虫卵,经检测,4 例患者粪便中有大片形吸虫虫卵(图 9-2-4);选择两户患者家中饲养的牲畜,屠宰后查找成虫和虫卵,经检测,一头牛的肝脏中发现大片形吸虫的成虫(图 9-2-5),该组病例为"大片形吸虫病"。

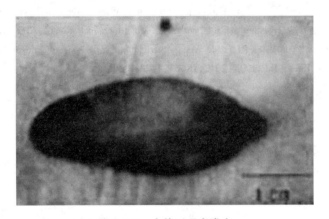

图 9-2-5　大片形吸虫成虫

27 例患者入院后,先后使用阿苯达唑、吡喹酮、左旋咪唑等不同抗寄生虫类药物进行治疗,临床症状均无缓解。2012 年 2 月 7 日起,服用三氯苯哒唑进行治疗,3 天后体温恢复正常,临床症状明显缓解,1 周后,除嗜酸性粒细胞较治疗前升高,其他都恢复正常。

(查文婷　李广平　陈家旭)

## 参 考 文 献

1. Allam G, Bauomy IR, Hemyeda ZM, et al. Diagnostic potential of *Fasciola hepatica* 14.5 kDa fatty acid binding protein in the immunodiagnosis of bubaline fascioliasis. J Helminthol, 2013, 87(2):147-153.

2. Ashrafi K, Bargues MD, O'Neill S, et al. Fascioliasis: a worldwide parasitic disease of importance in travel medicine. Travel Med Infect Dis, 2014, 12(6 PtA):636-649.

3. Figueroa-Santiago O, Delgado B, Espino AM. *Fasciola hepatica* saposin-like protein-2-based ELISA for the sero-

diagnosis of chronic human fascioliasis. Diagn Microbiol Infect Dis,2011,70(3):355-361.

4. Gordon D,Zadoks R,Skuce P,et al. Confirmation of triclabendazole resistance in liver fluke in the UK. Vet Rec,2012,171(6):159-160.

5. Mas-Coma MS,Esteban JG,Bargues MD. Epidemiology of human fascioliasis:a review and proposed new classification. Bull World Health Organ,1999,77(4):340-346.

6. Mas-Coma S,Agramunt VH,Valero MA. Neurological and ocular fascioliasis in humans. Adv Parasitol,2014, 84:27-149.

7. Mas-Coma S,Bargues MD,Valero MA. Fascioliasis and other plant-borne trematode zoonoses. Int J Parasitol, 2005,35(11-12):1255-1278.

8. Mas-Coma S,Valero MA,Bargues MD. Fasciola,lymnaeids and human fascioliasis,with a global overview on disease transmission,epidemiology,evolutionary genetics,molecular epidemiology and control. Adv Parasitol, 2009,69:41-146.

9. Mas-Coma S. Epidemiology of fascioliasis in human endemic areas. J Helminthol,2005,79(3):207-216.

10. Olaechea F,Lovera V,Larroza M,et al. Resistance of *Fasciola hepatica* against triclabendazole in cattle in Patagonia(Argentina). Vet Parasitol,2015,178(3-4):364-366.

11. Rashed AA,Khalil HH,Morsy AT. Zoonotic ectopic fascioliasis:review and discussion. J Egypt Soc Parasitol, 2010,40(3):591-608.

12. Sayilir A,Odemis B,Koksal AS,et al. *Fasciola hepatica* as a cause of cholangitis. Am J Gastroenterol,2014, 107(5):655.

13. Scarella S,Lamenza P,Virkel G,et al. Expression differential of microsomal and cytosolic glutathione-S-transferases in *Fasciola hepatica* resistant at triclabendazole. Mol Biochem Parasitol,2012,181(1):37-39.

14. Winkelhagen AJ,Mark T,de Vries PJ,et al. Apparent triclabendazole-resistant human *Fasciola hepatica* infection,the Netherlands. Emerg Infect Dis,2012,18(6):1028-1029.

第十章

# 节肢动物源性寄生虫病

## 第一节 美丽筒线虫病

筒线虫（*Gongylonema*）属于线虫的筒线科（Gongylonematidae Sobolev），是旋线虫（spirurid nematode）的一种，目前在野生和家养的哺乳动物体内发现了 25 种，在鸟类中存在 35 种。人感染筒线虫主要是美丽筒线虫（*Gongylonema Pulchrum* Molin 1857），是一种虫媒寄生虫病。主要寄生于哺乳动物（特别是反刍动物）的口腔与食管黏膜和黏膜下组织，偶而可寄生于人体引起美丽筒线虫病（gongylonemiasis），美丽筒线虫是已知的唯一寄生在人类口腔的线虫。

### 一、病原生物学

#### （一）形态

美丽筒线虫的虫体依据寄生宿主的不同其虫体及器官大小也有明显的差异。寄生于人畜的虫体比较大，而寄生于老鼠的虫体相对较小。

1. 成虫 乳白色丝状，细长如线，如图 10-1-1，体表具纤细横纹。头端尖，头部有 2 个颈乳突，呈纽扣状，其正中为神经末梢，如图 10-1-2。前端正中有口，口孔细小，呈漏斗状，有 2

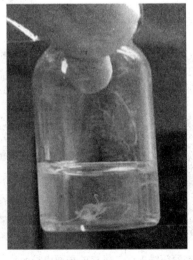

图 10-1-1 生理盐水中的美丽筒线虫
（引自 Huang Q 等,2016）

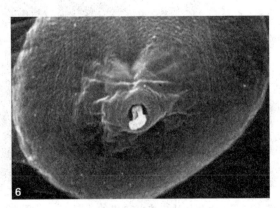

图 10-1-2 美丽筒线虫成虫的高倍乳突电镜照片
（引自 Naem S 等,2000）

个分为三叶的侧唇和 2 个小而窄的背腹唇,两侧唇内侧有齿,口中侧部有口瓣,如图 10-1-3。唇外围有一环领,环领之外左右两侧各有一对头感器,外圈有 4 个亚中双乳突。虫体前段具有成行排列、大小不等、数目不同的花缘状表层突,在前端排列成 4 行,向后延伸至接近侧翼处增为 8 行,如图 10-1-4。口通入细管状口腔至食管,食管分为肌质和腺质,肌质圆柱形,腺质较粗。神经环位于食管肌质部中部,排泄孔位于食管肌质部和腺质部连接处的腹面。虫体无循环系统及呼吸系统。寄生于反刍动物体内者:雄虫长 21.5~62mm,宽 0.1~0.36mm,雌虫长 70~145mm,宽 0.2~0.53mm。在人体寄生的虫体较小,已记载雄虫长 21.00~30.68mm,宽 0.16~0.23mm,雌虫长 32~68.8mm,宽 0.2~0.37mm。雄虫尾长 0.22~0.35mm,两侧有明显的尾翼膜,左右不对称,左翼较长,到达后端略向后弯曲。交合刺 1 对,大小形状各异。两边有很窄的翼状膜,引带前部呈 V 字形,后部宽阔。肛前、肛后有带柄乳突,分别为 5 对和 4 对,尾部末端还有 4 个无柄乳突。雌虫阴门距离尾端 3.53~5.66mm,尾部短钝,呈锥形,生殖器官呈双管形,阴道细长延伸到体中部,子宫粗大,其内充满大量虫卵,阴道内也有少量虫卵,尾部稍向腹部弯曲,如图 10-1-5。

2. 虫卵　虫卵呈椭圆形,大小(50~70)μm×(25~42)μm,两端较钝,表面光滑,壳厚而透明,卵内含幼虫,如图 10-1-6。

（二）生活史

美丽筒线虫的终宿主和中间宿主的范围均颇广泛。自然感染的终宿主有水牛、黄牛、山羊、绵羊、马、驴、骡、骆驼等反刍动物,以及家猪、豪猪、猴、熊、狗、鼠等动物。牛、羊、猪为其专性宿主,人偶可为终宿主。鞘翅目的金龟子科和天牛科的多种甲虫及蜚蠊目的德国小蠊（蟑螂）可为其中间宿主。

美丽筒线虫的生活史中必须经过在甲虫或蜚蠊等媒介昆虫中间宿主体内发育阶段。人偶尔可作为美丽筒线虫的终宿主。当人误食含美丽筒线虫幼虫的昆虫或饮用了被美丽筒线虫感染的昆虫死后污染的未煮沸的水或未煮熟的食物等而被感染。成虫寄生于终宿主的口腔、食管黏膜或黏膜下层,雌虫所产生的含蚴虫卵可由黏膜的破损处进入消化道并随粪便排出体外。如被中间宿主吞食,卵内幼虫在消化道内孵出第一期幼虫,幼虫并穿过消化道而钻入血腔,于感染后 17~19 天蜕皮 1 次成为第二期幼虫,再经过 10 天左右进行第 2 次蜕皮,成为第三期幼虫。24 小时后,在宿主血腔内发育为囊状的感染期幼虫。第三期幼虫已有雌雄

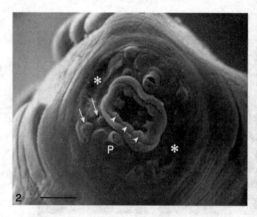

图 10-1-3　美丽筒线虫成年雌虫的头部电镜照片
　　　　（引自 Naem S 等,2000）

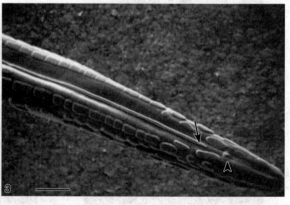

图 10-1-4　美丽筒线虫成年雄虫的表面电镜照片
　　　　（引自 Naem S 等,2000）

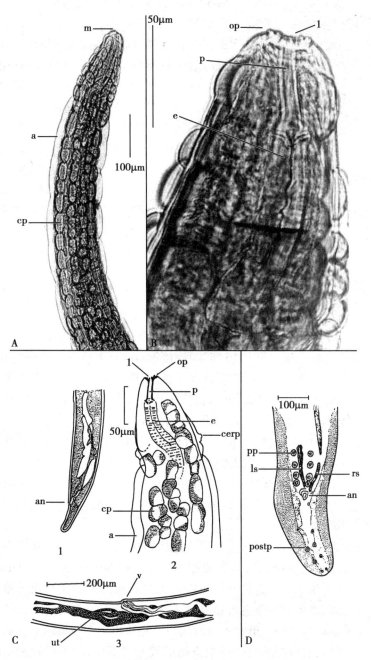

**图 10-1-5　美丽筒线虫**

注:A:美丽筒线虫头部(雌、雄虫相似);B:头部唇、乳突、咽部等说明;
C:(1)雌虫尾部;(2)雌、雄虫头部;(3)雌虫阴道及子宫;D:雄虫尾部
(引自 G. H. Molavi 等,2006)

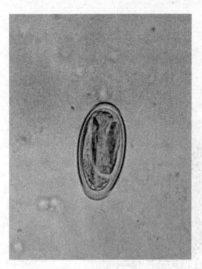

图 10-1-6　厚壁未受精的美丽筒线虫虫卵

（引自 Henry W 等,2001）

之分。终宿主吞食此期幼虫后即被感染,幼虫破囊而出,侵入胃或十二指肠黏膜下层后,再潜行向上至食管上皮、咽或口腔等上消化道黏膜内寄生,于感染后 11~20 天蜕皮 1 次,成为第四期幼虫。32~36 天再次蜕皮成童虫。大约经两个月,发育为成虫。成虫主要在人体口腔寄生,其寄生部位主要在上唇、下唇、颊部、舌下、硬软腭、齿龈及扁桃体附近。虫体的寄生部位不固定,可自由移动改变位置,并且可隐匿不见,在一定时间后又重新出现。在人体寄生的虫数大多为 1~10 条。成虫在人体内寄生时间通常为 1 年半左右,长者可达 10 年。幼虫可以在媒介昆虫体内过冬,并可于第二年的夏季感染终宿主。也有幼虫随中间宿主落入水中继而从中间宿主逸出。这种幼虫仍有侵袭力,若被非正常宿主吞入,它在体内仍可形成囊蚴,如被正常终宿主吞入,幼虫即可脱囊而出正常发育。

## 二、流行病学

### （一）分布

美丽筒线虫病虽然发病率低,但是分布很广,在全球范围内普遍分布。人体病例首先由 Leidy(1850)在美国费城发现。至 2016 年 4 月,接近 200 例人感染美丽筒线虫病在全球范围内被报道,其中早期包括美国、欧洲国家如意大利、斯里兰卡、中国、中东国家、澳大利亚、新西兰等。21 世纪以来中东仍有报道,日本及法国也出现了第一个病例。2000 年至今,我国报告的病例有十余例,主要散见于长江以北,江南偶见。

人体感染与卫生条件和饮食、饮水习惯,如生食或半生食含有感染性幼虫的昆虫宿主或生水有关。例如山东有些地区人曾因烤吃或炒吃蝗虫、螳螂、甲虫等昆虫而感染。山西有些地区儿童喜烧食屎甲虫。实验证明幼虫能在甲虫体内越冬。亦可由于中间宿主跌落水中,死后解体,幼虫逸出至外界环境,污染水源、蔬菜或食物,这种幼虫仍具侵袭力。

### （二）流行环节

人类感染美丽筒线虫较为罕见,直接摄入感染的中间昆虫宿主如粪甲虫或蟑螂及较差的卫生条件是人体感染美丽筒线虫的主要原因。除直接摄入美丽筒线虫中间宿主的昆虫外,在较差卫生条件下生产出的食物同样可能因为含有被感染的昆虫而导致人体感染美丽筒线虫病。除此之外,水源的污染也可能导致人体直接摄入了美丽筒线虫的三期幼虫或其中间宿主而感染美丽筒线虫病。最常见的发病原因是饮用了被污染的水源或摄入了被感染的中间宿主昆虫。食管及口腔黏膜是该虫寄宿的最主要部位,因为食管及口腔黏膜等上食管细胞是未角质化的鳞状细胞,且与其下的软组织相连。

1. 传染源　美丽筒线虫的宿主范围广泛,终宿主包括牛、羊、猪、马、骆驼、熊、狗、猫、鼠等,人偶尔也可成为美丽筒线虫的终宿主。粪便中含有含蚴虫卵的感染动物是主要传染源。

2. 传播媒介　美丽筒线虫属于虫媒动物源性寄生虫,其发育过程需要昆虫作为中间宿主。蜚蠊目和鞘翅目两个目中金龟子科、马粪金龟子科、拟步行虫科、水龟子科、蜚蠊科和天牛科的大量甲虫,超过 70 种昆虫可作为美丽筒线虫的中间宿主。与人体感染有关的中间宿主主要为金龟子、蜚蠊以及一些肉食的昆虫。人们可因为误食了美丽筒线虫中间宿主或饮用了被感染期幼虫污染的生水或食用了被感染期幼虫污染了的食物而感染美丽筒线虫病。

3. 易感人群  美丽筒线虫病与性别、年龄均无关,人群普遍易感,以从事农业及家务劳动者居多,主要受个人饮食和饮水习惯的影响,如有些患者喜烤食或炒食蝗虫、螳螂、甲虫等昆虫;野外工作人员常有喝生水的习惯,故感染的可能性也较高。

4. 传播途径  含蚴虫卵随传染源粪便排出体外,被中间宿主吞食后,在中间宿主消化道内孵出幼虫,幼虫穿过中间宿主肠壁到达体腔,从而形成囊状体。人类通过吞食或误食了含有囊状体的中间宿主而感染,当感染的中间宿主跌落水中死后解体,幼虫逸出污染水体及食物,人饮用或误食了被美丽筒线幼虫污染的水或食物等也可发生感染。

### (三) 流行因素

1. 自然因素  美丽筒线虫需通过中间宿主媒介昆虫才能完成它的发育并具有感染性。其宿主特异性弱,中间宿主种类多,如蟑螂、蝗虫、天牛等。这些昆虫不仅常见,且与人接触的可能性大。尤其是夏季,不仅是适宜美丽筒线虫幼虫寻找中间宿主的时间,也是人群加大野外活动的季节,因此夏季感染美丽筒线虫病的概率会增加。美丽筒线虫幼虫可随已死亡的昆虫逸出体外,并保持较长时间的侵袭力,有的甚至可以持续至次年夏季,危害性更为明显。

昆虫类属于变温动物,受环境温度的影响较大。随着全球气候的日益变化,昆虫的分布范围也将随着温度的变化而发生改变,栖居地也将进一步扩大,昆虫的繁殖力也会随着气温的变化而增强,这些都将影响到虫媒疾病的发生与变化。美丽筒线虫的中间宿主也为媒介昆虫,因而环境气候的变化影响也应加强重视。

2. 社会因素  社会因素主要包括人们的生活习惯和卫生条件等。人感染美丽筒线虫病的概率与生食或半生食了含有感染性幼虫的昆虫宿主或饮用生水有关。随着社会发展的加快,文化交流也更为频繁,饮食习惯作为其中重要的一部分,也必将随之发生改变。如某些喜好食用昆虫的饮食习惯必将随着人们交流的频繁而有一定程度的扩散。这些也势必在一定程度上影响美丽筒线虫病的发生。另外,人口增长和环境问题,都会增加媒介传播疾病的滋生。另外,随着经济发展,卫生条件有所改良,人们也逐渐改变不良个人卫生习惯,误食被污染的食物或饮水的可能性有所下降。

### 三、临床表现

对于人感染美丽筒线虫病,其临床表现依虫的寄生位置、人体寄生的数量不同而不同,主要寄生部位为食管和口腔。最初感染且尚未发现虫体时,一些患者会表现出一定的发热或流感症状。最常见表现为口腔黏膜内有异物爬行感,这种移动往往是由于未成熟的雌虫移动刺激局部造成。如果虫体未通过手术取出,这种症状将持续一个月至一年左右。美丽筒线虫成虫主要在口部上下唇、舌、颊、齿龈、咽喉及食管等处的黏膜及黏膜下层寄生,因而虫体移动时对局部刺激性的症状比较常见,如局部发痒、轻微疼痛、异物感、肿胀、唾液分泌增多、恶心反胃、胸闷、咳嗽及乏力等。偶见感染者出现舌头麻痹、吐血、咽痛、吞咽困难、恶心、头晕、冷汗等,还可以引起水疱、血疱以及嗜酸性粒细胞增多,有的感染者嗜酸性粒细胞升高 8%~20%。此外,美丽筒线虫还可以寄生于女性的阴道黏膜,造成白带增多,并伴有瘙痒或异物蠕动感。人体内的美丽筒线虫数一般为 1~3 条,最多者可达 16 条。在动物体内,美丽筒线虫通常会由食管快速地侵袭到上消化道和呼吸道,可能会带来致命危险。

目前美丽筒线虫在人体的移动途径及其危害尚不明确,有些患者可因虫体出现而神经过敏、精神不安、失眠、恐惧等一系列症状,当虫体一旦取出,症状即减轻或消失。在早期,某些美丽筒线虫感染者被误诊为患有寄生虫妄想症。在人体中幼虫迁移所造成的组织病变目前尚未明确。

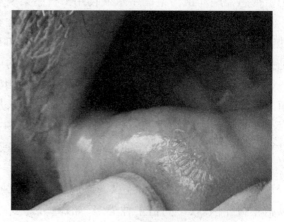

图 10-1-7　口唇黏膜下弯曲的美丽筒线虫
（引自 Bernard P 等,2013）

### 四、诊断与鉴别

本虫在人体主要寄生于口腔(图 10-1-7),如上唇、下唇颊部、舌下、舌下系带、牙龈、硬腭、软腭、颌额角、扁桃体等、咽喉或食管黏膜下层等上消化系统区域,Huang Q 等人通过窄带成像清晰地获取到了美丽筒线虫虫体依附在食管黏膜上的图像,如图 10-1-8。

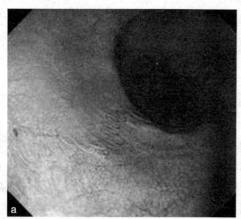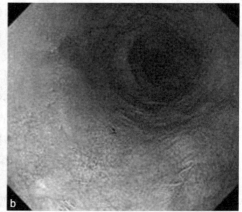

图 10-1-8　窄带成像下可见两条类似虫体黏附于食管黏膜
（引自 Huang Q 等,2016）

本虫可在黏膜及黏膜下层自由移动,有时移动较快,故寄生部位常不固定。在寄生部位的黏膜上可出现小疱及白色的线形隆起。

初步诊断可根据病史和口腔症状,以及发现成虫作为确诊本病的依据。当患者主诉口腔或咽喉部位有原因不明的异物感或虫爬感或局部刺激症状时,应考虑到本病。此时应详细询问病史并检查,观察舌头、咽喉、颈部、腭部有无水疱,口腔黏膜有无肿胀感,有无移动感,然后以针挑破有虫体寄生移行处的黏膜,取出虫体镜检方可确诊。在受染者的唾液及粪便中一般找不到虫卵,故查卵诊断意义不大。

### 五、治疗

治疗美丽筒线虫病最有效的方法是挑破寄生部位黏膜用镊子取出虫体,症状即可消失。

取虫前可在可疑处表面涂以麻醉剂,如普鲁卡因(奴佛卡因)等,有助于刺激虫体自行逸出。若虫体不能自行逸出,可切开水疱或用消毒针挑破黏膜,取出虫体。虫体取出后,消毒液漱口,局部涂以甲紫。同时嘱患者注意卫生,并口服抗生素 2~3 天以防感染。

除直接取虫外,也有用广谱抗寄生虫药物阿苯达唑(albendazole)进行治疗的。此外,消炎药及抗菌药物的使用会促使虫体从黏膜向其他部位转移。有研究通过体内实验和体外实验比较噻苯达唑(thiabendazole)、甲苯达唑(mebendazole)、左旋咪唑(levamisole)以及伊佛霉素(ivermectin)4 种药物对美丽筒线虫的治疗情况。其研究发现,用这 4 种药物处理的美丽筒线虫三期幼虫去感染小鼠,发现只有被左旋咪唑处理的幼虫无法使小鼠感染美丽筒线虫病,认定相比其他 3 种药物,左旋咪唑能更有效地抑制小鼠对美丽筒线虫的感染。此外,该研究对感染了美丽筒线虫的 4 组兔子进行以上 4 种药物的喂药治疗,也同样证明左旋咪唑能更有效治疗该病。

### 六、预防与控制

美丽筒线虫病的主要预防措施是消灭和禁食甲虫、蝗虫、蜚蠊等昆虫;注意个人卫生,不饮生水等。如生食或半生食含有感染性幼虫的昆虫宿主或饮用生水。同时应倡导禁食或少食昆虫,如一些地区有吃美丽筒线虫中间宿主如蜚蠊、甲虫、蝗虫等习惯,因而美丽筒线虫病例则相对较多。此外,该虫中间宿主跌落水中死后解体,幼虫逸出污染水体及食物,人误食后也可感染。因此,预防美丽筒线虫病的主要措施是开展健康教育,宣传学习相关知识,引导居民消除和禁食有关昆虫。同时注意个人卫生,不饮用生水。此外,在有美丽筒线虫病流行的地区,应积极开展防治工作,以杜绝感染来源。

美丽筒线虫病并不是一个严峻的公共卫生问题。在全世界范围内,从 1850 年第一例报道至今,仅有接近 200 例美丽筒线虫病病例被报道。对该病的控制措施包括减少中间宿主昆虫和被幼虫污染的食物和水源。这些通常可以通过改善基础卫生条件来实现。

(李林瀚　周艺彪)

# 第二节　泡翼线虫病

泡翼线虫隶属旋尾目、泡翼科、泡翼线虫属。泡翼线虫属虫种多达 100 多种,主要寄生于猫以及野生猫科动物,还可以寄生于犬、狼、狐等肉食动物。第一例人泡翼线虫(*Physaloptera*)是 1902 年从俄罗斯高加索山区的一个患者体内分离到泡翼线虫而发现的,其后,在非洲发现诸多相似病例,其后,欧洲、美洲、亚洲和大洋洲均出现有人感染泡翼线虫的报道。除人类外,现已知泡翼线虫还可感染狒狒和黑猩猩等灵长类动物,灵长类动物是该虫的保虫宿主。高加索泡翼线虫和摩登泡翼线虫曾被认为是对人具有感染性的两种泡翼线虫,现已被归为一类。

### 一、病原生物学

#### (一)形态

1. 虫卵　泡翼线虫虫卵在外表上与去蛋白膜蛔虫卵十分相似,卵壳较厚,表面光滑,呈椭圆形,长直径 44~65μm,短直径为 32~45μm。产出时卵内已含一条已发育的幼虫。

2. 成虫　活虫体呈白色,雄虫长 14~50mm,横断面直径 1mm;雌虫长 24~100mm,横径为 1.14~2.8mm。外表与蛔虫幼虫十分相似,但其表皮紧缩的头部、围绕口腔的一对肉虫、特殊的齿质突和乳头突又明显区别于蛔虫幼虫。雄虫尾翼两侧基部在肛门前汇合,交合伞外形不对称,有 3 对无柄乳突以对称或不均等距离间隔的排列形式沿至体后,一对在肛门周围,一对在肛门后面。在肛门周围还有 4 对有柄乳突分列左右,在较外侧处排成两行。一对不等长的交合刺,末端有小沟。雌虫的阴门在身体的中央处,紧挨在后面有分支的阴道分别通往 4 条子宫管。子宫管又由输卵管连接到卵巢。

### （二）生活史

泡翼线虫的生活史尚不清楚,寄生于动物的泡翼线虫,在发育过程中需要德国小蠊、黑蟋蟀等昆虫作为中间宿主。昆虫吞噬该虫虫卵后在肠道内孵化出第一期幼虫,它们穿过肠管后段的管壁并移行到肠壁最外层并成囊,猫、犬等吞食了含有感染性幼虫的昆虫而感染,幼虫在终宿主体内发育成熟。

## 二、流行病学

### （一）分布与危害

泡翼线虫属约有 92~126 个种,寄生于包括哺乳动物、鸟类、爬行动物、两栖动物和昆虫在内的众多宿主体内,这种宿主的广泛性提示这是一种"多面手"寄生虫。从现有的信息来看,大多数种类的泡翼线虫利用蟋蟀,蟑螂和甲虫等昆虫作为其中间宿主,某些种类的泡翼线虫可能利用蛇、青蛙和一些啮齿类动物作为其转续宿主。迄今为止,对大多数泡翼线虫的生活史仍然所知甚少。可以寄生于人体的泡翼线虫主要是高加索泡翼线虫,高加索泡翼线虫分布于欧洲的苏联、高加索、美洲、非洲的乌干达、摩洛哥及阿拉伯国家等。人体首例感染高加索泡翼线虫的于 1964 年在刚果被发现。

### （二）流行环节与流行因素

人感染泡翼线虫主要是通过食入感染性昆虫或者转续宿主,泡翼线虫除了寄生与人体内,还可寄生于猴、狒狒等的食管和肠胃中,猴是保虫宿主。人体感染高加索泡翼线虫的病例多来自于非洲。也有转色泡翼线虫寄生于人体小肠,引起泡翼线虫病的报道。

## 三、发病机制与病理改变

泡翼线虫将自己的尾端埋入宿主胃肠道黏膜层中起到固定的效果。起初,单个感染期幼虫以一种伸展的方式附着于宿主组织上,稍后便通过移行以一个个小团体的形式聚集在一起,侵入宿主黏膜吸血,并经常更换吸血部位,使宿主肠壁上留下小伤口并持续出血,造成黏膜层溃疡,进而导致出血、黑便、呕吐、腹泻和腹痛。同时,溃疡还为条件致病病原体打开了方便之门。

此外,第三期感染期幼虫还可以对非终末宿主健康造成影响。

## 四、临床表现

患者可出现食欲减退、呕吐、腹痛、消瘦、贫血等症状。严重者可出现柏油样便。血液中嗜酸性粒细胞增多。

## 五、诊断与鉴别诊断

泡翼线虫病主要通过粪便检获虫卵初步进行诊断,确诊需要取出虫体进行鉴定,但在非终末宿主体内,第三期感染期幼虫在胃肠道黏膜黏附的部位与其在终宿主体内黏附的位置是一样的,因此,造成的临床症状也与终宿主一样;此外,由于虫体不能发育至性成熟,所以也无法通过粪检查获到虫卵;这些都使得诊断变得异常复杂。泡翼线虫主要附着在食管、胃和小肠,其位置与是否出现呕吐与腹泻等症状有关。

### 六、治疗

治疗可用咪唑类或伊维菌素类药物。

### 七、预防与控制

对于人群加强卫生宣传教育,改善不良的生活习惯。注意个人卫生,注意饮食卫生,改变食用昆虫的习惯。近年来,有许多野生动物、家畜体内检查到泡翼线虫的报道,随着人类与动物接触增多,感染机会也随着增加,应引起注意。

（蔡力汀）

## 第三节　阔盘吸虫病

阔盘吸虫病(eurytrematosis),是由寄生在终末宿主胰腺的阔盘吸虫引起的寄生虫病,隶属于吸虫纲、复殖目、扁形动物门双腔科(*Dicrocoeliidae Odhner*,1910)双腔亚科(*Dicrocoeliinae Looss*,1899)。

阔盘吸虫的终末宿主包括黄牛、水牛、绵羊、猪、骆驼、猕猴、鹿、獐等反刍动物及其他,寄生于终末宿主的胰腺胰管中,俗称胰脏吸虫;人体感染阔盘吸虫在国内外均有报道,所以此类吸虫为人畜共患寄生虫病。阔盘吸虫曾有报道寄生于终末宿主的胆管和十二指肠,但属罕见。近年来,国内外报道过9种阔盘吸虫,其中较为常见的有3种,即胰阔盘吸虫(*Eurytrema pancreaticum*)、腔阔盘吸虫(*Eurytrema coelomaticum*)和支睾阔盘吸虫(*Eurytrema cladorchis*)。其中,以胰阔盘吸虫分布最广,危害较大。

### 一、病原生物学

#### （一）形态

1. 成虫　阔盘吸虫属雌雄同体,本属吸虫为两侧对称的体型,即通过动物体的中央轴,只有一个对称面将动物体分成左右相等的两部分,这种体型对动物的进化具有重要意义。阔盘吸虫具有两个吸盘,口吸盘和腹吸盘。

（1）胰阔盘吸虫:胰阔盘吸虫(*E. pancreaticum*)成虫活体时为红褐色或棕红色,固定后呈灰白色。虫体较大,长为6.46~22mm,宽4.81~8.0mm,形状扁平,稍厚,稍透明外观呈长卵圆形。口、腹吸盘较大,体长与二者的比例小于7.9:1。口吸盘位于虫体的前端,后续连接的咽、食道均短小,虫体前1/3处有1个腹吸盘,位于体中横线水平,小于口吸盘。肠管分支处与腹吸盘之间有1个长管状雄劲囊,生殖孔也开口于此处,腹吸盘两侧有2个睾丸,分叶状,睾丸之后虫体中线附近有分叶的卵巢,卵巢附近有圆形的受精囊。虫体中部两侧有颗粒状的卵黄腺。虫体后半部有弯曲的子宫,子宫穿越腹吸盘背侧上行达生殖孔,子宫内充满棕褐色的虫卵(图10-3-1)。

（2）腔阔盘吸虫(*E. coelomaticum*):虫体呈短椭圆形,长4.78~8.05mm,宽2.73~4.77mm;体后尾锥突明显;口、腹吸盘较小,体长与二者的比例大于8.5:1,口、腹吸盘大小相近;腹吸盘位于体中横线之前;子宫绕腹吸盘旁侧上行达生殖孔;睾丸、卵巢近圆形,少数卵巢边缘略有缺刻(图 10-3-2)。

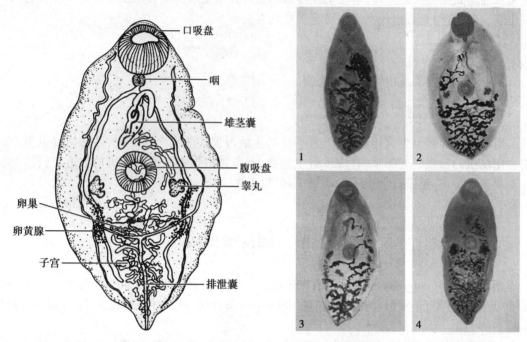

图 10-3-1　胰阔盘吸虫成虫结构及实体照片图
(源自李朝品、高兴政《医学寄生虫图鉴》并改编)

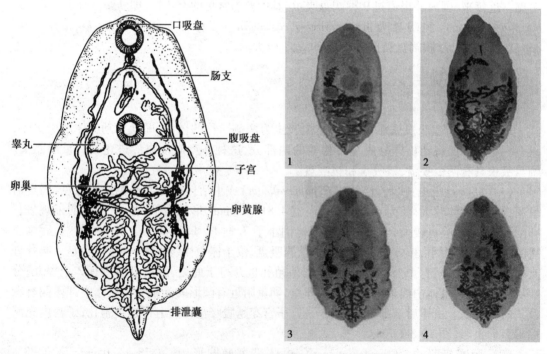

图 10-3-2　腔阔盘吸虫成虫结构及实体照片图
(源自李朝品、高兴政《医学寄生虫图鉴》并改编)

（3）支睾阔盘吸虫（*E. cladorchis*）：虫体成瓜子状，长 6.65～7.86mm，宽 2.86～3.7mm；体长宽度比例为（2.1～3）:1；腹吸盘较小，口、腹吸盘横径与体宽比分别为（0.14～0.23）:1、（0.22～0.28）:1；卵巢分 5～8 叶。支睾阔盘吸虫从形态上与胰阔盘吸虫和腔阔盘吸虫有很大不同。本吸虫前端更尖削，口、腹吸盘都很不发达，睾丸大而且分支较多，生殖孔开口于肠分支之前，而胰阔盘吸虫和腔阔盘吸虫的生殖孔都开口于肠分支之后（图 10-3-3）。

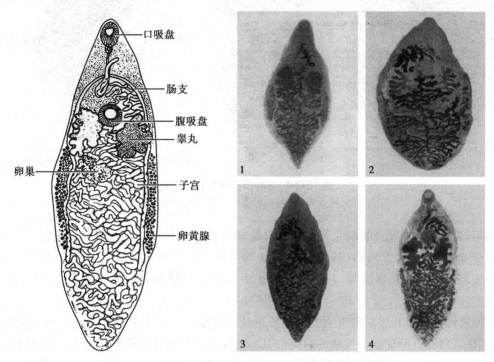

图 10-3-3　支睾阔盘吸虫成虫结构及实体照片图
（源自李朝品、高兴政《医学寄生虫图鉴》并改编）

（4）3 种吸虫的主要区别：在 3 种吸虫中，胰阔盘吸虫和腔阔盘吸虫相似度较高，支睾阔盘吸虫与它们有一定的差异。过去，在胰阔盘吸虫和腔阔盘吸虫这两种吸虫之间存在着分类学的混淆，但后来二者之间的比较研究显示了其染色体组型之间的明显差异。三者主要区别在于：胰阔盘吸虫较大，呈长卵圆形，口吸盘大于腹吸盘，卵巢分叶较多；且一般只有胰阔盘吸虫可感染人类。腔阔盘吸虫比胰阔盘吸虫短小一些，为短椭圆形，口吸盘小于或等于腹吸盘，且卵巢大多为圆形整块，少数有缺口或分叶。支睾阔盘吸虫呈前端尖、后端钝的瓜子形，腹吸盘小于口吸盘，卵巢分叶较少，但睾丸大而分支（图 10-3-4、表 10-3-1）。

（5）吸虫的微观结构

1）体壁组织：其体壁由皮层和肌肉层组成。

2）实质组织：是吸虫体内重要的结构。在吸虫体壁和体内各器官之间的许多空隙中，充满了由中胚层形成的网状实质组织以支持内部器官。网状组织中实质细胞发出胞突彼此交织成网，在无规则彼此相通的网隙中充满液体和游离的细胞。

3）附着器官：因有附着器官，故吸虫能在宿主体内寄生部位停留附着。吸盘肌肉性，由环行、纵走以及辐射行的肌纤维组成。在宿主体内，虫体靠两吸盘交互移动以改变位置，当虫体到达合适位置后，就用腹吸盘这一有力的附着器官吸附到宿主体上。

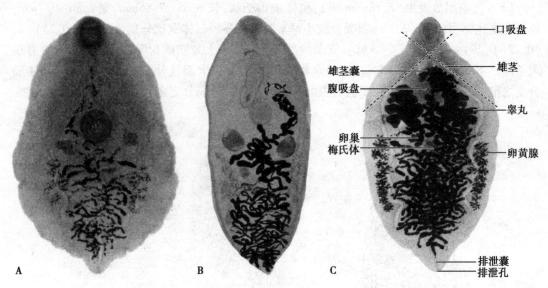

图 10-3-4　3 种吸虫成虫的装片图
A:胰阔盘吸虫;B:腔阔盘吸虫;C:支睾阔盘吸虫

4）消化系统:吸虫的消化系统包括口孔、咽、食道和肠管。口孔被口吸盘包围。咽球与口吸盘紧密相连,无前咽;咽肌质,主要为辐射肌。咽外围向内通向管腔处的壁较厚,而其表皮较薄;其组织结构与口孔附近体壁及口吸盘内壁相似。咽下接很短的食道,且弯曲。

即胰阔盘吸虫和腔阔盘吸虫的口孔开在身体前端口吸盘中央;口吸盘具有括约肌肉性能,围绕着口孔。咽球亦为发达的肌肉组织。随着口吸盘和咽的肌肉收缩和放松,能使虫体吸吮宿主体内的营养物质由口孔进入食道,进而到达肠管中。位于咽和食道的腺细胞产生酶并释放到前消化道管腔中,致使食物被部分消化降解。

5）排泄系统:吸虫的排泄系统是很发达的原肾系统,它是由焰细胞、毛细管、集合管与排泄囊构成。排泄系统形态构造是吸虫身体中较为稳定的一个器官系统,其焰细胞的数目、排泄囊的形状和排列情况均可作为分类的一个依据。

6）神经系统:吸虫具有梯形的神经系统,赵亮等用特殊的染色法——乙酰胆碱酯酶的组织化学定位法对胰阔盘吸虫进行了详细观察。该虫的中枢神经系统由体前端的两个脑神经节(中枢神经节)及由脑神经节发出的伸向体前端及体后方的纵向神经索及一些环状神经联合组成。一对脑神经节位于口吸盘下方咽部的两侧,其间由一条较粗大的横神经索相连。脑神经节向前发出前背神经干、前腹神经干及前侧神经干等 3 对纵神经干。向后行的由内至外是咽神经干、后背神经干、后腹神经干及后侧神经干等 4 对纵神经干,其中以后腹神经干最为发达。外周神经系统由一些运动和感觉神经丛组成,分布于皮层、实质组织、消化管壁、生殖系统管壁肌肉以及附着器官(口、腹吸盘等)的肌肉上,尤以附着在器官肌肉上的神经丛最为突出。

7）生殖系统:阔盘属吸虫雌雄同体,复杂的雌雄生殖器官占其身体的大部分。雄性生殖系统包含有两个睾丸、两条小输精管和大输精管,以及储精囊和阴茎囊等组成。雌性生殖系统由子宫、输卵管等组成。阔盘属虽可以进行自体受精,但多数学者支持异体受精。Gresson(1964)研究卵细胞受精的地点,证实了卵细胞受精的主要位置在子宫。

8）遗传物质：Min-Jun Xu（2013）在研究胰阔盘吸虫对 miRNAs 的鉴别和特征描述时发现了 27 种 miRNA,其中 13 种是在日本血吸虫和/或曼氏血吸虫体内发现过的,另外 14 种认为是新发现的 miRNA。上述发现被认为是全球首次发现胰阔盘吸虫 miRNA 的特征,研究成果将为更好地阐述该寄生虫,提供新的有效的控制措施发挥积极作用。

2. 虫卵　阔盘吸虫的虫卵极小,一般肉眼不可见。几种阔盘吸虫虫卵的特征基本相同,虫卵大小为 34～52μm,宽 26～34μm,在显微镜下可观察到其呈黄棕色或深褐色长椭圆形,两侧稍不对称,一端有卵盖。内外两层膜,外表光滑,成熟的卵内含有 1 个椭圆形的毛蚴,透过卵壳可以

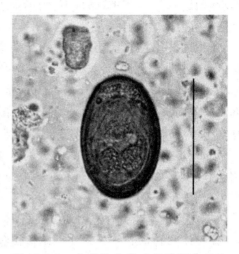

图 10-3-5　在猫体内发现的胰阔盘吸虫虫卵

注：黑线条＝50μm

（Kristin K Vyhnal 等,2008）

看到其前端有 1 条锥刺,后端有 2 个近圆形的排泄囊,囊内含许多颗粒。在锥刺的后方有 1 个横椭圆形的神经团（图 10-3-5,表 10-3-1）。

表 10-3-1　不同作者对胰阔盘吸虫与腔阔盘吸虫特征描述摘要

| 作者 | 年份 | 虫卵大小/μm | | 虫体大小/mm | | 口吸盘/腹吸盘* |
| --- | --- | --- | --- | --- | --- | --- |
| | | 长 | 宽 | 长 | 宽 | |
| 胰阔盘吸虫 | | | | | | |
| Looss | 1907 | 50 | 34 | 9.5～16.0 | 5.5～8.5 | 1.27～1.44 |
| Kurisu | 1931 | 50～75 | 34～38 | 8.5～14.5 | 3.0～4.6 | 1.13～1.27 |
| Watanabe | 1960 | 41～55 | 28～38 | 9.5～16.0 | 5.5～8.5 | 1.11～1.45 |
| Tang et al. | 1379 | 60～62 | 37～41 | 11.9～13.0 | 4.0～5.3 | 1.10～1.30 |
| Present case | 1983 | 47 | 30 | 10.0～11.0 | 5.0～7.0 | 1.35 |
| 腔阔盘吸虫 | | | | | | |
| Looss | 1907 | 42～46 | 23～27 | 7.5～10.0 | 3.5～5.5 | 0.97～1.00 |
| Watanabe | 1960 | 42～46 | 23～27 | 5.0～8.0 | 3.0～5.0 | 1.00 |
| Sakamoto | 1981 | 40～43 | 24～30 | 6.1～11.1 | 2.1～4.5 | 0.81～0.98 |

＊口吸盘与腹吸盘之比

（Yoichi Ishii 等 1983）

3. 幼虫期　包括毛蚴、母孢蚴、子孢蚴、尾蚴、囊蚴及后尾蚴几个阶段。

（1）毛蚴：毛蚴在卵壳中被一胚膜包裹着,不在外界孵出。毛蚴呈圆形或者椭圆形,体表纤毛板两排。毛蚴包含口锥刺、神经团、两个颗粒球团、数个胚细胞和一对焰细胞。

（2）孢蚴：母孢蚴和子孢蚴。母孢蚴在宿主胃壁外围结缔组织中发育。5～7 天时,母孢蚴体尚有毛蚴部分结构;3 个月后,实心球状的母孢蚴体内各隔室中含许多胚细胞、胚球和

早期子孢蚴。在25~30℃条件下,约半年才出现成熟子孢蚴。母孢蚴残体内仍然能继续产生子孢蚴胚球和其幼体。

子孢蚴没有生产孔,尾蚴成熟后充满子孢蚴腔中。成熟子孢蚴体壁内膜从外壁脱下包裹所有尾蚴,收缩到体上部中央。3种阔盘吸虫的子孢蚴结构完全不同。胰阔盘吸虫子孢蚴大小为(2.3~9.7)mm×(0.5~1.9)mm,前端实心长且宽大;腔阔盘吸虫子孢蚴大小为(6.9~7.9)mm×(0.7~1.0)mm,前端短条状支睾阔盘吸虫子孢蚴大小为(2.7~4.4)mm×(0.6~0.65)mm,前端乳头状。子孢蚴成熟后从宿主呼吸孔排出到外界。

Pinheiro等和Franco-Acuña等分别通过透视电子显微镜法、光扫描电子显微镜检查法对腔阔盘吸虫孢蚴的超微结构进行了观察分析,对其在第一中间宿主组织内的母孢蚴和子孢蚴的结构进行了更加详细的阐述。

(3) 尾蚴:尾蚴具有锥刺,尾部球。体部食管两旁有4对钻腺和5对黏多糖的单细胞腺体。尾蚴体部的大小和尾球直径在胰阔盘吸虫为(0.33~0.38)mm×(0.12~0.15)mm 和(30~43)μm,在腔阔盘吸虫为(0.23~0.37)mm×(0.112~0.140)mm 和(27~33)μm,在支睾阔盘吸虫为(0.297~0.348)mm×(0.119~0.161)mm 和[(29~41)μm×(32~41)μm]。

(4) 囊蚴及后尾蚴:25~34日的囊蚴体约为早期囊蚴的4倍。成熟囊蚴在0.5%胰蛋白酶溶液中10分钟开始脱囊,在胃蛋白酶溶液中不脱囊,后尾蚴死亡,说明它们在宿主体内要到十二指肠才脱囊并进入胰管寄生。

(二) 生活史

该吸虫是一类生活史较为复杂的吸虫类群,其生活史的完成需要有两代中间宿主。第一中间宿主一般为蜗牛、螺蛳等贝类,在贝类宿主体内发育并进行无性增殖。陆地蜗牛是双腔科吸虫不可缺少的中间宿主,其对人畜双腔科吸虫病的传播和流行具有极大的重要性。第二中间宿主是昆虫,胰阔盘吸虫和腔阔盘吸虫的昆虫宿主是草螽,但支睾阔盘吸虫的昆虫宿主是小针蟀。

首先虫卵随人畜粪便排出体外。然后,虫卵被某些陆生螺类吞噬,并在其肠内繁殖,形成许多含有短尾蚴的子孢蚴。子孢蚴随陆生螺类的呼吸排出其体外,附在草上。随即被某些草螽吞食,并在其体内形成囊蚴。最后,含有成熟囊蚴的草螽被人畜食用后,尾蚴便进入胰腺管、胰腺中逐渐发育为成虫。再之后,成虫在人畜体内交配繁殖,随后又有新的虫卵随粪便排出体外,由此构成一个循环(图10-3-6)。

本属虫种的生活史都要经过虫卵、毛蚴、母胞蚴、子胞蚴、尾蚴、囊蚴(后尾蚴)、童虫及成虫各阶段,阔盘吸虫主要寄生于胰脏。虫卵被陆生螺类吞食之后,在宿主胃腔中孵出毛蚴;毛蚴穿过宿主肠胃壁着生在宿主肠胃壁外围的结缔组织中,形成母胞蚴,发育缓慢,90天的母胞蚴尚呈实心球状;子胞蚴胚球在母胞蚴实体内发育逐渐长大至成熟,当子胞蚴数量增多时母胞蚴体被胀破,成熟的子胞蚴游行到陆生螺类的头部,经气室、呼吸孔排出外界。有的种类成熟子胞蚴能钻过蜗牛头部外套膜边缘组织到外界,本属虫种的尾蚴是具口锥刺的短尾型。成熟的子胞蚴在外界环境中1~2天内,其中尾蚴仍有较强的感染力。本属吸虫的子胞蚴被第二中间宿主吞食后获得感染,其第二中间宿主是属于直翅目螽亚目的昆虫。尾蚴在昆虫宿主的胃中脱去尾球,穿过胃壁而到达昆虫的血腔中形成囊蚴,经过一段时间的发育达到成熟。牛、羊等终末宿主通过吞食成熟囊蚴而被感染。本属吸虫的生活史较复杂,发育时间较长,要在10个月甚至1年以上。

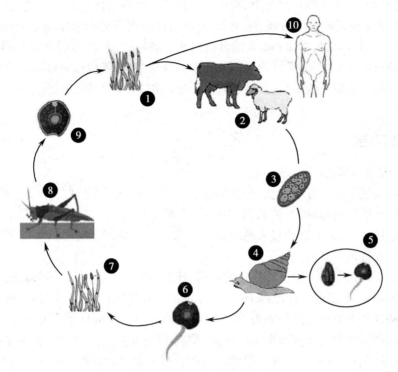

**图 10-3-6　阔盘吸虫生活史**
（C. I. Schwertz 等，2015）

注:1. 通过食用被感染植物而感染;2. 反刍动物宿主(牛或羊);3. 随粪便排出的虫卵;4. 巴蜗牛属(贝类宿主,第一中间宿主)摄入虫卵;5. 根据环境条件,母孢蚴在消化器官中发育 90~350 天。含尾蚴的子孢蚴在黎明前在周围环境中少量释放;6. 尾蚴释放在周围环境中;7. 草螽属(昆虫宿主,第二中间宿主)摄入尾蚴;8. 尾蚴在昆虫宿主(第二中间宿主)中发育,在昆虫宿主的胃中脱去尾球,穿过胃壁到达昆虫的血腔中形成囊蚴;9. 囊蚴排出;10. 人或牛、羊等终末宿主通过吞食含有成熟囊蚴的感染体而被感染

3 种吸虫的生活史有相同的特点:成虫寄生在终末宿主的胰脏胰管中。生活史幼虫期在贝类宿主体内进行无性生殖经两代胞蚴——母胞蚴和子胞蚴,成熟母胞蚴内包裹着子胞蚴,子胞蚴无生产孔。尾蚴为具口锥刺的短尾型个体,子胞蚴体内的尾蚴成熟期较一致,当其全部成熟后,子胞蚴会从贝类宿主的呼吸孔排出到外界,被昆虫宿主吞食而继续发育。3 种吸虫的贝类宿主是陆生蜗牛,昆虫宿主是直翅目螽亚目,具长触角、肉食性的昆虫。

Alves 等在研究其第一中间宿主陆生同型巴蜗牛(*Bradybaena similaris* Ferussac)被腔阔盘吸虫分别感染 1 个月、2 个月、3 个月后,发现蜗牛组织脂类外形发生了变化。分析所有的感染期,被感染后的蜗牛组织内血淋巴中的三酰甘油浓聚物水平显著下降;与此同时,研究中感染后 2 个月和 3 个月后,观察到的胆固醇水平是增加的。三酰甘油浓聚物水平下降现象提示了寄生虫与宿主都可能利用三酰甘油作为选择性的替代底物来维持它们的能量代谢。类似地,胆固醇水平的增加是因为蜗牛组织体内严重的细胞分解,尤其是消化腺性腺(digestive gland-gonad,DGG),显示了由寄生虫入侵所致的强烈的塑形过程。此外,在被感染蜗牛体内观察到了 DGG 中的中性脂粒外形发生变化的现象,揭示了这些分子对于成功感染的重要性。

杨玉荣报道了腔阔盘吸虫虫卵人工感染陆生同型巴蜗牛后在不同时间里固定蜗牛,经石蜡包埋,连续切片、苏木精伊红复染,观察腔阔盘吸虫在蜗牛体内的发育变化。结果显示,感染后5~12天为早期母胞蚴阶段,感染15天母胞蚴体内开始出现子胞蚴的胚球,29天的母胞蚴增大明显,胚球数目增多;40天的母胞蚴布满肠壁周围,胚球两端拉长;47天的母胞蚴体内的子胞蚴胚球增大明显,已出现内外囊壁的分化,内囊壁包围着胚细胞组成的中心区域;感染91天的子胞蚴体内出现尾蚴胚体;118天子胞蚴体内的尾蚴已经成熟,子胞蚴移向呼吸腔。

## 二、流行病学

### (一)分布与危害

阔盘吸虫病呈全球性分布,包括南美洲、欧洲、非洲和亚洲,出现的国家包括巴西、委内瑞拉、俄罗斯、马达加斯加岛(非洲岛国)、中国、日本及泰国等。其中在巴西,当前仅报道过腔阔盘吸虫,且巴西目前未报道过人感染阔盘吸虫病例。胰阔盘吸虫最早发现于日本。腔阔盘吸虫最早发现地点是越南。

阔盘吸虫病被认为是一种低致病性的疾病,且受当前调查方法的限制,其流行程度有可能被低估。Araruna等报道了在巴西19个城市的屠宰场收集了1 828份牛胰腺进行检测,结果显示其腔阔盘吸虫的平均感染率为47.81%(图10-3-7)。胰阔盘吸虫出现在牛、羊、猪、骆驼、鹿和人体;而腔阔盘吸虫曾被报道出现在牛、羊、野兔和骆驼体内。虽然该病不如线虫病常见常发,但也应引起足够的重视。通常认为阔盘吸虫是在尸体解剖或者屠宰场中偶然发现的,但因其可导致感染此病动物的生长和生产性能下降,引起肉类与奶制品的产量减少,严重时还可导致大批死亡,使养殖者遭受巨大损失,造成惨重的经济损失。

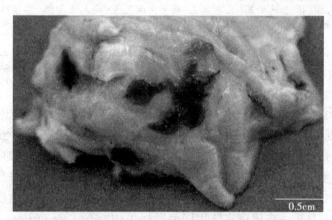

**图 10-3-7 牛胰腺内的阔盘吸虫**
注:虫体为红色,卵形,长8~13mm,宽6~7mm。被感染动物的胰腺黏度变硬,胰管增生,部分可观察到充满的寄生虫成虫
(C. I. Schwertz 等,2015)

### (二)流行环节

1. 传染源 阔盘吸虫病属于人畜共患寄生虫病,终宿主包括人和多种反刍动物,其中,牛和羊是最重要的传染源。

2. 传播途径 阔盘吸虫病的传播途径包括虫卵随粪便排出体外、虫卵被某些陆生螺类(第一中间宿主)吞噬并在其肠内繁殖形成子孢蚴、子孢蚴随陆生螺类的呼吸排出其体外附在草上、随即被某些草螽吞食(第二中间宿主)并在其体内形成囊蚴、含有成熟囊蚴的草螽被人畜食用、尾蚴侵入终宿主胰腺管这一全过程。在传播途径的各个环节中,含有阔盘吸虫卵的粪便、第一中间宿主(蜗牛和螺类)与第二中间宿主(草螽、针蟀等多种昆虫)的存在,和人、牛羊等反刍动物的终宿主是4个重要环节。第一中间宿主包括同型阔纹蜗牛(*Bradybaena similaris*),中华蜗牛(*Cathaicaravidasieboldtiana*);弧形小丽螺(*Ganesella arcasiana*)、枝小丽螺(*Ganesella virgo*)等。第二中间宿主包括红脊草螽(*Conocephalus maculates*),多种草螽(*C. gladistus*,*C. fuscus*,*C. percaudatus*),中华草螽(*C. chinensis*)及树蟀(*Oecanthus longicaudus*)等。枝阔盘吸虫的第二中间宿主是小针蟀(*Nemobius caibae Shir*)。

3. 易感者 对阔盘吸虫有感染性的人或者动物。

**(三) 流行因素**

包括自然和社会因素。自然因素主要是与第一、第二中间宿主繁衍、发育及与活动有关的地理、气温、雨量、水质、土壤、植被等。社会因素包括社会制度、生产水平与方式、生活方式、文化素质等。

### 三、发病机制与病理改变

阔盘吸虫致病主要原因:阔盘吸虫进入终末宿主的胰管后,在腺体内不断运动,使得腺体内血管等受挤压。与此同时,阔盘吸虫还在腺体内排出一系列毒素,由于虫体的机械损伤和毒素作用双重因素使胰管逐渐发生慢性增生性炎症,致使胰管壁增厚,管腔狭小。严重感染时,可导致管腔堵塞,胰液排出障碍,引起终末宿主胰消化酶的产生和分泌及糖代谢功能失调,导致糖代谢功能的失调,引起消化及营养障碍。消化营养严重障碍时,会引起终末宿主的死亡。

通过对病牛进行尸体剖检,可观察到肉牛尸体消瘦,胰脏肿大,硬化。表面凹凸不平,系胰管因高度膨胀呈黑红色蚯蚓状突出于胰脏表面。色调不匀,有的部位可见血管等结缔组织瘢痕和点状出血。胰管壁肥大变厚,管腔变得极为狭小,管黏膜不平,有小疙瘩即结节并有点状出血。组织学检查有管黏膜脱落,某些部位甚至可以见到深入到黏膜固有层的增生的上皮细胞。变窄的胰管内充满虫体,时常可以见到黄棕色或深褐色椭圆形米粒状的虫卵侵入管壁,造成炎症反应和结缔组织增生。反应比较强烈,有嗜酸性粒细胞浸润,也有腺体的实质的坏死,有可能是因为虫卵深入胰管内部引起结缔组织增生,将腺体挤向一边,使胰脏逐渐失去营养供给,最终呈萎缩状态。并且在增生的结缔组织的压迫下,腺小叶的结构被破坏,致使胰腺内分泌功能产生紊乱,胰岛细胞呈营养不良变化。严重的慢性感染常因结缔组织增生导致胰硬化。

Basch(1965)、陈可毅(1990)和黄复深(1998)曾对胰阔盘吸虫所引起的胰脏病变进行过考察,肉眼观病变,胰脏表面不平,有结缔组织瘢痕和点状出血;解剖病变,胰导管壁增厚,管腔缩小;组织学检查,胰腺实质萎缩坏死,胰导管黏膜上皮呈慢性增生性炎症,严重者呈腺瘤样增生,甚至可引起癌变。付春香等(1994)对锦州地区牛胰阔盘吸虫的感染情况进行了调查研究,发现严重感染的胰脏,胰管高度扩张,外观呈黑色蚯蚓状凸出于胰脏表面。切开胰管,可见大量虫体,纵向切开胰管,除去虫体,可见管壁增厚,黏膜不平,有乳头状小结节突起,有的胰脏硬化萎缩。

C. I. Schwertz 等(2015)的研究中报道了在牛的胰腺管中找到了阔盘吸虫,而且大多数是中到重度感染(图10-3-7)。从组织病理学方面,研究观察到了胰腺实质被纤维结缔组织替代,这些纤维结缔组织可扰乱器官的正常功能(图10-3-8)。C. I. Schwertz 等(2016)报道了自然感染腔阔盘吸虫的牛体内胰腺组织情况(图10-3-9)。

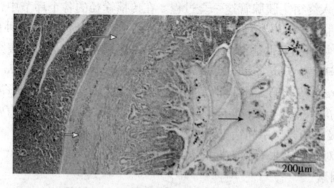

**图 10-3-8　阔盘吸虫病的胰腺组织病理学**

注:结缔组织中度增生(大白箭头),重度增生包括寄生虫成虫(大黑箭头),寄生虫虫卵(小黑箭头)和由淋巴细胞、嗜酸性粒细胞、浆细胞及巨噬细胞(小白箭头)组成的轻度的炎症浸润。胰岛通常不会受到影响,但在严重的病例中会被结缔组织取代

(C. I. Schwertz 等,2015)

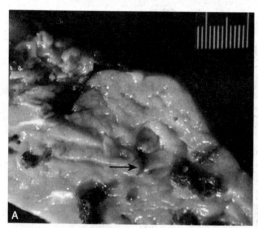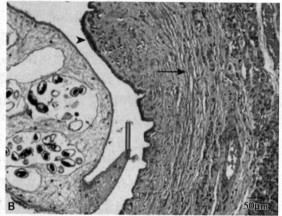

**图 10-3-9　经腔阔盘吸虫自然感染的牛体内胰腺组织情况**

注:A:胰腺表观(剖面),在胰管截面显示了胰管增生及大量寄生虫(黑箭头)寄生情况。B:寄生虫在胰管内腔,与上皮细胞增生关联(黑短箭头),纤维结缔组织增生(黑箭头)(160×)

(C. I. Schwertz 等,2016)

　　C. I. Schwertz 等(2016)研究经腔阔盘吸虫自然感染的牛体内病理检查所见与胆碱酯酶活性及一氧化氮含量之间的关系。研究评估了被腔阔盘吸虫自然感染的牛体内丁酰胆碱酯酶(在血清和胰腺中)、乙酰胆碱酯酶(在全血与胰腺中)及一氧化氮(在血清和胰腺中)的作用功效。51 头牛作为研究对象,包括 33 头被腔阔盘吸虫感染的牛及 18 头未感染牛。在感染牛的胰腺内检测到了强烈的乙酰胆碱酯酶活性;尽管如此,这部分牛体内在全血中的乙酰胆碱酯酶活性较低。在感染牛体内血清的丁酰胆碱酯酶活性更高,但在胰腺中含量较低。还发现在胰腺的乙酰胆碱酯酶活性与寄生虫负载之间存在正相关关系,但在胰腺的丁酰胆碱酯酶活性与寄生虫负载之间存在负相关关系。因此,被腔阔盘吸虫感染的牛体内的乙酰胆碱酯酶、丁酰胆碱酯酶及一氧化氮的表达与炎症反应有关。

## 四、临床表现

**1. 外观表现**　直接表现为日益消瘦,牛、羊等长膘困难或几乎不长膘、进食减少。

2. 症状

（1）消化系统：胃肠紊乱，腹泻或便秘，下痢，粪便常含有黏液；连续性体重减轻。

（2）循环系统：贫血，可视黏膜苍白、心跳加快及心音显著增强等。

（3）其他：毛发干枯、易脱落，肌肉无力，颌下、胸前出现水肿，严重时可导致死亡。

### 五、诊断与鉴别诊断

#### （一）诊断

1. 流行病学史　该动物在该病的流行地区或来自该病的流行地区，又在该病的发病季节。

2. 临床表现　长期消瘦、贫血、反复呈现消化不良，治疗效果不明显，即应考虑是否患有该吸虫病。

3. 实验室检查

（1）病原学检查：迄今为止，形态学方法仍然是寄生虫种类鉴定和分类最主要的方法之一。生活中一般运用水洗沉淀法进行粪便检查，但是此法并不适用于本病，因为虫卵极小，一般很难在粪便中以此方法检出虫卵。因此，具体实践中一般应结合症状及流行病情况做判断。想要确诊只能进行尸体剖检，通过检查胰脏病变情况和计数虫体数量，才能作出准确诊断。在做剖检时主要通过观察胰脏情况，如：若可见胰脏肿胀变大，表面粗糙、凹凸不平，色泽不均匀，有小出血点，胰管呈黑色蚯蚓状，胰管壁发炎增生、变得肥厚，黏膜呈乳头状小结节，甚至息肉状增生并有点状出血，管腔内有大量虫体，有的胰脏萎缩或硬化，甚至癌变，这样就可确诊为阔盘吸虫病了。

Belém PA 等（1993）报道了在自然感染阔盘吸虫的牛体内建立每克粪便中阔盘吸虫虫卵数（eggs per gram，EPG）的分布研究。结果显示，采用的检测技术是独立于宿主的寄生虫负担的单项检查，具备了 94.2% 的概率去检测阳性病例感染。它也证明了在小规模特点下，阔盘吸虫的 EPG 遵循负二项分布模型：

P（EPG=x）= 0. 580 506×0. 941 949 4$^x$，with x=0，1，2 ……，EPG 可能随着蠕虫负担的增加而增加。

（2）血清学检查：环卵沉淀试验、间接凝集试验和酶联免疫试验等免疫学诊断方法在生产实践中已有应用。Kristin K Vyhnal 等（2008）报道了在猫体内发现胰阔盘吸虫后，其血清胰脂酶免疫反应性（pancreatic lipase immunoreactivity，PLI）是增加的。

（3）超声检查：腹部超声波检查，在胰腺有增大的低回声，及边缘强回声；胰管膨胀、增厚。Kristin K Vyhnal 等（2008）报道了被胰阔盘吸虫感染的猫进行 B 超检查的结果（图10-3-10）。

（4）分子生物学检查：近年来，各国也在开展对分子生物方法进行虫种鉴定的研究。Gustavo Freire Figueira 等（2014）报道了通过基于对吸虫 18S rRNA 局部基因序列的分析，对牛体内的阔盘吸虫进行分子生物学方法鉴定的研究结果。研究者从 44 份牛的胰脏中收集阔盘吸虫，通过 PCR 鉴定与扩增产物序列分析证实了该吸虫虫种为腔阔盘吸虫。上述结果提示了未来可尝试通过分子生物学方法对阔盘吸虫的虫种分类进行鉴别，减少通过形态学特征对虫种进行分类时可能出现的差错。

#### （二）鉴别诊断

从虫卵、成虫形态等方面注意与吸虫属的其他吸虫相鉴别。

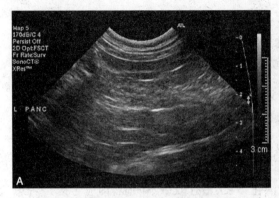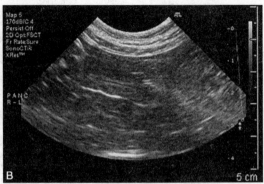

图 10-3-10　胰阔盘吸虫感染猫体内的胰腺左侧超声长轴位影像图

注:A:描述时间。记录轻度放大的胰腺(1.0cm 厚)及其不规则外形。胰管壁增厚,不规则,呈珠状,内腔轻度扩张,内腔低回声。B:吡喹酮、噻嘧啶及苯硫氨酯治疗 18 周后,胰腺外形轮廓光滑,尺寸减小(0.8cm 厚)。胰管尺寸与结构恢复正常

(Kristin K Vyhnal 等,2008)

1. 虫卵形态　阔盘吸虫卵卵壳较厚,虫卵较小,应注意与一端有卵盖,内含毛蚴的小型吸虫卵(50μm 以下)相鉴别,包括支双腔吸虫卵、华支睾吸虫卵等。

2. 成虫形态　胰阔盘吸虫、腔阔盘吸虫成虫注意与布氏姜片吸虫、肝片形吸虫及支双腔吸虫成虫相鉴别。布氏姜片吸虫呈椭圆形,背腹扁平,长为 20~75mm,宽 8~20mm。鉴别要点是后者常寄生于人或猪的小肠,而且虫体硕大。肝片形吸虫与姜片虫的形态相似,但肝片形吸虫相对姜片虫狭长,腹吸盘不明显;寄生于牛羊及其他哺乳动物胆管内,人体也可被感染。支双腔吸虫虫体扁而透明,长 5~15mm,宽 1.5~2.5mm,终末宿主为绵羊、山羊、黄牛及人等,寄生于肝脏和胆管中。

支睾阔盘吸虫注意与华支睾吸虫相鉴别,华支睾吸虫成虫体型狭长,背腹扁平,似葵花子,虫体大小一般为长 10~25mm,宽 3~5mm,鉴别要点是后者寄生于肝胆管内,且保虫宿主为人和猫、狗、猪等肉食类哺乳动物。

## 六、治疗

本病一般适用药物预防性及治疗性驱虫,吡喹酮治疗阔盘吸虫病的效果较好。使用方法为:可口服,可腹腔注射。具体为:羊、牛口服药物,服药量为羊按 65~80mg/kg,牛按 35mg/kg。腹腔注射剂量按 30~50mg/kg,注射剂可用液体石蜡(灭菌)以 1:5 配比混合注射。注射时应严格按注射要求进行,谨防失误注入肾脂肪囊或肝脏内,引起药物潴留或动物出血死亡。

吡喹酮(praziquantel,PZQ)与三氯苯咪唑(triclabendazole,TCZ)用于治疗吸虫类疾病的驱虫剂。吡喹酮用于治疗血吸虫病非常有效,它可导致蠕虫的肌肉组织发生严重的肌痉挛与麻痹,药效是通过对细胞膜的膜通透性发生特定效应,形成空泡,最终使内膜发生分解而产生。三氯苯咪唑属于苯并咪唑,它通过迫使微管蛋白削弱细胞内的传输机制并干扰蛋白质的合成。尽管胰阔盘吸虫一般在牛体内容易存在,与片吸虫属在食性习惯、感染口径及明确的宿主等方面有相似之处,但是对于此类吸虫的发病机制研究目前还很少,药物是如何对抗阔盘属吸虫的机制仍未被阐明。Wannee Jiraungkoorskul 等(2005)研究了

吡喹酮与三氯苯咪唑在体外对胰阔盘吸虫的药效与耐性,结果提示吡喹酮(80μl/ml)比三氯苯咪唑(40μl/ml)治疗胰阔盘吸虫感染更加有效(表10-3-2)。陶立(2010)等报道了一批山羊支睾阔盘吸虫病的诊治,羊口服或肌内注射吡喹酮,口服剂量为65～80mg/kg体重;肌内注射按50mg/kg体重配制,以液状石蜡或植物油(灭菌)制成20%的油剂使用。同时肌注牲血素和维生素$B_{12}$,脱水严重者给予适当的补液和强心,给饲富含蛋白质和矿物质的精料,加强护理,使病情得到控制并陆续康复。综上所述,吡喹酮仍是当前推荐用于治疗阔盘吸虫的主要药物。

表 10-3-2　吡喹酮与三氯苯咪唑对孵化后吸虫不同时间疗效的体外实验(运动力得分)

| 分组 | 吸虫运动得分百分率/% | | | | | | | | | | | |
| | 孵化 3 小时后 | | | | 孵化 12 小时后 | | | | 孵化 15 小时后 | | | |
| | 3 | 2 | 1 | 0 | 3 | 2 | 1 | 0 | 3 | 2 | 1 | 0 |
| 对照组 | 100 | | | | 100 | | | | 90 | 10 | | |
| 三氯苯咪唑组 | 100 | | | | 100 | | | | 90 | 10 | | |
| 吡喹酮组 | | 100 | | | | 100 | | | | | | 100 |

注:3:全身运动;2:身体部分运动;1:不运动(未染色);0:不运动,并且死亡(染色)(Wannee Jiraungkoorskul 等,2005)

## 七、预防与控制

### (一) 加强饲养管理

改善饲养管理方式,尽量减少食用未经处理的草料,保证肉牛健康活动,以增加畜体的抗病能力,避免被感染。因其第二中间宿主草螽在牧场广泛存在,扑灭甚为困难,故做好牲畜圈舍的环境卫生非常重要。

### (二) 加强病畜粪便管理

集中处理粪便,不得随意处理,可以生物热发酵,制肥料等,以消灭阔盘吸虫虫卵。

### (三) 开展预防性驱虫

流行地区应每年进行两次预防性驱虫,即初冬和早春各进行 1 次。目前大多数养殖户驱虫意识淡薄或驱虫药物滥用,导致严重的不良后果。科学的办法应是定期采集粪便,进行虫卵的检查后再确定驱虫的方法。这样不但在用药选择上可以有的放矢,确保驱杀效果,而且避免了药物的滥用和耐药性的产生。

### (四) 划区放牧

有条件的地区可实行划区放牧及有计划地轮牧,以避免感染。对主要应对病畜及健康畜类分开管理,避免交叉感染。

### (五) 消灭中间宿主

注意消灭其第一中间宿主蜗牛,才能有效防止该病的发生。

### (六) 加强检疫

特别要注意引种时的检疫,除了重视对传染病的检疫,还要加强对寄生虫病的检查。在产地做好防疫接种和驱虫的工作,保证引进种群的健康。

(朱红　唐丽)

# 第四节　双腔吸虫病

寄生于牛羊及人体肝脏胆管和胰腺的双腔吸虫广泛分布于南北美洲、欧洲、非洲及亚洲,在我国主要分布于温带草原、温带荒漠草原中的森林草原、青藏高原、暖温带的黄土高原及亚热带云贵高原地区。牛羊受感染严重,感染率常达 70% 以上,百分之百受感染的牛羊群亦不罕见。每只患畜感染强度可达千余条虫至万条余甚至十几万条。各流行区每年牲畜死亡可达 5%~10%,对畜牧业生产危害很大。

## (一) 双腔科吸虫的分类

生物分类学上,双腔吸虫属于扁形动物门(Phylum Platyhelminthes),吸虫纲(Tremato-da),复殖纲(Digenea),斜睾目(Plagiorchiida),双腔科(Dicrocoeliidae)。双腔科的进一步分类几经变动,目前普遍接受 Yamaguti 于 1971 年提出的将双腔科细分为 6 亚科:①双腔亚科(Dicrocoeliinae)睾丸位于腹吸盘后、腹吸盘发育正常、卵黄腺分布于睾丸后,肠管长。本亚科是双腔科中最大而庞杂的一个。除模式属双腔属(*Dicrocoelium Dujardin*)及与它相近似的属外,还包括形态差异悬殊、卵黄腺由双侧特化为单侧的侧黄属、假侧黄属和单侧黄属,以及肠管由双支退化为单支的留氏属、小留属。②斯氏亚科(Stromitrematinae)腹吸盘退化或无。③平孔亚科(Platynotrematinae)睾丸平列于腹吸盘前。④腹前睾亚科(Proacetabulorchiinae)睾丸前、后列于腹吸盘前。⑤前腺亚科(Prosolecithinae)卵黄腺分布于睾丸前腹吸盘水平处。⑥莱氏亚科(Leipertrematinae)肠管短、睾丸大部位于肠管外侧。双腔吸虫主要寄生在鸟类、爬行类、两栖类以及高等脊椎动物中,其种属在不断发现中,目前已经记录的有近 400 种。

本科吸虫有若干种类寄生在牛羊等重要牲畜并能侵害人体造成巨大的危害性,其中能引起大流行、泛滥成灾影响畜牧业生产的有侵害肝脏的 3 种双腔属吸虫和侵害胰腺的 3 种阔盘属吸虫。侵害肝脏的三种双腔属吸虫分别是矛形双腔吸虫(*Dicrocoelium Lanceatum*),支双腔吸虫(*D. dendriticum*),以及中华双腔吸虫(*Dicrocoelium chinensis*)。侵害胰腺的 3 种阔盘属吸虫分别是胰阔盘吸虫(*Eurytrema pancreaticum*),腔阔盘吸虫(*Eurytrema coelomaticum*),以及枝阔盘吸虫(*Eurytrema cladorchis*)。

## (二) 双腔属吸虫

1. 形态学

(1) 矛形双腔吸虫

1) 成虫:虫体窄长,前端较尖锐,体后半部稍宽。虫体扁平而透明,呈棕红色,可见内部器官,表皮光滑,呈矛状,故名。虫体大小为 $(6.67~8.34)$ mm×$(1.61~2.14)$ mm,长宽比例为 3:1~5:1。腹吸盘大于口吸盘,两睾丸前后排列或斜列在腹吸盘后,成四块状,边缘不整齐或分叶。睾丸后方偏右为卵巢及受精囊,卵巢分叶或呈圆形;子宫弯曲于虫体后半部,生殖孔开口于腹吸盘前方肠管分叉处;卵黄腺分布于虫体中部两侧(图 10-4-1)。

矛形双腔吸虫成虫的鉴别特征:虫体长扁或呈矛状,大小为 $(6.67~8.34)$ mm×$(1.61~2.14)$ mm。虫体从腹吸盘水平至体后部宽度几乎一样,但末端窄尖,虫体长宽比例平均约为 4.5:1;腹吸盘位于体前端 1/6 或 1/5 处,睾丸前后或略斜地排列在腹吸盘后方;卵巢位于睾丸之后,偏于右侧,睾丸呈团块状,边缘不整齐或分叶;卵巢圆形或分叶;卵黄腺在体中部两侧约占体长 1/5。

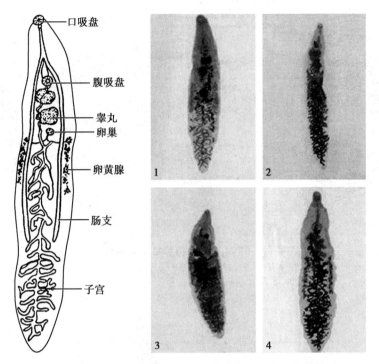

口吸盘
腹吸盘
睾丸
卵巢
卵黄腺
肠支
子宫

**图 10-4-1　矛形双腔吸虫成虫结构及实体照片图**

注:1:虫体呈矛状,扁平而透明,长宽比例 4.5:1,前端钝圆,尾部稍尖,腹吸盘大于口吸盘,位于虫体前 1/5 处。子宫发达,弯曲于虫体后半部。两睾丸略斜列于腹吸盘后方,边缘不整齐。睾丸后方偏右为卵巢及受精囊。卵黄腺在体中部两侧,约占体长 1/5。2:虫体表皮光滑。前端有一明显的口吸盘,腹吸盘被睾丸和子宫遮盖。两睾丸深分叶,斜列。卵巢位于其后。子宫弯曲于虫体后半部。虫体中部两侧可见卵黄腺。3:虫体前端较尖,体中部稍宽,尾部稍尖。虫体扁平而透明,呈棕红色,可见清楚的内部器官。表皮光滑。可见口吸盘,两睾丸紧密相接,边缘不整齐。卵巢及受精囊模糊,子宫弯曲于虫体后半部。卵黄腺分布于虫体中部两侧。4:虫体扁平而透明,口、腹吸盘明显,前者较小。子宫弯曲于虫体后半部,内含大量的虫卵。睾丸两个,分叶,位于腹吸盘之后。卵巢椭圆形,位于睾丸之后偏右侧。卵黄腺明显,位于虫体中部两侧

(源自李朝品、高兴政《医学寄生虫图鉴》并改编)

2) 虫卵:呈不对称的卵圆形,少数椭圆形,咖啡色,一端具稍倾斜的卵盖,壳口边缘有齿状缺刻,透过卵壳可见包在胚膜中的毛蚴。毛蚴体前端神经团三角形,体后部有两个圆形的排泄囊泡(图 10-4-2)。

矛形双腔吸虫虫卵的鉴别特征:虫卵为不对称的椭圆形,大小为(44~54)μm×(29~33)μm,黄褐色,具一稍倾斜的卵盖。卵壳较厚,内含 1 个毛蚴。

3) 成熟子胞蚴、尾蚴:成熟子胞蚴大小为(1.48~2.92)mm×(0.22~0.36)mm,体内含 14~39 个成熟尾蚴;尾蚴呈剑尾型,体部长椭圆形,在前端口吸盘的背上方有一椎刺,腹吸盘位于体中部,大于口吸盘。体中部具有 3 对前中央穿刺腺和 12 对后侧穿刺腺。排泄囊长管状,从其顶部分出二排泄管到体两侧,焰细胞公式是 2[(2+2+2)+(2+2+2)]=24。尾部长,其横径从前端向后端逐渐显著缩小。尾蚴由于伸缩其大小差别很大,伸长时大小为 0.76mm×0.05mm,缩小时大小为 0.36mm×0.1mm。成熟尾蚴能大量地离开子胞蚴而到蜗牛的气室中形成黏球。每个黏球大可达 1.5mm,其内含尾蚴 100~400 条(图 10-4-3)。

(2) 中华双腔吸虫(*Dicrocoelium chinensis*)

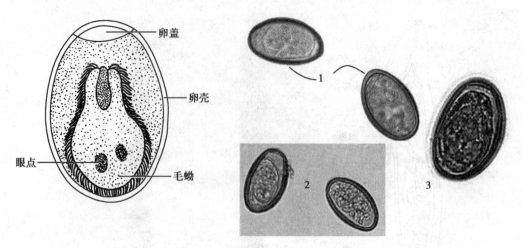

**图 10-4-2　矛形双腔吸虫虫卵结构及实体照片图**

注:1:虫卵呈不对称的椭圆形,卵盖不明显,卵壳较厚,可见胚膜中的毛蚴。2:虫卵呈不对称的椭圆形,一端具稍倾斜的卵盖。卵壳较厚,其内有毛蚴包在胚膜中。3:虫卵呈不对称的椭圆形,内含 1 个毛蚴

（源自李朝品、高兴政《医学寄生虫图鉴》并改编）

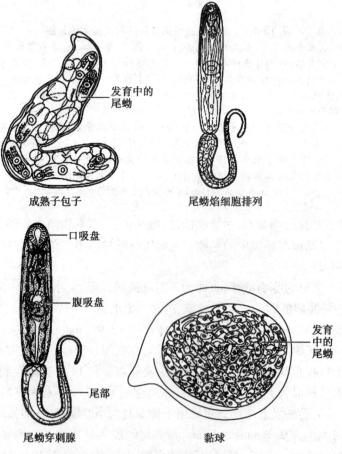

**图 10-4-3　矛形双腔吸虫幼虫及尾蚴**

（源自李朝品、高兴政《医学寄生虫图鉴》并改编）

1）成虫:体较宽扁,腹吸盘前方部分呈头锥状,其后两侧肩样突起。虫体大小为(3.54~8.96)mm×(2.03~3.09)mm,长宽之比为1.5:1~3.1:1。睾丸两个,呈圆形,边缘不整齐或稍分叶,并列于腹吸盘之后。卵巢在一睾丸之后略靠体中线(图10-4-4)。

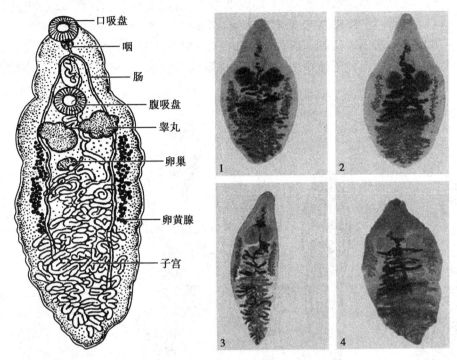

图10-4-4　中华双腔吸虫成虫结构及实体照片图

注:1:虫体短宽,头部尖。口吸盘位于前端,腹吸盘见于虫体前端1/4处,略大于口吸盘。睾丸两个,呈圆形,边缘不整齐、稍分叶,并列于腹吸盘之后。卵巢在1个睾丸之后略靠体中线。子宫发达,弯曲于虫体后半部,黑色部分子宫内充满成熟虫卵。卵黄腺分布于虫体中部两侧。2:虫体较宽扁,腹吸盘前方部分呈头锥状,其后两侧肩样突起,尾部钝圆。口、腹吸盘明显。睾丸两个,并列于腹吸盘之后,呈分瓣状。卵巢在1个睾丸之后略靠体中线。子宫弯曲走行于虫体后半部,在两睾丸间穿过向前至腹吸盘与肠叉之间的雄茎囊。在虫体两侧的中部有卵黄腺分布。3:虫体扁长,透明,中部较宽,尾部较尖。口、腹吸盘明显。睾丸2个,呈不正圆形,边缘不整齐、稍分叶,并列于腹吸盘之后。睾丸之后为卵巢,略靠体中线。卵黄腺分布于虫体两侧中部。虫体后部充满子宫。4:虫体宽扁,腹吸盘前部呈头锥状,其两侧略呈肩样突起。睾丸两个,边缘不整齐、稍分叶,并列于腹吸盘之后。卵黄腺分布于虫体两侧中部。卵巢在1个睾丸之后略靠体中线。子宫在虫体后半部弯曲走行

(源自李朝品、高兴政《医学寄生虫图鉴》并改编)

　　中华双腔吸虫成虫的鉴别特征:虫体后端稍尖,大小(3.54~8.96)mm×(2.03~3.09)mm,长宽比例平均为2.6:1,口吸盘位于头部顶端。腹吸盘位于体前端的1/4处;睾丸2个圆形,边缘不整齐或稍分叶,并列在腹吸盘后方;卵巢位于睾丸之后略靠体中线;卵黄腺在体中部两侧约占体长1/5~1/3。

　　2）虫卵:大小为(45~51)μm×(30~33)μm,呈不对称的卵圆形,咖啡色,透过卵壳可见毛蚴。一端具卵盖。在卵壳中的毛蚴呈前端尖锐的瓜子形,神经团三角形,顶部有一椎刺;体后部有两个含均匀颗粒的排泄囊泡(图10-4-5)。

　　3）子胞蚴、尾蚴、后尾蚴和虫卵:子胞蚴大小为(2.1~4.5)mm×(0.31~0.5)mm,具

生产道,子胞蚴内含较多的尾蚴。成熟尾蚴分体都和尾部两部分,体部呈长椭圆形,大小为(0.34~0.4)mm×(0.14~0.18)mm,尾部长0.57~0.8mm。口吸盘背前方有一椎刺囊,囊中央有椎刺。腹吸盘位于体中线略前方。穿刺腺3对,排列在咽和腹吸盘之间中部,位于食管两侧。尾基部圆球状膨大,向末端逐渐缩小,表面上布满辐射状线纹,中央有一条不明显的排泄管。尾部末端未见有伸长的扭曲。后尾蚴大小为(0.5~0.72)mm×(0.076~0.118)mm,体表两侧和口孔边缘分布有一些规则排列的乳突。口吸盘前端遗留有椎刺囊痕迹。腹吸盘位于体中线略后方。排泄囊细管状,在其顶端有两个小囊状分瓣(图10-4-5)。

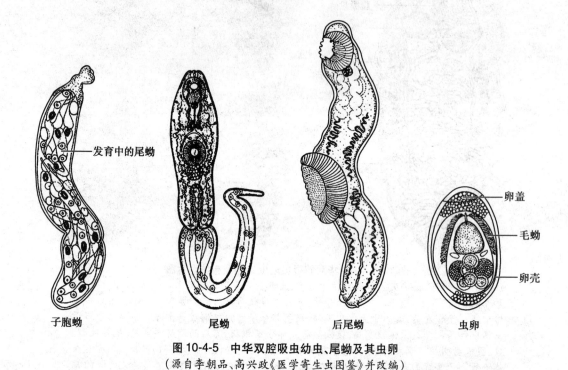

**图10-4-5　中华双腔吸虫幼虫、尾蚴及其虫卵**
(源自李朝品、高兴政《医学寄生虫图鉴》并改编)

(3)枝双腔吸虫:枝双腔吸虫和矛形双腔吸虫两种名均由Rudolphi所定,百余年来一直被认为是同物异名。由于它们形态结构的某些近似,它们的分布区常常毗连或混杂在一起,给人们以错觉同时对它们生物学的研究增加不少难度。唐崇惕等在我国青海高原及其他一些省份的调查发现,此两种双腔吸虫不仅有各自单独或混合的分布区,而且在它们的流行区找到的成虫、幼虫等阶段的微细结构有所差别。在成虫期,矛形双腔吸虫比枝双腔吸虫具有更大更发达的生殖腺(睾丸、卵巢、卵黄腺及其附近器官)。在雏体(尾蚴)各不同发育阶段,矛形双腔吸虫比枝双腔吸虫有更大的生殖原基,由此影响了它们在生殖原基后方排泄囊的长度和形态。矛形双腔吸虫的后蚴有具基座的较大腹吸盘等(图10-4-6,表10-4-1)。陈美应用几种组织化学反应方法测试表明,虽然此两种双腔吸虫尾蚴黏液腺的组织化学成分相同,但含量有差别,尤其是黏液腺细胞分泌物质的结构有明显的不同。试验说明枝双腔吸虫黏球被膜较坚韧,黏球内黏液物质浓密,而矛形双腔吸虫粘球被膜较松软、内黏液物质较透明,此与两虫种尾蚴黏液腺细胞内容物含量及结构的差异有关。由此进一步证实矛形双腔吸虫和枝双腔吸虫的种的独立性。

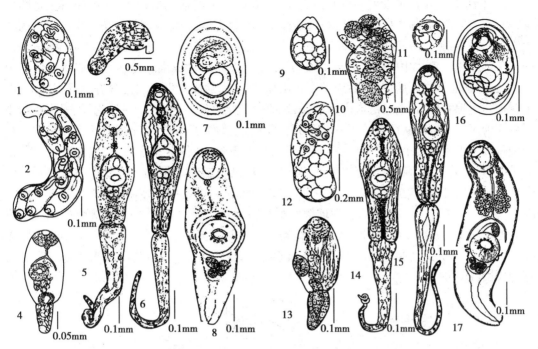

图 10-4-6　矛形双腔吸虫幼虫期(1~8)与枝双腔吸虫幼虫期(9~17)

（源自唐崇惕等,1995）

表 10-4-1　矛形双腔吸虫幼虫和枝双腔吸虫幼虫期比较

| | | | 矛形双腔吸虫 | 枝双腔吸虫 |
|---|---|---|---|---|
| 成熟子胞蚴大小 | | | (0.424~2.45)(×0.282~0.468) | (0.176~3.140)×(0.163~0.64) |
| 尾蚴<br>胚体 | 生殖原基 | | 较大,具较大的细胞 | 较小,具较小的细胞 |
| | 排泄囊 | | 囊状,囊壁细胞较小而多两层 | 小管状,囊壁细胞较大,一层 |
| 成熟尾蚴 | 尾蚴体<br>部大小 | 缩 | 0.436×0.161 | 0.458×0.168 |
| | | 伸 | 0.552×0.161 | 0.530×0.157 |
| | 生殖原基 | | 较大 | 较小 |
| | 排泄囊囊壁细胞 | | 细胞数多且密 | 细胞数较少也不太密 |
| | 排泄囊长度:自腹吸盘<br>后缘至体末端的长度 | | 2/3 | 3/4~4/5 |
| 成熟囊蚴大小 | | | 0.370×0.260 | 0.363×0.253 |
| 成熟后蚴 | 大小 | | 0.651×0.226 | 0.780×0.207 |
| | 生殖原基 | | 较大 | 较小 |
| | 排泄囊长度:自腹吸盘<br>后缘至体末端的长度 | | 2/3 | 3/4~4/5 |
| | 腹吸盘 | | 较大(0.126×0.139)具明显的基<br>座(0.150×0.172) | 较小(0.11×0.120)无基座 |

（源自唐崇惕等,1995）

2. 生活史 双腔属吸虫在发育过程中,需要两个中间宿主参加,第一中间宿主是陆地螺,到1977年,世界各地报道的种类有40种,计10科22属。在我国能作第一中间宿主的陆生螺,西北一带为条纹蜗牛(*Cathaica fasciola*),在东北一带则为蚶小丽螺(*Ganesella arcasiana*)等陆生螺。第二中间宿主是黑玉蚁(*Formica gagates*)。成虫在终宿主肝胆管和胆囊中产卵,虫卵随胆汁进入肠道,然后随粪便排出体外,排出的成熟虫卵内已含有发育好的毛蚴。虫卵被陆生螺吞食后,毛蚴破卵壳而出,由螺蛳的消化道移到肝脏内,经母胞蚴、子胞蚴阶段后发育为尾蚴。尾蚴从螺蛳的大静脉移行到螺蛳的肺部,再移行到螺蛳的呼吸腔。在呼吸腔中每数十个到数百个尾蚴集中在一起,形成尾蚴群囊,外包有黏性物质,成为黏性球。在久旱逢雨后,通过螺蛳呼吸空排出体外,黏附于植物叶上或其他物体上。从卵被螺蛳吞吃到黏性球从螺体排出,其在螺体内的发育期为82~150天。尾蚴在外界环境中的生活期一般只有2~3天,最多达14~20天。黏性球被蚂蚁宿主吞食后,在蚂蚁体内发育为囊蚴。反刍兽或其他哺乳类动物由于吃草时吞吃有含囊蚴的蚂蚁而受感染。囊蚴在反刍兽的肠道中脱囊而出,经十二指肠到达胆管内寄生。在试验感染时,矛形双腔吸虫在绵羊体内经72~85天发育为成虫(图10-4-7)。

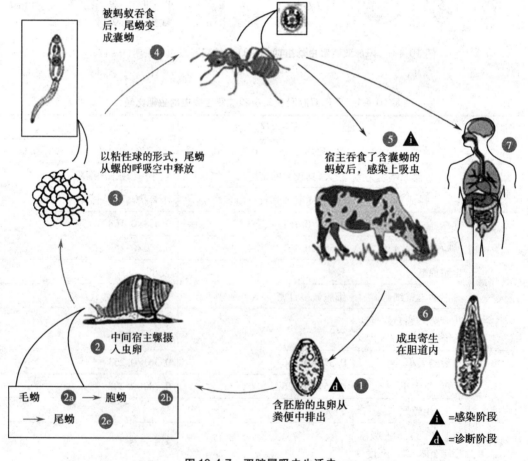

图 10-4-7 双腔属吸虫生活史
(源自 https://www.cdc.gov/dpdx/并改编)

3. 流行病学　目前发现在欧洲的德国、波兰、瑞士、捷克、意大利、法国及俄罗斯地区,北非,亚洲的叙利亚、土耳其、伊朗、爪哇(印尼)和东亚地区,南美洲等,有大量牛羊、鹿等草食动物和杂食动物感染本虫的报道。在我国,该病主要分布在东北、华北、西北、西南等地区。部分地方家畜感染率达80%左右。关于该病在人类中感染,一般情况是生吃了草食动物肝脏所致,这种情况并非真感染,另一种情况是误食了新鲜草药及植物上的蚂蚁、蟋蟀、蚱蜢等,通过摄入第二中间宿主后。囊蚴对胰液有敏感性,遇到胰液时后尾蚴立即破囊而出,在十二指肠进入肝胆管,约经3个月发育为成虫。成虫在宿主体内可存活6年以上。迄今为止我国双腔吸虫的人体感染病例报道不多,主要在新疆、内蒙古、山西等省、自治区。该病不直接人传人。感染者可持续排卵,从而不断对环境形成污染。人群普遍易感,首次感染后不能获得持久免疫力。

4. 发病机制与病理变化　人感染双腔属吸虫后,可引起胆管炎,管壁上皮细胞增生,结缔组织增厚,肝大,肝被膜肥厚,局限性的淋巴细胞大量聚集,严重的尚可出现肝脓肿。

5. 临床表现　人感染后,临床症状多数为轻者,仅表现为便秘、腹部胀气、腹痛、食欲不佳,肝区疼痛、肝大、腹泻与便秘交替出现、恶心、呕吐、消瘦、水肿、贫血及失眠等症状。重者感染出现黄疸、上吐下泻以及全身性毒血症,而一般不会出现嗜酸性细胞增多症状。

6. 诊断和鉴别诊断　通过粪便或胆汁、十二指肠引流液多次镜检发现虫卵,必须鉴别因食入未煮熟的动物肝脏中含有的虫卵而出现的假阳性。为了鉴别这种现象,让患者禁食动物肝脏3天,3天后如果粪检仍能检查到虫卵,就可以诊断患者感染了双腔吸虫,也可以通过手术或尸检进行鉴别诊断。

在诊断时,要注意以下要点:

(1) 可能需要反复多次粪检才能查出虫卵,胆汁和十二指肠引流液也可以用于检测虫卵。

(2) 可以使用沉积物浓集法查虫卵,由于虫卵有卵盖,不能用硫酸锌漂浮浓集法查虫卵。

(3) 在湿的制片中避免加太多的碘,否则虫卵会被深染而不能从粪便残渣中分辨出来。

(4) 尽管粪检虫卵可以用低倍镜(10×),但虫卵大小约40μm,用低倍镜是很容易误诊的,因此,推荐使用高倍镜(40×)。

(5) 双腔属吸虫虫卵与许多肠道吸虫及肝片形吸虫虫卵相似,例如,华支睾吸虫、麝猫后睾吸虫、异形异形吸虫和横川后殖吸虫的虫卵都与双腔属吸虫虫卵很相似,需要细致鉴别。

(6) 涂片不要太厚,否则这些小的虫卵容易被粪便的残渣遮盖。

(7) 十二指肠引流液及肠道胶囊镜液体可以检测出虫卵。

(8) 有效的抗原或抗体将有利于肝片形吸虫的诊断。

7. 治疗

(1) 对症、支持治疗:根据病情,作相应的处理。如腹痛可以解痉治疗,腹泻可以止泻治疗等。可适当应用多种维生素。

(2) 病原治疗:首选吡喹酮,按25mg/kg,每天3次,饭后服用,连续4天,效果佳。

8. 预防

（1）加强健康教育，流行区人群应注意饮食卫生，不要吃被蚂蚁污染的食物。

（2）牛、羊为本病主要的保虫宿主，应定期驱虫，最好在每年的初冬和春季进行驱虫，对所有在同一牧地上放牧的牛、羊同时驱虫，以防虫卵污染草场。驱虫后的粪便要集中发酵处理。

（3）选择高而且干燥的草地放牧，以减少感染。同时注意牛羊的移场放牧。

（赵正元　周杰）

# 第五节　微小膜壳绦虫病

微小膜壳绦虫 *Hymenolepis nana* 又称为短膜壳绦虫，该虫隶属于膜壳科、膜壳属，是寄生于啮齿动物和人类肠道类的一种常见的人畜共患寄生虫。该虫种于 1845 年首次被发现在啮齿动物体内，而人类的感染则在 1851 年的一个死于脑膜炎的埃及男孩体内被发现。该虫可寄生于鼠类和人体内导致微小膜壳绦虫病。

## 一、病原生物学

### （一）形态

1. 成虫　微小膜壳绦虫属于小型绦虫，成虫体长（5~80）mm×（0.5~1）mm。头节呈球形，直径为 0.13~0.4mm，具有 4 个吸盘，吸盘中央有一个可以自由伸缩的顶突，顶突上有 20~30 个小钩排列成圈。成虫颈部稍纤细。链体节片数有 100~200 个，虫体较大时可有近数千个。链体节片的宽度均大于长度，并且右前向后呈逐渐增大的趋势。其中孕节最大，为（0.15~0.30）mm×（0.8~1.0）mm。生殖孔位于虫体的同一侧。成节中有 3 个圆球形的睾丸横向排列，其中一个靠近生殖孔侧，另外两个位于生殖孔对侧。卵巢呈分叶状，位于节片中央，卵巢的后方有球形卵黄腺。孕节的子宫呈袋状，内充满虫卵。

2. 虫卵　圆形或者椭圆形，大小为（48~60）μm×（36~48）μm。无色透明，卵壳很薄，卵壳内有胚膜，胚膜的两端略隆起，此处可发出 4~8 根丝状物，胚膜内含有一个六钩蚴。

### （二）生活史

微小膜壳绦虫成虫寄生于鼠类或者人的小肠内，该虫的生活史既可以在同一宿主内完成也可以经过中间宿主完成（图 10-5-1），脱落的孕节可在宿主的小肠内破裂，虫卵随着排泄物进入外界，完整孕节也可排出体外。如被宿主误食，虫卵在小肠内消化液的作用下孵出六钩蚴，钻进肠绒毛，经过 3~4 天发育成似囊尾蚴，感染后 6~7 天，似囊尾蚴钻出肠绒毛进入肠腔，通过头节的小钩和吸盘吸附于肠壁上发育为成虫。人体自吞食虫卵到排出孕节或者虫卵需要 2 周左右，成年微小膜壳绦虫的寿命为 4~6 周。如果孕节在寄生的宿主肠中被消化释放出虫卵，六钩蚴孵出进入肠绒毛后再回到肠腔发育为成虫，在同一宿主体内完成整个生活史被称为自体感染，并且可在宿主肠道内不断繁殖，造成自身重复感染。

微小膜壳绦虫也可间接通过中间宿主传播。当中间宿主如蚤类幼虫吞食虫卵后，六钩蚴在其体内血腔中发育为似囊尾蚴，人类或者鼠类可以通过误食含有似囊尾蚴的中间宿主而感染。

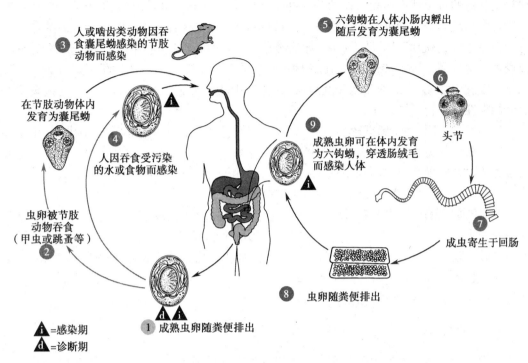

**图 10-5-1　微小膜壳绦虫生活史**
（人体寄生虫学. 第 4 版. 人民卫生出版社. 2013）

## 二、流行病学

微小膜壳绦虫呈现世界性分布,人群感染率为 0.3%~50%,其中温带和热带地区更常见,美洲、非洲、欧洲、亚洲等均有该虫种的报道。在津巴布韦微小膜壳绦虫是小学生最常见的肠道蠕虫,感染率高达 21%,在泰国孤儿院的儿童微小膜壳绦虫感染率可达 13.12%。在国内的分布也较为广泛,分布于全国约 17 个省(直辖市、自治区),其中新疆地区感染率最高。该虫种各年龄层均易感,其中以 10 岁以下儿童感染率最高,男性感染率高于女性。不同流行病学调查显示感染率可以从 0.001%~5.5%。

本病的流行主要与个人的卫生习惯有关。传染源患者的粪便污染,人们通过直接接触粪便中的虫卵或虫卵通过厕所、便盆的污染物经手到口侵入人体,或食入被虫卵污染的食物、水等。虫卵从孕节中释放出就具有感染性,虫卵的外界抵抗力比较弱,但在粪便中的存活时间明显较长,在抽水马桶中可存活 8.5 小时,在尿壶中可存活 7.5 小时,所以可以通过厕所及便盆传播。此外,微小膜壳绦虫具有自身重复感染现象。因此,注意个人卫生和环境卫生是防止感染微小膜壳绦虫的重要措施。相关研究表明,鼠类感染可为人体感染微小膜壳绦虫起到一定的储存和传播病原的作用,在流行病学上具有重要意义。近年来,在沙特阿拉伯的 5 个地区收集 633 份狒狒粪便,其中 32 份检出微小膜壳绦虫卵,感染率达 5.05%。此外,在犬的粪便中也曾检出微小膜壳绦虫卵。

## 三、发病机制与病理改变

微小膜壳绦虫的致病作用主要是由于附着于肠壁的头节上吸盘、小钩及其体表的微毛对宿主肠壁的机械性损伤和虫体的分泌物所致。Kaskhediker 等在 1993 年的小鼠模型试验中发现微小膜壳绦虫幼虫对各种肠壁组织可造成严重的损伤,六钩蚴孵出后进入肠绒毛发育为似囊尾蚴,引起肠壁破坏,具体可导致肠黏膜的破裂和破碎、水肿出血,毛细血管充血以及炎性细胞浸润。1969 年 Timofeeva 解剖一段有微小膜壳绦虫寄生的人的空肠,发现寄生部位肠黏膜发生坏死,形成的溃疡深及肌层,并伴有中性粒细胞和淋巴细胞浸润,这些现象与虫体的毒性分泌物可能有关。

动物实验证明,宿主感染微小膜壳绦虫后,对再感染能产生一定程度的免疫力,用虫卵感染宿主获得的免疫力要比用似囊尾蚴感染获得的免疫力强得多。宿主获得的免疫力主要表现为成虫产卵量减少,产卵期缩短,缩短在人体内寄生时间,促使成虫较早地从宿主体内排出,减低宿主的感染度,抑制虫体的生长发育等。

在感染宿主的过程中,宿主体内产生的免疫球蛋白,起到重要的免疫作用,小鼠感染微小膜壳绦虫 30 天后,血清 IgA 水平明显上升,肠绒毛和肠系膜淋巴结内浆细胞数量增多。人感染微小膜壳绦虫后,也产生特异性抗虫抗体,如人体感染微小膜壳绦虫 21 天后,体内嗜酸性粒细胞增多,同时产生特异性 IgG、IgM。可见,不同宿主,感染微小膜壳绦虫后产生的抗体类型不同。免疫球蛋白抗体具有抗六钩蚴的作用。

### 四、临床表现

一般人体感染微小膜壳绦虫的数量比较少时没有明显的临床症状,感染特别严重者会出现头晕、头痛、失眠、惊厥、食欲减退、恶心、呕吐、腹痛腹泻等神经系统和消化系统的症状。少数患者可出现皮肤瘙痒或者荨麻疹等变态过敏性反应。也有个别患者感染很重却无任何临床症状表现。

### 五、诊断

微小膜壳绦虫病诊断的主要依据其临床表现和病原学检查。临床特征主要表现为消化道症状,原因不明的恶心、呕吐、食欲不振、腹痛、腹泻、衰弱、头痛、头晕、烦躁等,尤其是儿童,有患有该病的可能。病原学检查是从粪便中检查有无孕节和虫卵,分布中检查虫卵或孕节是本病确诊的依据。为了提高检出率,常采用的病原学检查方法为生理盐水涂片法和水洗沉淀法。个别患者可出现红细胞、血红蛋白减少,嗜酸性粒细胞可增高至 5%~20%。

人体感染微小膜壳绦虫主要临床表现为非特异性肠道症状和轻微的神经系统症状,应注意与其他肠道寄生虫感染和消化系统疾病相鉴别。

### 六、治疗

该病驱虫治疗主要的药物有槟榔、南瓜子、吡喹酮、阿苯达唑、氯硝柳胺等。首选吡喹酮 15~25mg/kg 体重单次口服,该药对成虫和似囊尾蚴均有效,治愈率可达 90%~98%。董强等(2003)对新疆各县学前儿童、中小学生开展集体驱虫,采用阿苯达唑每天 200mg,连续 3 天,驱虫 6 个月和 1 年后微小膜壳绦虫感染率较驱虫前分别下降了 82.61% 和 81.76%。槟榔-南瓜子合剂对成虫有驱虫作用,但对组织内幼虫无效,单独采用槟榔-南瓜子合剂治疗,效果不理想。近期研究发现,硝唑尼特治疗微小膜壳绦虫感染具有较好的疗效。Chero 等(2007)在秘鲁采用硝唑尼特治疗 25 例患者,治愈率为 75%,且没有出现不良反应。Diaz 等(2003)在墨西哥北部用硝唑尼特治疗 28 例微小膜壳绦虫感染儿童,虫卵阴转率为 84%。

## 七、预防和控制

注意环境卫生,提高个人卫生,大力开展卫生宣教,加强粪便管理。保持餐具食物和水源的情节,饭前便后洗手,加强对幼儿儿童的宣传教育十分有必要。由于鼠类是该虫种的保虫宿主,因此还应该结合爱国卫生运动,采取有效的措施防鼠灭鼠。积极彻底治疗患者防治传播和自身感染。

(刘婷　张世清)

# 第六节　缩小膜壳绦虫病

缩小膜壳绦虫(*Hymenolepis diminuta*)又称长膜壳绦虫,为鼠类和其他啮齿类动物常见寄生虫,由 Olfters 于 1766 年从南美洲的鼠体内首次检获。该虫偶然可寄生于人体可引起缩小膜壳绦虫病,Rudolphi 于 1805 年报道人类首例感染病例。Grassi 和 Rovelli 于 1892 年证实昆虫为其中间宿主。

## 一、病原生物学

### (一) 形态

1. 成虫　成虫形态与微小膜壳绦虫相似,呈带状,虫体较长,为 200~600mm,有 800~1 000 个节片,最多可达 1 362 个节片,体节最宽处为 2.5~3.8mm。头节发育不良,呈球形,藏在头顶凹处,无小钩。顶突有微突出表面的圆形区,周围有 4 个吸盘,吸盘直径为 0.095~0.11mm,形状似喇叭形。成节的生殖孔开口在一侧边缘的中央,大多位于同侧,睾丸 3 个,呈球形,近生殖孔侧 1 个,对侧 2 个。成节内卵巢近节片中央,卵黄腺位于卵巢后方中央,孕节内的子宫呈囊状边缘不整齐,子宫内充满虫卵。

2. 虫卵　较微小膜壳绦虫卵稍大,多为圆形或稍呈椭圆形,黄褐色,平均大小为 $(58.52~89.5)\mu m \times (58.52~87.71)\mu m$,卵壳较厚,胚膜内无极丝,胚膜两端较肥厚,胚膜内含六钩蚴,其长径为 $27.72~46.54\mu m$,短径为 $24.26~42.96\mu m$,卵壳内侧附有一层半透明的内膜,卵壳内膜和胚膜之间充满无色透明的胶质体。高倍镜下观察卵壳表面有菜花状结构。

3. 似囊尾蚴　全长 $597~832\mu m$,宽 $208~240\mu m$,外层角质膜具有辐射细纹,内层囊壁细胞疏松。镜下观察成熟的似囊尾蚴虫体表面有较规则的凹凸,体部前宽后窄,前段中央凹陷,有泡期似囊尾蚴体前端饱满,中央凹陷消失,外膜形成期体前段饱满,整个虫体表面光滑,衰老易碎。

### (二) 生活史

缩小膜壳绦虫的生活史与微小膜壳绦虫生活史类似,但是其生长发育必须要经过昆虫的中间宿主阶段。成虫寄生于宿主小肠中,脱落的孕节和虫卵随粪便排出体外,虫卵被中间宿主吞食后,在宿主消化道内孵出六钩蚴,1 天左右六钩蚴穿过肠壁进入其血腔,7~10 天似囊尾蚴发育成熟。人误食似囊尾蚴到排出虫卵需要 12~13 天。并进入血腔发育为似囊尾蚴。人类因误食含有似囊尾蚴的中间宿主而感染。杨维平等(1998)通过人工感染建立了生活史循环动物模型,发现似囊尾蚴的发育包括成熟期、有泡期和保护性外膜期 3 个阶段,外膜的形成保护虫体在宿主体内存活较长的时间,从而延长了感染终宿主的机会和时间。

缩小膜壳绦虫为鼠类常见肠道寄生虫,目前已经发现蚤类、甲虫、蟑螂、鳞翅目昆虫等 60

余种节肢动物可以作为它的中间宿主。其中具带病蚤、印鼠客蚤和面粉甲虫较为常见(图10-6-1)。

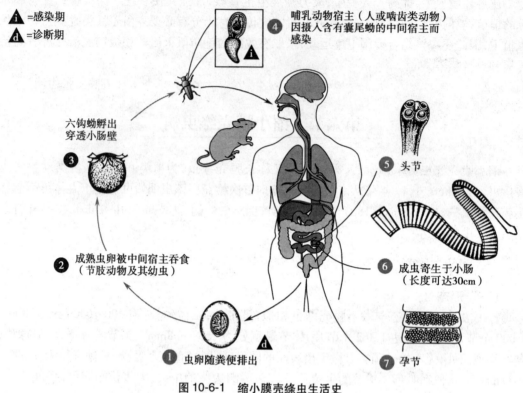

图 10-6-1　缩小膜壳绦虫生活史
(人体寄生虫学.第4版.人民卫生出版社. 2013)

## 二、流行病学

自 Rudolphi(1805)首次报道人体感染病例以来,至今已报道 300 余例,病例主要散在分布于南美洲、澳大利亚、欧洲、南非等地区。在国内此病的分布也较为广泛,累计报道病例200 余例,推算全国感染人数约为 15 万人。缩小膜壳绦虫有散在人体感染,无性别差异,其中 5~9 岁的儿童感染率明显高于其他年龄组。

缩小膜壳绦虫鼠类感染极为普遍,人体感染较少见。人体主要是因误食入含有似囊尾蚴的昆虫而感染。缩小膜壳绦虫不仅中间宿主数量和种类多,而且分布广泛。其中以鳞翅目蛾类和面粉甲虫为其最适宜的中间宿主,而这些昆虫都是常见的粮仓害虫。含有缩小膜壳绦虫卵的大鼠粪便可改变面粉甲虫的取食行为,甲虫更喜欢吃含有绦虫卵的粪便。由于这些害虫活动在粮食中间,而人们与之日常生活接触机会较多,不仅宜造成这些中间宿主高度感染,也对人体感染产生极为有利条件。

## 三、发病机制与病理改变

缩小膜壳绦虫对机体的危害主要是虫体头节和体表微毛对肠壁的损伤,以及虫体分泌物对机体的刺激而引起的病理变化。

宿主感染缩小膜壳绦虫后,可产生获得性免疫,抑制缩小膜壳绦虫生长。Hopkins

等(1991)对初次感染的大鼠进行驱虫治疗 3~10 天再次攻击感染,鼠体内 8 日龄绦虫数量减少 70%~90%,这种抑制作用在 2~5 周迅速衰退,治疗 17 个月后,对缩小膜壳绦虫的生长抑制仅为 30%。Van-der-Vorst 等在 1990 年证明感染缩小膜壳绦虫的小鼠小肠固有上皮细胞有肥大细胞和嗜酸性粒细胞反应,寄生于肠道内的缩小膜壳绦虫可以改变肠电活性分子,可以引起宿主小肠平滑肌的改变,减缓肠内容物的运行从而保证虫体在体内的慢性感染。近年来研究发现,Th2 型细胞因子表达的增加在驱虫过程中发挥了重要作用。

## 四、临床表现

缩小膜壳绦虫致病的作用较轻,少量寄生一般无明显的临床症状,或有轻微的神经系统和消化系统症状,如头痛、失眠、磨牙、腹痛、腹胀等。感染较重时,宿主可产生腹痛、腹泻、恶心、呕吐、食欲减退等症状,严重者可出现精神呆滞或恶病质。部分患者可出现发热症状。

## 五、诊断

缩小膜壳绦虫病诊断的主要方法是从粪便中检查有无孕节和虫卵,在粪便中查见虫卵或孕节是确诊的依据。常采用生理盐水涂片法和水洗沉淀法来提高检出率。当大量感染缩小膜壳绦虫时,可以通过免疫学 ELISA 方法检测粪便中的特异性抗原。

人体感染缩小膜壳绦虫主要临床表现为非特异性肠道症状和轻微的神经系统症状,应注意与其他肠道寄生虫感染和消化系统疾病相鉴别。

## 六、治疗

目前治疗缩小膜壳绦虫病的主要药物有吡喹酮、苯并咪唑类、槟榔及南瓜子等。人体应用和动物实验均证实吡喹酮祛除虫体有效。也有文献报道一吡喹酮和硫酸镁联合应用最好,服用方便且无明显不良反应。常用的治疗方法包括:

1. 复方甲苯达唑(6 片分 3 次服用,每片含甲苯达唑 100mg、左旋咪唑 25mg)与吡喹酮(20mg/kg 分 2 次服用)配伍;

2. 复方甲苯达唑(6 片分 3 次服用,每片含甲苯达唑 100mg、左旋咪唑 25mg)与槟榔、南瓜子(南瓜子仁 100g、槟榔 90g)配伍;

3. 复方甲苯达唑 2 片顿服;

4. 吡喹酮 20mg/kg 分 2 次服用;

5. 复方甲苯达唑(6 片)与阿苯达唑(300mg)配伍,分 3 次服用;

6. 槟榔 100g;

7. 阿苯达唑 600mg,分 2 次服用。

## 七、预防和控制

人体主要是由于误食含有似囊尾蚴的中间宿主昆虫导致感染,因此保证食具、食物的卫生状况尤为重要,注意个人卫生,加强粮食仓库管理,消灭仓库害虫和灭鼠,杜绝蚤、鼠等中间宿主的滋生。

(刘婷　张世清)

# 第七节　克氏假裸头绦虫病

克氏假裸头绦虫隶属于扁形动物门(Platyhelminthes Claus,1880)绦虫纲(Cestoda)假叶目(Pseudophyllidea)膜壳科(Hymenolepididae)假裸头属。克氏假裸头绦虫最初由 Baylis(1927)从斯里兰卡野猪体内发现并以它为模式种建立了属并隶属于裸头科(Anoplocephalidae),命名为克氏假裸头绦虫。继后 Mudaliar 和 Lyer(1938)在印度家猪中也发现,Skriabin(1951)、Waddle 和 Mcleod(1952)、安耕九(1956)、Yamaguti(1959)、Hatsushika(1977)等均采纳了 Baylis 的分类系统。1957 年杨平等在中国甘肃家猪体内发现了与甲壳属(Baylis,1927)和拟少睾属(Johri,1934)很近似但又有区别的绦虫,命名为盛氏许壳绦虫,并以该绦虫为模式种建立了许壳属(*Hsüolepis*),隶属于膜壳科(Hymenolepididae)。继后我国梁铬球等在陕西家猪体内发现了许壳属的另一种新种,即陕西许壳绦虫。Hatsushika 等 1978 年在日本野猪体内发现了假裸头属的另一种新种,即日本假裸头绦虫,属于裸头科。Spassky 1980 年根据文献,对克氏裸头绦虫、盛氏许壳绦虫及陕西许壳绦虫的形态做了详细比较,主张许壳属应为假裸头属,克氏假裸头绦虫为有效种名,后两种为同物异名。并主张假裸头属从裸头科移入膜壳科,其未对日本假裸头绦虫做比较。同年汪溥钦提出假裸头属和许壳属实为一个属,他采用假裸头属名,并根据虫体大小、睾丸数多少,虫卵大小的不同,在假裸头属下设两个独立种,即克氏假裸头绦虫和盛氏假裸头绦虫,隶属于膜壳科,将陕西许壳绦虫为克氏假裸头绦虫同物异名处理。薛季德等主张盛氏许壳绦虫为有效种名,陕西许壳绦虫是前种的同物异名。李贵等在陕西研究阐明该绦虫生活史及分类问题时,提出柯洛氏假裸头绦虫为有效种名,余者均系同物异名,并同意 Spassky 和汪溥钦将假头属移入膜壳科的主张,最终确认克氏假裸头绦虫或柯洛氏假裸头绦虫属圆叶目、膜壳科、假裸头属,现已得到公认。克氏假裸头绦虫病是由克氏假裸头绦虫寄生在家猪、野猪、褐家鼠等动物及人体肠道中的一种寄生虫病。克氏假裸头绦虫病主要分布在日本、印度、斯里兰卡及中国等地,文献暂未见非洲有该病病例报道。

## 一、病原学

### (一) 克氏假裸头绦虫成虫

克氏假裸头绦虫成虫为乳白色,外形与缩小膜壳绦虫相似,但虫体更长更大(图 10-7-1)。寄生于人或猪的小肠内的虫体较大,虫体长度为 190～1 060(628.33)mm,宽度为1.90～5.50(3.95)mm;寄生于褐家鼠的虫体长 190～330mm,宽 2～4mm。有 981～2 226(1 778)个节片,包括头节、颈节、体节、全部节片纵轴小于横轴(均为宽扁的矩形,宽大于长)(图 10-7-2 至图 10-7-5)。生殖孔位于节片单侧缘中央稍上方,呈圆形,偶有两侧交替开口。末端 3～5 个节片明显萎缩。只有一对纵走腹排泄管,较粗大,宽 0.112～0.242(0.177)mm,贯彻整个链体,由各节的横排泄管相联,背排泄管缺如。

切片观察,虫体有体壁和实质。体壁由表向里依次为皮层、基膜、浅表肌层和皮下层。皮层略透明,基膜甚薄而透明,浅表肌层由大量的纵肌和少量环肌组成,皮下层由皮层细胞及少量间质细胞构成。实质是由海绵状间质细胞,少量环肌和纵肌构成的肌层以及髓质中各生殖器官所构成。从横切面上看,纵肌呈簇状排列,每一簇肌束有 30～45 个肌纤维。每一节片中只有一套生殖器官。

  头节具有 4 个吸盘和不发达的顶突,无小钩,大小为 0.391 ~ 0.814mm×0.163 ~ 0.184(0.556×0.516)mm,吸盘近圆形,其肌肉组织发达,大小为 0.081 ~ 0.252mm×0.081 ~ 0.293(0.188×0.168)mm。颈节长 0.948 ~ 2.237(1.874)mm,宽 0.130 ~ 0.325(0.181)mm。成虫体节可分为幼节、成节和孕节,节片间无节间腺。开始逐渐出现睾丸、贮精囊、阴茎囊、卵巢、卵黄腺、子宫和生殖孔等生殖器官。睾丸 24 ~ 43 个,不均匀地分布在卵巢和卵黄的两侧,靠近生殖孔的一侧数目较少。幼节与颈节相邻,大小 0.033 ~ 0.372mm×0.0871 ~ 2.306(0.170×1.006)mm,内部开始出现睾丸,数量较少,13 ~ 43 个,后面节片内逐渐出现内、外贮精囊和

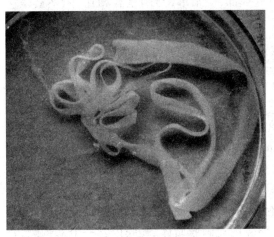

**图 10-7-1 克氏假裸头绦虫成虫(呈乳白色)**
(引自韩利方,闫文朝等.克氏伪裸头绦虫成虫染色标本的制作及其形态学观察,2013)

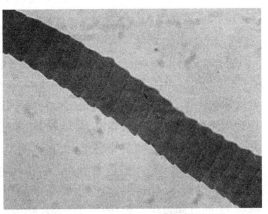

**图 10-7-2 克氏假裸头绦虫颈节**
注:节片横轴大于纵轴,内部无生殖器官(苏木素染色,40×)
(引自韩利方,闫文朝等.克氏伪裸头绦虫成虫染色标本的制作及其形态学观察,2013)

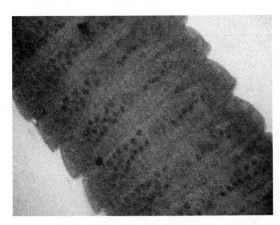

**图 10-7-3 克氏假裸头绦虫幼节**
注:节片横轴大于纵轴,内部出现睾丸、贮精囊、生殖孔和部分雌性生殖器官(苏木素染色,100×)
(引自韩利方,闫文朝等.克氏伪裸头绦虫成虫染色标本的制作及其形态学观察,2013)

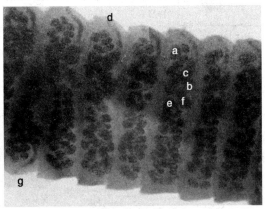

**图 10-7-4 克氏假裸头绦虫成节**
注:a:睾丸,b:外贮精囊,c:阴茎囊和内贮精囊,d:生殖孔和阴茎,e:卵巢,f:卵黄腺,g:该节片生殖孔开口于对侧(苏木素染色,100×)
(引自韩利方,闫文朝等.克氏伪裸头绦虫成虫染色标本的制作及其形态学观察,2013)

**图 10-7-5  克氏假裸头绦虫孕节**
注:内部充满大量的虫卵,大部分生殖器官已退化
(齐尔石炭酸复红染色,100×)
(引自韩利方,闫文朝等.克氏伪裸头绦虫成虫染色
标本的制作及其形态学观察,2013)

雌性生殖系统,生殖孔常位于节片单侧边缘见图 10-7-3。成节节片长度小于宽度,长度为 0.260~0.774mm,宽度为 1.006~8.296mm,内部结构较为复杂,每一节片有完整的雄性和雌性生殖系统。雄性生殖器官有睾丸、内贮精囊、外贮精囊和阴茎囊。外贮精囊位于节片中前部,呈梨形,与阴茎囊相连,阴茎囊呈纺锤形,其膨大处为内贮精囊。阴茎一端与内贮精囊相连,另一端通向生殖孔。雌性生殖系统包括卵巢、卵黄腺、子宫、受精囊等。卵巢位于节片中部,呈扇形分布。卵黄腺不规则位于卵巢后方,为

致密团状。子宫位于阴茎囊中部前端,为带状,着色浅。受精囊为葫芦形,与阴茎囊相邻,不易观察,见图 10-7-4。孕节较大,纵轴长 380μm 左右,横轴约为 1 100μm,内部充满虫卵,睾丸、贮精囊、阴茎囊、卵巢等退化,子宫不明显,被虫卵覆盖。孕节中呈袋形的子宫内充满虫卵,2 000~5 000 个,占据整个节片。生殖孔未退化。

虫卵椭圆形,棕黄色,与缩小膜壳绦虫卵相似,直径为 84~108μm,卵壳较厚而脆弱,易破裂,表面有颗粒状突起,内层为胚膜,胚膜与卵壳内充满胶质体,胚膜内含一个六钩蚴,六钩蚴与胚膜之间有明显的空隙。

克氏假裸头绦虫形态测量值见表 10-7-1,克氏假裸头绦虫成虫形态见图 10-7-1 至图 10-7-5。

**表 10-7-1  克氏假裸头绦虫形态测量值**

| 测量指标 | Baylis (1927) | Mudaliar 等(1938) | Hatsushika 等(1978) | Yang 等 (1957) | Liang 等 (1963) | 薛季德 (1980) |
|---|---|---|---|---|---|---|
| 虫体长度 | 200 | 210~310 | 357~747 | 730~513 (351.5) | 517~1 457 | 97~167(不包括头颈节) |
| 宽度 | 7 | 3~4 | 5~6 | 3.76~5.90 (4.23) | 4.5~11.1 (7.20) | 3.125~10.081 |
| 头节大小 | 0.40 | 0.45 | 0.377×0.322 | 0.345×0.382 | 0.343~0.44× 0.37~0.39 | |
| 吸盘大小 | 0.14 | 0.10×0.14 | 20.199 ×0.153 | 0.175×0.163 | 0.16~0.17× 0.14~0.16 | |
| 吻突大小 (有) | | (有) | (有) | 0.168×0.152 (有) | 0.140×0.109 (有) | |
| 颈节宽 | | 0.35 | 0.102~2.46 | 0.015~0.035 | 0.172~0.328 | |
| 未成节长宽 | | | | 0.080×0.477 | 0.341×1.308 | 0.232×1.281 |
| 成熟节长宽 | | | | 0.349×1.812 | 0.504×3.145 | 0.352×1.708 |
| 妊娠节长宽 | | | | 0.508×4.054 | 1.286×7.290 | 1.056×7.006 |

| 测量指标 | Baylis (1927) | Mudaliar 等(1938) | Hatsushika 等(1978) | Yang 等 (1957) | Liang 等 (1963) | 薛季德 (1980) |
|---|---|---|---|---|---|---|
| 雄茎囊大小 | 0.55~0.06 ×0.07 | | 0.325×0.079 | 0.049×0.007 | 0.406×0.75 | 0.334×0.064 |
| 外精囊(有) | | (有) | 0.28×0.091 (有) | (有) | 0.426×0.213 (有) | (有) |
| 睾丸大小 | | | 0.066×0.143 | 0.011 8× 0.001 14 | 0.127 4×0.116 0 | 0.097 3×0.130 0 |
| 睾丸总数/个 | 26~27 | 25~26 | 25~39(34) | 15~32(25) | 27~44(36.79) | 24~43(32.74) |
| 生殖孔同侧 睾丸/个 | 7~10 | | 9~18(11) | 3~13(8.9) | 9~19(13.7) | 6~14(12.06) |
| 反生殖孔侧 睾丸/个 | 16~19 | | 17~28(22) | 3~22(16.2) | 16~35(23.09) | 13~30(20.16) |
| 受精囊 | 棱形 | | | 棱形 | 椭圆形、近圆形 | 椭圆形、近圆形 |
| 虫卵大小 | 0.098~0.110 | 0.10 | 0.071~0.088 (0.079) | 0.051 8~0.075 4 | 0.696~0.092 8 | 0.84×0.108 |
| 外胚膜 | 0.045~0.060 | | 0.034~0.061 (0.043) | | | 0.060 6×0.066 |
| 六钩蚴 | | | | | | 0.047×0.052 |
| 胚钩长 | 0.025 | | 0.020~0.022 (0.021) | | | 0.013~0.021 |
| 宿主 | 野猪 | 家猪 | 野猪 | 家猪 | 家猪 | 人 |
| 地理分布 | 斯尼兰卡 | 印度、中国 | 日本冈山 | 中国甘肃 | 中国陕西 | 中国陕西 |

（长宽单位 mm，姜泰京 1986 年整理报道）

**（二）中间宿主与终宿主**

克氏假裸头绦虫的中间宿主主要有赤拟谷盗、黄粉虫、褐蜉金龟等昆虫。克氏假裸头绦虫的终宿主主要为家猪、冠毛野猪、白唇野猪、牝野猪、褐家鼠以及人。

**（三）中间宿主体内绦虫蚴各期发育及形态**

六钩胚虫卵发育为拟囊尾蚴，需 1~1.5 个月，分为六钩蚴期、原腔期、囊腔期、头节形成期、拟囊尾蚴期。其中六钩蚴期 1~6 天，原腔期 4~20 天，囊腔期 18~25 天，头节形成期 20~34 天。

1. 六钩蚴期　感染 24 小时后，只有少数六钩蚴逸出进入血腔外，大多数仍停留在虫卵期。新逸出的六钩蚴呈不规则圆形，做缓慢伸缩运动，虫体较透明稍带浅黄色，大小为 0.030mm×0.042mm，3 天后 0.063mm×0.042mm，7 天后 0.059mm×0.078mm。感染 1 周者稍大，外膜透明，细胞分大小两类。大细胞中核清晰可见。部分胚钩有移位，排列乱，不同个体胚钩位置不同。六钩蚴运动呈蛙泳型，即两侧胚钩由前向后船桨样摆动，中间一对胚钩前后伸缩。六钩蚴期一般为 5~9 天，有的达 11 天左右。

2. 原腔期　感染 7 天左右的六钩蚴，体中央出现不甚明显的亮区，Grassi 和 Rovelli 称原腔。胚钩分散。虫体呈淡黄色，呈圆形或椭圆形，大小约 0.095mm×0.054mm，原腔 0.032mm×0.041mm；感染 20 天后虫体大小为 0.204mm×0.240mm，原腔清晰，大小为 0.116mm×

0.137mm。有的呈长椭圆形，原腔日渐扩大，细胞推向周边，有些地方细胞密集，随发育在体一端细胞迅速增多，细胞密集处呈黄褐色，运动极缓慢，似伪足运动。后渐变成一端较粗，另一端变狭长，胚钩分散于狭窄的一端，虫体呈典型状，大小为 1.022mm×0.248mm，原腔大小为 0.897mm×0.187mm。有的虫体中部颗粒状细胞密集呈横膈，形成一前一后的两个腔，界限不甚清楚。此期发育约需要 20 余天，慢者达 30 余天。

3. 囊腔期　原腔期的后期虫体伸长，前端细胞小而密集，亚前端细胞更加密集。因细胞分裂旺盛向前突，呈灰褐色，体后细胞略大而疏，体中部分小细胞组成发暗的环状带。发育 18~25 天者虫体大小为 1.351mm×0.312mm，原腔渐缩，环状样带区向左右延伸呈透明裂隙。虫体明显分成前后两部，大小为 1.502mm×0.341mm，囊腔 0.378mm×0.197mm，原腔 0.489mm×0.269mm。27 天的虫体，前端隆突略呈三角形，体部膨隆，具原腔的体后部变狭伸长，囊腔日渐扩大，虫体亚前端出现细胞较密集的暗斑区。

4. 头节形成期　亚前端暗斑日渐明显，似吸盘轮廓，小细胞大量密集。虫体向前更加突出，囊体显著膨隆，囊腔扩大，囊腔外周出现甚薄的纤维组织，构成纤维层，随时间推移，由稀变精密，囊体部与体前端间形成颈部，囊体部之后为尾部，胚钩分散于尾部亚末端侧缘。感染 29 天者吸盘轮廓清晰，并逐渐显出吻囊轮廓，随发育在其外围出现一层透明膜。吻囊呈圆锥形，在吸盘后髓质中，开始出现数量不多的石灰颗粒，以后渐增。在颈部形成若干网状细胞团，囊腔呈浅黄色，半透明，囊腔外周纤维层日渐发达精密，囊壁由体细胞组成里外两层，外层细胞排列规整致密，里层稀疏不规则。体表为薄而透明的角质膜。尾部残留缩小的原腔，其周为柔软细胞。尾部有不规律分布的胚钩。个别标本在头颈部显出排泄管。较成熟的拟囊尾蚴大小为 1.421mm×0.314mm，头宽 0.201~0.211mm，尾部 0.640mm×0.108mm。

5. 拟囊尾蚴期　本期特点为只有囊体部和尾部，感染后第 28 天和 47 天者，后者石灰粒增多，纤维层发育更加完善，吻囊、吻突及吸盘较清晰，原腔消失或所剩无几，胚钩脱落或部分残留等与前者稍有区别外，其他外观类同。囊体近圆形，缩入孔道明显。初期的拟囊尾蚴头节结果不清晰，发暗，头节朝前，石灰粒分布于吸盘前、两吸盘间，吻囊四周及头节前。吸盘肌纤维不甚发达。囊体纤维层厚 0.013~0.016mm，暗褐色。囊壁增厚，角质膜有辐射状纹理，里层细胞疏松柔软，厚 0.023~0.026mm。尾部原腔由柔软细胞替代，胚钩多数脱落，亦有保持 3 对者。拟囊尾蚴体长 1.227~1.423mm，囊体大小约 0.498mm×0.384mm，尾长 0.561~0.735mm。

## 二、流行病学

### （一）疾病的分布

克氏假裸头绦虫病主要分布在亚洲的斯里兰卡、日本、印度和中国，在中国上海、江苏、陕西、甘肃、福建、广东、山东、河南、贵州、辽宁等地的猪与野猪间传播流行。中国目前确诊的人体感染病例共计 26 例，发现地包括陕西、辽宁和河南。

由于在许多省区猪的感染较为普遍，人体的轻度感染常无症状，加之对该绦虫缺乏认识，推测实际感染者可能远多于报道的病例。文献暂未见非洲有该病病例报道。

### （二）传播方式

克氏假裸头绦虫寄生在猪、野猪和褐家鼠的小肠内，虫卵或孕节随宿主粪便排出后，被中间宿主赤拟谷盗（*Tribolium castaneum Herbst*）、黄粉虫、褐蜉金龟等鞘翅目等昆虫（又称甲虫)吞食,经27~31天发育为似囊尾蚴,至50天才具感染性。中间宿主赤拟谷盗、黄粉虫、褐蜉金龟等昆虫,是重要贮粮害虫。主要滋生于各类粮食、粮食加工品、粮库、酒厂、食品厂、饲料库、养猪场等。黄粉虫较集中地发生于稻糠、酒曲、饲料堆积物霉烂处,有趣的是褐家鼠粪堆上常大量集聚。赤拟谷盗较集中地发生在麦麸上,尤其在麦麸发潮、发霉之处虫口密度极高。脊胸露尾甲较集中地发生于酒厂的酒曲发酵车间。当猪食入带有似囊尾蚴的中间宿主赤拟谷盗、黄粉虫和褐蜉金龟等鞘翅目昆虫,经10天即可在小肠内发育为成虫,30天后成虫子宫中的虫卵开始成熟。人的感染主要是误食含有拟囊尾蚴的黑粉虫、黄粉虫和赤拟谷盗等中间宿主所引起。成虫寄生于终宿主小肠内,脱落的孕节或虫卵随宿主粪便排出体外后,如被中间宿主黑粉虫、赤拟谷盗等鞘翅目昆虫吞食,或直接食入绦虫孕节,在温度为26.5~31℃、湿度为65%~85%的条件下,约经24~36小时后卵内的六钩蚴逸出进入甲虫血腔,经过六钩蚴期、原腔期、囊腔期、头节形成期及拟囊尾蚴期等5个期,需1~1.5个月。拟囊尾蚴进入终宿主后,在终宿主小肠内经25~30天发育,绦虫孕节开始脱落,随粪便排出体外。克氏伪裸头绦虫完成整个生活史需2~2.5个月,克氏假裸头绦虫成虫生活史见图10-7-6。人与人之间不会直接传播。人的感染与接触机会有关。从感染途径分析,从事饲养业、粮食存储加工的人群,如卫生习惯不良,有感染的潜在可能。

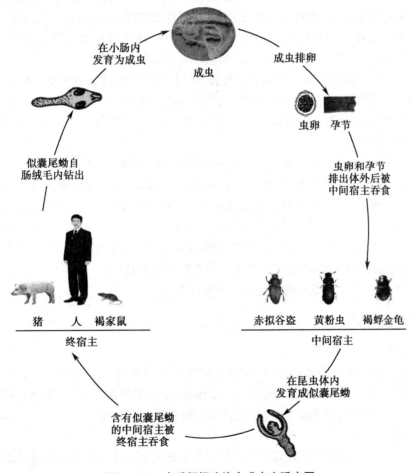

图 10-7-6　克氏假裸头绦虫成虫生活史图

中间宿主赤拟谷盗、黄粉虫、褐蜉金龟等昆虫,多喜暗处,聚集成群,夏天的傍晚交尾活动活跃,晚上四处活动。粉虫善飞,赤拟谷盗不善飞,遇惊时这4种昆虫呈拟死状。5月底起有成虫活动,6~8月上旬粉虫数量出现达高峰,8月下旬虫口密度急剧下降,9月中、下旬数量极少,死亡残骸甚多,而幼虫于8月中旬起数量激增,直至11月仍有活动。粉虫以幼虫越冬,在冬季室温15~20℃,相对湿度50%以上时,幼虫活动仍活跃。早春化蛹,在室温条件下,4月下旬出现成虫。赤拟谷盗、脊胸露尾甲,从6~9月初处于高峰,9月下旬急剧下降,死亡残骸甚多,但在麦麸、墙缝隙、酒曲等处仍有大量成虫,尤其在废弃的粮库及垃圾堆下群居,以成虫越冬,但幼虫越冬现象亦存在。4种甲虫虫卵不易被发现。将生境中的粮糠及垃圾带回实验室,在解剖镜下观察虫卵很多,主要是因卵表面粘着一层粉面或灰尘的缘故不易发现。粉虫处于饥饿或湿度不足时,互相残杀现象严重。甲虫喜欢取食绦虫节片,尤其粉虫为然。当饥饿两天的粉虫群里,投进绦虫孕节时,互相抢食,聚集成堆,取食速度之快,令人吃惊。甲虫大量滋生的环境,亦是鼠类经常出没之处。

### 三、致病与诊断

1. 致病机制 关于人克氏假裸头绦虫病的病例研究较少,通过对严重感染或长时间感染的病猪小肠进行解剖和病理学观察,肠黏膜呈卡他性炎症、水肿、在虫体固着部位可见黏膜表面和绒毛固有膜充血,局部可见出血点,甚至坏死形成溃疡,炎症部位有少量淋巴细胞、浆细胞和大量嗜酸性粒细胞浸润。黏膜上皮细胞变性、坏死及脱落。集合淋巴小结增大。黏膜下层可见轻度水肿。以头节附着部位肠黏膜的损伤较为严重。

2. 临床表现 目前,中国人体病例已报告26例,一般轻度感染者无明显症状,感染虫数较多时可有胃肠道和神经系统症状,如恶心、呕吐、腹痛、腹泻、食欲不振,乏力、消瘦,失眠和情绪不安等。腹痛多为阵发性隐痛,以脐周围较明显,腹泻一般每日3~4次,大便中可见黏液,偶可见虫体节片。

3. 辅助检查 辅助检查有粪便检查及血常规检查。诊断主要依靠从粪便中检获虫卵或孕节,节片与虫卵都与缩小膜壳绦虫相近,应注意鉴别,本虫虫卵的最大特点是卵壳表面布满大小均匀的球状突起,卵壳外缘呈波纹状花纹。患者粪便中偶可见虫体节片,应注意与猪带绦虫、牛带绦虫及缩小膜壳绦虫相区别。尤其是与缩小膜壳绦虫的链体和虫卵形态相似,应注意区分,克氏假裸头绦虫的虫卵和虫体的体积均较缩小膜壳绦虫大、成节中睾丸数较多为重要的甄别依据。血常规检查可见嗜酸性粒细胞升高。

4. 诊断根据 临床表现及辅助检查结果可诊断。

### 四、治疗与预防

#### （一）治疗

对人克氏假裸头绦虫病的治疗,可用槟榔100g(水煮)、南瓜子50g(炒)、甘露醇250~500ml水溶液,空腹服用,或用吡喹酮20mg/kg顿服;亦可用巴龙霉素,参考驱治带绦虫的疗法,50~60mg/kg,平均分为2次于清晨空腹口服,两次间隔1小时。

#### （二）预防

预防本病应加强卫生宣传教育,注意个人卫生和饮食卫生,特别保持餐具的清洁。另外,应注意猪的饲料处理,猪粪应及时清除并经无害化处理后才用作肥料。可结合粮食和饲料保管工作杀灭仓库中的害虫、灭鼠。

1. 及时治疗患者和病猪,认真开展灭鼠工作,以控制传染源。

2. 粪便需经无害化处理,贮粮部门、食品部门、酒厂及居室要做好仓储害虫防治管理。

3. 注意厨房清洁及饮食卫生,夏季夜晚应避免在露天灯光下进食,以免甲虫飞落饭菜中而误食。

4. 针对患者、接触者和环境的控制措施如下。

报告向地方卫生当局报告:一般不需要进行法定报告,属第5类。

隔离:不需要。

随时消毒:粪便无害化处理。

检疫/医学观察:不需要。

接触者管理:不需要。

接触者和传染来源调查:通常不需要。

5. 暴发或流行控制措施　注意个人卫生和饮食卫生,注意灭鼠和消灭粮仓及厨房害虫。及时治疗感染者,感染者粪便需经无害化处理。

6. 自然灾害后的疫情风险　无。

（李胜明　胡本骄　董如兰）

# 第八节　犬复孔绦虫病

由囊宫科(Dilepididae)、复孔属(*Dipylidium*)犬复孔绦虫(*Dipylidium caninum* Linnaeus,1758)引起的犬复孔绦虫病(dipylidiasis caninum,dipylidiasis),又称为犬绦虫(dog tapeworm)病、猫绦虫(cat tapeworm)病,是犬和猫的常见寄生虫病,其中间宿主为犬猫蚤和犬猫虱。成虫偶可感染人体,引起犬复孔绦虫病(dipylidiasis caninum)。犬复孔绦虫病是一种常见的人畜共患性寄生虫疾病,人类多因误食含似囊尾蚴的病蚤而感染,患者多为婴幼儿。临床表现为食欲不振、腹部不适、腹泻等。感染者可用吡喹酮、阿苯达唑等药物驱虫治疗。很多国家和地区都有散在人体病例报道。我国动物感染较为广泛,已有北京、广西、四川、福建、山东等11个省、自治区、直辖市人体感染病例的报道。

## 一、病原生物学

### （一）形态

该病的病原是囊宫科、复孔属的犬复孔绦虫,其成虫为小型绦虫,新鲜时为淡红色,固定后为乳白色,长10~15cm,宽0.3~0.4cm,约有200个节片。头节小,近似菱形,横径0.3~0.4mm,具有4个吸盘和1个发达的棒状且可伸缩的顶突,其上有约60个玫瑰刺状的小钩排成4圈,小钩数和圈数可因虫龄和顶突受损伤程度不同而异(图10-8-1)。颈部细而短,近颈部的幼节较小,外形短而宽,往后节片渐大并接近方形,成节和孕节近方形或长方形,形似黄瓜籽,故又称"瓜籽绦虫"。每个节片都具有雌、雄生殖器官各2套,呈两侧对称排列。成节内有睾丸100~200个,经输出管、输精管与左右两个贮精囊相连,开口于生殖腔,分布在排泄管内侧的中央区。2个生殖腔孔对称地分别于节片近中部的两侧缘(图10-8-2)。阴茎较短、阴茎囊呈椭圆形,输精管卷曲状。子宫呈网状,阴道呈细管状,位于阴茎囊下方;两个卵巢位于两侧生殖腔后内侧,靠近排泄管,呈花瓣状;卵巢和卵黄腺之间有一个很小的卵模,它上方为卵巢发出的输卵管,下接卵黄管,卵黄腺分叶状,位于卵巢后方。孕节子宫呈网状,内含若干个储卵囊(egg capsules),大小为(50~60)μm×170μm,每个储卵囊内含虫卵2~40个。虫卵圆球形,卵壳透明较薄,直径35~50μm,卵壳内层为薄且透明的外胚膜,胚膜与卵壳间有许多卵黄细胞,内胚膜更削薄,其内有一个六钩蚴。

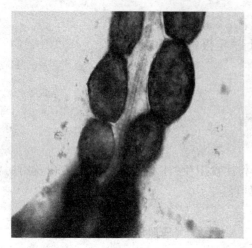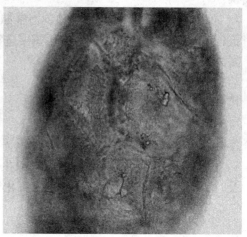

图10-8-1 犬复孔绦虫节片图

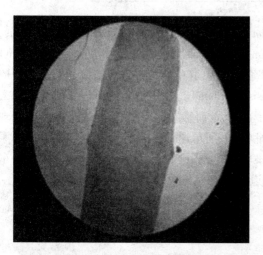

图10-8-2 犬复孔绦虫节片,两侧各有1生殖孔

## (二) 生活史

犬复孔绦虫的主要终宿主是犬、猫,犬栉首蚤(*Ctenocephalides canis*)、猫栉蚤(*Ctenocephalides felis*)、致痒蚤(*Pulex irritans*)和犬毛虱(*Trichodectes canis*)是重要的中间宿主。成蚤为刺吸式口器,不能食入绦虫卵,只有蚤类幼虫有咀嚼式口器,才能食入绦虫卵。犬复孔绦虫的成虫寄生于犬、猫小肠中,孕节单独或数节相连地从链体脱落,常自动逸出宿主肛门或随粪便排出并沿地面蠕动。如被蚤类幼虫吞食虫卵后,六钩蚴在蚤类幼虫的前、中肠孵出,穿过肠壁进入血腔开始幼虫期的发育。先后形成原腔期幼虫、囊腔期幼虫、似囊尾蚴期幼虫,经30天左右发育为似囊尾蚴,一般蚤体

内含有2~4个似囊尾蚴,有的多达56个。犬毛虱为咀嚼式口器,可直接食入虫卵,在其体内发育为似囊尾蚴。受感染的蚤活动迟缓,有的甚至死亡。犬、猫均有觅食自己体表蚤类和毛虱的生活习性,当犬、猫用舌舔毛时体表中的蚤或虱被吞食,似囊尾蚴随跳蚤进入犬、猫的消化道,逸出后头节翻出并吸附在肠壁上寄生,经2~3周时间便发育为成熟的成虫。人体感染常因误食病蚤污染的食物或饮水所致(图10-8-3)。

## 二、流行病学

犬复孔绦虫在世界上广泛分布,人体病例散见于各大洲,如欧洲的奥地利、俄罗斯、意大利、西班牙和英国;亚洲的中国、日本、印度、斯里兰卡和菲律宾;美洲的美国、阿根廷以及非

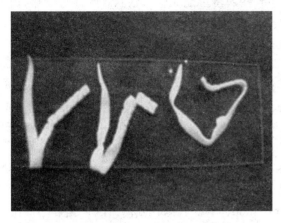

图 10-8-3　从患儿粪便淘洗到的犬复孔绦虫

洲的罗德西亚以及大洋洲的澳大利亚等。犬和猫的感染率很高,狐和狼等也有感染,但人体复孔绦虫病比较少,全世界至今报道仅 200 例左右。患者多为 6 个月至 2.5 岁婴儿,并有一家人同时受感染的报道。犬复孔绦虫在动物中感染十分普遍,被感染的动物有野猫、林猫、麝猫、鬣狗、胡狼、狐以及红狐等。人体感染鲜见,原因是犬复孔绦虫的幼期(似囊尾蚴)需在其中间宿主蚤体内发育,人因误食蚤才被感染,故受染者多是与家中犬、猫接触密切的儿童。截止到 2013 年,我国报道的 26 例人体犬复孔绦虫病患者中仅 3 例为成人病例,其余皆为 2 个月至 4 岁的婴幼儿。这可能是因为儿童与犬、猫接触机会较多的缘故。

### 三、发病机制

由于绦虫的种类、阶段、数量、寄生部位的不同,对宿主的影响和致病性也存在有差异,其危害是复杂的和多方面的。绦虫成虫寄生在肠道内,可夺取宿主的大量营养物质,而且是已经消化好的营养物质。虫体数量越多和虫体越大,所需营养物质也就越多。这些营养物质除碳水化合物外,还包括宿主不易获得而又必需的营养成分,如维生素 C、维生素 $B_{12}$、铁及微量元素等。营养物质损失过多造成宿主营养不良,临床出现衰弱、贫血甚至发生恶病质。缺乏维生素 C 会影响虫体的发育和六钩蚴的产生。因此,从宿主摄取营养的某些绦虫可能对营养物质存在着一定的选择性。绦虫更重要的危害是它们的吸盘、小钩及微毛等固着器官对肠壁的机械性损伤及虫体代谢产物被宿主吸收后所引起的中毒现象。虫体以吸盘、顶突、小钩等器官附着在宿主的寄生部位,造成局部损伤;六钩蚴在移行过程中,形成虫道,导致出血、炎症。虫体成团时,阻塞肠管,可能导致肠梗阻、肠套叠、肠扭转,甚至肠破裂的严重后果。另外,某些绦虫侵入宿主体时,可以把其他一些病原体(细菌、病毒等)一同携带入内;虫体感染宿主体后,破坏机体组织屏障,降低免疫力,使得宿主易继发感染其他一些疾病。

### 四、临床表现

动物对本虫感染较能耐受,有时小肠内有数百条成虫可以不出现临床症状。轻度感染的犬、猫一般无症状,偶尔蹲地拖擦臀部,这可能是绦虫节片通过肛门时刺激肛门或挤压肛门腺造成的。幼犬严重感染时可引起食欲不振、消化不良、腹痛、血痢或便秘、肛门瘙痒等症状。个别的可能因虫体集聚成团,发生肠套叠或肠梗阻。有的病例可导致宿主腹痛、肠扭转甚至肠破裂。肝脏硬化造成静脉淤血,血液和淋巴回流发生障碍而造成大量液体积聚于腹腔,形成腹水。虫体吸取大量营养物质,严重影响宿主正常的生长发育,虫体分泌的毒素还可引起宿主机体自身中毒。绦虫在寄生生活期间排出的代谢产物、分泌的物质及虫体崩解后的物质对宿主产生有毒有害作用,可引起宿主局部或全身性的中毒或免疫病理反应,导致宿主组织损害及功能障碍。

人体感染多为儿童,患者临床表现不一,有些病例可能无临床症状。人体感染后,由于虫体在生长发育的过程中会夺取患者体内的营养,因而导致患者面黄肌瘦、食欲不振等;部分患者可因虫体前端头节上面的吸盘、顶突、小钩附着于肠壁的机械性刺激和代谢产物等同时作用于肠黏膜,造成肠上皮细胞损伤,从而导致患者出现腹胀、腹痛、腹泻等胃肠道症状;寄生的虫数量较多时,由于绦虫吻突和头节钻入肠黏膜,引起炎症和出血,偶可引起急腹症,有的表现为神经症状;成虫的孕节从肛门逸出可引起肛门瘙痒。个别病例可出现轻度贫血、嗜酸性粒细胞增高。

### 五、诊断与鉴别诊断

询问患者是否有与犬、猫的接触史,对该病的诊断有一定意义。确诊主要依靠粪便检查。检查可疑动物粪便中有无孕卵节片、虫卵和储卵囊。临床诊断时,在犬、猫肛门周围被毛上可见犬复孔绦虫孕节。对新排出的粪便可用放大镜观察有无节片进行初步诊断。孕节特征为长方形,两侧缘均有生殖孔,具有 2 套雌雄生殖器官。若排出的节片已干枯萎缩,可用解剖针在水中挑碎,在显微镜下观察有无储卵囊。将虫体放在生理盐水中,在镜下观察,再将虫体撕碎后散出卵囊,观察虫卵。根据节片、虫卵的特点,确定该虫体是否是犬复孔绦虫。

### 六、治疗

控制犬、猫等终宿主,消灭传染源是治疗的重点。

#### (一)犬、猫驱虫

对犬、猫进行定期驱虫,常用驱虫药有阿苯达唑(剂量为成年犬 30mg/kg 体重,幼犬 15mg/kg 体重,猫 12mg/kg 体重)、氯硝柳胺(剂量 100mg/kg 体重)、吡喹酮(剂量 5mg/kg 体重,一次拌料饲喂,每天拌食 1 次,连续 3~5 天或将药品包入肉馅内,使其自行吞服)、氢溴酸槟榔素(剂量 1~2mg/kg 体重,一次拌料饲喂)。为防止服药后发生呕吐,可在服药前 20 分钟先喂 2 勺稀释碘液。Fourie 等研制一种含有 10% 吡虫啉(imidacloprid)和 4.5% 氟氯苯菊酯(flumethrin)的项圈,可以驱除猫体表 99.9% 的跳蚤,并能降低犬复孔绦虫的感染率。

#### (二)人体驱虫

南瓜子 250g,炒熟并去皮后研成末备用;槟榔片 100g 煮煎,温水浸泡 20 分钟,水煮 3 次,每次煮沸 20~30 分钟,待药液煎至 80ml 时倾出,3 次共为 240ml,再浓缩煎至 80ml,备用。空腹服下南瓜子末,不饮水,30 分钟后服槟榔煎剂,仍不饮水,1 小时后服下硫酸镁 25g,并饮大量水待排便;儿童服南瓜子、槟榔煎剂的剂量可为成人的一半,硫酸镁可以不服,其他方法同前。

### 七、防治

消灭传染源和中间宿主、切断传播途径是重要的防制措施。

1. 消毒犬和猫舍及其周围环境 定期进行消毒,以消灭该病传播的中间宿主蚤。驱虫后的粪便应做无害化处理,防止虫卵污染周围环境。

2. 驱虫 应用溴氰菊酯、倍硫磷、蝇毒灵等杀虫剂定期驱除犬、猫圈舍和体表虱和蚤类,切断该病的生活史。此外对被毛也应经常进行清洁。

3. 加强健康教育工作　注意个人卫生和饮食卫生,教育孩子尽量不要和犬、猫有过分亲密的接触,接触后也应经常洗手。

(胡君健　贺佩)

# 第九节　西里伯瑞列绦虫病

瑞列绦虫是哺乳动物和鸟类的常见寄生虫,呈世界性分布。目前已经发现的该属绦虫有 37 种。其中西里伯瑞列绦虫和德墨拉瑞列绦虫偶可感染人,寄生在人体小肠引起瑞列绦虫病。

西里伯瑞列绦虫[*R. aillietina celebens*(Janicki,1902)Fuhrm ann,1920]属代凡科(Davaineidae)瑞列属(*Raillietina*)绦虫,是一种寄生于鸟类和哺乳类动物寄生虫,成虫主要寄生于鼠肠内,成熟孕节脱落随粪便排出体外,蚂蚁等昆虫吞食了卵内六钩蚴,在体内发育成有感染性的似囊尾蚴,人误食被感染昆虫而感染。西里伯瑞列绦虫病多见于儿童。

## 一、病原生物学

### (一) 形态

成虫大小约为 32cm,宽 2cm,有 185 个节片。头节钝圆,横径为 0.46mm,4 个吸盘上均缀有细小的刺,顶突常缩在四周微凸的浅窝内,其上具有两排长短相间的斧形小钩,约 72 个。吸盘 4 个,上有小刺。成节略呈方形,生殖孔都开口在虫体同侧,睾丸 48~67 个,输精管长而弯曲,阴茎囊呈瓜瓢形。卵巢分两叶,呈蝶翅状,卵黄腺于卵巢后方,略作三角形。孕节外形略呈椭圆,各节连续似念珠状,孕节内充满圆形或椭圆形的储卵囊,有 300 多个,每个储卵囊中含虫卵 1~4 个。虫卵呈船形,具有内外两层薄的壳,内含圆形的六钩蚴(图 10-9-1)。

### (二) 生活史

成虫寄生于鼠类的肠道内,黑家鼠(*Rattus rattus*)、褐家鼠(*R. norvegicus*)及小板齿鼠(*Bandicota bengalensis*)等是主要终宿主。成虫孕节随粪便排出体外,虫卵被心结蚁属(*Cardiocondyla*)蚂蚁食入,在其体内发育为似囊尾蚴,含有似囊尾蚴的蚂蚁被鼠吞食而完成生活史,若这种蚂蚁被人误食,则导致人的感染。

## 二、流行病学

西里伯瑞列绦虫自从 1867 年于人体发现,并于 1870 年经 Davaine 定名为马达加斯加绦虫(Taenia madagascariensis)以来,在亚洲、非洲、大洋洲、南美洲等地区均有发现。西里伯瑞列绦虫广泛分布于热带和亚热带,主要终宿主有黑家鼠(*Rattus rattus*)、褐家鼠(*R. norvegicus*)及小板齿鼠(*Bandicota bengalensis*)等。

人体感染记录于东南亚,如越南、缅甸、泰国;亚洲的日本,以及非洲和大洋洲的一些国家,约有 50 例。西里伯瑞列绦虫[*Raillietina celebensis*(Janicki,1902)Fuhrmann,1920]是目前我国唯一发现有人体感染的瑞列属绦虫,日本人 Akashi 氏(1916)首先在我国台湾人体中检出该虫。福建省的福州、晋江两地从 1950 年以来先后发现小孩感染 5 例(唐仲璋,林日铣,1958)。我国台湾、福建、广东、广西、浙江和江苏等地共发现 30 余例。感染者多为 7 岁以下的儿童,以 2~5 岁为最多,最小的仅 18 个月。心结蚁属蚂蚁在热带地区很普遍,在我国南方沿海省份常见。它们常在厨房或居室内营巢,与家鼠接触机会较多。幼儿常在地面玩耍,容易误食入蚂蚁,因而受感染。在最近 30 余年(从 1989 年),网上能搜索到零星感染人体的报道。

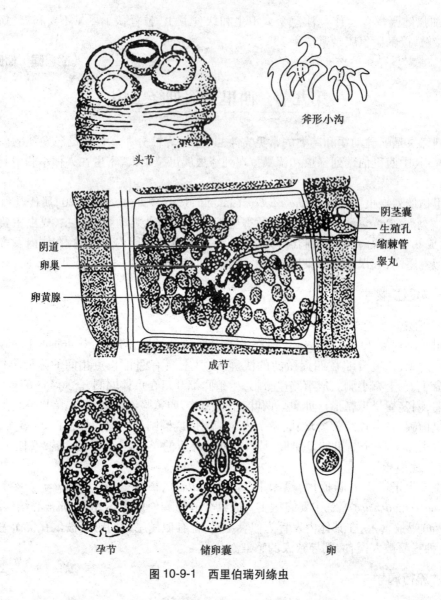

斧形小沟

头节

阴道
卵巢

卵黄腺

阴茎囊
生殖孔
缩棘管
睾丸

成节

孕节　　　　储卵囊　　　　卵

图 10-9-1　西里伯瑞列绦虫

### 三、发病机制与病理改变

本虫的致病作用主要由虫体对宿主肠壁黏膜的损伤及其分泌的毒素所引起。似囊尾蚴所寄生的肠绒毛出现肿胀和变性，以后则出现结缔组织和上皮细胞的增生，成虫则可使附着部位的肠黏膜受损伤引起充血和坏死，并可形成小溃疡病灶，周围则有淋巴细胞和中性粒细胞的浸润。

### 四、临床表现

感染少者多数无明显症状，重者可有腹痛、腹泻、肛门瘙痒、睡眠磨牙、流涎、食欲不振或消瘦等，亦可出现贫血、白细胞或嗜酸性粒细胞增多。大便内常可见排出能伸缩活动呈米粒样串珠状的节片，也常为患者就诊的主诉。

### 五、诊断与鉴别诊断

本病主要侵犯消化道,可出现肠胃功能紊乱。瑞列绦虫的发现往往从患者粪中查见米粒大、乳白色有收缩运动的孕节,镜检时剖查孕节有较多卵囊,内含梭形的虫卵,中央为六钩蚴即可确诊。故诊断主要靠粪检虫卵和孕节。

主要是与其他绦虫病相鉴别。可以通过虫卵的形态学差异来鉴别不同的绦虫病,如长膜壳绦虫头节细小有吻突但不具钩。复孔绦虫孕节为长方形,节片双侧均有生殖孔。

### 六、治疗

吡喹酮为治疗该病的首选药物,南瓜子和槟榔合用亦有疗效。驱虫治疗可用吡喹酮 15～25mg 一次顿服,治愈率达 90% 以上;亦可使用阿苯达唑、甲苯达唑等。

### 七、预防与控制

本病预防,重点是对婴幼儿和学龄前儿童进行卫生宣传教育,养成良好的个人卫生习惯,饭前便后洗手。家长和幼儿园教师,平时应注意食品保管,防止老鼠和蚁爬。厨房、饭厅、卫生间一旦发现蚂蚁,应找出蚁巢彻底消灭;注意环境卫生,消灭鼠类;彻底治愈患者;增加营养,提高机体抵抗力,是预防本病的重要措施。

(胡君健　贺佩)

# 第十节　念珠棘头虫

棘头虫属棘头动物门(Acanthocephala),棘头虫纲(Acanthocephalidea)。棘头虫(Acanthocephales)因虫体前端有许多倒钩状棘而得名,其基本发育阶段包括成虫、虫卵、棘头蚴(acanthor)、棘头体(acanthella)和感染性棘头体(cystacanth)。

棘头虫完成生活史需要鞘翅目昆虫作为中间宿主。成虫寄生在终宿主小肠内,随粪便排除的虫卵被金龟子等昆虫幼虫吞食后,棘头蚴逸出,穿过其肠壁进入血腔,发育呈棘头体,棘头体继续发育为感染性棘头蚴,终宿主吞食了含感染性棘头蚴的昆虫后,在其小肠内发育为成虫。

棘头虫广泛寄生于鱼类、两栖类、鸟类及哺乳类动物的小肠内,偶尔寄生于人体的肠道内。人因误食了含活感染性棘头体的甲虫等节肢动物而受到感染,能感染人体并造成人肠壁损害引起棘头虫病的棘头虫成为医学棘头虫(medical acanthocephalan),如猪巨吻棘头虫(Macracanthorhynchus hirudinaceus)和念珠棘头虫(Moniliformis maniliformis),两者在生物学分类上都隶属于棘头动物门(Phylum Acanthocephala Rudolphi,1808)的棘头虫纲(Class Acanthocephalidea Rudolphi,1808),但分属于不同目、科、属、种,两者的生活史类似(图 10-10-1)。

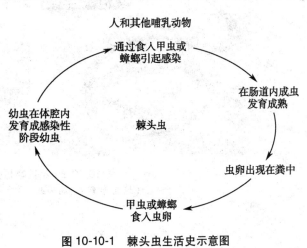

图 10-10-1　棘头虫生活史示意图

### 一、猪巨吻棘头虫

猪巨吻棘头虫属于原棘头虫目(Order Archiacanthocephala Meyer,1931),寡棘吻科(Family Oligacanthorhynchidae Meyer,1931),种名为猪巨吻棘头虫[*Macracanthorhynchus hirudinaceus*(Pallas,1781)Travassor,1916],同种异名为蛭形巨吻棘头虫(*Macracanthorhynchus hirudinaceus*)。

#### (一)病原生物学

1. 形态　猪巨吻棘头虫形态上是一种介于线虫和绦虫之间的大型蠕虫。成虫呈线形圆柱状,乳白或淡红,体表有明显的横纹,形体似蛔虫粗大或更大,雌雄异体。体前端较粗,后端钝圆。虫体由吻突、颈部和体部组成。吻突呈类球形,可伸缩,其表面有5~6排尖锐透明的吻钩,每排5~6个呈间错排列;颈部短,圆柱形,与吻鞘相连;无口及消化道,通过体壁吸收营养物质(图10-10-2、图10-10-3、图10-10-4)。

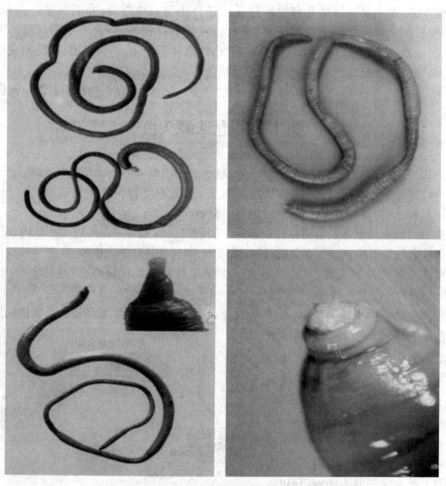

图10-10-2　猪巨吻棘头虫外形
(选自李朝品,高兴政《医学寄生虫图谱》)

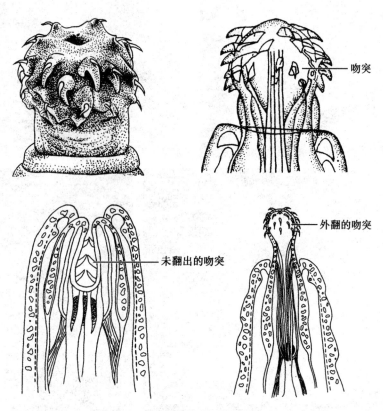

图 10-10-3　猪巨吻棘头虫头端及吻突

（选自李朝品，高兴政《医学寄生虫图谱》）

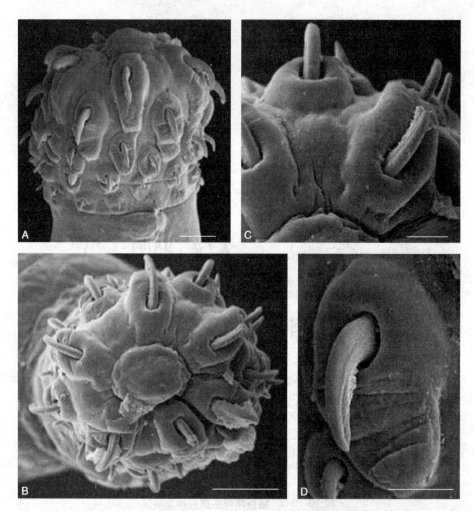

图 10-10-4　猪巨吻棘头虫头端及吻突电子显微镜扫描

注：A：描绘了吻突的球形形状和钩的总布置的侧视图（Bar = 100μm）；B：吻突前视图（Bar = 150μm）；C：吻突前两排两钩的部分前视图（Bar = 50μm）；D：第二排一个钩的细节图。注意钩插入吻突的区域部分（Bar = 50μm）

资料来源：Lilian Cristina Macedo et al. Acanthocephala Larvae parasitizing Ameiva ameiva ameiva（Linnaeus，1758）（Squamata：Teiidae），Braz. J. Vet. Parasitol. Jaboticabal，2016，V. 25：pp 119-123

雌虫长20~65cm,宽0.4~1.0cm,尾部钝圆,生殖器官特殊,随着虫体发育,卵巢逐渐分解为卵巢球,其内卵细胞受精后,经漏斗状子宫钟进入子宫,最后经阴道、生殖孔排出(图10-10-5)。

雄虫长5~10cm,宽0.3~0.5cm,其尾端有一钟形的交合伞;虫体由吻突、颈部和躯干3个部分组成,吻突位于前端,类球形,可伸缩,其周有5~6排透明而尖锐的吻钩,颈部短,与吻鞘相连;虫体无口腔及消化系统,靠体表渗透吸收营养(图10-10-6)。

成熟虫卵椭圆形,深褐色;大小为(67~110)μm×(40~65)μm;壳厚,由3层外壳和1层胚层构成,一端闭合不全呈透明状,成熟的卵内含具有小钩的棘头体,棘头体继续发育为棘头蚴,由卵壳闭合不全的虫卵一端逸出(图10-10-7、图10-10-8)。

猪巨吻棘头虫感染性棘头体形似芝麻状,前端较宽平,中央略凹陷,后端较窄,大小为(2.4~2.9)mm×(1.6~2.0)mm,体表面有皱褶横纹,体内具吻突、吻钩的雏形(图10-10-9、图10-10-10)。

2. 生活史　猪巨吻棘头虫的生活史阶段包括虫卵、棘头蚴(acanthor)、棘头体(acanthella)、感染性棘头体(cystacanth)和成虫。猪和野猪是本虫的主要终宿主。成虫寄生在终宿主小肠内,虫卵随粪便排出,散落在土壤中,可存活数月至数年。当虫卵被甲虫的幼虫吞食后,棘头蚴逸出进入甲虫血腔,经棘头体发育至感染性棘头体。感染性虫体在甲虫的整个变态过程中可存活2~3年。当猪等动物吞食含感染性棘头虫的甲虫后,在其小肠经1~3个月发育为成虫。人因误食含活感染期棘头体的甲虫而感染(图10-10-11)。可作为中间宿主的有:大牙锯天牛(*Dorythenes parudoxus*)、棕色金龟子(*Holotrichia titanus*)、曲牙锯天牛(*Dorythenes hydropicus*)等多种甲虫。人不是本虫的适宜宿主,故在人体内极少发育成熟和产卵。

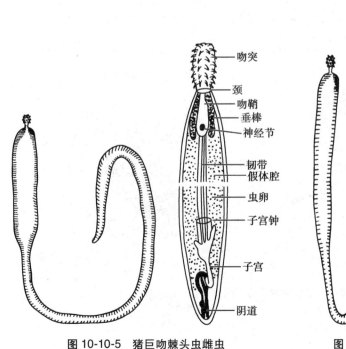

图10-10-5　猪巨吻棘头虫雌虫
(选自李朝品,高兴政《医学寄生虫图谱》)

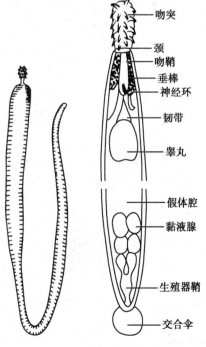

图10-10-6　猪巨吻棘头虫雌虫
(选自李朝品,高兴政《医学寄生虫图谱》)

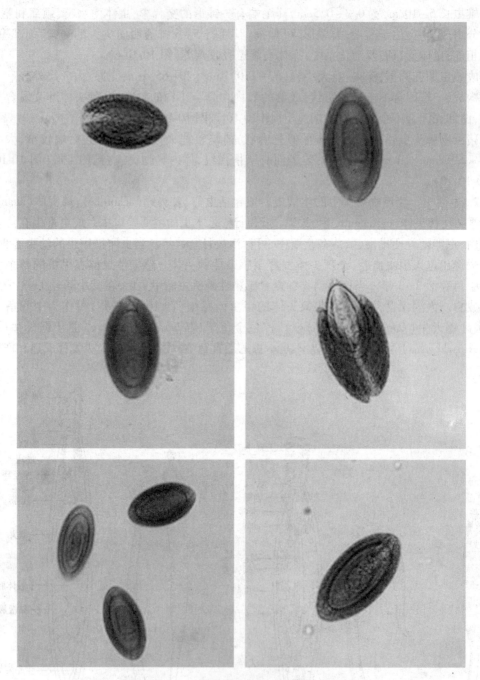

图 10-10-7 猪巨吻棘头虫不同发育阶段的虫卵
（选自李朝品，高兴政《医学寄生虫图谱》）

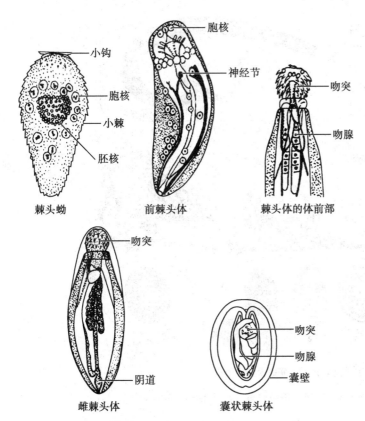

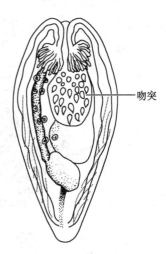

图 10-10-8　猪巨吻棘头虫棘头蚴、棘头体
（选自李朝品，高兴政《医学寄生虫图谱》）

图 10-10-9　猪巨吻棘头虫
感染性棘头体
（选自李朝品，高兴政《医
学寄生虫图谱》）

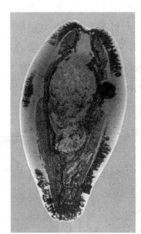
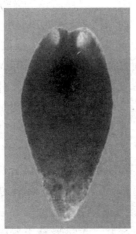
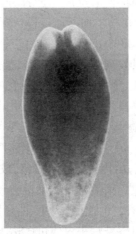
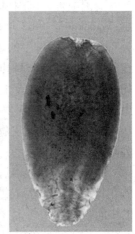

图 10-10-10　猪巨吻棘头虫不同发育阶段的棘头体
（选自李朝品，高兴政《医学寄生虫图谱》）

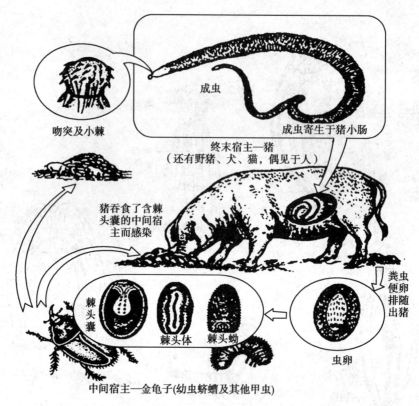

图 10-10-11　猪巨吻棘头虫生活史

（二）流行病学

1. 分布与危害　猪感染猪巨吻棘头虫见于世界各地,但人感染较少。1859 年 Lamble 于捷克报告一例因白血病死亡的 9 岁女孩,于尸体解剖时发现一条未成熟的雌虫;Skriunik 于 1958 年在苏联发现一例 5 岁男孩感染此病;A. Pradatsundarasar 和 K. Pechranend 于 1965 年在泰国报告一例因风湿性心脏病死亡的 32 岁妇女,尸体解剖时于小肠溃疡处发现一条雌虫;Voclckei 于 1968 年在马尔加斯加报告一例女孩体内发现此虫;国内人体猪巨吻棘头虫病分布在 15 个省份中的 38 个市县,从冯兰滨等(1964)在辽宁首次报道两例患者以来,陆续在辽宁的庄河及新金两县发现近 200 例患者,最近在山东、河北及广东又有 20 余例患者报道。均为生食或半生食天牛、金龟等甲虫受染;农村发病人数多于城市;有明确病历资料显示的患者年龄为 1.8~53 岁,其中 14 岁以下患儿占 82.36%;其中 237 例有明确性别记录,男性 161 人,女性 76 人;发病季节与甲虫的消长季节密切相关,3~11 月份为感染季节,7~8 月份为高峰。

2. 流行环节　本病的传染源主要是猪,放养的猪在觅食过程中吞食感染性甲虫。棘头体在猪肠内发育成成虫。猪龄越大感染机会越多,各地调查感染率为 3.0%~82.0%。该虫的中间宿主有 9 科 35 种,如大牙锯天牛、曲牙锯天牛、棕色鳃金龟等甲虫类。甲虫感染率为 0.8%~6.0%,一个甲虫感染棘头虫体可多达 178 个。人受感染主要因烧、炒食这类甲虫,而未将棘头体全部杀死所致。男女老幼都可受染,但流行区儿童常喜捕食甲虫,所以 15 岁以下儿童发病较多,且男孩多于女孩。本病流行有明显的季节性和地区性,这与甲虫的地区分布与繁殖期有关。

### （三）发病机制与病理改变

猪巨吻棘头体多寄生于人回肠的中、下段，一般为1~3条，多者可达20余条。虫体以吻钩固定于肠黏膜或吻突侵入肠壁，形成一个圆柱形小窦道，浅者到黏膜下，深者穿破肠壁，引起黏膜损伤、出血，并在虫体分泌的毒素作用下造成损伤的黏膜出现坏死、溃疡，甚至穿孔（图10-10-12）。由于虫体寄生过程中还常更换附着部位，从而使损伤范围扩大，炎症反应加重，累及肠壁深层。当肠壁损伤重者累及浆膜层可发生肠穿孔、腹膜炎。随着反复炎症发生和结缔组织增生，肠管增厚，可形成棘头虫结节，结节突向肠壁浆膜面，可向大网膜或附近的肠管发生粘连或形成腹内炎性包块，并

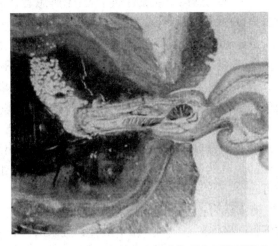

图 10-10-12　猪巨吻棘头虫以吻钩固定于肠黏膜或吻突侵入肠壁
［选自 Lynne Shore Garcia（主编），张进顺等（主译）《诊断医学寄生虫学》］

发细菌感染形成脓肿、粘连性肠梗阻等。患者一般在感染后1~3个月开始发病，开始出现腹痛、恶心、呕吐、消化不良、饮食减退、腹泻和黑便等症状，久病未治患者可出现营养不良、消瘦、贫血等，严重者常出现外科并发症，这是本病的主要危害表现。

棘头虫结节常位于溃疡相对应的浆膜面上，呈白色圆形或椭圆形的隆起结节。显微镜下见结节中央为凝固性坏死，中心有虫的吻突或吻突侵入所造成的空隙，外层为嗜酸性粒细胞或浆细胞组成的炎性肉芽肿。溃疡深及浆膜，则浆膜面常有纤维素渗出，与大网膜粘连。肠系膜淋巴结明显肿大，且有大量嗜酸性粒细胞浸润。

### （四）临床表现

潜伏期从吞食感染棘头体甲虫到棘头体发育成为成虫需30~70天，最长3个月。临床症状与感染的数量有关。猪巨吻棘头虫多在人回肠中、下段寄生，一般为1~3条，最多21条。虫体以吻突的倒钩固着于肠黏膜，引起黏膜组织充血和小出血；吻腺所分泌的毒素可使肠黏膜产生坏死与发炎、甚至形成溃疡，继而出现结缔组织增生，形成棘头虫结节突向浆膜面，与大网膜形成包块。虫体常可引起肠壁深层受损，甚至穿破肠壁造成肠穿孔，导致局限性腹膜炎与腹腔脓肿。亦可因肠粘连出现肠梗阻，部分患者可发生浆膜性腹水或长期的腹胀，儿童患者可出现"大肚子"体征。轻者常无症状，仅粪中排出虫体或呕吐虫体。感染虫数多者，早期出现的症状为腹痛，位于脐周或偏右，呈隐痛，时轻时重，重时常伴恶心、呕吐、低热。此外患者常有腹泻，泻稀糊状便，混有不消化的食物残渣，一日数次。病程长者有乏力、食欲不振、消瘦、营养不良、贫血等。查体右下腹压痛，部分患者还可触及腹内炎性包块。如并发小的肠穿孔，则有局限性腹膜炎体征；如并发大的穿孔，则发生肠出血、腹膜炎。穿孔后大网膜包裹则成为脓肿，可出现发热、腹痛、局部包块、腹水，常危及生命。少数感染者可不出现任何症状和体征，自动排虫后而自愈。本病对人体主要危害是引起外科并发症，国内临床报告半数以上病例发生肠穿孔。

### （五）诊断与鉴别诊断

1. 诊断

（1）询问感染史或流行病学史：了解患者在流行地区和流行季节（7～12月）。否有吃甲虫史，对此均有助诊断。

（2）临床表现：应注意腹痛的性质及部位。在流行区的儿童如发生局限性腹膜炎，甚至肠穿孔，应怀疑本病。一旦发现粪中排出虫体或呕出虫体，即可确诊。

（3）实验室检查：外周血中嗜酸性粒细胞增多；粪便潜血试验阳性；免疫学检查以虫卵制成抗原液做皮试，出现阳性具有很重要的辅助诊断意义。

（4）X线检查：急性肠穿孔时，可见膈下游离气体。

（5）影像检查：慢性穿孔时，可用超声检查出腹部包块。

（6）其他检查：手术时见棘头体结节或取肠组织活检见到虫体，或发现肠腔内有虫体，均可确诊。

有人认为：①流行地区，猪粪中检出虫卵；②学龄儿童有服甲虫史；③儿童反复脐周痛或右下腹剧痛伴恶心、呕吐；④嗜酸性粒细胞增多。上述4条具备一条可为早期诊断依据。

2. 鉴别诊断　本病极易与肠道蛔虫病、消化不良混淆。发生肠穿孔、肠出血、腹膜炎时应根据流行病学资料、临床表现、实验检查等与本病鉴别。诊断本病首先根据流行病学史及临床表现，作诊断性驱虫或经急诊手术发现虫体是确诊的依据。免疫诊断，可采用虫卵抗原作皮试，对诊断本病有一定价值。

**（六）治疗**

1. 内科治疗

（1）对症及支持治疗：腹痛时给解痉剂；营养不良、贫血者应加强营养、补充铁剂。

（2）抗病原治疗：驱虫尚无特效驱虫药。可服阿苯达唑，成人400～600mg，顿服。儿童200～400mg，顿服。也可用左旋咪唑，成人150～200mg，儿童2.5～3.5mg/kg，顿服。甲苯达唑与复方甲苯咪唑（含甲苯达唑和左旋咪唑）也可应用。当患者如同时患有肠蛔虫症者，则不宜用甲苯达唑，因该药有引起蛔虫移行之弊，反而有促使肠穿孔的可能，故推荐用阿苯达唑为佳。

2. 外科治疗　对出现各种外科并发症患者，应针对不同情况做相应外科急救处理。

（1）急性肠穿孔腹膜炎的治疗：如已有肠穿孔引起腹膜炎者，应做好一切术前准备，纠正水、电解质及酸碱平衡失调。如有感染性休克则应积极采用综合性抗休克措施、禁食、持续胃肠减压、留置导尿管、配血、备皮，使用抗生素及抗休克治疗等。待一般状况有所改善，立即行剖腹探查术。争取将有病变的肠段行一期切除吻合术或行肠修补术，并应彻底清洗腹腔，取尽成虫，放置腹腔引流管。

（2）慢性穿孔腹腔脓肿的治疗：如腹腔脓肿形成且时间较久，估计四周包裹完整者，可行保守治疗，包括合理联合运用抗生素，配合中药及支持疗法。局部可用氦氖激光照射，并严密观察病情变化。如经上述保守治疗后，全身症状迅速消退，脓肿逐渐缩小，则有望痊愈，并及时行驱虫治疗。反之如脓肿有扩大趋势，全身中毒症状加重，甚至脓肿有穿破的可能者，应行脓肿切开引流术，术后仍继续加强抗感染及支持疗法，待肠道功能恢复后，再采取驱虫治疗。

行切开排脓术者，术前应作超声波或CT检查定位，明确是单个或多个，是单房或是多房并定位。术中操作应轻缓，尽量钝性分离，以免引起副损伤（如损伤粘连的肠管）。分离至脓腔后将脓腔内容物吸净，最好能取出虫体，置入较柔韧的双套引流管。总之，操作应简化，能在脓腔内置入引流管，即已达到目的，不要作广泛游离，避免破坏已形成的炎性包围圈，以致炎症再度扩散，也可避免副损伤。如为多房性脓肿，如各房之间难以沟通时，一般仅引流较大的脓腔。对于深在或较小的脓腔不必强调彻底引流。因脓肿壁由肠袢及其肠系膜、大网膜等相互粘连构成,且炎性充血、水肿显著,组织脆性增加,而且解剖关系往往不清楚,略有不慎即可引起肠管破裂或损伤出血。相反,对出现深部较小脓腔,作上述保守治疗,可获得逐渐吸收而痊愈的结果,但深部较大脓肿应尽量引流。不过临床也见到即使是深在部位的较大脓肿,经保守治疗也有逐步缩小、吸收痊愈的报道。值得一提的是,如脓肿位于体表,可腹壁穿刺引流或腹膜外引流,位于 Douglas 窝,可经肛门或阴道引流。

(3)肠粘连、肠梗阻的治疗:对猪巨吻棘头虫引起的肠粘连和不全性肠梗阻者一般采用保守治疗如禁食、胃肠减压、输液、防治感染及对症等处理,大多能缓解,但如保守治疗72小时无效或进行性加重或向绞窄性肠梗阻变化,则应及时手术,防止肠坏死穿孔的发生。术中应注意勿损伤肠管,正确判断肠管血运。如有脓肿,则尽量引流腹腔。

### (七)预防与控制

防治措施主要是做好健康教育和卫生宣传,特别对儿童宣传不要捕食甲虫;对猪实行圈养,饲料避免含甲虫,如猪已感染也应行驱虫治疗;及时发现感染者早期治疗(服用阿苯达唑和甲苯达唑);出现并发症者,应及时手术治疗。

## 二、念珠棘头虫

念珠棘头虫(*Moniliformis moniliformis*)属于念珠目(Order Moniliformide)的念珠科(Family Moniliformidae),种名为念珠棘头虫(*Moniliformis moniliformis*),同种异名包括 *Echinorhynchus moniliformis* Bremser,1811;*E. grassi* Railliet,1893;*E. canis* Porta,1914;*E. belgicus* Railliet,1919;*M. m. siciliensis* Meyer,1933;*M. m. agypticus* Meyer,1933。

### (一)病原生物学

1. 形态 念珠棘头虫成虫乳白色,圆柱状,除前部(4.0~5.0mm)和后端(15mm)外,体表环状增厚的皱褶形成明显的、呈串珠状的假体节,为本虫的特征。体前端的吻突呈长圆柱形,有 12~16 纵列吻棘,每列 7~8 个钩,前端钩较大,后部钩渐小。雌虫大小为(11.5~27.0)cm×(1.5~2.0)cm,雄虫较小,长 4~8cm,睾丸大小为 4.8mm×1.3mm,黏液腺 8 个成团,其内部结构与猪巨吻棘头虫相同(图 10-10-13、图 10-10-14)。

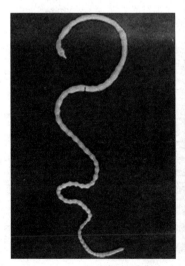
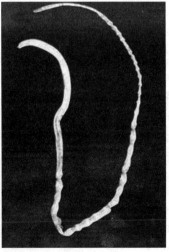

**图 10-10-13 念珠棘头虫成虫**
(选自李朝品,高兴政《医学寄生虫图谱》)

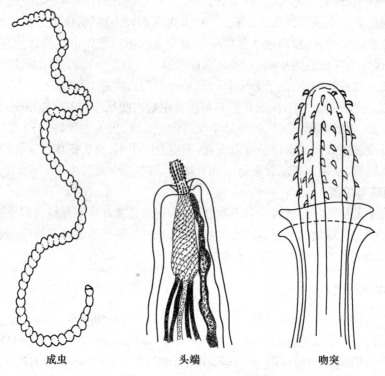

**图 10-10-14　念珠棘头虫成虫、头端及吻突结构**
（选自李朝品，高兴政《医学寄生虫图谱》）

虫卵椭圆形，大小为(85~118) μm×(40~52) μm，稍大于受精蛔虫卵，卵壳薄，由 3 层卵膜组成，外膜较薄，中膜最厚，内膜呈膜状且裹着棘头蚴，光镜下可见蚴虫体前排列着 3~4 对小钩。人体寄生念珠棘头虫的虫卵比猪巨吻棘头虫卵小，卵壳一端也不像猪巨吻棘头虫卵呈闭合不全的透明空隙(图 10-10-15、图 10-10-16)。

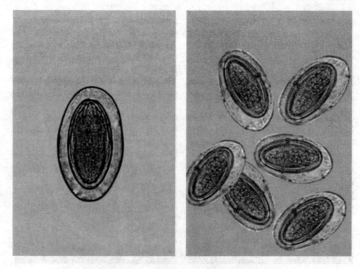

**图 10-10-15　念珠棘头虫虫卵镜下直观**
（选自李朝品，高兴政《医学寄生虫图谱》）

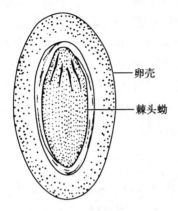

图 10-10-16　念珠棘头虫虫卵结构
（选自李朝品，高兴政《医学寄生虫图谱》）

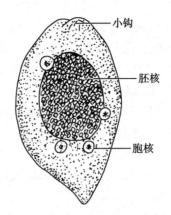

图 10-10-17　念珠棘头虫棘头蚴
（选自李朝品，高兴政《医学寄生虫图谱》）

棘头蚴前端具有 6 个马刀形小钩，排列在 1 条水平线上，还有长短不等的小棘，分散在马刀形小钩之间。体内有 1 团胚核，皮下层有几个大而显著的胞核，内含圆形的核仁（图 10-10-17）。

前棘头蚴虫体呈囊状，大小为（480~560）μm×（320~360）μm。体内的胚体变长，体前端的吻突呈圆柱形，体内有圆形的中央神经节，其周围有形成吻鞘的胚胞，体后端有形成生殖器官和韧带原基的胚胞（图 10-10-18）。

棘头体虫体呈圆柱形，大小为（1.6~1.92）mm×（0.64~0.88）mm。吻部突出呈圆柱形，吻钩 12 纵列，每列 9~10 个，吻前部的吻钩较大，吻后部的吻钩较小。吻鞘呈椭圆形，中央神经节位于吻鞘基部，2 对牵引肌通过吻鞘底部向外后延伸，直达体壁。吻腺 1 对，细长带状，内含 6~7 个胞核。雌雄已分化，雄虫睾丸 1 对，前后排列，睾丸后接输精管到阴茎，输精管旁有 8 个黏液腺，体末端有未发育成熟的交合伞。雌虫体末端具有形成子宫钟的细胞、阴道、生殖孔等。当虫体吻突缩入体内后，背面呈心脏形，腹面凹入形似豌豆状，体壁具有明显的横纹和不规则的胞核，吻腺弯曲于吻鞘的两侧，形成乳白色囊状的囊状棘头体，能长期保持着感染性（图 10-10-19）。

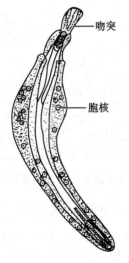

图 10-10-18　念珠棘头虫前棘头体
（选自李朝品，高兴政《医学寄生虫图谱》）

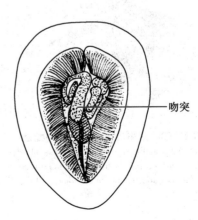

图 10-10-19　念珠棘头虫棘头体
（选自李朝品，高兴政《医学寄生虫图谱》）

2. 生活史  念珠棘头虫适宜的终宿主是鼠,其次是小鼠、仓鼠、犬、猫等。食粪类甲虫或蜚蠊(俗称蟑螂)为其中间宿主和传播媒介。蛙、蟾蜍、蜥蜴可作为本虫的转续宿主。人体为非适宜宿主,偶尔感染人体。念珠棘头虫成虫寄生于终宿主的小肠内,以吻突固着在肠壁上。成熟卵随鼠粪排出体外,在外界的虫卵可以存活较长时间,当虫卵被其中间宿主摄食后,受肠液的作用,卵壳破裂,棘头蚴逸出,借小钩穿破肠壁进入中间宿主血腔,逐渐发育为棘头虫;在4~6周后,发育成为感染性棘头体。当鼠吞食含有感染性棘头蚴的甲虫或蜚蠊后,在小肠内伸出吻突,固定在肠壁上,约经6周发育为成虫。本虫的寿命约为1年。

### (二) 流行病学

念珠棘头虫为世界性分布,但人体感染多数见于沙特阿拉伯、日本、中国的广东和新疆等地。念珠棘头虫病是一种人畜共患寄生虫病。在自然界中鼠是本病重要的传染源。亚马加野鼠的自然感染率为12.2%。食粪性甲虫类和蜚蠊为本病的传播媒介。人体感染主要因偶尔生吃含有活感染性棘头体的食粪甲虫或蜚蠊而致病(图10-10-20)。本病常见于儿童,国外仅有数例人体念珠棘头虫病的报道,1888年Calandruccio用念珠棘头虫自体感染成功,并与Crassi报道了人体感染的临床症状,1959年Beck在美国佛罗里达州发现1例感染。2006年在沙特阿拉伯又发现1例儿童感染。我国新疆曾发现2例不满2岁的婴儿病例,患儿均在1岁半以内,临床表现以间歇性腹泻为主,入院前有自然排虫史,未经驱虫,但3~4个月后粪便中未再查见虫体和虫卵。

### (三) 致病机制和临床表现

念珠棘头虫以吻突的吻钩叮住肠黏膜,虫体的代谢产物和毒素可使叮咬的局部肠黏膜发生坏死、炎症、溃疡;引起腹痛、腹泻、乏力及神经症状和血中嗜酸性粒细胞增多;亦可见呕吐、黄疸、咳嗽和腹部隆凸等症状报道。虫体不断向肠壁深层侵犯,直至累及浆膜下层,引起肠黏膜的机械性损伤和出血,甚至导致肠穿孔、腹膜炎等(图10-10-21)。部分病例可从粪中检出成虫。儿童感染可导致发育迟缓和兴奋性增强病症。

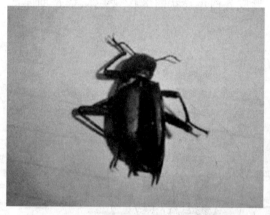

图10-10-20 从患者口中检测到的蟑螂
资料来源:Fariba, Berenji, et al. A case of Moniliformis moniliformis(Acanthocephala)infection in Iran. Korean Journal of Parasitology,2007,45 (2):145-148

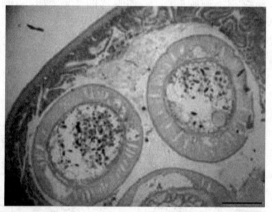

图10-10-21  3条棘头虫在感染者肠腔中的横截面图
注:可见寄生虫生殖道内含有大量虫卵,H&E (bar=1 000μm)
资料来源:S Teimoori. ,et al. Heavy Worm Burden of Moniliformis moniliformis in Urban Rats with Histopathological Description,Iranian J Parasitol,2011,6(3):107-112

**（四）诊断**

本病无特殊临床症状与体征,很易误诊。粪便中很少能查见虫卵,诊断性驱虫治疗有效或在大便中检获虫体,做虫种鉴定可确诊。

**（五）治疗与预防**

治疗可服用阿苯达唑和甲苯达唑;出现并发症者,应及时手术治疗。预防本病主要对儿童做好卫生宣传教育,及时发现感染者。

（赵正元　王慧岚）

## 参 考 文 献

1. Yamaguti S. Systema helminthum. New York:Interscience,1961:612-614.

2. Cappucci DT, Augsburg JK, Klinck PC. Gongylonemiasis. Handbook series in zoonoses. Boca Raton:CRC Press,1982,2:181-192.

3. Huang Q,Wang J,Yang T,et al. Multiple Gonglonema pulchrum worms in a human esophagus. Endoscopy, 2016,48:E24-E25.

4. Naem S,Seifi H,Simon GT. Scanning electron microscopy of adult Gongylonema pulchrum(Nematoda:Spirurida). J Vet Med B Infect Dis Vet Public Health,2000,47(4):249-255.

5. 周晓农,王善青,朱淮民,等.人体寄生虫病基层预防控制丛书—虫媒寄生虫病.北京:人民卫生出版社,2011.

6. 陈钟鸣.常见动物寄生虫病防治图谱.北京:中国农业出版社,2013.

7. Henry W,Chusana S,Chamnong T,et al. Human Gonglonema Infection in Southeast Asia. J Travel Med,2001, 8(4):204-206.

8. Alicata JE. Early developmental stages of nematodesoccurring in swine. United States Department of Agriculture Washington. Technical Bulletin,1935.

9. Sato H,Une Y,Takada M. High incidence of the gullet worm,Gongylonema pulchrum,in a squirrel monkey colony in a zoologicalgarden in Japan. Vet Parasitol,2005,127(2):131-137.

10. Li H,Xu BL,Lin XM,et al. Human infection of Gongylonema pulchrum in Henan Province. Henan J Prev Med,2004,15:208-209.

11. Jelinck T,Loescher T. Human infection with Gongylonema pulchrum:a case report. Trop Med Parasitol,1994, 45(4):329-330.

12. Pane C. Nota sopradielmintenematoide. Ann Acad Aspir Natural(Napoli),1864,4:32-34.

13. Ward HB. Gongylonema in the role of a human parasite. J Parasitol,1916,2(3):119-125.

14. Stiles CW. Gongylonema hominisin man. J Parasitol,1921,7:197.

15. Ranson BH. A new case of Gongylonema from man. J Parasitol,1923,9:224.

16. Stiles CW,Baker CE. A fifth case of Gongylonema hominisinman in the United States. J Parasitol,1928,15: 221-222.

17. Waite CH,Gorrie R. A Gongylonema infestation in man. J Am Med Assoc,1935,105(1):23-24.

18. Yong MD,Hayne I. Gongylonema infection in South Carolina. J Am Med Assoc,1953,151(1):40.

19. Dismuke JC Jr,Routh CF. Human infection with Gongylonema in Georgia. Am J Trop Med Hyg,1963,12:73-74.

20. Eberhard ML,Busillo C. Human Gongylonema infection of a resident of New York city. Am J Trop Med Hyg, 1999,61(1):51-52.

21. Schults RS,Ivanitski SU. Gongylonematosis in man with description of a new case. Med Parasitol Parasit Dis, 1934,3:516-527.

22. Olinicheva MV. A case of Gongylonema infection in man. Med Parazitol(Mosk),1960,29:486-487.

23. Bulycheva NA,Augustina II. A case of human gongylonemiasis. Med Parazitol(Mosk),1962,31:611-612.

24. Grinberg AI. A case of human gongylonemiasis. Med Parazitol(Mosk),1968,37:243.

25. Sakovich AA. A case of human gongylonemiasis with affection of tissue of the peritoneal region. Stomatologiia,1970,49(5):80.

26. Crusz H,Sivatinagam V. A note on the occurrence of Gongylonema pulchrum Molin,1857 in man in Ceylon. J Parasitol,1950,36(1):25-26.

27. Feng LC,Su SC. Two Chinese cases of Gongylonema infection. A morphol-ogical study of the parasite and clinical study of the cases. Chin Med J,1955,73(2):149-162.

28. Weng GZ. A case of gongylonemiasis. J Parasitol Parasit Dis,1985,3:177.

29. Shang XM. Two cases of Gongylonemiasis. J Parasitol Parasit Dis,1985,3:258.

30. Gaud J. Gongylonemosehumaine au Maroc. Bull Inst HygMaroc,1952,12:83-86.

31. Kelly JD. Antropozoonotic helminthiasis in Australia. II. Antropozoonosis asso ciated with domesticated animals and domiciliated vertebrates. Int J Zoonosis,1974,1:13-24.

32. Jonston TH. A note on the occurrence of the nematode Gongylonema pulchrum in man in New Zealand. N Z Med J,1936,35:172-176.

33. Molavi GH,Massoud J,Gutierrez. Human Gongylonema infection in Iran. J H-elminthol,2006,80:425-428.

34. Huraki K,Furuya H,Saito S,et al. Gongylonema infection in man:a first case of gongylonemosis in Japan. Helminthologia,2005,42:63-66.

35. Bernard P,Christel H,Jean-francois B,et al. First case of human gongylonemosis in France. Parasite,2013,20:5.

36. Soulsby E. Helminths,Arthropods and Protozoa of domesticated animals. London:Baillie′re & Tindall,1982.

37. Eberhard ML,Busillo C. Human Gongylonema infection in a resident of New York City. Amer J Trop Med Hygiene,1999,61(1):51-52.

38. Wilde H,Suankratay C,Thongkam C,et al. Human Gongylonema infection in Southeast Asia. J Travel Med,2001,8(4):204-206.

39. Jelinek T,Löscher T. Human infection with Gongylonemapulchrum:a case report. Trop Med Parasitol,1994,45,329-330.

40. Noboru K,Hiroki K,Hideyuki G,et al. Efficacy of thiabendazole,mebendazole,levamisole and ivermectin against gullet worm,Gongylonema pulchrum:In vitro and in vivo studies. Vet Parasitol,2008,151(1):46-52.

41. Alicata JE. Larval Development of the Spirurid Nematode,Physaloptera turgida,in the cockroach,Blatellagermanica. J Helminthol,1937:11-14.

42. Anderson RC. Nematode Transmission Patterns. J Parasitol,1988,74(1):30-45. PubMed:3282053.

43. Apt W,Sapunar J,Doren G,et al. Physaloptera caucasica First Human cases in Chile. Bol Chil Parasitol,1965,20(4):111-113. PubMed:5864687.

44. Basir MA. On Physaloptera Larva from an Insect. Can J Res,1948,26(4):197-200. PubMed:18880684.

45. Cawthorn RJ,Anderson RC. Development of Physaloptera maxillaris(Nematode:Physalopteroidea)in Skunk (Mephitis mephitis)and the Role of Paratenic and Other Hosts in Its Life Cycle Can. J Zool,1976,54(3):313-323.

46. Fain A,Vandepitte JM. Description of Physaloptera(Abbreviata caucasica Linstow 1902)Collected from Humans in the Congo. Bull Acad R Med Belg,1964,4:663-682.

47. Gray JB,Anderson RC. Development of Turgidaturgida(Rudolphi,1819)(Nematoda:Physalopteroidea)in the Opossim(Didelphis virginiana). Can J Zool,1982,60(6):1265-1274.

48. Guerrero JHM,Solis MEP,Ramos JJZ,et al. Report of Physaloptera praeputialis(Von Listow 1889,Nematoda)

in Mountain Lion(Puma concolor,Linneaus 1771). J Anim Vet Adv,2010,9(3):601-603.

49. Gupta VP,Pande BP. Partial Life Cycle of a Physalopterid Nematode Parasitic in the Stomach of Carnivores. Curr Sci,1970,17:399-400.

50. Hahn NE,Proulx D,Muruthi PM,et al. Gastrointestinal Parasites in Free Ranging Kenyan Baboons(Papio cynocephalus and P. anubis). Int J Primatol,2003,24(2):272-278.

51. Harrison AJ,Hall IW. Fatal Enteritis in a Tiger Caused by Physaloptera praeputialis. Parasitol,1909,2(1/2):29-31.

52. Hira PR. Some Helminthozoonotic Infections in Zambia. Afr J Med Med Sci, 1978, 7 (1): 1-7. PubMed:97951.

53. Hobmaier M. Extramammalian Phase of Physaloptera maxillaris Molin,1860(Nematoda). J Parasitol,1941,27(3):233-235.

54. Irwin-Smith V. Notes on Nematodes of the Genus Physaloptera,with Special Reference to Those Parasitic in Reptile,Part 1. Proc Linn Soc N S W,1921,46:492-502.

55. Lleras AS,Pan C. Two Cases of Physaloptera Infection in Man from Colombia. J Parasitol,1955,41(6):635.

56. Lincoln RC,Anderson RC. The Relationship of Physaloptera maxillaris(Nematode:Physalopteroidea)to Skunk (Mephitis mephitis). Can J Zool,1972,51(4):437-441. PubMed:4706041.

57. Magnone W,Guadagnini D,Sandri C,et al. Pathogenic Role of Physaloptera sp. in Lemures:A Mortal Case in Eulemur Macaco Macaco. Proc Leibniz Inst Zoo Wildl Res,2007,43:290-292.

58. Mbora DNM,McPeek MA. Host Density and Human Activities Mediate Increased Parasite Prevalence and Richness in Primates Threatened by Habitat Loss and Fragmentation. J Anim Ecol,2009,78(1):210-218. PubMed:19120603.

59. Morgan BB. The Nematode Genus Abbreviata(Travassos,1920)Schulz,1927. Am Midl Nat,1945,34(2): 485-490.

60. Murray S,Stem C,Boudreau B,et al. Intestinal Parasites of Baboons(Papio cynocephalus anubis)and Chimpanzees(Pan troglodytes)in Gombe National Park. J Zoo Wildl Med,2000,31(2):176-178. PubMed:10982128.

61. Mutani A,Rhynd K,Brown G. A Preliminary Investigation on the Gastrointestinal Helminths of the Barbados Green Monkey, Cercopithecus aethiopssabaeus. Rev Inst Med Trop Sao Paulo, 2003, 45 (4): 193-195. PubMed:14502345.

62. Naem S,Farshid AA,Marand VT. Pathological Findings on Natural Infection with Physaloptera praeputialis in cats. Vet Arhiv,2006,76(4):315-321.

63. Nicolaides NJ,Musgrave J,McGuckin D,et al. Nematode Larvae(Spirurida:Physaloperidae)Causing Infarction of the Bowel in an Infant. Pathol,1977,9(1):129-135.

64. Oliveira-Menezes A,Lanfredi-Rangel A,Lanfredi RM. The First Description of Eggs in the Male Reproductive System of Physaloptera bispiculata(Nematoda:Spiruroidea). J Helminthol,2011,85(2):142-145.

65. Ortlepp RJ. The Nematode Genus Physaloptera rud. T Zoology,2009,92:999-1107. DOI:10. 1111/j. 1469-7998. 1922. tb07095. x.

66. Ortlepp RJ. On the Identity of Physaloptera caucasica v. Linstow,1902,and Physaloptera mordens Leiper, 1908. J Helminthol,1926,4:199-202.

67. Petri LH. Life Cycle of Physaloptera rara Hall and Wigdor,1918(Nematodal Spiruroidea)with the Cockroach Blatellagermanica,Serving as the Intermediate Host. Trans Kans Acad Sci,1950,53(3):331-337.

68. Schell SC. Studies on the Lifecycle of Physaloptera hispida Schell(Nematode:Spiruroidea)a Parasite of the Cotton Rat(Sigmodon dispiduslittoralis Chapman). J Parasitol,1952,38(5):462-472. PubMed:12991140.

69. Weyher AH,Ross C,Semple S. Gastrointestinal Parasites in Crop Raiding and Wild Foraging Papio anubis in Nigeria. Int J Primatol,2006,27(6):1519-1534.

70. Vandepitte J,Michaux JJ,Fain A,et al. Premieres Observations Congolaises de Physalopterose Humaine. Ann Soc Belg Med Trop Parasitol Mycol Hum Anim,1964,44:1067-1076.

71. 李朝品,高兴政. 医学寄生虫图鉴. 北京:人民卫生出版社,2012:239-245.

72. 唐仲璋,唐崇惕. 牛羊二种阔盘吸虫及矛形双腔吸虫的流行病学及生物学的研究. 动物学报,1977,23(3):267-282.

73. 唐仲璋,唐崇惕,崔贵文,等. 我国牛羊双腔吸虫的继续研究. 寄生虫与医学昆虫学报,1995,2(2):70-77.

74. 李敏敏. 双腔吸虫科的进化和分类. 动物学研究,1982,3(增刊):28-39.

75. 邓维成,曾庆仁. 临床寄生虫病学. 北京:人民卫生出版社,2015:615-617.

76. 孔繁瑶. 家畜寄生虫学. 北京. 农业出版社,1981:80-81.

77. 文心田,于恩庶,徐建国,等. 当代世界人兽共患病学. 成都:四川科学技术出版社,2011:1164-1167.

78. 唐崇惕,唐仲璋,崔贵文. 牛羊肝脏中华双腔吸虫的生物学研究. 动物学报,1980,26(4):346-355.

79. 唐仲璋,唐崇惕. 我国牛羊双腔类吸虫病. 厦门大学学报,1978,(2):13-27.

80. Galan-Puchades MT. Hymenolepis nana vs. Taenia solium life cycle. Parasite Immunology,2015,37(8):429.

81. Onitake K,Sasaki J,Andreassen J & Ito A. Hymenolepis microstoma:oncospheres invade the intestinal tissue of the definitive host. J Helminthol,1990,64:168-170.

82. Ito A,Kano S,Hioki A,et al. Reduced fecundity of Hymenolepis nana due to thymus-dependent immunological responses in mice. Int J Parasitol,1986,16:81-85.

83. Tiwari S,Karuna T,Rautaraya B. Hymenolepis diminuta. Infection in a Child from a Rural Area:A Rare Case Report. J Lab Physicians,2014,6(1):58-59.

84. Chai JY. Praziquantel treatment in trematode and cestode infections:an update. Infect Chemother,2013,45(1):32-43. doi:10.3947/ic.2013.45.1.32.

85. Kaskhedikar P,Fernandez L,Chaskar D. Intestinal histopathological changes in cysticercosis during experimental Hymenolepis nana infection in albino mice. India J Parasitol,1993,11(1):193.

86. 董强,李宝强,童苏祥,等. 阿苯达挫集体驱虫防治微小膜壳绦虫的效果观察. 地方病通报,2003,13(S1):9-10.

87. 吴观陵. 人体寄生虫学. 第4版. 北京:人民卫生出版社,2013.

88. 周慧娟,陈家旭,梁幼生,等. 短膜壳绦虫和长膜壳绦虫成虫及虫卵的扫描电镜观察. 中国人兽共患病杂志,1987,3(1):27-28.

89. Auer H,Aspock H. Helminths and helminthoses in Central Europe:diseases caused by cestodes(tapeworms). Wiener Medizinische Wochenschrift,2014,164(19/20):414-423.

90. 刘影. 国外缩小膜壳绦虫研究进展. 国外医学寄生虫病分册,1999,1(12):14-17.

91. 毛协仁,驾洪忠. 我国人体缩小膜壳绦虫病. 中国寄生虫病防治杂志,1995,8(4):311-312.

92. 赵辉元. 人兽共患寄生虫病学. 长春:东北朝鲜民族教育出版社,1998:263-270.

93. 宋铭忻,张龙现. 兽医寄生虫学. 北京:科学出版社,2009:131-132.

94. Li T,He S Y,Zhao H,et al. Major trends in human parasitic diseases in China. Trends in Parasitology,2010,26(5):264-270.

95. 武峰,雪香,毛福荣,等. 人体克氏假裸头绦虫病1例. 河南医科大学学报,2000,35(2):156.

96. 王运宏,薄新文,孙延鸣,等. 绦虫成虫制片方法的改进. 中国兽医寄生虫病,2007,15(6):17-20.

97. 纪伟华,郭冀玲. 带绦虫妊娠节片制作方法的研究. 中国人兽共患病杂志,2001,17(4):73-74.

98. 裴学丽,陈艳,牟荣. 带绦虫成虫节片染色方法的探究. 贵阳医学院学报,2005,30(4):376.

99. 秦建华,李国清. 动物寄生虫病学实验教程. 北京:中国农业大学出版社,2007.

100. 徐洪忠,肖芳萍,危粹凡. 贵州猪克氏假裸头绦虫形态学观察. 中国农业大学学报,1998,(S2):46.

101. Jiang TJ. A morphological and taxonomic exploration on zoonotic Pseudanoplocephala cestode in Yingkou county, Liaoning Province. Korean J Parasitol, 1989, 27(4):347.

102. Jiang TJ, Jin ZH, Wu H, et al. A study on the life-cycle and epidemiology of Pseudanoplocephala crawfordi Baylis, 1927. J Helminthol, 1990, 64(1):54-61.

103. 徐洪忠,危粹凡,肖芳萍.贵州猪克氏假裸头绦虫中间宿主的研究.贵州畜牧兽医,1999,23(4):10-11.

104. 卫红,李东丽.河南省人体绦虫病感染现状调查研究.医药论坛杂志,2011,32(17):128-130.

105. 姜泰京,崔春权,金哲浩.辽宁营口地区人兽共患假裸头绦虫病病原形态学及其分类的探讨.延边医学院学报,1986,9(4):193-205.

106. Hatsushika R. Pseudanoplocephala Baylis, 1927. (Cestoda; Anoplocephalidae) from the wild boar in Japan. Jap J Parasitol, 1978, 27(6):535-542.

107. 银平章,孔令非,赵跃武.临床病理学实验技术.郑州:中原农民出版社,1997:33-43.

108. 李雍龙.人体寄生虫病学.北京:人民卫生出版社,2012:153-154.

109. 邓维成.临床寄生虫学.北京:人民卫生出版社,2014:372-375.

110. 韩利方,闫文朝.克氏伪裸头绦虫成虫染色标本的制作及其形态学观察.中国农学通报,2012,28(21):248-252.

111. 汪天平.人兽共患寄生虫病.北京:人民卫生出版社,2009.

112. 刘侠,阚松鹤,林青.弓形虫病研究进展,动物医学进展,2015,(1):101-105.

113. Fayer R. Epidemiology of Cryptosporidium: transmission, detection and identification. Inter J parasitol, 2000, 30(12/13):1305-1322.

114. 李芫苑,何继波,姜黎黎,等.云南宾川一起肝片吸虫病暴发的危险因素调查,昆明医科大学学报,2014,35(8):37-41.

115. 毛玮,林康明,黎军,等.广西食源性寄生虫种类及流行概况.中国食品卫生杂志,2013,25(24):387-390.

116. 朱宏儒,刘璐,杨国静.我国新发人畜共患寄生虫病的流行现状.中国血吸虫病防治杂志,2013,25(4):417-421.

117. 刘明远,刘全,方维焕.我国的食源性寄生虫病及其相关研究进展.中国畜牧兽医学会,中国畜牧兽医学会家畜寄生虫学分会第七次代表大会暨第十二次学术研讨会论文集,2014.

118. 刘俭,刘洪云.人兽共患病的流行和防治.国外畜牧学-猪与禽,2009,29(5):62-70,104.

119. 田克恭,吴佳俊,王立林.我国人兽共患病防控存在的问题与对策.传染病信息,2015,(1):9-14.

120. 傅兴伦.人兽共患病的危害、原因、特点及预防控制.实用医药杂志,2007,24(5):615-617.

121. 汪天平.人兽共患寄生虫病的流行与防控.中国寄生虫学与寄生虫病杂志,2015,33(6):472-476.

122. 方彦炎,杨发柱,陈朱云.1例婴儿西里伯瑞列绦虫病.海峡预防医学杂志,2012,18(2):85-86.

123. 姜科声,吴保根,梁莹瑶.浙江金衢盆地褐家鼠体内发现西里伯瑞列绦虫1例.第四军医大学学报,2007,28(18):封3.

124. 杨益超,李树林,许洪波.人体感染西里伯瑞列绦虫1例报告.中国病原生物学杂志,2006,1(2):封2.

125. 林金祥.食源性寄生虫病的防治.海峡预防医学杂志,2006,12(5):77-封3.

# 第十一章 其他经口感染寄生虫病

## 第一节 包 虫 病

棘球蚴病(echinococcosis)是由带科棘球属的棘球绦虫的幼虫寄生所致的人畜共患传染性疾病,俗称包虫病(hydatidosis),主要流行于非洲各牧区。棘球属绦虫虫种变异较大,目前已有 16 个种和 13 个亚种的报道,目前分类学已确认的棘球绦虫有 4 个种:细粒棘球绦虫(*Echinococcus granulosus*,Eg)、多房棘球绦虫(*Echinococcus multilocularis*,Em)、少节棘球绦虫(*Echinococcus oligarthrus*)和伏氏棘球绦虫(*Echinococcus vogeli*),而目前只在拉丁美洲发现有少节棘球绦虫和伏氏棘球绦虫。细粒棘球绦虫呈全球性分布,在我国有由细粒棘球绦虫的幼虫引起的囊型包虫病(cystic echinococcosis)和由多房棘球绦虫的幼虫引起的泡型包虫病(alveolar echinococcosis),以囊型包虫病为主,非洲存在囊型和泡型包虫病,也以囊型包虫病为主。

### 一、病原生物学

#### (一)形态

1. 成虫　棘球绦虫成虫只有数毫米长(很少长于 7mm),通常不超过 6 个节片。成虫前端长有专门的附着器官,称为头节。由 4 个肌性吸盘和顶突上一大一小的两圈小钩组成。链体分节,包含 2~6 个繁殖性单元(节片)(表 11-1-1)。成虫为雌雄同体。

表 11-1-1　细粒棘球绦虫和多房棘球绦虫成虫形态的区别

| 内容 | 细粒棘球绦虫 | 多房棘球绦虫 |
|---|---|---|
| 成虫体长(mm) | 2~7 | 1.2~3.7 |
| 节片平均数(范围)/个 | 3~4(2~6) | 4~5(2~6) |
| 顶突钩数/个 | 28~60 | 14~36 |
| 大钩的长度/(μm) | 32.0~42.0(25.0~49.0) | 31.0(24.9~34.0) |
| 小钩的长度/(μm) | 22.6~27.8(17.0~31.0) | 27.0(20.4~31.0) |
| 成熟成节位置 | 倒数第 2 节片 | 倒数第 3 节片 |
| 睾丸平均数(范围)/个 | 32~68(25~80) | 18~26(16~35) |
| 睾丸分布 | 生殖孔前后均有 | 多分布于生殖孔后 |

362

| 内容 | 细粒棘球绦虫 | 多房棘球绦虫 |
|---|---|---|
| 生殖孔位置 | 成节体侧中部或偏后 | 成节体侧偏前 |
| 孕节子宫形状 | 有侧支（囊） | 无侧支，囊状 |
| 链体前部：孕节 | 1:(0.86~1.3) | 1:(0.31~0.8) |

（1）细粒棘球绦虫成虫：体长 2~7mm，平均 3.6mm，大多数小于 5mm，通常有 3 或 4 个节片（很少达到 6 个），倒数第 2 个节片是成熟的。头节略呈梨形，具有顶突和 4 个吸盘。顶突富含肌肉组织，伸缩力很强，其上有两圈大小相间的小钩呈放射状排列。在正常情况下生殖孔开口于成熟节片和孕卵节片的中后部。睾丸 32~68 个，均匀地散布在生殖孔水平线前后方。孕卵子宫的特点是侧囊发育良好，含虫卵 200~800 个。成虫头节顶突的形态、数量、睾丸的数目和分布以及孕节子宫的形态在棘球绦虫的分类鉴定上具有重要意义。

（2）多房棘球绦虫成虫：外形和结构都与细粒棘球绦虫相似，但虫体更小，是带壳绦虫中体型最小的一种，体长仅 1.2~3.7mm，平均 2.1mm，一般有 4~5 个节片。倒数第 3 个节片一般是成熟的，生殖孔在成熟节片和孕卵节片中前部。孕卵子宫为囊状，含虫卵 187~404 个。成虫的寿命可超过 2 年。

2. 棘球蚴

（1）细粒棘球蚴：为圆形或近圆形的囊状体。大小不一，因寄生时间的长短、宿主和寄生部位的差异，直径可由不足 1cm 至数十厘米。由囊壁和囊液两部分组成。囊壁乳白色，厚 1~3mm，较脆弱易破裂。囊壁分两层，外层为角质层，内层为生发膜或胚层；囊液无色透明或微黄色，含有胚层长出的子囊、生发囊和原头蚴。

1）角质层（laminated layer）：乳白色或黄色，有时可分层剥离，厚度 1~3mm，因寄生部位和寄生时间长短而异。光镜下可见较均匀的板层状结构，此属正常形态结构。有时也可见异常改变，有层状纹理消失，形态模糊，空泡变性或颗粒变性等分布于板层纹理之间。

2）生发层或胚层（germinal layer）：其外侧面与角质层内侧面紧密相贴，不易分离。其厚度约 5μm，镜下可见有一层或多层生发细胞构成，即该层内生发细胞核分布不均，密度不一，并在整层分布有染成深红色的屈光颗粒。有些部位也可观察到生发膜变性，出现核与周围组织界限不清或核消失，有时甚至见到生发膜部分脱落。

3）子囊（daughter cyst）：为由生发膜长出的结构，与棘球蚴囊相同的小囊，体积较大，一般直径 1~6mm，肉眼可见。其内又可长出与之结构相同的孙囊及生发囊和原头蚴。

4）生发囊（brood capsule）：由生发膜长出，较小，肉眼不易观察。镜下可见大部分通过一蒂部与生发膜相连。其蒂部为一与生发膜结构相同的带状结构。囊壁为一单层的生发细胞围成一圈，结构与生发膜相同。其内含有十几个原头蚴。

5）原头蚴（protoscolex）：有 2 种类型，即内陷型和外翻型。内陷型原头蚴由顶突、吸盘、后部实质组织构成，实质中含大量钙质颗粒。顶突上有两圈小钩，并凹入原头蚴体内。吸盘 4 个，亦凹入原头蚴体内。外翻型原头蚴构造与内陷型原头蚴一致，所不同的是顶突和吸盘均暴露，各部分更为清晰可见。

有些棘球蚴不产生子囊或原头蚴，称为不育囊（infertile cyst）或无头囊（acephalocyst）。

（2）多房棘球蚴（泡球蚴）：为淡黄色或白色的囊泡状团块，常由无数大小囊泡相互连接、聚集而成。囊泡呈圆形或椭圆形,直径为 0.1~0.7cm,囊泡内有的含透明囊液和许多原头蚴,有的含胶状物而无原头蚴。囊泡外壁角皮层很薄且常不完整,整个泡球蚴与宿主组织间无纤维组织被膜分隔。泡球蚴多以外生性出芽生殖不断产生新囊泡,长入组织,少数也可向内芽生形成隔膜而分离出新囊泡。一般 1~2 年即可使被寄生的器官几乎全部被大小囊泡占据。

人体泡球蚴寄生的器官表面呈灰黄色多结节样隆起。小的结节直径仅 1mm,大的可达20mm。结节可彼此融合;没有融合的结节,其界限有时也不易分清。有的呈单个大巨块型,有时结节型与巨块型混合感染于同一器官,但结节型肝泡球蚴较其他型多见。有时形成中央坏死囊腔。肝切面呈灰红色,肉眼可见成堆的小囊肿,直径有 1~3mm,有时也可见较大(5~7mm)不规则的囊肿。囊壁较厚,其囊腔显得较小。囊液有时呈冻胶状或类似豆渣样碎屑。镜下可见无数小囊泡聚集成群,且形态不一、大小不等,囊壁内层的生发膜多已脱落不见,可见到无细胞结构的角质层卷曲于囊腔内,分层排列的结构是其特征。囊腔内通常无原头蚴或育囊。周围脏器组织常可见单个或多个泡球蚴肉芽肿,泡球蚴囊壁周围可见纤维结缔组织增生,并见嗜酸性粒细胞、淋巴细胞、浆细胞、单核吞噬细胞和异物巨细胞的浸润。邻近的脏器组织可发生萎缩、变性,甚至坏死。有时在病变区周围可见有 1 条红色充血带将病变组织与正常组织分隔开来。

3. 虫卵　虫卵是人和动物原发性包虫病的病原。光镜下虫卵呈椭圆形或近圆形,具有厚的呈放射纹状的胚膜结构,内含结构清晰的六钩蚴,大小约 $44\mu m \times 58\mu m$,长宽之比约为1.22:1。人体感染是食(饮)入细粒棘球绦虫和多房棘球绦虫虫卵所致。

### (二) 生活史

棘球绦虫必须依赖 2 种哺乳动物宿主才能完成其生活周期,要经过虫卵、棘球蚴和成虫3 个阶段。成虫寄生于终宿主犬科动物(例如犬、狼、野狗、豺狗和狐等)和猫科动物的小肠内,孕节片或虫卵随粪便排出,从食入原头节到发育为成虫需要 6~9 周的时间。成虫中的虫卵需要 7~14 天的时间成熟,孕节在肠道内脱落并随着粪便排出体外。细粒棘球绦虫的虫卵经由有蹄动物中间宿主(例如绵羊、牛、猪、马、骆驼)吞入发育成细粒棘球蚴,多房棘球绦虫虫卵经由啮齿目和兔形目动物吞入发育成多房棘球蚴(泡球蚴)。而虫卵在外界环境中可以存活 1 年,对干燥气候很敏感,可以耐受-30~38℃范围内的温度变化。中间宿主吞食虫卵后,六钩蚴在消化液的作用下迅速孵化,细粒棘球蚴在肝、肺和其他脏器中发育;泡球蚴在肝脏中发育,可通过浸润、转移和种植等方式侵入其他器官和组织。棘球蚴在肝、肺等器官形成占位性病灶,被终宿主吞食后在小肠内发育为成虫,则此生活周期完成且可继续循环(图 11-1-1)。

细粒棘球绦虫只有棘球蚴阶段可以在人体内寄生,人类并非其终宿主。当人误食被细粒棘球绦虫虫卵污染的食物后,虫卵内的六钩蚴可在人体内的小肠中孵化,沿着肠壁的静脉或者淋巴管进入血液循环侵入其他组织,细粒棘球蚴可在人体内多个部分寄生,其中最常见的部位为肝右叶,其次为肺和腹腔、脑、脾等。

由于人类并不是多房棘球蚴适宜的中间宿主,人体感染的棘球蚴光镜下只有看到角质层而无原头蚴。人类感染后,泡球蚴是一种含有黏性胶质样液体的小囊泡,由于泡球蚴的角质层架构,该角质层有无性繁殖产生的多囊泡包裹,进入人体后,泡球蚴内的多囊泡可以通过无性繁殖向外释放子囊泡,子囊泡进入血液和淋巴管转移寄生到各个组织。

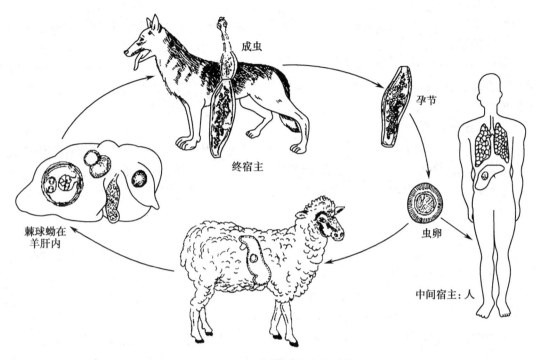

图 11-1-1　细粒棘球绦虫生活史

## 二、流行病学

### （一）分布与危害

包虫病（棘球蚴病）呈全球性分布。我国是世界上包虫病高发的国家之一，重要的流行国家尚有东亚的蒙古，中亚的土耳其、土库曼斯坦，西亚的伊拉克、叙利亚、黎巴嫩，南美的阿根廷、巴西、智利，大洋洲的澳大利亚、新西兰，以及非洲北部、东部和南部的一些国家。细粒棘球绦虫高度流行于欧亚大陆、非洲北部和东部地区、大洋洲和南美洲。我国流行区主要分布于西部、北部和西北的牧区和农牧区，即新疆、青海、宁夏、甘肃、西藏、内蒙古和四川 7 省（自治区），其次是陕西、山西和河北部分地区。另外，在大多数省市均有病例报告。多房棘球绦虫主要流行于北半球高纬度地区，从加拿大北部、美国阿拉斯加州，直至日本北海道、俄罗斯西伯利亚。在我国多房棘球绦虫主要分布于中部和西部地区，目前有 3 个主要流行区：①新疆西北及西部地区（主要流行于伊犁哈萨克自治县）；②宁夏南部（主要流行于西吉县、海原县和固原县）及甘肃南部；③青藏高原包括西藏、四川西北部（主要流行于阿坝藏族羌族自治州和甘孜藏族自治州）和青海西南部（主要流行于玉树藏族自治州和黄南藏族自治州）。

非洲囊型包虫病的流行国家有：阿尔及利亚、摩洛哥、突尼斯、利比亚、埃及、苏丹、埃塞俄比亚、坦桑尼亚、乌干达、索马里、肯尼亚、塞内加尔、尼日利亚、科特迪瓦、乍得、中非共和国、南非、南罗得西亚、南非共和国和莫桑比克。非洲的肯尼亚是世界上包虫病发病率最高的国家之一，而西非对于棘球蚴病的知识普及程度相对比较薄弱。20 世纪 80 年代对非洲尼日尼亚的阿南布加州的一次棘球蚴病流行病学调查显示，该地区牛、山羊、猪包虫病的感染率为 0.002%，而在尼日利亚北部类似的调查中却显示截然不同的结论，体现了不同地区感染水平上有极大的差异。

在北非的突尼斯有过泡型包虫病的报道,提示北非存在泡型包虫病流行的可能,目前缺乏详细的信息。

棘球蚴可寄生或扩散到人体的任何部位,累及多个器官。在肝脏有肝区胀痛;在肺部可见呼吸急促、胸痛等刺激症状;在脑可引起颅内压增高一系列症状;在骨骼可破坏骨质,易造成骨折等。

### (二)流行环节

1. 传染源　感染的犬、狼和狐是囊型包虫病的主要传染源,而感染的犬、狐、狼和猫是泡型包虫病的传染源。其中家犬是细粒棘球蚴的终宿主,也是最主要的传染源。一只被感染的家犬60天左右仍可持续排出含有虫卵的粪便,因此被感染的犬类对于环境的污染是持续性的。

2. 传播途径　包虫病是通过食入虫卵而传播,感染的途径主要为经口食入。人由于与家犬接触,或食入被虫卵污染的水、蔬菜或其他食物而感染。非洲部落游牧时与狗和家畜(绵羊、山羊、骆驼和驴)共居于丛林栖息地,以狗粪用作疮痈或外伤的敷料等是高危的行为。另外,许多人在放牧、剪毛、挤奶、皮毛加工等过程中接触虫卵吞食后感染。在干旱多风地区,虫卵随风飘扬,也有经呼吸道感染的可能。牛羊等家畜因食入被污染的牧草、饲料或饮入被污染的水而被感染。儿童因喜与犬玩耍食入皮毛上的虫卵而感染。

3. 中间宿主　细粒棘球绦虫主要在家畜中循环,其中间宿主有多种,主要为有蹄类家畜(例如绵羊、牛、猪、山羊、马,骆驼),其中最重要的中间宿主是绵羊,在世界上的一些重度流行区域,绵羊的患病率可高达90%,具有高度的易感性。多房棘球绦虫主要在狐狸——啮齿目和兔形目等野生动物中循环,其主要的中间宿主是鼠兔、田鼠等。人虽然是细粒棘球绦虫的良好中间宿主,通常仅仅是受害者,不参与生活史循环,但在非洲一些地区因死亡患者掩埋得较浅,有被犬科动物食入而成为中间宿主的可能。

4. 易感人群　不同种族和性别的人对棘球蚴均易感,在流行区,随着年龄的升高,患病风险增加,经常接触犬粪的(藏区妇女)和犬数量较多的场所所在的人群(如寺院喇嘛)为高危人群。

### (三)流行因素

1. 自然地理因素　完成棘球绦虫的生活史循环需要中间宿主和终末宿主的存在,并具备一定的外环境条件。虫卵排出后在获得感染中间宿主的机会前要在外界生存一段时间,其对温度的适应范围较大,在湿润和较低温度的环境中,感染性可保持约1年时间,一般在冬季和秋季约为8个月,夏季约为3个月。虫卵干燥和高温环境非常敏感,干燥和高温因素是限制自然环境中棘球绦虫卵存活的最主要的因素。湿度较大,有一定遮荫的草原和山地适于虫卵在外界的存活。牧犬粪便污染的草场是中间宿主被感染的适宜场所,因此,北方的农牧区是包虫病主要流行区。在干燥炎热的荒漠地带如非洲的部分地区和新疆的吐鲁番盆地存在包虫病流行,除了人与犬密切接触的原因,游牧的畜群随季节变化往返于草原和荒漠之间,保持了不同地理环境之间的生态学联系,且荒漠农业区的畜圈内可以保持有利于虫卵生存和传播的气候环境。区域性流行是我国包虫病流行的重要特点,在我国大面积的流行区内发病率有明显的高、低差别,其严重性由西向东递减。高发流行地区相连成片,形成我国在草原畜牧业地带一种特有的地方病。

地理景观(如农田、草地)等在棘球蚴病的传播流行中也起着非常重要的作用。据文献报道,在欧洲,阿尔卑斯北部,法国、瑞士等地区多房棘球绦虫的流行程度比较严重,而在荷兰、德国北部和东部及丹麦等地区流行程度较低,但是目前为止造成这种流行程度差异的原因未被阐明,不过可能与土地类型和地理景观有关。

2. 社会因素　社会因素主要是指各地的经济条件、文化知识水平、生活和生产方式、宗教习俗、饮食卫生习惯等,对寄生虫病的流行有至关重要的影响。我国棘球蚴病高发流行区大部分是目前我国经济较为落后的中、西部少数民族地区。这些地区经济相对落后,科技文化知识普及率较低,人们饮水居住条件和畜牧业生产方式的落后等经济因素是造成包虫病流行的基本条件。

人的行为习惯、生产生活方式和环境因素相互影响,能够共同影响棘球蚴病的传播。一些生产生活方式还促进了棘球绦虫的传播,流行区的牧民常用家畜的内脏喂犬或将病死的家畜尸体抛在野外,使犬等吞食,促进了犬与家畜间的传播。欧洲殖民者向美洲、非洲和大洋洲进行殖民扩张,将绵羊输入当地并逐渐发展成为规模的养羊业,同时也把包虫病输入到这些地区。近年来,我国各地不断开辟新的牧场,引进大批牲畜,从而形成新的污染地带,加之流行区的畜产品大量流向内地,因此,包虫病流行的潜在危险正日趋严重。

3. 生物因素　棘球蚴病的长期存在取决于棘球绦虫、终宿主和中间宿主三者的共同存在。

在我国犬是两型棘球蚴病的主要传染源,这与犬的种群数量和与人密切接触的程度有关。终宿主体内的绦虫数量与其免疫功能有关。宿主的先天抵抗力能使各个发育阶段的绦虫死亡,而且抵抗力的大小可能与宿主的品系、年龄、性别及生理状况有关。人类与犬类的接触频率与棘球蚴病的患病率之间有着一定的联系。

根据对其他绦虫的广泛研究,因棘球蚴感染有可能获得的保护性免疫,可产生于首次摄入免疫剂量的卵之后。这种免疫反应可发生于摄入至少10~50枚卵后的两周内,并能防止发生再感染。宿主在其一生中可通过不断摄入虫卵而保持这种免疫力,但宿主在6~12个月内未能摄入虫卵,则会丧失抵抗力。免疫母体可将某种程度的免疫力传递给其后代,但动物幼仔在出生几周后,似乎对绦虫感染缺乏足够的免疫力。动物迅速产生免疫力意味着中间宿主在摄入第一批卵之后对重复感染易感的时间很短(约两周)。因此,这个时期出现的情况可决定宿主体内的幼虫数量。这意味着放牧管理对感染程度具有重要的影响。这种免疫也意味着由终宿主排出的大多数卵,并不能够引起感染。所以,在这一时期,宿主对寄生虫数量的调节作用相当显著。

### 三、发病机制与病理学改变

#### (一) 囊型包虫病

1. 机械性损伤　棘球蚴对宿主的危害是压迫所寄生的器官,破坏周围组织,其严重程度视棘球蚴寄生部位、体积大小和数量多少而异。成熟虫卵进入人体后在十二指肠孵化为六钩蚴,穿入肠黏膜潜入门静脉系统,首先进入肝脏或随血流移行到其他组织器官并定位发育。因此最常见的发病部位是肝脏,其次是肺脏、腹腔、肾脏、骨骼、脑等组织器官。当棘球蚴发育至一定程度时,对组织、器官造成机械性压迫,引起组织、细胞萎缩和坏死,造成组织器官功能障碍。如巨大的腹内棘球蚴能占满整个腹腔并推压膈肌,甚至造成一侧肺脏的萎缩;肝棘球蚴破裂,进入胆道和腹腔,可引起胆道梗阻、炎症、弥散性腹腔炎或腹腔被原头蚴广泛继发感染而发展成多发性棘球蚴病;肺部棘球蚴破裂,大多有继发性细菌感染,患者突然咳出含有原头蚴或粉皮样囊壁的大量液体;颅脑棘球蚴多发在硬脑膜和颅骨等处,引起颅内压增高、头痛、呕吐及癫痫等症状。棘球蚴破裂可导致继发性感染,其内含物溢出可致过敏反应,甚至严重的过敏性休克而引起死亡。

2. 化学毒性损害　宿主产生对棘球蚴的反应,形成有大量组织细胞、类上皮细胞、巨噬细胞、淋巴细胞、白细胞的浸润棘球蚴肉芽肿。棘球蚴囊破裂,大量棘球蚴液外溢,引起严重的全身性过敏反应,这与补体系统被激活,宿主释放大量组织胺及 5-羟色胺和缓激肽等药理活性物质有关。宿主的免疫血清中存在免疫球蛋白 IgE,对宿主组织有很强的亲细胞性,能使机体致敏。棘球蚴抗原与相应抗体结合后,形成的免疫复合物可导致机体出现膜性肾小球肾炎,出现蛋白尿症,引起肾衰竭。光镜和电镜检查可见肾小球基底膜呈弥散性增厚,膜内外存在许多颗粒状沉淀物,间接荧光抗体试验检测出棘球蚴抗体和存在相应抗原。感染泡球蚴病的动物,全部存在脾滤泡、肝窦及门静脉周围和肾小球基底的大量类淀粉沉淀,也有报告化疗患者的免疫复合物可沉积于肺脏,引起肺棘球蚴周围组织的炎症。

3. 转移和种植　包囊破裂或者手术溢出,其中的原头蚴可以转移或种植于腹腔或其他部位,形成新的病灶。

包虫囊在人体内生活的时间很长,可能持续数十年。活动性囊生长迅速,免疫原性强,对邻近组织产生高压力,可引起并发症。低活动性囊通常无症状,生长缓慢,自身变性或钙化。机体对未破裂的活动性囊的炎症反应较缓和,只有少量单核细胞浸润。变性或破裂的囊可引起多核细胞和酸性粒细胞参与的炎性反应并很快转化为有组织细胞、巨噬细胞和纤维细胞参与的肉芽肿反应。25%的棘球蚴病患者存在棘球蚴的自然死亡和钙化,提示宿主机体对棘球蚴可能产生免疫反应。

（二）泡型包虫病

1. 机械性损伤　泡球蚴主要寄生在宿主肝脏,可为单个的巨块型或弥漫多结节型,四周的组织则因受压迫而发生萎缩、变性甚至坏死,由此肝功能严重受损。加上肝内外胆管受压迫和侵蚀,可引起黄疸。

2. 化学毒性损害　泡球蚴在血性坏死、崩解液化而形成空腔或钙化,呈蜂窝状大小囊泡内含胶状物或豆渣样碎屑,无原头蚴。此过程中产生的毒素又进一步损害肝实质。囊泡周围形成炎性细胞,纤维组织、上皮细胞、嗜酸性粒细胞、淋巴细胞和巨噬细胞浸润,也可形成泡状棘球蚴结节。

3. 浸润和转移　肝泡球蚴病如同恶性肿瘤一样,可经血液在肝内广泛转移、浸润扩散,出现肉芽肿反应,可诱发肝硬化和胆管细胞型肝癌,也可以直接浸润扩散到邻近器官,如肝门、胆囊、胃结肠韧带及下腔静脉等。脱落的泡状棘球蚴组织或碎片可经肝静脉到体循环,转移、浸润扩散到其他器官,特别是肺和脑组织。

四、临床表现

包虫病患者早期可无任何临床症状,多在体检中发现。主要的临床表现为棘球蚴囊占位所致压迫、刺激或破裂引起的一系列症状。囊型包虫病可发生在全身多个脏器,以肝、肺多见。泡型包虫病原发病灶几乎都位于肝脏,就诊患者多属晚期。

（一）肝囊型包虫病

主要为占位性和破裂的表现。

1. 棘球蚴囊占位性表现　患者出现肝大、右上腹部包块、可有肝区隐痛、上腹饱胀感、消化不良、消瘦、贫血和门静脉高压等表现。肝区持续钝痛及叩痛。肝顶部棘球蚴囊合并感染后炎症累及膈肌及胸膜会产生粘连、炎症浸润及右胸腔积液。

2. 棘球蚴囊破裂的表现 棘球蚴囊破入腹腔最为常见,并引起腹腔继发性包虫病。多数患者可产生过敏反应,表现出皮肤红斑、瘙痒、荨麻疹、恶心、胸闷等现象,少数会有严重的过敏性休克。患者可突然出现上腹部疼痛,可累及全腹,类似消化道穿孔的表现,但数十分钟后可自行缓解甚至消失。体检时患者仅上腹部有压痛,其他部位无明显肌紧张,但如果是合并感染或胆瘘的棘球蚴囊破裂,则腹膜刺激征比较明显。过敏性休克常为棘球蚴囊破裂的严重后果,也是导致患者死亡的主要原因之一。

### (二)肝泡型包虫病

主要为上腹部隐痛,有时伴有腹绞痛和寒战高热等感染症状;肝大或在肝区有明显肿块,肝脏质地坚硬有时可触及硬结节;有不同程度的胆汁淤积性黄疸,门静脉高压征。泡球蚴具有"类肝癌"样浸润性生长的特点,可发生转移并出现转移病灶所在脏器的症状。主要的并发症是因胆道系统阻塞、感染而致的败血症或中毒性休克,肝功能损害,直至肝衰竭或多器官功能衰竭而死亡。

### (三)肺囊型包虫病

可出现胸部隐痛、胀痛或刺激性咳嗽,巨大囊型包虫病可引起压迫性肺不张,重者胸闷气促,甚至呼吸困难。合并感染时可出现肺脓肿症状,发热、胸痛、咳嗽、咯脓痰,伴有支气管瘘者,脓痰中带有囊碎屑,重者咯血。合并破裂者若穿入支气管,则引起剧烈咳嗽,咯出大量水样囊液,其内带有内囊碎片,重者窒息死亡。个别患者偶尔咳出全部棘球蚴囊内容物,外囊塌陷闭合,而获痊愈。但大多难以完全咳出,囊腔继发感染,周围肺实质发生慢性炎症,宜手术治疗。若穿入胸膜腔,发生液(脓)气胸,随后继发多发性胸膜囊型包虫病。

### (四)其他部位包虫病

囊型包虫病可发生在腹腔和盆腔、脾脏、肾脏、脑、骨骼、纵隔、心脏、肌肉和皮肤、膀胱、卵巢、睾丸、眼睛等部位,泡型包虫病可发生肺、脑等部位的转移,并出现相应部位的占位性局部压迫、刺激或过敏反应等临床症状和体征。少数患者可同时存在两种棘球蚴混合感染。个别泡型包虫病患者可出现寄生虫性栓塞。

## 五、实验室检查

### (一)病原学检查

1. 细粒棘球蚴 细粒棘球蚴呈囊状,内含液体,圆形或卵圆形多为单囊,直径由不足1cm 至 10cm 以上,巨大的虫体可达 30cm。组织学检查可见囊壁分为两层,外层为角皮层,内层为生发层,生发层向内长出许多原头节或生发囊。

肺包虫患者在棘球蚴囊破裂后,可咳出含棘球蚴囊壁、子囊、原头节和顶突钩的痰液。肉眼即可识别棘球蚴囊壁和子囊,但仍应进行组织学检查。痰液可直接涂片镜检。最好将痰液稀释后离心,取沉渣镜检。肝包虫病患者可应用 B 超引导下的细针穿刺检查,或手术摘除棘球蚴后取材做检查。

2. 多房棘球蚴 典型的多房棘球蚴是由无数直径小于 1~30mm 的不规则的棘球蚴囊组成泡状结构。由于变性坏死,在病灶的中心区常形成充满坏死组织的液化腔。显微镜检查,可见较薄的 PAS 阳性的角皮层,生发层常不易辨认。感染人体的多房棘球蚴很少形成育囊和原头节。棘球蚴囊的内部为坏死组织区,外部有组织细胞和淋巴细胞浸润。棘球蚴囊周围有慢性炎症反应、组织纤维化和钙化。由于组织纤维化使棘球蚴囊变得致密和坚硬。

（二）免疫学检查

人体包虫病免疫学诊断方法有：间接红细胞凝集试验（IHA），酶联免疫吸附试验（ELISA），薄膜快速 ELISA，免疫印迹技术（Western blotting，WB），循环抗原检测（circulating antigen，cAg），循环免疫复合物检测（circulating immune complex，CIC）。

其中，以 ELISA 法最为常用且较敏感，是国内使用较多的检查方法。现有的包虫病免疫学试验方法在敏感性和特异性上存在很大的差异。试验结果受许多因素的影响：抗原的性质和质量；检测用的试验系统；棘球蚴囊的数量、部位和活力；不同地理虫株差异；个体免疫应答反应的差异等。10%~40%的手术确诊的包虫病患者用目前已知的抗原检测不到特异性抗体。

（三）影像学检查

1. 囊型包虫病的 B 超诊断与分型　囊型包虫病在 B 超影像中分为 6 型，即囊型病灶（CL 型）、单囊型（囊型包虫病Ⅰ型）、多子囊型（囊型包虫病Ⅱ型）、内囊破裂型（囊型包虫病Ⅲ型）、实变型（囊型包虫病Ⅳ型）和钙化性（囊型包虫病Ⅴ型）。

（1）囊型病灶：囊壁不清晰，含回声均匀内容物，一般呈圆形或椭圆形。

（2）单囊型：棘球蚴囊内充满水样囊液，呈现圆形或卵圆形的液性暗区。棘球蚴囊壁与肝组织密度差别较大，而呈现界限分明的囊壁。本病的特异性影像为其内、外囊壁间有潜在的间隙界面，可出现"双壁征"。B 超检测棘球蚴囊后壁呈明显增强效应，用探头震动囊肿时，在暗区内可见浮动的小光点，称为"囊沙"影像特征。

（3）多子囊型：在母囊暗区内可呈现多个较小的球形暗影及光环，形成"囊中囊"特征性影像。B 超或 CT 显示呈花瓣形分隔的"车轮征"或者"蜂房征"。

（4）破裂型：内囊破裂：肝包虫破裂后，囊液进入内、外囊壁间，出现"套囊征"；若部分囊壁由外囊壁脱落，则显示"天幕征"，继之囊壁塌瘪，收缩内陷，卷曲皱褶，漂游于囊液中，出现"飘带征"。

（5）实变型：棘球蚴囊逐渐退化衰亡，囊液吸收，囊壁折叠收缩，继之坏死溶解呈干酪样变，B 超检查显示密度强弱相间的"脑回征"。

（6）钙化型：包虫病病程长，其外囊肥厚粗糙并有钙盐沉着，甚至完全钙化。B 超显示棘球蚴囊密度增高而不均匀，囊壁呈絮状肥厚，并伴宽大声影及侧壁声影。

2. 泡型包虫病的 B 超诊断与分型

（1）浸润型：B 超显示肝脏增大，探及低密度与高密度共存的回声光团，周围边界模糊，后方声束衰减。

（2）病灶钙化型：多房棘球蚴在侵蚀肝组织的过程泡型包虫病病灶中发生钙盐沉积，早期即出现点状钙化颗粒，随着病程延长，钙化颗粒融合成絮状或不规则的大片钙化灶。B 超显示在肝内探及低中密度占位病变，内有散在钙化点或不规整的大片钙化强回声光团伴声影。

（3）病灶液化空洞型：多房棘球蚴增殖成巨块病灶，其中心部因缺血坏死，液化成胶冻状，形成形态不规整的坏死液化空腔。B 超显示在不均质强回声光团内出现形态不规则、无回声的大块液性暗区，后方回声增强，呈"空腔征"。

3. 包虫病的 X 线特征影像

（1）肺囊型包虫病：直径小于 2cm 的肺包虫为密度较低、边缘粗糙、模糊不清的球形阴影。较大的棘球蚴囊轮廓清晰,边缘整齐,界限锐利,密度均匀,有圆形、卵圆形或切迹呈分叶状、单发或多发的孤立的囊性阴影。由于棘球蚴囊的挤压可出现气管、心脏的移位,肺下叶的棘球蚴囊可出现随呼吸而变形的特征(包虫呼吸症)。

（2）肝囊型包虫病:腹部平片显示肝脏轮廓增大,肝顶部棘球蚴囊使右膈隆起或突入胸腔。较大的棘球蚴囊可使膈肌升高,呼吸移动度减弱,甚至挤压心脏左移。肝中下部的棘球蚴囊膈肌抬高不明显,在肝下缘可见密度较高的半球形阴影。棘球蚴囊钙化时可见钙化影。

4. 包虫病的计算机断层扫描(CT)特征影像

（1）肝囊型包虫病:较大的棘球蚴囊肝脏轮廓扩大,在肝实质内显示大小不等的类球形囊状占位阴影。内囊壁光滑,厚度 1~3mm,CT 值 30~40Hu。囊内充满液体呈水样密度,CT 值 10~20Hu。外囊壁较厚,3~8mm,可显示双壁征,CT 值 30~50Hu,界线清楚,加强扫描时周围肝组织密度增加而棘球蚴囊密度不增加,显示边界明显,可与血管瘤、肝癌鉴别。子囊液的密度低于母囊液,含有子囊时,显示有密度略低的多个较小的圆形低密度影。过多的子囊可充满母囊,相互挤压呈方形、菱形呈蜂房状。钙化的外囊呈不规则的"蛋壳"状结构,亦可呈斑块状、条状或整个棘球蚴囊全部钙化,CT 值>60Hu。内囊破裂后,囊壁塌陷形成各种不规则图像。由于包虫死亡,囊液吸收浓缩,类似干酪样变并含有变性的子囊,CT 值增高而不均匀,近似实质性肿瘤影像,但 CT 增强扫描时不出现强化。位于肝顶部或边缘的棘球蚴囊可出现球形或半弧形凸出的边缘。

（2）肝泡型包虫病:CT 扫描可见形态不规整、不均匀低密度阴影,密度低于肝组织,增强扫描病灶无强化效应,形成具有"贫血供区"特征,可与血管瘤、肝癌病灶的"富血供区"鉴别;并可见泡型包虫病向边缘扩张而形成的低密度的"浸润带",退行性渐变过程中伴有钙盐沉积,呈现"钙化带";显示呈高密度钙化病灶内出现低密度积液腔,大小不一,形态不规整,液化区周围是钙化壁形成"岩洞征",液化区边缘大钙化影可伸入液化区内则呈现"半岛征"。泡型包虫病持续向周边肝组织侵蚀繁衍,形成"小泡征",提示为新鲜病灶,增强扫描病灶无强化效应。病灶内出现多个同心圆状细颗粒钙化影是泡型包虫病的特征性 CT 表现。

5. 磁共振成像(MRI)　包虫病的特征影像 T1、T2 加权像均呈低信号的不规则病灶,内部坏死形成液化灶,病灶周边的新生小囊仍生存繁衍扩展,侵蚀肝组织,呈现"晕带征"。由于腔壁是由肥厚的纤维组织构成边界,形态不规整,MRI 检查可显示腔壁出现 T1WI 和 T2WI 均呈较低信号、外周浸润带呈低信号的"地图征"。

## 六、诊断与鉴别诊断

### （一）诊断

原国家卫生计生委于 2006 年发布了《包虫病诊断标准》(WS 261—2006),根据流行病学史、临床表现及实验室检测结果等予以诊断包虫病。

1. 诊断依据　根据流行病学史、临床表现、影像学特征和实验室检查结果综合诊断。

（1）流行病学史:有流行区的居住、工作、旅游或狩猎史,或与犬、牛、羊等家养动物或狐、狼等野生动物接触史;在非流行区有从事来自流行区的家畜运输、宰杀、畜产品和皮毛产品加工等接触史。

（2）临床表现:包虫病患者早期可无任何临床症状,多在体检中发现。主要的临床表现为棘球蚴囊占位所致压迫、刺激或破裂引起的一系列症状。囊型包虫病可发生在全身多个脏器,以肝、肺多见。泡型包虫病原发病灶几乎都位于肝脏,就诊患者多属晚期。

（3）影像学检查：发现占位性病变。下列任一检查发现包虫病的特征性影像：B 超扫描、X 线检查、计算机断层扫描（CT）或磁共振成像（MRI）检查。

（4）实验室检查：酶联免疫吸附试验（ELISA）、间接红细胞凝集试验（IHA）、PVC 薄膜快速 ELISA、免疫印迹技术（Western blotting，WB）中任何免疫学检查查出包虫病相关的特异性抗体或循环抗原或免疫复合物。病原学检查，在手术活检材料、切除的病灶或排出物中发现棘球蚴囊壁、子囊、原头节或头钩。

2. 诊断标准

（1）疑似病例：应同时具有流行病学史和临床表现，或具有流行病学史并发现占位性病变。

（2）临床诊断病例：疑似病例符合 B 超检查、X 线检查、计算机断层扫描（CT）或磁共振成像（MRI）检查中任一影像学检查发现包虫病的特征性影像，或实验室检查中酶联免疫吸附试验（ELISA）、间接红细胞凝集试验（IHA）、PVC 薄膜快速 ELISA、免疫印迹技术（Western blotting，WB）任一免疫学检查查出包虫病相关的特异性抗体或循环抗原或免疫复合物。

（3）确诊病例：临床诊断病例在手术活检材料、切除的病灶或排出物中，经病原学检查发现棘球蚴囊壁、子囊、原头节或头钩。

**（二）鉴别诊断**

1. 肝囊型包虫病的鉴别诊断

（1）肝囊肿：影像学检查显示囊壁较薄，无"双层壁"囊的特征，并可借助包虫病免疫学检查加以区别。

（2）细菌性肝脓肿：无棘球蚴囊的特征性影像，CT 检查可见其脓肿壁外周有低密度水肿带；全身中毒症状较重，白细胞数明显升高；包虫病免疫学检查阴性。

（3）右侧肾盂积水和胆囊积液：除影像学特征外，包虫病免疫学检查阴性。

2. 肝泡型包虫病的鉴别诊断

（1）肝癌：病变发展速度快，病程相对短。典型的影像学检查显示病灶周边多为"富血供区"；肝泡型包虫病病灶周边则为"贫血供区"，病变的实变区和液化区并存，而且病灶生长相对缓慢，病程较长。借助甲胎蛋白（AFP）和肿瘤相关生化检测，以及包虫病免疫学检查可有效地鉴别。

（2）肝囊性病变：包括先天性肝囊肿和肝囊型包虫病，若肝泡型包虫病伴巨大液化坏死腔，亦可误诊为肝囊肿，甚至肝囊型包虫病。肝泡型包虫病在影像学除了显示液化腔隙外，B 超显示其周边形态为不规则室腔壁高回声或"地图征"，先天性肝囊肿的囊壁较薄，周边呈正常肝组织影像。应用泡型包虫病特异性抗原可鉴别肝囊型包虫病和肝泡型包虫病。

## 七、治疗

**（一）手术治疗**

一直以来，外科手术治疗是治疗肝囊型包虫病最主要的治疗方式。常用的手术方式分为传统术式、微创术式和根治术式。其中传统术式主要是指内囊穿刺摘除术，该手术方式是肝包虫病最常用的手术方法。这种手术方法的优点是简单快捷，并且适用于各个部位的包虫囊。除此之外，传统术式还包括外囊敞开式，这种相对较新兴的手术方式需要严格把握手术的适应证。微创术式主要包括穿刺治疗和腔镜包囊摘除术。尽管在 20 世纪 80 年代，由于可能会导致囊液进入腹腔形成种植或者内囊囊腔残留物容易引起感染和复发等原因，肝包虫病的穿刺治疗被视为禁忌,但是随着医疗技术和器械的不断发展与更新,该术式日益得到重视并在一定程度上可取代传统术式。根治术式主要是为了完整切除包虫囊肿,可以有效解决由于囊腔残留导致的并发症问题。

泡型包虫病根据其病灶的位置、范围可采取根治性切除、姑息性切除等手术方式。

（二）药物治疗

药物治疗对于不耐受手术患者,或者术后复发等现象治疗中起着重要的作用。

1. 阿苯达唑　该药物为 WHO 对于治疗棘球蚴病的首选药物,片剂(规格:200mg/片),15mg/(kg·d),根据体重测算药量,早晚 2 次餐后服用,连续服用 6~12 个月或以上;乳剂(规格:12.5mg/ml),14 岁以下儿童每天 1.0~1.2ml/(kg·d),早晚 2 次餐后服用,连续服用6~12 个月。

2. 甲苯达唑　口服吸收率仅有 10%,剂量为 40~50mg/(kg·d),1 日分 3 次服用。实验发现,阿苯达唑服用后的血液有效药物浓度远远高于甲苯达唑。

3. 吡喹酮　吡喹酮对成虫的作用较强,但是对棘球蚴病的效果并不理想,但是在体外实验中发现,吡喹酮联合阿苯达唑对多房棘球绦虫的小泡囊超过阿苯达唑的单独使用效果。

（三）药物禁忌证及注意事项

1. 妊娠期间和哺乳期的妇女、2 岁以下儿童、有蛋白尿、化脓性皮炎及各种急性疾病患者禁用。

2. 有肝、肾、心或造血系统疾病、胃溃疡病史者和 HIV 感染者,应到县级或县级以上医院检查后确定治疗方案。

3. 有结核病的包虫病患者,应参照结核病治疗方案进行治疗,治愈后再进行包虫病治疗。

4. 服药期间应避免妊娠。

（四）疗效判定

以 B 超影像为主,对腹部各脏器及腹腔包虫病进行疗效判定。

1. 治愈　临床症状和体征消失,且 B 超检查具有以下特征之一。

（1）囊型包虫病:包囊消失;囊壁完全钙化;囊内容物实变。

（2）泡型包虫病:病灶消失;病灶完全钙化。

2. 有效

（1）囊型包虫病:临床症状和体征改善,且 B 超检查具有以下特征之一者:①囊直径缩小 2cm 以上;②内囊分离征象;③囊内容物中回声增强,光点增强增多。

（2）泡型包虫病:临床症状和体征改善或 B 超检查具有以下特征之一者:①病灶缩小;②病灶未增大,回声增强。

3. 无效　临床症状和体征无缓解,且 B 超检查显示病灶无任何变化或进行性增大。

（五）药物不良反应的处理

1. 分级

（1）轻度:服药初期有轻度头痛、头晕、胃部不适、食欲不振、恶心、腹泻、皮肤瘙痒、肝区针刺样疼痛。

（2）中度:除上述反应程度加重外,出现呕吐、进食量明显减少。

（3）重度:除前述症状外,出现明显脱发、贫血、浮肿、黄疸等;实验室检查出现胆红素明显升高,白蛋白降低,白细胞明显减少,有时出现蛋白尿和肌酐升高。

2. 处理

（1）轻度反应者一般不需处理，可继续服药观察。

（2）中度反应者应暂停服药，并建议到县级以上医院确认，做血、尿常规、肝和肾功能检查后，确定治疗方案。

（3）重度反应者应立即停药，必要时送县级以上医院处理。

**（六）随访和复查**

1. 随访　药物治疗开始后半个月必须进行一次随访，登记用药后的反应情况，对有不良反应者按照轻、中、重分级进行相应处理。

2. 复查　对继续治疗者每 6 个月进行一次影像学复查，评价疗效，并确定下一步的治疗方案。

**（七）停药条件**

凡符合以下条件之一，应停止服药。

1. 达到临床治愈标准者。

2. 用药后出现重度不良反应者。

3. 治疗无效或病情恶化者。

## 八、预防与控制

**（一）防治策略**

目前采取以控制传染源，切断传播途径为主，结合对高危人群进行健康教育的综合防治策略。

1. 流行区采取健康教育、传染源管理、中间宿主防制、发现和治疗患者的综合性防治措施。

2. 非流行区治疗患者并进行个案调查，加强皮毛加工业人员的防护。

**（二）防制措施**

M. C. Benchikh-Elfegoun 等人在阿尔及利亚的一项调查中显示在被选入调查的 1/3 的屠宰场中狗都很容易接触到屠宰动物的内脏，最常见的做法是工人们将病变脏器放在自然暴露的环境中进行焚烧，并且屠宰场的外围没有装防止狗等进入的栅栏。而这些问题都是很容易被解决的。尽管在调查中发现一些大的屠宰场的基础设施要比小的屠宰场更齐全，但是犬类动物仍可以自由进入，为了预防和控制包虫病，有以下几点关键技术措施。

1. 传染源管理　采取"犬犬投药，月月驱虫"，降低绦虫种群数量；或通过教育或限制每户的养犬数量、对母犬进行绝育或对野犬进行大规模捕杀等措施降低狗群数量。对于家犬按照 5mg/kg 的剂量投药，长期坚持，可以有效达到预防感染的目的。

2. 中间宿主的防制

（1）屠宰场的管理：协同有关部门加强牲畜屠宰的检疫。对病变脏器实施无害化处理（高温高压、焚烧或深埋），严禁转运、出售；对屠宰产生的污物、污水进行无害化处理；严禁在屠宰场内养犬，并防止犬进入屠宰场。

（2）家庭和个体屠宰的管理：在不能进行集中屠宰的区域，教育屠宰加工户不用未经处理的病变脏器喂犬，病变脏器煮沸 40 分钟后方可喂犬，或对病变脏器焚烧或深埋。

3. 健康教育　在流行区结合当地特点，采用多种途径和多种形式开展包虫病防治的健康教育。对儿童要强调不逗狗，勤洗手，喝开水，吃熟食。

4. 查治患者 采取影像学检查和实验室检查等,对流行区居民进行检查。对发现的患者给予药物或手术治疗。

5. 个人防护 流行区的儿童不要与犬接触,不吃生食,不喝生水是防止食入虫卵的要点。

(伍卫平)

# 第二节 铁 线 虫 病

铁线虫(*Gordiacea Von* Stebold,1843)又名发形蛇(hair snake),亦称毛细线虫(hairworm)或戈尔迪乌斯线虫(gordian worm),土名就是铜丝蛇或天丝。隶属于线形动物门,为铁线虫纲蠕虫的总称。与医学有关的虫种分属于铁线虫目(Gordioidea)、铁线虫科(Gordiidae)、铁线虫属(*Gordius*)和索虫科的粗皮属(*Chordodes*),拟铁线虫属(*Paragordius*)和拟粗皮属(*Parachordodes*)等,250~300 种。成虫在海水或淡水中自由生活,幼虫寄生在节肢动物体内。国内分布于南北方各省份,国外广泛分布在世界各地。可通过水源感染人体,引起铁线虫病(nematomorphiasis)。铁线虫病是较为罕见的寄生虫病,成虫在自然界中自由生活,偶可感染人体。可能因接触水或饮用生水时感染性幼虫进入人体,多寄生于患者的消化道和泌尿道,并以女性为多,偶尔寄生于眼眶或外耳道,导致病变。

## 一、病原生物学

### (一)形态

成虫体型较大,细长,马鬃状,体型似细绳状,体长为 300~1 000mm,宽为 1~2mm,颜色变化较大,有黄、灰、棕褐或黑褐色。与线虫的圆虫类相似,但无背线、腹线与侧线,虫体前端钝圆,口位于头部顶端或前端腹面,具有 0.5~1mm 长的淡黄色区,虫体表面有许多小乳突,其上可有毛孔。体壁为较厚且极为粗糙的角质层,不是很锋利的刀都切不断。角质层内部为上皮层,细胞界限清晰,最内层为纵肌层。虫体腔内几乎被实质组织充满,仅有少量空隙。肠壁为单层细胞上皮,具有排泄功能,但无排泄器官。消化管后端与生殖导管相连,形成泄殖腔。具有清楚的雌雄异体,雄虫比雌虫小。雄体尾部末端分叉,常分两叶,呈倒"V"字形,分叉部分的前腹面为泄殖孔,肛后有新月形斑。雌虫尾短尖钝,尾部末端完整或分三叶。消化管幼虫期存在,而成虫期则退化。雄体的精巢和雌体的卵巢数目多,成对排列于身体的两侧。生活时体呈深棕色,在体外非常活跃,常有自行打结的习性。

### (二)生活史

铁线虫成虫栖息于沼泽、河流、池塘及水沟内,偶可感染人体。雌体所产的卵在水内孵出幼虫,被昆虫或人类吃进后,通过寄生生活。成虫在水中营自由生活,雌雄交配后,雄虫死亡。雌虫在虫卵成熟后,在水边产卵,一次可产卵 150 万~600 万枚,雌虫产卵后死亡。虫卵常发生粘连,呈白色绳索状,可长达 15~20cm,虫卵可附着在植物或者其他物体上。卵在水中发育的时间与水温有关,卵在水温 13℃时约需 35 天发育成熟,10℃时则需 74 天。孵出的幼虫很小,约 0.25mm,无消化管,其体中部有一横隔,将虫体分为前后两部分,前部具有一能伸缩的吻和多个向后突出的棘,后部有表浅的横纹,内含棕色的细胞堆,尾部有分泌物堆积,为一种特殊的冷凝物。在水中发育孵出幼虫后可被水生无脊椎动物宿主(如小型的甲壳类动物、水生昆虫记螺蛳等)食入或钻入其体壁进入血腔,依靠身体表面吸取宿主体内的脂肪

375

而发育。幼虫感染 5~7 后在这些昆虫体内蜕皮后成为稚虫,但由于这类宿主本身身体较小,常常会妨碍其继续生长。当这些小昆虫被较大的节肢动物如龙虱、螳螂或蝗虫等转续宿主食入,稚虫可继续发育。当宿主接触水或昆虫死亡后落水,这些成熟、白色软皮的稚虫自昆虫体内逸出进入水中,虫体颜色逐渐加深,体壁逐渐变硬,发育为成虫,营自生生活。

若孵出的幼虫 24 小时内未能进入昆虫体内,可在水中成囊,囊壁是由幼虫末端的分泌物遇冷后凝结而成。一般水温较低时易成囊,在水中生活超过 24 小时未成囊者易死亡,成囊幼虫在水中至少能存活 2 个月,在潮湿的土壤中能存活 1 个月。当成囊幼虫被昆虫吞食后,囊壁溶解,幼虫脱囊逸出并穿过昆虫肠壁到血腔内进行发育。幼虫只能在适宜的中间宿主如蚱蜢、蟋蟀和甲虫等昆虫体内才能生长。有时也能感染蜈蚣及水蛭。幼虫在这些宿主体内进一步发育,经蜕皮后形成稚虫,经 1~3 个月发育成为成虫。当含有稚虫的昆虫接触水或者死亡后落入水中,这些稚虫可以从中间宿主体内逸出并进入水中营自由生活,虫体颜色也从白色逐渐加深,体壁逐渐变硬。若成囊幼虫被不适的宿主如螺类或鱼等食入,囊壁不能被消化;若再被适宜宿主食入时,幼虫仍能继续发育。

## 二、流行病学

### (一) 分布与危害

铁线虫病是一种较为罕见的寄生虫病,全世界只有 14 个国家有病例报道。主要见于温带和热带地区,马来西亚、日本、英国、坦桑尼亚、斯里兰卡、印度和加拿大等地均有报道,但在北极圈已有所发现。在我国流行于山东、湖北、广东、陕西、河南、新疆、四川、云南、广西、福建等省(自治区),呈散发性。目前世界已报道的病例数超过 60 例,我国 25 例以上。本病女性多于男性。各地因生产生活接触自然水体的人群甚多,其实际感染人数可能远比已报告的例数要多。

### (二) 流行环节和因素

铁线虫在生活史中会有 1 个或 2 个中间宿主,第一中间宿主为水生无脊椎动物,包括小型甲壳类动物、水生昆虫及螺蛳等;第二中间宿主也是适宜的中间宿主,为无脊椎动物宿主,包括蚱蜢、蟋蟀和甲虫等。由于铁线虫在水生无脊椎动物体内仅形成囊包,与自由生活的幼虫相比无明显结构上的发育,因此,也有专家认为水生无脊椎动物是铁线虫的转续宿主。成虫在沼泽、池塘、溪流、沟渠水中独自生活,偶尔感染人体,引起铁线虫病(nematomorphiasis)。感染途径可能是人们通过接触、饮用含感染性幼虫的水或吞食含有感染性幼虫的宿主如昆虫、鱼类、螺类等而感染消化道,在消化道中,虫体可分泌一种物质缓解肠液对它的破坏而继续发育。大多数虫体随粪便排出体外,也有经尿道排出。寄生于膀胱内的虫体至少可存活3~4 年。人们很容易在水池里和不干净的水里喝到这些铁线虫的幼虫,喝下去后有一定概率感染铁线虫病,这种病会使尿道感染发炎,所以池塘的水和不干净的水不能随便喝。幼虫在节肢动物体内会诱使寄生体去寻找水源,所以水源有节肢动物尸体的时候,不建议饮用。

## 三、发病机制与病理改变

寄生于泌尿道的患者均有泌尿道刺激症状,如下腹部疼痛、尿频、尿急、尿痛、血尿、放射性腰痛以及会阴部及阴道炎等。铁线虫的致病机制可能是虫体在膀胱及尿道内移行所引起的机械性刺激,一旦虫体排出后症状亦随之逐渐消失,寄生于眼眶下可引起红肿热痛,寄生于外耳道可引起瘙痒。寄生于眼眶部及外耳的病例极为罕见,其可能与稚虫自口侵入颊部移行至眼眶下或耳部有关。

### 四、临床表现

铁线虫的临床表现与其寄生的部位有关,寄生于消化道所引起的症状一般不明显,偶可有慢性消化不良、腹痛、腹泻等表现。寄生于泌尿道的患者,以女性为多,女性患者会阴部接触含铁线虫稚虫的水体,经尿道逆行侵入,至膀胱内寄生。均有明显的泌尿道刺激征,如下腹部疼痛、尿频、尿急、尿痛、血尿、放射性腰痛、会阴和阴道炎等,一旦虫体排出后,症状亦随之逐渐消失。曾有 1 例泌尿道感人的报道,患者为一名 23 岁的女性,患泌尿道疾病 3 年,尿道排出线虫后症状亦随之消失。此外,铁线虫亦有寄生于眼眶、外耳道或喉部的报道,但相对较为罕见。稚虫经口侵入颊部移行至眶下,寄生于人体眼眶形成肿块并引起红肿热痛;虫体寄生于外耳道时,由于虫体移行引起极度瘙痒;虫体寄生于咽部会引起咽部发痒、阻塞感、咳嗽、咳痰、痰中带血、声音嘶哑数月。

### 五、诊断与鉴别诊断

寄生于消化道的患者一般均无明显的症状,大多数虫体随粪便排出体外,经呕吐物排出的较为罕见,且在粪便中也查不到铁线虫的虫卵。寄生于泌尿道的患者亦只有非特异的膀胱刺激症状,在临床上若遇到有尿道刺激症状,久治不愈而又有生饮或会阴部接触过塘、沟水或潮湿草地的患者,应考虑作膀胱镜检。膀胱镜检可见膀胱三角区有慢性炎症,尿常规检查常有轻度异常,尿中蛋白、红细胞、白细胞会有少量增加,但同样查不到虫卵。由于铁线虫所致的症状并非特异,因此,医务工作者在患者排出虫之前难以确诊。铁线虫病的诊断,均系在尿中或粪便中检获虫体后才能确诊。检获虫体时,由于虫体渗透压不同,应将线虫在放入带塞的内含 2%盐水的试管中,轻轻摇动 1~2 分钟,洗涤并观察。为了鉴定并永久保存虫体标本,可用酒精固定法,用 70%~75%的酒精在水浴中加温至60℃,将经洗涤的虫体放入,虫体立刻伸直。待酒精冷却后,可将虫体放入 5%甘油和80%酒精的混合液中,经久保存。

### 六、治疗

寄生于组织内者应采取手术将虫体取出,疑有感染者可口服驱虫药促虫排出。如选用阿苯达唑每天按 15~20mg/kg 体重,3 次分服,疗程为 7 天。

### 七、预防与控制

防治本病的关键是改变不良的饮食习惯,不饮不洁之水、不生吃昆虫、鱼类以及螺类等食物,下水时应注意穿紧身裤,避免下体与不洁水体直接接触,避免铁线虫由口腔侵入人体。

(刘阳　邱东川)

## 第三节　结节线虫病

结节线虫(Oesophagostomum),又称食道口线虫,隶属于线虫动物门。属于圆形目、盅口科、食道口属。结节线虫病是食道口属线虫(Oesophagostomun)的幼虫及其成虫寄生于肠壁与肠腔引起的。因有些种的幼虫在肠壁内形成结节状病变,故有"结节虫"之称。结节线虫病分布在非洲、巴西、中国、印度尼西亚和菲律宾。结节线虫常见寄生于家畜和动物如山羊、猪和非人类的灵长类动物的大肠内,感染人的案例多见于非洲的某些地区,如多哥北部和加纳。

## 一、病原生物学

### (一) 形态

目前发现的结节线虫中有 3 种可感染人类,分别为尖形结节线虫(*O. aculeatum*)、双叉结节线虫(*O. bifurcum*)和冠口结节线虫(*O. stephanostomum*),其中以双叉结节线虫为常见。成虫虫体呈线型,与钩虫相似。前端膨大处有头囊和头沟,口囊呈小而浅的圆筒形,其外周为一显著的放射状口齿,口孔周围有 1~2 圈叶冠;颈沟位于腹面,颈乳突位于食道部或稍后的虫体两侧,有或无头泡及侧翼膜。雄虫长 6~16.6mm,交合伞较发达,有 1 对等长的交合刺。雌虫相对较长,6.5~24mm,阴门位于肛门前方不远处,排卵器发达,呈肾形(图 11-3-1)。结节线虫幼虫有两个阶段,为杆状蚴和丝状蚴,丝状蚴为感染阶段,长度为 710~950μm,其内部为三角形细胞,细胞数为 16~32 个,尾端有长且薄、逐渐变细的鞘,尾末端与鞘末端有明显的间隙(图 11-3-2)。结节线虫虫卵为椭圆形,壳薄、无色透明,大小 50~100μm,卵内有多个分裂的细胞,卵壳与细胞间有明显的空隙(图 11-3-3)。

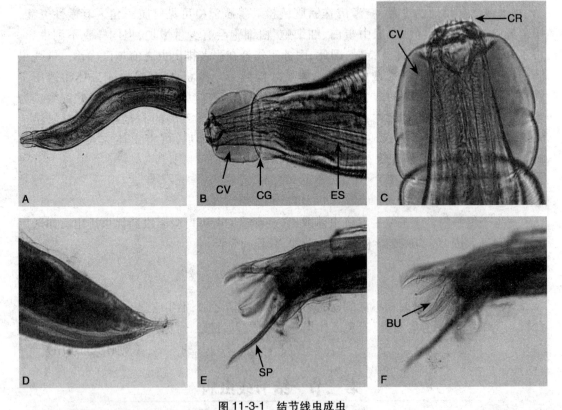

图 11-3-1　结节线虫成虫

注:A:结节线虫成虫;B、C:结节线虫成虫前末端。CV:头囊,CG:头沟,ES:食管,CR:口齿;D:结节线虫雌虫后末端,尾端呈点状。E、F:结节线虫雄虫后末端。SP:杆状交合刺,BU:交合伞

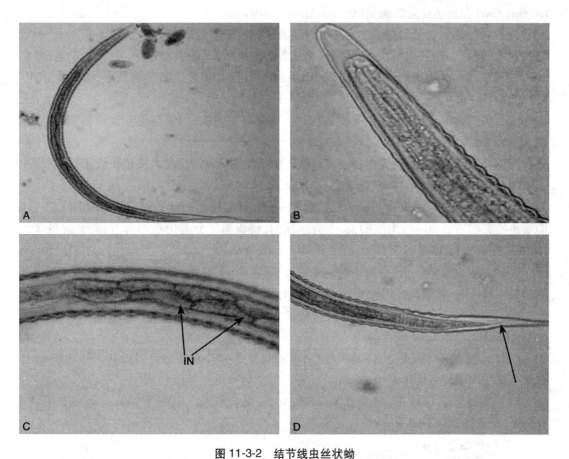

图 11-3-2 结节线虫丝状蚴

注:A:结节线虫丝状蚴,可观察到点状尾;B:丝状蚴前末端;C:丝状蚴中间部分。IN:三角形肠细胞;D:丝状蚴尾末端,可见尾间隙

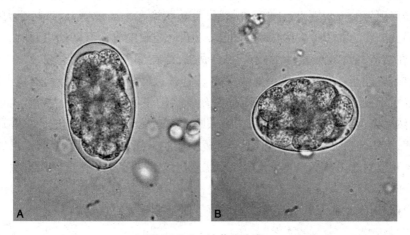

图 11-3-3 结节线虫卵

牛、羊常见的种类有:哥伦比亚食道口线虫(*O. columbianum*)、辐射食道口线虫(*O. radiatum*)、微管食道口线虫(*O. venulosum*)、粗纹食道口线虫(*O. asperum*)和甘肃食道口线虫(*O. kansuensis*)等;猪常见的种类有:有齿食道口线虫(*O. dentatum*)、长尾食道口线虫(*O.*

*longicaudum*)和短尾食道口线虫(*O. brevicaudum*)等。

（1）哥伦比亚食道口线虫：有发达的侧翼膜，致使身体前部弯曲；头泡不甚膨大；颈乳突在颈沟的稍后方，其尖端突出于侧翼膜之外；雄虫长 12.0~13.5mm，交合伞发达；雌虫长 16.7~18.6mm，阴道短，横行引入肾形的排卵器；尾部长。虫卵呈椭圆形，大小为(73~89)μm×(34~45)μm。

（2）微管食道口线虫：无侧翼膜，前部直；口囊较宽而浅；颈乳突位于食道后面；雄虫长 12~14mm；雌虫长 16~20mm。

（3）粗纹食道口线虫：无侧翼膜；口囊较深，头泡显著膨大；颈乳突位于食道后方；雄虫长 13~15mm；雌虫长 17.3~20.3mm。

（4）辐射食道口线虫：侧翼膜发达，前部弯曲；缺外叶冠，内叶冠也只是口囊前缘的一小圈细小的突起，38~40 叶；头泡膨大，上有一横沟，将头泡区分为前后两部分；颈乳突位于颈沟的后方；雄虫长 13.9~15.2mm；雌虫长 14.7~18.0mm。

（5）甘肃食道口线虫：有发达的侧翼膜，前部弯曲；头泡膨大；颈乳突位于食道末端或前或后的侧翼膜内，尖端稍突出于膜外；雄虫长 14.5~16.5mm；雌虫长 18~22mm。

（6）有齿食道口线虫：虫体乳白色；雄虫长 8~9mm，交合刺长 1.15~1.30mm；雌虫长 8.0~11.3mm，尾长 0.35mm。

（7）长尾食道口线虫：虫体呈灰白色；雄虫长 6.5~8.5mm，交合刺长 0.9~0.95mm；雌虫长 8.2~9.4mm，尾长 0.4~0.46mm。

（8）短尾食道口线虫：雄虫长 6.2~6.8mm，交合刺长 1.05~1.23mm；雌虫长 6.4~8.5mm，尾长仅 0.081~0.12mm。

（二）生活史

对于非人类宿主，食道口线虫的生活史始于虫卵随动物粪便排出体外。在外界环境中虫卵孵化出幼虫，发育成一期幼虫杆状蚴。这些幼虫在环境中经过 6~7 天，发展为二期幼虫。二期幼虫以粪便中的营养物质和细菌为食，发育成带鞘的感染性三期幼虫丝状蚴。丝状蚴通过经口感染的方式感染新的宿主，感染性丝状蚴在小肠脱鞘，后移行至大肠，侵入肠黏膜导致病变。在肠黏膜蜕皮形成四期幼虫，返回肠腔蜕皮成为五期幼虫，并钻入肠壁形成结节，最终在结节发育成成虫。由此产生的成虫，留在肠腔交配；雌性成虫一般每天产卵5 000 个，这是等同于在圆线虫科其他线虫的繁殖率。人类宿主感染与动物宿主极为相似，人类感染发生于接触了含有感染性三期幼虫丝状蚴的土壤和水源，丝状蚴侵入小肠或大肠黏膜下层，然后到达结肠肠腔，幼虫蜕皮，进入肠壁，部分幼虫迅速发育成成虫并返回肠腔进行交配产卵，有些幼虫无法发育成熟，也不能返回肠腔，在肠壁、大网膜或腹壁形成结节性肿块（图 11-3-4）。对于人体感染双叉食道口线虫要复杂一些，双叉食道口线虫除了这种直接的生活史方式外，猪作为储藏宿主起到了重要作用。猪有食粪习惯，吞入双叉食道口线虫幼虫后又排出体外，因此在人的食道口线虫病感染流行中有重要意义。

二、流行病学

（一）分布与危害

结节线虫病流行或潜在流行于 35 个国家，世界范围内近 25 万人感染，超过 100 万人受到威胁。目前世界已报告的病例，大部分是源于非洲，尤其是加纳、多哥、乌干达、津巴布韦

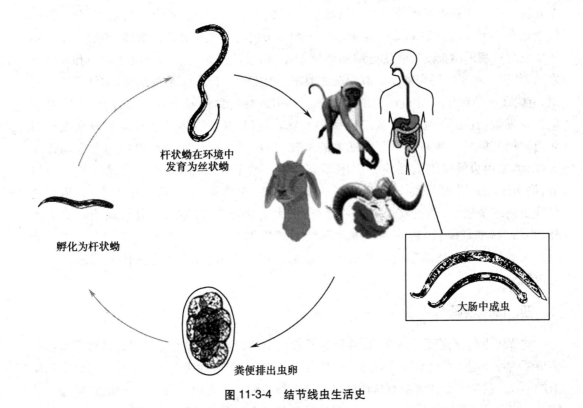

杆状蚴在环境中
发育为丝状蚴

孵化为杆状蚴

大肠中成虫

粪便排出虫卵

图 11-3-4　结节线虫生活史

和其他附近的国家。一些零星的病例报告在南洋和南美洲的国家,包括巴西、印度尼西亚和马来西亚。绝大多数的临床病例收集于西非的多哥北部和加纳,其中感染猴管口线虫的病例几乎遍布每个村庄,一些农村地区患病率高达 90%,是当地重要的公共卫生问题,但其集中分布在多哥和加纳的原因尚不清楚。

（二）流行环节和因素

结节线虫病是一种较为罕见的寄生虫病。通常被看作是一种人畜共患病,可以在动物和人之间传播,主要宿主是野猪、牛、羊及灵长类动物,人类偶然可能感染。有研究发现,结节线虫病也可在人际间传播。动物或人经粪口感染结节线虫病,很大程度是因为未见经皮肤感染的报道。人食道口线虫的感染只是在非洲一些地区呈地方性流行,它的流行和传播方式目前还不是十分清楚,这可能与行为因素和当地独特的土壤条件有关。研究显示,某研究地区人群感染结节线虫病和钩虫感染之间存在相关性,这可能是与寄生虫病感染的共同因素有关,包括卫生条件差,一定的农业生产活动和缺乏适合的饮用水。猪等贮藏宿主可能对该病的传播起到重要作用,而灵长类则并非作为保虫宿主起作用。

三、发病机制与病理改变

结节线虫在动物和人体的各个发育阶段（幼虫、成虫）对机体皆有致病作用。幼虫阶段:即幼虫钻入或钻出肠黏膜时对肠黏膜所形成的机械性损伤。初次感染时,很少发生结节,感染 3~4 次后,结节即大量发生,引起多结节或单结节性病理改变。多结节性病变是在黏膜下层和浆膜下层水肿增厚的结肠壁上有数十到数百个豌豆大小的结节,单结节性病变是有一个直径为3~6cm的结节。大多数结节内可发现未成熟的虫体,少数为不含虫体的空洞。病理检查发现病变处结肠肠壁增厚,结节位于黏膜层和肌层或肌层和浆膜层之间,黏膜层和浆膜层完整。结节无明显囊壁,周围有巨噬细胞、上皮细胞、成纤维细胞聚集,有时还有浆细胞和嗜酸性粒细胞聚集。结节内含有黏稠或干酪样内容物,内容物中包括粒细胞、红细胞、嗜酸性粒细胞和颗粒物。夏科-雷登结晶可见于结节内和虫体消化道。结节的发生是黏膜产生免疫力的表现,形成结节的机制是幼虫周围发生局部性炎症,继之由成纤维细胞在病变周围形成包囊。结节因虫而异:长尾食道口线虫的结节,高出于肠黏膜表面,而具坏死性炎性反应性质,至感染35天后开始消失;有齿食道口线虫的结节较小,消失较快。大量感染时,大肠壁普遍增厚,有卡他性肠炎。除大肠外,小肠(特别是回肠)也有结节发生。结节感染细菌时,可能继发弥漫性大肠炎。幼虫在大肠黏膜下形成结节所致的危害性最大。在成虫阶段,主要是虫体分泌的毒素可造成肠壁的炎症。

### 四、临床表现

结节线虫病,幼虫可侵入肠壁,导致弥漫性结节的病理类型,主要表现为多结节型和单结节型两种类型。多结节性疾病的特点是由许多微小的结节性病变在结肠壁含有蠕虫和脓液的形成。约15%的患者都有这种形式的结节线虫病。常表现为右下腹疼痛,伴随着一个或几个突出的腹部肿块的存在。结节本身通常是没有问题的,但可能会引起进一步的并发症,如肠梗阻、腹膜炎、肠扭结表现为体重减轻、持续性黏液腹泻、弥漫性腹痛等。在罕见的情况下,严重的疾病,可发生消瘦、心包液、心脏扩大、肝脾肿大、阑尾的脾周炎和扩大。偶尔有直肠出血。单结节型的病例约占85%,表现为腹壁或腹腔有直径3~6cm质硬痛性包块,常伴有发热、皮肤脓肿和瘘管形成,并发症有结节破溃形成的腹膜炎,炎症导致肠梗阻、狭窄性腹股沟疝和肠扭转等。

牛羊在临床上所表现的症状与感染虫体的数量和机体的抵抗力有关。如一岁以内的羊寄生80~90条,年龄较大的羊寄生200~300条时,即为严重感染。牛有可能出现持续性腹泻或顽固性下痢。粪便呈暗绿色,表面带有黏液,有时带血。便秘和腹泻交替进行,下颌间可能发生水肿,最后多因机体衰竭而死亡。结节虫对猪的致病性不强,一般常不表现任何症状。猪大肠线虫一般也不见任何症状。如结节在浆膜面破裂,可引起腹膜炎。患猪表现腹部疼痛、不食、拉稀、日见消瘦和贫血。

### 五、诊断

食道口线虫病诊断可用漂浮法检查粪便中有无虫卵。注意察看粪便中有否自然排出的虫体。如虫卵不易鉴别,无法与钩虫卵区分(虫卵平均长75μm、宽43μm),可用培养皿先垫一张草纸或滤纸,而后将粪调成硬糊状,制成半球形放在纸上,使半球形的顶部高于皿沿,在加盖时与皿盖接触,将皿置于25℃温箱中,并注意垫纸保持湿润,经7天后,多数虫卵可发育成第三期幼虫,并集中于皿盖的水滴中。幼虫长500~530μm,宽26μm,尾部呈圆锥形,尾顶端呈圆形,组织病例检查可观察到扁平的体肌、多核的消化道和未成熟的生殖系统。剖检在大肠壁上找到结节,肠腔内找到虫体或在新鲜结节内找到幼虫,也可确诊。但也有仅见结节而不见虫体的。实验室单纯使用显微镜观察粪便中虫卵来诊断几乎是不可能的,人的食道口线虫病也可通过免疫学检测方法,如ELISA 检测到 IgG4 抗体增加,可以证实食道口线虫侵犯组织。近年来诊断技术的发展,PCR 分析成为了诊断本病的新方法。通过提取患者粪便中的 DNA,设计针对性的遗传标记特异性引物进行 PCR 检测。复合实时定量 PCR 则能同时检测结节线虫、美洲钩虫和十二指肠钩虫,且能够对虫体负荷进行定量。

## 六、治疗

药物防治是控制食道口线虫的主要手段,食道口线虫病常用药物是阿苯达唑、噻嘧啶、氟苯咪唑和苯丙达唑等。对于成年结节线虫病患者使用剂量为 400mg 的阿苯达唑(儿童200mg)或噻嘧啶(剂量与阿苯达唑相同)。阿苯达唑通过绑定游离的 β-微管蛋白,从而抑制微管蛋白聚合,阻断结节线虫糖的吸收。研究表明,阿苯达唑和噻嘧啶的治愈率分别为 85%和 59%~82%。外科可采用手术方法切除结节,切除食道口线虫幼虫结节的根治效果高于化疗,但是为有创伤的侵入性治疗且费用相对较高。当出现并发症时,需根据并发症的严重程度选择不同的治疗方法,通常给予 200~400mg 的阿苯达唑 1 次。同时给予 250mg/d 的阿莫西林 5 天。如果有脓肿或瘘管形成,给予切开排脓和引流,同时给予阿苯达唑和抗生素治疗。对于动物,可选用甲苯达唑(10~20mg/kg 体重)混在饲料中喂服或用 0.5%福尔马林溶液 500~1 000ml 倒提后腿灌肠。

## 七、预防与控制

结节线虫病的防治以预防为主,对于人群采用药物防治、良好的卫生习惯及宣传教育等综合措施将会起到明显控制效果。注意个人卫生,保持饭前便后洗手的良好卫生习惯,防止粪便污染环境和水源。对于牲畜主要靠预防性驱虫及粪便发酵处理。每年春、秋两季各做一次预防性驱虫,保持圈的清洁卫生,粪便应堆积发酵消灭虫卵,保持饲料、饮水清洁,防止被幼虫污染。不在低洼潮湿牧场放牧,发现病畜应迅速治疗。

(刘阳　邱东川)

## 参 考 文 献

1. 吴观陵. 人体寄生虫学. 第 3 版. 北京:人民卫生出版社,2005.
2. 中华人民共和国卫生部. 包虫病诊断标准(WS 257—2006). 北京:人民卫生出版社. 2006.
3. Eckert J, Gemmell MA, Meslin FX, et al. WHO/OIE Manual on Echinococcosis in Humans and Animals:a Public Health Problem of Global Concern. World Organization for Animal Health ( Office International des Epizooties) and World Health Organization,2001.
4. Eckert J. FAO/UNEP/WHO Guidelines for Surveillance,Prevention and Control of Echinococcosis/Hydatidosis. Geneva:WHO,1981.
5. 黄建中. 联合国粮农组织/联合国环境规划署/世界卫生组织棘球蚴病/包虫病监测预防控制指南. 卫生部包虫病防治培训基地地方病通报编辑部出版,1988.

6. Eckert J, Schantz PM, Gasser PR, et al. Geographic distributionand prevalence. WHO/OIE Manual on Echino-coccosis in Humansand Animals: a Public Health Problem of Global Concern. World Health Organization, 2001, 100-134.

7. Pedro M, Schantz PM. Echinococcosis: a review. Int J Infect Dis, 2009, 13(2): 125-133.

8. Reuter S, Beisler T, Kern P, et al. Combined albendazole andamphotericin B against Echinococcus multilocularis in vitro. Acta Trop, 2010, 115(3): 270-274.

9. Onah DN, Chiejina SN, Emehelu CO. Epidemiology of echinococcosis/hydatidosis in Anambra State, Nigeria. Amnals of Trep Med Pararitol, 1989, 83(4): 387-393.

10. Benchikh El Fegoun MC, Kohil K. , L' Ollivier C, et al. Targeting abattoirs to control cystic echinococcosis in Algeria. Bull Soc Pathol Exot, 2016, 109(3): 192-194. DOI 10. 1007/s13149-016-0501-6.

11. Gottstein B, Wang J, Blagosklonov O, et al. Echinococcus metacestode: in search of viability markers. Parasite, 2014, 21: 63.

12. 汪天平. 人兽共患寄生虫病的流行与防控. 中国寄生虫学与寄生虫病杂志, 2015, 33(06): 472-476.

13. 尹清源, 丁忠玉, 杜建华, 等. 铁线虫人体消化道感染 1 例报告. 中国寄生虫病防治杂志, 1988, 6(01): 55.

14. 周国兴, 王学珍, 叶治碧, 等. 铁线虫病一例报告. 四川医学, 1988, 9(02): 69.

15. 崔巍, 梁瑞文, 高培福. 人体消化道感染铁线虫 1 例报告. 中国寄生虫病防治杂志, 1995, 13(04): 298.

16. 杨增茹, 满永宏, 张驰, 等. 消化道感染铁线虫 1 例报告. 中国寄生虫学与寄生虫病杂志, 2012, 30(02): 126.

17. Hanelt B, Thomas F, Schmidt-Rhaesa A. Biology of the phylum Nematomorpha. Adv Parasitol, 2005, 59: 244-305.

18. George Poinar Jr. . Global diversity of hairworms (Nematomorpha: Gordiaceae) in freshwater. Hydrobiologia, 2008, 595(1): 79-83.

19. Thomas F, Schmidt-Rhaesa A, Martin G, et al. Do hairworms (Nematomorpha) manipulate the water seeking behaviour of their terrestrial hosts. J Evol Biol, 2002, 15(3): 356-361.

20. 詹希美. 人体寄生虫病学. 北京: 人民卫生出版社, 2001.

21. 朱玉霞, 万淑敏. 眼部铁线虫感染 1 例. 中国寄生虫学与寄生虫病杂志, 2010, 28(01): 45.

22. 李朝品, 崔玉宝. 喉部铁线虫寄生一例. 中国寄生虫学与寄生虫病杂志, 2003, 21(4): 206-206.

23. Ash Lawrence R, Orihel, Thomas C. Parasites in Human Tissues. Chicago: ASCP Press, 1995.

24. Sun, Tsieh. Parasitic Disorders: Pathology, Diagnosis, and Management. Baltimore: William and Wilkins, 1999.

25. Ziem JB. Controlling human oesophagostomiasis in northern Ghana. (Doctoral thesis) Leiden: Leiden University, 2006.

26. Gasser RB, de Gruijter JM, Polderman AM. Insights into the epidemiology and genetic make-up of Oesophagos-tomum bifurcum from human and non-human primates using molecular tools. Parasitol, 2006, 132(Pt4): 453-460.

27. van Lieshout L, de Gruijter JM, Adu Nsiah M, et al. Oesophagostomum bifurcum in non-human primates is not a potential reservoir for human infection in Ghana. Trop Med Int Health, 2005, 10(12): 1315-1320.

28. ELMES BG, McADAM IW. Helminthic abscess, a surgical complication of oesophagostomes and hookworms. Ann Trop Med Parasitol, 1954, 48(1): 1-7.

29. Krepel HP, Polderman AM. Egg production of Oesophagostomum bifurcum, a locally common parasite of humans in Togo. Am J Trop Med Hyg, 1992, 46(4): 469-472.

30. Ziem JB, Magnussen P, Olsen A, et al. Impact of repeated mass treatment on human Oesophagostomum and hookworm infections in northern Ghana. Trop Med Int Health, 2006, 11(11): 1764-1772.

31. Wooten, Darcy. *Oesophagostomum*. 2009. https://web. stanford. edu/group/parasites/ParaSites2009/Andrew-Plan_Oesophagostomum/AndrewPlan_Oesophagostomum. htm.

32. 林瑞庆, 张媛, 朱兴全. 食道口线虫与食道口线虫病的研究进展. 中国预防兽医学报, 2010, 11(09): 737-740.

# 第四篇

## 水传播性寄生虫病

# 第十二章

# 饮水感染寄生虫病

## 第一节 阿 米 巴 病

按 WHO 提出的定义，"凡体内有溶组织内阿米巴（*Entamoeba histolytica*）寄生，无论其有无临床表现，都称为阿米巴病"。通常将没有任何临床表现而只在其粪便内查到包囊的感染者，称为带囊者；而将具有肠内外临床表现者，统称为侵袭性阿米巴病（invasive amoebiasis）。

1875 年俄罗斯学者 Losch 报告了世界上首例阿米巴痢疾。患者来自位于寒带地区一个名叫 Archngel 的地方。此后，发现本病在热带和亚热带地区的流行非常普遍。WHO 曾经将阿米巴病列为世界上 10 种最常见的寄生虫病之一，估计全球患者有 4.8 亿之多，其中约 10%的人患有侵袭性阿米巴病（阿米巴痢疾、非痢疾性阿米巴结肠炎、阿米巴肝脓肿等）。每年死于阿米巴病者达 4 万~11 万人，仅次于疟疾和血吸虫病。现将其归为水传播性传染病。

我国亦是阿米巴病的高发区，在 20 世纪 80 年代之前各地时有发生。中医将阿米巴痢疾归于"痢疾"范畴，而将阿米巴肝脓肿归于"肝痈"范畴，在古代医书如《素问》《伤寒论》《诸病源候论》中多有论述。

根据国际疾病分类标准，可将阿米巴病分为肠阿米巴病和肠外阿米巴病。

### 一、肠阿米巴病

#### （一）病原学

寄生于人体肠道内的阿米巴有 4 属 7 种之多，它们是溶组织内阿米巴（*Entamoeba histolytica*）、迪斯巴内阿米巴（*Entamoeba dispar*）、哈氏内阿米巴（*Entamoeba hartmanni*）、结肠内阿米巴（*Entamoeba coli*）、微小内延阿米巴（*Endolimax nana*）、布氏嗜碘阿米巴（*Iodamoeba buetshchlii*）和脆弱双核阿米巴（*Dientamoeba fragilis*）。其中仅溶组织内阿米巴能引起阿米巴病。

溶组织内阿米巴生活史包括滋养体期和包囊期。

滋养体分为大小两种类型：小滋养体又称为肠腔型滋养体或共栖成囊型滋养体，体积较小，直径 12~30μm，寄生于肠腔中，以肠道细菌和肠内容物为食，不吞噬红细胞；大滋养体又称为组织型滋养体，体积变化较大，形态多变，直径 20~60μm，寄生在肠壁及其他器官组织中，可吞噬红细胞。两型滋养体除大小及吞噬物不同外，基本形态相同。其特点是：内外质分明，由外质伸出的伪足呈单一宽指状，形成很快，呈定向移位；经铁苏木素染色后，可见到典型的溶组织内阿米巴核型，即核周染粒大小均匀、排列整齐；核仁细小、位于核的中心或稍偏位。滋养体的质膜为典型的单位膜，向外突出形成叶状或丝状伪足，向内陷入形成吞噬泡或微吞饮泡，质膜外有一层表被，组织型滋养体的表被较厚。胞质内有核糖体、食物泡、微管、微丝、内质网、核糖体等,分别司营养运动等功能。核膜内缘成簇的染色质粒富含核糖核酸。

包囊呈圆球形,大小为 10~20μm,有 1~4 个核,核的结构同滋养体。单核和双核为未成熟包囊,其内有棒状拟染体和糖原泡。4 核包囊为成熟包囊,拟染体和糖原泡消失。

生活史的基本过程是:包囊、小滋养体、包囊(图 12-1-1)。4 核包囊(感染期)被人吞入后,可顺利通过胃和小肠上段,至小肠下段和回盲部脱囊(后包囊期),变成 4 个小滋养体。小滋养体在回盲部和升结肠内不断以二分裂方式增殖。当小滋养体进入横结肠后,由于肠腔环境的变化(营养减少、成形粪便增加等)便逐渐停止活动,缩小成圆形,进入囊前期,最后分泌囊壁形成包囊。包囊约需 6 小时即可发育成熟,并随粪便排出体外,重新感染人体。当机体抵抗力下降,肠功能紊乱时,小滋养体侵入肠壁,吞噬红细胞和组织细胞,变成大滋养体,并大量分裂增殖,破坏肠壁组织,形成溃疡。大滋养体可随脱落的坏死组织再次回到肠腔,随粪便排出体外死亡,或变为小滋养体、再变为包囊后排出体外;亦可随血流从肠壁进入其他器官组织,但进入组织内的大滋养体则不能形成包囊。

在此需要特别指出的是,迪斯巴内阿米巴(E. dispar)的形态和生活史与溶组织内阿米

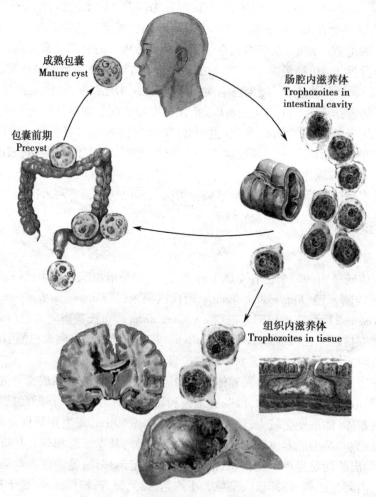

图 12-1-1　溶组织内阿米巴的生活史

(引自 http://www.med66.com/html/2007/8/zh427017565113870028835.html)

巴（ *E. histolytica* ）完全相同,只是前者的滋养体不侵入肠壁、不吞噬红细胞和组织细胞、不变为大滋养体。尽管早在 1925 年 Brumpt 就曾提出假说,认为存在 2 种溶组织内阿米巴,一种是不致病的 *E. dispar* ,另一种为致病的 *E. dysenteriae* ,但长期以来人们还是将二者混为一个属种——*E. histolytica* ,乃至造成了很多的混乱。直至 1978 年后人们才逐渐证实,以前所谓的溶组织内阿米巴确实包含致病性和非致病性两类不同的虫株,其基因型和表现型明显不同:①它们的同工酶谱有着明显而稳定的差异。②它们的膜抗原及毒力蛋白存在明显差异,致病性溶组织内阿米巴的滋养体能分泌半胱氨酸蛋白酶、黏附素、成孔肽等毒性蛋白。③它们的编码基因存在明显差异,两类虫株总核酸序列差异达 10% ~ 15% 之多。据此 1993 年WHO 专家会议正式将非致病性虫株命名为迪斯巴内阿米巴（ *Entamoeba dispar* ,Brumpt,1925）,而将致病性虫株仍旧称为溶组织内阿米巴（ *Entamoeba histolytica* ,Schaudinn,1903）,并重新规定了阿米巴病的定义及诊断治疗原则。

**（二）流行病学**

1. 流行概况　本病呈世界性分布,在某些国家或地区甚至有散发或暴发性流行。然就分布的广度和临床表现的严重程度而言,一般在热带（特别是在北纬 10°和南纬 10°之间）及亚热带地区较在温带及寒带地区更为严重,此与气候条件及不同地域株的毒力大概有一定关系。然而影响流行的特别重要的因素还在于当地社会环境（包括饮水及食物清洁、人畜排泄物的处理等）合乎卫生的程度,居民卫生习惯的好坏以及经济文化水平的高低。此三者较高、较优、较好的地区感染率都较低。反之,则较高。近些年的流行病学调查资料不多,按以前资料评价,高度流行区的人群感染率在 50% 以上,包括埃及、北非、利比里亚、厄瓜多尔、墨西哥、海地、巴拿马;中度流行区为 20% 左右,包括苏联、前南斯拉夫、中东和非洲的某些国家（如南非）、中美洲及南美洲的许多国家（如古巴）、东南亚的一些国家（如印度）等。我国亦属于中度流行区。北美、西欧的严重临床病例（如阿米巴肝脓肿）比较少见,感染率也较低,仅为 1% 左右,有些病例还是在非洲等地旅行时感染的,属输入型病例。

虽然以前的流行病学资料显示,人群中 90% 的溶组织内阿米巴感染者无任何症状,但这显然是将大量的迪斯巴内阿米巴感染计算在内的结果,不能反映人群溶组织内阿米巴感染的真实情况。目前有关溶组织内阿米巴无症状携带者的发生率、其发展为侵袭性阿米巴病的可能性,以及对健康者传播的频度、溶组织内阿米巴的某些亚群是否比另一亚群更易引起侵袭性阿米巴病等资料尚十分缺乏。

2. 传染源　溶组织内阿米巴是通过成熟（4 核）包囊经口进入宿主体内而造成感染的。任何从粪便中排出包囊的人或动物宿主都可以构成传染源。滋养体的抵抗力很弱,在外界环境中存活的时间很短,即使被吞食了,在胃中亦会被胃酸杀灭,故它不会造成新的感染。只排出滋养体的急性肠阿米巴病患者,并不传播阿米巴病。但同时排出滋养体和包囊的慢性肠阿米巴病患者,则是传染源。

无症状带囊者是最重要的传染源。因为:①他们大多无临床征象,人们对之无警惕性;②带囊者的排囊数量很大,24 小时排囊量可达 1.7 万个至 2 000 万多个;③包囊对外界因素的抵抗力强。在一定范围内,温度越低,它的存活时间越长。在 0℃,一般可存活 1 个月,最长者可达 14 个月;在室温条件下（20 ~ 25℃）,可存活数周。在细菌污染不重的水中或潮湿环境下,也可存活数周。它对许多消毒剂的抵抗力,也比一般细菌为强。自来水中的含氯量不足以杀灭包囊。各种食用调料如酱油、酒、醋、盐在短时间内（15 分钟至 2 小时）亦不能杀死包囊。但包囊对高温、干燥敏感。

研究表明,许多动物也能感染溶组织内阿米巴。猪和猴可为无症状感染;狗的感染主要出现在北美、印尼、印度、中国等地。在非洲,牛的感染则比较严重。这些动物的自然感染,导致传染源不断扩散,但它们和人类感染的关系尚无定论。

3. 传播途径　阿米巴包囊是经粪-口途径传播的。

(1) 饮水污染:在粪便管理不严(如粪坑受雨水冲刷而溢粪便)、卫生习惯不好(如随地大便、在沟塘处洗刷粪具)或利用粪便施肥、污水灌溉的地方,地面水(包括河水、池水、井水等)常常遭到污染。

(2) 食物污染:生的瓜果蔬菜,在卫生条件较差(如苍蝇较多)、利用人粪作蔬菜肥料的地方,可能被包囊污染。从事食品加工、运输和销售的人员,若是包囊排出者,如无良好的卫生习惯,他们传播阿米巴病的机会将远胜于一般带囊者。阿米巴包囊在手的表面可活5分钟,在指甲盖下可活45分钟。因此,制作食品和饮料,特别是冷食和冷饮的人员,其手面和指甲下如带有包囊,其传病的危险性是严重的。

(3) 媒介昆虫的传播作用:从苍蝇的吐出物、排泄物及体表都曾分离到活的溶组织内阿米巴包囊。在热带和亚热带地区,苍蝇的繁殖及活动季节较长,假如卫生条件差自易造成传播。蟑螂也可以机械性地传播阿米巴病。阿米巴包囊在蟑螂的肠管中可存活2天,甚至更长的时间。

(4) 日常生活接触的传播作用:用粪检和血清学方法进行的调查结果表明,阿米巴病的分布有明显的家庭聚集性。人口多、住房拥挤、个人卫生习惯不好的家庭,阿米巴感染率高。这种传播方式在集体生活的儿童中,也很普遍。

(5) 性传播方式:男性同性恋者的性行为方式与异性恋很不相同,因此由于性行为而感染阿米巴主要见于男性同性恋者。流行病学研究发现食物和水源污染在男性同性恋者阿米巴病的传播上不起作用,而与口-肛门接触,肛门性交和口-生殖器接触等性行为密切有关。此传播方式在欧美等国家很重要。

4. 影响　人体感受性的某些因素年龄、性别、职业、营养及免疫状况等因素可对人体感受阿米巴的敏感性产生或多或少的影响。如,虽然人群普遍易感,但各种年龄的人群遭遇阿米巴感染的机会颇不一致,因而他们的感染率也可以有所差异。男性阿米巴肝脓肿的发病率高于女性(3~9:1)。

(三) 发病机制和病理

溶组织内阿米巴滋养体的一些表面膜蛋白在虫体侵袭宿主肠壁过程中起重要的黏附作用。如其一种被称为黏附素或植物血凝素的糖蛋白,可和哺乳动物靶细胞糖萼中的半乳糖或乙酰氨基半乳糖胺(Gal/GalNAc)发生受体样结合,从而使滋养体黏附于靶细胞上。滋养体还能分泌一种成孔肽和多种蛋白水解酶。前者可嵌入靶细胞膜,使靶细胞膜通透性发生改变,从而使细胞发生溶解;后者则能溶解宿主组织。这些因子均有利于溶组织内阿米巴滋养体侵入宿主的组织,其侵入门户则是肠腺开口处。来自宿主方面的致病因素可能包括先天易感、激素(如肾上腺素)的影响、肠腔内环境(pH值、氧化还原电位、肠内菌群等)的改变、营养不良、原发性和继发性免疫缺陷及伴发病等。尽管累积了一些实验资料,但滋养体侵袭宿主组织的机制,包括来自虫体及宿主的种种影响因素还是不够明确。

滋养体侵入肠壁,可形成肠阿米巴病病变,肠壁有烧瓶样溃疡形成。据一组病例的病理检查报告分析:在一些患者中的肠壁上可见到分散的纽扣样溃疡,此可能是滋养体侵入肠黏膜的部位。这些纽扣样溃疡很微小,水肿,呈红色乳头状,有时有出血;而进行性的病理损害则似一微型烧瓶的瓶颈。在另一些患者中常有显著的黏膜下潜行性病变,溃疡边缘悬空而肿胀。溃疡沿黏膜皱襞扩展,宽大于长。约 1/4 的病例溃疡间的黏膜可正常。其余的 3/4 有细菌继发感染,黏膜有充血、水肿、糜烂等广泛的急性炎症改变,溃疡底部覆以坏死的黑色物。一些病例有慢性改变。病变主要位于回盲部、升结肠、乙状结肠及直肠,严重者可累及回肠下部,呈散在性分布。肉眼检查,慢性病理损害表现为浅表的渗出性溃疡,直径约 1cm,边缘高出表面和充血;有时病变处为弥漫的肉芽状黏膜,覆盖在遭入侵的黏膜腺体上,而无溃疡形成。更为常见的是高出表面的小结节,边缘清晰锐利,中有黄色小孔,四周围以红环,口小底大,内充满明胶状的坏死组织,形似烧瓶。组织学检查,可见明显的溶解性坏死和基质水肿,表现为明显缺乏嗜中性粒细胞和巨噬细胞。溃疡部显示滋养体对黏膜和黏膜下组织的入侵,可伴有坏死变性及部分淋巴细胞。继发细菌感染时可有大量多形核白细胞浸润。组织入侵初期,损害局限于黏膜层,仅有浅表溃疡形成。慢性病例,溃疡边缘由纤维组织基质组成,其下为嗜中性粒细胞密集浸润,可延至黏膜下或肌层,有时围绕坏死的底部形成一个相对坚实的壁;由于肠壁组织因反复的破坏及修复作用而增厚,发生瘢痕性狭窄、肠息肉或肉芽肿等病变。这种慢性肠道损害是合并肠道细菌的混合感染造成的后期表现。

（四）临床表现

肠阿米巴病包括无症状带囊者、阿米巴痢疾、非痢疾性阿米巴结肠炎(amoebic nondysenteric colitis)、阿米巴瘤(amoeboma)、阿米巴性阑尾炎。阿米巴痢疾和非痢疾性阿米巴结肠炎又可分为急性、暴发性和慢性。为方便起见,本书将阿米巴痢疾和非痢疾性阿米巴结肠炎,按发病之缓急,合并为急性、暴发性和慢性肠阿米巴病加以叙述。

本病潜伏期 4 天至数月不等,一般为 7~14 天。各类型肠阿米巴病的临床表现如下:

1. 无症状带囊者　患者无症状或偶有腹部不适、气胀、便秘等不明确的临床表现,粪检时常可查到包囊,偶可查到肠腔型滋养体,部分患者可有血清抗体阳性。此种带囊者可多年保持亚临床状态,但任何时候都可发展为侵袭性阿米巴病。

2. 急性肠阿米巴病　该病起病一般较缓,以腹泻腹痛开始。腹泻次数为一日数次至十数次,大便量中等。若病变发生在盲肠,患者无下痢症状,仅呈单纯性腹泻,为非痢疾性结肠炎。若发生在直肠乙状结肠,则痢疾症状十分明显,粪便呈果酱色,带有血和黏液,有腐败腥臭味,含有大量的组织型滋养体;腹痛明显,回盲部、横结肠及左下腹可有压痛,尤以回盲部为甚;可伴有里急后重。体温大多正常。

此型阿米巴病有很多局部解剖学上的变异类型:两极型(盲肠-乙状结肠)型最为常见;阿米巴直肠炎,里急后重特别严重;阿米巴盲肠病,可以导致真正的阿米巴阑尾炎;单纯发热型,酷似伤寒或结核的发热;假性肾脏型,伴腰部疼痛。后两型症状容易混淆,但也很少见。

婴幼儿的肠阿米巴病有起病急,发热或高热(39℃),呕吐,全身中毒症状明显如脱水、谵妄、抽搐等,腹泻症状不典型如粪便可呈胶冻样、淡绿色黏液便或稀水便、蛋花汤样等特点。

3. 暴发性肠阿米巴病　暴发性肠阿米巴病占急性肠阿米巴病入院病例的 5%~10%,主要发生于营养不良、孕妇和产妇以及接受糖皮质激素治疗者。患者全结肠壁呈弥漫性增厚,黏膜面遍布大小不一的溃疡,并有大块剥离的坏死组织,肠壁各层均有炎症反应,约半数可发生穿孔。临床表现主要为中毒综合征。起病急骤,以恶寒高热开始。大便一日十数次至数十次,甚至大便失禁。腹泻物为血水样,如洗肉水或脓血黏液样,奇臭,含有大量的活动性组织型滋养体。可有呕吐。有全腹剧烈的绞痛,腹部有时因腹膜炎而腹肌紧张,有时因麻痹性肠梗阻而膨胀。有剧烈的里急后重。可迅速出现脱水和电解质紊乱,严重者可致昏迷。

此型患者极易发生肠出血和肠穿孔。病情不断进展,患者可因毒血症或衰竭于 1~2 周内死亡。与此有关的另一个临床类型是节段性结肠坏死,但预后稍好一些。

4. 慢性或迁延型肠阿米巴病　很难预测阿米巴痢疾或结肠炎患者的病情在中长期内将如何进展,患者可以痊愈不再复发,也可以长期地成为无症状带囊者,或者迟早出现长期持续的症状变成慢性肠阿米巴病。慢性患者占住院患者的10%~20%。主诉的症状有:腹泻持续存在或反复发作;在间歇期可无症状或仅有腹部不适、腹胀;交替出现腹泻和便秘等。一旦患者饮食失常、情绪紧张、劳累受凉或因其他一些不明原因,就会使腹泻次数增加,伴有或不伴有脓血便。长期的消化道功能紊乱可导致患者出现不同程度的消瘦和贫血。结肠增粗变厚,触及时有压痛。此外,尚有大量非特异的临床表现,如消化不良、胆囊或幽门运动障碍和易于感冒等,可以单独出现或与排便不正常同时出现。

5. 阿米巴瘤　阿米巴瘤是肠阿米巴病罕见的并发症,一般为单发性,可位于结肠的任何部位,但主要位于盲肠,其次为横结肠和直肠,偶可位于乙状结肠。患者有慢性不完全性肠梗阻或肠狭窄症状,腹痛为最普遍的症状,疼痛呈不规则性,伴有腹胀。少数患者可发生完全性肠梗阻或肠套叠,疼痛呈阵发性加剧,伴有呕吐、腹胀、便血、虚恭等。患者有慢性腹泻或脓血便史,病灶若在右半结肠则多无腹泻下痢症状。腹部可触及固定性包块,有压痛。本病是在慢性肠阿米巴病过程中,长期不愈的溃疡底部出现过分增生的肉芽组织,产生大量的纤维组织并水肿所致,病变可累及整个肠壁及邻近的肠系膜。脂肪形成的瘤样肿块向肠腔内凸起,可见脓性物和坏死组织。药物治疗有明显效果。

6. 阿米巴阑尾炎　肠阿米巴病好发于回盲部,可引发阑尾炎。Clark 曾解剖 186 例因阿米巴痢疾而死亡的患者,阑尾中有阿米巴溃疡者占 40% 以上。Kapoor 统计阿米巴病死亡的尸检材料,阿米巴阑尾炎的发生率为 10%。尸检发生率常高于临床。而临床发现较少的原因可能有:①本病常和阿米巴痢疾同时存在,往往将本病的症状体征都归于阿米巴痢疾,或诊断"慢性阑尾炎""慢性肠炎"等;被误诊为"慢性阑尾炎"而手术的患者,只要术后阿米巴病不激化,仍会维持原有的诊断。②由于大量广谱抗生素的广泛应用,可能使某些未确诊患者的症状和体征得以遮盖、改善或缓解,因而混淆了诊断。③对阿米巴阑尾炎隐匿多变的症状、体征及其可能出现的并发症,缺少应有的警惕等。

阿米巴阑尾炎缺少特殊的体征和症状。综合文献可归纳为:起病隐匿,病前常有低热、乏力、嗜睡、冷汗、右下腹坠胀不适或隐痛等前驱症状,而且为期较长;病程延宕,症状隐晦,轻微而有间隙,当腹痛为患者所重视时,则往往已形成脓肿;症状体征常不相适应:阑尾有穿孔但又缺乏典型病史和症状,可扪及穿孔所致的包块但又无典型的肌紧张及压痛,有明显的包块但无明显的腹痛;腹部膨胀为常有的主要症状,约占 88.8%;很少伴有腹泻;病灶附近的腹膜、肌层具有水肿及混浊淡红的液体,并有渗出性暗红色腥臭的脓液,伴有黏液和坏死组织;手术后常可并发皮肤阿米巴溃疡,有剧痛,且溃疡进展迅速,可误诊为"肠瘘";阑尾虽有穿孔,穿孔率约为 9%,但很少呈坏疽现象;盲肠常水肿肥厚;手术常可使病情加剧,抗生素常难以奏效等。

（五）并发症

并发症包括肠穿孔、肠出血、肠狭窄和直肠脱垂,其中以肠穿孔和肠出血较多见。肠穿孔的发生率为 1%~4%,急性穿孔见于暴发型及有结肠广泛溃疡的患者,形成弥漫性腹膜炎;慢性穿孔则见于慢性型患者,穿孔后多形成局部脓肿。肠出血的发生率为 1% 左右,系溃疡深入黏膜下层,腐蚀较大血管所致。直肠脱垂则易见于幼儿及老年患者,系病灶累及直肠下段,肛管皮肤及直肠黏膜充血、水肿,肛门括约肌松弛引起脱肛所致,并可引起肛周阿米巴病。

**（六）实验室检查及辅助检查**

1. 粪便检查　典型粪便呈暗红色果酱样,腥臭味。取新鲜脓血便做生理盐水涂片,显微镜下可见到大量陈旧红细胞,少量破碎皱缩的白细胞,有时可见到夏科-雷登结晶,可找到吞噬有红细胞的组织型滋养体。患者在粪检前不宜服用油剂、钡剂、铋剂等药物;粪便标本应装在干燥清洁的器皿内,不要与消毒剂、尿液接触;粪便标本宜在排出后 0.5 小时之内送检,以免滋养体失去活动能力。从带囊者的成形便中能找到 1～4 核包囊,在稀粪中尚能找到肠腔型滋养体。一般采用生理盐水和/或卢戈碘液直接涂片法检查(表 12-1-1)。检查时应从虫体大小、核的数量、伪足形状、运动方式等方面和其他肠道非致病性原虫如结肠内阿米巴、哈氏内阿米巴等相鉴别。必要时可将包囊或滋养体用铁苏木素固定染色,根据核的结构及拟染色体、糖原泡等加以鉴别。

表 12-1-1　3 种内阿米巴的鉴别要点

| 特征 | 溶组织内阿米巴<br>*E. histolytica*[#] | 哈氏内阿米巴<br>*E. hartmani* | 结肠内阿米巴<br>*E. coli* |
|---|---|---|---|
| **滋养体(生理盐水涂片)** | | | |
| 大小/μm | 12～60 | 4～12 | 15～50 |
| 运动 | 定向快速,呈奔放或前进式,活跃 | 定向,活跃,前进式 | 无定向,迟缓,一般不前进 |
| 伪足 | 宽指,透明,伸展快,定向 | 指状,伸展快 | 宽短,不透明,伸展慢,不定向伸出 |
| 吞噬物[#] | 红细胞,细菌 | 细菌,粒状物,无红细胞 | 细菌,真菌,无红细胞 |
| 核 | 不易见或隐约可见 | 不可见 | 可见 |
| **包囊(生理盐水涂片)** | | | |
| 大小/μm | 10～20 | 5～10 | 10～33 |
| 细胞质囊壁 | 囊壁较薄,细胞质呈网粒状,基本上透明 | 与结肠内阿米巴的相似 | 囊壁较厚,细胞质呈粒状,半透明 |
| 核 | 1～4 个,不易见或隐见 | 1～4 个,不易见 | 1～8 个,可见,核微体较粗,可见,偏心性 |
| **包囊(碘染涂片)** | | | |
| 细胞质 | 呈绿黄色 | 深黄色 | 深黄色 |
| 核 | 1～4 个;核膜较薄;核膜上有一圈细小的分布比较均匀的染色粒;核微体很小,位于核的中心(中心性) | 1～4 个;核膜较厚;核膜上的染色粒粗厚;核微体粗,偏心或中心性 | 1～8 个,核的结构比较清楚;核膜较厚;核膜上的一圈染色粒较厚,颗粒较粗,分布不均匀;核微体较大,偏心性 |
| 拟染色体 | 呈棒状,两端钝圆(不着色) | 数目很多,不规则状,两端尖细或呈线条状 | 碎玻璃状 |

[#]除滋养体不吞噬红细胞外,迪斯巴内阿米巴的其他形态均与溶组织内阿米巴相同

需要特别指出的是,仅根据包囊和肠腔型滋养体的形态无法将溶组织内阿米巴和迪斯巴内阿米巴相区别。检查时还需注意,包囊及滋养体的排出常呈间歇性,粪检阴性时应多次重复检查或采用包囊浓集法检查,以免漏检。如果用直接涂片法检查未能发现病原体,可采用溶组织内阿米巴体外培养法从可疑粪便标本中分离滋养体。

2. 免疫学检查　①血清抗体检测:用溶组织内阿米巴纯培养株制备纯抗原,以多种方法,如酶联免疫吸附试验(ELISA)、间接血凝试验(IHA)、间接荧光抗体试验(IFA)等,可从肠阿米巴病患者血清中检测到滴度很高的抗阿米巴抗体。尤其是阿米巴瘤患者,其特异性的血清学试验往往阳性。但在暴发性肠阿米巴病病例中,血清抗体检测可呈阴性。②粪抗原检测:分别采用抗溶组织内阿米巴和抗迪斯巴内阿米巴单克隆抗体,以 ELISA 方法可准确地从粪便中检出溶组织内阿米巴或迪斯巴内阿米巴抗原。如:酶靶试验(enzymeba test)即以特异性的抗体捕获阿米巴病患者粪便中的溶组织酶,显红色为阳性,与镜检结果比较,其阳性率为 87.5%,肠道其他寄生原虫均为阴性,具有较高的特异性和敏感性,且只需用肉眼观察。

3. 基因检测　用溶组织内阿米巴特异基因引物和聚合酶链反应(PCR),可准确检出粪便标本中溶组织内阿米巴相应的基因片段。同样用迪斯巴内阿米巴的特异基因引物亦可准确检出粪便中的迪斯巴内阿米巴相应基因片段。

4. 乙状结肠镜或纤维肠镜检查　肠镜检查可直接观察乙状结肠或降结肠、横结肠、升结肠、盲肠等处肠黏膜状况、溃疡形态,并可自溃疡处刮取材料进行病原学检查,有助于发现组织型滋养体。对粪检阴性、临床不能确诊患者很有诊断价值。

5. X 线肠道检查　X 线肠道检查可发现阿米巴瘤患者肠道有充盈缺损。用钡剂自直肠乙状结肠逆行充盈结肠全程,经充气双对照后,可在病变部位发现类圆形软组织块影,其边缘不规则、僵直,局部黏膜纹紊乱。

**(七) 诊断与鉴别诊断**

1. 肠阿米巴病的诊断　本病一般起病较缓,有腹痛、腹泻、里急后重等表现,全身中毒症状较轻,有反复发作的倾向。由于本病临床类型较多,症状轻重不一,缺少特殊性,故仅凭临床表现,难以作出确切诊断,应及时进行粪便和其他检查。WHO 专家会议建议的诊断原则是:①从新鲜粪便标本中查到吞噬有红细胞的滋养体或从肠壁活检组织中查到滋养体是确诊本病最可靠的依据。②从粪便标本中仅查到 1~4 核包囊或肠腔型滋养体应报告为溶组织内阿米巴/迪斯巴内阿米巴感染。此时即使者有症状,亦不能据此就得出肠阿米巴病的诊断,应根据流行病学史、血清抗体检测、粪抗原检测或 PCR 检测证实感染虫株确属溶组织内阿米巴后,诊断才能成立。否则必须寻找引起患者腹泻的其他原因。对于无症状的患者,亦应结合上述检查,明确感染虫株的属性。③在有症状患者的血清中若能查到高滴度的阿米巴抗体,亦是确诊本病的有力证据。

2. 肠道阿米巴病的鉴别诊断　应与细菌性痢疾(表 12-1-2)、肠结核、血吸虫病、结肠癌、结肠炎或其他肠道原虫病相鉴别。以下几种疾病尤需注意鉴别:

(1) 非特异性溃疡性结肠炎:一般情况较差,有慢性痢疾样症状,与慢性阿米巴痢疾难以区别。乙状结肠镜检查可见肠黏膜广泛充血、水肿、出血、糜烂和众多的散发溃疡,几乎见不到正常黏膜,多次病原学检查阴性,血清阿米巴抗体阴性,抗菌及抗阿米巴治疗均无效。

(2) 结肠癌:慢性阿米巴痢疾合并肠狭窄、肉芽肿或有阿米巴瘤时,应与结肠癌鉴别。直肠指诊、乙状结肠镜或纤维结肠镜检查、活组织检查、血清抗体检测及诊断性治疗有助于鉴别。

表 12-1-2　阿米巴痢疾和细菌性痢疾的鉴别要点

| 症状体征 | 阿米巴痢疾 | 细菌性痢疾 |
|---|---|---|
| 发热 | 低热或无热 | 多有高热、毒血症明显 |
| 腹泻 | 次数较少 | 次数较多 |
| 腹痛 | 较轻 | 较重 |
| 里急后重 | 较轻 | 明显 |
| 压痛 | 较轻,以右下腹明显 | 较重,以左下腹明显 |
| 粪便检查 | | |
| 外观 | 量多、血性黏液便或红色果酱样大便 | 量少,脓血便 |
| 镜检 | 多数为红细胞呈线状排列,少数为白细胞,滋养体(+),夏科-雷登结晶(+/-) | 多数为白细胞、成堆存在;少数为红细胞;滋养体(-) |
| 培养 | 溶组织内阿米巴(+)痢疾杆菌(-) | 溶组织内阿米巴(-)痢疾杆菌(+) |
| 乙状结肠检查 | | |
| 急性期 | 烧瓶样溃疡,其间肠黏膜可正常 | 肠黏膜弥漫性充血、水肿、散在性出血或浅表性溃疡 |
| 慢性期 | 肠黏膜增厚、肠腔狭窄、息肉 | 同左 |
| 免疫学检查 | 阿米巴抗体(+)粪阿米巴抗原(+) | 阿米巴抗体(-)粪阿米巴抗原(-) |

（3）急性坏死性出血性肠炎:本病颇似暴发型阿米巴痢疾,有急性腹泻、腹痛,大便呈血水样,恶臭,伴有发热。本病好发于儿童,有呕吐和明显的腹膜刺激征,少有里急后重,病原学检查阴性。

**（八）治疗**

1. 一般治疗　急性期应注意休息,进流质或半流质少渣高蛋白饮食。老年、婴幼儿患者及暴发型患者应及时补液,纠正电解质、酸碱平衡紊乱。

2. 病原治疗用药物

（1）硝基咪唑类:甲硝唑(metronidazole,flagyl,灭滴灵)是作用于所有感染部位的杀溶组织内阿米巴药,是目前治疗肠内、外各型阿米巴病的首选药物。本品口服后在小肠内吸收,1 小时血浆浓度达高峰,半衰期为 6~7 小时。由于甲硝唑吸收迅速,其肠腔内杀阿米巴的效力可能较低,因此在治疗侵袭性阿米巴病时与二氯尼特或双碘喹啉等肠道内杀阿米巴药合用。一般治疗剂量为 400~800mg,3 次/天,连用 5~10 天;儿童 50mg/(kg·d),分 3 次服,连用 7 天。静脉用药以 15mg/kg 即刻应用,以后按 7.5mg/kg 隔 6~8 小时重复之。最常见的不良反应为胃肠紊乱,特别是恶心和产生恶劣的金属味觉,亦可出现呕吐、腹泻或便秘。甲硝唑羟基代谢产物对细菌有致突变作用,但体内外研究则始终未发现甲硝唑对哺乳动物细胞的致突变效应。虽然如此,妊娠 3 个月以内及哺乳期妇女忌用。

替硝唑(tinidazole,fasigyn)即磺甲硝唑,本品吸收快,血浓度较甲硝唑高 1 倍,半衰期较长(10~12 小时),副作用小,疗效更好。剂量为 2g/d,儿童 30~40mg/(kg·d),清晨 1 次口服,连服 5 日。同类药物尚有奥硝唑(ornidazole,tiberal)及塞克硝唑(secnidazole,flagentyl),半衰期更长,对各型阿米巴病亦有良好疗效。

（2）吐根碱类：吐根碱（emetine）对阿米巴滋养体有直接杀灭作用，对组织内滋养体有极高的疗效，但对肠腔阿米巴效果不显著。由于该药毒性较大，治疗量与中毒量较接近，且有蓄积作用，能产生心肌损害，已被其衍生物去氢吐根碱（dehydroemetine）所取代，剂量按1mg/（kg·d）计算（成人不超过60mg/d），分2次作深部皮下注射，连用6日。

（3）双碘喹啉（diiodohydroxyquin）：本品主要作用于肠腔内阿米巴。口服后吸收<10%，肠腔内浓度高。作用机制为螯合亚铁离子，阻断原虫代谢率达60%~70%。本品毒性低，偶有头痛、恶心、皮疹及肛门瘙痒等。成人剂量为0.6g，3次/天，儿童30~40mg/（kg·d），15~20天为一疗程。

（4）二氯散糠酸酯（diloxanide furoate）：又名糠酯酰胺（furamide）。本品是目前最有效的杀包囊药物，其机制可能与阻断蛋白合成有关。本品对轻型及带囊者的疗效为80%~90%，毒性低，仅见腹胀、恶心等轻度不良反应。成人剂量为500mg，3次/天，连服10天为一疗程。因其可能有致畸性，本品不宜用于孕妇患者。

（5）抗菌药物：主要通过抑制肠道共生细菌而影响阿米巴的生长繁殖，尤其对肠阿米巴病伴发细菌感染时效果尤佳。如四环素类、氨基糖苷类（如巴龙霉素）及氟喹诺酮类等抗菌药物。

3. 各类型肠阿米巴病的治疗方案

（1）无症状溶组织内阿米巴带囊者：首选二氯散糠酸酯治疗，剂量500mg，3次/天，连用10天。次选药物为双碘羟基喹啉，剂量650mg，3次/天，连用21天。迪斯巴内阿米巴携带者则无需治疗。

（2）非痢疾性阿米巴结肠炎：首选甲硝唑，剂量750mg，3次/天，连用10天。次选二氯散糠酸酯、双碘羟基喹啉（剂量疗程同上）或巴龙霉素。巴龙霉素剂量为25~30mg/（kg·d），分3~4次口服，连用10~15天。

（3）普通型阿米巴痢疾：首选甲硝唑，并加用二氯散糠酸酯或双碘羟基喹啉，以求彻底治疗，控制复发，药物剂量及疗程同上。次选依米丁，剂量0.5~1mg/（kg·d）（不超过60mg/d），分2次深部肌内注射，10天为一疗程；或去氢依米丁［剂量1mg/（kg·d），用法同依米丁]。用依米丁治疗时应严密监护心脏及血压变化，1个月之内不得重复使用，以免蓄积中毒。应用依米丁控制病情后尚需服用双碘羟基喹啉。

（4）暴发型阿米巴痢疾：病原治疗与普通型治疗方案相同。但患者不能口服药物时，应采用0.5%甲硝唑水溶液100ml静脉点滴，2次/天，连用2~3天后再改为口服。因此型患者常伴有细菌感染，应同时加用其他抗生素。抗阿米巴治疗期间，应注意抗休克治疗。暴发型阿米巴痢疾的死亡率很高，有报告经胃肠道外应用大剂量的去氢依米丁或奥硝唑，结合肠切除术，可能治愈。

（5）慢性型阿米巴痢疾：除了那些严重型的阿米巴病外，真正的慢性肠阿米巴病并不常见。许多慢性肠阿米巴病患者主诉的各种不适，不论是否有结肠痉挛，往往是由非特异的功能性结肠病所致，并不能完全归因于阿米巴，重复应用抗阿米巴药物治疗也往往无效。遇到慢性肠阿米巴病患者，重要的是需要解决这种患者中是否还有溶组织内阿米巴寄生。由于粪检、内镜检查和放射检查有时也不能得到肯定的答案，所以可能需要试验性治疗。如果是真正的单纯的慢性肠阿米巴病，像在一小部分患者中的情况一样，那么患者可恢复正常。如果不是单纯的慢性肠阿米巴病，而是一种连锁型阿米巴病（interlinked amoebiasis，这种患者病情可获部分而短暂的改善），或是（在大多数病例）所谓的"无原虫的"阿米巴后结肠病

（"deserted"meta-amoebic colonopathy），则必须努力找出病情持续不愈的原因，如有混合感染、饮食不当和潜在的器质性结肠病等，或是居住条件不适宜、饮用水不洁等。应首先查明长期不愈的原因，根据检查结果，采取相应的治疗措施。在病原治疗上，可选用两种或两种以上药物的联合疗法，也可用保留灌肠或中草药治疗。中草药疗法如下：鸦胆子，取仁 15~20 粒，口服，3 次/天，7~10 天为一疗程；或白头翁，15~30g，水煎服，分 3 次服，连用 10 天；或紫皮大蒜，每天一头（约 6g），分次生吃，同时可用 10% 大蒜液 100ml 保留灌肠，每晚一次，连用 10 天。

（6）儿童阿米巴病患者：禁用依米丁、慎用双碘喹啉治疗，可选择：①甲硝唑，首选药物。儿童口服剂量为 35~50mg/（kg·d），分 3 次服，连用 7~10 天。*BNFC 2010/11* 推荐的治疗儿童侵袭性阿米巴病的用药方法为：口服甲硝唑，1~3 岁儿童，200mg，每日 3 次；3~7 岁儿童，200mg，每日 4 次；7~10 岁儿童，400mg，每日 3 次；>10 岁儿童，800mg，每日 3 次。肠阿米巴病治疗 5 天；肠外阿米巴病治疗 5~10 天；危重患者可静脉给药，首次剂量 15mg/kg，以后按 7.5mg/kg 隔 6~8 小时重复之，2 日内可使症状迅速好转，继后改为甲硝唑口服。②替硝唑：儿童 30~40mg/（kg·d），清晨 1 次口服，连服 5 日。③糠酸二氯尼特：本品口服给药，单用即可治疗无症状阿米巴包囊携带者，而治疗侵袭性阿米巴病时先用杀组织内阿米巴药物如甲硝唑进行治疗，然后再用本品进行治疗。儿童剂量为 20mg/（kg·d），分 3 次口服，10 天为一疗程。英国注册药品信息建议，二氯尼特仅用于体重>25kg 的儿童，而 *BNFC 2010/11* 则建议 1 月龄以上的儿童均可应用本品。

（7）其他：手术可使阿米巴阑尾炎的病情加重，术前应尽可能明确诊断；而阿米巴瘤则无须手术治疗。

（九）预后

肠阿米巴病，包括阿米巴瘤的预后一般良好。暴发型阿米巴结肠炎患者、慢性顽固性患者以及合并肠出血、肠穿孔、弥漫性腹膜炎而又未能及时诊治者，则预后不良。

（十）预防

预防原则为消除传染源和切断传播途径。到非洲旅行的人士应特别注意以下几点：①消除传染源，早期发现和治疗溶组织内阿米巴带囊者和/或阿米巴病患者，特别是从事食品行业的带囊者；②安全给水，要注意保护水源，确保河水、井水、自来水不受污染；③搞好食品卫生，对从事饮食行业的人员应有严格的卫生要求，对熟食品应有防蝇罩防止苍蝇蟑螂污染食品；④进行粪便、垃圾、污水的无害化处理，治理环境卫生，防止苍蝇、蟑螂滋生；⑤普及卫生教育，养成饭前便后洗手、生吃蔬菜要洗净的良好的个人卫生习惯。

## 二、肠外阿米巴病

### （一）发病机制和病理

滋养体侵入肠壁，并通过静脉、淋巴管迁移或直接蔓延的方式侵入多种脏器和组织，能造成多种损害，如肠阿米巴病、肝脓肿、肺脓肿、脑脓肿、皮肤阿米巴病等。

肝阿米巴病，有脓肿形成。寄生在宿主肠壁内的滋养体可经门静脉系统侵入肝脏，亦可从结肠肝脏接触面直接侵入。如侵入的滋养体数量较多，可引起肝脏小静脉炎及其周围组织的炎症反应（早期称为阿米巴肝炎），可导致血管栓塞和局部循环障碍，使肝组织缺血坏死。滋养体的不断分裂繁殖，造成肝小叶的坏死液化形成小脓肿。滋养体从坏死组织向周围扩散，使脓肿不断扩大。邻近的脓肿融合成单个大脓肿。由于原发病灶多位于盲肠和升结肠,该处血流大多进入肝脏右叶,又由于右叶体积较大,约占肝脏的4/5,接纳的血流较多,所以约80%的肝脓肿位于肝右叶,常发生于膈下或接近肝脏表面的较低部位。单个的脓肿可大如釉子,并有非常坚韧的基质柱索,显微镜下可见3条带:相对正常的肝组织形成的外带,处于受滋养体侵袭的状态;中带,活的组织已被破坏而仅留下基质;最后是坏死的中心。脓肿壁由粗糙的纤维组织组成,周围为纤维血管区,其间有少数单核白细胞浸润。

胸膜肺阿米巴病,可有局限性肺炎伴脓肿形成。胸膜肺阿米巴病有肠源性(血源性)和肝源性之分。前者系结肠壁中的滋养体经中、下痔静脉,下腔静脉和右心抵达肺组织或自肠系膜淋巴管经胸导管、右颈静脉角,进入上腔静脉、右心抵达肺组织,形成局限性肺炎和肺脓肿,可不累及横膈,初起可全部位于肺实质内;后者则系肝脓肿穿破膈肌所致,形成脓胸、肺炎或肝-支气管瘘。肺脓肿可形成瘘管穿入大的细支气管、支气管、气管,咳出巧克力色内容物。镜下可见局限性肺炎伴脓肿形成、血管充血以及主要来自肺泡壁的大单核细胞的炎性细胞浸润。

脑阿米巴病亦有脓肿形成。肉眼检查,阿米巴脑脓肿影响部位表现为水肿、充血,脓肿的外壁很薄,内壁模糊,内容为巧克力色糊状物。此种脑脓肿的特征为无菌性的。附近组织的毛细血管可充血并发生栓塞。镜下可见溶解性坏死及脓肿形成,脓腔内含有退变的组织细胞、红细胞和白细胞。在脓肿壁的内层常可发现许多淋巴样细胞、变性的神经细胞和滋养体。

皮肤阿米巴病有溃疡形成。皮肤是肠外可供溶组织内阿米巴滋养体发育的第四种常见的解剖部位。肉眼检查可见被累及的皮肤水肿,溃疡边缘高起而坚硬。病损的特征为:溃疡迅速扩展,边界不规则,有一个由坏疽的表皮组成的悬空边缘,溃疡周围暗红色,渐渐与正常的皮肤融合。溃疡内含有血染的恶臭物质和灰色的坏死基底。显微镜下,在坏死的组织内可见侵入周围组织的滋养体。

**(二) 临床表现**

肠外阿米巴病包括阿米巴肝脓肿、肺脓肿、脑脓肿,皮肤阿米巴病(amoebic skin ulceration)以及阿米巴性心包炎、阴道炎、尿道炎、龟头炎等;其中以阿米巴肝脓肿最为常见,约10%的肠阿米巴病患者可发生肝脓肿;肺脓肿次之,占肠阿米巴病的0.2%~7.5%;其他类型的肠外阿米巴病则比较少见。

1. 阿米巴肝脓肿

(1) 既往史:本病约在肠阿米巴病数月、数年,甚至数十年之后出现。有些患者既往并无肠阿米巴病病史,肝脏受累可为原发性的。有资料统计,国外有肠阿米巴病史者仅30%~40%,国内有腹泻史的比例较高,可为50%~70%。本病好发于青壮年,男性高于女性(3:1),但女性妊娠期易发本病。

(2) 分型:临床上可分为急性、慢性和暴发性3型。急性阿米巴肝脓肿多见于年轻人和非流行区,多为初次感染者,是滋养体侵袭肝组织后释放出大量蛋白溶解酶,使肝组织发生迅速坏死液化,同时激发机体产生剧烈的免疫反应,使患者出现发热、白细胞增多等急性全身性表现;慢性阿米巴肝脓肿患者则多为流行区的年长者,体内抗体抑制了滋养体的生长和循环抗原的释放,机体中无抗原过剩和补体激活,也就没有急性全身性的临床表现;暴发性又称为超急性型或Rogers暴发型肝脓肿,常伴有暴发性阿米巴结肠炎,往往可以致命。前两型以单发脓肿为主,暴发型则有几个脓肿。此外,尚有一些类型如单纯发热型、假囊肿型、黄疸型、未发育型等亦应引起注意,通常这些类型的临床表现并不引起对肝脏的注意,容易引起误诊,据国外资料统计,这类患者可占阿米巴肝脓肿的 10%~20%。

（3）症状及体征:本病临床表现复杂多样,因病原体毒力大小、病程长短、脓肿大小和部位、有无并发症等而有所不同。以下为国内一组病例的临床资料。

1）起病:60%~70%的患者为亚急性或慢性起病,有的发病 1 个月以上才来就医;发病急者为 30%~40%;在合并妊娠者中急骤起病者所占比例较大。

2）最早症状:以发热及肝区疼痛最为常见,其余则为腹内肿块;有些患者仅有食欲不振及全身不适,或有右肩及背部疼痛。一般发病 1 个月以后,临床表现才变得相当明显。

3）发热:约 92%的患者有发热,体温多波动在 38~39℃,以弛张热及不规则发热较为多见(约占发热人数的 87%);少数为低热或稽留热(约为 13%);发热伴寒战者约占 44%,其中 1/3 合并细菌感染。有些患者无发热症状,住院期间体温也不高,此种病例常不易使人想到体内有化脓性病灶存在。

4）腹部疼痛:腹痛部位与脓肿在肝内的位置有关。右叶肝脓肿以右上腹或右季肋部疼痛最为突出,亦可在右腰部,疼痛可向右肩、右腋及右背部放射;左叶肝脓肿则以上中腹或左上腹疼痛为主,可向左肩放射。疼痛呈钝痛、酸痛或有坠胀沉重感。疼痛程度与脓肿在肝内的深浅、大小等因素相关。当有混合感染或深呼吸、咳嗽时疼痛加剧。右上腹可有肌紧张,压痛明显。脓肿穿破时,不仅疼痛加剧,而且全腹有压痛反跳痛。

5）肝大及肝区压痛扣击痛:约 87%的患者有肝大,肿大程度不等,多在右肋缘下 3~6cm,少数可达 10cm 以上;左叶脓肿时,剑突下可平脐,或出现中上腹及左上腹包块,肝右叶肿大一般较轻或无。深在性小脓肿,肝脏可不大。肝区有叩击痛,压迫肝区肋间隙可引起肝内深在性疼痛,即 Ludlow 征阳性。

6）胸部症状及体征:咳嗽、咳痰亦常见,很多病例并无脓肿穿破入胸腔,只是由于脓肿位于隔面附近,炎症累及横膈及右肺下叶所致;又由于肿大之肝脏向上压迫,右肺底部常可发现浊音,呼吸音减低及右膈运动消失,有时并听到湿性啰音。有严重呼吸困难、端坐呼吸、发绀、咳巧克力色痰及咯血等症状,则是肝脓肿穿破至胸腔所致。此外,某些阿米巴肝脓肿患者可伴有邻近的心包反应,心包没有渗液但可闻及摩擦音。

7）一般表现:呈急性或慢性病容,可有消瘦、贫血、衰弱、营养不良等。

8）脓肿所在位置及数目:87%为肝右叶脓肿,左叶为 8%,左右两叶同时受累者为 5%。大多数患者仅有一个脓肿,但 Ochsner 报告的一组病例有 34.9%患者有多个脓肿。

9）其他少见表现:心脏损害约占 4.1%,轻者仅有短期即逝的心悸感,重者则表现为心悸、气急、由肝大推压心脏向左移位所致的"心浊音界向左扩大"、肝脏肿大与下肢浮肿等征象;黄疸并不多见,发生率约为 5%,可有皮肤发黄或仅巩膜发黄,黄疸一旦出现,则病情较重,病死率高;脾脏肿大的发生率约为 6%,自肋缘下 1.0~3.5cm 不等;亦有患者出现下肢浮肿和腹水。

总之,典型的亦即急性阿米巴肝脓肿常以发热及盗汗等消耗性症状出现,患者食欲不振、周身乏力。起病多较缓,以不规则发热、盗汗或以突然高热、恶寒开始。发热以间歇型或弛张型居多,体温大多晨低,午后上升,傍晚达高峰,夜间热退时伴大汗,可持续数月直至作出诊断。肝区疼痛为本病重要症状,常呈持续性钝痛,深呼吸及体位变更时加剧。脓肿多位于右叶顶部,可刺激邻近组织器官并形成粘连。右侧反应性胸膜炎相当多见,由于脓肿压迫右下肺而发生肺炎,患者可有气急、咳嗽、胸痛、肺底浊音、摩擦音及啰音。有些患者右下胸或右上腹隆起,甚至局部皮肤呈现凹陷性浮肿。肝大,有压痛及叩击痛。当脓肿浅表时,可在右侧腋中线下部肋间隙触到最显著的压痛点,即 Ludlow 征阳性。右上腹肌可紧张,并有明显压痛。脓肿位于肝左叶者,患者可有中上腹或左上腹痛,并向左肩放射,体征多位于剑突下;如左叶肝大,中上腹或左上腹可触及包块,脓肿易向心包或腹腔穿破。黄疸一般不出现,但在多发性肝脓肿时,黄疸发生率较高。

肝脓肿如未能及时诊断和治疗,病情可迁延数月至一两年之久,患者可有进行性消瘦、贫血、营养不良性水肿、腹水、轻度发热、肝大质坚及局部隆起等,易误诊为肝癌。15%~40%的患者可继发细菌感染,此时患者寒战、高热、全身症状加重、肝区疼痛加剧、白细胞数增高、肝脓液变为黄绿色。也有极少数病例,起病急骤,呈暴发性,称为超急性型肝脓肿或 Rogers 暴发型肝脓肿,常伴有暴发性阿米巴结肠炎,如不及时抢救,可危及生命。

2. 阿米巴肺脓肿 阿米巴肺脓肿有原发性和继发性之分,前者系血行播散所致,后者则为肝脓肿穿破所致。临床表现与化脓性细菌感染引起的肺脓肿基本相似,有畏寒、发热、胸痛、咳嗽等,但咳巧克力色痰或血性脓痰。有叩诊浊音或实音、语颤增强、吸气音增强、湿啰音或空瓮音等体征。患者多呈消耗性病容。

3. 阿米巴脑脓肿 阿米巴脑脓肿为阿米巴肝脓肿和肺脓肿的继发症,病例报告不足百例,其中来自埃及的较多,但在一组死于阿米巴病的尸检报告中,发现 210 例中有 8.1% 的死者有阿米巴脑病。患者除有原发病表现外,有惊厥、狂躁、幻觉及脑瘤样压迫症状,但脑膜刺激症状较少见,多数有局部定位体征。如脓肿破入脑室系统或蛛网膜下腔,则出现高热、昏迷,患者常于 72 小时内死亡。

4. 皮肤阿米巴病 皮肤阿米巴病具有蔓延迅速、溃疡广泛和对特效治疗不甚敏感等特点,值得特别注意。但本病很少见,仅在营养不良或衰弱的患者中才可见到,且多为继发性病变,如肝脓肿穿破形成外瘘口周围皮肤感染,或阿米巴直肠溃疡累及肛周皮肤,或阿米巴肝脓肿、阑尾炎手术治疗后继发的腹部切口引流口周围皮肤感染等。本病表现为皮肤坏死及肉芽肿性溃疡形成。溃疡向四周扩展迅速、边缘潜行、周围色素沉着、底有无痛性肉芽肿。肛周的皮肤阿米巴病,男可波及阴茎,女可波及外阴-阴道。

5. 阿米巴性心包炎 阿米巴性心包炎较为少见,多系阿米巴肝脓肿穿破所致。据两组病例统计,发病率占阿米巴肝脓肿的 1.3%~1.7%,病死率极高,可达 29.6%~40%。据缪鹤章等报告,临床表现可分为两类:第一种为心脏压塞型,此型除有肝脓肿表现(发热、肝区痛等)外,尚表现为心动过速、奇脉、脉压缩小、颈静脉充盈、心界扩大、心音减弱、心尖冲动不能扪及、有心包摩擦音、肝大和压痛、下肢浮肿,同时常伴有相应的胸部 X 线表现和心电图改变;亦有少数患者无肝脓肿表现而完全呈现心脏压塞症状,直至心包穿刺抽出巧克力色脓液才确诊;由于此型心包炎起病较缓慢,便于诊断治疗,病死率较低;第二种为休克型,此型起病亦表现为左叶阿米巴肝脓肿,但患者在治疗过程中可突感心前区疼痛,数小时内迅速出现胸闷、气急、烦躁不安和休克,如抢救不及极易死亡。

6. 泌尿生殖系统阿米巴病 包括阿米巴性阴道炎、尿道炎、前列腺炎、龟头炎等,均比较少见。

阿米巴阴道炎多继发于肠阿米巴病,由肛周-外阴-阴道蔓延所致,少数由阴道直肠瘘、阴道膀胱瘘蔓延或不洁性接触感染所致。初为白带增多,逐渐转为黄色带红,最后变为脓血性分泌物,腥臭;外阴灼痛,可有外阴炎表现,可见大小阴唇或阴蒂周围皮肤的浅在性溃疡;阴道黏膜充血,宫颈大部或全部因病变而遭破坏,宫颈肥大糜烂,散在有边缘隆起的溃疡,表面覆盖有灰白色膜样物,不易擦拭脱落,擦去则可见溃疡底部凹凸不平,有出血。

泌尿系阿米巴感染亦继发于肠阿米巴病,可能是通过肠道血流-淋巴蔓延或逆行感染所致。本病发病较急,症状较重,表现为不同程度的发热、寒战、尿频、尿急、尿痛、尿血,特别是尿滴沥不尽现象较为严重,患者多频频小便、坐卧不安。肾区可有叩痛或下腹压痛。尿多呈茶色或鲜红色。阿米巴龟头炎多因不洁性交引起,常见于同性恋者,有包皮及阴茎头红肿、疼痛、浅在性溃疡及分泌物形成及发热、寒战、腹股沟淋巴结肿痛等症状。

**（三）　并发症**

阿米巴肝脓肿可引起穿破性并发症。据国内外 3 279 例阿米巴肝脓肿的统计,穿破率为22.7%,穿破部位依次为胸膜腔、肺、腹膜腔、支气管、心包、膈下、胸腹壁,少数或个别穿破至胆道、胃、结肠、小肠、下腔静脉、右肾、右髂窝和纵隔等,可引起脓胸、肺脓肿、弥漫性或局限性腹膜炎、支气管瘘、心包炎、膈下脓肿等相应部位的炎症脓肿。值得注意的是,当脓肿位于肝左叶时,其穿破率比右叶脓肿高出一倍,其中半数穿破至左胸腔或心包腔。

**（四）　实验室检查及辅助检查**

1. 病原学检查　从十二指肠引流液、肝脓肿及肺脓肿穿刺液、痰液、溃疡分泌物、阴道分泌物、尿液中均能找到溶组织内阿米巴组织型滋养体。从粪便中亦能查到阿米巴原虫,但阳性率仅在 2.5% ~ 30%。从十二指肠引流液第三管（丙管）胆汁中找到虫体的机会较多,而在脓肿穿刺物中找到滋养体的阳性率不高（0 ~ 27%）,在穿刺排脓的末端脓液中有较大的机会找到滋养体。但从脑脊液中很难找到溶组织内阿米巴滋养体。

2. 免疫学检查　免疫学检查对肠外阿米巴病具有肯定的诊断价值,试验阴性时几乎可以除外本病的诊断。主要包括以下两种检测:

（1）抗体检测:在各种检测方法中,以 ELISA 方法最具敏感性、特异性和重复性,其检测到的肠外阿米巴病,尤其是阿米巴肝脓肿、肺脓肿患者的血清抗体滴度颇高,可达 1∶51 201 ~ 1∶81 920。这样高的抗体滴度颇能说明患者具有活动性阿米巴感染。但在判断结果时也要注意,抗体滴度和疾病的严重程度不一定呈平行关系,暴发型阿米巴肝脓肿患者的抗体检测就可呈阴性反应。另一个需要注意的问题是抗体阳性的持续时间往往较长,有的阿米巴肝脓肿患者痊愈后抗体可持续阳性达 20 年之久;因此单凭抗体的检测不能区分活动性阿米巴感染和恢复期病例;仅抗体阳性而无侵袭性阿米巴病的临床表现,不是阿米巴持续感染和再治疗的指征。

（2）抗原检测:用对流免疫电泳（CIE）、间接免疫荧光试验（IFA）、ELISA 等方法可从脓标本或分泌物中查到溶组织内阿米巴抗原,用特别敏感的方法如 ELISA 尚可从血清中查到循环抗原。抗原检测的敏感性和可靠性依赖于高效价的多克隆和单克隆抗体的采用,其优点是使诊断更迅速更肯定,有利于疗效评价和预后判断。

（3）基因检测:用溶组织内阿米巴特异基因引物,以 PCR 法可从脓液中查到溶组织内阿米巴相应基因片段,敏感性和特异性均为 100%。

（4）X 线检查:胸部 X 线透视和平片对阿米巴肝脓肿、肺脓肿、心包炎及阿米巴脓胸的诊断有重要参考价值。如阿米巴肝脓肿时,可见到肝脏增大,表现为右膈抬高或膈面即肝上界局限性隆起,膈肌运动受限;常可见胸膜反应导致膈面模糊、肋膈角不清或变浅,甚至可出现胸腔积液;右肺下部可见盘状肺不张,表现为横形、短小的线条状阴影或出现小片状炎性改变;肝脓肿如穿入胸部,胸部正侧位摄片可见右下肺大片密实阴影,与膈面紧密相连,有时可见透亮区和液平;如穿入支气管,可用碘油进行脓腔造影或支气管造影加以确定;肝脓肿形成后,若继发产气菌感染可出现气体,腹部立位透视或摄片可见液平。左叶肝脓肿时,钡餐检查可见胃小湾受压和胃体左移。阿米巴心包炎时,心影扩大,失去正常轮廓,呈烧瓶状。

CT 检查时肝脓肿表现为均匀的密度减低区(吸收值 0~25H),边界稍模糊;如用造影剂加强,脓肿周围可见一圈环状的密度增高影,而脓肿本身的密度则无丝毫改变。胸部 CT 对肺脓肿、脓胸及心包炎,脑部 CT 对脑脓肿的诊断亦有相当价值。

(5) 超声波检查:肝脓肿 B 型超声声像图表现随肝脓肿病理发展过程而有所不同。脓肿前期,肝组织充血水肿时出现肝区内局限性低回声,坏死时则局部回声增强;脓肿形成期,出现无回声液性暗区,多为圆形、椭圆形,边缘不甚清楚,后壁回声及脓肿深部肝组织回声增强,典型的阿米巴巨大脓腔呈无回声,透声性好;脓肿恢复期,无回声区逐渐变小,直至最后消失。超声波检查能够指示脓肿的大小、数目和位置,对选择穿刺部位方向和估计穿刺深度及评价治疗效果很有意义。

**(五) 诊断与鉴别诊断**

1. 肠外阿米巴病的诊断 凡临床有发热、右上腹痛、肝大及超声波检查肝区有液性平段或 X 线见右侧膈肌抬高者,再加下述任何一项,即可确诊为阿米巴肝脓肿:①肝脓液中发现溶组织内阿米巴滋养体;②诊断性穿刺抽出巧克力色脓;③血清特异性抗体阳性;④在脓液中查到溶组织内阿米巴抗原或 DNA 片段;⑤经抗阿米巴治疗痊愈或有显著效果。在临床上有少数阿米巴肝脓肿病例,既不发热,全身症状亦不明显,肝脏也无明显肿大,压痛和叩击痛也不显著。这些病例只有在超声检查显示液性平段后作诊断性肝穿刺,才能确诊;必要时可直接试用抗阿米巴药物治疗。

其他肠外阿米巴病的诊断则根据相应的临床症状、体征及各项实验室检查、辅助检查结果得出。

2. 鉴别诊断

(1) 阿米巴肝脓肿:应与下列疾病鉴别:①细菌性肝脓肿(表 12-1-3),起病较急骤,毒血症更明显,肝脓肿穿刺排脓量小,多呈黄白色脓,抗生素治疗有效,阿米巴抗体阴性等可资鉴别;但阿米巴肝脓肿若不及时治疗,至少有 20% 的病例迟早会继发细菌感染,在肝穿刺前,甚至在穿刺液检查前,很难肯定肝脓肿的病因诊断。②原发性肝癌,多位于肝右叶,发热出现较晚,肝大,质硬而表面不平,全身情况呈进行性恶化;但少数炎症型肝癌,常有高热、肝脏迅速肿大、压痛明显,若肝癌发生液化,颇与脓肿相似,极易与阿米巴肝脓肿相混淆,B 型超声、CT 扫描、甲胎蛋白测定、血清阿米巴抗体阴性可帮助鉴别;对高度怀疑肝癌者,宜作选择性腹腔动脉造影、腹腔镜检查,必要时作剖腹探查。③少数血清转氨酶偏高,肝区超声检查未见液平段(如病变处在所谓阿米巴肝炎阶段)或脓肿较小、位置较深的阿米巴肝脓肿患者,偶与急性病毒性肝炎、慢性病毒性肝炎、肝硬化混淆,血清阿米巴抗体检测有助于鉴别。④少见的肝囊肿(包括多囊肝)、肝包虫病,甚至继发于胆总管梗阻的潴留性肝内胆管囊样扩张,均可出现肝内液平段而导致误诊。其中先天性肝囊肿系肝内胆管和淋巴管的胚胎发育异常、局部增生阻塞所致,超声波检查简单可靠;肝包虫病系由细粒棘球绦虫幼虫所致,B 型超声有肝内液性暗区,根据流行病学史、卡松尼试验等可作鉴别。⑤结核性肝脓肿虽属罕见,仍值得警惕,抗原、抗体及基因检测有助于鉴别。⑥胆系和腹部其他疾病:位于肝表面或大的脓肿,右上腹或肝区剧烈疼痛,有时酷似胆囊炎、胆道感染、膈下脓肿、溃疡病穿孔、胆囊穿孔等急腹症。正常或肿大的胆囊,因超声波查出平段,也有误诊其为"肝脓肿"而进行肝穿刺的。⑦其他:偶而肾周围脓肿、阑尾脓肿、腹壁脓肿、横结肠癌等,也因腹块和压痛而与本病混淆,一般不难鉴别。

表 12-1-3　阿米巴肝脓肿和化脓性肝脓肿的鉴别

| 鉴别点 | 阿米巴肝脓肿 | 化脓性肝脓肿 |
|---|---|---|
| 病史 | 以往可有腹泻史 | 近期可有胆道感染、败血症、阑尾炎病史 |
| 起病 | 多缓慢 | 多较急 |
| 高热 | 52.2% | 65.8% |
| 寒战 | 11.1% | 35.6% |
| 肝区 | 明显隆起的较多 | 较少 |
| 脓肿特点 | 单个性多见,脓肿较大 | 多个小脓肿多见 |
| 脓液性质 | 外观呈巧克力色,可找到阿米巴滋养体 | 细菌培养阳性 |
| 血清抗体 | 阿米巴抗体阳性 | 阿米巴抗体阴性 |
| 治疗反应 | 抗阿米巴药有效 | 抗生素有效 |
| 预后 | 死亡率 2.9%,随访无复发 | 死亡率 14.4%,随访有 14.6%的复发率 |

注:据杨永彰修改

（2）其他肠外阿米巴病的鉴别诊断:可参考相关资料。

**（六）治疗**

1. 阿米巴肝脓肿

（1）一般治疗:休息,采取高蛋白、高热量饮食,注意补充维生素及铁剂,宜采用支持疗法,如输血或输血浆、纠正水、电解质和酸碱平衡紊乱。

（2）病原治疗:首选药物为甲硝唑。可用 0.5%甲硝唑水溶液 100ml 静脉点滴,2 次/天,连用 3~5 天,2 天内可使症状迅速好转。继后改为甲硝唑口服,0.4~0.8g/次,3 次/天,连用 10 天。疗程结束后,宜口服双碘羟基喹啉 0.6g,3 次/天,连用 10 天或二氯散糠酸酯 500mg,3 次/天,连用 10 天,以杀灭肠腔中的阿米巴原虫。如甲硝唑疗效不佳,可改用或加用氯喹。氯喹剂量为 0.5g/次,2 次/天,两日后改为 0.25g/次,2 次/天,3~4 周为一疗程。氯喹的副作用有食欲减退、恶心、呕吐、腹泻、头晕、皮疹及白细胞减少等,个别病例可发生心搏骤停而突然死亡。次选药物为依米丁或去氢依米丁,剂量仍为 0.5~1mg/(kg·d)(不超过 60mg/d),分 2 次深部肌内注射,连用 6~10 天。用药时亦应密切注意心脏及血压变化,并需防止蓄积中毒。使用氯喹、依米丁等治疗时,为了根治肠阿米巴病,必须加用一个疗程的双碘羟基喹啉或二氯散糠酸酯。近年来报告采用替硝唑口服,2.0g/次,1 次/天,连服 5 天治疗阿米巴肝脓肿,具有脓肿缩小时间短、肝区疼痛消失早、不良反应少等优点。

（3）穿刺排脓:给阿米巴肝脓肿患者穿刺排脓可改善中毒症状,减轻脓腔内压力,减少发生穿破的危险。抽脓后可向脓腔内注入抗生素和小剂量依米丁。此法有重要治疗意义,亦有帮助诊断的意义。穿刺点应选择压痛点最明显处或超声定位后穿刺,一般在腋中线第 7~8 肋间,亦可根据脓肿的部位在肋下或剑突下穿刺。穿刺前应检查患者的出凝血时间、血小板、血压、脉搏等,给患者注射维生素 K、令其排空大小便。穿刺时应严格遵守无菌操作,以 14 号针头按压痛点或超声波指导的方向和深度穿刺,不宜过深,穿刺深度不应超过 7~8cm,在肋下或剑突下穿刺时刺入深度应酌情减少,以免穿过较薄的肝脏边缘。一次刺入如不能抽到脓液,可拔出穿刺针至皮下,变换方向后再行刺入,但不能超过 2~3 次。穿刺到脓液后应尽量抽尽,脓液过度黏稠时,可注入生理盐水稀释后抽吸,以后穿刺抽脓以每周 1~2 次为宜,一般抽取2~3次即可。一般先经3~5天抗阿米巴治疗后再行穿刺比较安全。亦有临床报告认为,应用穿刺排脓并不能缩短脓肿吸收时间,单用抗阿米巴药物治疗也能奏效,反复穿刺排脓还有可能增加感染的机会。因此,有人认为脓肿在4cm以下者不必穿刺排脓。

(4) 手术引流:少数阿米巴肝脓肿患者须手术引流,其适应证如下:①脓肿位置较深或位于右叶顶部、左叶时,肝穿刺有困难或危险者;②肝脓肿穿破引起脓胸、腹膜炎、心包炎等重要并发症者;③估计脓液量超过500~1 000ml,有继发感染,脓液粘稠,含有腐败组织而穿刺排脓困难者;④经病原治疗和穿刺抽脓,效果不显著者。有人建议采用小剖腹探查术,即在上腹正中作3~4cm切口,经白线进入腹腔,如发现表面光滑隆起的肝脓肿,即可直接作穿刺排脓,此法可避免肝左叶穿刺的危险性。

阿米巴肝脓肿的治愈标准:体温恢复正常、肝脏胀痛及压痛消失、血象等恢复正常为"临床治愈";超声波显示脓腔缩小至3cm以下者为"超声波治愈"。一般常规治疗2~3周,达到临床治愈标准即可出院。1个月后复查,可用甲硝唑重复一个疗程。一般出院1~3个月,脓肿即完全吸收消失。

2. 其他肠外阿米巴病的治疗　病原治疗可参照阿米巴肝脓肿的治疗方案进行。

阿米巴性脓胸如脓液黏稠或积脓很多者,应尽早行胸腔闭式引流术。阿米巴心包炎如积脓多而黏稠、心脏压塞而致循环衰竭者,应尽早行心包切开引流术。

**(七) 预后**

急性和慢性阿米巴肝脓肿如不发生穿破性并发症和严重继发感染,预后一般良好,且鲜有复发者;肝脓肿一旦发生穿破,不但增加诊断治疗的复杂性,亦增加了预后的严重性,病死率可达11.7%~17.6%,其中尤以穿破后形成弥漫性腹膜炎及心包炎的预后最差;暴发型阿米巴肝脓肿患者的预后较差。

(郭增柱)

# 第二节　蓝氏贾第虫病

蓝氏贾第虫病(giardiasis,简称贾第虫病)是由蓝氏贾第鞭毛虫(*Giardia lamblia* Stile,1915,亦称 *G. intestinalis* 或 *G. duodenalis*,简称贾第虫)引起的一种肠道原虫病,在儿童感染者易引起生长发育障碍和认知障碍。贾第虫病可引起高患病率和严重的疾病负担,尤其在发展中国家,特别是非洲地区,影响着整个公共卫生健康,具有造成重大疫情和急救反应的倾向。有报道显示,在非洲乌干达北部的村庄居民贾第虫感染率达到67.5%,牲畜和灵长类动物的感染率达到12.4%和11.1%。贾第虫病的传播与饮水密切相关。未经处理的废水中贾第虫包囊的检出浓度为0.23×10⁶个/ml。且包囊的在废水中的存在不受地域或社会经济状态的影响。污水的排放和未经处理污水在农业灌溉中的应用是导致贾第虫并传播的主要因素。2004年WHO将贾第虫病归类为一种被忽视的疾病(neglected diseases initiative,NDIs)。近年来因其在艾滋病和免疫功能低下患者中感染率逐年增高,引起医疗卫生界的广泛关注。

## 一、病原生物学

1861年 Van Leeuwenhoek 首先在自己腹泻粪便中发现本虫滋养体。1859年 Lambl 详细描述了其形态并命名为肠贾第虫(*G. intestinalis*)。直到1915年 Stiles 正式将其命名为 *Giardia lamblia*。贾第虫隶属于双滴虫目、贾第虫属。其生活史包括滋养体和包囊两个发育阶段。本虫是全球发现的第一个真核原生生物。

**(一) 形态**

1. **滋养体** 在光镜下,滋养体外形呈纵切的倒置梨形,长 9.5~21μm,宽 5~15μm,厚 2~4μm。前端钝圆,后端尖细,前宽后窄,腹面扁平,背面略隆起。虫体腹面前 1/2 有 1 个很大的向内凹陷的腹吸盘。其两侧各有一个卵圆形的泡状核。最近的研究表明,贾第虫核内的染色质物质凝集形成核仁结构,虫体背部凸出部分胞质内含有大小不等的空泡,内含微小颗粒,与虫体胞质功能有关(图 12-2-1,Tian 等,2010)。虫体共有鞭毛 4 对,分为前侧、后侧、腹和尾鞭毛。1 对呈爪锤状的中体(median body)与尾鞭毛体内部分 1/2 处相交(图 12-2-2)。中体的形态具有种间鉴别意义。滋养体以二分裂方式进行繁殖(图 12-2-3)。

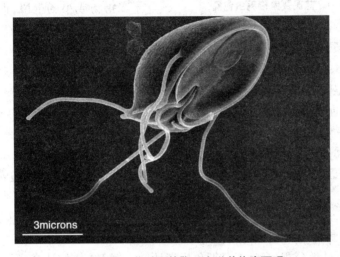

图 12-2-1 蓝氏贾第鞭毛虫滋养体腹面观

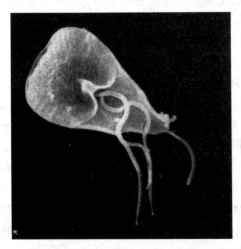

图 12-2-2 蓝氏贾第鞭毛虫滋养体

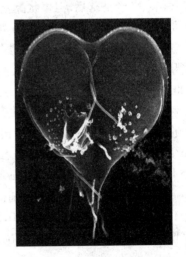

图 12-2-3 分裂中的滋养体

2. **包囊** 光镜下,包囊呈椭圆形,长 8~12μm,宽 7~10μm,囊壁较厚,与虫体间具有明显的间隙。在碘染的标本内,囊内含 2 个或 4 个细胞核,4 核包囊为成熟包囊,具有感染性。胞质内可见中体和鞭毛的早期结构(图 12-2-4)。透射电镜下可见胞质内分散的微管带复合物,此即为吸盘碎片。

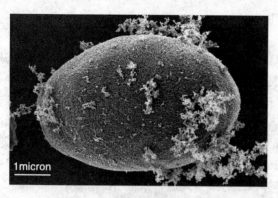

图 12-2-4　蓝氏贾第鞭毛虫包囊

（二）生活史

贾第虫的生活史属人际传播型和直接型。滋养体为寄生和营养繁殖阶段，成熟包囊为感染和传播阶段。成熟的 4 核包囊由感染者粪便排出，污染的水源或食物，经粪-口途径被宿主吞食后，在十二指肠碱性消化液的作用下脱囊形成滋养体。1 个包囊脱囊产生 2 个滋养体。滋养体主要寄生在人和某些哺乳动物的十二指肠或小肠上段，偶可侵入胆道系统，引起相应的病变。在小肠内，滋养体以吸盘吸附于小肠黏膜表面，以纵向二分裂方式进行繁殖。分裂前胞体开始膨大，胞核增大，之后自虫体前端开始出现分裂沟，逐渐向尾端加深，由核开始，依次是吸盘、前侧鞭毛和腹鞭毛、细胞质、尾鞭毛，最终完全分开形成 2 个子滋养体。若滋养体脱落入肠腔，随着肠体蠕动，虫体向下移动，当到达空肠下端或结肠时，由于肠腔内环境不利，滋养体开始分泌囊壁物质形成包囊，并随粪便排出体外。长爪沙鼠贾第虫感染动物模型观察显示，感染后 5~12 天开始排囊，共可持续 8~27 天，且具规律性。包囊在水中（4℃）或凉爽的环境中可存活 2 个月之久。据估计，一次腹泻粪便中滋养体可超过 140 亿个，一次正常粪便中可有包囊 9 亿个。

二、流行病学

（一）分布与危害

贾第虫病呈全球性分布，多见于温带和热带地区。据 WHO 估计全球每年约有 50 万新感染病例。在经济落后、卫生状况差、缺乏清洁饮用水的地区发病率可达 10%~20%。个别地区儿童的感染率可高达 50%~70%。

资料表明，贾第虫病在发展中国家的流行十分严重，尤其在非洲、东南亚和南美洲一些国家和地区尤为严重，总受染人口约达 2 亿，其中儿童群体的感染尤为普遍。Ralf Ignatius 等（2012）在卢旺达（非洲中部国家）南部社区和农村抽取了 583 名 5 岁以下儿童样本，对肠道寄生虫的感染进行检测。贾第虫是最为流行的肠道寄生虫，总检出率达 61%（368/583）。其中通过光学显微镜的病原学检出率为 19.8%（114/583），PCR 方法的检出率为 59.7%（366/583）。对 208 例贾第虫感染者进行虫株的基因分型发现，85.9%（179/208）为 assemblage B 感染，12.7%（27/208）为 assemblage A2 感染，1 例为 assemblage A1 感染，还有 1 例为 assemblage A 和 B 混合感染。随机抽取居住在乌干达首都坎帕拉市区的 427 名儿童，年龄为 1~12 岁（Johan Ankarklev1，2012），对新鲜粪便样本进行检测，贾第虫感染率为 20.1%（86/427）。其中感染的峰值发生在 3~6 岁期间，基因分型同样以 assemblage B 感染为主（73.5%）。

根据 The GeoSentinel Surveillance Network（www.istm.org/geosentinel/main.html）提供的数据（Marc Mendelson，2014），1997—2001 年，由于旅行至非洲而获感染性疾病的人数达 16 893 人次，其中感染贾第虫的人数占 557 例（3.3%），出现明显症状的人数为 133 例（24%）。此外，在苏丹首都喀土穆（Saeed，2015），2013 年因腹泻入院的患儿 437 例，其中由于贾第虫引起的病例为 47 例，占 11%。

发达国家,如美国、加拿大及澳大利亚等国不仅有本虫流行,而且有逐年增加的趋势。例如,美国全国贾第虫病病例数 1992 年为 12 793 例,而 1996 年上升至 27 778 例。1997 年全国发病率为 9.5 人/10 万人,其中佛蒙特州的最高,达 42.3 人/10 万人(Furness,2000)。2006—2008 年(Jonathan S,2010),报道的贾第虫病病例分别是 19 239 例、19 794 例和 19 140 例,病例分布在 49 个州,主要发生于 1~9 岁的儿童和 35~44 岁的成年人,高发季节为夏初至秋末。

**(二) 流行环节**

1. 传染源 除人外,贾第虫可感染多种哺乳动物,是典型的人畜共患寄生虫病。凡粪便中排出包囊的人和动物均为本病的传染源。贾第虫的动物储存宿主,包括家畜(如牛、羊、猪、兔等)、宠物(猫、狗等)和野生动物。这些动物宿主可通过粪便污染水源,是重要的传染源。根据 Siwila(2012)等的调查研究,在中非国家赞比亚的首都路沙卡,养殖猪贾第虫包囊的检出率达 26%。

贾第虫包囊对人体有高度感染力,人吞食 10 个具有感染性的成熟包囊即可获得感染。感染者在一次粪便中,排出的包囊数目可达 4 亿,一昼夜可排 9 亿。包囊对外界环境具有较强的抵抗力,常用的消毒剂,在标准浓度下对其无杀伤作用。包囊耐低温,在 4℃可存活 2 个月以上。但在 50℃或干燥环境中易死亡,在煮沸的水中立即死亡。

2. 传播途径 贾第虫主要通过粪-口途径传播,有以下几种方式。

(1) 水源传播:本病为一种水源性疾病,饮用水被污染是造成本病流行和暴发的主要因素。由于包囊形态的可塑性,可穿过用以过滤水的滤膜,造成饮用水的污染,进而引起本病的暴发流行。饮用水的缺乏和饮水安全一直是困扰非洲大多数国家的社会问题(Tafadzwanashe 等,2016)。水源是肠道寄生虫和病原菌传播的主要途径。曾有研究报道,在非洲尼罗河三角洲地带,搜集的水源样本,包括管道水,贾第虫包囊污染率为 18.6%~56.2%(Khairy 等,1989)。此外,由于动物传染源的普遍存在,水源可被感染贾第虫的啮齿动物(如河狸)和多种哺乳动物的粪便所污染,尤其在温带地区,传播作用更大。在非洲尼罗河三角洲地带的哺乳动物和鸟类贾第虫的感染率分别为 28.6%(2/7)和 42.9%(6/14)(Khairy 等,1989)。Ma 等(2016)对上海 3 个市政污水处理机构的 50 个污水样本进行多基因分析发现,贾第虫的污染率达到 92%~100%。水源传播也常发生在旅游者间。根据 Almanza 等(2015)的调查研究,来自古巴全国的 5 850 样本中,贾第虫的感染率为 6.02%,造成外来旅游者的感染风险。仅 2014 年,在古巴哈瓦那市的中央诊所就收治来自境外的染上贾第虫病的患者 23 例。Soriano-Arandes 等(2016)对西班牙热带医学网(+Redivi)的相应数据进行了回顾性分析。从 2009 年 1 月到 2013 年 12 月,共有 606 名儿童在+Redivi 数据库中注册。平均年龄为 8.7 岁 (4.4~12.4 岁),其中 65.8%(399/606)来自境外,平均旅行时间(不包括移民)是 50 天(30~150 天)。发生胃肠道症状的儿童占 13.5%(82/606)。肠道原虫感染为 23.4%(142/606),其中最为多发的是肠贾第鞭毛虫感染,约为 10.1%(61/606)。另有报道,巴西圣保罗州 10 个水源地 28 个监测点的 278 份水样,浓缩后应用 IFA 的检测结果显示,贾第虫包囊的检出率为 27%(Hachich,2004)。此外,自来水管网年久失修造成的与污水管相互连通或因管壁渗漏将污水吸入管内,也是造成自来水被包囊污染的原因。

(2) 食物传播:主要来自食物加工者或管理者(即贾第虫带虫者)。据报道,智利首都圣地亚哥市的 107 名食物加工者中,贾第虫包囊的携带率为 15.9%。该市的另一项调查结果表明,该类人群包囊携带率为 8.79%。蔬菜被含有贾第虫包囊的水污染,也是造成本虫传播的一种方式。在非洲西部国家加纳,食物和水已被报道为腹泻暴发的主要途径之一,而蔬菜是一个主要来源。特别是肠道原虫感染如贾第虫病、阿米巴病、环孢子虫感染隐孢子虫病具有高发病率和死亡率。加纳的蔬菜主要是在自由市场上销售的,虽然西方文化的涌入和最近建立的大型超市吸引了一些人,但超市的价格不能与自由市场相比,人们更愿意购买自由市场的便宜蔬菜。大大增加肠道病原体感染的概率,包括钩虫卵、溶组织内阿米巴包囊、蓝氏贾第鞭毛虫包囊、环孢子虫卵囊、结肠内阿米巴包囊、鞭虫卵、蛲虫卵、猪等孢子球虫卵囊和布氏姜片吸虫卵等。污染率最高的蔬菜为生菜和甘蓝(61%),污染率最低的为番茄(18%)(Kwabena O Duedu,2014)。在日本 Hyogo 区的河流表面水样本中,有38%检出贾第虫包囊(Ono 等,2001)。此外,在蛤、贝类及牡蛎等水产动物体内已发现有贾第虫的感染,故生食或半生食这些水产动物也极有可能感染贾第虫。

（3）人-人接触传播:人-人接触传播主要见于小学校、托儿所和家庭成员之间,是贾第虫病传播的另一种重要方式。2000年英国一托儿所,因幼儿使用抽水马桶,导致一起贾第虫病暴发流行,累及7名幼儿和一名工作人员(Ang,2000)。粪-口传播在贫穷落后、人口过度拥挤、用水不足及饮水卫生条件差的地区较为普遍。2012年(Kariuki 等)的一项来自肯尼亚的调查报告显示,通过提高母亲的卫生与保健意识,可有效减少肠道病原体在母亲和儿童之间的传播。另外,通过有效的洗手可有降低贾第虫包囊的感染力(Chatterjee A 等,2015)。

（4）性传播:近年来贾第虫病在同性恋者中流行的报告不断增多,同性恋者的肛交方式亦常导致包囊的间接粪-口传播,因此贾第虫病在欧美等国家也是一种性传播疾病(Pakianathan 等,1999)。Di Benedetto 等(2012),对74位男同性伴侣人群进行 HIV、HCV、HHV8 和包括贾第虫在内的肠道原虫的感染率进行筛查。其中贾第虫的感染率为16.4%。

（5）其他传播方式:包囊在蝇的消化道中可存活24小时,在蟑螂消化道内经12天仍有活力,提示昆虫在某些情况下可能成为贾第虫的传播媒介(Doiz 等,2000)。研究表明,用免疫荧光抗体和荧光原位杂交相结合的方法,可在牛棚和垃圾场苍蝇的外骨骼及消化道内检测到贾第虫包囊,其中80%以上的包囊具有感染性(Szostakowska,2004)。

3. 易感人群 任何年龄人群对贾第虫均易感,尤其是儿童、年老体弱者、免疫功能缺陷者、旅游者、男性同性恋者、胃酸缺乏及胃切除的患者对本虫更易感(Aronson 等,2001)。

（1）儿童:儿童对贾第虫易感,与其缺乏良好的卫生和生活习惯有关。Gasparinho 等(2016)在2012—2013年,对安哥拉戈河总医院的344位肠道感染儿童患者进行回顾性调查,其中贾第虫的感染率为21.6%。另有研究表明在非洲的一些低收入国家,例如班吉(Breurec,2016)。333位5岁以下儿童中肠道原虫的感染率为9%,其中贾第虫的感染率占6%,明显高于对照组。在南埃塞比亚的阿瓦萨镇(Gasparinh,2016),2011年到相应医疗机构就诊的158名5岁以下儿童中,贾第虫病的流行率为7%。

（2）免疫功能低下者:HIV/AIDS 患者常合并有肺孢子虫、弓形虫、隐孢子虫及贾第虫等机会致病性原虫感染,并因此而危及患者生命。尼日利亚有腹泻症状的40名 HIV 感染者中,贾第虫感染率为25%(Keshinro 等 2003)。在伊斯坦布尔巴赫尔达市的某个转诊医院,339名 HIV 阳性的受检者中,肠道原虫的总感染率为30.6%,其中贾第虫的总感染率为4.3%(Kiros,2015)。除 HIV/AIDS 患者以外,多种因素都可以造成患者的低免疫力状态,如内脏利氏曼病患者(Mengesha,2014)。内脏利氏曼病患者会出现不同程度的营养不良和免疫力低下,肠道寄生虫的合并感染率达到47.6%,包括钩虫、贾第虫和蛔虫等,其中贾第虫的合并感染率为11.7%。此外,Baiomy 等(2010)收集了100例免疫功能低下患者的粪便标本,其中 30 例分离自恶性肿瘤患者,30 例分离自糖尿病患者,30 例分离自慢性肾病患者。机会性寄生虫的感染率为 30%,最高的感染组为恶性肿瘤组。其中贾第虫感染最为常见,占 15%。肿瘤组中,贾第虫的感染率为 5%。

（3）旅游者:前往热带和亚热带国家的德国旅游者,回国后发病的 2 024 例患者中,因腹泻就诊的占 33%,而贾第虫感染是其主要病因(Hams Z,2002)。美国海军的一艘军舰在西太平洋巡逻期间,舰上的 301 名军人中有 52%曾有过至少一次腹泻,其中由贾第虫引起者占 6%。

### （三）流行因素

1. 社会因素　贾第虫病最主要的传播途径为水源传播。非洲阿比让市城市污水系统调查显示,贾第虫包囊的污染率为 0~18.5 个/L 污水(Yapo,2014)。预计该市年平均感染贾第虫的风险率为 9.4%~34.78%。在传统的农业灌溉中,运河在水体储备和再利用方面发挥着重点的作用。同时也大大增加了水体的污染,包括化学和病原体的污染,通过饮用水和蔬菜等的携带,贾第虫和溶组织阿米巴是两种高发的肠道原虫(Ferrer,2012)。此外,非洲受染儿童多来自低收入家庭,父母多为农民或打工者,没有受过良好的教育,主要居住在农村或城市的棚户区,很多地区水源短缺,卫生条件极差。

2. 自然因素　气候因素是影响贾第虫病流行的重要因素。贾第虫包囊具有坚实的囊壁,对外界环境具有很强的抵抗力,尤其是在温暖,湿润的环境可以存活 2~3 个月,因此本病多发生于夏秋季节。在地理分布上以东南亚,非洲和南美洲国家受染严重。

3. 性别、年龄及职业分布　新西兰的奥克兰市 183 例贾第虫病患者和 336 例随机选择的对照者的对照研究结果表明,多数患者为 25~44 岁的欧洲裔家庭主妇和看护婴儿的母亲,造成感染的原因可能与她们经常接触人体排泄物的职业有关(Hoque,2001)。阿根廷布宜诺斯艾利斯省农村,对 350 名居民进行的调查结果表明,贾第虫感染率为 3.7%,男女的感染率分别为 6.1%和 1.6%,其中除 3 例为成人外,其余均为儿童(Minvielle,2004)。日本高知市,1998—2001 年 1 790 例医院患者的粪检结果显示,贾第虫包囊的检出率为 0.95%,主要见于 41~79 岁的中老年人(Morimoto 等,2003)。据蒋则孝报道(1997),中国居民的贾第虫感染率以 5~9 岁组(4.97%)为最高,10~14 岁组(4.17%)次之;男性(2.79%)高于女性(2.52%),职业以牧民为高。

### 三、发病机制与病理改变

贾第虫的致病机制相当复杂,是由宿主和贾第虫双方面共同作用的结果。已有的研究表明,其机制与以下几方面的因素有关。

### （一）宿主的免疫状况

免疫功能正常者感染后,在一定时间内疾病可自然缓解或消失,随后表现为无临床症状带包囊者;而免疫功能低下者,常表现为慢性腹泻和吸收不良等临床症状。丙种球蛋白缺乏者不仅对贾第虫易感,而且可导致慢性腹泻和吸收不良。丙种球蛋白缺乏大多为后天性,少数为先天性。在一般人群中,IgA 缺乏者约占 10%,这些个体对贾第虫易感。贾第虫滋养体可以产生具有活性的 IgA 蛋白酶,该酶主要存在于贾第虫滋养体胞浆的空泡内,释放后可以降解宿主的 IgA 而得以在宿主小肠内存活(Adam,1991)。HIV 感染者感染肠道寄生虫的风险很高,尤其是隐孢子虫和贾第虫。这些患者常常伴有血浆 $CD4^+$ 细胞和 IL-2 水平降低。

**（二）二糖酶缺乏**

研究表明,在贾第虫患者和模型动物体的肠道内均出现乳糖酶和木糖酶的缺乏,其原因不完全清楚。二糖酶缺乏时,使双糖的消化、吸收发生障碍,进食含有双糖的食物时会发生一系列临床症状和体征。研究表明,贾第虫滋养体可直接损伤小鼠肠黏膜细胞,病变严重者小肠绒毛常常变短、甚至变扁平。因此,二糖酶缺乏是导致贾第虫腹泻的主要原因之一。

**（三）虫株基因型**

采用基因型分析研究方法,可将贾第虫分为按英文字母 A~F 顺序排列的 7 个集聚群（assemblage）。其中 A 和 B 具有广泛的宿主,可以感染大多数哺乳动物以及人,常被称为人畜共患型集聚群;集聚群 C 和 D 主要感染犬类;集聚群 E 主要感染偶蹄类动物,被称为家畜类基因型;集聚群 F 主要感染猫;集聚群 G 主要感染家鼠。大多数的研究表明,A 型虫株与腹泻等较为严重的临床症状有关。

目前,关于 A 型和 B 型虫株的毒力研究结果并不统一。例如在秘鲁,845 份儿童粪便中,有 16 份为贾第虫阳性,其中 9 份为集聚群 A 的亚集聚群 A Ⅰ,1 份为集聚群 A 的亚集聚群 A Ⅱ,6 份为集聚群 B（Cordón,2008）。对沙特阿拉伯的 1 500 名学前儿童贾第虫调查研究显示,40 名儿童感染了贾第虫,其中集聚群 B 占 62.5%,集聚群 A 的亚集聚群 A Ⅰ 占16.7%,集聚群 A 的亚集聚群 A Ⅱ 占 12.5%（Hamdan,2010）。印度的一项调查表明,集聚群 B 主要引起儿童和成人贾第虫病（82.4%）,其次是聚集群 A Ⅱ（9.4%）,而聚集群 A 和聚集群 B 的混合感染主要发生在儿童贾第虫病患者（Laishram,2012）。

**（四）虫株致病力**

具有不同表面抗原的虫株其致病力相差迥异。贾第虫的表面抗原,即变异特异性表面蛋白（variant-specific surface proteins,VSPs）覆盖贾第虫虫体的表面,包括吸盘和鞭毛（Prucca,2009）。VSP 的频繁变异是贾第虫滋养体逃避宿主免疫损伤和导致慢性和再感染的机制之一。

**（五）虫体机械和化学毒物作用**

虫体借助于强大的吸盘吸附于肠黏膜表面,对小肠微绒毛造成损伤和破坏,影响营养物质的吸收。如果有大量虫体寄生,会增加对小肠绒毛吸附和遮盖的面积,加重阻碍营养物质吸收的程度（图 12-2-5）。

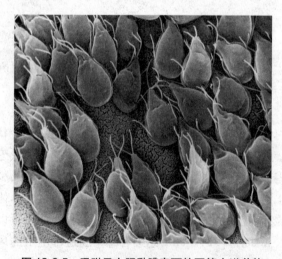

**图 12-2-5　吸附于小肠黏膜表面的贾第虫滋养体**

**（六）贾第虫的免疫逃避机制**

研究表明,贾第虫表面抗原的变异与其致病密切相关。具有不同表面抗原的虫株其致病力相差迥异。贾第虫的表面抗原,即变异特异性表面蛋白（variant-specific surface proteins,VSPs）,覆盖贾第虫虫体的表面,包括吸盘和鞭毛。贾第虫的表面抗原变异现象首先发现于体外培养的过程中,用表面标记的方法对比分析 19 个贾第虫虫株在连续培养的过程中,培养基中分泌/释放的抗原,每隔一定的周期发生一次变化,证明了贾第虫表面抗原变异的存在。平均每培养

6.5~13.5 代,VSPs 发生一次改变。此后的实验研究发现猿贾第虫的抗原变异也发生在受染人体或动物体内。在整个感染持续的过程中,幸存下来的贾第虫滋养体表面抗原不断发生变异,以逃避宿主的免疫反应攻击。

关于贾第虫 VSPs 变异机制的研究,主要包括基因水平的调控、转录和转录后调控、VSPs 表达修饰调节和 VSPs 的加工、处理与转运等 4 个方面。其中转录和转录后调控的 PTGS 机制取得了突破性的进展,并随着研究的深入,越来越多的 VSPs 和参与调控的 miRNA 得到鉴定。

### (七) 贾第虫的抗氧化机制

贾第虫为微需氧原虫,病原体不仅缺乏呼吸末端氧化酶,同时也不具备传统的抗氧化酶系列,如过氧化氢酶、超氧化物歧化酶、谷胱甘肽过氧化物酶等。尽管如此,贾第虫滋养体仍可以对抗小肠内高氧化和高氮化的环境得以生存。近 20 年的研究发现,在贾第虫细胞内存在抗氧化系统,其抗氧化酶和蛋白包括:NADH 氧化酶、FDP(flavodiiron 蛋白)、黄素血红蛋白(flavohemoglobin,flavoHb)、过氧化物还原酶(superoxide reductase,SOR)和硫氧还原蛋白酶过氧化物酶 1a 和 1b(peroxiredoxins,Prxs)等。

### (八) 小肠黏膜病理组织学改变

早年的长爪沙鼠动物模型病理组织学观察结果表明,受染动物小肠出现典型的卡他性炎症病理组织学改变,绒毛变短粗,其长度与腺腔比例明显下降,上皮细胞坏死脱落,肠腺细胞分裂相增加,小肠黏膜下层派伊尔小结(Peyer patches)增生(卢思奇,1986;吴跃生,1989)。新近的研究显示(Reynoso-Robles 等,2015),吸附于小肠上皮细胞表面的滋养体,可侵入上皮细胞内、上皮细胞核间、乳糜管绒毛中心,甚至杯状细胞底部(图 12-2-6)。此外,荧光显微镜和细胞凋亡定量观察显示,滋养体可破坏上皮细胞之间紧密连接,并导致不同程度的肠黏膜上皮细胞凋亡。当多基因型虫株联合感染时,此种情况更为明显。一般认为,肠黏膜上皮细胞紧密连接发生在微绒毛缩短和双糖酶缺乏之前,是肠黏膜损伤出现的早期标志。以后随着上皮细胞通透性的增加,肠黏膜出现不同程度的损伤,有些病例表现黏膜水肿,溃疡及坏死,黏膜固有层出现急性炎性细胞(多形性白细胞和嗜酸性粒细胞)和慢性炎性细胞浸润,以及上皮细胞有丝分裂相数目增加。但这些变化是可逆的,治疗后即可恢复。

### 四、临床表现

#### (一) 潜伏期

贾第虫感染的潜伏期平均为 1~2 周,最长者可达 45 天。潜伏期的长短与感染虫体的数量、虫株的毒力和机体的免疫力密切相关,多虫株合并感染,会加快疾病的进程。人体与动物的潜伏期大致相同。

#### (二) 急性期

急性期腹泻粪便为水样、恶臭、一般无血、黏液和细胞渗出物等,常伴有发热、明显的腹胀和腹痛。此类患者,若经抗菌治疗无效者,需考虑贾第虫病。亚急性期患者主要表现为间歇性排恶臭软便或呈稀粥样,伴有肠胀气、腹胀或腹部痉挛性疼痛、恶心、呕吐、厌食等消化道症状。

#### (三) 亚急性和慢性期

一般而言,急性期患者若未得到及时治疗即可转为亚急性或慢性期。大部分患者表现为持续的或反复发作的中、轻度症状。亚急性患者主要表现为间歇性排恶臭软便或呈稀粥

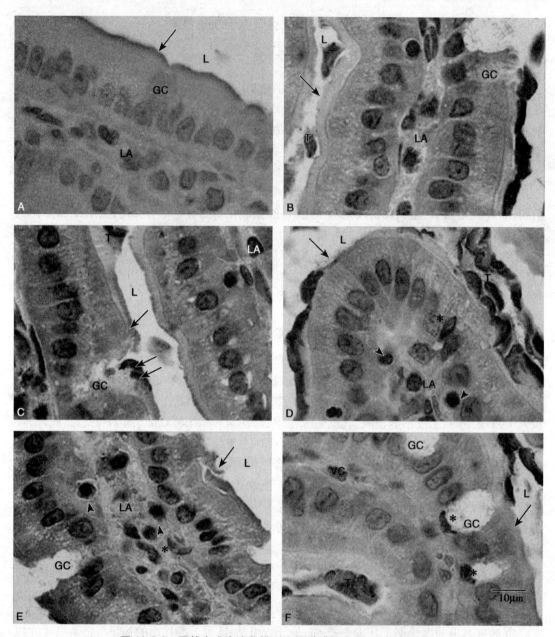

**图 12-2-6　贾第虫感染沙鼠模型小肠黏膜的免疫组织化学染色**

A：正常对照组为发现贾第虫滋养体；B：WB 株感染 30 天，滋养体（褐色）吸附在小肠绒毛表面，刷状缘完整，界限清晰；C、D、E、F：HGINV 分离株感染 30 天，滋养体可侵入上皮细胞内（C）、上皮细胞核间（D）、乳糜管绒毛中心（E）和杯状细胞底部（F）；L：肠腔；LA：乳糜管；GC：杯状细胞；＊：绒毛内贾第虫滋养体

样，伴有肠胀气、腹胀或腹部痉挛性疼痛、恶心、呕吐、厌食等消化道症状。一旦发展为慢性期，症状反复发作，患者表现为周期性稀便、恶臭，病程可达数年。粪便内无黏液和脓血。

**（四）无症状排囊期**

有相当一部分感染者（成人 13%，儿童约 17%）并不表现任何的临床症状，而成为无症状带囊者。此类患者多数有不同程度的肠道病理组织学改变及吸收功能障碍。无症状带囊期持续时间长短尚不清楚。无症状带囊者为重要的传染源，应予警惕。

### （五）儿童贾第虫病

儿童的贾第虫感染率很高。严重感染且得不到及时治疗的患儿病程可持续很长时间，并因之造成营养吸收不良，导致身体发育障碍。儿童感染多发生在儿童集聚的地方和场所，如学校、托儿中心，以及孩子较多的家庭中。我国儿童贾第虫引起的腹泻时有报道，误诊率极高。施美华等（2000）曾报道16例小儿蓝氏贾第鞭毛虫病的误诊分析。对于小儿急慢性腹泻，经抗菌对症治疗无效者，需考虑贾第虫病的可能。

### （六）并发症

贾第虫偶可侵入胆道和胆囊引起胆管炎和胆囊炎。患者主要表现为右上腹痛，多为右上腹压痛，食欲减退、发热、乏力、厌油腻、恶心、呕吐及肝大等症状，少数病例出现黄疸。此外，罕见的肠外并发症有阴道、子宫、荨麻疹、关节炎和视网膜炎等。

## 五、诊断与鉴别诊断

### （一）流行病学资料

人口居住密集，卫生条件差，存在人畜粪便污染环境和水源的情况，有利于贾第虫病流行。任何年龄的人群对本虫均有易感性，儿童、年老体弱者和免疫功能缺陷者（如 HIV/AIDS）及男性同性恋者尤其易感。

### （二）临床特征

急性期腹泻粪便为水样、恶臭、一般无血、黏液和细胞渗出物等，常伴有发热、明显的腹胀和腹痛。此类患者，若经抗菌对症治疗无效，需考虑贾第虫病；亚急性期患者主要表现为间歇性排恶臭软便或呈稀粥样，伴有肠胀气、腹胀或腹部痉挛性疼痛、恶心、呕吐、厌食等消化道症状；慢性期患者症状反复发作，表现为周期性稀便、恶臭，病程可达数年。粪便内无黏液和脓血；儿童患者如出现腹泻和营养不良、发育障碍，应考虑贾第虫感染。

### （三）病原检查

1. 粪便检查　粪便检查为最常用的实验室诊断方法，包括粪便直接涂片法和浓集法。通常在腹泻患者的水样稀便中查找滋养体，在慢性期患者或带囊者成形粪便中检查包囊。

（1）急性期粪便检查：此期粪便呈水样或糊样，内含极易死亡而趋崩解的滋养体，取水样稀便进行生理盐水直接涂片，镜下可查到呈翻滚状态的梨形滋养体，但检查时需采新鲜粪便标本及时送检，冬季送检标本需注意保温。

（2）慢性期粪便检查：此期粪便多已成形，内含包囊。一般用2%碘液直接涂片检查。但为了提高包囊的检出率，常选用醛-醚沉淀法或33%硫酸锌漂浮法等浓集法。由于感染者粪便中包囊的排出具有间歇性的特点，因此，一次粪便检查结果阴性，不能排除贾第虫感染的可能性，需隔日采集粪检，连续检查3次或以上。

对于流行病学调查时的大量样本，可先行10%的甲醛或硫柳汞-碘-甲醛溶液固定，然后再行显微镜检查，可提高粪便中贾第虫包囊的检出率。

2. 十二指肠引流液检查　多次粪便检查阴性，而临床又不能排除本虫感染的病例，可用此法。在引流液内查得滋养体即可确诊。

3. 肠内试验法（entero-test）　亦称肠检胶囊法（enterotest capsule），具体做法是让患者禁食后，吞下一特制的装有尼龙线的胶囊，将线的游离端固定于口外侧皮肤上。由于吞下的胶囊在体内溶解，尼龙线即可自动松开伸展。经3~8小时（或过夜）后尼龙线即可到达十二指肠或空肠。将线拉出后，用带胶皮手套的手指将尼龙线上的黏液（可能含滋养体）捋在玻片上,镜检。本法较十二指肠引流液检查简便易行,患者(尤其是儿童)易于接受,检出率也高,可替代十二指肠引流液检查。

4. 小肠黏膜活检　对粪检和小肠液检查均显示阴性的可疑病例,必要时可选用小肠活体组织检查法。用内镜在小肠 Treitz 韧带附近摘取黏膜组织,可先压片初检。若初检阴性,将玻片置室温干燥 1 小时,再用甲醛固定 30 分钟后,行吉姆萨染色。染色后肠上皮细胞呈粉红色,而贾第虫滋养体着紫色,借此可将二者区别开来。此外,可将采集的标本用 Bouin 氏液固定,做连续切片,用改良的 Masson 三色染色法染色、镜检。在染色的标本中,虫体多见于微绒毛的刷状缘,在腺腔内多见,侵入组织者较罕见。

### (四) 免疫学检查

1. 免疫荧光抗体测定法(FA)

(1) 间接荧光抗体试验(IFA):间接荧光抗体试验是用包囊或滋养体作抗原、用荧光标记抗体作为标记物来检测患者血清中抗贾第虫抗体的一种检验方法。IFA 法检测贾第虫感染有较好的敏感性、特异性和重复性,适用于流行病学调查及临床辅助诊断。本法阳性检出率可达 81%~97%。

(2) 直接荧光抗体测定法(DFA):系采用荧光标记的贾第虫单克隆抗体,检测粪便中包囊囊壁抗原的方法。本法检测长期保存的粪样中的贾第虫包囊十分有效。

(3) 免疫磁性分离法-间接荧光抗体测定法(IMS-IFA):1996 年美国开始采用免疫磁分离法(ISM)对贾第虫进行检测,这是目前国际上最为常用的标准检测方法。其原理是利用带有贾第虫抗体的磁珠专一地与贾第虫反应,形成的磁珠-贾第虫复合物,在磁场的作用下可与其他干扰物分开,然后用酸性液将磁珠与贾第虫解体、分离,最后进行免疫荧光染色,再用荧光、微分干涉显微镜检测计数。IMS-IFA 还可同时检测多份粪样,并可增加贾第虫包囊的回收率。

2. 酶联免疫吸附试验(ELISA)　本法是贾第虫病诊断和流行病学调查的一种较好的血清学方法,既可检测抗体也可检测抗原。

(1) 检测抗体:在载体上包被贾第虫的包囊囊壁抗原,检测人血清中的贾第虫特异性抗体,适用于流行病学调查研究。血清特异性 IgG 抗体检测,可辅助临床诊断。据报道,以贾第虫包囊为抗原,用 ELISA 检测 92 例无症状的带虫者,其中 91 例呈现阳性反应;以无菌培养的滋养体为抗原,在 45 例贾第虫病患者中,32 例呈阳性反应。ELISA 法有一定的假阳性率,一般只作为临床辅助诊断,更适宜于流行病学筛查。

用 ELISA 检测唾液中的特异性 IgA 抗体,可用于贾第虫感染的筛查。据报道,用此法检查埃及的 36 名腹泻患者,其中,94.4% 的粪检阳性者唾液呈现特异性抗贾第虫 IgA 抗体阳性;所有十二指肠引流液阴性者,唾液抗贾第虫 IgA 也显示阴性。委内瑞拉的一项研究表明(Rodriguez,2004),66 例贾第虫病患儿唾液中的总 IgA 和抗贾第虫的特异性分泌型 IgA,均明显高于其他原虫感染者和健康对照者。

(2) 检测抗原:主要检测粪便中贾第虫包囊囊壁抗原。其敏感性可达 100%,特异性可达 95%。常用的检测贾第虫抗原的 ELISA 方法包括斑点-ELISA(DOT-ELISA),双抗体夹心法-ELISA(double antibody sandwich ELISA)和抗原捕获法-ELISA(antigen-capture ELISA)等。埃及的一项研究表明(Rashid,2002),用斑点-ELISA 法检测 200 名 1~13 岁腹痛、腹泻的患儿粪便样本,其中贾第虫包囊抗原阳性率为 24.5%,敏感性可达 100%,特异性为 93.8%。

抗原捕获法-ELISA 已研发成试剂盒用于诊断。Jelinek 等(Jelinek,1996)分别用显微镜和本试剂盒对795名德国慕尼黑患者的粪便样本进行了检测,结果显示 ELISA 试剂盒检出率为95.5%,较显微镜检查(81.8%)更敏感,其特异性为99.7%。

(3)商品化检测试剂盒:贾第虫/隐孢子虫微量检测试剂盒(ProSpec)可同时检测粪便中的贾第虫和隐孢子虫,检测贾第虫的敏感性和特异性分别为100%和98.4%。

贾第虫/隐孢子虫免疫快速检测卡(Immuno-Card STAT):该试剂采用免疫层析法快速、定性同时检测贾第虫和隐孢子虫。其基本原理是首先分离两虫特异性抗原,并将其固定在一种基质膜上,待检样品中的特异性抗体与之反应,加检测标记物后,肉眼即可观察反应结果,每个试验装置内设有对照,在12分钟内可以完成固定在甲醛溶液中未经浓缩粪样的检测。

贾第虫/隐孢子虫快速检测试剂盒(Color-PAC):全称为 ColorPAC 复合快速固相定性免疫层析试验。其原理为添加抗两虫捕获抗体的试剂和含标记物的两虫单克隆抗体于粪样中,混合后加入含有两虫捕获抗体和过量标记物结合物连接的对照抗体测试装置中,待检样品中的特异性抗原与之反应,即可观察反应结果。检测贾第虫的敏感性和特异性分别为98.8%和100%。

寄生虫酶免疫测定筛选膜(T riageparasitepanel):是一种新研制的酶免疫定性测定方法,可同时对人粪便中的贾第虫、溶组织内阿米巴、微小隐孢子虫进行检测,但标本应是新鲜粪便或未经固定的冰冻新鲜粪便。原理是用固定在膜上已知的抗体捕获粪样中特定抗原,完成每份粪便样本的检测约需15分钟。

尚有其他酶联免疫吸附试验(ELISA)试剂盒,现收集整理如表12-2-1所示。

表 12-2-1　市售蓝氏贾第鞭毛虫免疫诊断试剂盒

| 试剂或方法 | 敏感性/% | 特异性/% | 生产厂家 |
|---|---|---|---|
| AlexonProspecT Giardia | 100 | 100 | 美国 Alexon 公司 |
| CELISA | 100 | 100 | 澳大利亚 Cellabs 公司 |
| 改良微量法(直接/稀释) | 100 | 100 | 美国 Alexon 公司 |
| ColorPAC | 98.8 | 100 | 美国 Becton Dickinson 公司 |
| 贾第虫 RS 测试系统 | 97.1 | 100 | 美国 Trend 科学仪器公司 |
| EZ 法 | 95.7 | 100 | 美国 Alexon 公司 |
| Premier 法 | 92.9 | 100 | 美国 Meridian 诊断试剂公司 |
| Rapid(膜)法 | 90 | 100 | 美国 Alexon 公司 |
| Trend 贾第虫检测系统 | 98.6 | 98.6 | 不详 |

**(五)分子生物学诊断**

目前,常用的分子生物学诊断方法包括,多聚酶链扩增(PCR)、基因芯片技术、原位杂交技术、DNA 探针技术、环介导等温扩增(LAMP)等。对贾第虫进行鉴定和基因分型的靶基因主要有:核糖体小亚单位 rRNA 基因(*SSU rDNA*)、ITS1-5.8 SrDNA-ITS2、贾第素基因(*giardin*)、谷氨酸脱氢酶基因(*gdh*)、延伸因子1基因(*ef-1*)和磷酸丙糖异构酶基因(*tim*)等(温少芳,2006;丁慧萍,2002;Thompson RCA,2004)。视检测目的不同,可选用不同方法。PCR 方法可以对贾第虫进行检测、基因分型和流行病学调查,real-time PCR 可对环境样品贾第虫含量进行定量分析,RT-PCR 主要是对环境样品中含有的包囊进行活性和感染力的检测,多重 PCR 可同时检测多种寄生虫,基因芯片技术可同时对多个不同的目的基因进行检测等。分子生物学技术在贾第虫研究方面的广泛应用,有助于对贾第虫的宿主特异性、传播途径和流行趋势等方面更深入的了解。

**（六）鉴别诊断**

本病急性期症状常伴有发热,化验血白细胞升高,易与急性肠道细菌性感染相混淆。急性肠道细菌性感染是由痢疾杆菌引起的肠道传染病,好发于夏秋季,临床主要表现为发热、腹痛、腹泻、里急后重和黏液脓血便,抗生素治疗有效。而贾第虫病的主要特征为潜伏期相对较长、腹泻粪便为水样、恶臭、一般无血、黏液和细胞渗出物等,常伴有明显的腹胀和腹痛,粪便内可检测到蓝氏贾第鞭毛虫滋养体或包囊。

此外,本病还应与急性病毒性肠炎、细菌及其他原因引起的食物中毒、急性肠阿米巴病、毒性大肠杆菌引起的"旅游者腹泻"等急性腹泻病症相鉴别。

## 六、治疗

贾第虫病的治疗主要采用药物疗法。除药物治疗外,对急性期腹泻严重和全身反应明显的患者,要给予有效的对症治疗。如采用口服或静脉补液,以免体液过多丧失。目前,主要的抗贾第虫药物有如下几种。

1. 甲硝唑(metronidazole,MTZ)　即灭滴灵,其化学名为 2-甲基-5-硝基-咪唑-1-乙醇,是 5-硝基咪唑的衍生物,早在 1961 年就有报道甲硝唑具有抗贾第虫感染的作用,已被广泛应用于临床 40 多年,到目前为止依然是治疗贾第虫病的首选药物,治愈率在 90% 以上。规格为 250mg 和 500mg 胶囊,或 100mg/片。口服剂量为:成人一次 0.4g,3 次/天,疗程 5～10 天;儿童 15mg/(kg·d),分 3 次口服,疗程为 5 天。5%～30% 的病例出现不良反应,以消化道反应最为常见,包括恶心、呕吐、食欲不振、腹部绞痛,一般不影响治疗;神经系统症状有头痛、眩晕,偶有感觉异常、肢体麻木、共济失调、多发性神经炎等,大剂量可致抽搐。少数病例发生荨麻疹、潮红、瘙痒、膀胱炎、排尿困难、口中金属味及白细胞减少等,均属可逆性,停药后自行恢复。此外,小鼠动物实验研究表明,本药可致畸胎,孕妇忌用。

2. 呋喃唑酮(furazolidone)　曾用名痢特灵,规格为 100mg/片或 50mg/匙混悬剂。对贾第虫病的治愈率可达 85%～90%。口服剂量:成人 1 次 100mg,4 次/天,连服 7～10 天;儿童 6mg/(kg·d),分 4 次口服,连服 7～10 天。不良反应较甲硝唑轻,过量使用呋喃唑酮可导致胃肠道反应(如恶心、呕吐、厌食、腹泻,一般反应较轻);溶血性贫血、皮疹、药热等过敏反应;多发性神经炎;新生儿和 G-6-PH 缺乏可致溶血性贫血等。

3. 替硝唑(tinidazole)　本品与甲硝唑同属硝基咪唑类,对贾第虫的作用优于甲硝唑,可单独剂量使用,治愈率达 95% 以上。具有 250mg/片和 500mg/片两种规格。50mg/kg(最大剂量不超过 2g),1 次餐后口服。不良反应少而轻微,偶有消化道症状、个别有眩晕感、口腔金属味、皮疹、头痛或白细胞减少等症状。

4. 巴龙霉素(pramomycin)　本品为氨基糖苷类广谱抗生素,对阿米巴等原虫具有强大的杀伤作用。主要用于治疗有临床症状的贾第虫患者,尤其是孕期妇女。口服:一次 0.5～0.75g,3～4 次/天。偶有恶心、食欲不振、腹泻、腹痛等胃肠道反应;对肾脏有一定毒性,肾功能不全者慎用。

5. 其他　中药苦参、青蒿素、白头翁等对本病也有一定的疗效,临床多有报道。

### 七、预防与控制

1. 积极治疗患者和无症状带虫者 慢性病患者和无症状带囊者粪便内含有大量包囊，是重要的传染源。因此采取积极措施进行治疗具有重要的意义。

2. 加强粪便管理，防止水源污染 水源污染是造成非洲贾第虫病流行，尤其是暴发性流行的重要原因。水源污染的来源包括人和动物的粪便。因此，在农村加强人畜动物粪便的管理是防止水源污染的重要措施。定期对饮用水进行检测，发现后立即采取有效措施。

3. 搞好饮食卫生和个人卫生 对厨师和食品销售等人员，以及与食物密切接触的工作人员定期检查，以排除贾第虫感染和传播的可能，并对感染者进行积极的治疗。托儿所等是导致儿童感染的主要场所。儿童玩具需定期消毒，养成幼儿良好的个人卫生习惯。防止贾第虫病在托儿所儿童间的流行。

4. 防止艾滋病患者和其他免疫功能缺陷者的感染 贾第虫是一种机会致病性原虫，艾滋病患者合并本虫感染引起的严重腹泻如得不到及时和有效治疗，可危及患者生命。非洲的艾滋病流行情况更为严重，尤应引起卫生部门和医务人员的关注。其他免疫功能缺陷者，如接受放疗、化疗的肿瘤患者，或接受免疫抑制剂治疗的器官移植者，或长期使用肾上腺皮质激素的患者，均应接受预防贾第虫感染的措施。

5. 加强健康教育 实施群体治疗，辅以健康教育防治方案，使人们对本病的危害性和预防措施有比较全面的了解和认识。

（冯宪敏　卢思奇）

# 第三节　隐孢子虫病

隐孢子虫病（cryptosporidiosis）是隐孢子虫（*Cryptosporidium* spp. ）感染引起的以腹泻为主要临床表现的一种人畜共患消化道传染病，属新发传染病。1907 年，著名寄生虫学家 Tyzzer 首次从小鼠的胃黏膜上皮内发现隐孢子虫，1976 年 Nime 等首次从人体分离到隐孢子虫。之后陆续有隐孢子虫病例报道，但大多数为先天性免疫缺陷或免疫抑制治疗的个体，至 1982 年，具有正常免疫功能的健康个体由于与病牛接触而感染隐孢子虫病，引起了各界关注，而逐渐发现感染隐孢子虫的艾滋病患者死亡的事件，使其进一步得到 WHO 的高度重视。1986 年，WHO 将人的隐孢子虫病列为艾滋病的怀疑指标之一。由于该病主要临床表现为腹泻，因此被 WHO 列入最常见的 6 种腹泻病之一。

### 一、病原生物学

隐孢子虫（*Cryptosporidium* spp. ），主要寄生于人和动物消化道上皮细胞，属顶器复合门、孢子虫纲、球虫亚纲、真球虫目、艾美球虫亚目、隐孢子虫科、隐孢子虫属。迄今已有 28 个有效种（Ryan，2015；Kváč M，2016），70 多个基因型。感染人的主要为微小隐孢子虫（*C. parvum*）和人隐孢子虫（*C. hominis*），占人体感染隐孢子虫的 90%。另外，犬隐孢子虫（*C. canis*）、猫隐孢子虫（*C. felis*）、火鸡隐孢子虫（*C. meleagridis*）、鼠隐孢子虫（*C. muris*）、安氏隐孢子虫（*C. andersoni*）、兔隐孢子虫（*C. cuniculus*）、猪隐孢子虫（*C. suis*）、费氏隐孢子虫（*C. fayeri*）、泛在隐孢子虫（*C. ubiquitum*）、旅行者隐孢子虫（*C. viatorum*）、菱鲆隐孢子虫（*C. scorfarum*）等也可感染人（Ryan，2013）。

（一）形态

隐孢子虫卵囊呈圆形或椭圆形，大小 3~8μm。成熟的卵囊囊壁光滑，透明，内含 4 个裸露的子孢子和一个结晶状残余体。子孢子为月牙形，大小为 1.5μm×0.752μm，1 个核。残余体由颗粒状物和一个空泡组成。不同隐孢子虫形态相似，大小略有差异，形态学方法难以鉴定虫种。少数寄生于胃的隐孢子虫相对较大，呈椭圆形；多数寄生于小肠的隐孢子虫相对较小，呈圆形。

（二）生活史

隐孢子虫是单型性虫体，所有发育阶段均在一个宿主内完成。生活史包括无性生殖（裂体增殖和孢子增殖）和有性生殖（配子生殖）两个阶段，成熟卵囊为感染阶段。生活史中有 6 种形态，即配子体、卵囊、子孢子、滋养体、裂殖体、裂殖子（图 12-3-1）。人食入卵囊后，在消化液的作用下子孢子逸出，侵入肠上皮细胞的微绒毛区（刷状缘层内），形成纳虫空泡；纳虫空泡由微绒毛融合形成，在虫体与上皮细胞接触处，虫体表膜反复折叠形成梳状板层，为营养器，被认为是虫体从宿主获取营养的渠道。但也有报道表示此梳状结构并非营养器官，反复折叠更适于虫体积增大，以及增加与空泡底部接触面积，增强支撑作用，保护虫体免受物理损害。虫体在空泡内进行无性繁殖，先发育为滋养体，经 3 次核分裂发育为 I 型裂殖体。成熟的 I 型裂殖体含有 6 个或 8 个裂殖子，呈漩涡状或橘瓣状排列；裂殖子被释出后侵入其他上皮细胞，发育为第二代滋养体。第二代滋养体经二次核分裂发育为 II 型裂殖体；成熟的 II 型裂殖体含 4 个裂殖子，裂殖子之间填充着颗粒状残余体并包围着一个大的球形残余体。裂殖子释放出并侵入细胞后发育为雌配子体或雄配子体，进入有性生殖阶段。雌配子体进

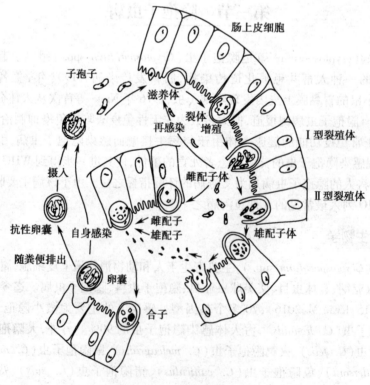

图 12-3-1 隐孢子虫生活史
（引自 Smith HV 和 Roos JB，1990）

一步发育为雌配子,雄配子体产生 16 个雄配子,呈子弹头状,无鞭毛和顶体,但前端有个电子致密度很高的附着区,推测在受精过程中起重要作用。雌雄配子结合形成合子,合子发育为卵囊,进入孢子增殖阶段。成熟卵囊含有 4 个子孢子。卵囊为薄壁和厚壁两种。薄壁卵囊约占 20%,仅有一层单位膜,其子孢子逸出后直接侵入宿主肠上皮细胞,为自动感染卵囊,薄壁卵囊和再循环 I 型裂殖体的存在是无需再接触外源卵囊而持续重复感染的原因。厚壁卵囊约占 80%,在宿主细胞或肠腔内孢子化,随宿主粪便排出,即具感染性。从宿主感染到排出卵囊整个生活史因感染隐孢子虫种类、感染度、宿主及宿主免疫状态等而异,全部生活史周期一般为 5~11 天,大部分家畜感染潜伏期为 2~14 天,显露期随不同个体表现不同,大约为几天至几个月。

## 二、流行病学

### (一)分布与危害

隐孢子虫病呈全球性分布,迄今已有 6 大洲 90 多个国家,300 多个地区有人感染隐孢子虫的病例报道。人群普遍易感,尤其婴幼儿、免疫功能抑制者和免疫功能缺陷者。全世界每年约有 5 000 万 5 岁以下儿童感染,主要在发展中国家。据报道,发达国家隐孢子虫阳性率为 0.6%~20%,发展中国家为 4%~32%,AIDS 患者和儿童感染率为 3%~50%;我国为 1.33%~13.49%(Liu,2014),儿童感染率高达 51.4%(Feng,2012)。同性恋并发 AIDS 患者近半数感染隐孢子虫,WHO 于 1986 年将隐孢子虫病作为 AIDS 患者的一项怀疑指标。撒哈拉以南的非洲地区,每年有近 50 万~70 万的儿童 HIV 感染者,其中 4% 死于隐孢子病。

分子和流行病调查表明,非洲地区存在的隐孢子虫有:人隐孢子虫、微小隐孢子虫、犬隐孢子虫、猫隐孢子虫、火鸡隐孢子虫、鼠隐孢子虫、鼠隐孢子虫蹄兔(rock hyrax)分离株和犊牛(calf)分离株、安氏隐孢子虫、兔隐孢子虫、隐孢子虫兔基因型、隐孢子虫鹿基因型和蛇隐孢子虫(*C. serpentis*)(Aldeyarbi,2016)。感染人的虫种也繁多,其中最主要的是人隐孢子虫(Helmy YA,2013);微小隐孢子虫在多个非洲国家的感染比例也非常高,且有 70% 的微小隐孢子虫感染发生在动物较少的城市中,这似乎已形成人-人直接传播的适应性亚型(Morse TD,2007)。一项南非地区的研究发现,小于 1 岁的婴儿更易于感染人隐孢子虫 I 型,而 2 岁左右的儿童易于感染微小隐孢子虫 IIc 型(Leav BA,2002)。非洲地区免疫缺陷人群更易于感染火鸡隐孢子虫,高达 21%(Ben Abda I,2011),而发达国家该虫种的感染率不足 1%,故在非洲环境中火鸡隐孢子虫的感染更常见,肯尼亚和突尼斯等国家的基因型鉴定表明该虫种广泛存在于非洲地区。肯尼亚的内罗比曾首次发现蛇隐孢子虫感染人(Ryan,2003)。非洲地区也存在呼吸系统隐孢子虫病,并在卢旺达、乌干达等国家确诊,其通过吸入含卵囊的飞沫所致。

免疫功能正常的人感染隐孢子虫后,可引起急性腹泻,但常为自限性;免疫力低下、功能缺陷或免疫抑制的患者感染此虫后,则可引起严重炎症并伴有水样腹泻,导致大量体液丢失而危及生命,是引起 AIDS 患者死亡的主要原因之一。因常规加氯消毒不能将隐孢子虫卵囊杀灭,国外曾多次发生饮用水污染的事件,造成大量人群集体感染。因此,美国曾在七国首脑会议期间宣布,将隐孢子虫列为生物恐怖检测项目之一。

### (二)流行环节与因素

1. 传染源 隐孢子虫能够感染包括人在内的 240 多种动物,是一类人畜共患病。能引起人畜共患的隐孢子虫主要有 8 个种和 3 个基因型,分别为人隐孢子虫、微小孢子虫、犬隐孢子虫、猫隐孢子虫、鼠隐孢子虫、猪隐孢子虫、安氏隐孢子虫、贝氏隐孢子虫,以及鹿基因型、臭鼬基因型、CZB141 基因型。其中人隐孢子虫和微小隐孢子虫最常见。隐孢子虫病患者的粪便和呕吐物中含大量卵囊,为主要的传染源,健康带虫者和恢复期带虫者亦是重要的传染源。畜牧地区和农村的牛、羊、猫和狗等病畜也是重要动物性传染源。

2. 传播途径 隐孢子虫主要经水传播,粪-口、手-口途径也是主要的传播方式。宿主间的传播主要为人-人传播、动物-人传播、动物-动物、性传播,偶有气溶胶传播。隐孢子虫患者、带虫者和隐孢子虫感染的动物粪便,均为传染源。隐孢子虫患者粪便和呕吐物中含有大量卵囊,有的患者腹泻停止后数日至数周内仍有卵囊排出。人的感染主要是摄入被卵囊污染的饮水、食物和娱乐用水,或与宠物、家畜尤其是幼畜和野生动物密切接触;此外,痰中有卵囊的可经飞沫传播,也有因骨髓移植感染、隐孢子虫性腹泻的母亲分娩后婴儿感染隐孢子虫的报道。许多大的暴发流行主要由于水源被动物粪便污染,如城市自来水、江河湖海岸边的娱乐活动、污染的游泳池等。托幼机构的工作人员和儿童、医院内医护人员、兽医和动物园、养殖场工作人员等人群感染机会较多。隐孢子虫感染与年龄有一定关系,一般年龄越小,感染率和发病率越高,且症状越严重,死亡率也越高。本病的流行有一定的季节性,每年的春夏和初秋为流行高峰。

隐孢子虫卵囊对氯无效,在经氯化消毒后的水里可存活 2~3 天;臭氧和卤素对卵囊有轻度杀伤力。卵囊对外界抵抗力强,在 20℃,存活 6 个月;25~30℃,存活 3 个月。高温和冻融使其活力迅速丧失;干燥对卵囊是致命的,4 个小时即可杀死全部卵囊,−5℃可存活 2 个月。

3. 易感人群 人群普遍易感。1~2 岁幼童以及刚出生数周内的动物、免疫功能低下者、接受免疫抑制治疗的人群更易感染。肿瘤、慢性疾病、重要脏器疾病、大量应用抗生素等人群较易感染。隐孢子虫是"旅行者腹泻"的重要病原之一,长途旅行以及生活环境改变的人群容易感染。艾滋病患者感染隐孢子虫后表现为严重的水样腹泻,身体严重消耗,甚至致死。有 15%~20% 的艾滋病患者感染隐孢子虫,1%~2% 的艾滋病患者死亡是由于隐孢子虫感染。

4. 传播因素

(1) 自然因素:隐孢子虫的感染具有一定的季节性,在温暖、湿润和雨季的月份容易出现感染高峰。雨季流水冲刷使粪便易溢出,动物粪便冲入河流,污染水源。统计学研究发现,4~9 月份的隐孢子虫发病率与当月最大的河流量呈正相关(Lake,2005)。高峰季节通常为春季、夏末和秋季,最炎热时强烈的阳光对卵囊不利,使其迅速丧失活力。

(2) 社会因素:因隐孢子虫卵囊在外界存活时间长,居民的生活方式及习惯,对隐孢子虫的感染有很大的影响。喜饮生水、喜食生鲜食物者,感染隐孢子虫的概率较高。生活条件、居住条件和环境差的地区,存在一些不良生活方式,例如便后不洗手、常与家畜等动物接触,隐孢子虫感染者明显多于卫生条件较好的地区。此外,喜欢游泳、温泉等含水娱乐项目的人群,感染率较高。

在非洲地区,因水源污染和环境卫生差所致的疾病暴发数量居世界前列,而隐孢子虫病是最严重的水源性疾病之一(Mor SM,2008)。潮湿的热带非洲地区降水量具有明显的季节波动性,同隐孢子虫病的发生息息相关,例如布基纳法索、加蓬、冈比亚、几内亚比绍、肯尼亚、马拉维、卢旺达和乌干达等国家(Jagai JS,2009)。

### 三、发病机制与病理改变

隐孢子虫病的致病机制尚不完全清楚。隐孢子虫主要寄生在小肠上皮细胞刷状缘的纳虫空泡内,少数寄生于胃部。空肠近端寄生虫体数量最多,严重者可扩散到整个消化道;肺、扁桃体、胰腺和胆囊等器官也发现有虫体。大量隐孢子虫附着于肠黏膜上皮细胞或寄生、繁殖于回肠、空肠的肠上皮细胞顶端,导致肠黏膜组织破坏,肠上皮细胞绒毛萎缩、变短变粗,或融合、移位和脱落等损害,损坏细胞的运输机制及分解碳水化合物的乳糖酶、碱性磷酸酶、蔗糖酶等相关酶的活性,从而造成肠黏膜吸收功能障碍导致腹泻(图 12-3-2)。还可诱导宿主上皮细胞凋亡,使肠黏膜上皮细胞屏障功能受损。如免疫功能异常者合并隐孢子虫感染常导致肠道细菌过度繁殖;同时,具有内毒素活性的物质(如 5-羟色胺和前列腺素 E2 等)也因肠道功能紊乱及渗透压的变化而进入肠腔,造成霍乱样腹泻。隐孢子虫感染肠上皮细胞后,上调 TLR2 和 TLR4 的表达,并激活 MyD88、NF-kB 和 c-src 等信号传导途径。NF-kB 活化后诱导细胞因子和趋化因子(如 IL-8)生成,引发炎症反应,激发抗凋亡信号传导途径。c-src活化可造成宿主细胞骨架重排及细胞间紧密连接功能紊乱。AIDS 患者感染隐孢子虫后,P物质(substance P)的 mRNA 和蛋白在严重腹泻患者的肠组织表达较多,而在轻度腹泻患者中表达较少,表明 P 物质与隐孢子虫病的症状有关(Deng,2004)。

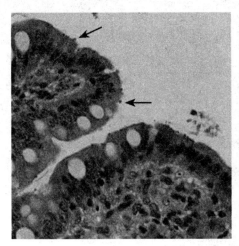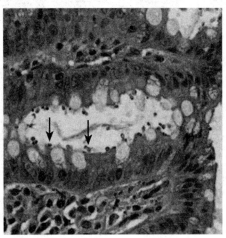

图 12-3-2　肠隐孢子虫感染病理切片

注:箭头所指为空肠刷状缘感染的隐孢虫

## 四、临床表现

隐孢子虫病临床症状的严重程度与病程取决于宿主的免疫功能和营养状况。免疫功能正常者症状较轻,潜伏期 3~8 天,主要为急性水样腹泻,一般无脓血,日排便 2~20 余次;可自限,通常 1~2 周,最短 1~2 天。重症幼儿为喷射性水样腹泻,排便量多。腹痛、腹胀、恶心、呕吐、食欲减退或厌食、口渴和发热也较常见。由急性转为慢性感染者,长者数年,20~60 天者占多数,慢性隐孢子虫感染体重常下降明显,可伴纳减、恶心、呕吐和上腹部痛,少数患者有低热、头痛、全身不适、乏力。血象大多正常。

免疫功能异常的感染者症状明显而病情重,持续性霍乱样水泻最为常见,一日数次至数十次;每日水泻便量常见为 3~6L,多达 17L。导致水、电解质紊乱和酸中毒。免疫功能抑制者尤其是 AIDS 患者,隐孢子虫感染可导致广泛播散,并发胆道、胰管或呼吸道等肠外器官隐孢子虫病,表现为胆囊炎、胆管炎、胰腺炎和肺炎。散播型隐孢子虫病不易诊断,往往尸检时才发现。儿童营养不良以及某些病毒性感染,如麻疹、水痘和巨细胞病毒感染,也会因暂时的免疫功能异常而并发隐孢子虫病,引起严重的慢性腹泻。

## 五、诊断与鉴别诊断

根据流行病学暴露史、相关疾病史(如 HIV/AIDS)、临床表现及隐孢子虫病实验检查综合分析、诊断。粪便、痰液或呕吐物中检获隐孢子虫卵囊可以确诊。

### (一)诊断

1. 病原学检查

(1)直接涂片法:急性病患者因粪便中含卵囊数量多,可直接涂片镜检(图 12-3-3)。其他患者,或检查与患者或患病家畜接触过的人群、治疗后患者复查等,采用浓集法提高检出率。主要有饱和蔗糖漂浮法、硫酸锌漂浮法、饱和盐水和甲醛-乙酸乙酯沉淀法,推荐饱和蔗糖漂浮法和甲醛-乙酸乙酯沉淀法。浓集后的卵囊,在高倍镜下透明无色,囊壁光滑,易与标本中的非特异颗粒混淆,需进一步染色后镜检,确诊。

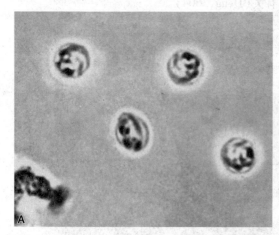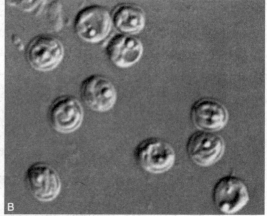

**图 12-3-3　粪便湿涂片中隐孢子虫卵囊**
注:A. 普通光镜照片;B. 相差显微镜照片

注意:漂浮液对卵囊的浮力较大,卵囊常贴于盖玻片下;为避免卵囊脱水后变形不易辨认,应立即镜检。

(2)染色法

1)金胺-酚染色法:滴加金胺-酚染色液于晾干的粪膜上,10~15 分钟后水洗;滴加 3% 盐酸-酒精,1 分钟后水洗;滴加高锰酸钾液,1 分钟后水洗,待干;置荧光显微镜下检查。

染色后的卵囊在荧光镜低倍观察,可见一圆形小亮点;高倍时卵囊呈乳白或略带绿色荧光。卵囊壁薄,多数卵囊周围深染,中央淡染,呈环状,核深染结构偏位,有些卵囊全部为深染。卵囊多时似繁星。但有些标本可出现非特异性荧光颗粒,应注意鉴别。本方法简便、敏感,适用于流行病学筛查等。

2)改良抗酸染色法:滴加石炭酸复红染色液于晾干的粪膜上,2~5 分钟后水洗;滴加 3% 盐酸-酒精,1~10 分钟后水洗;滴加孔雀绿液,1~2 分钟后水洗,待干;置显微镜下观察。

染色后卵囊呈玫瑰红色,圆形或椭圆形,背景为绿色。卵囊 4 个内子孢子均染为玫瑰红色,呈月牙形。视观察角度不同,卵囊内子孢子排列不规则,呈多态性,残余体为暗红色颗粒。如染色(2 分钟)和脱色(2 分钟)时间短,卵囊内子孢子边界不明显;如染色时间长

(5~10分钟)脱色时间需相应延长,子孢子边界明显(图12-3-4)。此法染色标本存在非特异的抗酸红色颗粒,大小不等,染色均匀一致,不发亮,无结构,应注意鉴别。

3) 金胺-酚-改良抗酸染色法:可克服上述染色法的缺点,可有效去除非特异性颗粒。

先行金胺-酚染色后,再用改良抗酸染色法复染。染色后光学显微镜下观察,卵囊同抗酸染色法所见,但非特异性颗粒被染成蓝黑色,两者颜色截然不同,极易鉴别,使检出率和准确性大大提高。

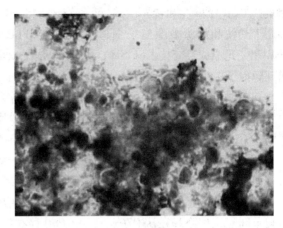

图 12-3-4　隐孢子虫卵囊
(改良抗酸染色,10×100)

2. 免疫学检查　隐孢子虫病免疫学诊断,报道的方法较多。如基于隐孢子虫卵囊壁蛋白/子孢子表面蛋白等单克隆或多克隆抗体的直接或间接免疫荧光法,检测粪便中隐孢子虫;酶联免疫吸附试验用于检测宿主血清特异性抗体或者临床粪便标本检查等。这些方法虽特异性强、灵敏度高、稳定性好且操作简便,易于掌握;但因所用试剂不同,检测和判断标准不一,难以作为隐孢子虫病的确诊方法,仅作为辅助诊断。目前一般使用基于粪抗原的国外商品化试剂盒,但价格昂贵,其主要有 ELISA 法和 IFA 法,按说明书操作即可(表12-3-1)。

表 12-3-1　隐孢子虫病诊断试剂盒(部分)一览表

| 试剂盒或方法 | 敏感性/% | 特异性/% | 厂家 |
| --- | --- | --- | --- |
| AlexonProspec TC Cryptosporidium | 100 | 98.6 | 美国 Alexon-Trend 公司 |
| ColorPAC | 100 | 99.5 | 美国 Becton Dickinson 公司 |
| ImmunoCard STAT | 98.8 | 100 | 美国 Meridian Bioscience 公司 |
| Triage parasite panel | 98.3 | 99.7 | 美国 BIOSITE Diagnostics 公司 |
| RIDA Screen Cryptosporidium | 100 | 97.3 | 德国 R-Biopharm 公司 |
| RIDA Quick Cryptosporidium | 93.8 | 100 | 德国 R-Biopharm 公司 |

3. 核酸检测

(1) 常规检测:以 PCR 为基础的各种核酸检测方法,敏感、特异,简便易行,不仅可检测临床样本和环境水样,且可进行虫种鉴定、基因分型。主要有 PCR、巢式 PCR(nested PCR)、实时荧光定量 PCR(real-time PCR)、限制性片段长度多态性 PCR(restricted fragment length polymorphisms,RFLP-PCR)、随机扩增多态性 DNA(random amplified polymorphic DNA,RAPD)、多重 PCR(multiplex-PCR)、免疫磁株分离 PCR(IMS-PCR)、细胞培养-PCR、环介导等温扩增(loop-mediated isothermal amplification,LAMP)、基因芯片和数字 PCR 等。

由于 PCR 方法及其所用引物不同,评价亦差别较大。一般 PCR 扩增选择的基因主要有 *SSU rRNA* 基因、rDNA 内转录间隔子(*ITS1、ITS2*)、70kDa 热休克蛋白基因(*HSP70*)、卵囊壁蛋白基因(*COWP*)、乙酰辅酶 A 合成酶基因、二氢叶酸还原酶-胸苷合成酶基因(*DHFR-TS*)、凝血酶敏感蛋白相关黏附蛋白基因(*TRAP-C1* 和 *TRAP-C2*)、β-微管蛋白基因及 RAPD 序列。

因巢式 PCR 敏感性和特异性高,低于 1pg 的特异性 DNA 亦可检出,且无交叉反应,因此目前多用于粪便和水源中隐孢子虫检测。PCR-RFLP 和 RAPD 可用于隐孢子虫虫种鉴定;RT-PCR 和荧光原位杂交技术(FISH)可用于隐孢子虫卵囊活性的检测,且 FISH 有望在载玻片上实现隐孢子虫虫种或基因型区分;real-time PCR 可用于隐孢子虫定量分析;基因芯片技术和多重 PCR 技术可实现临床样本或流行病学调查的高通量筛查;LAMP 技术可用于样本快速检测,但易污染。部分常用隐孢子虫靶基因、引物和扩增片段等见表 12-3-2。巢式 PCR 以 *SSU rRNA* 为例介绍,见表 12-3-3。巢式 PCR-RFLP 见表 12-3-4。2% 琼脂糖凝胶电泳检测扩增条带。

(2)基因亚型分析:上述常规基因检测和分型工具,仅能从种和基因型水平区分隐孢子虫。而基于微卫星、小卫星(Bouzid,2010)多态性分析用于隐孢子虫基因亚型分析和溯源研究。主要有微卫星、小卫星、60kDa 糖蛋白基因(*GP60*)、双链 RNA 成分(dsRNA)和 rRNA 内部转录间隔区(*ITS22*)、*HSP70*。其中 *GP60* 存在序列高度多态性区域,为目前最常用的亚型分析工具,可以用于区分人隐孢子虫、微小隐孢子虫和火鸡隐孢子虫(Zhang,2013)的不同亚型。且用于研究微小隐孢子虫不同亚型与临床表现的关系。

(3)多位点序列分型:近年发展的基于不同微卫星和小卫星的多位点序列分型(multilocus sequence typing,MLST),可实现不同分离株的群体遗传结构分析,揭示地域和宿主特异性,以及传播动力学、溯源等。已实现安氏隐孢子虫、鼠隐孢子虫和微小隐孢子虫的群体遗传结构分析(Feng,2011;Wang,2014)。

表 12-3-2 隐孢子虫核酸检测靶基因、引物和扩增片段

| 基因 | 引物(5'-3') | 扩增片段/bp |
|---|---|---|
| SSU rRNA | SSU-F1 AACCTGGTTGATCCTGCCAGTAGTC | 1 750 |
| | SSU-R1 TGATCCTTCTGCAGGTTCACCTACG | |
| SSU rRNA | SSU-F2 TTCTAGAGCTAATACATGCG | 1 325 |
| | SSU-R2 CCCATTTCCTTCGAAACAGGA | |
| | SSU-F3 GGAAGGGTTGTATTTATTAGATAAAG | 840 |
| | SSU-R4 CTCATAAGGTGCTGAAGGAGTA | |
| HSP70 | HSP-F1 ATGTCTGAAGGTCCAGCTATTGGTATTGA | 2 010 |
| | HSP-R1 TTAGTCGACCTCTTCAACAGTTGG | |
| | HSP-F2 TA/CTTCATG/CTGTTGGTGTATGGAGAAA | 1 950 |
| | HSP-R2 CAACAGTTGGACCATTAGATCC | |
| Actin | Act-F1 ATGA/GGA/TGAAGAAGA/TAA/GC/TA/TCAAGC | 1 095 |
| | Act-R1 AGAAG/ACAC/TTTTCTGTGT/GACAAT | |
| | Act-F2 CAAGCA/TTTG/AGTTGTTGAT/CAA | 1 066 |
| | Act-R2 TTTCTGTGT/GACAATA/TG/CA/TTGG | |
| COWP | COW-F1 GGAAGAGATTGTGTTGC | 422 |
| | COW-R1 GCAGGAGCTACATATAG | |
| | COW-F2 GTGTTCAATCAGACACAGC | 312 |
| | COW-R2 CTGTATATCCTGGTGGGCAGAC | |
| GP60 | GP-F1 ATAGTCTCCGCTGTATTC | 800 |
| | GP-R1 GCAGAGGAACCAGCATC | |
| | GP-F2 TCCGCTGTATTCTCAGCC | 450 |
| | GP-R2 GAGATATATCTTGGTGCG | |

表 12-3-3　巢式 PCR

| 试剂 | 第一次 PCR 体系/μl | 第一次 PCR 反应 | 第二次 PCR 体系/μl | 第二次 PCR 反应 |
|---|---|---|---|---|
| 10×PCR 缓冲液 | 10 | 94℃,3 分钟;94℃,45 秒; | 10 | 94℃,3 分钟;94℃, |
| dNTP(1.25mM) | 16 | 55℃,45 秒;72℃,1 分 | 16 | 45 秒;58℃,45 秒; |
| SSU-F2(40ng·μl$^{-1}$) | 2.5 | 钟;35 个循环; | 5 | 72℃,1 分钟;35 个 |
| SSU-R2(40ng·μl$^{-1}$) | 2.5 | 72℃,7 分钟; | 5 | 循环; |
| MgCl$_2$(25mM) | 6 | 4℃ | 6 | 72℃,7 分钟; |
| BSA(10mg·ml$^{-1}$) | 4 | | — | 4℃ |
| DNA | 2 | | — | |
| 第一次 PCR 产物 | — | | 2 | |
| Taq 酶 | 0.5 | | 0.5 | |
| 无菌蒸馏水 | 56.5 | | 55.5 | |
| 总体积 | 100 | | 100 | |

表 12-3-4　巢式 PCR-RFLP

| 试剂 | SspI 消化体系 | VspI 消化体系 | DdeI 消化体系[*] | MboⅡ 消化体系[**] |
|---|---|---|---|---|
| PCR 终产物/μl | 10 | 10 | 10 | 10 |
| 缓冲液/μl | 4 | 4 | 4 | 4 |
| 内切酶/μl | 4 | 2 | 2 | 2 |
| 无菌蒸馏水/μl | 22 | 24 | 24 | 24 |
| 总体积/μl | 40 | 40 | 40 | 40 |
| 反应温度/℃ | 37 | 37 | 37 | 37 |
| 反应时间/小时 | 2 | 2 | 2 | 2 |

[*] 仅用于安氏隐孢子虫和鼠隐孢子虫
[**] 仅用于牛分离株

**（二）鉴别诊断**

本病需与以腹泻为主要临床症状的细菌性痢疾、病毒性腹泻,环孢子虫病、等孢球虫病等寄生虫病以及灵芝孢子、花粉等加以鉴别。

粪便涂片经改良抗酸染色后,隐孢子虫、环孢子虫和等孢子虫卵囊颜色接近,可根据卵囊形态和大小区分。隐孢子虫卵囊一般为圆形或椭圆形,玫瑰红,直径 4~6μm;环孢子虫卵囊圆盘形,粉红色,大小 8~10μm;等孢球虫卵囊,长椭圆形,红色,长 10~40μm,宽 10~30μm,前段较窄,似短瓶颈状,含颗粒状合子或两个孢子囊。

阿米巴痢疾、贾第虫病、微孢子虫病的病原体用改良抗酸染色无明显染色,须用其他染色方法方能鉴定。

## 六、治疗

隐孢子虫病的临床治疗,目前尚无特效药物和疫苗。主要以支持治疗为主,隐孢子虫感染引起严重腹泻应按肠道传染病隔离,应注意补充水分和电解质,轻症者口服补液即可,症状严重者应住院治疗,免疫功能低下者应加强支持治疗。硝唑尼特(nitazoxanide,NTZ)是美国食品药品监督管理局批准的唯一可以用于治疗婴儿隐孢子虫病的药物,可缩短病程,降低虫荷,但不适用于免疫缺陷病患者隐孢子虫感染的治疗。巴龙霉素和螺旋霉素也曾用于某些患者的治疗,但其药效并未确实。有免疫功能损害的隐孢子虫病患者尽可能重建免疫功能是治疗成功的关键,高效抗逆转录病毒治疗是治疗和预防艾滋病合并隐孢子虫感染的最有效的方法,其可能通过恢复机体的 CD4$^+$T 淋巴细胞,使宿主的免疫功能部分恢复,若抗-HIV 治疗失败,则考虑用治疗腹泻药物和抗寄生虫药物,如巴龙霉素加阿奇霉素。

采用含隐孢子虫抗体的母牛初乳、小牛转移因子、白介素-2、胸腺调节素、生长激素抑制剂等在动物实验或者临床观察中发现有一定保护作用,可改善部分症状,中医使用大蒜素治疗也有一定疗效,但有待进一步研究和验证。

### 七、预防与控制

1. 加强患者和病畜的粪便管理,改善环境卫生,防止患者病畜的粪便污染水源和食物。对动物饲养场有针对性地采取消毒、隔离措施,包括粪便无害化处理,动物常规检验检疫等。患者用过的肠镜等器材、便盆等,应先用 5% 氨水浸泡后,65~70℃加热 30 分钟后再清洗。患者应适当隔离,治疗时应做好隐孢子虫传播方式的宣传,以减少在家庭、托幼机构和社会中人群引起腹泻的发生。

2. 注意饮食和个人卫生,严防粪-口传染。勤洗手,提倡饮开水、吃煮熟的食物。饮用水取水口应重点保护,防止受污染。由于现有城市供水无法完全滤除或杀死隐孢子虫卵囊,因此提倡饮用开水或饮茶以防感染。在进行水上运动时也应注意避免误饮泳池水等。动物、水产品一定要煮熟,隐孢子虫卵囊在牡蛎中可生存>2 个月,因此尤其避免生食贝类食品。勤洗手避免被卵囊污染以至于接触食品造成人群感染。

3. 保护免疫功能缺陷或低下人员,药物治疗增强其免疫力。避免与患者、病畜接触,尤其是小动物(小牛或者小羊),绝对避免接触动物粪便。出生 6 个月内的小狗或者小猫、有腹泻症状的动物、流浪的动物以及确诊患有隐孢子虫感染的动物尽量不要接触。

4. 加强食物操作人员、兽医、动物饲养员、HIV 感染者/AIDS 患者及其他免疫功能缺陷者定期进行隐孢子虫检查。建议幼托机构、小学生定期进行隐孢子虫检查,尤其是经抗生素治疗无效的慢性腹泻儿童,应考虑隐孢子虫感染的可能性。对慢性腹泻患者经抗生素治疗无效或低效时,结合患者年龄、免疫功能和排除相关疾病的情况下,考虑是否有隐孢子虫感染。

5. 水源安全监测与饮水卫生。卫生部门应建立常规的饮用水监测措施,供水部门应有针对隐孢子虫污染的消毒措施。易感人群可选择不饮用江、河、湖、海、溪流、池塘甚至泉水。自来水煮沸一分钟后饮用,是防止饮水感染隐孢子虫的最经济有效的方法。

(沈玉娟 曹胜魁)

## 第四节 等孢球虫病

等孢球虫病(isosporiasis),又名囊等孢球虫病(cystoisosporiasis),是由贝氏等孢子球虫(*Isospora belli*,*Cystoisospora belli*)寄生在人体小肠黏膜上皮细胞,以腹泻为主要临床症状的一种肠道寄生虫病。

## 一、病原生物学

### （一）形态

贝氏等孢球虫卵囊呈椭圆形,大小为$(25\sim30)$ μm×$(10\sim19)$ μm。前端较窄,似短瓶颈状;后端钝圆。囊壁两层,外层光滑、透明、较坚硬;内层薄膜状。未成熟卵囊含有一个圆球形的孢子体,成熟卵囊含有 2 个椭圆形孢子囊,大小$(9\sim11)$ μm×$(7\sim12)$ μm。每个孢子囊经两次分裂,最终形成 4 个新月形的子孢子和一个颗粒状残留体。见图 12-4-1。

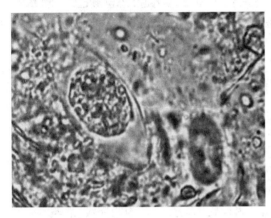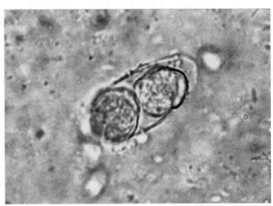

图 12-4-1　贝氏等孢球虫卵囊

### （二）生活史

贝氏等孢球虫寄生于人十二指肠末端和近端空肠上皮细胞内。生活史包括裂殖子、子孢子、配子和卵囊 4 个发育阶段。裂殖子和子孢子为致病阶段,成熟卵囊为感染阶段,人摄入被卵囊污染的饮水和食物而感染。卵囊进入消化道后,在小肠内受消化液作用,逸出 8 个子孢子,进入小肠黏膜上皮细胞内发育为滋养体,经裂体增殖后发育为裂殖体,裂殖体破裂释放出裂殖子,侵入邻近的上皮细胞内继续进行裂体生殖。约 1 周后,部分裂殖子在上皮细胞内或肠腔中发育为雌、雄配子母细胞与雌、雄配子,经交配后形成合子,发育为卵囊,卵囊脱入肠腔,随粪便排出体外,在适宜的环境下,卵囊行孢子生殖,发育成孢子化卵囊,具有感染性。

## 二、流行病学

### （一）分布与危害

贝氏等孢球虫病呈全球分布,热带和亚热带比较普遍,如南美洲、非洲和东南亚。人群发病率为 0.1%~1.8%;非洲、海地为 8%~20%。免疫功能低下者,发病率高达 15%;艾滋病患者感染率为 3%~20%。美国疾病预防控制中心研究人员认为,患等孢球虫病病程超过 1个月为 AIDS 的征象,艾滋病患者等孢球虫感染率为 15%;1949 年以来我国共报道 40 例。

### （二）流行环节

1. 传染源　随粪便排出体外的卵囊为隐孢子虫病的传染源。包括等孢球虫患者、带虫者和病后恢复期的带虫者排出的粪便。

2. 传播途径　本病主要通过粪-口传播。也有报道可通过口-肛性生活方式感染该虫。

3. 易感人群　人对贝氏等孢球虫普遍易感,感染率与年龄、性别、种族等无明显的相关性。但有研究显示,婴幼儿及免疫力低下者,尤其是艾滋病患者更容易感染贝氏等孢球虫。

### （三）流行因素

本病也为机会感染疾病,与人体的免疫状况有关,其与隐孢子虫感染已成为 AIDS 患者腹泻的最常见原因。卵囊对外界抵抗力强,在阴暗、潮湿的环境下,可存活数月。

## 三、发病机制与病理改变

贝氏等孢球虫侵入小肠黏膜上皮细胞内,严重者可至整个消化道,甚至淋巴结、脾和肝等器官。导致小肠黏膜上皮细胞破坏、黏膜绒毛萎缩、上皮细胞老化,影响消化功能而致腹泻;部分患者则表现为绒毛伸长,顶端变粗或局灶性纤毛低平。小肠固有层沉积较多胶原,大量嗜酸性粒细胞、单核细胞及淋巴细胞浸润。肠黏膜上皮可见大量不同发育阶段的虫体。慢性患者肠黏膜绒毛常变短、隐窝增生;小肠固有层除可见嗜酸性粒细胞外,还可见中性粒细胞浸润,浆细胞、淋巴细胞增多。

## 四、临床表现

贝氏等孢球虫患者临床表现与机体的免疫状态有关,免疫功能正常者多为隐性感染,或仅有轻微胃肠道症状,多为自限性腹泻。潜伏期约 1 周,多呈急性发作,发热,伴头痛、乏力,随后出现腹泻、腹痛、恶心、呕吐、食欲不振等症状。水样腹泻,色淡、常为脂肪泻、恶臭,内有未消化的食物,每日 6~10 次,数日至数周后可缓解。发病后 4~8 天,大量卵囊开始排出,持续数天或数月。免疫功能受损者或缺陷者,尤其是 AIDS 患者,多呈重症感染。临床主要表现为慢性间歇性腹泻,为 2~26 个月,平均 7.9 个月;每日腹泻 6~10 次,平均可丧失体液 2L,甚至 20L,伴有厌食、体重减轻等症状,严重者死亡。

## 五、诊断与鉴别诊断

### （一）诊断

粪便直接涂片法查到卵囊可确诊。见图 12-4-1。

1. 病原学检查

（1）新鲜粪便直接涂片:贝氏等孢球虫卵囊透明度较高,直接涂片易漏检。

（2）粪便集卵囊法:取新鲜粪便并经硫酸锌漂浮浓集后镜检可以提高卵囊检出率。

（3）荧光显微镜检查法:将漂浮后的标本直接涂片,用荧光增色剂处理,在荧光显微镜下能检查所有球虫卵囊和孢子囊。

（4）特殊染色法:常用染色法包括改良抗酸染色法、三色染色法和藏红染色法等,可清晰检出卵囊。见图 12-4-2。

（5）改良加藤厚涂片法:用以检测等孢球虫卵囊效果较好。

（6）组织活检:粪检阴性者,可作十二指肠组织活检,在肠黏膜细胞内可检

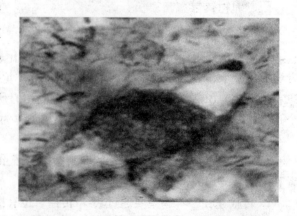

图 12-4-2　贝氏等孢球虫卵囊（改良抗酸染色）

出发育各期的虫体,可确诊。

2. 免疫学检查 常用 ELISA 和 IFA。

3. 核酸检测 基于贝氏等孢球虫核糖体基因的 PCR 法。

**(二)鉴别诊断**

该病应注意与其他腹泻相鉴别。贝氏等孢球虫病广泛分布于热带和亚热带,尤应与阿米巴痢疾、肠滴虫病、蓝氏贾第鞭毛虫病、隐孢子虫病等区别,该病人体感染相当少见。

## 六、治疗

治疗首选复方磺胺甲噁唑,2 片/次,2 次/天,连服 10 天;随后 1 片/天,连服 3 周。对磺胺过敏者用乙胺嘧啶,最好同时加服亚叶酸(甲酰四氢叶酸)10mg/d 口服。

## 七、预防与控制

注意个人卫生和饮食卫生。养成良好的卫生和饮食习惯,防止病从口入。

1. 加强卫生宣传教育,提供群众防病意识 在该病的流行区,通过各种媒体广泛开展宣传教育,向广大群众宣传相关的防病知识,使居民充分意识到该病对人体的危害性。

2. 加强粪便管理,防止水源污染 严禁人、畜粪便直接排入水塘和河流中,加强人厕和动物畜圈的管理,加强水资源的保护和监督管理,改善卫生落后状态,以达到防止等孢球虫传播流行的目的。

3. 加强食品卫生的监督和管理 严格加强市场和餐馆饮食卫生监督管理,控制疾病传播的源头。

4. 加强对传染源的控制 积极治疗患者、带虫者以及其他可能携带病原体的畜类。在流行区,对重点人员、高发人员进行普查和普治,以达到控制和消灭传染源的目的。

(沈玉娟 曹胜魁)

# 第五节 微孢子虫病

微孢子虫(microsporidia)是一类专性细胞内寄生原虫,此类原虫为原始真核生物,缺线粒体,无中心粒,含有类原核的微粒体,但它仍具有原核生物的某些特点,近年的分子系统发育研究表明其与真菌很相似。迄今对其生物分类地位意见尚未统一,由于其独特的结构及特殊的生物学特性,目前将其新列为一个独立的原生动物门——微孢子门(Phylum Microspora)。在微孢子门、微孢子纲(Class Microspora)、微孢子目(Order Microspora)下有两个亚目(Suborder),现已报道的微孢子虫约有 150 个属,1 200 多种,广泛寄生于无脊椎动物和脊椎动物,常见于节肢动物和鱼类,亦感染人类和其他哺乳动物。目前已发现至少有 7 个属、约 14 种微孢子虫能感染人,引起人类微孢子虫病(microsporidiosis)。主要有:肠上皮细胞微孢子虫属(Enterocytozoon)的比氏肠微孢子虫(E. bieneusi),脑炎微孢子虫属(Encephalitozoon)的肠脑炎微孢子虫(E. intestinalis)、兔脑炎微孢子虫(E. cuniculi)和海伦脑炎微孢子虫(E. hellem),以及微粒子虫属(Nosema)、匹里虫属(Plistophora)、粗糙多孢微孢子虫属(Trachiplistophora)、条纹微孢子虫属(Vittaforma)和腕虫属(Brachioa)的某些种。

## 一、病原生物学

### （一）孢子

孢子是微孢子虫的典型阶段和基本形态,其大小随虫种不同而异,感染哺乳动物和人体的微孢子虫成熟孢子多呈球形或卵圆形,大小一般 1~3μm,用韦伯染色(Chromotropfarbungnach weber),孢子染成红色具折光性,孢子壁着色深,中间淡染或苍白。许多孢子还可呈现典型的带状结构,即呈对角线或者垂直红染的腰带状包绕。透射电镜下,孢子壁由两层组成,即电子致密层(外壁)和电子透亮层(内壁),内壁里面为一层质膜,包含孢子质。孢子质中央为被螺旋状极丝(polar filament,或称极管,polar tube)围绕的胞核,极丝缠绕圈数随虫种不同而异。孢子的前端有一与极丝相连的固定盘(anchoring disk),或称极盘(polar plate),后端为空泡区(图 12-5-1)。

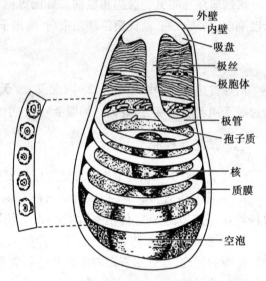

图 12-5-1　微孢子虫孢子
(源自李朝品,高兴政《医学寄生虫图谱》并改编)

外壁
内壁
吸盘
极丝
极胞体
极管
孢子质
核
质膜
空泡

在微孢子虫的形态结构中,孢子的大小、极丝的缠绕周数及行走角度、胞核数量等因种属不同而有差异。因此,常用这些作为微孢子虫分类的依据(表 12-5-1)。

表 12-5-1　人类微孢子虫的常见种类及其孢子的形态特点

| 属名 | 种名 | 形态特点 |
|---|---|---|
| 脑炎微孢子虫属 Encephalitozoon | 兔脑炎微孢子虫 E. cuniculi | 孢子大小为(2.5~3.2)μm×(1.2~1.5)μm,极丝有 4~6 个卷曲 |
| | 海伦脑炎微孢子虫 E. hellem | 孢子大小为(2.0~2.5)μm×(1.0~1.5)μm,极丝有 4~8 个卷曲 |
| | 肠脑炎微孢子虫 E. intestinalis | 孢子大小为 2.2μm×1.2μm,极丝有 5~7 个卷曲 |
| 肠上皮微孢子虫属 Enterocytozoon | 比氏肠微孢子虫 E. bieneusi | 孢子大小为 1.8μm×(1.0~1.5)μm,极丝有 6~8 个卷曲 |
| 多孢微孢子虫属 Pleistophora | Pleistophora sp | 孢子大小为(3.2~3.4)μm×2.8μm,极丝有 11 个卷曲,或4μm×2μm,极丝有 9~12 个卷曲 |
| 粗糙多孢微孢子虫属 Trachipleistophora | 人粗糙多孢微孢子虫 T. hominis | 孢子大小为 5.2μm×2.4μm,极丝有 11 个卷曲 |
| | 毒害粗糙多孢微孢子虫 T. anthropophthera | 孢子与人粗糙多孢微孢子虫相似 |
| 条纹微孢子虫属 Vittaforma | 角膜条纹微孢子虫 V. corneae | 孢子大小为 3.8μm×1.2μm,极丝有 5~7 个卷曲 |

| 属名 | 种名 | 形态特点 |
|---|---|---|
| 小孢子虫属<br>*Brachiola* | 康纳小孢子虫<br>*B. connori* | 孢子大小为(4.0~4.5)μm×(2.0~2.5)μm,极丝<br>有 10~11 个卷曲 |
| 微粒子虫属<br>*Nosema* | 眼微粒子虫 *N. ocularum* | 孢子大小为 3.0μm×5.0μm,极丝有 9~12 个卷曲 |
| 微孢子虫属<br>*Microsporidium* | 锡兰微孢子虫 *M. ceylonensis*<br>非洲微孢子虫 *M. africanum* | |

### (二) 生活史

不同种属的微孢子虫发育周期有所不同,其形态无疑也有不同,但都以无性增殖方式进行繁殖。一般认为其生活史主要包括裂体生殖和孢子生殖两个阶段,且在宿主的同一细胞内进行。生活史周期一般为 3~5 天。有的微孢子虫是在宿主细胞的纳虫泡(parasitophorous vacuole)(亦称围虫泡)内生长繁殖(如脑炎微孢子虫属),有的则直接在宿主细胞的胞质中生长(如肠上皮细胞微孢子虫属和微粒子虫属),有的在宿主细胞内由虫体分泌的空泡内生长(如粗糙多孢微孢子虫属),有的则由宿主细胞的内质网包绕(如条纹微孢子虫属)(图 12-5-2)。

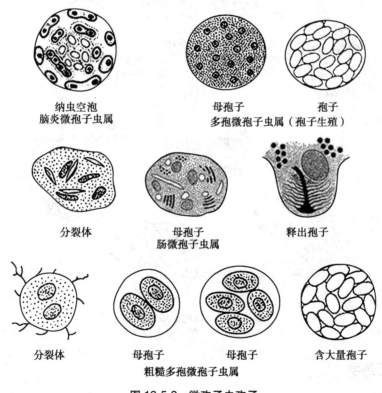

纳虫空泡<br>脑炎微孢子虫属

母孢子<br>多孢微孢子虫属(孢子生殖)

孢子

分裂体

母孢子<br>肠微孢子虫属

释出孢子

分裂体 母孢子 母孢子 含大量孢子
粗糙多孢微孢子虫属

**图 12-5-2 微孢子虫孢子**
(源自李朝品,高兴政《医学寄生虫图谱》)

下面以肠道微孢子虫为例介绍其生活史过程。裂体生殖(schizogony)阶段:孢子侵入肠宿主细胞的方式特殊。当具感染性的成熟孢子被宿主吞食后,在小肠中,孢子向外伸出管状极丝并刺入肠细胞,然后通过中空的极丝将孢子质注入宿主细胞质内,完成感染过程。孢子质在靠近宿主细胞核处发育为分裂体,以二分裂或多分裂的方式增殖,并不断在宿主细胞之间扩散。

孢子生殖(sporogony)阶段:分裂体在宿主细胞内转化为孢子体,再以二分裂或多分裂方式形成孢子细胞,最后形成大量的孢子,并逐渐发育成熟为感染性孢子。随后,胞膜破裂,释出孢子,可感染其他细胞并开始新的生活周期,也可随坏死脱落的肠细胞排出宿主体外,感染新的宿主。孢子在外环境有较强的抵抗力,有的在外界环境中能存活 4 个月以上。

肠道微孢子虫最常见的为比氏肠微孢子虫,寄生部位主要为十二指肠及空肠,以空肠上段最多,发育场所最常见于肠绒毛顶部的肠细胞内,主要在其核上方的高尔基区,一个肠细胞内可成簇聚集数个至 20 多个孢子(图 12-5-3)。

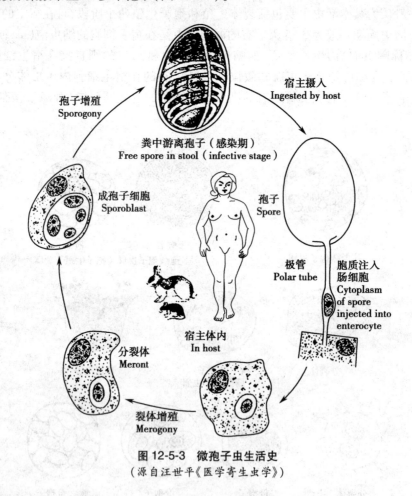

图 12-5-3　微孢子虫生活史
(源自汪世平《医学寄生虫学》)

## 二、流行病学

微孢子虫病呈世界性分布。微孢子虫普遍存在于自然环境中,宿主范围十分广泛,是昆虫、鱼类、兔类、皮毛动物、啮齿类及灵长类的寄生虫病。节肢动物及鱼类体内的感染尤为普遍。在多种家畜、家禽(犬、羊、鸡、猪、牛、猫)和野生动物(海狸、狐狸、麝鼠、水獭和浣熊)的体内、分泌物、排泄物中有检获该病原体的报道。

人类微孢子虫病与宿主的免疫功能关系密切。有学者提出微孢子虫是一种可以存在于正常人体内的固有生物,只在机体免疫力低下时,如 $CD_4^+T$ 淋巴细胞低于 $0.1\times10^9/L$ 时极易并发该病,故认为微孢子虫是一种机会性感染性疾病。国外报道的多数微孢子虫病患者是 HIV 感染者,艾滋病患者的慢性腹泻者中约有 30% 是由微孢子虫引起的。伴随 AIDS 的流行,微孢子虫病的发病率呈明显上升趋势。从 1985 年首例病例报告至 1991 年止,全球大约有 100 例报道,1993 年迅速超过 500 例。在非 HIV 感染者中,本病的感染率极低,主要见于由某种原因导致免疫力低下的人群,如器官移植患者、结核病、疟疾、丝虫病患者等。我国也有人体微孢子虫病病例报告,如香港发现 14 例(1995、1996),广州报告 1 例(1997)。

微孢子虫的传染源及传播方式尚不十分清楚。从患者及多种动物的粪便、尿液及其他排泄物中均可检测到该虫,也有报道从地面表层水中也检查到该虫,故认为该虫既存在人际传播,也存在动物源性传播和经水传播的可能。微孢子虫孢子在外环境中具有较强的抵抗力,如在水中,15~25℃时能存活 1~2 个月,2~4℃时能存活 1 年以上。人的感染最可能是吞食了受污染的食物或水中的成熟孢子所致,眼微孢子虫病还可能通过直接接触感染。此外,从该虫最常见于艾滋病患者,尤其是 HIV 阳性的男同性恋者来看,可能存在口-肛传播途径。微孢子虫在动物中可以垂直传播,但在人体尚无报道。

最早在 20 世纪 20 年代,微孢子虫被认为可以导致动物感染,但直到 20 世纪 80 年代中期,艾滋病在全世界流行时,微孢子虫才被认为可以导致人体感染。现在已经确定,有 7 个属 13 种微孢子虫可以导致人体感染。

### (一) 比氏肠微孢子虫

许多比氏肠微孢子虫感染的病例发现于艾滋病患者中。比氏肠微孢子虫感染的症状有慢性难治的腹泻、发热、不适以及体重减轻,与隐孢子虫病和等环孢子虫病引起的症状相似。具有微孢子虫感染的艾滋病患者,每天 4~8 次水样、非血便,常伴有恶心及厌食症。还可出现轻微低血钾症和低血镁症的脱水,会出现 D-木糖和脂肪吸收障碍。患者出现严重的免疫缺陷,$CD_4^+T$ 淋巴细胞数常<200/μl,甚至<100/μl。曾在一个有 2 年肠微孢子虫病史的患者的痰液、支气管肺泡灌洗液及粪便中检出比氏肠微孢子虫孢子,证明了比氏肠微孢子虫可以定居在呼吸道。艾滋病患者如合并感染比氏肠微孢子虫,则多器官及其分泌物、排泄物,如粪便、十二指肠活检标本及其胆汁、鼻腔分泌物、痰液等,均可查出该虫。本虫还见于免疫功能正常者,症状常具自限性且腹泻 2 周内痊愈。这些感染可能与散发性腹泻性疾病有关。免疫系统可能控制肠道内虫体发挥一定作用。在免疫功能正常者中,比氏肠微孢子虫极有可能以无症状感染的形式存在。

### (二) 脑炎微孢子虫

家兔脑炎微孢子虫和海伦脑炎微孢子虫都是从人体感染病灶分离出来的,前者从中枢神经系统而后者从眼部组织分离获得。第一个病例是一位 9 岁的日本男孩,其有神经系统症状如惊厥、呕吐、头痛、发热以及周期性的丧失意识。在其脑脊液和尿中查出孢子,磺胺异噁唑治疗后痊愈。曾有艾滋病患者由兔脑炎微孢子虫感染导致的角膜结膜炎和慢性窦炎的报道。目前至少有 3 个兔脑炎微孢子虫株能导致人类感染。在艾滋病患者中有几例海伦脑炎微孢子虫引起眼部感染,感染部位包括窦部、结膜以及鼻腔上皮。在艾滋病患者合并海伦脑炎微孢子虫感染的尸检中,眼、尿道以及呼吸道均能发现虫体。艾滋病患者中还可见到海伦脑炎微孢子虫与角膜条纹微孢子虫的双重感染的报道。尽管生物化学和免疫学方法能区分兔脑炎微孢子虫和海伦脑炎微孢子虫,但二者在形态学上很难区分。

### (三) 肠脑炎微孢子虫

肠脑炎微孢子虫主要感染小肠细胞。感染并不限于上皮细胞,也见于固有层巨噬细胞、成纤维细胞以及内皮细胞。受染的巨噬细胞可以向肾、下呼吸道及胆道播散。与比氏肠微孢子虫不同,阿苯达唑对肠脑炎微孢子虫治疗有效。

### (四) 微粒子虫属(小孢子虫属)虫种

唯一的感染病例为一个4个月大、合并有播散性感染的免疫缺陷婴儿。在其心肌、膈肌、动脉血管壁、肾小管壁、肾上腺皮质、肝及肺均查见虫体。

### (五) 微孢子虫属虫种

非洲微孢子虫最初被认为是一种微粒子虫,但通过电镜检查证实其与微粒子虫结构有不同之处,于是被命名为非洲微孢子虫。目前在一角膜溃疡患者的组织细胞中发现。尚无感染其他宿主的报道。曾有一被山羊牴伤眼部的儿童,在眼部病灶中检出锡兰微孢子虫。由于其为山羊绦虫的寄生虫,属的分类还未定论。

### (六) 多孢微孢子虫属虫种

很少在人体中检出多孢微孢子虫属微孢子虫,但也有3例免疫功能正常者感染的报道。感染者肌纤维萎缩、退化,肌纤维细胞充满孢子,孢子呈簇状排列,每簇大约12个,周围围绕泛成孢子细胞膜。孢子卵圆形,长约 $2.8\mu m$,宽约 $3.4\mu m$。本病特征性的表现为长达数月的发热、全身进行性肌萎缩、全身淋巴结病以及体重大为减轻。

### (七) 粗糙多孢微孢子虫属虫种

艾滋病患者合并人粗糙多孢微孢子虫可致严重的肌炎及窦炎。除人之外,未发现其他自然感染的宿主。无胸腺小鼠腹腔接种该虫体,可感染骨骼肌,表现同人体类似。

### (八) 角膜条纹微孢子虫

最近提出应把寄生于人体的角膜微粒子虫重新分类归入一个新的属。曾有该虫在免疫功能减弱者(尿道)与免疫功能正常者(眼)中感染的报道。这些虫体在人体内随处可见,但至今没有确定其自然感染宿主。PCR与基因序列研究显示该虫体可存在于粪便中,提示该微孢子虫可能导致肠道感染,出现腹泻症状。

### (九) 免疫功能正常者的感染

在家兔和小鼠中,免疫功能正常时感染微孢子虫,形成极少有临床表现的慢性和持续性感染。孢子单个释放,虫体繁殖似乎受宿主免疫系统调控。对这些动物进行免疫抑制时,就会出现许多严重症状。血清学研究发现,免疫功能正常者可能有持续或慢性微孢子虫感染。随着诊断方法的改善,如PCR的发展和应用,人体亚临床微孢子虫感染将可能被进一步确定。

### (十) 免疫功能减弱者的感染

在免疫功能减弱宿主中,微孢子虫感染将导致极其严重的疾病甚至死亡。首例人体微孢子虫病发现于免疫功能受损的儿童,感染主要发生在 $CD_4^+T$ 淋巴细胞少于 $100/\mu l$ 的艾滋病患者中,也见于移植前后接受免疫抑制治疗的器官移植者中。

几种微孢子虫的流行病学特点见表12-5-2。

表 12-5-2　几种微孢子虫流行病学特征

| 虫种 | | 非人类寄生 | 人类感染的传染源 | 感染部位 |
|---|---|---|---|---|
| 常见 | 比氏肠微孢子虫 | 猪、灵长目动物、鸡、鸽子等 | 粪-口、口-口、吸入、食入、直接人-人传播、器官移植 | 小肠、胆囊、肝、呼吸系统 |
| | 兔脑炎微孢子虫 　虫株Ⅰ（家兔） | 家兔、啮齿动物、肉食动物、猴 | 可能为食入 | 脑脊液、肠、呼吸系统、肾、鼻上皮、眼 |
| | 虫株Ⅱ（鼠） | 家鼠、野生田鼠、蓝狐 | 无相关资料 | 无相关资料 |
| | 虫株Ⅲ（犬） | 犬、狨 | 可能为食入 | 肾、肾上腺、卵巢、脑、心、脾、肺、淋巴结 |
| | 海伦脑炎微孢子虫 | 鹦鹉 | 无流行病学资料;地表水未被证实;可能为食入、喷雾或口及眼直接接触感染;吸毒者使用污染的注射器,但未被证实 | HIV 阳性者的眼部;养鸟者的眼部 |
| | 肠脑炎微孢子虫 | 犬、驴、猪、牛、山羊、自由捕食的大猩猩 | 可能为食入、吸入、直接性接触;可能是水源性传播 | 免疫受损者与免疫正常者的小肠、播散性 |
| 不常见 | 阿氏腕虫 | 蚊 | 可能节肢动物为传染源 | 眼、肌肉 |
| | 康纳腕虫 | 不明确 | 未知 | 播散性的 |
| | 小泡腕虫 | 不明确 | 未知 | 角膜基质、骨骼肌 |
| | 非洲微孢子虫 | 不明确 | 未知 | 非洲妇女的角膜溃疡 |
| | 锡兰微孢子虫 | 不明确 | 未知 | 角膜 |
| | 罗氏多孢微孢子虫 | 鱼、爬行动物 | 未 | 肌肉 |
| | 毒害粗糙多孢微孢子虫 | 不明确,可能是昆虫 | 未知 | 脑、心、肾、眼 |
| | 人粗糙多孢孢子虫 | 不明确,可能是昆虫 | 未知、可能是直接接触感染 | 肌肉、鼻上皮、结膜、角膜炎 |
| | 角膜条纹微孢子虫 | 似乎无处不在 | 很可能水源性;肠道不仅能感染,而且能寄居 | 眼、角膜基质;可能还有肾 |

## 三、病理学

虫体对人体的致病性及组织嗜性依虫种而定,但典型病理损害为局灶性肉芽肿、血管炎及血管周围炎。比氏肠微孢子虫侵袭十二指肠、空肠及乙状结肠和直肠的上皮细胞后,内镜检查没有特异性改变,肠黏膜活检,虫体聚集在感染部位,受感染的小肠绒毛可有非典型性炎症改变,绒毛轻微或明显低平、变钝,严重时出现萎缩、退化、坏死、脱落。晚期呈囊性变或形成囊肿。肠上皮细胞内可见淋巴细胞浸润,但很少见中性粒细胞浸润,且受感染的细胞多位于绒毛顶端,细胞排列紊乱,严重时可出现糜烂,但轻度感染时糜烂及溃疡并不典型。此外,小肠活检发现,比氏肠微孢子虫感染者腹泻的严重程度与肠壁内虫荷及肠黏膜的病理变化没有明显正相关性。认为黏膜及肠上皮细胞间的病理变化并非是比氏肠微孢子虫腹泻的重要病理基础,可能还有其他因素发挥作用。有些虫属微孢子虫累及角膜时,受累角膜的上皮细胞出现水肿,角膜的基质可变性、坏死。一些种属的微孢子虫也可在胆道系统、呼吸系统、泌尿道及肌肉组织内引起不同程度的病理损害。

### 四、临床表现

临床表现依侵袭部位不同而异,目前人类微孢子虫病报道最多的是肠道微孢子虫病,以比氏肠微孢子虫感染为最多见,其次为肠脑炎微孢子虫。临床症状与隐孢子虫或等孢子虫引起的相似,主要是腹泻,在免疫缺陷者腹泻为持续性(慢性腹泻),常为水样便,无黏液脓血,一般每天 4~8 次;在免疫功能正常者腹泻表现为自限性。患者常出现 D-木糖和脂肪吸收不良,还可伴有恶心、呕吐、腹痛、食欲下降、低热等症状。其他部位的感染往往是微孢子虫经消化道进人人体后,通过血液循环播散而致,可扩散至肝、肾、脑、肌肉、眼等其他组织器官,并导致相应的病变和临床症状,如角膜结膜炎、肝炎、胆囊炎、尿道炎、肾炎、膀胱炎、心肌炎等,尤其是微孢子虫眼病近年来的报告越来越多。

### 五、诊断

微孢子虫病患者多无特异的症状和体征,但大多数患者可能有艾滋病或 HIV 抗体阳性;或者有同性恋史或其他原因的免疫功能受损情况。电镜检查病原体是目前诊断本病最可靠的方法,而且可以根据孢子的大小、核的数目、各发育期与宿主细胞的关系以及极管缠绕的圈数等确定其种属。

#### (一) 常规光镜组织学检查

利用染色的活检组织印片、涂片或切片进行光镜检查也具有诊断价值,且易于在基层推广应用。目前临床标本通常选用革兰氏染色、吉姆萨染色、HE 染色、改良抗酸染色和改良三色染色等方法进行检测。如吉姆萨染色时,孢子卵形,孢子质灰蓝色,核深粉色,近核处可见一空白区。有杂菌时孢子不易识别,因此,此法检查体液标本比粪便标本识别率高。改良三色染色时,孢子被染成粉红色,有些孢子内可见斜行条纹,背景呈绿色或蓝色。本方法某些细菌、酵母及杂质也可着色。该方法优于吉姆萨染色,因可提高孢子与背景的分辨率,但标本要求新鲜。通常认为,改良抗酸染色法和改良三色染色法适用于临床粪便标本,吉姆萨染色法和 HE 染色法适用于组织切片标本。以下是几种常见微孢子虫实验室镜下形态特点(图 12-5-4)。

在光学显微镜下,如果技术不熟练,往往不易识别微孢子虫,常规染色剂也不易对微孢子虫孢子染色,近来人们相继开发了一系列基于光学显微镜的微孢子虫染色识别法,可初步检测出微孢子虫孢子及其感染部位,但依然无法鉴定具体虫种,对微孢子虫种属的检测和识别须借助电子显微镜、现代免疫学和分子生物学的技术和手段。

#### (二) 免疫学检测技术

通过抗原抗体的特异性结合反应,再辅以免疫放大技术,具有特异性强、灵敏度较高等特点。目前已发展了多种免疫学检测法,包括免疫测定法、间接免疫荧光法、酶联免疫吸附试验、对流免疫电泳和蛋白质印迹分析等方法来诊断微孢子虫 IgG 和 IgM 抗体。目前,对家蚕微粒子虫和脑炎微孢子虫属孢子(Encephalitozoon spp.)等孢子的单克隆抗体已相继研究成功,针对脑炎微孢子虫属孢子的多克隆抗体已被用于检测临床样品的多种微孢子虫。虽

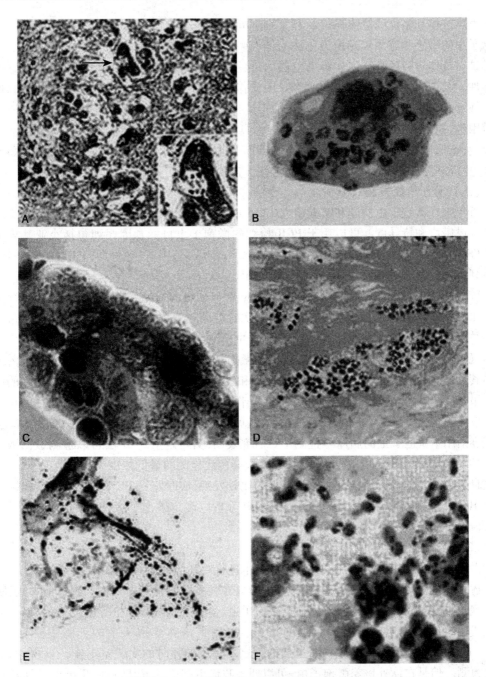

**图 12-5-4 几种微孢子虫实验室镜下形态特点**
（源自李朝品，高兴政《医学寄生虫图谱》）

注：图中 A 为兔脑炎微孢子虫，神经胶质节切片，甲苯胺蓝染色。箭头所示为寄生于神经胶质细胞内的孢子（右下角的小图为放大的孢子）。成熟孢子呈卵圆形或杆状，孢子囊壁厚，内有 1 个核，两端或中间有少量空泡。图中 B 为海伦脑炎微孢子虫，结膜组织涂片，革兰氏染色。标本取自 AIDS 合并角结膜炎患者结膜组织，涂片染色后见上皮细胞胞质内有大量的微孢子虫。虫体呈卵圆形，内有空泡和 1 个或 2 个分离的核。图中 C 为人粗糙多孢微孢子虫，结膜组织涂片，改良三色染色。可见纳虫空泡内众多孢子及孢子体，孢子呈椭圆形，长 3~5μm，红橙色，具双折射的外壁，周围有空泡围绕，核不成对。图中 D 为人粗糙多孢微孢子虫，角膜基质切片，甲苯胺蓝染色。可见较大染成的深蓝色孢子，呈圆形或椭圆形，外壁厚，空泡位于中央或一端，细胞核不清晰。图中 E 为角膜条纹微孢子虫，角膜基质切片，甲苯胺蓝染色。图示间质细胞内的孢子，虫体可以 4~8 个为一组呈线性排列。图中 F 为海伦脑炎微孢子虫，尿沉渣，革兰氏染色。图中所示为患者尿沉渣中的孢子，呈长椭圆形或卵圆形，散在分布，染色后，具有一定的折光性，孢子壁光滑，胞核位于虫体中后部，深紫色，胞质内有空泡

然单克隆抗体和多克隆抗体在诊断和鉴别不同种微孢子虫临床样品效果较好,但其在识别微孢子虫的敏感性方面较光镜染色法为低。因此在应用抗体鉴别不同种的微孢子虫时,人们尝试对抗体进行各种类似光镜染色法的染色标记研究,以期提高免疫学诊断的敏感性和特异性。其中间接免疫荧光法和 ELISA 因操作简便而被普遍使用,但这些方法的敏感性和特异性还有待于进一步研究。此外,当前推广使用免疫学技术识别和诊断微孢子虫还存在一定困难,原因主要有:①微孢子虫孢子表面具有多抗原决定簇,而导致单抗、多抗血清的交叉反应;②假阳性反应比例较高。据报道,50%以上无微孢子虫感染史的人血清出现阳性滴度;③免疫缺陷患者对抗原刺激的免疫应答反应很弱等。

### (三) 分子诊断方法

近年来在微孢子虫检测和实验研究中,PCR 技术已被大量使用,极大地增加了微孢子虫检测的灵敏度和特异度。可以用于 PCR 检测的微孢子虫目标基因序列包括小亚基核糖体RNA(SSU rRNA)基因、大亚基核糖体 RNA(LSU rRNA)基因、极丝蛋白(PTP)基因、转录间隔序列(ITS)等。常用的检测方法有常规 PCR、巢氏 PCR、实时荧光定量 PCR、寡居核苷酸微点阵分析法等。在常规 PCR 中,有检测常见微孢子虫的通用引物,也有专门针对特种微孢子虫的引物。目前阶段,巢氏 PCR 技术和实时定量 PCR 技术是目前检测微孢子虫最为常用的技术。巢式 PCR 技术最早应用于微孢子虫检测,该种 PCR 技术目的基因扩增效率远高于常规 PCR 技术,同时还可以鉴定感染人的微孢子虫种类。但巢式 PCR 技术应用最大的障碍是其过高的假阳性率,标本之间的互相污染和气溶胶均会造成严重和几乎无法消除的假阳性结果,因此在检测过程中需严格按照 PCR 操作规范操作,以避免污染。实时定量 PCR 法是最具发展前景的检测技术。该方法可以有效避免标本间污染,检测时间较常规 PCR 技术更短,已经逐渐用于微孢子虫的病原学检测中。研究表明,实时定量 PCR 法可以检测最低浓度为$10^2 \sim 10^4$ 个/ml 的微孢子虫孢子,显著高于常规染色法检测的最低浓度 $1.0 \times 10^6$ 个/ml。通过与改良三色染色法等其他染色法检测效果的比较发现,实时定量 PCR 法的敏感性和特异性均达 100%,并且其扩增产物还可以用于 RFLP 分析以确定微孢子虫种类,十分适合于流行病学研究。

### (四) 细胞培养和动物模型

微孢子虫可以将分离的疑似微孢子虫标本进行鸡胚接种、小鼠腹腔接种或组织培养等,但上述培养法需要一定的设备和技术条件,难以在大多数实验室中开展。到目前为止,肠脑炎微孢子虫、兔脑炎微孢子虫、海伦脑炎微孢子虫、角膜条纹微孢子虫等已经培养成功,但未见能成功持续培养比氏肠微孢子虫的报道。可用来培养微孢子虫的细胞主要有 Vero、RK13、MRC-5 和 MDCK 等细胞株。虽然细胞培养是比较耗时的实验室工作,不适合用于常规的检测。但是在体外培养微孢子虫,可以便于我们更好地了解其特性,更准确地诊断和鉴别样品中的微孢子虫。动物模型是研究微孢子虫的免疫学反应、治疗方案以及传播途径的重要工具。现在建立的动物模型,大都是以兔脑炎微孢子虫作为病原体的。通过饲喂,兔和SCID 鼠能感染兔脑炎微孢子虫。也有用兔脑炎微孢子虫、海伦脑炎微孢子虫和角膜条纹微孢子虫感染去胸腺的 BALB/c 或 C57BL/6 小鼠;这些微孢子虫也可以通过口感染受猿免疫缺陷病毒(SIV)感染的恒河短尾猴。

### (五) 透射电镜在微孢子虫检测中的应用

在电镜下观察,微孢子虫的孢子壁由 3 层组成,由内到外为单位膜、电子疏松内膜和电子致密外膜。细胞内没有线粒体、过氧化物酶体及典型的扁平囊状高尔基器,但具有完整的细胞核,是比较原始的真核生物。利用透射电子显微镜可以观察微孢子虫的超微结构,根据超微结构(如极丝缠绕的圈数)可以基本确定微孢子虫的种类。但兔脑炎微孢子虫和海伦脑炎微孢子虫在超微结构上非常相似,电镜下难以区分。另外,利用电镜检测微孢子虫,敏感性较低,而且制备样品和检查过程都比较耗时,尤其对体液或粪便样品,不易作大量研究。

### 六、治疗

虽然尝试了许多药物用于治疗微孢子虫病,但结果依然不理想。有一定治疗效果的药物包括甲硝唑,伊曲康唑(itraconazole)、奥曲肽、伯氨喹、苯乙哌啶、柳氮磺胺吡啶(sulfasalazine)、洛哌丁胺(loperamide)以及阿苯达唑(albendazole)等。当前微孢子虫治疗药物中,以芬本达唑、阿苯达唑、烟曲霉素等药报道较多。有学者用芬苯哒唑治疗兔脑炎微孢子虫病时得到以下结果:天然性感染实验中,芬苯哒唑可将寄生在兔脑中枢神经系统中的兔脑炎微孢子虫的孢子消灭。自然感染实验中,发现在用药4周后,兔脑组织中未发现脑炎微孢子虫。因此,芬苯哒唑对兔脑炎微孢子虫感染性试验和天然获得性感染均十分有效。在治疗人的脑炎微孢子虫病,建议使用阿苯达唑,目前,阿苯达唑被用来治疗微孢子虫病,主要是作用于微孢子虫发育阶段的虫体,通过抑制其繁殖传播而达到消灭孢子。实验证明:阿苯达唑能够明显改善临床症状和清除原虫,但存在部分患者治疗后出现感染复发的症状,且对比氏肠微孢子虫病治疗效果不佳。当前对眼部(家兔脑炎微孢子虫、角膜条纹微孢子虫)、肠道[比氏肠微孢子虫、肠脑炎微孢子虫(隔微孢子虫属)]和播散(海伦脑炎微孢子虫、家兔脑炎微孢子虫、肠脑炎微孢子虫、多孢微孢子虫属虫种、粗糙多孢微孢子虫属虫种)感染的推荐剂量为阿苯达唑400mg,口服,每天两次,连用3~4周。阿苯达唑尽管对比氏肠微孢子虫只有抑制作用,但会使50%感染本虫的患者症状减轻。当在尿液和鼻腔分泌物涂片中查到虫体时,阿苯达唑被推荐作为一种全身性治疗药物。

关于阿苯达唑治疗微孢子虫的机制,似乎与虫体 β-微管蛋白结合有关。β 管微管蛋白属于结构蛋白,研究发现 β-微管蛋白基因是苯并咪唑类药物的靶基因,通过把药剂结合到微孢子虫的 β-微管蛋白上,可以阻止细胞的有丝分裂,从而达到抑制孢子分裂增殖的目的。

烟曲霉素(fumagillin)对海伦脑炎和肠脑炎微孢子虫病具显著治疗效果,局部使用其溶液已用于角膜感染治疗。该药的作用是抑制而不是杀灭,且常在治疗后出现复发现象。但烟曲霉素毒副作用强。最近发现,卵假散囊素(ovalicin)是与烟曲霉素结构相似的天然产物,具有抑制内皮细胞增殖的能力,与 TNP-470 结构和功能相仿,具有潜在治疗微孢子虫病的功效,也许卵假散囊素将作为开发新一代抗微孢子虫病的先导化合物。TNP-470 的体内毒性小,对肠脑炎微孢子虫和角膜条纹微孢子虫均有治疗作用,是抗原虫病的最有前景的药物。

### 七、预防与控制

人类感染的传染源仍未全部明确。据目前所知,可能存在人与人之间和动物与人之间的传播。尽管有部分学者推测昆虫微孢子虫可以感染人类,但现在仍不清楚。许多与保虫宿主和可能存在先天性感染问题仍有待解决。目前已知,大多数感染是通过吸入或食入外源性孢子或人兽之间传播进行。近来有资料显示,某些微孢子虫存在于第三产业污物废水、地表水和地下水中,提示人类感染很可能来自于水源性病原体。人体临床标本中也存在感染性孢子,提示处理体液标本时要做好预防措施和个人防护。

(吴亮　陈盛霞　赵正元)

# 第六节 圆孢子虫病

圆孢子虫病(cyclosporiasis)又称环孢子虫病,是由圆孢子虫(*Cyclospora* spp.)感染人体所致。圆孢子虫分类上属真球虫目、艾美球虫亚目、隐孢子虫科、圆孢子虫属(*Genus Cyclospora*)。人圆孢子虫病最早的报道是1979年在巴布亚新几内亚3个腹泻患者的粪便中发现了一种球虫样卵囊,1986—1991年在美国、加勒比海地区、尼泊尔、印度及东南亚地区陆续报道了数个由该虫引起的腹泻病例,当时称为"大隐孢子虫""人芽囊原虫"和"蓝藻样小体"。直到1993年,Ortega等发现孢子化的卵囊,将此蓝藻样小体归于圆孢子虫属。

1994年Ortega等鉴定了该属中的第一个致病虫种:卡晏塔圆孢子虫(*C. cayetanensis*)。Relman等(1996)对圆孢子虫进行分子系统发育分析显示,圆孢子虫与艾美球虫(尤其是哺乳动物的艾美球虫)亲缘关系很近,属于同一科。Pieniazek和Herwaldt(1997)进一步研究认为圆孢子虫属于艾美球虫属,在分子进化树中位于8个禽类艾美球虫和2个哺乳动物艾美球虫种类之间。这一研究结果值得重视,因为艾美球虫已经鉴定的种类达到1 500多种,以往的研究认为艾美球虫对人无致病性,因此圆孢子虫有可能是某个艾美球虫种的同物异名。圆孢子虫的生物学分类地位有待进一步深入研究。

## 一、病原生物学

### (一) 形态

圆孢子虫的卵囊分为未成熟(未孢子化的)卵囊和成熟(形成孢子的)卵囊。未成熟的圆孢子虫卵囊圆形,直径8~10μm,有双层囊壁,内含一桑葚体,直径6~7μm。桑葚体有一层包膜,内有3~9个直径2~3μm的折光颗粒,呈簇状排列。成熟卵囊内含两个孢子囊,每个孢子囊又有两个子孢子(图12-6-1)。

### (二) 生活史

圆孢子虫的生活史包括有性生殖和无性生殖,可在单一宿主中形成。圆孢子虫生活史中具有裂殖子、子孢子、配子和卵囊4个阶段。

人吞食了成熟卵囊,在空肠内消化液作用下脱囊,子孢子逸出并侵入小肠上皮细胞,进行裂体增殖。经历从滋养体到含有8~12个裂殖子的成熟裂殖体(Ⅰ型裂殖体,无性裂殖体),裂殖体破裂,裂殖子逸出,侵入小肠上皮细胞,重复这一过程。

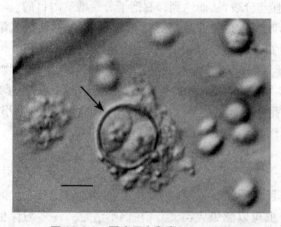

图12-6-1 圆孢子虫卵囊(1×1 000)

经过几轮Ⅰ型裂体增殖后,进行Ⅱ型裂体增殖(有性增殖),每个卵囊内含有4个裂殖子。一些侵入小肠上皮细胞的裂殖子形成大(雌)配子体,另一些经几次分裂后形成小(雄)配子体。雌雄配子体结合形成合子,最后发育成含有折光性颗粒的卵囊,随粪便排出体外,为非感染期卵囊。

卵囊排出体外后进一步成熟,囊内子孢子形成,发育为感染期卵囊。在外界环境这个过程要经历数天到数周,适宜温度为 26～30℃。由于粪便中排出的卵囊需要在自然界经过 10 余天时间才能形成子孢子具有感染性,所以人与人之间一般不能进行直接传播。

## 二、流行病学

### (一)分布与危害

全世界 27 个国家先后报道了圆孢子虫感染的病例,大部分为热带地区。已报告该虫感染的地区有美洲大陆、澳大利亚、加勒比海地区、英国、东欧、非洲、东南亚、南亚次大陆。最早报道和报道最多的是在南美洲,秘鲁在 3 个卫生机构调查 600 余有腹泻症状者的粪便,感染率高达 29.8%。除个别为暴发流行外,均为散发病例。我国首例人体圆孢球虫感染病例报告于 1995 年(苏庆平等)。其后,云南省 1997—2000 年在昆明、曲靖、思茅、西双版纳、红河和怒江 6 个地(州、市)所属的 7 个县(市、区)378 例腹泻患者进行调查,圆孢子虫的总感染率为 3.97%,在罗平、元阳和普洱 3 个县内感染率分别为 12.36%、3.90% 和 2.17%,均分布在低海拔、气候湿热的地区(张炳翔等,2002)。浙江温州地区腹泻人群感染率为 4.9%,老年腹泻人群圆孢子虫感染率高达 11.6%(吴康为等,2002)。安徽淮南等地不同人群感染率为 0.25%～9.38%,以免疫功能低下人群最高(李朝品等,2004)。此外,福建、陕西及江苏也有本病病例的报道。

### (二)流行环节

1. 传染源 在已知的 16 种圆孢子虫中,只有卡晏塔圆孢子虫感染人类,其他种类只感染灵长类、啮齿类、爬行类等动物。目前还未证实人体圆孢子虫是否具有动物保虫宿主,但曾有在墨西哥、秘鲁从巴西犬粪及鸡粪中检出卡晏塔圆孢子虫样卵囊的报道。目前认为,粪便中排出圆孢子虫卵囊的人体感染者是该病的传染源。

2. 传播途径 圆孢子虫的感染方式是经口感染。造成人体的感染不可能是人与人直接传播,因为从粪便中排出的卵囊为未成熟卵囊,需要在外界经过数天至数周发育至成熟卵囊才具有感染性。人体圆孢子虫感染是由于粪便中的圆孢子虫卵囊污染食物和饮水、饮料及清洗蔬菜的水源所致。

3. 易感人群 人对圆孢子虫无先天性抵抗力,一般都会感染,但感染后不一定都有明显的临床症状,临床表现视机体免疫状况而定。

### (三)流行因素

1. 流行的季节性 在圆孢子虫病流行区,患病率随季节变化而呈现一定程度的高发期,通常春末和夏季最高。据报告,50% 的圆孢子虫病发生在每年的 6～8 月份。

2. 年龄分布 感染率最高的年龄段是在出生后数月至 5 岁,患病人群中 70% 为 20 岁以下儿童及青年,其中的 72%～94% 为隐性感染。云南省调查圆孢子虫的感染率以学龄前儿童最高,为 10.64%,感染率随年龄的增高而降低。

3. 生活习惯 特定的生活习惯对圆孢子虫感染具有较大影响。彝族聚居地农村和县城居民操办红白喜事以及农村聘用工时,一般都要举办筵席,若食品卫生条件差,容易造成集体感染。云南省调查圆孢子虫的感染率以彝族最高,为 9.80%。感染率较高的罗平县为彝族聚集地。

4. 机会性感染 1986—1991 年在美国、南美洲加勒比海地区、南亚的尼泊尔和印度以及东南亚地区,陆续报道了几例免疫力低下患者的腹泻病例,美国的报道病例大多发生在去热带地区的旅游者。李朝品等 2001 年 7~8 月对安徽省淮南、合肥、蚌埠等 11 个地市进行检查,在 400 份幼儿和在校小学生粪便标本及 210 份腹泻患者粪检中,圆孢子虫检出率分别为 0.25%(1/400)和 6.19%(13/210),其中免疫功能低下者圆孢子虫检出率达9.38%(3/32),这提示圆孢子虫可能存在病原携带状态,当免疫功能下降时容易出现临床症状。

### 三、发病机制与病理改变

圆孢子虫病的临床表现主要是腹泻,其致病机制与肠道炎症有关。部分病例发现十二指肠远端肠黏膜有红斑,有的呈轻度或中度炎症征象。圆孢子虫寄生可导致肠道内菌群失调,虫体产生的内毒素样物质等也有可能是导致腹泻的原因。

### 四、临床表现

圆孢子虫感染主要引起腹泻,潜伏期为 1~11 天,平均 7 天,通常持续 7~9 周。圆孢子虫感染早期常无自觉症状或自觉症状轻微,未经治疗的病例可持续若干天到 1 个月或更长,并可出现反复。此外尚有低热、厌食、肠胀气、腹痛、恶心呕吐、乏力、肌痛、消瘦等症状。免疫功能正常的个体,感染表现为自限性。有资料显示,在圆孢球虫病呈地方性流行的国家,由于频繁地感染,儿童可表现为轻微症状或隐性感染,成人则因反复感染产生免疫力而可免于再感染。2 岁以下儿童因为免疫系统发育不完善,易于感染,感染后常可导致迁延性腹泻,对其发育极度不利,易造成发育迟缓等临床症状。因此,对圆孢子虫病的早期诊断意义重大。

有免疫缺陷的患者,可致迁延性腹泻,严重的腹泻可持续 4 个月或更长的时间。这些人群(尤其是 HIV 阳性患者)圆孢子虫的感染率远远高于免疫力正常人群,感染后发生临床症状的机会,以及严重程度、病程都高于、长于免疫功能正常者,由圆孢子虫感染导致的严重腹泻,若未及时有效的治疗,会导致慢性吸收不良、脱水,扩散至肠外组织(常见为胆道),还可能是这些患者的死亡原因,尤其是当艾滋病患者的 $CD4^+T$ 淋巴细胞计数低于 $100/\mu l$ 时危险性更高。当用高活性抗逆转录病毒治疗提升 $CD4^+T$ 淋巴细胞数量后,患者的病情严重程度以及持续时间都有明显的改观。

### 五、诊断与鉴别诊断

1. 病原学诊断 圆孢子虫病确诊主要是依据粪便中检获卵囊。其他可能检测到卵囊的标本包括:小肠引流液、十二指肠或空肠活检标本。

(1) 取材:为提高检出率,应分别取 3 天的标本进行检查,要求标本新鲜,或经福尔马林-醋酸乙酯浓缩,500g 离心 10 分钟,或经蔗糖漂浮浓缩。具体操作方法是:8ml 蔗糖溶液(1.20g/ml)加 2ml 粪样,在离心管中混匀;2 000r/min 水平离心 15 分钟,然后用吸管吸取表面液层,用生理盐水洗 3 次即可。

(2) 染色方法:圆孢子虫卵囊染色方法包括抗酸染色、乳酸酚棉蓝染色、番红-美蓝染色、金胺-酚改良抗酸染色等。粪便标本中的圆孢子虫卵囊染色后见双层卵囊囊壁,直径 8~10μm,圆孢子虫与隐孢子虫的主要区别是直径大小,隐孢子虫直径 4~5um。

1) 改良抗酸染色:改良抗酸染色包括 Kinyoun 法与 Ziehl-Neelsen 法,前者较常用。圆孢子虫卵囊经抗酸染色着色呈多样性,有的不着色,有的呈浅粉红色(Kinyoun 染色)或深红色(Ziehl-Neelsen),着色的卵囊表面有皱褶,镜检辨认有一定难度。

2) 乳酸酚棉蓝染色:在一些不能进行抗酸染色的机构,可选用乳酸酚棉蓝染色,其染液配制后可保存较长时间,且染色后的玻片可封片保存数年。仅 1 步染色即可区别孢子虫与非孢子虫,方法简便且费用低。该方法快速简便,还可同时鉴别是否有阿米巴的感染,缺点是背景与被检物的反差不大,当被检病原数量少或涂片过厚时,容易漏诊。

3) 番红-美蓝染色:两种抗酸染色方法对于圆孢子虫的染色效果不确定,有些卵囊不着色。藏红-美蓝染色效果较好,卵囊呈亮橘红色。

4) 金胺-酚改良抗酸染色:新鲜粪便涂片先经金胺-酚染色后,荧光镜下发浅淡荧光,再用改良抗酸染色,呈圆形玫瑰红色,油镜下可以看到以下几种形态:①囊壁薄,内部有聚集成团的红色染色颗粒,分布不均匀;②囊壁薄,囊内染色颗粒分布于周边,中心淡染;③囊壁较厚,周边有聚集深染色颗粒,可见灰色大小不等颗粒散布;④囊壁厚,内部深紫红色、满布,含大小不等黑色颗粒。由于检测隐孢子虫也常用到此种方法,因此在检测时要注意与隐孢子虫的区别。

(3) 微分干涉差显微镜检查:粪便生理盐水涂片,或结合染色技术,使用微分干涉差显微镜对标本检查。卵囊呈 8~10μm 的折射球体,卵囊壁清晰。结果更可靠、效率更高。但此设备较昂贵。

(4) 荧光显微镜检查

1) 免疫荧光法:用特异性抗圆孢子虫抗体检测标本,荧光显微镜下圆孢子虫卵囊一般呈绿色荧光。

2) 荧光增强剂染色法:染色试剂及方法同隐孢子虫。镜检时,在 365nm 紫外线下,圆孢子虫卵囊呈强烈的自发性蓝色荧光,为该虫所独有,也是与隐孢子虫鉴别的重要依据。波长为 450~490nm 时,发绿色荧光。

2. 分子生物学诊断方法　采用 PCR 方法扩增圆孢子虫的特定基因片段作为虫种鉴定和分型手段,PCR 技术在流行病学调查和鉴定种型方面有特殊的作用。

## 六、治疗

治疗圆孢子虫病首选药物是甲氧苄氨嘧啶-磺胺甲基异噁唑,即复方新诺明,正常免疫功能患者:1 片口服,每天 2 次,连服 7 天。

对于体内有引起免疫功能低下的基础疾病患者或艾滋病患者,感染圆孢子虫表现为迁延性、反复发作性腹泻,需加大用药量并延长服药时间,1 片口服,每天 4 次,连服 10 天,以后改为 1 片口服,每周 3 次。资料显示感染圆孢子虫的艾滋病患者,在 10 天的药物治疗中,平均 2.5 天即可清除肠内的圆孢子虫。备选药物为喹诺酮类。

## 七、预防与控制

圆孢子虫病是通过被污染的食物或水传播,经口感染。因此,注意食品卫生、养成良好的卫生习惯,如饭前便后洗手,不吃不洁食物,提倡熟食等,均可以有效地预防该病的传播。

卵囊在 4℃水中可存活 2 个月,37℃水中可存活 7 天,60℃水浴 60 分钟可抑制其脱囊,干燥 15 分钟可使卵囊破裂。圆孢子虫卵囊对常规氯消毒的水具有一定的抵抗力,常规浓度的各种消毒剂对该虫卵囊无作用。因此蔬菜水果食用前一定要彻底清洗。其次要注意手的卫生,尤其圆孢子虫感染者,不从事食品加工的职业,避免造成食物等的污染。煮沸消毒是最经济、有效的方法,最好饮用开水。在圆孢子虫病流行区,2 岁以下的孩童接触土壤存在潜在的感染危险。

(陈建平　张俊荣)

# 第七节　肠内滴虫病

肠内滴虫( *Retortamonas intestinalis* ),属于副基体门( Parabasalia )、鞭毛纲( Mastigophora )、动鞭亚纲( Zoomastigina )、曲滴虫目( Retortamonadida )曲滴虫科( Retortamonadidae )、曲滴虫属( *Retortamonas* ),由 Wenyon 和 O'Connor 两位科学家于 1917 年在埃及发现,是寄生在人体肠道内的一种小型鞭毛虫,有滋养体和包囊。感染原因多是由于食入含有包囊的饮食造成。该虫在地理分布上无特殊性,但通常和温暖的气候及较差的卫生条件相关。本虫通常不致病,但临床上多伴有腹泻症状。

## 一、病原生物学

### (一) 形态

肠内滴虫寄生在人体肠道内,有滋养体和包囊 2 个时期。

光镜下观察活体时,虫体运动活跃,呈跳跃运动状态。活动着的虫体以细胞口不断地摄取液体和小颗粒食物,以体壁摄取较大形状的食物。

滋养体细小,平面观察时呈梨形,从侧面观察似鸟的外形,长为 3.5~9μm,宽为 1.5~6μm(其中大部分滋养体长 5~6μm,宽 3~3.5μm)。不同虫期的虫体的外形和大小相差较大,经培养 48 小时后,大多处于分裂期的虫体明显增大,其外形由椭圆变为圆形。肠内滴虫的运动呈跳跃状。细胞质内有细胞粒和小泡,前端有一裂隙状细胞口和一对毛基体。毛基体位于细胞口的前外侧,从毛基体分出两根鞭毛,一根由毛基体前方伸出的细长鞭毛,另一根鞭毛则由侧面伸出。细胞口位于滋养体的侧面,但是朝向前极。细胞核位于细胞口之前,细胞核呈圆形较小,靠近前部,核仁位于正中,较大;核膜清晰。

滋养体前方伸出的鞭毛较长,长度约是侧鞭毛的 2 倍,是体长的 3~4 倍,末端钝圆,是运动的主要器官;由侧面伸出的鞭毛,比前鞭毛短,末端尖细,辅助前部鞭毛的运动,也具有辅助摄取食物的功能。扫描电镜下两者粗细基本一致。肠内滴虫滋养体的动力来源于两根鞭毛,一条向前运动一条向侧边运动,最终形成了特殊的跳跃运动模式。由于侧向运动的方向是朝着细胞口的正面的,因此这种运动方式还有辅助捕捉和摄取食物的作用。另外,这种侧边向前的运动方式还可以使虫体不会翻转或转变方向,保证它们具有较广的运动范围。

包囊略呈梨形,一端比另一端稍窄,为双层囊壁,长 4~7μm,宽 3~4μm,单核居中或稍靠后,核仁居中,在核四周有时可看到形似纤维丝状的构造。包囊在肠道内脱囊后发育成滋养体。包囊由同质颗粒、细胞质及一个染色时具深色轮廓的小体组成。小体一端圆钝,一端尖细。小体内部可见一个或两个深染的点,并有一条长短不一的线形结构。当小体内具有两个深染的点时,通常两点彼此分离,偶尔可见两点形成哑铃型结构,中间连有深色着色物。Wenyon 和 O'Connor 认为伸长的深着色轮廓小体是细胞口,深染的点是染色质,形成哑铃结构后进行染色质的分裂；长短不一的线形结构可能是从细胞口伸出的以自由形式存在的鞭毛。肠内滴虫包囊见图 12-7-1、图 12-7-2。

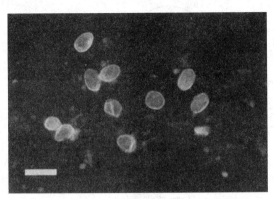

图 12-7-1　肠内滴虫包囊(1×1 000)

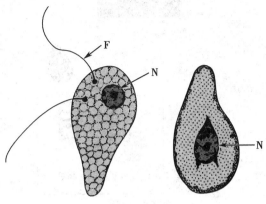

图 12-7-2　肠内滴虫滋养体和包囊结构示意图

注：N. 细胞核；F. 鞭毛

滋养体以纵二分裂方式增殖，包囊未见核分裂。在增殖过程中，细胞核分裂的同时鞭毛也进行生长。二分裂期的虫体有两个细胞核，同时在虫体前端已出现 3~4 根鞭毛；多分裂期虫体的周边有多根鞭毛向不同方向伸出。

### （二）生活史

人因食入含有包囊的食物、水或其他污染物而被感染，包囊在大肠(也可能是小肠)内脱囊后发育成滋养体。该虫滋养体寄生在人体的盲肠和结肠内，以纵二分裂方式繁殖，由其形成的包囊随宿主粪便排出体外，人因摄入被包囊污染的食物和饮水而被感染。包囊和滋养体都可以通过粪便从宿主排出到环境中。观察表明，肠内滴虫的增殖周期为 48 小时。生活史图片见图 12-7-3。

### 二、流行病学

肠内滴虫分布广泛，呈世界分布，但是和温暖的气候及较差的卫生条件相关。该虫首先于埃及 2 例人粪中发现，后来在我国、美国、巴西、埃及、马来西亚、菲律宾、英国都有发现。肠内滴虫感染流行于经济落后、卫生条件较差的国家和地区，但感染率不高。传染源为排出包囊的人和动物，水源和食物传播是感染本虫的重要途径，任何年龄的人群对本虫均有易感性，儿童、年老体弱者和免疫功能缺陷者尤其易感。在玻利维亚圣克鲁斯地区的一项研究发现，在 381 位表现健康的受试者中，体内存在肠道寄生虫和非病原性原虫的比例是 78.7%，而肠内滴虫的感染率为 2.4%。该研究中显示肠内滴虫的城市分布和农村分布没有显著差异。污染粪便暴露、过度拥挤的人口以及较差的卫生条件是发生肠内滴虫感染的共同特性。一般认为人类是目前已发现的唯一宿主，但是 Lisa Jones-eanel 等人于 2004 年在印度尼西亚苏拉威西岛的宠物猴中发现了一例肠内滴虫感染。

### 三、发病机制、病理改变及临床表现

人肠内滴虫并不致病，属共栖性原虫，由其导致的腹泻病例较少。在大量滋养体寄生时，虫体不仅阻隔了肠黏膜的吸收面积，而且还可侵入肠黏膜组织。小肠黏膜呈现典型的卡

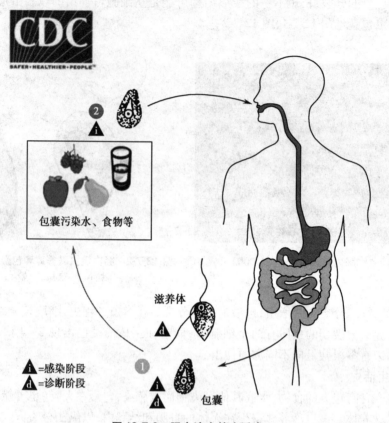

包囊污染水、食物等

滋养体

i =感染阶段
d =诊断阶段

包囊

**图 12-7-3　肠内滴虫的生活史**
（引自 U. S. Centers for Disease Control, Division of Parasitic Diseases and Malaria）

他性炎症病理组织学改变。

部分患者的临床表现为间歇性排恶臭味软便（或呈粥样）、伴腹胀，可有恶心、厌食、嗳气、烧心胃灼热、头痛、便秘和体重减轻等症状。

肠内滴虫感染儿童，可引起小肠炎。儿童肠内滴虫病的主要表现为腹痛、腹泻，大便呈稀糊或水样，多无脓血便，严重者可有脱水，代谢性酸中毒甚至休克。少数患儿呈间歇性腹泻或腹泻与便秘交替，部分患儿可有发热等全身症状。

### 四、诊断与鉴别诊断

以粪便中查到滋养体和包囊作为诊断依据。人肠内滴虫实验检测主要采用粪便生理盐水涂片法，或者以三色染色或铁苏木素染色，显微镜下观察。确切的诊断需以包囊的形态特征为依据。

### 五、治疗、预防与控制

积极治疗患者和无症状带包囊者以消除传染源。若在粪便中检测到肠内滴虫，可用甲硝唑（metronidazole）、呋喃唑酮（痢特灵）、替硝唑（tinidazole）治疗。

加强人和动物宿主的粪便管理，防止水源污染。做好饮食卫生、个人卫生和环境卫生。

（陈建平　张俊荣）

# 第八节　新孢子虫病

新孢子虫病(neosporosis)是由犬新孢子虫(*Neospora caninum*)引起的多种动物共患寄生虫病,在世界范围内广泛流行。该病给多种家畜带来严重的危害,主要引起孕畜流产、死胎,以及新生家畜的运动障碍和神经系统疾病,给畜牧业造成很大的经济损失。1984年挪威兽医学家 Bjerkas 在患脑炎和肌炎的幼犬体内首次发现犬新孢子虫。1988年美国农业部畜禽研究所 Dubey 等从犬体内分离到该原虫,并将其命名为犬新孢子虫。1993年 Brindley 等研究结果表明新孢子虫的基因不同于刚地弓形虫(*Toxoplasma gondii*)与枯氏住肉孢子虫(*Sarcocystis cruzi* Wenyon)。因此,多数学者趋向认为新孢子虫分类应为:原生动物门(Protozoa)、顶复亚门(Apicomplexa)、孢子虫纲(Sporozoa)、球虫亚纲(Coccidomorpha)、真球虫目(Coccidiida)、住肉孢子虫科(Sarcocystidate)、新孢子虫属(*Neospora*)(1993年 Brindley 等)。犬新孢子虫(*N. caninum*)和洪氏新孢子虫(*N. hughesi*)是2个有效种。马新孢子虫病由洪氏新孢子虫引起。

## 一、病原生物学

### (一)　形态

新孢子虫是一种专性细胞内寄生原虫,可寄生于宿主的所有有核细胞内,在发育阶段可出现数种不同的形态,即速殖子、组织胞囊、卵囊、裂殖体、裂殖子等。其中速殖子、组织包囊(缓殖子)和卵囊是3个重要阶段的虫体形态。速殖子和组织包囊(缓殖子)存在于中间宿主体内,卵囊在终末宿主体内形成并随其粪便排出体外。

1. 速殖子　速殖子寄生于宿主细胞的带虫空泡内,多呈新月形、卵圆形或圆形。寄生于不同动物的速殖子大小略有不同,犬体内的速殖子大小为$(4.8\sim5.3)\mu m\times(1.8\sim2.3)\mu m$(Dubey 等,2002),速殖子的大小也因其分裂时期不同而存在一定的差异;寄生于其他动物体内速殖子的大小一般为$[(4.3\sim8.4)\mu m\times(1.3\sim2.5)\mu m]$(Al-Qassab 等,2010)。速殖子经吉姆萨染色后,虫体轮廓清晰。部分速殖子为界限清晰的群落,其他则分散在宿主细胞质内。过碘酸雪夫氏(PAS)染色下,速殖子体内的 PAS 阳性颗粒通常较少而且小。在透射电镜下观察,大多数速殖子体表面有3层结构的单位膜,由单层质膜和两层内膜复合体组成。膜下有22条膜下微管1个极环,1个锥体,1个高尔基体,1个泡状核和1个核仁,8~18根电子致密的棒状体,多个线粒体和内质网,可见脂质体和支链淀粉。微线的数量差异很大,多的达150个。部分微线与虫体内膜呈直角排列,棒状体的厚度较微线的直径大2~4倍。

2. 组织包囊(缓殖子)　组织包囊或称包囊,主要寄生于脑、脊髓、神经和视网膜中。呈圆形或卵圆形,大小不等,一般为$(15\sim35)\mu m\times(10\sim27)\mu m$,直径最大者可达$107\mu m$(Al-Qassab 等,2010)。包囊轮廓边缘不规则,囊壁厚度不一,通常厚度为$1\sim2\mu m$,最厚可达$4\mu m$。包囊壁的厚度与感染时间的长短存在一定的关系。包囊中含有 20~100 个细长形的缓殖子,在包囊基质内随机分布,大小为$(7\sim8)\mu m\times2\mu m$(Dubey 等,2003)。缓殖子内的细胞器与速殖子相似,但其棒状体的数目少。含有较多的 PAS 阳性颗粒,细胞核靠近虫体形的一端。包囊基质内囊泡结构(直径为 50~250nm)的微管与缓殖子密切关联,有时能观察到其与缓殖子表膜间出现合并,缓殖子微管常成团排列。缓殖子之间常有管泡状结构。包囊壁用过碘酸雪夫氏(PAS)染色时,常呈嗜银色。包囊在4℃下保存14天仍能存活,但在−20℃下保存1天即失去感染性。

449

3. 卵囊 卵囊仅发现于终末宿主的粪便中,在肠上皮细胞内形成,释放到肠腔后随粪便排出。刚排出的卵囊未孢子化,直径为 $11.7 \sim 11.3 \mu m$(Dubey,2003),无感染性。在合适的温度和湿度条件下,$24 \sim 72$ 小时卵囊完成孢子化,完成孢子化的卵囊具有感染性。孢子化卵囊为球形或近似球形,大小为 $(10 \sim 13) \mu m \times (10 \sim 11) \mu m$(Al-Qassab 等,2010)。孢子化卵囊内含有 2 个孢子囊,每个孢子囊内含有 4 个子孢子、1 个孢子囊残体。卵囊壁平滑、无色,厚度为 $0.6 \sim 0.8 \mu m$,无卵膜孔、卵囊残体及极粒。孢子囊为椭圆形,平滑,无色,大小为 $8.4 \mu m \times 6.1 \mu m$。子孢子狭长,大小为 $(7.0 \sim 8.0) \mu m \times (2.0 \sim 3.0) \mu m$,不含折光体。胞核位于中央或者略靠后。目前,对卵囊排出规律及新孢子虫卵囊在环境中存活时间尚缺乏研究。

### (二) 生活史

新孢子虫的生活史尚未完全阐明,推测其与刚地弓形虫的生活史类似。其主要是通过先天感染途径和食入新孢子卵囊;经胎盘途径发生垂直传播是该虫的重要传播途径。其整个发育过程需要两个宿主,在终末宿主体内进行有性增殖和无性增殖,在中间宿主体内进行肠外期的无性增殖。犬是其终末宿主,但也可作为中间宿主。此外,郊狼、食蟹狐也是其终末宿主。其中间宿主种类繁多,包括犬、奶牛、肉牛、绵羊、山羊、兔、猪、鸡等家畜家禽。水牛、非洲野牛、美洲水牛、大羚羊、瞪羚、黑斑羚、驯鹿、扁角鹿、赤鹿、白尾鹿、狍、斑马、熊、澳洲野犬、骆驼、鬣犬、犀牛、印度豹、狮子、鼠等野生动物和野生犬科动物如红狐、蓝狐等也可感染新孢子虫。

终宿主犬在吞食含卵囊或新孢子虫包囊的组织而感染,子孢子或缓殖子在其宿主小肠内脱囊而出,侵入小肠上皮细胞,进行无性和有性增殖。通过裂体增殖产生大量裂殖子,经过数代裂体增殖后,部分裂殖子发育成配子体形,大(雌)、小(雄)配子体继续发育成大、小配子,大、小配子结合成合子,最后发育成卵囊。卵囊随粪便排出,在外界适宜的环境下发育成熟为孢子化卵囊,具有感染性。

中间宿主食入新孢子虫卵囊或含组织包囊的组织而感染。卵囊或含组织包囊被中间宿主吞食后,从卵囊释放出子孢子或从组织包囊中释放出缓殖子,随即侵入肠壁经血或淋巴被带到全身各脏器和组织,大多数虫体进入单核巨噬细胞系统,变成速殖子。速殖子可主动入侵宿主的神经细胞、巨噬细胞、成纤维细胞、血管内皮细胞、肌细胞、肾小管细胞和肝细胞。但局限在带虫空泡内进行裂殖生殖,当裂殖产生的新虫体数量达到临界值时宿主细胞破裂释放出的速殖子随即侵入邻近的细胞。在免疫应答正常的宿主体内,宿主能够清除部分速殖子,部分速殖子则转变为增殖较为缓慢的缓殖子,最终在细胞内形成组织包囊。组织包裹可以在感染宿主体内长期存在而不表现出任何典型的临床症状,即为慢性感染。特定条件下,如机体免疫力低下或者某些特殊生理状态下时,缓殖子被激活,转变成速殖子大量增殖,从而引发一系列的疾病。在怀孕状态下的母畜可经胎盘垂直传播给胎儿引发胎儿感染,造成死胎、流产或者新生畜的隐性感染。同一个体可反复发生胎盘感染。目前,对卵囊的脱落过程和卵囊在外界环境中的生存机制尚不明确(图12-8-1)。

### 二、流行病学

#### (一) 分布与危害

新孢子虫感染呈世界性分布,多见于北美和南美、欧洲、亚洲、大洋洲的澳大利亚和新西兰等;非洲在南非、津巴布韦、西非的达喀尔、东非的坦桑尼亚、肯尼亚、北非的阿尔及利亚、埃及等有报道。该病不仅给世界公共卫生造成威胁,而且阻碍养牛业的发展。不同国家地区

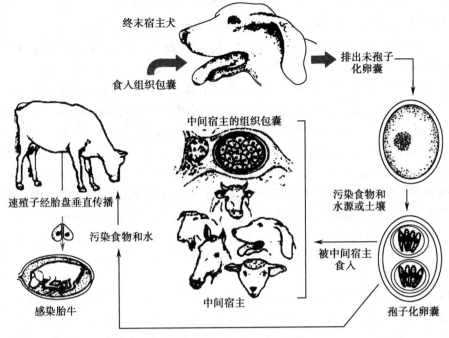

图 12-8-1　新孢子虫的生活史
（引自 Dubey 等,1999）

所报道的牛新孢子虫病的感染强度有一定差异,血清抗体阳性率为 13.5%~82.0%。2010 年,塞内加尔达喀尔的 4 个牛场存在散发性流产,对 196 头母牛进行了血清学检测,新孢子虫抗体阳性率为 17.9%。2011 年,阿尔及利亚的 87 个牛场 799 头牛中,新孢子虫抗体阳性率为 19.6%。该病一年四季均可发生,但高峰多出现在夏季,感染在母畜间不存在年龄差异,以妊娠 6 个月以前流产的胎儿血清阳性率较高,引起的流产常呈散发性或地方性流行,同一母畜可发生反复流产。对牛的危害尤其严重,其主要经济损失来自于繁殖障碍,除流产导致的直接经济损失外还包括护理、诊断、肉牛增重下降、育种价值下降、产奶量下降、母牛淘汰、重新繁育、饲料、牛合的使用等间接成本。即使做出准确诊断,由于母牛的年龄、品种和后代生产性能等多方面的差异,每次流产造成的经济损失不尽相同。2013 年,Reichel MP 以"牛"和"新孢子虫病"为关键词搜索相关报道和文献,统计了全球范围内每年由新孢子虫病引起的养牛业经济损失高达 23.8 亿美元,其中以奶牛产业为主。例如,美国加利福尼亚州每年估计有 4 万起流产是由新孢子虫感染引起的,每年造成的直接经济损失约为 3 500 万美元;澳大利亚和新西兰每年因新孢子虫感染牛而导致的损失超过 1 亿美元。

**（二）流行环节**

1. 宿主范围　新孢子虫的宿主范围比较广泛,包括家养和野生动物,犬是其终末宿主,但也可作为中间宿主。此外,郊狼、食蟹狐也是其终末宿主。其中间宿主种类繁多,包括犬、奶牛、肉牛、绵羊、山羊、兔、猪、鸡等家畜家禽。水牛、非洲野牛、美洲水牛、大羚羊、瞪羚、黑斑羚、驯鹿、扁角鹿、赤鹿、白尾鹿、狍、猴、斑马、熊、澳洲野犬、浣熊、黑熊、骆驼、鬣犬、犀牛、印度豹、狮子、海狮、海豹、水獭、猫、鼠、鸽子、乌鸦等野生动物和野生犬科动物如灰狐红狐、蓝狐等也可感染新孢子虫。在巴西的一项研究中,38% 的艾滋病患者呈现新孢子虫阳性,而在韩国对 173 份供血者的调查中发现有 6.7% 呈现新孢子虫抗体阳性,北爱尔兰和美国也有类似的报道。但目前新孢子虫病原在人体内的存在还未得到证实。在一项人工感染恒河猴的实验中证明,其能被新孢子虫感染,提示灵长类动物具有潜在的感染风险。

2. 传播途径　目前对新孢子虫的传播仍不是很清楚。新孢子虫病主要是通过先天感染途径和食入新孢子卵囊,经胎盘途径发生垂直传播是该虫的重要传播途径。犬既是新孢子虫的中间宿主又是终末宿主,既可通过垂直传播途径也可通过水平传播途径感染新孢子虫。随着犬龄的增长,犬的新孢子虫感染率呈上升趋势。大多数犬在出生后感染新孢子虫,推测在犬的新孢子虫感染过程中水平传播较垂直传播发挥着更重要的作用。犬作为终末宿主时,新孢子虫在其肠上皮细胞发育,最终排出的卵囊在环境中孢子化。牛通过吞食被孢子化卵囊污染的牛食而遭受感染。但经胎盘到胎儿的垂直传播被认为是牛感染的主要途径,垂直传播基本上为内源性的传播,感染似乎不会在感染牛和未感染牛之间发生。牛场饲养的犬新孢子虫血清抗体阳性率远远高于城市中的犬,表明牛场中的犬比城市中的犬有更多的机会接触到带有新孢子虫的牛组织,如胎盘、流产胎儿和其他组织。农场犬的分布和数量与牛场新孢子虫病的流行情况具有显著相关性。

（三）流行因素

新孢子虫病所致流产无明显的季节性,全年均可发生,但国内外都有研究发现流产在夏季更易发。新孢子虫引起的流产可能是散发,也可能出现暴发性流行。有些牛群会在几周到数月内发生暴发性流产。暴发性流产一般指在6~8周内,超过10%或12%的母牛发生流产。农场犬的分布和数量与牛场新孢子虫病的流行情况具有显著相关性。综合分析,发现牛感染新孢子虫的风险因素有:牛的年龄和品种、终末宿主的存在、其他动物(猫、鼠类、禽类)、饲料及饮水来源、母牛哺乳、分娩管理、牛群规模和饲养密度、母牛的来源、气候、植被指数、人口密度、其他疫病(如:牛病毒性腹泻、牛疱疹病毒、牛传染性气管炎)的影响、季节、气候及地理区域等多方面。

## 三、发病机制与病理变化

（一）发病机制

该病的发病机制尚不清楚,但新孢子虫是一种专性细胞内寄生的顶复亚门原虫,其入侵、发育、繁殖及危害宿主过程可能与弓形虫相似。新孢子虫对不同动物的致病性差异很大,导致这种差异的原因至今不明。目前认为虫体侵入宿主细胞的机制:犬新孢子虫依据其不同发育阶段可分为速殖子、胞囊和卵囊等形态,而侵入宿主细胞这一复杂过程是由速殖子阶段的新孢子虫完成,该机制主要由黏附及侵入两个阶段组成,简单来说,在宿主细胞内的速殖子就是循环进行黏附、侵入、繁殖以及释放的过程:①黏附,速殖子接触宿主细胞后将信号传导至虫体前端并再次定位,同时诱导微线体分泌能够与宿主细胞膜上相应受体结合的蛋白,以构成可移动的连接区域。②侵入,在棒状体蛋白的修饰及虫体自身的滑动作用下,连接区域的宿主细胞膜开始不断内陷,使虫体自前端起逐渐移进宿主细胞内,直至全部侵入且后端连接区域的细胞膜融合,最终在宿主细胞核附近形成了容纳虫体的空泡(PV)。③繁殖,致密颗粒所分泌的蛋白对空泡进行修饰,以使空泡不被宿主胞内溶酶体裂解或酸化,以此隔离宿主内吞噬系统,有利于新孢子虫进行二分裂繁殖,存在于空泡(PV)中的速殖子繁殖十分迅速,48~72小时则可繁殖5~6代。④释放,在信号系统作用下,宿主细胞发生裂解,将胞内的速殖子释放出去,被释放的新孢子虫速殖子则可对宿主细胞发起新一轮的侵入。

## （二）病理变化

一般在新孢子虫寄生的部位都会引起相关的病理变化,并且可以出现在一处或多处。组织会出现不同程度的坏死、炎症等,主要集中在中枢神经系统、肌肉和肝等组织中。病变部位常可发现速殖子和组织包囊。在隐性感染的牛体内,新孢子虫主要局限在中枢神经系统及骨骼肌,并以组织包囊形式存在,但难见组织病理学变化。牛新孢子虫病只有在发生流产时才有可见的病理变化。表现为非化脓性脑脊髓炎,多灶性心肌炎,多灶性心内膜炎,肾盂肾炎,坏死性肝炎,化脓性胰腺炎,肉芽肿性肺炎,肠系膜淋巴结肿大、出血和坏死,胎盘绒毛层的绒毛坏死等。流产胎儿体内的主要病理学变化是炎症反应所致,几乎所有脏器都出现炎症病变。犬新孢子虫病经组织病理学观察可见心肌扩张,心内膜炎以及多灶性心肌炎,肺脏轻微肿胀,肝脾肿大;在巨噬细胞和中性粗细胞病灶内出现大量速殖子。此外,在内皮细胞内偶见速殖子;出血并伴有血栓及梗死等病变;肌肉组织可见单核细胞渗出,偶尔可见钙化;前肢及肋间肌肉内可见包囊及单个虫体。有些染疫动物还可见中等程度的肺泡水肿、充血性肺气肿、溃疡性胃炎及轻微的结肠卡他等病变。

## 四、临床表现

与虫体的寄生部位有关,发病动物食欲减退、吞咽困难、共济失调、四肢软弱无力、步态不稳、肌肉萎缩、四肢僵直、瘫痪、头歪斜、抽搐、眼睑反射迟钝、角膜轻度混浊或失明,也可引起母畜流产、产死胎等。

### （一）牛新孢子虫病

新孢子虫是造成奶牛、肉牛流产的主要病因之一,可引起任何年龄的母牛从妊娠3个月到妊娠末期的流产,其中妊娠第5~6个月流产风险较高。流产表现各异,胎儿可能在子宫内死亡、吸收、木乃伊化、自溶等,还可能产下表现有临床症状的活犊,而绝大多数感染母牛均产下无明显临床症状但存在隐性感染的犊牛。2月龄前的幼年牛感染后可表现为神经症状、体重不足、不能站立等症状;后肢、前肢或者四肢可能屈曲不能伸直或关节过度伸展;神经症状一般包括共济失调,膝盖骨反射减弱,精神涣散;眼球突出或不对称,偶尔会发生脑水肿与脊髓萎缩等先天缺损症状。

### （二）犬新孢子虫病

新孢子虫能引起各年龄犬发病,犬感染新孢子虫的主要临床表现为神经肌肉组织功能障碍(后肢轻度瘫痪,前肢虚弱,后肢较前肢病变严重);多发性皮肤溃疡,有时可发生严重的、散发性肉芽肿或表皮溃疡;头盖骨缺失。急性病例可在出现症状的1周内死亡;慢性感染犬临床症状可在数周内逐步恶化。犬在发病初期,可见步伐跳跃,前肢不愿站立或蹲坐时4条腿展开,表现为单侧或双侧性后肢轻度瘫痪、后肢膝盖或肘部过度伸展;随着病程的发展,症状会逐渐加重;神经症状随虫体寄生的部位不同而有所差异,发热、食欲不振较为少见,大多数病犬晚期仍处于清醒状态。按临床症状出现的顺序可归纳为:前肢轻度瘫痪/麻痹,精神沉郁,视神经反射改变,下颌开闭无力,吞咽与呼吸困难,肌肉弛缓萎缩,甚至心力衰竭。患犬一般可存活数月,大多数病犬被施以安乐死。其他可能的临床症状还包括呕吐、剧渴,并伴有脑脊髓炎、肌炎、肺炎、肝炎、胃肠炎、肾上腺炎以及皮肤炎等多发性炎症反应。病犬可死于进行性瘫痪、脑膜脑脊髓炎、心脏衰竭、肺炎。亚临床症状的母犬可以将新孢子虫传播给胎儿,并且一起出生的新生儿都会被感染。

### 五、诊断与鉴别诊断

#### （一）临床诊断

生前诊断主要靠临床症状观察,若出现母畜流产、死产或者新生儿瘫痪、畸形、共济失调、肌肉萎缩、抽搐或其他运动神经系统疾病症状时,特别是一群或多群出现此类症状时应怀疑是否为新孢子虫病感染。

#### （二）病原学诊断

1. 病理组织学检查 根据新孢子虫的寄生部位,在光学显微镜下,新生儿的脑组织、肌肉、呼吸道分泌物及皮肤脓包等活组织病料均能看到新孢子虫。采集流产胎儿的脑、脊髓、心脏及肝等组织进行常规组织学检查,可见非化脓性脑脊髓炎、多灶性心肌炎、坏死性肝炎、肉芽性肺炎、骨骼肌炎以及细胞浸润等,但要确诊,必须检测到新孢子虫速殖子或组织包囊。剖检诊断主要是检查病变组织中有无新孢子虫包囊。

2. 超微结构检查 应用电子显微镜直接检查新孢子虫是诊断和鉴定病原的必要手段之一。用透射电镜观察病原体的超微结构,新孢子虫速殖子的结构与弓形虫相似,但新孢子虫速殖子的棒状体电子致密度很高,而弓形虫的棒状体呈蜂窝状。在光学显微镜下新孢子虫的组织包囊可与弓形虫相区分,新孢子虫组织包囊主要出现于神经组织,包囊壁厚 $4\mu m$。而弓形虫的组织包囊出现于许多组织器官中,包囊壁厚度不超过 $1\mu m$,比在其内的缓殖子壁薄。

3. 虫体分离和体外培养 本方法是诊断该病最确切的一种方法。

4. 动物接种试验 目前认为动物接种是对新孢子虫病检测及对虫体分离和保存最为有效的方法。

#### （三）血清学诊断

新孢子虫病诊断主要采用血清学诊断方法,包括免疫组织化学染色(IHC)、凝集试验(AT)、间接荧光抗体试验(IFAT)、酶联免疫吸附试验(ELISA)、免疫色谱法(ICT)和免疫印迹法(IB)等用于该病的诊断或大规模的流行病学调查。其中 IFAT 和 ELISA 主要用于血清和初乳中抗新孢子虫 IgG 抗体的检测,间接免疫荧光试验(IFAT)是目前新孢子虫血清学检测方法的"金标准"。其中应用广泛的是建立在新孢子虫单克隆抗体和表面抗原基础上的 ELISA 法,有较高特异性和敏感性,还可用于眼泪等样品的检测。

#### （四）分子生物学诊断

采用 PCR 技术和基因芯片技术检测新孢子虫特异 DNA。主要适于患病牛的脑、肺、肝、肌肉、体液,以及用福尔马林固定或石蜡包埋组织中新孢子虫的检测。常用的普通 PCR、半定量 PCR、巢式 PCR、二(或双)温式 PCR、探针杂交 PCR 等。多用于新孢子虫病流行病学调查的快速诊断。

#### （五）鉴别诊断

新孢子虫与刚地弓形虫在临床症状上很相似,容易误诊为弓形虫病。新孢子虫可以在 Vero 细胞中连续生长,且其吸附能力不同于刚地弓形虫。特别是鉴别诊断弓形虫和肉孢子虫引起的疾病。此外,本病还应与牛传染性鼻气管炎、牛病毒性腹泻、引起犬肺炎的其他疾病,以及引起动物流产、死胎的其他疾病进行鉴别诊断。在确定新孢子虫野生动物宿主时应该特别注意与哈芒德虫(*Hammondia heydorni*)进行鉴别诊断。哈芒德虫与新孢子虫的亲缘关系很近,生活史也是犬-反刍动物循环,其卵囊在形态学上与新孢子虫极为相似。目前还没有哈芒德虫的血清学诊断方法,但可以用分子生物学技术进行鉴别。

## 六、治疗

迄今为止,治疗新孢子虫病尚无特效药物,药物治疗尚处于探索阶段。经病原体外实验筛选出的敏感化学药物有磺胺类、二氢叶酸还原酶抑制剂、离子剂类抗生素、大环内酯类、四环素、硝唑尼特等,中药(破草子、黄芩、百部、天麻等中草药)等有抑制体外新孢子虫入侵、繁殖的作用。Dubey 等的研究认为下列药物有一定作用:①复方新诺明即甲氧氨苄嘧啶(TMP)每日 200mg/kg 与磺胺甲基异噁唑(SMZ)每日 100mg/kg,分 4 次服用,连续用 2 周。②羟基乙磺酸戊烷脒,每日 804mg/kg,连用 12~14 天;本品毒性较大,慎用。③MP 合剂或片剂(含乙胺嘧啶 25mg,磺胺六甲氧嘧啶 500mg),首次每日 3 片,以后每日 2 片,连用 2 周。妥曲珠利在体外抗新孢子虫效果较好,已经进入临床试验阶段。

## 七、预防与控制

至今仍无有效的疫苗预防新孢子虫病。消灭传染源,淘汰病牛来防止该病继续扩散是最为有效的方法。加强海关口岸的检疫,对动物进行严格检疫,严防带病动物流通,对新孢子虫血清抗体阳性的动物,进行扑灭。禁用可能感染的内脏,如牛的内脏或死牛犊喂狗。防止狗粪污染,同时加强灭鼠。1999 年 Lindell 将细胞培养的犬新孢子虫速殖子裂解,加入佐剂,给小鼠注射。2 周后,100%阻止了经胎盘垂直传播的发生。目前全世界唯一商品化的抗新孢子虫病疫苗 BovilisNeoGuard™,是一种使用 Havlogen 佐剂化的灭活疫苗。除此之外,关于新孢子虫的免疫预防还处于实验室研究阶段,尚未有其他形式的疫苗投入生产和使用。

该病自发现以来,在世界各地均有发现。目前新孢子虫的致病机制和在环境中的存活条件以及广泛的宿主范围尚不清楚,仍需要进一步研究。预防方面,正研究有效的保护犬和奶牛等动物的疫苗,需要设计有效合理的疫苗制备方案,达到有效预防的目的。新孢子虫感染动物,但是否感染人类尚不清楚,因此在公共卫生上有非常重要的意义。

(黄宁波　张云)

# 第九节　肝毛细线虫病

肝毛细线虫是一种广泛寄生于啮齿类和哺乳动物的人畜共患寄生虫病,第一宿主是啮齿动物,偶尔感染人体,在全球范围内流行。人及某些动物因误食感染期虫卵污染的食物或水而感染肝毛细线虫病。肝毛细线虫主要寄生于肝脏,导致宿主肝脏纤维化、肝脏损伤、肝功能严重紊乱甚至死亡。至今,世界各地共报道人体感染病例 163 例。鼠口密度高且活动猖獗、个人卫生习惯较差的地区,人群感染该病的风险增高。

## 一、病原生态学

### (一)形态

1. 成虫　典型的肝毛细线虫成虫呈细线状,虫体前部较狭窄,后部逐渐肿胀,乳白色,雌雄异体,见图 12-9-1。雌性成虫长 53~78mm,宽 0.11~0.20mm;雄性成虫相对较短,长 24~37mm,宽 0.07~0.10mm。肝毛细线虫的食道较长,可占成虫虫体长度的 1/2(雌性)或 1/3(雄性)。雌虫尾部呈钝锥形,食道前部呈毛细管状,贯穿了一串念珠样的腺细胞,在食道鞘后方有膜状隆起的生殖孔。成熟雌虫子宫内充满不同发育阶段的虫卵。雄虫尾端有一个纤细的交合刺包裹于突出的交合刺鞘膜内。

2. 虫卵　虫卵与毛首鞭形线虫虫卵形态相似,纺锤形,但稍大,大小(48~66)μm×(28~36)μm,椭圆形,卵壳厚,分两层,虫卵外壳有明显的凹窝,两层之间有许多放射状纹。虫卵两端各有透明塞状物,但不凸出于外层。电镜下可见卵壳表面呈凸凹不平的细状纹,其上布满大小不等的小孔洞。具有此结构是由于寄生于肝组织内的虫卵,不能直接被排出体外,为了维持卵胚活力,需透过小孔或微观结构,摄取所需的氧和营养物质。而与肝毛细线虫卵相似的毛首鞭形线虫卵则无此结构。见图12-9-2。

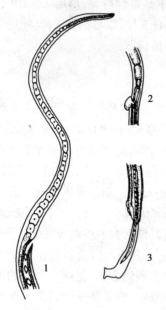

图 12-9-1　肝毛细线虫
注:1. 雌虫前端;2. 雌虫阴门部位;3. 雄虫尾
端伸出的交合刺及交合刺鞘

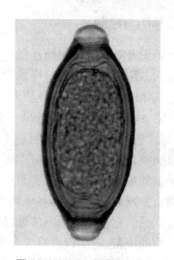

图 12-9-2　肝毛细线虫虫卵

## (二)　生活史

肝毛细线虫属于土源性线虫,完成生活史不需要中间宿主,属于直接发育型。成虫主要寄生于宿主肝实质细胞,并在此受精、产卵。肝毛细线虫卵在肝中出现的最早时间随动物种类而异,小鼠一般在感染后 18~21 天,大鼠则在感染后 21~33 天,虫卵在鼠肝内经过 7 个月仍有 10% 存活。宿主肝脏内的虫卵不能发育成熟,而且无法随宿主体内粪便脱落,当宿主死亡后尸体腐烂,虫卵才会脱落到外环境中;或当食肉、食腐动物吃了含虫卵的自然宿主的肝脏,肝组织消化后虫卵可随粪便排出。虫卵在潮湿的土壤中,30℃时约需 4 周,室温 23℃以下约需 7 周时间,卵内的胚胎才完全发育成熟,成为感染性虫卵。虫卵对环境有很强的抵抗力,大多数虫卵能耐受冰冻 1~2 周,在冬季−15℃的低温仍可存活。在室温和相对湿度较低(约 50%)的条件下,可存活 1~2 周。在湿润的鼠粪和肝碎片中也能发育。人或动物由于直接吞食含感染期虫卵的土壤,或被其污染的食物或摄入受精虫卵,24 小时后虫卵在盲肠孵化为第 1 期幼虫,经过 6 小时后幼虫钻入肠黏膜,52 小时内通过肠系膜静脉、门静脉系统进入肝脏,感染后 3~4 天在肝脏内进行第一次蜕皮成为第二期幼虫。幼虫食道部分增长,虫体长 160~220μm,宽 10~14μm。感染后 5~7 天开始第二次蜕皮,成为第三期幼虫,虫体继续增长。在感染后第 9~16 天发生第三次蜕皮,成为第四期幼虫,此时幼虫长度增长至 1.1~

3.6mm,宽度为0.023~0.038mm。同时,性别差异开始出现,雌虫在感染后第20天,雄虫在感染后第18天脱鞘。性别差异出现后,肝毛细线虫最后一次蜕皮,发育为第五期幼虫。感染后第21天出现孕卵雌虫。雌性肝毛线虫生活周期约为59天,雄性约为40天。虫体主要侵袭肝脏,幼虫也可以移行至其他器官,如肺和脾,但在其他器官中,肝毛细线虫无法正常发育为成虫,往往在短期内死亡。人或动物如果食入未成熟虫卵,虫卵只会通过其消化道随粪便排出,即便在人的粪便中查见虫卵,但人并未感染,即所谓假性感染。而真性感染在粪便中无法检查到虫卵。见图12-9-3。

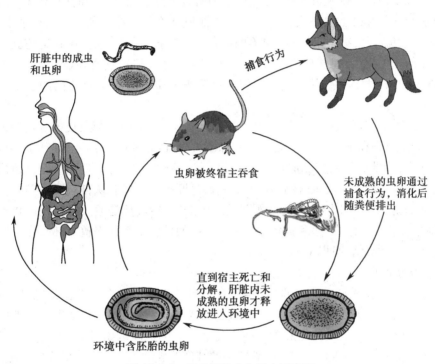

**图12-9-3 肝毛细线虫生活史示意图**
( 引自 Centers for Disease Control and Prevention)

## 二、流行病学

### (一)分布与危害

肝毛细线虫是一种人畜共患寄生虫,在全世界范围内分布,主要的宿主是啮齿动物,在人类和其他哺乳动物体内也曾被发现。在啮齿动物中,鼠类有着较高的感染率,全球60多个国家90多种鼠体内都曾发现肝毛细线虫,如刚果攀鼠、田鼠、林鼠、仓鼠、棉鼠和沙鼠等,其中超过55种属于褐鼠、黑鼠和家鼠属。在欧洲、北美、南美和亚洲,褐家鼠是肝毛细线虫染率最高的啮齿动物,感染率超过50%。此外,不同地区特定种属的老鼠感染率会有较高的感染率。在亚洲,肝毛细线虫主要感染黄胸鼠和白腹鼠,感染率超过50%;麝鼠是北美地区肝毛细线虫的主要宿主;在英国,长尾田鼠中可以观察到较高的感染率。在某些地区鼠感染率甚至高达50%~90%,有研究表明美国巴尔的摩的沟鼠约75%受到感染。我国各地的鼠类也均有感染,感染率较高的地区有:北京10.26%,苏州34%,上海54.95%,成都53.3%,贵阳50.39%,广州7.14%,湖北19.01%,浙江4.65%,福州60%,柳州40.16%。

此外,在全球至少有69种非啮齿类哺乳动物的肝脏中曾发现肝毛细线虫,包括食虫目、翼手目、兔形目、偶蹄目、奇蹄目、蹄兔目、有袋目、食肉目和灵长类等。目前发现的非啮齿类哺乳动物的肝毛细线虫感染数据多数是从实验室或家养动物和动物园动物中获得。曾有数例动物园内动物感染肝毛细线虫的病例报道。在这些报道病例中,不止一种动物(如黑尾草原土拨鼠、柯克迪克小羚羊等)被感染。动物园内灵长类动物感染肝毛细线虫的情况也较常见。在一些试图分析动物园内非啮齿类哺乳动物感染与啮齿动物感染之间的关系的研究中发现,在观察到哺乳动物感染的动物园中,大鼠和小鼠都具有较高的肝毛细线虫感染率。宠物店和实验室动物也曾发现肝毛细线虫感染,如实验土拨鼠、黑猩猩和食蟹猴等。这些动物的感染可能与其曾经野生状态或者使用污染的食物有关。家养哺乳动物也有感染记录,如实验室挪威鼠、兔、牛、猪、马、狗、猫、家养的豚鼠、松鼠等。另外,也存在野生哺乳动物感染肝毛细线虫的相关报道,如插角羚羊(加拿大)、赤狐(意大利)、食蟹狐(巴西)、潘帕斯草原狐狸(巴西)和山区大猩猩(卢旺达)等,但对肝毛细线虫在野生动物体内的感染情况尚不明确。

肝毛细线虫病广泛流行于世界各地,如欧洲(德国、瑞士、意大利、英国、希腊、前捷克斯洛伐克、前南斯拉夫和土耳其),美洲(美国、加拿大、墨西哥和巴西)、亚洲(印度、韩国、日本和泰国),非洲(南非、科特迪瓦、尼日利亚)和大洋洲(新西兰)。迄今为止,全球范围内共报道163例人类感染肝毛细线虫病例,其中72例通过肝组织活检确认,13例通过血清学证实,78例属于假性感染者。中国报道的3例肝毛细线虫病患者,都是通过肝组织活检到虫卵而确诊,其地域分布为广东、河南和福建各1例;此外,假性感染者共报道16例,分别为海南10例、广东3例、福建1例、四川1例、台湾1例。

**(二)流行环节**

1. 传染源 鼠类是肝毛细线虫的主要宿主,也是主要传染源。人体感染肝毛细线虫,通常与鼠的感染率相关。鼠类种类多,繁殖快,与人类生活生息密切,多生活在人居住的环境中,易将本病传播给人,是造成肝毛细线虫传播给人的危险因素,同时也是肝毛细线虫在全世界范围内流行的主要因素。此外,被感染的其他哺乳动物和人也可成为传染源。

2. 传染途径 肝毛细线虫为土源性寄生虫,人类感染肝毛细线虫主要经口传播,由于摄入感染性虫卵污染的食物或者土壤而感染。虫卵散播的主要途径包括:感染鼠、哺乳动物死亡后,尸体腐烂、分解,虫卵释放到土壤中;自然因素影响下,由于食物不足,动物之间同类相残,鼠内虫卵的传播主要是通过该种途径,在冬季鼠类食物不足的情况下,春季幼鼠的感染率呈现特别高的现象,感染率可以高达70.8%;食肉动物捕食感染鼠或其他哺乳动物,虫卵会随着粪便排出。

3. 易感人群 在已发现的患者中,以低年龄儿童较为易感,60%为8岁以下的儿童。女性相对较易感,59%患者为女性感染者。动物园内工作人员也是高发易感人群。另外,生活水平低,居住环境较差的人群也相对易感。

**(三)流行因素**

在某些不发达地区,饮用水不卫生,居住环境卫生条件较差,频繁接触感染动物和老鼠都会增加感染肝毛细线虫的可能性。对儿童而言,缺乏良好的个人卫生习惯,容易摄入感染性虫卵所污染的食物或尘土,也是感染肝毛细线虫的危险因素。在儿童感染肝毛细线虫的患者中,都曾被发现有摄入沙砾、泥土和被污染食物的记录。另外,成人或儿童异食癖,尤其是食土癖是一个特殊的危险因素。在一些有食鼠肉习俗的地区,加工过程中,将鼠肝随意丢弃,感染性虫卵释放并污染土壤或者食物,将增加当地肝毛细线虫的感染风险。此外,有生吃动物内脏习惯的人群,也会使肝毛细线虫感染率大幅提升。中国报道的 16 例假性人体感染病例,都是吃生的或未煮熟的感染动物肝脏引起的。

### 三、发病机制与病理改变

肝毛细线虫主要寄生于肝窦,在肝窦内发育成熟并产卵,故窦隙均呈现不同程度的扩张。其对机体的损伤主要包括成虫和虫卵两个方面。成虫在发育过程中从肠黏膜,通过肠系膜静脉、门静脉系统进入肝脏,形成管状肉芽肿,而当肝实质被肉芽肿破坏形成脓肿样病变,脓肿的中心部位由成虫、虫卵和坏死细胞组成,导致肝功能的极度衰竭。肝毛细线虫成虫寄生于肝脏,产卵于肝实质中并在肝实质内大量沉积,引起肝脏肿大,病情较严重时,其重量可以是正常的 5 倍以上。肝毛细线虫是鼠和其他哺乳动物常见的寄生虫病,偶尔感染人体。

成虫和虫卵均会引起肝脏局部慢性炎症反应,虫卵周围可见大量炎性细胞浸润,其中有淋巴细胞、嗜酸性粒细胞、浆细胞及巨噬细胞,在新鲜肝脏组织表面可以看到点状、珍珠样的白色或灰黄色小结节,大小 0.1~0.2cm,由大量虫卵积聚而成,有时数个或数十个小结节会互相融合,形成不规则灰白色区域。组织结构正常的虫体周围炎症反应较轻,仅可见少量的淋巴细胞浸润。感染后 40~60 天后,成虫死亡、解体,虫体周围会出现明显的炎性细胞浸润,并伴有嗜酸性粒细胞和多核巨细胞增多,有的细胞还出现空泡变性。炎症浸润持续进行,直至虫体或虫卵被炎性细胞完全包裹或死亡钙化。随着被寄生病灶发生肝组织炎性坏死,逐渐形成间质纤维化。

目前,纤维化病变的病理过程尚不完全明确,通过对肝毛细线虫感染的大鼠肝脏病理改变进行观察,发现感染 30 天后,大鼠肝间质纤维化开始出现,并在第 40 天变得明显。共持续观察 170 天,随着时间的推移,肝间质纤维化程度也逐渐增加,形成类似于正常猪肝的组织形态学特征。另外,研究发现肝毛细线虫在宿主体内发育的整个过程在诱导大鼠肝脏间质纤维化的形成中起到了关键作用。如果用单阶段肝毛细线虫进行诱导,如在大鼠肝脏内注射虫卵,或成虫直接进入肝组织,虽然同样会引发肝脏肉芽肿反应,但观察不到间质纤维化的形成。肝毛细线虫感染大鼠的肝脏常会产生肝间隔纤维化,为了观察在小鼠感染是否也会发生这种纤维化,用感染性虫卵对小鼠进行感染,并在感染后 30~110 天对小鼠肝脏进行观察,发现肝脏中存在大量肝毛细线虫虫卵和成虫,在虫卵和成虫聚集区域,炎性细胞浸润明显,存在严重的弥漫和局部性病灶,但在小鼠肝脏内没有观察到间隔纤维化病变。为了证实肝纤维化形成是否在大鼠和小鼠间存在差异,用肝毛细线虫分别感染大鼠和小鼠后进行观察。在感染早期(虫体第一次蜕皮前),大鼠和小鼠的肝脏病理改变相似,都是在肝脏内围绕死去的成虫和虫卵产生强烈的弥漫性肝脏炎性反应。但随着虫体继续发育,两种宿主内肝纤维化的特征不同。感染 15 天后,大鼠肝脏内开始出现成虫和虫卵,感染后 40~45 天,大鼠体内成虫消失,肝脏内存在钙化的成虫碎片和不成熟虫卵,同时出现间隔纤维化,而小鼠肝脏在感染后 30 天出现成虫和虫卵,感染后 90 天,肝脏内存在孤立的钙化灶和虫卵,整个观察过程中都没有发现间质纤维化。为了证实细胞炎性浸润和肝脏纤维化病变间是否存在一定联系,用 600 个虫卵对大白鼠进行感染,随后给小鼠注射皮质激素和肝毛细线虫抗原。给予注射后,局部炎症消失,然而间隔纤维化没有明显影响。这表明,尽管肝毛细线虫感染会引起肝脏局部炎症病变和间隔纤维的形成,但他们的病理过程并不相同。通过分析自然感染肝毛细线虫的老鼠体内巨噬细胞、肌纤维细胞和肥大细胞的表达,提出肌纤维细胞的发育和肥大细胞释放的纤维因子可能是肝炎、肝纤维化的诱因,3种细胞的相互作用在间质纤维化的过程中起重要作用。对肝毛细线虫引起肝纤维化的机制需要进行进一步的研究。

为探索肝毛细线虫感染引起慢性炎症的免疫机制,用肝毛细线虫感染小鼠并检测小鼠脾细胞和肠系膜淋巴结细胞的炎性细胞因子 mRNA 水平,研究发现在感染早期阶段,IgG1 和 IgG2 在脾细胞中的水平较在肠系膜淋巴细胞中高。表明相对于肠系膜淋巴结,脾脏受肝毛细线虫感染影响更大。成虫产卵越多,IFN-γ 的表达增高,提示其在抗感染防御过程中起重要作用。

## 四、临床表现

### (一) 肝毛细线虫病

肝毛细线虫病的特点是伴有嗜酸性粒细胞增多的肝炎,人体感染毛细线虫有似毒血症的表现,其患病的轻重取决于感染的虫数及有无继发感染。主要症状包括持续发热、肝大,嗜酸性粒细胞增多及高 γ-球蛋白血症,体温可达 39~41℃,肝大达肋下 8cm。

临床表现为营养不良、低血红蛋白性贫血、嗜睡、发热、盗汗、肝脾明显肿大,肋缘下可达 8cm 或更大、肝功能异常,丙氨酸转氨酶(ALT)、天冬氨酸转氨酶(AST)、乳酸脱氢酶(LDH)增高。患者极度虚弱、厌食、恶心、呕吐、咳嗽,有时伴随腹水和营养不良。X 线显示支气管和肺门阴影增加以及肺炎病灶。血象:白细胞增高($30.0 \sim 80.0) \times 10^9$/L,嗜酸性粒细胞增多(18%~85%),高球蛋白血症,小细胞低色素性贫血颇为常见。

### (二) 内脏幼虫移行症

少数病例由肝毛细线虫引起的慢性肝损伤会诱导肾硬化或肺硬化,当幼虫移行至肺部,可能会引起支气管肺炎和肺部肉芽肿。本病的临床症状和实验室检查与犬弓首线虫所引起的内脏幼虫移行症很相似。但大多数情况下,由于在其他器官内肝毛细线虫无法发育成熟,并很快死亡,常不表现出相应的临床症状。

### (三) 假性感染

假性感染与未发育成熟的非感染性虫卵污染的食物或者土壤有关,人或者动物摄取非感染性虫卵,虫卵会通过消化道排出,可在粪便中检出虫卵。目前,有超过 70 例肝毛细线虫假性感染病例的报道。大多数该类病例的报告发生在 20 世纪上半叶或者过去 10 年的巴西亚马逊地区。超过半数以上的假性感染发生在部落社区或者移民人群,如:生活在巴拿马的牙买加后裔,布农族原居民(中国台湾),印度苏鲁族(巴西)和戈尔德人(俄罗斯,东西伯利亚)。不同年龄和性别的人群均有假性感染的报道。通常人类假性感染是由于将感染动物肝脏作为食物摄入引起。进食生肝被认为是很多巴西土著群体假性感染的原因。当食入被非感染性虫卵感染的食物,可能会引起持续数小时的轻度腹泻、腹痛之后即恢复健康,但大多数情况下无明显症状。应注意与相似症状的病症相比较,如鞭虫和其他线虫虫卵的感染。

## 五、诊断与鉴别诊断

临床上嗜酸性粒细胞的明显增高是最重要的征象。另有明显肝脏肿大、肝不适、肝脏嗜酸性粒细胞增多性肉芽肿病灶等,对诊断有参考意义。应用免疫荧光法可检出感染者。由于宿主体内肝毛细线虫的感染性虫卵并不会随着粪便脱落到体外,因此该虫无法通过粪检确诊,仅可依靠肝组织活检或尸检。该病发病率低,同时诊断相对较困难,诊断时需结合临床症状、生化检验和影像学检查以及相关流行病学病史。

### (一) 肝活组织检查

肝脏活检是肝毛细线虫诊断的"金标准"。肝毛细线虫幼虫主要侵犯肝窦,在肝窦发育成熟并产卵。在肝毛细线虫不同程度的活动中,组织切片上可以观察到肝实质充满大量的大小不等的未成熟虫卵。虫卵为椭圆形,长度为 $54\sim65\mu m$,宽度为 $29\sim33\mu m$,虫卵有双层包膜,内里的包膜较厚,包膜上存在矢状纹路,某些病例中可以直接观察到肝毛细线虫成虫。虫卵附近有许多肉芽肿形成,肉芽肿为黄色结节状,有报告最大虫卵肉芽肿面积可达 $3.5cm\times2cm$,结节内容物包括嗜酸性粒细胞、中性粒细胞、淋巴细胞、浆细胞、异物巨细胞、巨噬细胞、多核巨细胞和组织细胞。少数情况下可以观察到雷登结晶和类上皮细胞。肉芽肿可以与周围的肝组织明确区分,肉芽肿外的肝细胞功能正常。肉芽肿中不含虫卵和肝毛细线虫,含有坏死物质和核碎片,肝细胞线虫片段被巨噬细胞包围。肝组织持续炎性浸润,直至虫卵或成虫被完全包被。肝活检需要与其他寄生在肝脏组织,并引起嗜酸性粒细胞增高、肉芽肿和/或嗜酸性病变的其他寄生虫相鉴别,如犬弓蛔虫或猫弓蛔虫(内脏幼虫移行症)、华支睾吸虫、猪蛔虫、钩虫和肝片形吸虫。肝毛细线虫肝组织切片 HE 染色见图 12-9-4。

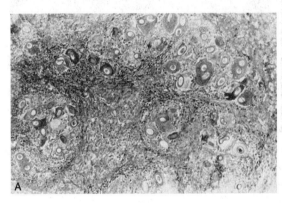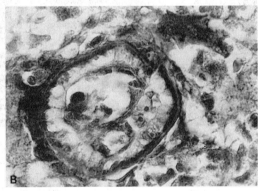

图 12-9-4　肝毛细线虫肝组织切片 HE 染色

注:A:肝组织中虫卵　B:肝组织中成虫

(引自 Sawamura R,Fernandes MI,Peres LC,et al. Hepatic capillariasis in children:report of 3 cases in Brazil. 1999)

### (二) 影像技术

迄今为止,有 7 例肝毛细线虫患者通过计算机断层扫描被发现。通过计算机断层扫描,可以发现肝脏肿大或者囊性肝脏病变。可观察到不清晰边缘的低密度区,在另一病例中观察到圆形结节并伴随周围肝动脉期增强以及破坏的同质低密度结节。见图 12-9-5。

超声可用于诊断肝毛细线虫引起的肝大。超声显示肝脏内的低回声区、占位性病变和囊性或囊下的结节(6mm 至 2cm)。曾有病例显示磁共振成像仪可以观察到肝毛细线虫感染引起的低强度肉芽肿肿瘤,肝动脉造影检查显示没有压迫,主动脉有增殖。肝影像显示肝段有缺陷。

### (三) 血清学检查

间接免疫荧光法检测较灵敏,肝毛细线虫卵的所有部分包括其内部结构都会通过较强的荧光显示。但大约 10% 的人类血清样本血清滴度低于 1:20 时,会呈现非特异性低荧光。因此,血清滴度应大于 1:40 具有诊断意义。2004 年,通过间接荧光免疫法(IIFT)和酶联免

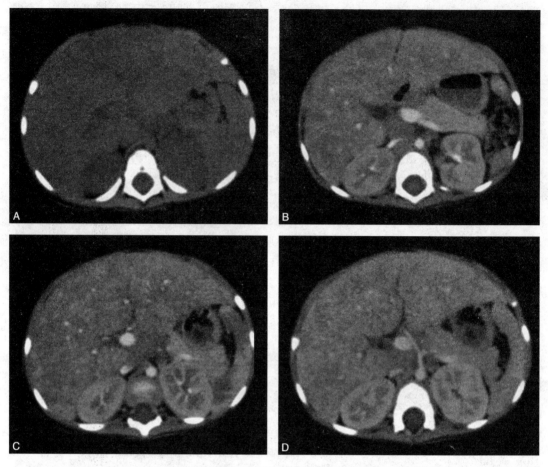

**图 12-9-5 肝毛细线虫患者上腹部 CT 扫描显示低密度弥漫性病灶**

（引自 Sharma R，Dey AK，Mittal K，et al. *Capillaria hepatica* infection：a rare differential for peripheral eosino-philia and an imaging dilemma for abdominal lymphadenopathy. 2015）

疫吸附试验（ELISA）检测羊抗鼠 IgG、虫卵抗原、肝毛细线虫抗原和患者血清。用间接荧光免疫法检测肝毛细线虫虫卵或成虫感染的大鼠血清，虫卵卵壳和卵内容物可表现特定的荧光颜色，见图 12-9-6。酶联免疫吸附试验中，既往感染较近期感染表现出更强的阳性。然而间接荧光免疫法仅可检测 15 天到 3 个月以前的既往感染，若感染 4 个月后，间接免疫荧光法显示假阴性。提示荧光免疫法更适合肝毛细线虫感染的早期检测，而晚期患者则优先考虑酶联免疫吸附试验法。假性感染会出现阴性或者非特异性结果。血清学不仅可用于诊断严重的肝毛细线虫，对于有流行病学争端，但症状较轻或无症状病例的早期诊断也具有相当的意义。血清学诊断由于虫抗原的局限性，仅作为研究，尚未推广到临床应用。曾有几例肝毛细线虫感染的病例通过血清学方法确定。2000 年，在奥地利维也纳当地某动物园中两名感染肝毛细线虫的员工体内检查出了肝毛细线虫抗体。此外，在另一家家鼠感染的动物园，一名员工表现出 1：40 的阳性抗体滴度，抗体水平持续保持了大约两个月；另一名员工检查出了 1：40 的阳性滴度，在后续随访中检查为阴性。这两名抗体阳性的员工都没有严重的肝毛细线虫病的典型临床症状，也没有观察到肝脏相关酶活性的变化，所有的血液参数也均在正常值范围。对在巴西某区域内居住环境较差的居民研究发现，在 246 名参与者中，84（34.1%）名居民血清滴度为 1：150，而有两名居民血清滴度表现为强阳性，分别为 1：500 和

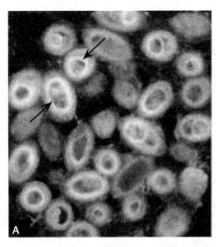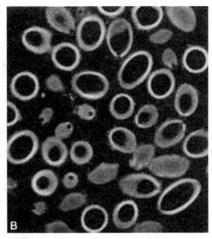

**图 12-9-6 IIF 法检测人血清中肝毛细线虫虫卵抗体**

注:A:肝毛细线虫感染血清,箭头表示高度特异性荧光。B:阴性血清

(引自 Juncker-Voss M,Prosl H,Lussy H,et al. Serological detection of *Capillaria hepatica* by indirect immunofluorescence assay. 2000)

1:1 000,而他们的实验室参数(如 AST、ALT)均在正常范围内,而且肝脏超声检查也没有观察到任何异常。对巴西萨尔瓦多贫民窟 500 名儿童检查发现,9 名儿童(1.8%)表现出肝毛细线虫抗体滴度阳性,其中 4 名儿童粪便中检查出了虫卵,提示假性感染。

肝毛细线虫没有特定的临床症状,且无法通过粪检粪便确证,因此诊断较困难,容易出现误诊。需要注意鉴别其他寄生虫如弓蛔虫感染出现的假阳性血清。幼虫移行症引起的感染与粪类圆线虫病、肝蛔虫病、肝阿米巴病、传染性肝炎和化脓性肝炎临床症状相似,需要加以鉴别。

## 六、治疗

由于肝脏中虫卵周围的严重纤维化,药物难以进入。目前尚未有特效药物。抗蠕虫药物,如阿苯达唑、噻菌灵、伊维菌素等,当血液药物浓度水平较高时,可以抑制雌虫产卵,从而减缓症状,达到治疗效果。曾给予肝毛细线虫患者 10~20mg/kg 体重的阿苯达唑持续治疗 20 天,并用 25mg/kg 体重的噻苯达唑持续治疗 27 天。同时,给予 10mg/d 的泼尼松龙结合治疗,并观察治疗效果。研究发现,泼尼松龙、泼尼松等肾上腺皮质激素可以减轻炎症反应,有助于控制肝毛细线虫感染引起的发热。而噻苯达唑虽然可以消除患者体内成虫,但由于虫卵外周的纤维组织和卵壳的抑制作用,噻苯达唑不能有效地消除虫卵。对巴西一位男性肝毛细线虫感染者给予泼尼松、二碘硝酚和酒石酸噻嘧啶联合给药治疗,并观察其生存情况,为针对性治疗患者外周血和肝肝脏嗜酸性粒细胞增多症,患者被给予泼尼松(60mg/d) 10 天,随后将泼尼松浓度调整为 10mg/d,再持续治疗 10 天。为有效杀死成虫或至少抑制成虫产卵,患者肌内注射 7.5mg/kg 体重的二碘硝酚并同时口服 30mg/kg 体重的酒石酸噻嘧啶。3 年后,对患者进行肝穿刺活检,显示有轻微肝纤维化症状,但肝功能正常。患者治疗后 8 年随访中生存质量良好。此外,阿笨达唑药物也被认为对肝毛细线虫有效,噻苯达唑可以消除成虫,但对虫卵没有作用。

除了药物治疗,通过肝部分切除或其他外科手术也可有效治疗肝毛细线虫。这一结果曾在大鼠动物实验中得到证实,实验结果显示,对感染毛细线虫的大鼠进行肝部分切除,虽然不会影响肝纤维化的过程,但围观区域内肝纤维化的相对量显著下降。曾有一例成年女性患者在进行肝脏右叶切除术后治愈。

预后主要取决于患者病情的严重程度,当肝组织大规模破坏,肝功能衰竭,患者死亡率会大大提升。当肝毛细线虫严重感染时,治疗无法阻止肝间质纤维化的进程。如果能够早期确诊,该病的生存率将从47%上升到97%。

### 七、预防与控制

为了预防人体感染,在鼠类活动猖獗地区,应定期开展灭鼠活动,讲究居住卫生,防止鼠的骚扰。有食鼠肉习俗的地区,在食用加工过程中,鼠肝及其内脏应采取烧毁等妥善处理措施,不要随意丢弃。严格防止婴幼儿食土或脏物,讲究个人卫生。避免生吃保虫宿主的肝脏。

（黄殷殷　张世清）

# 第十节　藐小棘隙吸虫病

藐小棘隙吸虫病是由藐小棘隙吸虫(*Echinochasmus liliputamus*)寄生于人和猫、犬、獾等多种哺乳动物小肠上、中段而引起的一种人畜共患寄生虫病。藐小棘隙吸虫(*Echinochasmus liliputanus*)隶属于棘口科(Echinostomatidae)、棘隙亚科(Echinostomatinae)、棘隙属(*Echinochasmus*),最早由Loos于1896年发现并命名。国外关于其生活史的研究甚少。1965年国内学者汪溥钦在安徽省、福建省动物体内检获藐小棘隙吸虫,并发现纹沼螺为其第一中间宿主,从而初步完成了该虫生活史的研究。一直以来,国内外都未曾发现该吸虫可以感染人体,直至1992年,安徽省寄生虫病防治研究所的肖祥、汪天平等首次报道了安徽和县该虫的人体感染病例,揭示了藐小棘隙吸虫不但可以感染动物,而且还可感染人体这一现象。感染藐小棘隙吸虫的患者主要有腹痛、腹泻等消化道症状,该虫尾蚴和囊蚴均可直接感染终宿主,人体感染主要是喝生水时吞入尾蚴所致。

### 一、病原生物学

#### （一）形态

1. 成虫　藐小棘隙吸虫的成虫大小依宿主不同而异,寄生于鼠体内的虫体较小,体长仅0.65~0.78mm;寄生于犬体内的虫体较大,体长1.68~1.76mm,体宽0.230~0.400mm;而寄生于人体内的虫体比犬体内的虫体稍大,体长1.519~2.056mm,体宽0.466~0.564mm。人体藐小棘隙吸虫成虫呈叶形,纵轴弯向腹面,前端细长,后半部稍钝圆,睾丸处虫体最宽。头领宽0.236~0.297mm,头棘24枚,排成一列,半月形,背面中央间断。体棘始于头领,止于后睾丸,体棘细小,大小为(0.011~0.015)mm×0.005mm,呈前密后稀分布。口吸盘位于体前端腹面,圆形,直径0.103~0.149mm;腹吸盘位于虫体中线上方,正圆形,直径0.205~0.241mm。前咽较长,为0.026~0.067mm;咽呈椭圆形,大小为(0.097~0.128)mm×(0.087~0.181)mm。食道长0.118~0.205mm,肠管紧接食道下端,在阴茎袋前分为左右两肠支伸至虫体亚末端。睾丸两个,位于子宫与卵巢下方,前后排列;前睾丸稍偏,大小为(0.133~0.200)mm×(0.200~0.256)mm,后睾丸大小为(0.179~0.251)mm×(0.164~0.241)mm。阴茎囊位于肠分支与腹吸盘之间,大小为(0.222~0.249)mm ×(0.113~0.195)mm。卵巢位于虫体中央,大小为(0.072~0.092)mm×(0.077~0.097)mm,卵黄腺呈团颗粒,自腹吸盘中后缘开始分布至虫体亚末端。子宫短曲,常含1个或几个虫卵。见图12-10-1。

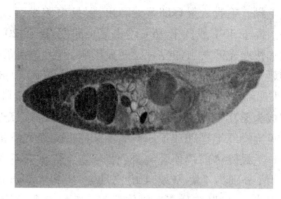

图 12-10-1　藐小棘隙吸虫成虫
(余森海,1992)

扫描电镜下可清晰地分辨出成虫虫体表面不同类型的体棘、感觉乳突和体被的超微结构(吴维铎等,1997),显示藐小棘隙吸虫头部表面的形态特征最为丰富:有强壮的头棘,呈尖刀状,平时随头部伸入宿主小肠绒毛间或黏膜层;头部表面广泛分布着3种形态结构不同的单生或双生的感觉乳突(实为接触、液流和化学感受器),这些部位乳突的增多更有利于提高虫体对适应寄生部位的感受性。虫体体部表面体棘呈贝壳状,有宽阔、强壮的根部,棘尖均朝向体后方,这种特殊的体棘主要起固定作用,同时协同虫体参与移行运动。虫体表面并不平坦,呈一定规律的凹凸状,不同部位具有不同的皮式结构,这使得体壁的表面显著扩大,有利于物质的交换和吸收。排泄孔开口于虫末端正中,孔向内凹陷,周围有一圈特殊的瓣状结构。总之,无论是虫体形态、体表乳突种类和分布,还是头棘、体棘、皮式特征,都与肠道寄生生活相适应。藐小棘隙吸虫超微结构特征与日本棘隙吸虫(李敏敏,等,1989)、圆圃棘口吸虫(Toru,1989)和卡氏棘口吸虫等(Donovick,1988;Fried,1984;Urson,1995)有明显区别,其特征在分类上有一定价值。

2. 虫卵　新鲜虫卵呈椭圆形,淡黄色,大小为(95.1~116.2)μm×(54.3~72.8)μm,卵壳薄,有卵盖,盖长19.8~25.5μm,无盖端卵壳增厚,卵内含有20多个卵黄细胞和1个胚细胞。胚细胞位于虫卵近盖端,圆形,直径18.5~29.4μm,清晰,未分裂。在加藤法制片中,虫卵呈椭圆形,大小(95.8~121.3)μm×(58.3~88.9)μm,卵壳较薄,内容物结构不清,呈半透明,卵盖不明显,有形态各异的压迹。见图12-10-2。

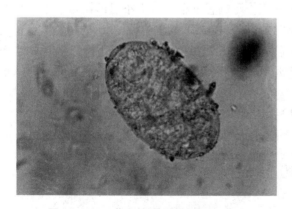

图 12-10-2　藐小棘隙吸虫虫卵(320×)
(肖祥,1992)

### (二)　生活史

1965年国内学者汪溥钦曾以纹沼螺为第一中间宿主初步完成了藐小棘隙吸虫的生活史研究,其生活史需两个中间宿主(螺类和淡水鱼类)和一个终宿主,生活史过程为虫卵→毛蚴→胞蚴→母雷蚴→子雷蚴→尾蚴→囊蚴→成虫。1992年肖祥、汪天平等在安徽省和县首次报道该虫的人体感染病例,并发现铜锈环棱螺也可充当其第一中间宿主;尾蚴可不经中间宿主完成囊蚴期发育,且尾蚴和囊蚴均可直接感染终宿主;人体感染主要是喝生水吞入尾蚴所致。其生活史过程和各期生态学描述如下:

虫卵入水,在适宜的温度下即开始发育,经单细胞期、多细胞期、毛蚴形成期后发育至成熟毛蚴。毛蚴一般自卵盖处孵出,偶见虫卵纵裂或从其他处孵出。虫卵发育与温度密切相关。高于40℃或低于15℃均未见虫卵发育,在20~37℃条件下,其发育速度随温度的升高而加快。光照对虫卵发育无明显影响,但无光照条件下虫卵孵出受到明显抑制,表现为孵出期延长,孵化率降低且无明显孵出高峰。在25℃、850lx光照条件下的虫卵发育过程:第1~3天卵细胞逐渐长大,但仍是单细胞阶段,第4天可见少数虫卵的卵细胞开始分裂,6~7天分裂成为桑葚期,第9天形成毛蚴雏形,第10~11天出现眼点,第14天毛蚴基本发育成熟,偶可见毛蚴纤毛摆动和顶托伸缩不断撞击卵壳或卵盖,经14~15天毛蚴破盖孵出。

毛蚴除体前端顶乳突外,体表覆盖着具有纤毛的上皮细胞(纤毛板)。纤毛板4列共19块(分别为4块、9块、4块、2块)。毛蚴的眼点在原肠后,由两个纵向、向两侧弯曲的条形物组成;生殖胚胞位于毛蚴体后部。毛蚴寿命较短,在20℃、25℃环境中最大存活时间分别不超过24小时和34小时,半数死亡时间分别为17小时和26小时。毛蚴对宿主螺的感染力与毛蚴时龄有关,感染力一般可维持6~10小时。除毛蚴自身因素外,宿主螺大小也影响毛蚴感染力:成螺易感性高,幼螺易感性低,初产螺几乎不被感染。

毛蚴侵入宿主螺后20小时即移行至心室并发育成胞蚴。温度是影响幼虫在宿主螺体内发育速度的重要因素。在25℃恒温条件下,最早于感染后第10天在胞蚴体内见到母雷蚴,第26天在围心腔处检到游离的母雷蚴,然后母雷蚴移行至宿主螺性腺和消化腺等组织中发育成熟;幼小的子雷蚴、成熟的子雷蚴分别在感染后第51天和66天在螺肝脏中检出。尾蚴自宿主螺体内自然逸出发生在感染后72~81天(平均76天)。而在20℃恒温条件下,从毛蚴感染到尾蚴自铜锈环棱螺体内逸出至少需98天。另外在自然条件下,当气温较低时,在自然感染的铜锈环棱螺体内还会检出一种既产子雷蚴又产尾蚴的"混合雷蚴"。

在自然条件下,尾蚴每天从螺体逸出数量呈周期变化,主要集中在8:00~16:00逸出,逸出高峰在10:00~12:00,夜晚几乎无尾蚴逸出。实验显示温度、光照强度是影响尾蚴逸出的主要因素,但两者无交互作用。当温度、光照强度恒定时,尾蚴原先的逸出节律消失。尾蚴具趋光性,刚逸出的尾蚴主要分布在水体的上表层6cm以内。尾蚴寿命与水温呈负相关:在6℃、15℃、20℃、25℃、30℃和37℃恒温条件下尾蚴的半数死亡时间分别为259小时、139.7小时、105.9小时、83.7小时、69.2小时和12.3小时(肖祥等,1994)。

几乎所有的淡水鱼均可充当第二中间宿主。尾蚴感染金鱼后1小时即在鱼鳃中发育为成熟的囊蚴。尾蚴对金鱼的感染力与尾蚴时龄有关:在25℃的水中,刚逸出的尾蚴对金鱼的感染力仅为35%;逸出后9小时其感染力显著增加,超过64%;以后逐渐下降,逸出后24小时、48小时、72小时的感染力分别为22.5%、16.5%和0.5%。在相同温度下尾蚴寿命远远超过其感染力的维持时间。

猫、犬吞服囊蚴或尾蚴后,一般于第13天开始从粪便中排卵,此后排卵量迅速增加,于感染后3个月达到高峰,感染后6个月时下降,此后维持在低水平波动。犬体内13~25日龄藐小棘隙吸虫成虫日产卵量为(48±27)个。成虫在犬体内的寿命不少于20个月,在人体寿命估计平均为15个月(肖祥等,1999)。

## 二、流行病学

### (一)分布与危害

已报告有藐小棘隙吸虫病分布的国家有埃及、叙利亚、罗马尼亚等。在我国,福建、安徽、江苏、湖南和江西等地有动物感染(成达源,1993;周静仪,1993)报道。自从1992年发现人体感染病例以来,至 1997 年我国已累计报告超过 2 000 余例,主要分布在安徽省的和县、当涂县、望江县、繁昌县、铜陵市和枞阳县等沿江县市,人群感染率从 0.2% 到 13.4% 不等,以和县居高。

**（二）流行环节**

1. 终宿主　已发现的动物(保虫)宿主有犬、猫、鼠、南狐、貉、獾、鸢、峰鸢和鸭。Fanmy 和 Selim(1957)报告埃及家犬感染率为 15%；沈志芳(1990)报告江苏如皋县(现如皋市)家犬的感染率为 78.2%；安徽和县家犬和猫的感染率分别为 62.16% 和 39.76%。

2. 中间宿主　藐小棘隙吸虫第一中间宿主为纹沼螺(汪溥钦,1965)和铜锈环棱螺(肖祥等,1995)。在和县连续 2 年对铜锈环棱螺体逐月观察结果表明,螺蛳的自然感染率呈明显的年周期变化:即每年 7 月下旬尾蚴开始出现,此后感染率逐渐升高,尤以 9~11 月份较高(分别为 16.53%、28.21% 和 31.14%),12 月份下旬尾蚴消失。调查第二中间宿主 9 科 20 种淡水鱼类,除泥鳅、黄鳝外,其余的淡水鱼均在鳃叶中检到本虫囊蚴；平均感染率为 83.7%,以鲤科小型鱼类如麦穗鱼、吻虾虎鱼等感染率最高(分别为 90.25% 和 92.94%)。在无重复感染的条件下,鱼体囊蚴自感染后第 5 月开始减少,至第 11 月时仅剩少量囊蚴,并有部分鱼体囊蚴全部消失。天然水塘中,因重复感染的存在,鱼体囊蚴逐月检出率差异不大,但感染度以 11 月份至翌年 4 月份最高,5~8 月份最低。

3. 传播途径与感染方式　早先的研究表明,藐小棘隙吸虫与棘口科其他吸虫一样,终宿主受染都经口食入囊蚴所致(Yamaguti,1971；Haseeb,1997；Graczyk,1998；汪溥钦,1965)。由于该吸虫囊蚴寄生在淡水鱼鳃中,故一直被认为是鱼源性寄生虫。然而最近的流行病学调查却显示人群感染与饮池塘生水有关(汪天平等,1999；肖祥等,1994,1995)。经常喝生水的居民的感染率为 20.1%,较不喝生水居民的感染率 1.5% 高 12 倍,尤其是经常在有尾蚴池塘内喝生水的居民的感染率更高达 46.3%。另一项前瞻性定群研究也显示,饮生水人群感染藐小棘隙吸虫的相对危险度是非饮生水者的 8.15 倍,且感染率与饮生水量呈剂量反应关系,在和县陈桥洲每年有 9.3% 的居民因喝生水而感染藐小棘隙吸虫,约占当地总感染人数的 84%。检查池塘水体只检到藐小棘隙吸虫尾蚴,未发现囊蚴。用藐小棘隙吸虫尾蚴和囊蚴直接经口感染人和实验动物均能获得成虫(肖祥,1995)。上述研究结果表明通过喝生水尾蚴经口感染是人体感染的主要方式,囊蚴经口感染为次要途径。然而尾蚴感染终宿主的确切机制目前尚不太清楚,可能与该尾蚴特殊的成囊特性有关。肖祥等(1994,1999)报道此尾蚴在盐水、Locke's 液、0.5% 盐酸以及人和犬的胃液中可直接发育成具有生物学活性的囊蚴。

4. 易感人群与易感季节　人群感染与性别无关,但与年龄密切相关,年龄越低感染率越高,3~9 岁、10~19 岁、20~29 岁、30~39 岁、40~49 岁和 50 岁及以上年龄组人群感染率分别为 26.01%、21.69%、14.25%、9.50%、8.74% 和 3.06%(肖祥等,1994)。人体感染主要发生在秋季(汪天平等,1998),感染者分布存在极明显的家庭聚集性和空间聚集性。

### 三、发病机制与病理改变

藐小棘隙吸虫主要寄生在终宿主小肠中上段。自然和实验感染犬解剖观察显示,藐小棘隙吸虫虫体前半部伸入宿主小肠绒毛内,虫体的头棘、体棘和吸盘对肠黏膜的机械刺激常引起黏膜局部充血、红肿及小出血点,感染犬粪便隐血试验也呈阳性反应。其病理变化主要表现为肠道卡他性炎症、浅表黏膜上皮脱落和炎性细胞浸润。

## 四、临床表现

人体感染后主要临床表现为消化道症状（汪天平，1993）：包括腹痛、腹泻、肠鸣、食欲缺乏、头昏、乏力等。上述症状一般在有效抗虫治疗后 1 周内消失。感染者血象检查发现有嗜酸性粒细胞增高和不同程度的贫血现象，但尚未发现该虫感染对儿童生长发育有显著影响（汪天平，1995）。人工感染的幼犬常出现厌食、嗜睡和消瘦等症状，严重者可导致死亡（肖祥，1995）。

## 五、诊断与鉴别诊断

### （一）诊断方法

目前该病的诊断首先依赖于在粪便中发现虫卵。常用的粪检方法有直接涂片法、水洗沉淀法、醛醚浓集法和 Kato-Katz 法。由于 Kato-Katz 法不仅操作简便、虫卵检出率高，而且还能测定感染度，因此是值得推荐的方法。由于多种棘口科虫卵与藐小棘隙吸虫虫卵形态相似，故发现虫卵后还需驱虫，根据成虫形态来确诊。驱虫时应选择适宜的给药剂量以保证驱出虫体的完整性（肖祥等，1992）。20mg/kg 的吡喹酮对虫体皮层可造成明显损害，致使头棘、体棘部分脱落或完全脱落，给定种造成困难。为获得完整的虫体，宜用 5～10mg/kg 的吡喹酮顿服，在服药后 2 小时加服硫酸镁 30～40mg，并补充大量水分，然后收集粪便淘虫。

### （二）诊断要点

1. 患者来自或到过流行区，有生食或半生食鱼、虾、螺贝类史。

2. 有腹痛、腹泻的临床症状和体征。

3. 粪便检查发现疑似藐小棘隙吸虫虫卵并驱出藐小棘隙吸虫成虫是本病确诊的最可靠依据。

### （三）鉴别诊断

1. 与其他引起腹痛、腹泻等消化道症状的疾病相鉴别。

2. 由于藐小棘隙吸虫虫卵与多种棘口科吸虫卵和姜片虫卵形态较为相似，因此在诊断时，需与上述吸虫引起的疾病相鉴别。

## 六、治疗

根据服用吡喹酮、甲苯达唑和阿苯达唑治疗 380 例感染者的对比观察，以吡喹酮疗效最佳，剂量低至 2.5mg/kg 时，疗效仍达 95%以上。吡喹酮疗程短，服药方便，不良反应轻微，费用最低，故应作为首选治疗药物，推荐剂量为 5～10mg/kg 顿服（汪天平，1993）。甲苯达唑 500mg/d，连服 3 天，疗效达 87.5%，与吡喹酮疗效差异无显著意义。因此，在患者伴有肠道线虫感染时，可考虑采用该药治疗（肖祥，1994）。

## 七、预防与控制

藐小棘隙吸虫病是一种经口感染的寄生虫病，因此，改变不良的饮食习惯是预防该病的关键。针对水中尾蚴可经口感染终宿主的特点，教育群众不饮生水是防止感染的最有效措施。因而在流行区应大力开展饮食卫生宣传教育，普及防治本病的知识，提倡不喝生水，不食生的或未熟透的鱼、虾、螺贝类，做到生熟餐具分开使用。因家畜是藐小棘隙吸虫重要的保虫宿主和传染源,因此,要提倡家畜圈养,加强粪便管理,防止粪便污染水源,从而控制中间宿主的感染。通过采取上述措施,可有效控制藐小棘隙吸虫病的流行。

(操治国 汪天平)

## 参 考 文 献

1. Adam RD. Biology of Giardia lamblia. Clin Microbiol Rev,2001,14(3):447-475.

2. Almirall P,Núñez FA,Bello J,et al. Abdominal pain and asthenia as common clinical features inhospitalized children for giardiasis. Acta Tropica,2013,127(3):212-215.

3. Tian XF,Yang ZH,Shen HE,et al. Identification of The nucleoli of Giardia lamblia with TEM and CFM. Parasitol Res,2010,106(4):789-793.

4. Saeed A,Abd H,Sandstrom G. Microbial aetiology of acute diarrhoea in children under five years of age in Khartoum,Sudan. J Med Microbiol,2015,64(Pt 4):432-437.

5. Reynoso-Robles R,Ponce-Macotela M,Rosas-López LE,et al. The invasive potential of Giardia intestinalis in an in vivo model. Sci Rep,2015,5:15168.

6. Sak B,Petrzelkova KJ,Kvetonova D,et al. Long-term monitoring of microsporidia,Cryptosporidium and Giardia infections in western Lowland Gorillas (Gorilla gorilla gorilla) at different stages of habituation in DzangaSangha Protected Areas,Central African Republic. PLoS One,2013,8(8):e71840.

7. Ankarklev J,Hestvik E,Lebbad M,et al. Common coinfections of Giardia intestinalis and Helicobacter pylori in non-symptomatic Ugandan children. PLoS Negl Trop Dis,2012,6(8):e1780.

8. Ronald Fayer,Lihua Xiao. *Cryptosporidium* and Cryptosporidiosis. 2th ed. London:CRC,2007.

9. Ryan U,Hijjawi N. New developments in Cryptosporidium research. Int J Parasitol,2015,45:367-373.

10. Kvác M,Havrdová N,Hlásková L,et al. *Cryptosporidium* proliferans n. sp. (Apicomplexa:Cryptosporidiidae): Molecular and Biological Evidence of Cryptic Species within Gastric *Cryptosporidium* of Mammals. PLoS One, 2016,11(1):e0147090. doi:10.1371/journal.pone.0147090.

11. Una Ryan,Lihua Xiao. Taxonomy and molecular taxonomy. Australia:SpringerVienna,2013.

12. Liu H,Shen Y,Yin J,,et al. Prevalence and genetic characterization of *Cryptosporidium*,*Enterocytozoon*,*Giardia* and *Cyclospora* in diarrheal outpatients in China. BMC Infect Dis,2014,13:14-25.

13. Feng YY,Wang L,Duan LP,et al. Extended outbreak of Cryptosporidiosis in a pediatric hospital,China. Emerg Infect Dis,2012,18(2):312-314.

14. Aldeyarbi,Hebatalla M,Abu El-Ezz,et al. Cryptosporidium and cryptosporidiosis:the African perspective. Environ Sci Pollut Res Int,2016,1:1-11.

15. Helmy YA,Krücken J,Nöckler K,et al. Molecular epidemiology of Cryptosporidium in livestock animals and humans in the Ismailia province of Egypt. Vet Parasitol,2013,193(1-3):15-24.

16. Morse TD,Nichols RA,Grimason AM,et al. Incidence of cryptosporidiosis species in paediatric patients in Malawi. Epidemiol Infect,2007,135(8):1307-1315.

17. Leav BA,Mackay MR,Anyanwu A,et al. Analysis of sequence diversity at the highly polymorphic Cpgp40/15 locus among Cryptosporidium isolates from human immunodeficiency virus-infected children in South Africa. Infect Immun,2002,70(7):3881-3890.

18. Ben Abda. I,Essid. R,Mellouli. F,et al. La cryptosporidiose chez les enfants atteints de déficitsimmunitairesprimitifs par défaut d'expression de protéines du complexe majeur d'histocompatibilitéclasse II en Tunisie:à propos de 5 observations. Archives de Pédiatrie,2011,18:939-944.

19. Ryan U,Xiao L,Read C,et al. Identification of novel Cryptosporidium genotypes from the Czech Republic. Appl Environ Microbiol,2003,69(7):4302-4307.

20. Lake IR, Bentham G, Kovats RS, et al. Effects of weather and river flow on cryptosporidiosis. J Water Health, 2005, 3(4):469-474.

21. Mor SM, Tzipori S. Cryptosporidiosis in Children in Sub-Saharan Africa: A Lingering Challenge. Clin Infect Dis, 2008, 47(7):915-921.

22. Jagai JS, Castronovo DA, Monchak J, et al. Seasonality of cryptosporidiosis: A meta-analysis approach. Environ Res, 2009, 109(4):465-478.

23. Deng M, Rutherford MS, Abrahamsen MS. Host intestinal epithelial response to *Cryptosporidium parvum*. Adv Drug Deliv Rev, 2004, 56(6):869-884.

24. Bouzid M, Tyler KM, Christen R, et al. Multi-locus analysis of human infective Cryptosporidium species and subtypes using ten novel genetic loci. BMC Microbiol, 2010, 10:213.

25. Zhang WZ, Wang RJ, Yang FK, et al. Distribution and Genetic Characterizations of *Cryptosporidium* spp. in pre-weaned dairy calves in Northeastern China's Heilongjiang Province, PLoS ONE, 2013, 8(1):548-557.

26. Feng YY, Yang WL, Ryan U, et al. Development of a Multilocus Sequence Tool for Typing *Cryptosporidium muris* and *Cryptosporidium andersoni*. J Clin Microbiol, 2011, 49(1):34-41.

27. Wang RJ, Zhang LX, Axén C, et al. *Cryptosporidium parvum* IId Family: clonal population and dispersal from Western Asia to other geographical regions. Sci Rep, 2014, 4:4208. doi:10.1038/srep04208.

28. Ryan U, Hijjawi N. New developments in Cryptosporidium research. Int J Parasitol, 2015, 45(6):367-373.

29. Kváč M, Havrdová N, Hlásková L, et al. Cryptosporidium proliferans n. sp. (Apicomplexa: Cryptosporidiidae): Molecular and Biological Evidence of Cryptic Species within Gastric Cryptosporidium of Mammals. PLoS ONE, 2016, 11(1):e0147090.

30. Ryan U, Xiao L. Taxonomy and Molecular Taxonomy. Cryptosporidium Parasite & Disease, 2013:3-41.

31. Liu H, Shen Y, Yin J, et al. Prevalence and genetic characterization of Cryptosporidium, Enterocytozoon, Giardia and Cyclospora in diarrheal outpatients in China. BMC Infect Dis, 2014, 14:25.

32. Feng Y, Wang L, Duan L, et al. Extended outbreak of cryptosporidiosis in a pediatric hospital, China. Emerg Infect Dis, 2012, 18(2):312-314.

33. Aldeyarbi HM, Abu El-Ezz NM, Karanis P. Cryptosporidium and cryptosporidiosis: the African perspective. Environ Sci Pollut Res Int, 2016, 23(14):13811-13821.

34. Helmy YA, Krücken J, Nöckler K, et al. Molecular epidemiology of Cryptosporidium in livestock animals and humans in the Ismailia province of Egypt. Vet Parasitol, 2013, 193(1-3):15-24.

35. Morse TD, Nichols RA, Grimason AM, et al. Incidence of cryptosporidiosis species in paediatric patients in Malawi. Epidemiol Infect, 2007, 135(8):1307-1315.

36. Leav B A, Mackay M R, Anyanwu A, et al. Analysis of Sequence Diversity at the Highly Polymorphic Cpgp40/15 Locus among Cryptosporidium Isolates from Human Immunodeficiency Virus-Infected Children in South Africa. Infect Immun, 2002, 70(7):3881-3890.

37. Ryan U, Xiao L, Read C, et al. Identification of novel Cryptosporidium genotypes from the Czech Republic. Appl Environ Microbiol, 2003, 69(7):4302-4307.

38. Lake IR, Bentham G, Kovats RS, et al. Effects of weather and river flow on cryptosporidiosis. J Water Health, 2005, 3(4):469-474.

39. Mor SM, Tzipori S. Cryptosporidiosis in children in Sub-Saharan Africa: a lingering challenge. Clin Infect Dis, 2008, 47(7):915-921.

40. Jagai J S, Castronovo D A, Monchak J, et al. Seasonality of cryptosporidiosis: A meta-analysis approach. Environ Res, 2009, 109(4):465-478.

41. Deng M, Rutherford MS, Abrahamsen MS. Host intestinal epithelial response to Cryptosporidium parvum. Adv Drug Deliv Rev, 2004, 56(6):869-884.

42. Bouzid M, Tyler K M, Christen R, et al. Multi-locus analysis of human infective Cryptosporidium species and subtypes using ten novel genetic loci. BMC Microbiol, 2010, 10(1):213.

43. Zhang W, Wang R, Yang F, et al. Distribution and genetic characterizations of Cryptosporidiumspp. in pre-weaned dairy calves in Northeastern China's Heilongjiang Province. PLoS ONE, 2013, 8(1):e54857.

44. Feng Y, Yang W, Ryan U, et al. Development of a multilocus sequence tool for typing Cryptosporidium muris and Cryptosporidium andersoni. J Clin Microbiol, 2011, 49(1):34-41.

45. Wang R, Zhang L, Axén C, et al. Cryptosporidium parvum IId family: clonal population and dispersal from Western Asia to other geographical regions. Sci Rep, 2014, 4:4208.

46. 李朝品. 医学寄生虫图鉴. 北京: 人民卫生出版社, 2012.

47. 汪世平. 医学寄生虫学. 北京: 人民卫生出版社, 2009, 105-108.

48. Lynne Shore Garcia. 诊断医学寄生虫学. 北京: 人民卫生出版社, 2010.

49. 文心田. 当代世界人兽共患病学. 北京: 四川科学技术出版社, 2011.

50. 吴观陵. 人体寄生虫学. 北京: 人民卫生出版社, 2013:1-1072.

51. 赵慰先. 人体寄生虫学. 北京: 人民卫生出版社, 1994.

52. Dr H M. Encyclopedia of Parasitology. Springer Berlin Heidelberg, 2008.

53. Kawamura O, Kon Y, Naganuma A, et al. Retortamonas intestinalis in the pancreatic juice of a patient with small nodular lesions of the main pancreatic duct. Gastrointest Endosc, 2001, 53(4):508-510.

54. Cancrini G, Bartoloni A, Nuñez L, et al. Intestinal parasites in the Camiri, Gutierrez and Boyuibe areas, Santa Cruz Department, Bolivia. Parassitologia, 1988, 30(2/3):263-269.

55. Wenrich DH. The Relation of the Protozoan Flagellate, Retortamonas gryllotalpae(Grassi, 1879) Stiles, 1902 to the Species of the Genus Embadomonas Mackinnon, 1911. Transactions of the American Microscopical Society, 1932, 51(4):225.

56. Hegner R. Excystation in Vitro of Human Intestinal Protozoa. Science, 1927, 65(1693):577-578.

# 接触疫水感染寄生虫病

## 第一节 曼氏血吸虫病

曼氏血吸虫病是 Bilharz 于 1852 年首先在埃及开罗一尸检患者中发现,1902 年,Manson 等在西印度群岛发现血吸虫虫体,1907 年,Sanbon 将该虫定名为曼氏血吸虫(*Schistosoma mansoni*)。1908 年,Silva 首次报道了曼氏血吸虫感染者。曼氏血吸虫病广泛流行于非洲、中东地区、加勒比海地区、巴西、委内瑞拉和苏里南等。曼氏血吸虫在人体内不能繁殖,其对人体的危害主要取决于感染度和频度以及成虫在人体内的生存时间。成虫主要寄生于人体肠系膜下静脉、痔静脉丛,偶可寄生于肠系膜上静脉及肝内门静脉系统。主要病变部位在结肠和肝脏,其病理变化程度取决于组织中虫卵数和虫卵周围炎症反应的程度和范围。

### 一、病原生物学

#### (一)形态

1. 成虫 成虫形态均小于日本血吸虫和埃及血吸虫,雌雄异体,在终宿主体内雌虫多居于雄虫的抱雌沟内,常呈雌雄合抱状。合抱的雌雄虫体通常逆血流移行至肠黏膜下层小静脉的末梢产卵,产卵时雌虫可离开或半离开抱雌沟。其成虫无体腔,消化系统由口、食管和肠组成,虫体前端有一口吸盘,腹面近前端有一腹吸盘。神经系统包括一个前脑和神经干,神经干从大脑顺着虫体延伸并有许多神经分支。成虫借吸盘吸附于血管壁,吸食宿主血液,以血液为营养,肠管常因充满被消化或半消化的血红蛋白而呈黑色,其肠内容物经口排入宿主血液中。成虫体壁和肠道是曼氏血吸虫吸收营养的两个界面。每个界面对所吸收的物质具有选择性,体壁主要摄取单糖和多种氨基酸。虫体通过口部不断吞食红细胞,并在肠中蛋白分解酶的作用下,将红细胞降解为血红蛋白,血红蛋白再进一步降解为多肽和游离氨基酸,供虫体利用。

(1)雄虫:雄虫体长 6.0~12.0mm,宽约 1.0mm。虫体具有用以进行吸附定位的口吸盘和腹吸盘。腹吸盘大而有力。腹吸盘前的体部呈圆筒状,后的体部张开呈扁平状,由虫体两侧向腹部中线卷曲而形成一条抱雌沟。在雄虫口吸盘与腹吸盘的内壁存在许多尖锐的小棘,吸盘的边缘生长许多感觉器。雄虫全身表面布满隆起的圆凸,虫体背部的圆凸一般较大,在抱雌褶两侧的略小。圆凸上长着许多小棘,小棘数目随圆凸的大小而异,每个圆凸上有 50~250 个小棘。在体后端的圆凸之间通常还生长许多体棘。虫体的内部构造除充满支持各种器官的网状实质组织外,尚有肌肉、消化、生殖、排泄/渗压调节及神经等 5 个系统。消化系统由口、短的食道和两支肠管延伸至虫体中段之前汇合而成的一个盲管组成,从盲管至虫体尾端的平均距离为292μm,无肛孔。雄虫睾丸6~9个,呈圆形,柱状或团块状排列,位于腹吸盘下方靠近体的背部。输精管与每个睾丸相通,从腹侧进入贮精囊,生殖孔开口于紧靠腹吸盘的下方。

(2) 雌虫:雌虫体长7.0~17.0mm,宽约0.25mm,较雄虫细长而软弱,外形呈圆筒状。雌虫的口吸盘和腹吸盘细小,无力。其虫体表面无圆凸结构,但在体后端密生着许多尖端向前的倒向小棘。雌虫的生殖器官包括卵巢、输卵管、卵黄腺、卵黄管、卵-卵黄会合管、卵膜、梅氏管、子宫及生殖孔。卵巢位于体中段之前,略呈长椭圆形或其上端稍呈螺旋形,大小为(316.6~481.3)μm×(82.5~144.3)μm。子宫很短,其内通常只含1个卵为其独有的特征,其他系统结构与日本血吸虫基本类似。

2. 虫卵 每条曼氏血吸虫雌虫每天的产卵量为100~300个,仅为日本血吸虫产卵量(500~3 500个/天)的1/10~1/5。所产生的虫卵大部分透过肠壁,随粪便排出体外,从虫卵形成至排出体外至少需要6天时间,只有成熟的虫卵才能排出体外,小部分随血液回流至肝脏和/或结肠,并产生肉芽肿病变。曼氏血吸虫虫卵是唯一具有侧刺的血吸虫卵,呈长椭圆形,棕黄色,无卵盖。一般长112~175μm,宽45~68μm,侧刺长20μm。卵壳表面粗糙,呈双层结构,厚0.7~1.2μm,由电子密度非常高的内层和中等电子致密的外层所构成。在卵壳外侧表面布满棘状的微棘,平均大小为(0.2~0.3)μm×0.05μm。每平方微米的微棘数目为120~140根。在卵壳上具有直径平均为100nm的微孔构造。卵的大小随发育程度及宿主种类而略有变异,卵内含有发育的胚胎或成熟的毛蚴。毛蚴经过初产期、空泡期和胚胎期发育至成熟期,其分泌物可透过卵壳,使终宿主虫卵沉积部位的周围组织产生炎症、坏死并破坏血管壁。不能排出的虫卵则在毛蚴形成约2周左右逐渐死亡、钙化。

3. 毛蚴 成熟的虫卵须在水中借助低渗透压的作用,才能孵化出毛蚴。水分经卵壳的微管进入卵内,使卵壳发生膨胀,出现裂隙,使毛蚴孵出。毛蚴在接近中间宿主双脐螺时,受螺宿主释放的毛蚴松(主要成分为氯化镁)的作用,加速与之接触,并迅速侵入螺体内。

毛蚴外形呈梨形或长椭圆形,长150~180μm,宽70~80μm,外部表皮被纤毛覆盖。顶突位于前端,呈嘴突起状。毛蚴体内前部中央为呈袋状的顶腺,两侧是呈长梨形的单细胞侧腺。腺体分泌物中的可溶性虫卵抗原,在毛蚴未孵出前可经卵壳的微管释出。体后部有许多胚细胞。毛蚴没有肠道,在侵入中间宿主双脐螺体之前,其能量来自于体内储存的糖原,因此孵化后的毛蚴随时间推迟,其感染性降低,在4~6小时后可失去感染性。毛蚴的排泄系统由一对前焰细胞和一对后焰细胞组成。其拥有神经系统,并连接各感觉器官。这些结构使得毛蚴能适应环境变化,并迅速靠近它的双脐螺宿主体内。曼氏血吸虫的毛蚴段已出现了性别分化,雌、雄毛蚴分别只能发育成相应的雌、雄虫体。与日本血吸虫毛蚴一样,具有向光性(毛蚴含有光感受器))、向上性(可背离重力影响向上游动)和探知中间宿主螺的特性,从而使得毛蚴在中间宿主存在的地方,能更好地利用其化学感受器探测到由螺宿主释放的脂肪酸和一些胺类分泌物,并向含有这些物质的地方移动,从而使得毛蚴可有更多的机会感染中间宿主螺类。

4. 胞蚴 毛蚴接触到双脐螺后,顶突立刻固定于螺软体表面,顶腺和侧腺分泌物沿着顶突流入双脐螺组织,起到黏附、锐化、溶解细胞的作用。之后经过一系列移动,经被溶解的组织到达螺足前部的外侧边缘,穿透螺的皮肤,毛蚴表皮板的纤毛随即脱落,肌肉层消失,进入初级胞蚴阶段。此时,胚细胞分裂,在螺头足部及内脏等部位形成母胞蚴。母胞蚴体内的胚细胞经过分裂、增殖形成许多长袋状的子胞蚴。子胞蚴具有运动性,发育成熟后的子胞蚴自母胞蚴逸出,并移行至螺体消化腺和生殖腺组织中继续发育,子胞蚴体内的胚细胞经胚球阶段不断发育,并产生大量尾蚴。

成熟的尾蚴从子胞蚴体前端破裂处进入螺体组织,在头腺分泌物的作用下,从螺体内逸出。同时,许多胚细胞继续形成胚球,故可持续产生尾蚴。资料显示,毛蚴钻入中间宿主双脐螺体后,通过无性繁殖可产生成千上万条尾蚴。

5. 尾蚴　曼氏血吸虫尾蚴为叉尾型,长 $280 \sim 360 \mu m$,分体部和尾部,尾部又分尾干和尾叉。体部前端为头器,内有一单细胞头腺。口孔位于尾蚴前端正腹面,腹吸盘位于体部后 1/3 处,由发达的肌肉组成,具有较强的吸附能力。腹吸盘周围有 5 对左右对称排列的单细胞腺体,称钻腺(penetration gland)。其中 2 对位于腹吸盘前称为前钻腺,嗜酸性,内含粗颗粒;3 对位于腹吸盘后称为后钻腺,嗜碱性,内含细颗粒。前、后钻腺分别由 5 对腺管向体前端分左右两束开口于头器顶端。

曼氏血吸虫尾蚴从螺体内逸出受光线条件限制不明显,在不同类型光线下(包括紫外光、白炽光、低能光)均能逸出。逸出的最适温度为 $20 \sim 25 ℃$,$4 ℃$ 以下无尾蚴逸出。全黑暗时也无尾蚴逸出。在自然条件下,曼氏血吸虫尾蚴从双脐螺体内逸出的高峰时间为 11 ~ 14 时,从易感性高的每个双脐螺体内每天可逸出尾蚴的最高值为 3 000 条。一般来说,在野外,每个双脐螺平均每天逸出的尾蚴量约为 1 500 条。尾蚴从螺宿主体内逸出后在水中的生存时间及其感染力与环境温度、水的性质以及逸出后的时间长短有关。环境温度愈高寿命愈短,逸出时间愈长感染能力愈低。在最适条件下,其感染活性可保持 5 ~ 8 小时。曼氏血吸虫尾蚴在水体中的分布与日本血吸虫不同,一般混悬于水体中。尾蚴逸出后,主要分布在浅水层,一般存活 1 天,自主游动时,尾部在前,体部在后,以尾部为推进的主力。

6. 童虫　尾蚴通常在很短时间内(10 秒以内)钻入宿主皮肤脱去尾部,进入真皮后才能转化为童虫。脱去尾部的毛蚴在数小时内,其表面的大部分糖被也随之脱落,取代之的是新成虫类型的表皮,并在生化和结构上都发生了改变,如新表皮有两层脂双层膜。其进入宿主真皮后穿透表皮的基底膜往往需要 1 ~ 2 天的时间。进入真皮后的 10 小时,童虫可由血管或淋巴管进入静脉系统,随血液循环,经右心至肺,成为肺型童虫,在肺部进一步发育。之后童虫由左心室进入体循环,到达肠系膜上、下动脉,经毛细血管到肝静脉中寄生,即为肝门型童虫。到达肝脏后,曼氏血吸虫童虫即开始了真正的生长,开始摄食红细胞,逐渐完成肠管和性腺的发育。性成熟后,雌雄虫体配对,沿肝门静脉逆血液循环迁移到肠系膜静脉分支寄生、交配、产卵。从曼氏血吸虫尾蚴钻入终宿主皮肤后,移行到门静脉、肠系膜静脉,需经 25 ~ 28 天才能发育为成虫,从尾蚴钻入终宿主皮肤到虫体发育成熟并产卵需要 30 ~ 35 天。

### (二) 生活史

曼氏血吸虫的生活史与日本血吸虫类似,包括在终宿主人或哺乳动物体内的有性生殖世代和在中间宿主双脐螺体内的无性生殖世代。其过程包括成虫、虫卵、毛蚴、母胞蚴、子胞蚴、尾蚴、童虫等 7 个阶段。成虫主要寄生于终宿主肠系膜下静脉、痔静脉丛,偶可寄生于肠系膜上静脉及肝内门静脉系统,寿命大多为 2.7 ~ 4.5 年,平均寿命为 3.5 年。个别最多可达 26 ~ 30 年。但也有例证显示,曼氏血吸虫能在宿主体内存活长达 43.5 年之久。雌雄虫体合抱,交配产卵,虫卵随宿主粪便排出体外,出现泌尿系统异位损害时亦可从小便中排出。虫卵遇水孵化出毛蚴,毛蚴在合适条件下侵入中间宿主双脐螺体内进行无性繁殖,逐步发育成母胞蚴、子胞蚴和尾蚴。尾蚴从螺体内逸出到水体中,遇到终宿主即钻入皮肤,脱去尾叉后转化为童虫,童虫在终宿主体内经移行最后发育为成虫。

## 二、流行病学史

### (一) 分布与危害

曼氏血吸虫病目前流行于阿拉伯半岛至巴西、苏里南、委内瑞拉和某些加勒比群岛的53 个国家。其中分布于非洲国家 39 个、拉丁美洲国家 10 个、亚洲国家 4 个(也门、阿曼、沙特阿拉伯、以色列);仅有曼氏血吸虫病流行的国家 13 个,同时流行曼氏和埃及血吸虫病的国家有 40 个。拉丁美洲和加勒比海的圣马丁岛(Saint Martin)、蒙特塞拉特岛(Montserrat)和亚洲的以色列目前均已实现了消除曼氏血吸虫病的目标。

与其他螺传疾病一样,曼氏血吸虫病具有较强的地方性,这与中间宿主扁卷螺科中的双脐螺(Biomphalaria)的分布范围及扩散能力密切相关。目前已知的曼氏血吸虫中间宿主种类包括:①亚历山大双脐螺(B. alexandrina)分布于埃及、刚果、利比亚;②角形双脐螺(B. angulosa)分布于坦桑尼亚、赞比亚、南非;③波氏双脐螺(B. boissys)分布于埃及;④喀麦隆双脐螺(B. camerunensis)分布于喀麦隆、尼日利亚;⑤凹脐双脐螺(B. choanomphala)分布于维多利亚湖;⑥光滑双脐螺(B. glabrata)分布于巴西、多米尼加、波多黎各、圣马丁、安提瓜、瓜德罗普、马提尼克、圣卢西亚、委内瑞拉、苏里南;⑦菲氏双脐螺(B. pfeifferi)分布于撒哈拉以南的非洲、也门、沙特阿拉伯;⑧斯密斯双脐螺(B. smithi)分布于 Edward 湖;⑨斯坦莱双脐螺(B. stamleyi)分布于 Albert 湖;⑩蒿杆双脐螺(B. straminea),尽管蒿杆双脐螺在新热带区(Neotropics)分布最广,但作为中间宿主,仅分布于巴西;⑪苏丹双脐螺(B. sudanica)分布于苏丹、乌干达、肯尼亚、坦桑尼亚、中非、加纳、扎伊尔;⑫浅栖双脐螺(B. tenagophiea)分布于巴西。

全球曼氏血吸虫病主要集中在非洲和南美洲。据估计,38 个撒哈拉以南非洲国家曼氏血吸虫病流行国家,平均感染率为 18%。刚果民主共和国、坦桑尼亚、肯尼亚等部分地区曼氏血吸虫病感染率高达 50%~100%。对当地居民造成严重的疾病负担。

曼氏血吸虫感染机会的季节性是由多方面因素造成的。主要是人与疫水接触的机会、时间、次数、方式和人数密切相关。在旱季血吸虫在感染性螺蛳的逸蚴机会减少,螺体内累积的尾蚴数量增多,一旦下雨得水,感染性螺蛳大量逸放尾蚴。故雨季开始时,最易发生感染。在雨季,螺蛳的自然感染率较低或尾蚴尚在发育阶段,加上水量迅速上升的稀释作用,水中尾蚴相对较少,发生急性感染的可能性较小,但是随着水面上涨,将导致居民血吸虫病感染的范围扩大。

流行区不同人群感染度并不完全一致,通常一个社区内的大部分虫卵仅来源于一小部分居民,呈聚集分布,不同年龄组人群的感染率和感染度也不一致。高感染率人群年龄段为10~24 岁年龄组,在老年人群中的患病率与埃及血吸虫相比,倾向于维持在较高水平。小部分(5%~25%)重度感染人群其带虫卵的排泄物占污染环境总数的 50%。大部分重度感染者主要集中在 10~14 岁年龄组,而且有较高比例的患病儿童克粪卵数(EPG)>800,并伴有肝脾肿大等表现。另据非洲肯尼亚调查,当地 40 岁以下人群曼氏血吸虫病的患病率高于80%,40~49 岁年龄组患病率降至 60%。

对感染和再感染的免疫性研究发现,感染、再感染不但与暴露疫水的时间、长短有关,而且与人群的免疫有关。在肯尼亚,尽管人群暴露疫水的水平相当高,但一些儿童治疗后出现对再感染的抗性,另一群儿童,年龄低于上述组儿童 2 岁,可出现再感染。同样,在冈比亚,2~9 岁儿童组的再感染率明显比 10 岁以上组儿童的再感染率高。目前提出研究接触疫水的方法应简单化,通常采用定时方法、询问法等方法。

男女感染率的差别主要由于两性生产劳动方式及生活习惯的不同所造成。当地感染率的性别差异亦可能是因为战争导致男性人口锐减,也可能是选择偏倚所致。据 Meurs(2012)等对塞内加尔某地区调查发现,同时感染曼氏和埃及血吸虫病受调查人群中,男性为30.1%(91/302),女性33.0%(98/297),男女性别感染率差异不大。

**(二) 流行环节**

1. 传染源 曼氏血吸虫病的传染源为能够从粪便和尿中(仅见于泌尿系统异位损害病例)排出虫卵的人和哺乳类动物。目前已证实,有29属40种哺乳动物有曼氏血吸虫自然感染,分属7目:食虫目、啮齿目、灵长目、肉食目、偶蹄目、穷齿目和有袋目。其中非洲有5目22属,拉丁美洲有6目13属,主要动物宿主有家鼠、野鼠、狒狒、长尾猴、绵羊等。曼氏血吸虫尾蚴钻入宿主皮肤后即变成童虫,并在皮肤内停留2~3天,8天后移行至肝脏,第28天童虫抵达肝内门脉。尾蚴侵入宿主体内不再增殖,仅半数发育为成虫。从尾蚴侵入皮肤至粪中查到虫卵大约为34天。

传染源的作用大小与宿主排出虫卵数量及排出的虫卵进入螺蛳滋生地概率有关。在同样的暴露条件下,初次感染者排出虫卵量要高于重复感染者。研究显示10~14岁孩童曼氏血吸虫感染后排出的虫卵量显著高于其他年龄组人群排出量。而查不到虫卵仅免疫血清试验阳性的患者属非传染源。

2. 传播途径 传播途径是指病原体从传染源排出后,侵入新的易感宿主之前,在外界环境所经历的全部过程。曼氏血吸虫从传染源排出到侵入新的易感终宿主之前,依次经历虫卵、毛蚴、胞蚴和尾蚴4个生活阶段,其中胞蚴是在中间宿主双脐螺体内完成。

(1) 虫卵:曼氏血吸虫虫卵主要随宿主粪便排出体外,未排出的虫卵在宿主体内2~3周内死亡。虫卵被排出体外后,在自然界存活的长短受环境的影响,温度是一个重要的因素。将含有曼氏血吸虫卵的粪便置于冰箱冷藏,虫卵可存活一周以上。

(2) 毛蚴:虫卵必须有入水的机会才能孵出毛蚴,适宜孵化水温为20~30℃,孵出的毛蚴在水中不停地游动。毛蚴侵入中间宿主双脐螺并无选择性,但对不同种类的中间宿主成功率不同,侵入光滑双脐螺的成功率为31%~70%,而侵入菲氏双脐螺的成功率可达100%。

(3) 胞蚴:毛蚴钻入中间宿主双脐螺体内,经过母胞蚴及子胞蚴二代无性生殖,可陆续发育成数万条尾蚴。曼氏血吸虫的中间宿主为双脐螺,凡有曼氏血吸虫病流行的地方,必有双脐螺滋生。然而有双脐螺的地方却不一定流行曼氏血吸虫病。1988年,Kloos等(1990)在埃塞俄比亚调查发现,在埃塞俄比亚海拔2 200m处双脐螺分布广泛,但当地未发生曼氏血吸虫病流行。近年来,在我国南方的广州、深圳等地发现了从国外输入的双脐螺,且滋生面积呈进一步扩大态势,已引起了研究者的高度关注。

(4) 尾蚴:温度和光照对尾蚴从螺体逸出有明显的影响。白昼有利于尾蚴逸出。尾蚴逸出的适宜温度为20~25℃。据观察,5℃条件下曼氏血吸虫尾蚴最长存活时间长达204小时,25℃时仅能存活23小时。尾蚴钻入易感者的皮肤(及黏膜)必需在有水的条件下完成,但水量不需要很多,即使皮肤上尚有一层未曾抹去的水膜,尾蚴也能在其中摆动其尾作钻入皮肤的动作,再加上钻腺分泌物的溶组织作用,尾蚴可在10秒内钻入宿主的皮肤。

暴露于含有尾蚴的疫水是血吸虫感染与流行的必要环节。人们接触疫水的行为影响着血吸虫的感染与传播。1988年塞内加尔 Ndombo 地区人群曼氏血吸虫感染率为0,而1992年,感染率飙升至75%~100%。Sow 等(2011)对当地居民接触疫水的行为进行长达2年的观察记录,发现当地平均每人每天接触疫水 0.42 次,平均每人每天接触疫水 4.3 分钟,这可能与当地的曼氏血吸虫病暴发有关。

3. 易感人群　曼氏血吸虫病的传播与流行,除了有传染源和适宜的传播途径,还需要有易感者的存在,才能产生新的感染者和传播者。研究显示,在非洲 10 岁以下儿童经治疗后获得再感染的程度高于 10 岁以上者。少数成年人也有再感染,但其感染度较低。在相同暴露条件下,再感染的感染度随年龄的增长而降低。据此有学者提出了缓慢形成获得性免疫(slowly acquired immunity)的假说,即随年龄的增长,人体对曼氏血吸虫缓慢形成获得性免疫。疫区存在着"易感"与"非易感"两组人群,低年龄组人群暴露少而再感染率高,而高年龄组人群暴露多而再感染率低。说明儿童和青少年是曼氏血吸虫主要易感者,应列为重点保护对象。

**(三) 流行因素**

1. 自然因素　曼氏血吸虫中间宿主双脐螺为水生软体动物,它的滋生与气温、水分、光照、植被等因素密切相关。而血吸虫卵、毛蚴和尾蚴在环境中短暂的自由生活阶段,虫卵的孵化及尾蚴的逸出除了与水有关之外,还受到温度、光照等条件的影响。

(1) 温度:温度能影响血吸虫毛蚴的生存能力和感染力。实验显示,曼氏血吸虫毛蚴在 18~30℃ 条件下生存时间较长;当温度超过 40℃ 或低于 10℃ 时毛蚴活力下降,死亡率显著上升;在适宜温度内随着温度的上升,毛蚴感染能力逐渐增强。

温度还能影响曼氏血吸虫尾蚴的逸出,一般认为在 15~30℃,光照强度逐渐上升的条件下,曼氏血吸虫尾蚴 1~2 小时后逸出,2~4 小时达到逸出高峰。另外,曼氏血吸虫在雨季和干冷季节,早上 9~11 时是曼氏血吸虫尾蚴从双脐螺中逸出高峰期;在干热季节 11~15 时是尾蚴逸出高峰。

持续或频繁的热浪可能导致原低感染率或零感染率的地区暴发血吸虫病,如在乌干达西部一个海拔 1 487~1 682m 的火山口形成的深湖,原本调查没有发现曼氏血吸虫病流行,但 John 等(2008)于 2008 年调查发现,该地区平均曼氏血吸虫感染率达到 27.8%。

(2) 水:血吸虫生活史中的许多阶段都是在有水的条件下完成的。在非洲热带地区,旱季水源枯竭,河床干枯,血吸虫病的传播因此停止,然而血吸虫孢蚴能在螺蛳中休眠等待雨季的到来。在雨季开始时,宿主螺蛳产卵数量出现不规则的暴涨,并随水扩散。特别是洪水暴发之后,血吸虫病新病例激增,且常有急性血吸虫病病例,甚至有成批的急性感染发生。

2. 社会因素　影响血吸虫病的传播与流行的社会因素包括人口社会特征、接触疫水的行为、战争、人口流动和水利建设等。

(1) 人口社会特征:在曼氏血吸虫病流行区,从事水上作业的人群感染血吸虫病的危险性要大大高于其他职业人群。Korte 等报道,教育程度对血吸虫感染率并无显著性影响,但宗教可能极大地影响用水模式,从而影响血吸虫感染率。

(2) 接触疫水的行为:接触含有血吸虫尾蚴的疫水是血吸虫病传播的必要环节。在波多黎各对当地居民洗澡、涉水等行为设置了"日常疫水接触指数",研究结果显示,当该指数从 0 次/天增至 3 次/天时,曼氏血吸虫感染率增至 86%。如非洲部分国家信奉伊斯兰教,两性接触疫水的方式也明显不同,因此在河中游泳戏水绝大多数为男性,人群接触疫水的年龄高峰在 10~19 岁组。

(3) 人口流动:在非洲,农民大量涌入城市,改变了城市周围的生态,带来了血吸虫病传染源,使城市和其周围地区成为血吸虫病的传播区域。难民的流动可改变血吸虫病的流行区分布。据 Mott 报道,在一个有 27 000 人口的难民营,其中 72%的人感染了曼氏血吸虫病。另外,来自非疫区到非洲的旅行者,由于缺乏对血吸虫的免疫力,回国后诊断为急性血吸虫病者亦多有报道。

(4) 水利建设:在许多地区,水资源开发项目往往会通过毁坏森林、破坏土壤,为血吸虫的中间宿主和其他寄生虫或传染病的传播创造有利条件而造成环境的破坏。埃及阿斯旺高坝的建设虽然扩大了该地区的灌溉面积,把季节性灌溉变为常年灌溉,但使得曼氏血吸虫病的中间宿主双脐螺成为当地的优势种,使上、下埃及的血吸虫病流行方式发生了改变。目前,在尼罗河三角洲地区,曼氏血吸虫病已经成为主要病种并迅速在尼罗河流域传播。现已证明,在埃及,曼氏血吸虫的中间宿主亚历山大双脐螺(*B. alexandrina*)通过尼罗河向阿斯旺省传播。在苏丹,为了对杰济拉(Gezira)地区进行灌溉,于 1924 年修建了森纳尔(Sennar)水坝,随后于 1950 年对其灌溉系统进行了延伸使灌溉范围进一步扩大,从而导致了血吸虫病的渐行性增加,结果使 7~9 岁年龄段的儿童曼氏血吸虫病的患病率由 1947 年的 5%上升到 1973 年的 77%~86%。

(5) 社会制度:社会因素中社会制度是起着决定性的作用,一旦社会制度有所改变,血吸虫病流行的态势有可能随之改变。1952 年埃及真正独立,但接下来的 20 余年依然动荡,在 1976 年前,据世界卫生组织报道埃及的血吸虫病流行率约为 40%,1976 年埃及政府通过了国家血吸虫病控制项目(NSCP),经过几十年的国家关注和各方努力,2001 年,据 Fenwick 等报道,曼氏血吸虫病的流行率从 16.4%降至 1.6%。

### 三、发病机制与病理改变

#### (一) 发病机制

曼氏血吸虫病是一种免疫介导性疾病,发病机制非常复杂,与日本血吸虫病基本相似。早在 20 世纪 60 年代晚期及 70 年代早期,Warren 和他的同事首次将曼氏血吸虫虫卵注射到小鼠的肺实质内形成虫卵肉芽肿,揭示为 T 淋巴细胞介导的迟发性超敏反应,体液因子亦参与其过程。随后,在过去的 20 年,许多研究者运用现代免疫学技术对其发病机制和免疫病理调节过程进行了研究,主要集中在 T 淋巴细胞、细胞因子及介质的纤维化等 3 个方面。研究表明,在调节免疫反应并可能控制人类曼氏血吸虫病发病率方面,IL-10 是一个重要的细胞因子。Symmers 肝纤维化实际上是由于缺乏免疫反应调控所致。

对曼氏血吸虫易感性基因的研究已经取得了显著的进展,包括检测 MHC Ⅱ类、Ⅰ类基因与之相关。通过采用多态微卫星标记物对人体整个基因进行系统检测,证明 5 号染色体的某一部位含有重要基因能够调节曼氏血吸虫感染的强度。这一部位的基因组含有的基因能够控制许多细胞因子,如 IL-4、IL-5、IL-13 及集落刺激因子(colony stimulating factor,CSF)。从而证实了人体对曼氏血吸虫易感性存在差异这一假说。某些 Ⅰ类、Ⅱ类 HLA 等位基因与血吸虫诱导的多种疾病有关,具有 HLA B5 的曼氏血吸虫感染者更容易进展为门脉周围纤维化和/或肝脾型患者。由于肉芽肿反应是由 CD4⁺ T 细胞介导的 MHC Ⅱ类基因的产物呈递的抗原相互作用的结果,因此,某些 Ⅱ类 HLA 等位基因与疾病的严重程度具有更好的相关性,而 Ⅰ类等位基因则与疾病并不一致。Assad-Khalil 研究证实严重的肝脾型曼氏血吸虫病与 HLA-DR3 显著相关,而 HLA-DQ 具有保护作用。基因或紧密联系的基因是进展为严重肝纤维化的危险因子,与之相联的主要遗传基因编码是抗纤维化细胞因子 IFN-γ。

虽然血吸虫所引起的宿主免疫反应为其主要发病机制,但是由成虫释放的毒性物质作用,虫卵对宿主某些脏器的栓塞作用,童虫在肺内移行过程中所产生的机械性损伤以及人体对童虫代谢产物的过敏反应亦可导致人体脏器的病理损伤。由活卵细胞释放的一种阳离子糖蛋白对 T 细胞和/或 B 细胞缺陷的小鼠的肝细胞具有直接毒性作用,这种虫卵衍生的分子产物是否对人体肝细胞具有毒性作用尚不得而知。有时,虫卵可短暂或者偶然栓塞脊髓或脑组织而引起神经系统的长期损害。对那些伴有门脉高压的慢性感染病例,由于门腔分流允许虫卵进入体循环,故发生脊髓或脑部栓塞的危险性会随之增加。

**（二）器官损害及其主要病理改变**

1. 虫卵肉芽肿　　虫卵肉芽肿是由于虫卵沉积于组织中所引起的炎症反应,是对活性虫卵分泌的抗原呈递的 CD4$^+$、MHC-Ⅱ 所依赖的 T 细胞免疫应答反应。这些曼氏血吸虫卵在门静脉系统所属的肠道毛细血管中大量产生,并且活卵细胞促进组织细胞的破坏进入内脏产生炎症反应。虫卵释放的活卵细胞促进自身进入血管内皮细胞,在对照实验中已经观察到虫卵在小静脉中的沉积会使血流淤滞,引起血管壁的坏死,从而使虫卵进入内脏组织内。但是大量虫卵并没有穿透小静脉血管壁,而是通过静脉回流到肝脏、双肺和其他脏器。卵内毛蚴通过卵壳微孔分泌可溶性虫卵抗原(soluble egg antigen,SEA)等过敏性抗原物质,SEA 是一种含有多种蛋白质、糖蛋白、碳水化合物和糖脂的异种蛋白,这些抗原物质将会持续释放 2~4 周,诱导宿主过敏,巨噬细胞、淋巴细胞、巨细胞、成纤维细胞和大量嗜酸性粒细胞将参与宿主肉芽肿炎症反应。虫卵死亡后就会停止分泌这些抗原性物质,约经 6 周左右出现纤维组织沉积、肉芽肿形成。重者形成嗜酸性脓肿。肉芽肿反应在功能上可以帮助破坏卵细胞、阻止虫卵分泌那些损伤宿主组织的潜在性的毒性物质。实验动物中,狒狒出现肝脏肉芽肿的比例不到 10%,而小鼠达到近 50%。动物实验证明小鼠感染曼氏血吸虫后引起的肉芽肿反应的病理过程与人类较为相似。在东非,灵长类动物狒狒是曼氏血吸虫的自然宿主,与鼠科动物血吸虫不同,它能更好地反映曼氏血吸虫在人体中的病理过程,虫卵分布的模式、肉芽肿的形成、纤维变性和免疫反应过程与人类基本一致。但是,我们对人体曼氏血吸虫虫卵肉芽肿形成的免疫机制至今尚未完全阐明。

曼氏血吸虫感染小鼠后经 4~5 周开始出现虫卵沉积,6 周左右可检测到虫卵肉芽肿,8~10 周虫卵肉芽肿体积增大到高峰。这一急性阶段肉芽肿以致密的细胞结构和大量的细胞因子产物为特征。感染后 16~20 周,随着纤维化的进展加重,肉芽肿的体积将有所缩小,致密的细胞结构和细胞因子产物会有所减轻。尽管 8 周后单个虫卵周围的胶原水平下降,但是肝脏的胶原水平在感染后 52 周浓度最高。在慢性感染小鼠实验模型中,已经证明来源于肉芽肿的残余胶原将会形成纤维条索而进展为肝硬化。

2. 结肠与小肠　　由于曼氏血吸虫成虫多寄居于肠系膜下静脉属支,其虫卵大部分释放进入肠道,虫卵最常见的沉积部位为结肠尤其是直肠和乙状结肠,小肠受累较少,胃部病变极少。在其虫卵沉积的肠道局部产生炎症反应和肉芽肿,引起间歇性腹痛、腹泻、便血等。

（1）急性期:黏膜红肿,外观凹凸不平,部分黏膜表面呈细颗粒状隆起,似沙砾,呈灰褐色。以后部分黏膜溃破形成浅小溃疡,大量虫卵由此排入肠腔,此时粪便检查虫卵为阳性。镜下,肠壁各层均有急性虫卵结节,尤以黏膜下层为明显。结节中央部分可坏死,向肠腔溃破。患者可出现腹痛、腹泻和黏液血便等症状。

（2）慢性期:当虫卵沉着在人的肠壁组织中,其周围出现细胞浸润,形成虫卵肉芽肿,引起黏膜下层增厚。肉芽肿的发展与虫卵的发育过程一致,开始局部渗出与增殖反应逐渐增强,虫卵变性死亡后,肉芽肿开始退化,形成纤维瘢痕组织,最终钙化。肉芽肿反应可破坏宿主正常组织,不断生成的虫卵肉芽肿形成相互连接的瘢痕,导致肠壁纤维化等系列病变,可能伴随着溃疡、出血、息肉等。结肠是血吸虫卵排出的通道,亦同时为病变累及较重的脏器,肠壁黏膜下沉积的虫卵形成与结核类似的肉芽肿并引起钙化、肠壁增厚和管腔狭窄。慢性感染也会导致出现憩室、克罗恩病、癌症类似的症状。此外,有报告认为曼氏血吸虫感染与结肠、直肠癌的发生相关,但也有不同意见,学术界尚未取得一致意见。

3. 肝脏与脾脏 大量的曼氏血吸虫卵可以栓塞肝脏,这种慢性肉芽肿反应产生窦状隙前的炎症反应和干线型肝纤维化(pipe stem fibrosis),亦称 Symmers 肝纤维化。4%~8%的病例出现干线型肝纤维化,其危险因素是肝脏的肉芽肿反应和门静脉周围组织的纤维变性。干线型肝纤维化是唯一由血吸虫感染引起的肝脏病变,初期在含虫卵肉芽肿的门静脉分支周围有弥漫性炎症和嗜酸性粒细胞浸润,以后受影响的汇管区发生纤维化并扩大,较小的门静脉分支被虫卵肉芽肿堵塞,以后逐渐累及较大的门静脉分支,虫卵肉芽肿聚集在这些被阻塞的组织,进一步引起门静脉扩张,甚至出现血管瘤样改变,但肝脏的结构和肝细胞的功能一般不受影响。当发生重度感染时,门静脉周围发生广泛纤维化,以致肝切面上出现许多似陶制烟斗管(clay pipe)样纤维插入肝小叶周围,故名干线型肝纤维化。当病变进一步继续发展,可出现肝脏体积缩小,表面凹凸不平,有大小不等的结节。沿门静脉增生的纤维组织呈树枝状分布,附近有虫卵结节,肝细胞索受压,营养不良而萎缩,但无明显坏死或再生,肝小叶结构完整。

脾脏肿大是由于门静脉循环被动性静脉充血以及抗原刺激引起网状内皮系统增生所致。但脾脏并非大量虫卵沉积的部位,脾脏虫卵肉芽肿偶有发现,多数病例肝脾肿大呈并行性发展,巨脾患者常常伴有脾功能亢进。Borojevic 分析了 15 例 16~57 岁严重慢性曼氏血吸虫病患者的脾病变,并同死于其他疾病患者的脾标本作了比较,采用标准组织学方法和超微结构技术在光镜及电镜下进行观察。结果发现,血吸虫病脾的结缔组织及其细胞外基质的变化尤为突出。由于脾大,与脾功能亢进一致,不仅脾被膜及脾小梁结构增厚,而且脾内血压亦升高。在较年轻的患者中,血吸虫病脾的白髓增多,而在较年长的患者中则相反。

通过电镜观察发现,脾髓内胶原沉积物常与血管周围的网状细胞及窦状小管周围肌内皮细胞的基底膜相联系,脾髓内血管周围胶原沉积物的分布呈明显梯度。在红髓内,弹性硬蛋白的变化较胶原的少得多,它们参与血管周围小泡基质沉积物的形成。

曼氏血吸虫病脾纤维化的方式可分为两种:一是由于脾髓中及静脉窦周围延伸的银染纤维连续网络的形成,红髓内产生弥散的纤维,二是由于血管周围的剧烈纤维反应,大大改变了局部组织的正常结构。作为反应的直接结果,首先是血细胞通过脾髓的通路发生变化,此与血吸虫病脾大的血液学相一致,其次是由于渗透性明显降低,改变了红髓中血管周围区域大循环途径。血吸虫病脾内常见有出血斑,可能是这一改变的结果。

4. 门脉高压症与消化道出血 血吸虫病肝纤维化时由于肝内组织结构被破坏与重建,使肝内血管床受压、扭曲、变形、狭窄和改道,导致肝内血管床和血流量减少。而肝静脉血管壁较薄,其血管床及血流量最易受累,门静脉次之,肝动脉受影响最晚。急性上消化道出血为曼氏血吸虫病常见的严重并发症,常可危及患者生命。出血的根本原因是由于干线型肝硬化导致门静脉血流障碍及门脉高压症引起脾脏淤血肿大,食管下静脉、直肠上静脉和脐周静脉丛曲张等侧支循环开放;其次为门脉高压症引起胃肠黏膜病变即所谓的门脉高压性胃肠病。其出血的根本机制是由于严重的血吸虫感染导致缓慢进展的门脉血流淤滞阻塞,大量虫卵在肝内小静脉和汇管区沉积,刺激纤维组织增生,肝内门静脉系统受到挤压,进而引起门脉压力增高,门脉侧支循环胃底食管静脉曲张破裂引起急性上消化道出血,如系直肠静脉丛曲张破裂则引起急性便血。另外,肝硬化时,凝血因子合成减少,消耗过多,原发性纤维蛋白溶解以及血小板质量的改变也是影响出血的不可忽视的因素。

5. 门脉高压症与腹水　腹水是肝硬化由代偿期转化为失代偿期的一个重要标志,其形成机制比较复杂,与多因素有关。正常人的门静脉压力波动范围较大,为$(7.4 \sim 11.0)$mmHg,高出下腔静脉压 11mmHg 以上时,便可诊断为门静脉高压症。仅有门脉高压症的肝脾型曼氏血吸虫病患者合并干线型肝硬化并不一定引起腹水,多半合并低蛋白血症。由于肝纤维化,肝细胞合成白蛋白功能障碍,引起血浆胶体渗透压下降,Starling 平衡被破坏,致使体液积聚于腹腔,形成腹水。当门静脉压力<12mmHg 时,由于脾脏淤血肿大及侧支循环的开放,产生一定程度的缓冲作用,很少形成腹水。但是,随着病变的进展,门静脉压力逐渐升高>30mmHg 时,腹腔内脏毛细血管床静水压增高,组织液回吸收减少而漏入腹腔形成腹水。当然,肝肠型曼氏血吸虫病患者由于严重的腹泻,尤其是血样腹泻,消化道症状显著时,可致营养吸收障碍,引起缺铁性贫血和低蛋白血症,即使没有门静脉压力的升高,也可以发生腹水。

### 四、临床表现

曼氏血吸虫病临床表现与日本血吸虫病相似但病变程度较之为轻,其成虫主要寄生于人体肠系膜下静脉、痔静脉丛,偶可寄生于肠系膜上静脉及肝内门静脉系统,主要病变在结肠与肝脏,虫卵起着极其重要的作用。临床表现多无特异性,轻者可无自觉症状,重者需要住院治疗,甚至死亡。根据疾病的发病方式不同,将其分为急性与慢性两种类型。

#### (一) 急性期阶段

这一阶段自尾蚴穿透皮肤开始至症状消失为止,亦称为急性期或毒血症期。

多见于初次感染者,慢性患者再次大量感染尾蚴后亦可发生。病程较急性日本血吸虫病短,病情亦较轻,很少有死亡病例。一般在接触疫水感染尾蚴后 $20 \sim 30$ 天$(3 \sim 7$ 周$)$发病,也有文献报道在感染后 $2 \sim 8$ 周发病。通常表现为 3 种类型:①速发型过敏反应;②以咳嗽和一过性肺部浸润为特征的过敏性局限性肺炎;③感染后 $4 \sim 6$ 周出现急性发热反应,持续数天至数周,即所谓的 Katayama 发热综合征,但在急性曼氏血吸虫感染中较少发生。由于速发型过敏反应,这一阶段可以出现器官肉芽肿反应引起器官肿大,肝穿刺活检可显示出与此一致的组织病理学改变。

临床上主要表现为发热,体温波动在 $37 \sim 39$℃,呈间歇性发热,持续月余,有时也可持续 2 个月,偶伴谵妄状态。寒战和多汗复发作尤以后者更加明显,咳嗽伴有支气管痉挛,部分病例表现为哮喘发作和支气管肺炎,肺部听诊可闻及干、湿啰音和/或哮鸣音,并可出现毒血症、虚弱乏力、头痛、恶心、呕吐、腹泻、厌食、腹痛、消瘦、肌肉关节疼痛、水肿、荨麻疹、肝脾肿大、伴有显著的白细胞和嗜酸性粒细胞增多。其中,最常见的症状为头痛约占 60%、发热占50%、伴有腹泻和体重下降两者约占 40%。其他的临床症状和体征有恶心呕吐、腹痛、咳嗽、乏力、颜面水肿出现频率各占 30%,荨麻疹和尾蚴性皮炎约占 10%。

研究资料显示:在巴西伯南布哥(Pernambuco)州、东部的塞尔希培(Sergipe)州和米纳斯吉拉斯(Minas Gerais)州,人们感染曼氏血吸虫后,在急性期出现上述相似临床表现的频率波动范围较大,头痛出现频率为 $33\% \sim 87\%$,发热为 $50\% \sim 90\%$,咳嗽 $30\% \sim 91\%$,腹痛 $30\% \sim 90\%$,腹泻 $25\% \sim 81\%$,肝大 $35\% \sim 86\%$,转氨酶增高 38%,荨麻疹 $0.8\% \sim 10\%$,尾蚴性皮炎 10%。

一般来说,尾蚴穿透皮肤 3~7 天以后发育为童虫,经静脉系统到达肺部,穿过肺部毛细血管床,进入动脉系统。由于童虫在肺内移行过程中所产生的机械性损伤和人体对童虫代谢产物的反应,引起过敏性局限性肺炎和短暂性嗜酸性粒细胞增多症,伴随有弛张热或低热,少数有高热,咳嗽、咳痰、痰中带血,胸痛或哮喘,也可有腹痛,皮肤瘙痒、荨麻疹等过敏症状。这些症状持续 1~2 周,当童虫完成肺部迁徙以后症状自然缓解。

感染尾蚴 1~3 个月以后,进入急性毒血症阶段,主要表现为 Katayama 发热综合征,此时虫体发育成熟并大量产卵,出现虫卵沉积,可引起严重过敏反应。主要表现为发热、荨麻疹、支气管哮喘、血管神经性水肿、淋巴结肿大等。可有干咳、气促、哮喘、胸痛、咳血痰或脓血痰。肺部听诊可闻及干、湿啰音和/或哮鸣音。部分病例虫卵周围有急性脓肿形成,伴随恶心、呕吐、腹痛、腹泻等腹部症状,持久的腹泻是由于虫卵对肠黏膜刺激所致。胸部 X 线照片表现为肺部弥散分布的浸润病灶,这与免疫介导的复合物反应和虫卵在肺部的沉积有关。在幼虫发育为成虫的过程中,交叉反应表位刺激机体产生大量抗体,引起新的卵细胞沉积,导致循环抗原过剩,形成免疫复合物,这些早期抗体反应能够优先识别各自的糖类抗原。

Rocha 等报道在曼氏血吸虫感染的急性阶段会出现阳性皮肤反应和非特异性的嗜酸性粒细胞增多。嗜酸细胞绝对计数波动在$(0.4~0.6)×10^9/L$。嗜酸性粒细胞在许多疾病中起着重要作用,包括过敏性炎症、恶性肿瘤以及宿主对寄生虫感染的防御反应。嗜酸性粒细胞在血吸虫病的免疫病理过程中的确切作用并不十分清楚。离体实验证明:针对血吸虫童虫感染,人体嗜酸性粒细胞表达的 IgE 受体参与 IL-5 依赖的、抗体依赖的细胞介导的细胞毒性反应。嗜酸性粒细胞亦对毛蚴和血吸虫卵产生毁损作用。实验研究显示嗜酸性粒细胞增多主要由Ⅱ类细胞因子 IL-5 诱导产生,其中包括 IL-4、IL-9、IL-13。嗜酸性粒细胞增多被认为是急性曼氏血吸虫病的一个致病因子,嗜酸性粒细胞颗粒含有几种特异性的阳离子型蛋白质比如碱性蛋白质(major basic protein,MBP),并能产生高活性氧自由基,能够对成虫、童虫和虫卵产生杀伤作用,控制急性肉芽肿的细胞浸润,与此同时这些来源于嗜酸性粒细胞的分子产物能够对宿主组织产生直接破坏作用,例如会引起心内膜损伤和肺部纤维化,但这并不影响嗜酸性粒细胞在调节血吸虫感染、减轻宿主对血吸虫的免疫应答反应中起重要作用。

Pereira 等报道血浆 IgE 水平与急性曼氏血吸虫病的发病率相关。急性曼氏血吸虫病患者血浆 IgE 和一氧化氮(nitric oxide,NO)水平增高,NO 作为免疫系统的一种重要的细胞毒性因子和多功能信使将产生一种抗炎和促炎效应。更多的直接和间接的证据表明 NO 是一种抗血吸虫和抗寄生虫的分子,NO 由人体白细胞产生,能够杀灭血吸虫幼虫。急性曼氏血吸虫病的实验研究表明 NO 抑制剂可以引起恶病质并且能够加重肝脏的病理学损害,提示 NO 能够减轻肝细胞的损伤。

从免疫学的观点来看,曼氏血吸虫感染的急性阶段以体液免疫和细胞免疫异常为特征。淋巴细胞亚群分析显示 $T_4$ 和 $T_8$ 亚群升高。Hiatt 等研究显示血清 IgG、IgM、IgE 等抗体滴度增高,IgA 正常,提示急性患者体内发生了较强的免疫反应。IgE 的高低与感染的强度相关。De Jesus 等研究显示 IgE 水平在急、慢性曼氏血吸虫病患者中并没有显著性差异。Caldas 等研究显示急性患者的针对虫卵抗原的特异性的 IgG、IgM、IgE 与慢性患者并不相同。Nash 等报告可用血吸虫特异抗原血清反应区分急性期和慢性期患者,与健康人相比较,急性期患者可见较高的 IgM 抗体和较低的 IgG 抗体水平;而慢性期患者则刚好相反,表现为相对较低的 IgM 抗体和较高的 IgG 抗体水平。

值得注意的是,在高流行区,当地居民儿童期感染曼氏血吸虫后,在血吸虫感染的起始阶段并不会产生超敏反应,急性期常无症状而被忽略,通常没有肝脾肿大,但以成虫抗原做皮肤试验阳性率可达50%,部分病例嗜酸性粒细胞升高。散发急性病例多见于那些非疫区年轻男性在休闲活动中(在池塘中洗澡、游泳等)初次感染者,或那些在战争期间或军事演习中接触了疫水的士兵。

急性期的这些表现并不典型,可能散在出现或完全隐匿。其临床表现的轻重与感染的虫荷、器官的免疫状态及重复感染有关。急性期的结束并不意味着排泄物里的虫卵数会减少。

**(二) 慢性期阶段**

当急性感染临床表现消失以后,患者可无任何症状地进入慢性期,成虫和具有生育能力的卵细胞在体内不断产生抗原类物质是慢性期病变的基础。此外,成虫和卵细胞的死亡亦能产生抗原而促进免疫反应发生,从而引起靶器官的损伤。抗原的产生以及引起病变的严重程度,与感染的强度密切相关。大多数慢性感染者见于流行区无症状居民,由于这些患者从小暴露于疫水感染的环境中,获得对再次感染的部分免疫力,因而缺乏对曼氏血吸虫的显著超敏反应,当慢性重复感染时,并不能表现出急性临床综合征等。依据其临床表现与病理变化过程人为地将慢性曼氏血吸虫病分为肠型、肝肠型、肝型、肝脾型和脾型。虽然有些病例其中之一可能占优势,但在任何曼氏血吸虫感染中,肠和肝的病理变化总是同时存在。

儿童慢性感染者临床表现变化较大,可能会出现贫血、营养不良、生长发育迟滞、肝脾肿大、身材矮小及性器官发育不良。经过合适的治疗以后,绝大部分可恢复正常。

1. **肠型/肝肠型曼氏血吸虫病**　肠型、肝肠型曼氏血吸虫病并无严格的界限区分,以轻症和无症状者多见。

肠道血吸虫病具有显著的临床特征,表现为腹部绞痛、痢疾、水电解质代谢紊乱、缺铁性贫血、维生素吸收异常等。在肠道黏膜会出现类结核样的炎症反应,病变区域肠黏膜充血、点状出血和肠绒毛萎缩。这些病变在那些急性感染病例表现明显,尤其是重症感染病例,当然那些慢性隐匿性感染者亦可发生。由于肠道病理学检查的困难以及一些其他的肠道疾病也可出现类似的症状和体征,肠道血吸虫病的发生频率难以量化。

腹泻为最常见的症状,多见于50%的患者,呈周期性发作持续数天,伴有黏液血便及里急后重感,有时腹泻与便秘交替出现。严重的血样腹泻可引起缺铁性贫血、低蛋白血症和低血钾,患者可表现为面色苍白、消瘦乏力、杵状指、双下肢水肿、腹水等。另有部分患者表现为腹痛、对某些特定的食物消化不良、恶心,很少伴有呕吐、胃肠胀气。1/3的患者伴有头晕头痛、紧张不安、气短和体重下降。另外较常见的有失眠、虚弱、困倦(特别是饭后)、肌痛。不常见的有厌食、四肢末梢冰冷、胃部灼热感、心悸、多汗、阳痿、肛门瘙痒和鼻炎。许多患者可能没有症状,但症状随时都有可能突然发作。

肝脏通常肿大、质地变硬。超声检查显示肝脏肿大及典型的Symmers肝纤维化,不伴有门静脉高压、脾大。血液检查嗜酸细胞增多但低于急性期水平及大细胞性贫血,肝功能正常。直肠乙状结肠镜检查,几乎半数患者肠黏膜正常,半数表现为肠腔阻塞、肠充血、点状出血和易出血倾向。放射学检查表现为结肠痉挛、黏膜水肿和小肠弛缓征。曼氏血吸虫病发生结肠息肉的概率很高,且多发于30岁左右的年轻男性,息肉最常见的部位为乙状结肠,然后依次为直肠、降结肠、横结肠和升结肠,病变部位的结肠壁可呈弥漫性增厚,病变严重者可致肠腔局部狭窄并伴有程度不等的结肠梗阻,结肠息肉的黏膜和黏膜下层通常能发现大量曼氏血吸虫虫卵。

曼氏血吸虫感染可引起嗜酸性粒细胞胃肠炎,表现为缓慢失血,导致缺铁性贫血。Hes-doffer 和 Ziady 报道 1 例曼氏血吸虫感染引起的嗜酸性粒细胞胃肠炎表现为缺铁性贫血,经胃十二指肠黏膜活检提示为嗜酸性粒细胞浸润。有人曾在 1 例伴有嗜酸性粒细胞浸润的曼氏血吸虫病患者的直肠、乙状结肠黏膜内查到曼氏血吸虫虫卵。文献报道曾对 17 例有活动性曼氏血吸虫感染的苏丹人用 Crosby 囊做空肠活检,发现肠绒毛结构有明显的组织学变化,表现为绒毛明显缩短与绒毛间距增宽并伴有嗜酸性粒细胞浸润,但认为虫卵沉积不可能严重影响营养吸收,因为血吸虫卵累及的小肠范围较小,不足以影响整个小肠的营养吸收功能。但是,严重的曼氏血吸虫感染可引起吸收障碍综合征,有学者报道 1 例表现为吸收障碍综合征的津巴布韦男孩出现腹泻、贫血、低蛋白血症、消瘦和周围水肿,经空肠、直肠和肝脏活检证实为曼氏血吸虫感染。

2. 肝型/肝脾型曼氏血吸虫病 具有肝脏晚期损害及门脉高压伴有脾肿大时称为肝脾型曼氏血吸虫病,其病理变化与临床表现相当于腹水型和巨脾型晚期日本血吸虫病。早期肝大,以左叶更明显,表面光滑,质较硬,触诊时无压痛,儿童的肝大与感染度相关,随着持续的感染和病理学的演变,到 10 多岁或 20 多岁,临床可触到明显的肝大,在病情发展到晚期或发生呕血前可以没有症状。随着病情的进展,肝质地坚硬并形成结节,肝脏体积缩小即形成肝硬化。根据肝脏病变的情况,可分为肝功能代偿期和失代偿期两个阶段。

(1) 肝功能代偿期:患者一般情况可,主要表现为消化道症状,伴有或不伴有脾大,肝功能大多正常,蛋白质代谢正常,无腹水。

(2) 肝功能失代偿期:除一般的胃肠道症状外,可表现为腹水、脾大、脾功能亢进、门脉高压和/或上消化道出血,严重者可危及生命。消化道出血特别是呕血是最重要的临床表现,出血程度与门脉高压相一致,伴随发热、黑便,以无力、上腹不适为先兆,出血常可突然发生,大出血时,脾脏可见缩小。也有部分患者仅有黑便或同时伴有肠出血。浅表侧支循环散在出现或者缺乏。少数患者出现轻度黄疸,蜘蛛痣与肝掌较门脉性肝硬化少见,下肢浮肿常见。曼氏血吸虫病并发肝性脑病并不常见,死于肝功能衰竭也属罕见,但合并病毒性肝炎者则除外。有些患者可能会并发门静脉血栓形成表现为显著的腹痛、腹胀和腹水,甚至没有症状而未被觉察。

腹水的发生与血吸虫病的关系在不同地区有明显差异。在埃及,血吸虫病是引起腹水最常见的原因。但在巴西,腹水通常出现于上消化道出血以后,出血后可见腹水出现或迅速增加且腹水治疗效果良好。在农村社区曼氏血吸虫病患者腹水发病率很低,文献报道肝型曼氏血吸虫病患者腹水的发生率为 15%~45%。提示不同地域的成虫病株和变异可能会影响到疾病的表现和发病率。

钡餐和胃镜检查发现 80% 的肝脾型曼氏血吸虫病患者有胃底食管静脉曲张,曲张的部位最常发生于食管下 1/3 段,常常伴有脾脏的明显肿大。出血前可无任何先兆,常表现为呕血或黑便,伴有虚弱乏力、上腹不适胀痛、食欲明显下降。如表现为呕血,则失血量较大,肿大的脾脏可有一定程度的缩小,严重者出现失血性休克而致命。出血后血氨轻度升高或正常,发生肝性脑病的概率较低,这与晚期日本血吸虫病并不相同。出血 24 小时内网织红细胞即见升高,至出血后 4~7 天,可达 5%~15%,以后逐渐下降至正常,如出血不止,网织红细胞可持续升高。上消化道大出血 2~4 小时,白细胞可升高到 $(10~20)×10^9$/L,出血停止后 2~3 天恢复正常,但合并脾功能亢进者,白细胞计数可不增高。

动物实验证明用曼氏血吸虫反复感染同系交配的 CBA/J 小鼠,经过急性阶段以后,20%

的小鼠会出现特征性的巨脾综合征(hypersplenomegally syndrome,HSS),表现为巨脾、肝纤维化、腹水、贫血。类似于伴有门脉高压和侧支分流的人肝脾型曼氏血吸虫病的临床表现。其余的会进展为与慢性感染相一致的病变程度较轻的脾肿大综合征(moderate splenomegally syndrome,MSS)。与 MSS 相比,具有 HSS 表现的实验小鼠其 T 淋巴细胞和 B 淋巴细胞大量激活,导致 TNF-α 水平增加,IL-10 合成减少。提示具有不同临床表现的两组实验小鼠之间存在着不同的免疫调节通路,因为这两组小鼠具有完全一致的遗传基因、相同的感染虫荷。

（三）异位损害

曼氏血吸虫成虫主要寄居于肠系膜下静脉与痔静脉丛,偶可寄居于肠系膜上静脉与门静脉系统,在此处发育和产卵,虫卵可通过不同途径进入体循环。因此,理论上讲,全身各器官均可能发生虫卵异位沉积而产生异位损害,主要包括肺动脉高压、中枢神经系统脑和脊髓的损害、免疫复合物型肾病等。这些异位损害的发生与曼氏血吸虫病缓慢进展的自然病程具有相关性,临床上多见于小宗病案报道,缺乏大样本病例分析,部分异位损害病例因缺乏临床表现而可能被忽视。

1. 肺动脉高压 当急性期过后或由于肺部少量童虫反复感染和长期侵袭,进入慢性期,形成慢性肺血吸虫病。可表现为血吸虫性慢性支气管炎、反复发作的过敏性肺炎、支气管扩张、胸膜炎等。严重者可引起弥漫性、闭塞性肺小动脉炎,是导致肺动脉高压的解剖学基础。大约25%的肝脾型患者平均肺动脉压超过 20mmHg,门脉高压愈严重,发生肺动脉高压的频率则越高。患者可表现为劳力性呼吸困难、心悸、头晕甚至晕厥、视物模糊、头痛、上腹部和心前区不适,由于肺血管的扩张,多数患者伴有胸痛。而咳嗽、咯血较少发生。由于持久的肺动脉高压,右心室后负荷加重,常可引起慢性肺心病及心力衰竭等所谓类似原发性肺动脉高压综合征(Ayerza 病)的表现,其后果较为严重。

2. 免疫复合物型肾病 曼氏血吸虫病引起肾损害是一种免疫复合物型超敏反应,与来源于成虫、虫卵和尾蚴的循环抗原、抗体、免疫复合物在肾小球的沉积有关。许多学者相继在血吸虫病患者肾脏活检或感染动物的肾脏切片中证实了曼氏血吸虫感染可以引起肾小球病变,并观察到沿肾小球血管基底膜与系膜区有免疫球蛋白和补体的沉积。Natali 在感染曼氏血吸虫小白鼠肾洗脱物中,Houba 在感染曼氏血吸虫狒狒肾脏洗脱物与切片中,Falcao 与 Hoshino-Shimizu 分别在曼氏血吸虫病患者肾脏切片中找到曼氏血吸虫抗原。Barsoum 等与 Andrade 等认为肝纤维化是肾小球损害的必要条件,库普弗细胞功能减退,从而使循环中异性蛋白抗原的降解能力受到影响,门体侧支分流形成后,部分抗原得以逃避肝网状内皮细胞的吞噬,直接进入体循环,形成循环免疫复合物,被嵌留于肾小球基底膜及间质,激活补体,导致肾小球损害。

在血吸虫病流行区,24.6%的肝脾型与 4.6%的肝肠型患者可发现蛋白尿,至晚期阶段,12%的肝脾型患者可出现肾损害,肾小球系膜区为其主要病变部位。常表现为肾病综合征和广义的肾小球肾炎,伴有水肿、有时出现腹水、蛋白尿和 γ 球蛋白血症,血胆固醇并不升高。

3. 假瘤形式增生 假瘤形式增生是由于局部大量虫卵沉积引起强烈的和不成比例的纤维化反应所致。瘤体很大,常在剖腹探查时发现,常位于肠道或腹膜。腹部触诊时可触及坚硬的肿块。但可异位发生于消化器官如男女生殖道或神经系统。

4. 神经系统血吸虫病 曼氏血吸虫卵在脑部的沉积不如日本血吸虫常见,但在巴西,更多见于横贯性脊髓炎,源于虫卵在脊髓部位的沉积形成瘤体,常见于脊髓腰段。迅速出现双下肢截瘫或偏瘫、括约肌功能障碍、感觉障碍、脑脊液检查细胞数和蛋白增加,有少部分患者尚可表现为马尾综合征。通常肝脾型患者较少出现脑和脊髓的异位损害。

### 五、诊断与鉴别诊断

曼氏血吸虫病诊断的金标准是应用显微镜在患者粪便样本中查出虫卵,但该检查方法也有可能导致假阴性结果,特别是对慢性感染者和低虫荷或排卵前的新近感染者。血吸虫循环抗原检测是一种免疫诊断方法,但其敏感性较差。较敏感的方法是检测血吸虫感染者血清中的特异性的循环抗体。

在急性感染的早期阶段,大便中并不能找到曼氏血吸虫虫卵,加之非特异性的临床表现,给诊断带来困难。而腹部 B 超检查是诊断曼氏血吸虫病的一种有效的补充手段,主要表现为肝脏的非特异性肿大、门静脉周围起始部回声增强、在门静脉周围区域可发现淋巴结肿大,肝脏组织病理学检查证实门静脉周围起始部回声增强的区域,是由血吸虫引起的炎性渗出物所致,经奥沙尼喹(oxamniquine)治疗后炎性渗出即可消失。然而,肝穿刺的组织学检查毕竟是一种有创伤性检查而很少采用。由于急性病毒性肝炎和其他病毒感染可以引起肝、脾、淋巴结肿大,因此单凭肝、脾、淋巴结的超声特征不能诊断曼氏血吸虫病,但仍不失为诊断曼氏血吸虫病的一个重要依据。

**(一) 诊断**

1. 急性曼氏血吸虫病诊断依据

(1) 流行病学资料:发病前 2 周至 2 个月内有疫水接触史;

(2) 临床表现:发热、头痛、急性小肠结肠炎、恶心、呕吐、腹痛、体重减轻、咳嗽、尾蚴性皮炎、肝脾肿大伴有肝区压痛、贫血、周围血嗜酸性粒细胞增多、肝脏 B 超的影像学改变等;

(3) 病原学检查:粪检查出虫卵或孵出毛蚴;

(4) 免疫学检查:ELISA 等检测血清中的循环抗体,血清学反应阳性者。

具备(1)、(2)为疑似病例;具备(1)、(2)、(4)为临床诊断病例;具备(1)、(2)、(3)为确诊病例。

2. 慢性曼氏血吸虫病诊断依据

(1) 流行病学资料:既往有疫水接触史或有明确的曼氏血吸虫病史;

(2) 临床表现:间歇性腹泻、腹痛、黏液血便伴有里急后重、贫血、消瘦、肝大或缩小、脾大、结肠增厚或伴有结肠肉芽肿、腹水、脾功能亢进、门脉高压和/或上消化道出血等表现;

(3) 病原学检查:粪检查出虫卵或孵出毛蚴,无治疗史者肠黏膜活检发现虫卵,有治疗史者发现活卵或近期变性虫卵;

(4) 免疫学检查:ELISA 等检测血清中的循环抗体,血清学反应阳性者。

具备(1)、(2)为疑似病例;具备(1)、(2)、(4)为临床诊断病例;具备(3)为确诊病例。

**(二) 鉴别诊断**

曼氏血吸虫病非特异性的临床表现给诊断带来了一定的困难,尤其是急性阶段粪检虫卵阴性时,这些症状可能会与其他感染相混淆如内脏利什曼病、伤寒、疟疾、病毒性肝炎、单核细胞增多症、肺结核、支气管疾患、肺炎等。特别是改革开放以来,输入性病例在我国的出现,给其诊断与鉴别诊断带来了挑战。当输入性病例临床表现不典型,出现间断发热、腹泻、乏力、全身酸痛甚至引起肾功能损害时,考虑到患者有国外尤其是非洲的工作生活史,首诊医师容易将其误诊为"伤寒""疟疾""肠道传染病"或其他细菌病毒感染,从而错过曼氏血吸虫病急性期的最佳治疗时机,容易进展为慢性血吸虫病,而对肝脏功能造成不可逆性损伤。

1. 埃及血吸虫病　在非洲流行的除曼氏血吸虫病外,还存在埃及血吸虫病,主要侵犯泌尿系统,临床上以终末血尿、膀胱刺激征和尿路梗阻为临床特征,其确诊的主要依据是尿检或膀胱黏膜活检找到埃及血吸卵。但文献报道埃及血吸虫可异位寄生于肠道黏膜,临床表现以腹痛腹泻为首发症状,与曼氏血吸虫病临床表现相似,尤其是尿检或粪检找不到血吸虫卵时,容易误诊。故肠黏膜活检找到血吸虫卵并鉴定虫种在临床诊断上非常必要,是确诊的依据。

2. 内脏利什曼病　本病又称黑热病,是由杜氏利什曼原虫(*Leishmania donovani*)所引起的慢性地方性传染病。过去流行于长江以北,传染源是患者和病犬(癞皮狗),通过白蛉传播,每年5~8月为白蛉活动季节,白蛉吸吮患者的血液时,原虫便进入白蛉体内,发育繁殖成鞭毛体,7天后白蛉再次叮咬人体时,将鞭毛体注入,即可引起感染。原虫的无鞭毛体主要寄生在肝、脾、骨髓、淋巴结等器官的巨噬细胞内。以长期发热、肝脾肿大、末梢血白细胞数减少和血浆球蛋白增高为其主要临床特征。其临床表现与曼氏血吸虫病容易混淆,鉴别点是流行病学史及病原学检查,骨髓穿刺涂片镜检最为常用,原虫检出率为80%~90%。

3. 伤寒　伤寒是由伤寒杆菌引起的急性肠道传染病,主要表现为发热(稽留热)、全身中毒症状、消化道症状、相对缓脉、玫瑰疹、肝脾肿大、白细胞减少等,肠出血、肠穿孔是可能发生的最主要的严重并发症。当其症状不典型时容易误诊。血培养是确诊的依据,病程早期即可阳性,发病第7~10天血培养阳性率可达90%,第3周降为30%~40%,第4周常阴性。骨髓培养阳性率较血培养高,尤其适合于已用抗生素治疗且血培养阴性的患者。

4. 疟疾　疟疾是由疟原虫经雌按蚊叮咬或输入带疟原虫患者的血液而感染所引起的传染病。不同的疟原虫分别引起间日疟、三日疟、恶性疟及卵圆疟。多发于夏秋季节,在热带及亚热带地区一年四季均可发病,并且容易流行。主要表现为周期性规律发作,全身发冷、发热、多汗,长期多次发作后,可引起贫血和脾大。婴幼儿疟疾发热多不规则,可表现为持续高热或体温忽高忽低,在发热前可以没有寒战表现,或仅有四肢发凉、面色苍白等症状。婴幼儿疟疾高热时往往容易发生惊厥。外周血及骨髓涂片可发现疟原虫,用有效抗疟药治疗迅速退热,抗生素治疗无效。

5. 急性病毒性肝炎　急性黄疸型肝炎的黄疸前期有发热,全身不适,消化道症状,白细胞减少或正常,一般于病程第5~7天出现黄疸,体温亦随之恢复正常,肝大压痛,肝功能明显异常,可通过肝炎病原学检测而确诊。

6. 传染性单核细胞增多症　本病由EB病毒感染引起的急性自限性传染病,好发于儿童和青壮年。潜伏期成人为33~39天,儿童10天左右。起病缓慢,常有头痛、乏力等前驱症状。以发热、咽痛、淋巴结肿大、脾大和外周血淋巴细胞增多并出现异型淋巴细胞为特征。检测血清抗EBV-IgM阳性可确诊。血象改变是本病的重要特征,早期白细胞总数多在正常范围或稍低,发病1周后,白细胞总数增高,一般为$(10~20)\times10^9$/L,高者可达$60\times10^9$/L,分类以单核细胞增多为主,占60%以上,异常淋巴细胞增多10%以上具有诊断意义,血小板计数常见减少。一般不需特殊治疗,急性期间应卧床休息,主要为对症处理,预后良好。

7. 粟粒型肺结核　粟粒型肺结核又称血行播散型肺结核,主要表现为低热、乏力、食欲不振、咳嗽和少量咯血。但多数患者病灶轻微,常无明显症状,少数患者急剧发病,中毒症状明显。胸部X线或CT检查常对鉴别诊断起决定性作用,肺部CT扫描可见大小(1~3mm)、密度(中度)、分布(全肺)一致的阴影,部分病灶有融合,可疑者应行病原学检查及血清抗结核抗体检测。

8. 慢性支气管炎 慢性支气管炎是气管、支气管黏膜及其周围组织的慢性非特异性炎症。临床上以咳嗽、咳痰为主要症状,每年持续 3 个月,连续 2 年或 2 年以上,排除其他心肺疾病所引起。肺部 X 线早期无异常,反复发作后,可表现为肺纹理增粗、紊乱,呈网格或条索状、斑点状阴影,以双下肺明显。血常规检查偶可出现白细胞总数和/或中性粒细胞增高,急性发作期痰液或血液可培养出致病菌。

9. 支气管哮喘 支气管哮喘常表现为发作性喘息、气急、胸闷或咳嗽等症状,少数患者可以胸痛为主要表现。常在接触烟雾、香水、油漆、灰尘、宠物、花粉等刺激性气体或变应原之后发作,夜间和/或清晨症状也容易发生或加剧。很多患者在哮喘发作时自己可闻及喘鸣音。症状通常是发作性的,多数患者可自行缓解或经治疗后缓解。发病的危险因素包括宿主因素(遗传因素)和环境因素两个方面可与之鉴别。

10. 小叶性肺炎 小叶性肺炎由细菌或病毒引起,故又分称为细菌性支气管肺炎和病毒性支气管肺炎,细菌性肺炎主要因肺炎球菌所致,而病毒性肺炎主要由腺病毒引起。婴幼儿防御功能差,肺脏发育不成熟,故 2 岁以内发病率最高,多继发于上呼吸道感染和急性传染病之后,以冬春季最多见。细菌性肺炎患儿,白细胞总数大多增高,一般可达 $(15 \sim 30) \times 10^9/L$,偶可高达 $50 \times 10^9/L$,中性粒细胞达 $60\% \sim 90\%$,但在重症金黄色葡萄球菌,或革兰氏阴性杆菌肺炎白细胞,可不高或降低。病毒性肺炎时白细胞总数多数低下。根据病史、临床表现和流行病学史多可与曼氏血吸虫病肺部改变进行鉴别。

## 六、治疗

### (一) 病原学治疗

血吸虫病的原治疗最早可追溯至 20 世纪 20 年代三价锑的临床使用,其后药物和临床工作者不断研制了新的药物,并用于曼氏血吸虫感染者的治疗,但多数药物或疗效差,疗程长或毒性大,使用不便,目前临床应用的药物主要有吡喹酮、奥沙尼喹。

1. 吡喹酮 吡喹酮为目前治疗曼氏血吸虫病的首选药物,具有高效、低毒、副作用轻、口服疗程短等优点。

(1) 剂量与用法:世界各地吡喹酮的应用剂量并不完全一致,对于急性和慢性曼氏血吸虫病的使用剂量没有区分,一般均达到 40mg/kg 以上。

WHO 推荐使用剂量为 40mg/kg。使用方法:剂量 40mg/kg,一次顿服或两次分服(分服间隔 6 小时);剂量 60mg/kg 时一次顿服,或 1~2 日内 2~3 次分服(间隔时间 6 小时);儿童体重<30mg/kg 者,剂量可增加 10%~20%。对肝功能差、体弱、年老或有夹杂症的晚期血吸虫病患者,WHO 推荐使用总剂量为 60mg/kg,采用 3 天疗法,每日量 3 次分服;或 90mg/kg,6 天疗法。

目前巴西血吸虫病控制项目及卫生部对曼氏血吸虫病推荐剂量为:2~15 岁儿童及青少年,60mg/kg,顿服;15 岁以上人群,50mg/kg,顿服。5 岁以下儿童用药有待进一步研究。

2013 年 Anthony DA 等在巴西、毛里塔尼亚和坦桑尼亚进行一个多中心试验的分析,共有 10 269 名曼氏血吸虫病患者参与此试验,将患者分别服用吡喹酮 20~30mg/kg(低于标准治疗剂量)、40mg/kg(标准治疗剂量)、50~60mg/kg(高于标准治疗剂量)进行治愈率、减卵率及减轻腹痛、腹泻、便血、肝脾肿大等临床症状之间的比较,药物随机对照实验结果显示:20~30mg/kg 用药剂量的效果要低于标准治疗剂量(40mg/kg),加大剂量,如 50~60mg/kg,

目前对照实验研究结果显示未能提高疗效。40mg/kg 剂量的用药在曼氏血吸虫病治疗中，治愈率（寄生虫学转阴率）为 70%~90%，减卵率在 90% 以上，能有效地改善症状，阻止疾病的发展，尤其是对于重症感染者，但不能阻止再感染的发生。对于急性血吸虫病及神经系统血吸虫病，在血吸虫病抗虫药物治疗前 24~48 小时，要使用每天剂量为 1mg/kg 的泼尼松；对于急性病例，维持用药 7~10 天，并逐渐减量；对于侵犯神经系统的血吸虫病患者，泼尼松用药要维持 2~3 个月。

（2）混合感染治疗：吡喹酮治疗 2 种血吸虫混合感染并取得良好效果的临床报道屡见不鲜。1988 年 Sukwa TY 等报道吡喹酮 40mg/kg 单剂量治疗 13 例成人埃及血吸虫与曼氏血吸虫混合感染者，即同一患者尿中排埃及血吸虫虫卵同时粪中排曼氏血吸虫虫卵，12 个月后复查其虫卵阴转率 100%。Anddrew P 等报道吡喹酮对间插血吸虫及间插血吸虫与埃及血吸虫杂交虫也有良效，认为一剂吡喹酮可以治愈非洲所有种类血吸虫感染，包括两种虫产杂交卵和混合感染病例。

（3）药物反应及注意事项：吡喹酮临床药物反应主要有 3 类：胃肠道反应（如腹痛、恶心等）、中枢神经反应（如头晕、头痛、嗜睡等）与过敏性反应（如皮疹、发热等），但不严重。通过对全球 1 亿以上的血吸虫感染者或血吸虫病流行区进行化疗服用吡喹酮的观察发现绝大部分药物反应短暂、轻微、未见不良后果；个别较重的药物反应有腹绞痛、呕吐、荨麻疹与水肿，也均表现短暂；有少数曼氏血吸虫病病例治疗后出现便血伴随腹绞痛的报道。Harries 报道急性病例治疗后多例出现高热，一般 1~2 天，1 例儿童持续高热 6 天。尚未见吡喹酮治疗后引起死亡的确诊病例。

吡喹酮用药禁忌证包括肝、肾代偿功能严重障碍者；严重心力衰竭或心律失常者；急慢性传染病发作期；其他疾病体质极度衰弱或处于恶病质状态者；对吡喹酮过敏者；眼囊尾蚴病患者。代偿功能明显失调的器质性疾病及有精神障碍或严重神经官能症患者可缓用或慎用。怀孕和哺乳者是否适用意见不一，如巴西将怀孕列入禁忌证，而埃及可对怀孕 3 个月或 4 个月以上的人员进行吡喹酮治疗，无论如何在对怀孕和哺乳人员进行吡喹酮治疗前，要向患者及家属告知可能的副作用并取得其同意。

2. 奥沙尼喹　奥沙尼喹主要用于治疗曼氏血吸虫，包括伴有肝脾肿大、腹水及结肠息肉的患者，对雄虫的作用强于雌虫，其作用机制尚不明确，对日本血吸虫和埃及血吸虫无效，不同地区的虫种，对该药的敏感性差异很大，故剂量随地区而异，但对于急性和慢性曼氏血吸虫病的使用剂量并没有进行严格的区分，加之其价格高于吡喹酮等因素的影响，批量应用仅局限于南美曼氏血吸虫病单种类流行区。

巴西血吸虫病控制项目及卫生部推荐剂量：成人总剂量为 15mg/kg（体重以 60kg 为限），顿服，体重<30kg 的儿童，剂量为 20mg/kg，一日分 2 次服用（间隔 6~8 小时）。在非洲：成人总剂量为 60mg/kg，分剂在 2~3 天内服完，1 次口服剂量不能超过 20mg/kg。急性期在抗虫治疗前 24 小时使用泼尼松，剂量为 1mg/（kg·d），并维持 1 周左右，此后剂量改为 0.25mg/（kg·d），维持 1 周左右。

Anthony DA 综述药物随机对照实验结果显示：使用奥沙尼喹治疗曼氏血吸虫病治愈率达 80% 左右，但剂量为 20~60mg/kg 的用药在治愈率、虫卵减少等疗效方面未发现统计学差异。其常见的不良反应有头晕、嗜睡、恶心、偶见呕吐、腹痛、腹泻、皮肤红斑及发热等，且有诱发癫痫或精神病发作的可能。目前奥沙尼喹在南美的使用也越来越少，逐渐被吡喹酮替代。

3. 联合用药

（1）吡喹酮联合青蒿琥脂：血吸虫童虫对吡喹酮不敏感，而青蒿琥脂主要杀灭此时期的童虫，理论上两者的联合应用有着很大的发展空间。1999—2000 年，在塞内加尔的一个重点流行区进行了一项吡喹酮联合青蒿琥脂与单独使用吡喹酮的药物对比试验，参与人员 75 人，吡喹酮组剂量为 40mg/kg，联合用药组为吡喹酮（剂量 40mg/kg）加青蒿琥脂（剂量 12mg/kg，连续 5 天分服），在服药 1 个月、2 个月、3 个月的寄生虫学转阴率未发现统计学差异；虽然粪便虫卵的下降率，联合用药组效果高，但亦无统计学差异。

（2）吡喹酮联合奥沙尼喹：1987 年在巴西的血吸虫病高流行区开展了一项样本量为 52 人的吡喹酮与吡喹酮联合奥沙尼喹的药物对照试验。吡喹酮组使用吡喹酮（剂量 40mg/kg），1 天 2 次分服，联合用药组使用奥沙尼喹（剂量 7.5mg/kg）加吡喹酮（剂量 20mg/kg），1 天 1 次服用。在 3 个月、6 个月、12 个月的粪便虫卵转阴率方面未发现统计学差异；联合用药组的减卵的几何均数要低。在津巴布韦曼氏及埃及血吸虫合并感染的地区进行了一项 28 人的小样本的吡喹酮（剂量 8mg/kg）加奥沙尼喹（剂量 4mg/kg）与吡喹酮（剂量 20mg/kg）加奥沙尼喹（剂量 10mg/kg）的对比试验。实验结果表明高剂量组 1 个月后的虫卵阴转率高于低剂量组，并有统计学差异；3 个月及 6 个月的虫卵阴转率经统计检验未发现统计学差异。虫卵减少程度上高剂量组高。另一次，在津巴布韦进行了一项 48 人（EPG>100，学生），吡喹酮（剂量 15mg/kg）联合奥沙尼喹（剂量 20mg/kg）与吡喹酮（剂量 10mg/kg）联合奥沙尼喹（剂量 7.5mg/kg）的对比试验，1 个月、3 个月、6 个月寄生虫学阴转率进行统计学检验，未发现统计学差异。1 个月、3 个月、6 个月虫卵减少方面经统计学检验，具有统计学差异，认为高剂量组减少虫卵作用要明显。

4. 药物抗性

（1）奥沙尼喹：曼氏血吸虫对奥沙尼喹产生抗性已确认，其抗性产生机制已明确，由于其抗性产生的机制决定其分布散在性，研究表明没有在人群扩散的现象，目前对奥沙尼喹不敏感的曼氏血吸虫在非洲没有报道。对奥沙尼喹不敏感的血吸虫病患者，通过常规剂量的吡喹酮治疗仍然有效。

（2）吡喹酮：曼氏血吸虫是否对吡喹酮产生了抗性，目前存在一定的争议。1991 年在非洲北塞内加尔采用标准剂量吡喹酮治疗曼氏血吸虫病的治愈率仅为18%～36%，增加剂量并不能明显提高治愈率。继而在埃及发现部分患者经反复治疗难已治愈，是否出现了吡喹酮抗性虫株引起科学界的重视。目前研究主要观念是没有确切的证据表明曼氏血吸虫产生了抗性，但也不排除产生了抗性的可能。北塞内加尔吡喹酮治疗效果不好的患者，采用标准剂量奥沙尼喹治疗能取得较好效果。

**（二）食道静脉曲张破裂出血的治疗**

食道静脉曲张破裂出血是曼氏血吸虫病肝硬化的一种常见并发症，大量迅速失血可立即出现血流动力学障碍，严重者危及生命。目前治疗方法较多，主要包括药物治疗、内镜治疗、介入疗法和外科手术等，各有优缺点，但总体效果仍不令人满意。在急性出血时，控制出血的第一线疗法仍是药物。当急性出血停止，患者情况稳定时（一般 12～24 小时）应急诊内镜检查明确诊断，了解静脉曲张程度与部位；B 超检查了解门静脉高压状况以及临床化验了解肝功能情况等；再根据检查结果综合考虑，决定是否对患者采取哪种方法可减少治疗危险性，以达到最佳治疗效果。

危重者转入 ICU 行重症监护并常规进行血流动力学监测，留置中心静脉导管按照相关指南进行液体复苏,必要时输血及血浆。维持器官功能稳定及水电解质平衡,同时配合应用药物降低门脉压力、止血等对症支持治疗。

1. 药物治疗

(1) 垂体加压素(vasopressin、pitressin):又称血管加压素,主要是使肠系膜动脉和其他内脏血管收缩,汇入门静脉的血流量减少,从而降低门脉压力和收缩食管肌肉而产生止血效果。Kehne 于 1956 年首先使用血管加压素治疗食管静脉曲张破裂出血,目前已成为第一线使用药物。多数学者主张连续低剂量外周静脉连续滴注法给药:常用垂体后叶素 0.4U/min(即 50U 垂体后叶素稀释在 500ml 溶液中,以每分钟 60 滴的速度滴入)持续滴注 8 小时后,减半量维持 8~12 小时。

人工合成的血管加压素衍生物如三甘氨酰赖氨酸加压素又称特立加压素(triglycyl-lysine vasopressin、glypressin),在体内经酶裂解,缓慢释出赖氨酸血管加压素,其生物半衰期较长,全身性作用较小,对心脏无严重不良反应,不激活纤溶系统,可大量输入,止血效果好。一般以 2mg 静脉注射,每 4~6 小时一次。或开始用 2mg,继之 1mg,每 4 小时一次,32 小时内总剂量 10mg,可使门脉压力降低。八肽加压素和糖加压素亦为血管加压素的衍生物,可供选用。

目前对本法疗效的评价仍存在分歧,如 Fogel 报告垂体加压素与对照组比较,二者在输血量及死亡率上无差别。血管加压素的不良反应主要是对体循环血管的强烈收缩作用,可使血压升高,甚至发生脑出血。由于冠状动脉收缩,心脏后负荷增加,使心肌缺血,可出现心律失常乃至心肌梗死。血管加压素可激活纤溶系统,阻碍止血,并有抗利尿作用。不能口服,但腹腔内注射止血率达 91.3%。

由于血管加压素的不良反应,可联合应用血管扩张剂,而使门脉和窦状隙扩张,以降低肝内阻力。硝酸甘油系静脉扩张剂并轻度扩张动脉,可逆转血管加压素引起的不良反应,并降低血管加压素所致的门脉阻力增加,从而加强其降低门脉压的作用。联合应用时硝酸甘油的量以维持收缩压不低于 90mmHg 为宜。故有人认为血管加压素与硝酸甘油联合应用为治疗急性食道静脉曲张破裂出血的首选药物疗法。也可选用其他血管扩张剂与血管收缩剂联合应用。

(2) 生长抑素(somatostatin):本品为人工合成的由 14 个氨基酸组成的环状多肽,与天然生长抑素的化学结构和作用完全相同。它能抑制生长激素、甲状腺素、胰岛素、胰高血糖素、胃酸等分泌,显著减少内脏血流,降低门脉压力,降低侧支循环的血流和压力,减少肝脏血流量,而对全身血流动力学无明显影响,可有效地治疗食管胃底曲张静脉破裂所致的出血。先缓慢静注负荷量 250μg(3~5 分钟内),继以静滴 250μg/h,一般用药量为 3.5μg/h/kg,当大出血被止住后(一般在 12~24 小时内),治疗应继续进行 48~72 小时,以防再出血。通常的治疗时间是 5 天(120 小时)。由于肠系膜动脉收缩,门脉压明显降低。生长抑素减少奇静脉血流的作用比血管加压素强,而且这种作用比降低门脉压的作用持久。Kravetz 等研究表明,对控制食管静脉曲张出血的效果,生长抑素及其衍生物与血管加压素相似,而生长抑素及其衍生物发生不良反应则比血管加压素少得多。给药速度超过 50μg/min 时,可出现恶心、呕吐,少见症状有眩晕、面部潮红、腹痛、腹泻和血糖轻微变化。

奥曲肽(octreotide)为一种人工合成的生长抑素八肽衍生物,具有与天然内源性生长抑素类似的作用,但作用较强且持久,半衰期较天然生长抑素长 30 倍。首剂 50μg 静脉注射,以后(25~50)μg/h 持续静滴,维持 2~4 天。目前认为是对食管静脉曲张破裂出血的首选药物。

（3）β-受体阻滞剂：20 世纪 80 年代 Lebrec 首次发表了两篇论著，推荐应用 β-受体阻滞剂普萘洛尔以控制门脉高压、预防食管静脉曲张复发出血。随后，Lopes 等前瞻性随机对照研究均表明，β-受体阻滞剂可有效地降低门脉压和曲张静脉内压力，减少曲张静脉内血流。当肝静脉压力梯度低于 12mmHg 时，曲张静脉不致出血，从而减少了致死性出血，降低了病死率。对食管静脉曲张高度出血危险的患者，预防出血的效果也显著，对有中度、重度静脉曲张或有红色征的患者，均为应用 β-受体阻滞剂的适应证，但不宜用于晚期肝硬化和心率少于 60 次/min 的患者。心得安的用法大多遵循 Lebrec 模式小量开始，逐渐增量至心率减慢 25%继以维持，日用量多为 80~360mg。用药期间，不宜突然停药，以免门脉压反跳。

研究表明，普萘洛尔使心率和心排血量减少 25%时，门脉血流量可减少 34%，门脉压可下降 25%~35%，奇静脉血流量减少 32%。虽然门脉血流量减少、压力下降，但由于肝动脉血流量相对增加，故流入肝脏的血流量相对恒定。普萘洛尔能在一定程度上消除内脏中 β-受体对交感神经系统的敏感度，降低门脉压力，可防止 Child-Pugh A 级患者发生胃底食管曲张静脉再出血。本药经肝脏代谢，长期服用应监测肝肾功能，应根据心率调整剂量。有窦性心动过缓、支气管哮喘、慢性阻塞性肺疾病、心力衰竭、低血压、房室传导阻滞、胰岛素依赖性糖尿病患者禁用。

氧烯洛尔为非选择性 β-阻滞剂，作用与普萘洛尔相似，在体内不被代谢而以原形由肾排出，开始用 40~80mg/d，维持量 80~240mg/d。阿替洛尔和美托洛尔口服吸收均良好，不经肝脏代谢，不引起 β2 受体阻滞，可供选择应用。

（4）增加食管下段括约肌压力的药物：Ricardo 研究表明甲氧氯普胺和多潘立酮两种药物均能提高食管下段括约肌的压力，减少流入曲张静脉丛的血量。Mastai 等研究 33 例肝硬化门脉高压病例发现，甲氧氯普胺和多潘立酮引起奇静脉血流分别减少 11.5%和 15.6%。它们均能选择性地作用于食管循环，而对门静脉压、肝血流和心搏出量等无影响，可望成为治疗门脉高压食管静脉曲张破裂出血的药物。

2. 气囊填塞　气囊填塞是急性出血有效的止血方法，止血有效率 33%~90%。

气囊导管有三腔二囊管（Sengstaken-Blakemore tube，SB 管）、单气囊管（Linton-Nachlas tube，LN 管）和透明三腔管。还有一种附有食管吸引装置的三腔管，能在压迫止血的同时吸出食管囊上方的分泌物以防肺吸入。Teres 比较了 SB 管和 LN 管的填塞止血作用，认为 SB 管对食管静脉曲张破裂出血较为有效，而 LN 管更适应于胃底静脉曲张出血。出月康夫经内镜用透明三腔管止血有效率达 98%。由于气囊填塞法出血复发率较高，且可能并发吸入性肺炎、窒息、气管破裂和狭窄等，因此气囊填塞多用于术前暂时止血。

由于药物控制急性出血的疗效提高，真正需要使用三腔二囊管对胃底和食管下段作气囊压迫的已经为数不多。大约 5%~10%的难治性出血（持续性或短期再出血者）药物不能控制者可用此措施。压迫总时间不宜超过 24 小时，否则易导致压迫处食管黏膜糜烂。这项暂时性止血措施，可为急救治疗赢得时间，也为进一步做内镜治疗创造条件。

3. 内镜治疗　内镜治疗具有近期疗效良好、降低出血及再出血发生率、显著提高生存率等特点，在临床上逐渐成为治疗食管静脉曲张的首选方法。一经内镜检查确诊为急性静脉曲张出血就应同时进行内镜止血治疗。常用的方法有内镜下硬化剂注射治疗（endoscopic variceal sclerotherapy，EVS）、内镜下皮圈套扎止血治疗（endoscopic variceal ligation，EVL）及内镜下组织黏合剂注射治疗（endoscopic variceal tissue adhesive therapy，EVT）。对于急诊出血，内镜下确定为食管静脉曲张破裂者可根据具体情况进行急诊硬化或套扎治疗，确定为胃静脉曲张破裂者行组织胶注射治疗。EVS 是食管静脉曲张破裂出血急诊治疗的首选方法,最好在出血后 12 小时内进行,采取较大剂量硬化剂,多根静脉,少点注射,一次注射快速凝固完全栓塞静脉,止血效果确切。硬化治疗不受肝功能、腹水等因素的影响,只要能耐受胃镜检查者均可进行。EVL 主要适合于中度以上静脉曲张,特别适用于肝功能不良不能耐受手术者,此方法具有设备简单,操作方便,安全有效,不良反应少和可重复进行等优点。无论硬化还是结扎,急诊止血率均达 92.0% 以上。近年提倡 EVT 和 EVS 联合应用,可提高止血率,显著降低再出血率。

对于出血已经停止的病例,应进行预防再次出血的治疗(二级预防),可根据静脉曲张的情况选用套扎序贯硬化治疗或大剂量硬化剂注射治疗,对胃静脉曲张行组织胶注射治疗。对于未曾出血的食管静脉曲张,一般不推荐预防性内镜治疗(一级预防),其中内镜观察出血危险性很高的可个别对待。对于内镜治疗后出现再生静脉的病例,可采用追加硬化治疗。

4. 介入治疗　部分脾动脉栓塞术在临床操作时因无法准确判断栓塞范围带来弊端已较少使用。目前认为,经颈静脉肝内门腔静脉内支架分流术(TIPS)是治疗晚期血吸虫门脉高压并发症的重要措施之一,可有效预防曲张静脉破裂再出血。与其他治疗措施相比,能够快速而显著降低门脉压力,是治疗食管胃底静脉曲张破裂出血最重要的手段,尤其适宜于经过规范化止血治疗无效的患者,也可用于顽固性腹水及肝性胸腔积液的治疗,但肝性脑病的发生率会随之增加,患者的生存率并无改善。TIPS 手术由介入放射学医师(在欧洲则是由经过特别培训的内科医师)进行操作。手术一般在镇静(最普遍)或全麻下进行。在施行 TIPS 的过程中或术后可能会发生严重并发症,如穿刺部位包括腹腔内出血、门静脉穿孔、肝动脉或胆道损伤并形成瘘管,其发生率为 0.5%~4.3%,其他并发症还有 ARDS、肝肾功能衰竭、败血症、支架游走等,但这类并发症的发生率较低。TIPS 功能障碍(指由于 TIPS 支架的闭塞或者狭窄引起的门静脉系统减压失败)与肝性脑病是影响 TIPS 疗效两个最重要的并发症。所以 TIPS 后每年均需再次插入导管造影或上消化道内镜检查,尤其是静脉曲张破裂出血的患者。覆膜支架的发展降低了 TIPS 功能障碍的发生率,TIPS 后新发或者进展性肝性脑病的发生率是 20%~30%。因此,除胃底或者异位静脉曲张破裂出血例外,TIPS 不宜作为晚期血吸虫病门脉高压并发症的首选治疗方案。

其适应证为:①门静脉高压症伴胃底食管静脉曲张破裂出血(含急性大出血);②反复发作性静脉曲张破裂出血且经内科治疗无效者;③门静脉高压症致顽固性腹水;④ Budd-Chiari 综合征;⑤肝移植术前的过渡治疗。

对于静脉曲张破裂出血的患者,TIPS 术后肝静脉压力梯度(HVPG)或门静脉压力梯度(PPG)应降低至 12mmHg 以下,出血的风险可显著降低。近期的研究提示:TIPS 唯一值得肯定的是 PPG<12mmHg 可作为预防再出血的依据,但同时增加肝性脑病的发生率。虽然预防静脉曲张的再出血的“金标准”是 HVPG<12mmHg,但需要更多的研究证实是否更少程度降低肝的压力梯度也能达到预防再出血的效果而同时降低肝性脑病发生率。

(三)腹水治疗

诊断肝硬化后 10 年内 50% 以上的患者出现腹水。有效地治疗腹水对改善患者的生活质量有积极的意义。2010 年欧洲肝脏研究学会(EASL)将腹水分为 3 级(表 13-1-1)。

长期治疗目标是以最低剂量的利尿剂维持患者的无腹水状态,一旦腹水基本消退,应尽可能减少利尿剂用量并尽快停用。根据腹水的严重程度不同和同时是否伴有并发症,采取的治疗措施亦不相同。

表 13-1-1　腹水分级和治疗建议

| 腹水分级 | 定　义 | 治 疗 建 议 |
|---|---|---|
| 1级 | 少量腹水,仅通过超声检测到 | 无需治疗 |
| 2级 | 中量腹水,明显的中度对称性腹部膨隆 | 限制钠的摄入和利尿剂 |
| 3级 | 大量或严重腹水,显著的腹部膨隆 | 腹腔穿刺大量放液,随后限制钠的摄入和利尿剂(除非患者为顽固性腹水) |

　　顽固性腹水患者的预后很差,仅在无相关并发症(如出血或感染)的稳定患者中评估腹水对利尿疗法和限盐治疗的应答。持续大量腹腔放液加输注白蛋白(每放 1L 腹水输 8g 白蛋白)是顽固性腹水的一线治疗方案。对于应用利尿剂治疗的顽固性腹水患者,如尿钠排泄量未超过 30mmol/d,应终止利尿剂治疗。TIPS 可有效治疗顽固性腹水,但会增加肝性脑病的风险;且与 LVP 相比,现有研究并未显示生存率的明显改善。TIPS 应被考虑用于需频繁 LVP 的患者,或是那些腹腔穿刺术无效的患者(如包裹性腹水)。TIPS 后腹水消退较慢,多数患者仍需继续接受利尿剂和限盐治疗。TIPS 不推荐用于严重肝衰竭(血清胆红素>85.5μmol/L、INR>2 或 Child-Pugh 评分>11,当前肝性脑病≥2 级或慢性肝性脑病),伴活动性感染、进行性肾功能衰竭或严重心脏病的患者。在某些患者中,TIPS 可能会对复发的症状性肝性胸腔积液有帮助。

**(四) 外科治疗**

　　1. **手术目的**　曼氏血吸虫病外科治疗的主要目的是针对曼氏血吸虫病门脉高压症引起上消化道出血及脾功能亢进,同时要求不增加或诱导肝性脑病的发生。降低患者的死亡率,提高患者的生存质量。

　　2. **手术方式**　手术治疗包括择期手术、预防性手术、急诊手术。对预防性手术存在争议,支持的观点认为曼氏血吸虫病门脉高压症食管静脉曲张破裂出血发生率较其他门脉高压症高,大部分患者对药物预防食管静脉曲张出血的耐受性差,故适宜预防性手术。但是,不主张预防性手术的观点认为没有证据说明有食管静脉曲张的患者一定会出现食管静脉曲张破裂出血;即使曲张静脉破裂出血也可进行内镜及药物治疗;预防性手术并未提高曼氏血吸虫病门脉高压症患者的生存率。手术方式细分为 3 类 10 种(表 13-1-2)。

表 13-1-2　晚期血吸虫病门脉高压症手术类型

| 手 术 分 类 | 手 术 名 称 |
|---|---|
| 胃食管周围静脉血管离断术,加或不加脾切除术,加或不加曲张静脉直接缝扎术或食管横断术 | (1) Sugiura 手术 |
| | (2) 改良 Hassab 手术(脾切除+胃食管周围静脉血管离断术) |
| | (3) Johnston 食管横断吻合术 |
| | (4) 经腹门奇静脉断流术+胃食管吻合术加或不加脾切除术 |
| 非选择性门体静脉分流术 | (1) 侧侧门腔静脉分流术(s-s PCS) |
| | (2) 近端脾肾静脉分流术(PSRS)+脾切除术 |
| | (3) 侧侧脾肾静脉分流术不加脾切除术 |
| 选择性或部分门体静脉分流术 | (1) 远端脾肾静脉分流术(Warren 手术) |
| | (2) Sarfeh 手术(门腔小口径人造血管搭桥术) |
| | (3) Inokuchi 冠腔分流术 |

实际上,上述外科手术方式主要分为两类:一类是断流手术,以阻断门奇静脉间的反常血流,达到止血目的;另一类是分流术,包括非选择性和选择性门体分流术,旨在通过不同的分流手术降低门脉压力。另外,终末期肝病患者可进行肝移植。对不同条件的患者选择适宜的术式非常重要。为提高治疗效果,外科手术治疗应根据患者具体情况,配合药物、内镜、介入放射学等综合性治疗措施。常用断流术包括:经腹胃底、食管曲张静脉缝扎术,食管下端横断术,Sugiura 手术及改良 Sugiura 手术,胃底横断术,食管下端胃底切除术以及贲门周围血管离断术等。不同的断流术有不同的适应证和优缺点,目前被大多数专业机构认可和接受的手术方式是远端脾肾静脉分流术(Warren 手术)和脾切除加贲门周围血管离断术(esophagogastric devascularization with splenectomy,EGDS)。Raia S 等通过随机对照、长期随访研究发现,EGDS 术后再次出血发生率为 5%~16%,死亡率为 1%~7%,肝性脑病的发生率为 0,而且能有效改善全身的高动力循环。Warren 手术术后再次出血发生率为 2.8%~7%,但死亡率为 4%~15%,肝性脑病的发生率为 14.8%,吻合口血栓形成约占 15%。随访发现 EGDS 远期效果优于 Warren 手术。需要强调的是至今没有一项严格的前瞻性研究来证明哪些手术方式是最好的选择。

### 七、预防与控制

早在 1948 年 WHO 就已经认识到血吸虫病所引起的公共卫生问题,并制定了有关规范,指导流行区国家对血吸虫病进行预防与控制,以减少这种疾病的发生。

至 20 世纪 80 年代中期,WHO 根据全球血吸虫病流行状况及防治进展,提出了全球控制血吸虫病新策略,以病情控制取代过去的传播阻断作为新的防治目标,即以减少有症状及重度感染者、减少后期并发症及死亡率为工作目标。防治措施的重点也从中间宿主螺控制(灭螺)为主转为以健康教育与化疗为主。健康教育重在预防,而化疗兼有治疗与预防双重功能。

至 2001 年,第 54 届世界卫生大会(以下简称 WHA 54.19)正式批准化疗成为防治血吸虫病的关键策略,并鼓励成员国:①在低流行区,持续开展成功的防控活动,以消除血吸虫病;②在高流行区,优先实施或强化对血吸虫病的防控;③在防控过程中,监督药物质量与疗效;④在流行区的所有卫生机构,对临床病例和发病的高危人群如妇女儿童,要保证抗血吸虫病的基本药物治疗。这些措施的实施,到 2010 年止,力争对学龄期儿童(5~14 岁)有规律的化疗至少要达到 75%~100%的目标。同时,WHA 54.19 亦认识到实施公共卫生干预的重要性,鼓励成员国通过跨部门协作,促进安全用水、改善环境卫生、提高健康教育水平,以减少血吸虫病的传播。

化疗作为病情控制中病原学治疗的主要手段,其目的是通过杀灭感染者体内的虫体,减少感染者组织内虫卵沉积量,从而减少重度感染人数及临床发病率。同时,化疗使感染者终止排卵或降低排卵量,减少感染人群排出虫卵量对环境的污染,从而达到减少疾病传播的作用。

#### (一) 群体化疗

除了少数病例住院治疗外,从 20 世纪 80 年代以来作为控制血吸虫病的主要措施是周期性、有计划的群体性药物治疗(群体化疗)。化疗措施在血吸虫病控制工作中的应用取得了巨大成效。

1. 化疗类型

(1) 全民化疗:又称群体化疗,是指不经过病原学或其他检查,治疗疫区全部人口中无禁忌证者。适用于感染率高的地区,特别是文化、信仰或其他因素不允许对粪便进行收集检测的地区,同时可节约诊断成本,并被认为是最有效的血吸虫病防控的单项措施。

全民化疗不宜长期使用,其理由一是药品消耗大,费用高;二是经过多次全民服药,因药物反应或其他原因,接受率会下降,次数愈多覆盖率会越低;三是伦理考虑,因有相当数量人无病陪吃药。

(2)选择性化疗:选择性化疗分为2种类型,一是选择性群体化疗,全民普查治疗其中的感染者,为应用最多的化疗方式。此化疗方式的成功应用依赖于普查方法的依从性和发现血吸虫病感染者的敏感性。二是选择性群组化疗,不经筛选,治疗高危年龄或高危人群,或经过粪检或血清学筛选,治疗这些人群中的感染者或者可能感染者。

曼氏血吸虫病感染者及重症感染者有明显的年龄分布特征,主要集中在5~19岁年龄段,在财务有限的情况下,当感染率较高时,一般也不经过筛选,往往对这部分人进行选择性群组化疗。

(3)目标人群化疗:由于药物不良反应大(如以前的锑剂使用)及药物有限的原因,针对性选择重度感染人群进行治疗。

(4)间隙化疗:全民化疗或选择性化疗隔年或隔几年一次。往往在一些低流行区使用;在非洲等资源缺乏的地区也应用于疾病控制,出于费用-效益考虑,化疗隔年,甚至是3年,而不是每年治疗一次,可降低费用,尽管感染率下降不如每年治疗,但也能达到降低感染度和一定的疾病控制(减轻曼氏血吸虫病肝脾肿大)的目的。

(5)分阶段化疗:按照不同防治阶段根据具体情况分批执行上述方案。一般随着防治工作的进展,化疗的强度及频度会逐步降低,受治人数会不断减少。

2. 化疗方案 WHO曾经推荐的化疗方案:①根据人群中7~14岁儿童粪便检查结果,如虫卵阳性率>50%,全民化疗。②虫卵阳性率为20%~50%,治疗5~19岁人群,选择性人群化疗。③虫卵阳性率<20%,治疗感染者,选择性群组化疗。在曼氏与埃及血吸虫感染者中5~19岁人群感染率最高,占感染者的绝大部分。

WHO提出的这一方案对全民化疗控制比较严格,主要考虑到药品的价格问题。其他国家有不同做法,对全民化疗标准一般放得较宽。如,苏丹曾以>40%虫卵阳性率作为全民化疗标准,巴西部分地区曾一度采取过>30%虫卵阳性率作为全民化疗标准,埃及曾以>20%虫卵阳性率作为全民化疗标准。

3. 化疗效果 吡喹酮对曼氏血吸虫病的疗效有时低于埃及血吸虫病,但每两年一次吡喹酮化疗可提高治疗曼氏血吸虫病的效果。

1967年,巴西卫生部开始执行一个防治血吸虫病特别规划。规划的目标是减低血吸虫感染率至4%。防控措施包括大规模化疗,在流行病学重要传播点周期性地使用化学药物灭螺,改善基础卫生条件包括卫生厕所与安全供水,其中奥沙尼喹与吡喹酮化疗为最主要的措施。

特别规划执行后,流行区居民血吸虫感染率急剧下降,由1977年的23.3%下降至2002年的5.4%,从而降低了曼氏血吸虫人群感染率和感染者的感染度,大幅度降低了疾病的严重程度、患病率和死亡率,使血吸虫病保持在较低水平流行,但对传播阻断影响较少。

20世纪70年代,研究显示在加勒比海的圣卢西亚岛(Saint Lucia)化疗的成本效益比控制钉螺和改善供水更好。

20世纪80年代末开始,埃及即开始大规模使用吡喹酮化疗,通过大量的国家投入与世界银行贷款支持,1988—2001年共用吡喹酮治疗了5 100多万人次,其中选择性化疗2 850万人次,全民化疗2 276万人次,共用去吡喹酮1.54亿片(600mg/片)。结果使埃及的曼氏血吸虫感染率在此期间稳定地大幅度下降。曼氏血吸虫感染率由1988年的16.4%下降至2001年的1.6%。随着感染的控制,曼氏血吸虫病感染所致的便血和肝脾肿大发生率也显著下降。

### (二) 健康教育

曼氏血吸虫病流行的最主要原因是人类在生产、生活过程中多种不卫生行为造成了血吸虫虫卵对环境的污染。根据近年来WHO制订的病情控制策略除了使用安全药物治疗以外,主要干预措施是健康教育和安全用水。因此,开展健康教育,普及卫生知识,提高人群的自我保健意识、能力和卫生素质是预防血吸虫病最经济、最有效的对策之一。

血吸虫感染与人的行为密切相关,因而通过健康教育提高人群预防血吸虫病知识可以改变人的行为,从而避免或减少感染。针对血吸虫病预防知识知晓率低下的状况,实施健康教育干预措施,可以明显提高血吸虫病防治知识知晓率,是一种低成本的有效防治方法。在喀麦隆北部,依托当地基层社区初级卫生保健机构,开展健康教育结合血吸虫病查治的健康促进项目;干预后,疫区居民参与血吸虫病查治依从性显著提高。巴西将"教师→学生→家庭→社区"的健康传播模式应用于当地学校,结果表明核心内容的健康教育可以使血吸虫病防治获得更为持久的效果,不仅使教师和学生掌握了血吸虫病防治知识和防护技能,而且提高了他们对自我改善健康状况能力的信心。

通过健康教育干预,首先提高人群的服药依从性,通过提高人群的服药依从性以降低病情和减少传播;其次,针对在有螺滋生环境生产生活的人群或船只集散地,实施健康教育干预,可以促进该类人群减少接触疫水。通过健康教育,让流行区居民明白安全用水与感染的关系,了解野外排粪尿在血吸虫病传播中的作用与螺类的传播作用具有同等危害。

### (三) 安全用水

安全用水是预防血吸虫感染的重要措施,提供清洁饮用水及安全的生活用水,就有可能使得血吸虫感染的危险性大为减少,这一措施对于以生活方式为主感染血吸虫的人群至关重要。但非洲国家清洁水源的使用情况不佳,主要集中在撒哈拉以南非洲地区。约有3亿非洲人民没有干净安全的水源。在大多数血吸虫病流行国家,含有血吸虫尾蚴的自然水源仍然为居民生活用水的唯一来源,高风险社区居民即便得到有效治疗仍无法避免再次感染。与此同时,非洲很多国家为了经济发展,在缺乏环境卫生学评估的前提下,兴建水坝和灌溉设施等大型水利工程使得疫水范围扩大,居民接触疫水危险性增加,导致了感染率增加。

在非洲国家,由于水资源管理及卫生设施建设通常不属卫生部门管辖范围,提供安全用水成本较高,所以在过去各国卫生部门血吸虫病控制机构均未将太多精力放在这种成本很高的干预措施上,流行地区也没有为提高安全饮水意识积极追求跨部门合作,未将安全用水纳入到血吸虫病防治规划中。因而,在血吸虫病流行区应优先考虑水源改善;安全水源主要应该由政府和相关合作伙伴提供,并可通过部门间的协作和合作伙伴来实现。在血吸虫病流行区,一方面水资源开发利用项目在规划和实施前必须进行必要的卫生学评价,充分考虑干预措施和目标人群居住环境;另一方面在规划控制血吸虫病的预防性化疗时,有必要重视正在实施或计划实施的水资源与卫生工程。安全用水具体目标为:①到2020年,在血吸虫病流行国家至少实现80%的安全用水覆盖率;②确保对所有水利工程建设项目实行恰当的卫生影响评估。

### （四）消灭宿主螺

采用药物和环境改造的方法进行针对性灭螺,减少或消除水体中的中间宿主螺,切断血吸虫生活史,以实现控制血吸虫感染和阻断传播,因而消灭双脐螺是预防和控制曼氏血吸虫病的重要措施。

双脐螺属雌雄同体的专一性水生螺类,消灭双脐螺需要结合地理情况、农田水利建设、当地居民生产生活方式等影响因素,因地、因时制宜而采取具体的方式。根据有螺水系分布特点,采用多以改造环境灭螺为主,药物灭螺为辅的方法。现场已采用的灭螺方法主要可分为药物灭螺、生物灭螺与环境治理灭螺。

### （五）展望

在流行区国家,至 2020 年能够控制血吸虫病的发病率,至 2025 年血吸虫病将不再成为一个公共卫生问题,并且在美洲、东地中海地区、欧洲、东南亚地区、西太平洋地区、非洲地区的部分国家达到传播阻断标准。

（朱永辉 任光辉 何永康 刘迁 胡本娇 邓维成）

## 第二节 埃及血吸虫病

1851 年,德国医生 Theodor Maximilian Bilharz 在埃及开罗解剖一例血尿患者的尸体时,在门静脉中发现一些白色细长蠕虫,并将这一发现告知他的老师 Von Siebold 教授,1852 年由 Von Siebold 教授在医学会上代为宣布这一发现。随后发现,该虫体仅有一个吸盘含有口器。1856 年 Heinrich Meckel von Hemshach 提议将其命名为 *Bilharzia haematabium*。1858 年 Weinland 因该虫雄虫有抱雌沟改名为埃及裂体吸虫 *Schistosoma haematobium*（Bilharz, 1852）,并于 1889 年在巴黎召开的第一届国际动物命名委员会上予以认可。根据埃及古尸木乃伊的肾脏中发现了钙化的埃及血吸虫卵,可知本病在非洲已有几千年的历史。作为最早被发现的一种血吸虫,埃及血吸虫主要引起人体泌尿生殖器官病变,表现为终末血尿、膀胱刺激征与尿路梗阻等症状与体征,又称为尿道血吸虫病,患者以农民多见,男女发病率无明显差别,其成虫主要寄生于人体膀胱与盆腔静脉丛。

### 一、埃及血吸虫形态与生态

#### （一）成虫

雌雄异体,雄虫较雌虫为短,雄虫卷曲形成抱雌沟,雌虫居于抱雌沟内,与雄虫呈合抱状态。雄虫长 7~14mm,具有腹吸盘(直径为 0.25~0.53mm)和口吸盘(直径为 0.2~0.4mm)。腹吸盘前的体部呈圆筒状,腹吸盘后体两侧抱雌褶张开后呈扁平状,体宽约 1mm。在口吸盘及腹吸盘的内壁分布有许多尖锐的小棘,并在吸盘的边缘生长一些感觉器。雄虫全身表面布满隆起的圆突,在圆突上长着许多小棘。在抱雌沟边缘体壁上后圆突形小,其中央光滑无小棘。圆突间的体壁呈明显而复杂的褶嵴和凹窝,并分布着许多感觉器。虫体腹面的体壁布满细棘。雄性生殖系统包括睾丸、输精管、贮精囊及生殖孔。雌虫长 16~20mm,宽 0.25~0.30mm,吸盘细小。除虫体后端具有尖形小棘外,体表光滑,体壁一般都具有明显的凹窝。在体前端的体表尚分布着许多含纤毛的感觉器,后端亦有许多感觉器。雌性生殖系统包括卵巢、输卵管、卵黄腺、卵黄管、卵膜、梅氏腺、子宫和生殖孔。卵巢呈长椭圆形,位于体中线之后,子宫中通常含数十个卵。成虫雌雄合抱逆血流移行至膀胱静脉与盆腔静脉丛产卵,少数成虫亦可在直肠与肠系膜下静脉内产卵,从尾蚴侵入至成虫产卵需 10~12 周,雌虫每日产卵 100~300 只。埃及血吸虫的平均寿命为 3~5 年,最长可达 30 年;感染者体内可容纳的虫体数为 10~1 000 条。

（二）虫卵

埃及血吸虫虫卵呈纺锤形,一端具有棘样小棘,无卵盖。从尿中排出的成熟卵,其内含有毛蚴。卵的大小变异很大,长 80~185μm,大多数为 100~153μm;宽 40~70μm,大多数为 43~53μm。端刺长 6.6~15μm。在扫描电镜下,卵壳表面具有棘状的微棘,但不如曼氏血吸虫卵尖锐;在透射电镜下,卵壳呈双层结构,内外两层相互紧贴。内层薄,电子密度高度致密;外层厚,中等电子致密。在外层的表面有规则地分布着许多微棘,微棘平均大小为 0.22μm×0.05μm。偶尔在卵壳上可见微孔结构。卵壳对 Ziehl-Neelsen 染色呈阴性反应,这与其他人体血吸虫卵壳的阳性反应有着明显差异。在同时混合流行有曼氏、埃及和间插血吸虫病的非洲疫区,此染色对于虫卵形态易于混淆的几种血吸虫病的临床诊断及确定它们的分布地域性具有很大价值。

成熟的虫卵从血管中通过膀胱或肠壁等组织释放到膀胱腔或肠腔中,然后随尿液或粪便排出,而未排出的虫卵在宿主体内 2~3 周内死亡。尽管虫卵的自溶产物可在数日或数月内被清除,但钙化的卵壳可在宿主体内存在数月或数年。虫卵入水后,可在低渗透压、光照和 15~30℃ 温度条件下孵化出毛蚴。

（三）毛蚴

埃及血吸虫毛蚴呈梨形,大小(0.1~0.14)mm×(0.05~0.065)mm。毛蚴体部覆有 4 排表皮板,除第 1 排表皮板外,其他各排表皮板均有无纤毛堤围绕。顶乳突似六边形,两侧径长约 0.01mm,背腹径约 0.008mm,其两侧均可见 1 个侧腺开口、2 个大的多毛感受器及 7 个较小的单毛感受器。在前环堤内,除第 1 排表皮板下缘的凹处有 6 个单毛感受器外,尚可见多毛感受器 11~13 个,共 17~19 个感受器;在中环内有 17~19 个多毛感受器。

在实验室条件下,埃及血吸虫毛蚴可在水体中以 2mm/s 的速度游动 8~12 小时,直到耗尽体内的能量储备;4~6 小时后,毛蚴感染力急剧下降;毛蚴可在淡水中存活 1~3 周。高温、紫外线照射、水体浑浊度增加、水流加速以及长期暴露于化学物质和其他刺激物均可加速毛蚴老化、死亡。受到环境因素刺激强度不同,食物储备消耗的快慢程度不同,因此毛蚴生理性和短暂的老化程度不一,如果不能寻找到适宜宿主螺钻入,其活力终将完结。毛蚴钻入宿主螺后,大多停留在其头足部上皮表层,接近钻入部位处发育。一般来说,感染小泡螺的埃及血吸虫毛蚴少于 8 条/螺。有学者证实,单只小泡螺感染的阳性率较群体感染高。埃及血吸虫毛蚴钻入宿主螺发育成为尾蚴一般需要 4~6 周,但可随环境温度改变而有所差异,短至 2 周、长至 11 周。埃及血吸虫毛蚴在螺体内发育的适宜温度为 32~33℃,14℃ 时埃及血吸虫在螺体内不能完成发育;27℃ 时埃及血吸虫在非洲水泡螺(*Bulinus africanus*)体内的发育时间为 32 天。

（四）胞蚴

胞蚴包括母胞蚴和子胞蚴两个阶段。毛蚴侵入宿主螺体内后,体表纤毛脱落,胚细胞分裂形成充满胚细胞的母胞蚴。母胞蚴体内的胚细胞经过分裂、增殖形成子胞蚴。子胞蚴具有运动性,发育成熟后自母胞蚴逸出,并移行至螺体内各组织,继续发育为尾蚴。

（五）尾蚴

尾蚴由体部及尾部组成,长度约 0.5mm。体部前端为特化的头器,在头器中央有一个大的单细胞腺体,称为头腺。口位于体前端正腹面,腹吸盘位于体部后 1/3 处,由发达的肌肉构成,具有较强的吸附能力。在尾蚴体内中后部有 5 对单细胞钻腺,左右对称排列,其中 2 对位于腹吸盘前,称前钻腺,为嗜酸性,内含粗颗粒;3 对位于腹吸盘后,称后钻腺,为嗜碱性,内含细颗粒。前后 5 对钻腺分别由 5 对腺管向体前端分左右两束伸入头器,并开口于顶端。实验室研究表明,尾蚴可在淡水中存活 72 小时,但 8~12 小时后钻入宿主的比例即开始下降。

实验发现,一只小泡螺每天逸出的尾蚴数量为 2 000 条,但野外自然感染的小泡螺每天逸出的尾蚴数量一般少于 2 000 条。

### (六)童虫

当人或其他哺乳动物与含有尾蚴的水(疫水)接触时,尾蚴利用其腹吸盘前后两组穿刺腺的分泌物及尾部摆动和体部伸宿,迅速钻入宿主皮肤并脱去尾部转为童虫。从尾蚴完全转变为童虫需要 3~6 小时;童虫在进入真皮层前在表皮层停留 72~96 小时,随后开始移行,此时口吸盘、腹吸盘和 Y 形肠部开始变得清晰可见。童虫表皮与终宿主直接接触,被认为是保护性免疫反应的靶部位。童虫侵入小静脉或淋巴管,随血流或淋巴液到右心,经右心、肺血管,最后到达肝脏。在肝内门静脉中发育成长,约经 20 天发育为性成熟成虫。

## 二、埃及血吸虫生活史

埃及血吸虫生活史复杂,是一个从脊椎动物宿主转移到螺内宿主的过程,包含在终宿主脊椎动物体内行有性繁殖和在中间宿主螺体内行无性繁殖两个阶段,经历成虫、虫卵、毛蚴、胞蚴、尾蚴和童虫 6 个阶段。

虫卵从感染的人或其他哺乳动物体内排至淡水中,虫卵孵化出毛蚴,毛蚴在水中自由游动,遇到合适的中间宿主小泡螺时,即利用纤毛摆动、虫体伸缩及头腺分泌物和溶组织作用而钻入螺体内。毛蚴侵入小泡螺后,体表纤毛脱落,胚细胞分裂形成充满胚细胞的母胞蚴。母胞蚴体内的胚细胞经过分裂、增殖进而形成子胞蚴。子胞蚴具有运动性,发育成熟后自母胞蚴内逸出,并移行至螺体各组织,后继续发育为尾蚴。尾蚴分批从小泡螺体内逸出。尾蚴自螺体内逸出后,常在水体表层自由游动,当人或其他哺乳动物与含有尾蚴的水(疫水)接触时,尾蚴利用其腹吸盘前后两组穿刺腺的分泌物及尾部的摆动和体部的伸缩,迅速钻入宿主皮肤并脱去尾部转为童虫。童虫侵入小静脉或淋巴管,随血液或淋巴液到右心、肺血管,最后到达肝脏。在肝内门静脉中发育成长,约经 20 天发育为性成熟成虫。成虫雌雄合抱逆血流移行至肠系膜下静脉、痔上静脉,有时停留在直肠静脉内,多数成虫通过痔静脉与会阴部静脉至膀胱静脉与盆腔静脉丛产卵,少数也可在直肠与肠系膜下静脉内产卵。所产虫卵主要沉积在膀胱壁、输尿管、睾丸鞘膜、附睾、阴囊、精索等泌尿和生殖器官内,还有少量会沉积于肝脏及结肠等组织。虫卵成熟后,膀胱黏膜内的虫卵落入膀胱腔内随宿主尿液排出体外,不能排出的虫卵沉积在局部组织中逐渐死亡。

## 三、流行病学

### (一)分布与危害

埃及血吸虫病最初分布于尼罗河上游,现已扩散至非洲大部分国家。流行范围从东南非苏丹、埃塞俄比亚、坦桑尼亚至毛里求斯;中非大部分国家;西非从尼日利亚向南,直至安哥拉;北非从埃及至摩洛哥。其中突尼斯、阿尔及利亚、摩洛哥和毛里求斯只有埃及血吸虫病,其他国家则埃及血吸虫病和曼氏血吸虫病同时流行。埃及血吸虫全年均可感染,但以春夏季感染机会最多,这种季节性感染与当地雨量、温度和居民的生产生活等多方面因素有关。在日常生活和生产中接触疫水机会较多的人较易感染。患血吸虫病的人群中,男女易感性并无差别,农民占的比例最大,渔民、船民感染率最高。

埃及血吸虫病在孕妇中也很普遍,并对孕妇和胎儿造成极大危害。尼日利亚一项调查显示,15~42 岁年龄组孕妇,埃及血吸虫感染率达 20.8%。动物实验和临床均已证实,血吸虫感染可对孕妇的分娩产生不良的后果,埃及血吸虫感染造成胎盘炎症可使得胎盘功能不全,从而导致胎儿早产。孕妇感染血吸虫后所引起的泌尿和消化道中铁的丢失及血吸虫感染导致厌食症或食欲降低,引起孕妇的贫血,贫血可使得孕妇或胎儿死亡率增高。

据 Van der werf 等 2000 年估计,在埃及血吸虫病流行最严重的撒哈拉以南非洲地区的 6.82 亿人口中,约有 7 000 万和 3 200 万人分别有血尿和排尿困难症状,其中 1 800 万人的膀胱壁上有埃及血吸虫导致的病理改变,1 000 万人有肾积水表现,每年约有 15 万埃及血吸虫病患者因肾功能衰竭死亡。另有一部分人出现膀胱溃疡以及鳞状上皮癌变。部分男性和女性埃及血吸虫病患者可出现生殖器溃疡和损害,从而导致不孕不育及性功能障碍发生。泌尿系统血吸虫感染病变还促进了 HIV/AIDS 的水平传播。对因血吸虫肾损伤而死亡患者的临床观察和病理解剖均显示,泌尿生殖系统血吸虫病是 HIV 重要的易感因素。HIV 阳性泌尿生殖系统血吸虫病患者,很容易通过性生活将 HIV 传播给性伴侣。津巴布韦的研究显示,尿检血吸虫卵阳性妇女 HIV 阳性危险性高 3 倍。

**(二) 流行环节**

埃及血吸虫病的流行包含 3 个基本环节:传染源、传播途径和易感人群。

1. 传染源  体内有埃及血吸虫生长和繁殖,并排出虫卵(可孵化出毛蚴的)的人和哺乳类动物为传染源。但并非所有有成虫寄生的人、哺乳类动物都是传染源,查不到虫卵仅免疫血清试验阳性的患者亦非传染源。如狒狒与黑猩猩虽有自然感染,但对本病传播不起作用。

传染源的作用大小在于其排出虫卵的数量和所排出的虫卵进入宿主螺滋生环境的概率,排卵多而久者为主要的传染源。在同等暴露条件下,初次感染者排出的虫卵数要高于重复感染者,急性血吸虫病患者排出的虫卵数高于慢性血吸虫病患者,10~14 岁儿童感染埃及血吸虫后排出的虫卵数一般要显著高于其他年龄组。

2. 传播途径  传播途径是指病原体从传染源排出后到侵入新的易感宿主之前,在外界环境所经历的全部过程。埃及血吸虫有中间宿主(小泡螺)和终末宿主(人和哺乳类动物),依次经历虫卵、毛蚴、胞蚴和尾蚴 4 个生活阶段,其中胞蚴的无性繁殖是在中间宿主螺蛳体内完成的。

埃及血吸虫病在非洲大多数国家流行的因素之一,是居民缺乏卫生设施和良好的卫生习惯,如在河边设置粪缸,洗刷粪桶、粪具以及随地大小便等,致使粪尿污染水源。一些渔民、船客直接将粪便排入或倒入河中,造成水体污染。

因血吸虫生活史的一部分是在中间宿主小泡螺体内完成的,故血吸虫的分布与宿主螺的分布相一致。调查资料显示,凡有血吸虫病流行的地区,必有螺蛳滋生,没有螺蛳的地区,虽然可以有血吸虫病的患者(输入性病例),但无法实现本地传播。其中感染性螺蛳分布最有流行病学意义。受感染的螺蛳分布是不均匀的,即使在同一条河、沟中也是极不均匀的。因为各处的水体被血吸虫卵污染的机会和程度有所不同,村庄附近水体中螺感染率常常比距村较远的地方高,渡口或码头以及其他人类活动频繁的地点,螺蛳的感染率也通常比较高。不同地点螺蛳感染率不同,其水体的危害性也不同,最易感的地点往往是患者尿(或粪便)严重污染水体、感染性螺蛳分布最多的地方。

暴露于含有尾蚴的疫水是血吸虫感染与流行的必要环节。由于自然地理、社会经济、文化及生活习惯的不同,接触疫水的方式与频率存在很大的差异,生活和娱乐性接触疫水成为主要传播途径。

3. 易感者 是指对埃及血吸虫有感受性的人或哺乳类动物。人类对埃及血吸虫无先天性免疫,属于易感者,其中以农民居多,男女感染无差别,妇女在河边洗衣、儿童游泳、洗澡,均易感染,而 $16\sim20$ 岁年龄组感染率最高。

### (三)流行因素

自然因素和社会因素通过对血吸虫病流行环节(传染源、传播途径中间宿主和易感者)的作用,可以促进或遏制血吸虫病的流行过程。

1. 自然因素 埃及血吸虫中间宿主小泡螺为水生软体动物,它的滋生与温度、水分、光照、植被等因素密切相关。血吸虫毛蚴和尾蚴在水中各有一短暂的自由生活阶段,虫卵的孵化及尾蚴的逸出除了与水有关之外,还受到温度、光照等条件的影响。

2. 社会因素

(1)接触疫水的行为:接触含有血吸虫尾蚴的疫水是血吸虫病传播的必要环节。其方式分为生活性、娱乐性和生产性接触。生活性接触包括洗菜、洗澡、洗衣服等;娱乐性接触包括游泳、戏水等;生产性接触包括农业生产、捕鱼虾、放牧等一切与生产活动有关的行为。因地理、社会、经济、文化、宗教和生活习惯的不同,接触疫水的方式与频率有较大的差异。感染的危险度往往与接触疫水方式、持续暴露时间、体表暴露的程度以及疫水中尾蚴数量等相关。

(2)水利建设:非洲地区经济普遍落后,农业对地方经济发展极为重要,如果水利建设创造有利于螺蛳滋生的环境,农业发展促进了人口的增加,那么就有可能导致血吸虫病的扩散或加剧当地血吸虫病的疫情。

(3)人口流动:农民进城、难民迁移等人口流动改变了迁入地的生态环境,形成新的螺蛳滋生地,加剧了血吸虫病的传播与流行。来自非疫区的人群,由于缺乏对血吸虫的免疫力,到血吸虫病流行区活动后,其感染率及感染程度均比当地居民高,常有急性血吸虫感染发生。

### 四、发病机制与病理改变

在血吸虫感染过程中,各个发育阶段(尾蚴、童虫、成虫和虫卵)均可对宿主造成危害。

### (一)致病机制

尾蚴入侵至虫体成熟之间的过程较为短暂,所致的机体反应与组织损害较轻,属一过性病变。童虫移行,成虫寄生,虫卵在组织中沉积以及它们的分泌物、代谢产物和死亡后的分解物均能诱发宿主一系列免疫应答及其相应的病理变化。而虫卵是血吸虫病最主要的致病因子,虫卵肉芽肿是血吸虫病的最基本病变,它能造成组织持久性的结构与功能破坏,因而有重要的临床意义。埃及血吸虫主要引起泌尿系统的病变,所致肝脏和肠道病变亦有报道。

1. 尾蚴致病机制 当尾蚴侵入宿主皮肤后数小时,出现粟粒至黄豆大小的红色丘疹或荨麻疹,伴有瘙痒,数小时至 $2\sim3$ 日内可消失,此即尾蚴性皮炎,是一种皮肤变态反应性疾病,其病理损害的发生机制兼有速发(Ⅰ型)与迟发(Ⅳ型)两型变态反应。机制是存在于童虫体表的 C3 激活剂能激活补体旁路,产生趋化因子和免疫黏附,吸引肥大细胞和嗜酸性粒细胞,并诱导 T 细胞与 B 细胞活化;尾蚴抗原激活细胞内酶类,释放嗜碱颗粒,使组胺、激肽、5-羟色胺类物质活化,导致血管扩张、通透性增加、炎性细胞渗出,引起局部炎症反应。尾蚴性皮炎持续的时间长短和严重程度取决于其在真皮的时间。一般接触含有人类血吸虫尾蚴的疫水,症状通常较轻,消退快。但如非人血吸虫尾蚴,尤其是鸟类血吸虫尾蚴入侵,常引起较重的皮肤过敏反应,瘙痒严重,消失慢。

2. 童虫致病机制　童虫是血吸虫在终宿主体内发育的早期阶段,由尾蚴穿透宿主皮肤并脱去尾部发育而成。根据童虫移行部位的不同,可分为皮肤型、肺型和肝门型童虫。

(1) 皮肤型:在感染 24 小时后 90% 的埃及血吸虫仍会停留在宿主的表皮,尾蚴向童虫转化的过程中,由于对补体介导的杀伤作用和抗体依赖的细胞毒性相对敏感,会刺激宿主产生免疫应答(包括体液和细胞免疫)。童虫的收缩和扩展运动以及前、后钻腺释放的酶引起广泛的组织损伤,直到童虫破坏血管壁进入血管。

(2) 肺型:童虫进入宿主小血管或淋巴管,随血流经右心至肺毛细血管并移行至肺,称为肺型童虫。可致肺血管炎、毛细血管栓塞、破裂,产生局部细胞浸润和点状出血。病灶的范围、多少与感染的程度成正比。当大量童虫在人体移行时,除机械性损伤外,其代谢产物诱发的由单核因子和 Th1 因子介导的免疫应答,可使患者出现发热、咳嗽、痰中带血、周围血液嗜酸性粒细胞增多等症;这种肺部一过性浸润性血管炎性病变又称童虫性肺炎;也可致肺血吸虫病。肺血吸虫病是血吸虫异位寄生于肺组织所造成的损害,移行途径有以下几种:①尾蚴侵入皮肤,沿血液或淋巴液移行至肺组织;②虫卵循门脉侧支循环经右心入肺,诱导产生虫卵肉芽肿反应;③肺部成虫异位寄生。

(3) 肝门型:肺型童虫再由左心入体循环,经毛细血管到肝内门静脉分支内寄生,称为肝门型童虫。一旦童虫到达肝脏,其生长发育速度加快,达到一定程度后雌雄虫体分化、合抱,最终寄生于门静脉和肠系膜静脉。感染尾蚴后 1 周,童虫可引起肝组织变化,这时临床上可无明显的阳性症状,但镜下可见肝窦内有炎性细胞浸润、肝内血管充血和淋巴细胞为主的炎性细胞浸润。感染后 2 周,肝内库普弗细胞细胞质内开始出现棕褐色的色素颗粒。

3. 成虫致病机制　成虫主要寄生于人体的膀胱与盆腔静脉丛,摄取宿主营养和吞食红细胞,一般无明显致病作用。少数可引起轻微的机械性损害,如可引起静脉内膜炎及静脉周围炎。致使血管内膜增厚,炎细胞浸润,并有可能形成血栓。成虫的代谢产物、虫体分泌物、排泄物、虫体外皮层更新脱落的表质膜等在宿主体内形成免疫复合物,如免疫复合物形成过剩不能被有效清除时,可在肾脏中沉积,引起肾脏损害。

血吸虫成虫还可引起宿主嗜酸性粒细胞增多及贫血。前者与成虫的分泌物及排泄物作用于宿主 T 细胞而产生嗜酸性粒细胞刺激促进因子及加强嗜酸性粒细胞和髓外造血功能有关。造成宿主贫血可能有以下原因:①脾脏功能亢进破坏红细胞,降低红细胞生存率;②成虫每天吞食红细胞而造成红细胞数量减少,但有限;③血吸虫寄生所产生的毒素直接破坏红细胞,或抑制骨髓等造血组织的造血功能;④与自身免疫有关,血吸虫病患者发生贫血的机制较为复杂,尽管对血吸虫病贫血发生的机制迄今尚无统一观点,但与成虫有关这一点是可以肯定的。

4. 虫卵致病机制　病变主要为宿主对虫卵免疫应答所致的虫卵肉芽肿反应及其组织纤维化。抗虫卵免疫应答的性质和程度决定了疾病的严重程度。虫卵成熟后,膀胱黏膜内的虫卵可随炎症破溃组织进入膀胱腔,从宿主尿液排出体外,未排出的虫卵沉积在组织内逐渐变性死亡、钙化。虫卵主要沉积在膀胱与远端输尿管黏膜下层与肌层,尤以膀胱三角区为多。大多数虫卵沉积在膀胱壁产生肉芽肿性病变。膀胱颈亦为病变好发部位,当该处肌肉因虫卵肉芽肿损害,引起纤维化与萎缩,则可产生膀胱颈弛缓不能与排尿功能障碍。膀胱颈与膀胱壁病变可引起膀胱变形,产生憩室;膀胱病变可引起黏膜增生,形成息肉,最后出现纤维化与钙化;输尿管或膀胱颈部病变可引起肾盂积水,继发细菌感染,最后致肾衰竭。

### (二) 组织器官病变

埃及血吸虫病主要的致病因素是虫卵肉芽肿。虫卵会刺激并引起膀胱和输尿管的虫卵肉芽肿炎症反应、溃疡和增生,早期常出现尿频、尿急、血尿(特别是终末血尿),化验可见蛋白尿。其病变程度与人体感染的虫数相关。而成虫很少引起病变。

1. 膀胱及尿路病变　埃及血吸虫成虫主要寄生于人体的膀胱与盆腔静脉丛,大部分虫卵沉积于膀胱和输尿管。虫卵在膀胱壁产生肉芽肿性病变,膀胱镜检查可见膀胱壁上有大量虫卵肉芽肿形成的沙斑、黏膜增生性炎症与乳突状改变,以及由尿酸、草酸与磷酸盐组成的结石,可引起膀胱变形;虫卵破入膀胱腔随尿排出时会出现血尿;输尿管或膀胱颈部病变导致排尿功能障碍,可引起肾盂积水,继发性细菌感染,最后致肾功能衰竭。

2. 肾脏病变　关于埃及血吸虫感染与肾盂肾炎或肾小球炎症的关系有分歧。曾有研究发现,肾盂肾炎与埃及血吸虫感染本身的有无或其感染度无关,但肾盂肾炎与埃及血吸虫性阻塞性尿路病有关。埃及血吸虫感染与免疫复合物肾病的关系没有曼氏血吸虫感染那么密切,可能与后者易出现肝纤维化、门脉高压有关。

3. 生殖系统病变　男性生殖系统的虫卵沉积较为多见,可见于睾丸、附睾、前列腺、阴囊、精索、阴茎等处。重度感染时可造成精囊纤维化、精囊肿大,精囊重量和容积增加与阻塞性尿路病变密切相关。有时病变广泛,或伴有钙化。

女性生殖系统的虫卵沉积较为少见,可见于子宫颈、输卵管、阴道、外阴等部位,子宫颈或阴道壁可发现息肉样的、形成溃疡的和小结节状的损害,由细胞浸润、肉芽肿和纤维化所致。病理学主要发现为沙斑和小结节(直径小于1cm),造成盆腔广泛粘连,输卵管阻塞导致宫外孕、生育力下降及不孕症等。

4. 肠道病变　肠道血吸虫病可产生结节性炎症、充血、绒毛萎缩和肠黏膜点状出血性病变。在埃及血吸虫病流行区,很难鉴别由血吸虫引起的胃肠道疾病和其他胃肠道疾病。有案例报告显示,重度感染可诱发阑尾炎,提示虫卵肉芽肿导致阑尾阻塞的可能。埃及血吸虫感染也可能造成肠息肉,并发肠溃疡及出血,导致便血、瘢痕或钙化,严重者甚至出现肠梗阻,造成肠道功能障碍。

5. 肺部病变　在实验感染的动物和人体尸体中常见到肺部有埃及血吸虫卵肉芽肿。虽然肺部的埃及血吸虫卵密度常高于曼氏血吸虫卵的密度,但埃及血吸虫感染极少并发肺动脉炎和肺源性心脏病。在实验感染的动物中可见到肺动脉炎,但肺源性心脏病未见报道。在埃及,对159例仅有埃及血吸虫感染的尸体解剖发现,仅1例重度感染者有局灶性肺动脉炎,没有发现肺源性心脏病。肺源性心脏病未见报道。

6. 异位病变　异位病变是指埃及血吸虫所致泌尿生殖系统以外的组织和器官的损害。少量埃及血吸虫卵可沉积在肝脏引起肉芽肿,但仅感染埃及血吸虫者未见到西蒙氏肝纤维化,可能与埃及血吸虫卵量少和虫卵引起的组织反应轻于曼氏血吸虫卵有关。也有关于埃及血吸虫卵沉积在皮肤的病例报道,引起皮肤丘疹状或小结状的损害,活检常发现虫卵。曾有病例报道,为非洲一位由于埃及血吸虫卵在心包沉积引起纤维性心包炎伴心脏狭窄的患者做心包切除手术,术中发现心包增厚并与整个心脏表面粘连,组织学检查显示慢性心包炎伴含有埃及血吸虫卵的许多肉芽肿。埃及血吸虫卵的中枢神经系统异位沉积出现临床症状罕见,血吸虫卵在中枢神经系统中通常很少或不引起组织学反应。埃及血吸虫成虫也曾在脉络膜静脉丛中被发现。

## 五、临床表现

根据发病的时间及进程,埃及血吸虫病、日本血吸虫病及曼氏血吸虫病都会表现出急性及慢性临床症状,急性期症状以日本血吸虫感染最为显著,而埃及血吸虫感染则甚为轻微,病变主要由虫卵肉芽肿引起,成虫很少产生病变。其临床表现不同于日本血吸虫病及曼氏血吸虫病,部分患者没有症状,常因血尿就诊找到虫卵才发现有血吸虫感染,部分患者症状明显,其临床表现主要取决于感染度、病程、宿主免疫状态等因素。轻度感染者多数没有征象,仅尿中发现虫卵。大量尾蚴入侵可引起急性血吸虫病。中等感染常无发热,但泌尿系统症状较明显。重度或反复感染未经治疗或治疗不及时可发展为泌尿系统梗阻、严重肾功能损害等。根据其病理变化及主要临床表现,可将埃及血吸虫病分为急性与慢性两个类型。

### (一)急性埃及血吸虫病

常见于初次感染者,慢性患者再次大量感染尾蚴后亦可发生。在埃及血吸虫病流行区,患者大多为重复感染,故急性期症状少见。10~20岁年龄组人群感染率最高,农民占的比例最大,渔、船民感染率最高。以春夏季感染多见,季节性感染与雨量、温度、当地居民的生产生活方式等多方面因素有关。潜伏期长短不一,大多数病例于感染后(从尾蚴侵入至尿中出现虫卵)10~12周出现临床症状。此期临床表现较急性日本血吸虫病为轻,罕见发生死亡病例。多数轻度感染者无自觉症状。部分患者可出现“尾蚴性皮炎”,随着血吸虫成虫开始产卵,症状逐渐明显,部分患者可出现发热、畏寒、头痛、乏力、肌痛、多汗、腹痛等症状,并伴有肝、脾大及嗜酸性粒细胞显著增多。

1. 尾蚴性皮炎　尾蚴钻入宿主皮肤后可引起尾蚴性皮炎,表现为尾蚴入侵部位出现红斑或丘疹,症状的严重性与尾蚴钻入皮肤的数量密切相关。初次接触尾蚴的人这种皮疹反应不明显,重复接触尾蚴后反应逐渐加重,严重者可伴有全身水肿及多形红斑。尾蚴性皮炎发生机制中既有速发型(Ⅰ型)超敏反应,也有迟发型(Ⅳ型)超敏反应。

2. 过敏反应　除皮炎外还可出现荨麻疹、血管神经性水肿、淋巴结肿大、出血性紫癜、支气管哮喘等。这可能与埃及血吸虫童虫在宿主体内移行时,对所经过的器官产生机械性损害(一过性的血管炎)和其代谢产物引起的超敏反应有关。血中嗜酸性粒细胞显著增多,对诊断具有重要参考价值。

3. 发热　部分患者可有发热,热度的高低及期限与感染程度成正比,轻症发热数天,重症可达数月。发热前可有畏寒,高热时偶有烦躁不安等中毒症状,退热后自觉症状良好。重症可有缓脉,出现贫血、消瘦、营养不良和恶病质。

4. 肝脾肿大　90%以上患者肝大伴压痛,半数患者轻度脾大。

5. 其他　部分患者可有背痛、肌肉酸痛、咳嗽、食欲减退甚至腹泻等症状,这可能与虫体发育过程中产生的代谢产物、分泌物及排泄物所致的超敏反应有关。

### (二)慢性埃及血吸虫病

在流行区占绝大多数。急性期症状消失而未经病原治疗者,或重复感染的患者可出现慢性期表现,主要有以下几方面表现:

1. 泌尿系统 主要表现为尿频、排尿困难、血尿(多为终末血尿)以及尿路梗阻等症状。早期症状为无痛性终末血尿,持续数月至数年后,逐渐出现尿频、尿急、尿痛等慢性膀胱炎症状,继而可出现排尿困难。尿检有红细胞、虫卵,偶有白细胞。虫卵蓄积在泌尿道引起迟发型免疫反应形成虫卵性肉芽肿,表现出泌尿道感染症状。部分反复或大量感染血吸虫尾蚴的患者,未经及时病原治疗,虫卵所致的尿路损害进一步加重,可反复迁延不愈,并发尿路梗阻、肾盂积水及逆行感染等,最后可引起肾功能衰竭,甚至诱发膀胱癌。

临床常用膀胱镜检查,曾观察了 45 例 5~12 岁感染埃及血吸虫的埃及儿童,膀胱不同损害的发生率依次为:充血 100%,沙斑 32%,肉芽肿 18%,溃疡 9%,小结节 7% 及息肉 7%。活动期感染者常见有膀胱充血与沙斑。22% 的病例发现有多种损害。在赞比亚一家医院连续检查的 100 例成人患者中,全部病例均有沙斑,17 例有肉芽肿,4 例有溃疡。沙斑是膀胱最普通的病理损害,也是埃及血吸虫病的特殊病征。

2. 生殖系统 男性患者前列腺可因虫卵沉积发生炎症,质变硬,甚至可致前列腺癌症。虫卵经肠系膜静脉吻合支抵达精索静脉,可引起精索与附睾病变,有时从精液中可发现大量虫卵。由于鞘膜纤维化使阴囊淋巴管阻塞,回流不畅,可引起阴茎龟头象皮肿。女性生殖器官有埃及血吸虫卵并不少见。常见的部位为外阴、阴道和子宫颈,而内生殖器官如卵巢、输卵管和子宫体较少受影响。子宫颈或阴道壁可发现息肉样的、形成溃疡的和小结节状的损害,由细胞浸润、肉芽肿和纤维化所致。El-Mahgoub 报道 13 例用腹腔镜和病理组织学诊断的盆腔血吸虫病,很可能由埃及血吸虫引起。患者均为女性,年龄 23~38 岁,唯一的主诉为不育。经尼立达唑(niridazole)治疗后,在至少 15 个月随访期中,6 例获子宫内正常妊娠,1 例异位妊娠。虽然女性患者生殖系统症状常不明显,但可引起宫外孕、生育力下降及不孕症等。

3. 消化系统 消化系统损害远较日本血吸虫病少而轻,且出现较迟。虫卵可通过肠系膜下静脉至阑尾、盲肠、结肠、直肠,尤其直肠病变多见,粪便中可查到虫卵,腹泻与痢疾患者粪便中可排出虫卵。少量虫卵从门静脉进入肝脏,产生假结核结节与门静脉周围纤维化,但肝脾肿大与肝纤维化等症状一般较轻。

4. 呼吸、循环系统 较为少见。虫卵可通过膀胱静脉,经下腔静脉进入肺部,虫卵反复栓塞肺小动脉,产生坏死性闭塞性肺小动脉内膜炎,引起肺循环阻塞与肺动脉高压。根据尸检结果,约有 30% 的埃及血吸虫病患者有肺动脉病变。在肺循环阻塞近端由于血管中层受损与肺动脉高压,肺动脉常呈血管瘤样扩张,由于阻塞部位在肺微血管之前而不在微血管或肺泡,故不引起缺氧或发绀,亦不伴有心肌损伤。据报道,临床上仅 0.8%~1% 的埃及血吸虫病患者出现肺心病,血吸虫性肺心病仅占心脏病患者总数的 4%。患者可有乏力、头昏、头痛、心悸、心前区隐痛等症状,约 1/3 的病患出现劳累后晕厥。胸部 X 线检查可见肺动脉显著扩张,心电图检查可见 P 波高耸与右心室肥大,晚期可并发右心衰竭。

5. 神经系统 累及中枢神经系统时,多以脊髓病变为主,这可能与成虫主要寄生部位有关。与临床常见的其他原因所致的脊髓压迫症相同,主要表现为截瘫、感觉缺失和尿潴留等。

6. 慢性肾衰竭(CRF) 输尿管或膀胱颈部梗阻可引起肾盂积水,继发细菌感染,最后导致肾衰竭。当肾脏损害进行性恶化,发展到终末期,肾功能接近于正常 10%~15% 时,可出现一系列的临床综合症状。

(1) 临床分期:目前国际公认的慢性肾脏病分期依据美国肾脏基金会制定的指南分为 5 期,见表 13-2-1。

表 13-2-1　慢性肾脏病分期及建议

| 分期 | 特征 | GFR[ ml/ (min · 1.73m$^2$) ] | 防治目标—措施 |
| --- | --- | --- | --- |
| 1 | GFR 正常或升高 | ≥90 | CKD 诊治;缓解症状;保护肾功能 |
| 2 | GFR 轻度降低 | 60~89 | 评估、延缓 CKD 进展;降低心血管病风险 |
| 3a | GFR 轻到中度降低 | 45~59 | 延缓 CKD 进展;评估、治疗并发症 |
| 3b | GFR 中到重度降低 | 30~44 | |
| 4 | GFR 重度降低 | 15~29 | 综合治疗;透析前准备 |
| 5 | ESRD | <15 或透析 | 如出现尿毒症,需及时替代治疗 |

（2）临床表现

1）消化系统:是最早、最常见症状。①厌食(食欲不振常较早出现);②恶心、呕吐、腹胀;③舌、口腔溃疡;④口腔有氨臭味;⑤上消化道出血。

2）血液系统:①贫血:是尿毒症患者必有的症状。贫血程度与尿毒症(肾功能)程度相平行,促红细胞生成素(EPO)减少为主要原因;②出血倾向:可表现为皮肤、黏膜出血等,与血小板破坏增多,出血时间延长等有关,可能是毒素引起的,透析可纠正;③白细胞异常:白细胞减少,趋化、吞噬和杀菌能力减弱,易发生感染,透析后可改善。

3）心血管系统:是肾衰最常见的死因。①高血压:大部分患者(80%以上)有不同程度高血压,可引起动脉硬化、左室肥大、心功能衰竭;②心功能衰竭:常出现心肌病的表现,由水钠潴留、高血压、尿毒症性心肌病等所致;③心包炎:尿毒症性或透析不充分所致,多为血性,一般为晚期的表现;④动脉粥样硬化和血管钙化:进展可迅速,血透者更甚,冠状动脉、脑动脉、全身周围动脉均可发生,主要是由高脂血症和高血压所致。

4）神经、肌肉系统:①早期:疲乏、失眠、注意力不集中等;②晚期:周围神经病变,感觉神经较运动神经显著;③透析失衡综合征:与透析相关,常发生在初次透析的患者。尿素氮降低过快,细胞内外渗透压失衡,引起颅内压增加和脑水肿所致,表现恶心、呕吐、头痛,严重者出现惊厥。

5）肾性骨病:是指尿毒症时骨骼改变的总称。低钙血症、高磷血症、活性维生素 D 缺乏等可诱发继发性甲状旁腺功能亢进;上述多种因素又导致肾性骨营养不良(即肾性骨病),包括纤维囊性骨炎(高周转性骨病)、骨软化症(低周转性骨病)、骨生成不良及混合性骨病。肾性骨病临床上可表现为:①可引起自发性骨折;②有症状者少见,如骨酸痛、行走不便等。

6）呼吸系统:①酸中毒时呼吸深而长;②尿毒症性支气管炎、肺炎(胸部照片表现为蝴蝶翼)、胸膜炎等。

7）皮肤症状:皮肤瘙痒、尿素霜沉积、尿毒症面容,透析不能改善。

8）内分泌功能失调:主要表现有:①肾脏本身内分泌功能紊乱,如 1,25(OH)$_2$ 维生素 D$_3$、促红细胞生成素不足和肾内肾素-血管紧张素 II 过多;②外周内分泌腺功能紊乱,大多数患者均有继发性甲状旁腺功能亢进(血 PTH 升高)、胰岛素受体障碍、胰高血糖素升高等。约 1/4 的患者有轻度甲状腺素水平降低。部分患者可有性腺功能减退,表现为性腺成熟障碍或萎缩、性欲低下、闭经、不育等,可能与血清性激素水平异常等因素有关。

9）并发严重感染：易合并感染，以肺部感染多见。感染时发热可无正常人明显。

7. 其他表现　可见皮肤等处的病变，值得注意的是，在西部、中部非洲地区布鲁里溃疡（Buruli ulcer）的主要发生地，埃及血吸虫病是一个可能的危险因子。

8. 膀胱癌　在埃及，83.1%的膀胱癌患者有埃及血吸虫病变，故埃及血吸虫病可能诱发癌变。一项以在小白鼠正常尿路上皮灌注埃及血吸虫全抗原的实验研究证实埃及血吸虫抗原可直接引起小鼠尿道上皮异型增生和炎症。该类患者年龄较轻，在 40 岁左右，大多为完全分化的鳞状细胞癌；转移较少见，而且出现较迟。根据肿瘤发生的部位、大小、类型、发展阶段及有无转移可有如下临床表现：

（1）血尿：间歇性、无痛性肉眼血尿是膀胱肿瘤的典型症状。

（2）膀胱刺激症状：有尿频、尿急、尿痛，还有持续性的一种尿意感。

（3）排尿困难：出现概率小（约占 7%），与癌组织脱落、肿瘤本身及血块阻塞膀胱出口有关。

（4）上尿路阻塞症状：当出现上尿路积水、输尿管扩张、肾盂扩张时，患者可有腰痛症状。若合并感染，可出现发热。

（5）下腹部肿块：少见（约占 3%），为晚期膀胱癌表现。多为膀胱顶部腺癌，肿瘤体积大、浸润深，与周围组织粘连。

（6）全身症状：包括恶心、食欲减退、发热、消瘦、贫血、恶病质、类白血病反应等。

（7）转移症状：为膀胱癌晚期表现，肿瘤侵犯到盆腔、腹膜后或直肠时，可引起腰痛、下腹痛，放射至会阴部、大腿，有直肠刺激的症状。若癌肿转移到子宫、直肠、结肠、肝肾，可出现相应临床表现。

### （三）患病率

有学者认为该病患病率（morbidity rate）有严格的地域差异，来自埃及与东非的临床报道表明埃及血吸虫病患病率高并具有相当高的死亡率，而来自南非与西非的报告并非如此。从保虫宿主看，埃及血吸虫和曼氏血吸虫一样，除人以外极少见其他哺乳类动物感染。近年来我国出境务工、旅游等活动增加，其中有部分人感染了埃及血吸虫病，其感染方式与日本血吸虫病和曼氏血吸虫病基本相同，以游泳、捕鱼、生产、生活等方式接触疫水而感染。

有学者于 2004 年在马拉维奇克地区 18 个村庄随机研究收集数据，对埃及血吸虫病感染患病率和强度进行分析，共有 1 642 名参与者，他们的平均年龄 32.4 岁，其中 55.4%为女性。血吸虫病患病率为 14.2%，有很大比例的人（85.8%）无虫卵排出。相比女性，男性在所有年龄段感染率较低。埃及血吸虫感染增加同时存在合并其他寄生虫感染。感染强度与年龄有很高的关联性；在学龄儿童（6~15 岁）强度最高。

### 六、辅助检查

埃及血吸虫的生活史与曼氏血吸虫稍有不同，在雌雄成虫合抱进入膀胱、盆腔静脉丛后，血吸虫产卵大部分随尿液排出，一部分随血流进入肝脏，只有较少一部分随粪便排出。因此，对于埃及血吸虫病的诊断主要是针对尿液样本的检测，此外也可通过血清及粪便样本进行诊断。埃及血吸虫病主要症状是血尿和膀胱病理改变，试纸条法、询诊法及肉眼观测法等，对血尿的检测可作为确认埃及血吸虫病感染与否的重要标志，具有简单、快速和费用低等优点。

**（一）病原学检查**

1. 尿沉渣检查 因埃及血吸虫卵主要沉积在膀胱与远端输尿管黏膜下层与肌层,部分虫卵可破入膀胱腔,从尿中排出。血尿明显的标本找到虫卵较易,对于可疑小便标本,自然沉淀后再取下层沉淀物作离心沉淀,可以大大提高检出率。在虫卵密集时,有时可见毛蚴在卵中蠕动,甚至破卵而出的现象。

2. 膀胱活检 在埃及血吸虫感染中,膀胱是最常受影响的器官。表现为膀胱沙斑(特征性病理损害)、膀胱溃疡、膀胱肉芽肿等病理变化,从膀胱镜直接取上述病变的黏膜进行活组织检查,用压片法可查见大量虫卵。

3. 粪便检查或直肠活检 部分成虫可在直肠与肠系膜下静脉内产卵,虫卵可从粪便中排出,部分患者大便标本可发现有尾刺的埃及血吸虫虫卵(图13-2-1)。

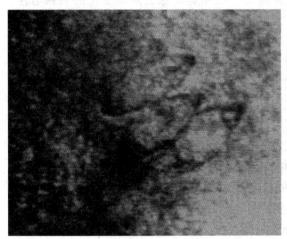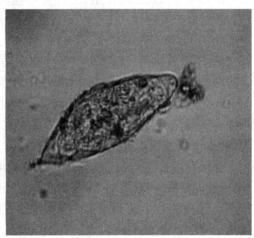

**图 13-2-1 尿液(左)与直肠活检(右)中发现的埃及血吸虫虫卵**

**（二）免疫学检查**

常用方法有间接血凝试验(IHA)、酶联免疫吸附试验(ELISA)、胶体染料试纸条法(DDIA)和金标法等。由于埃及血吸虫与日本血吸虫有交叉抗原,可应用日本血吸虫感染诊断试剂检测埃及血吸虫感染者IgG、IgM抗体。

有关埃及血吸虫诊断的文献报道主要是针对尿液样本中循环趋阴极抗原(CCA)或循环趋阳极抗原(CAA)进行检测。Obeng等运用CCA试纸条法检测尿液中的埃及血吸虫CCA,只需 $25\mu l$ 尿样即可得到检测结果,其特异度和敏感度分别为91%和41%,并且研究发现当尿液中虫卵含量≥50枚/10ml时,该法的敏感度可达62%,具有较高的应用价值。CCA或CAA系列免疫学方法可直接以血吸虫抗原为靶标,特异性较高,但该方法主要针对尿液中血吸虫虫卵循环抗原进行检测,不利于血吸虫病的快速诊断。

**（三）实验室检查**

1. 血常规 在急性期白细胞计数与嗜酸性粒细胞显著增高;慢性期白细胞计数大多正常,但嗜酸性粒细胞可增高。

2. 尿常规 可见白细胞增多,部分可见红细胞或蛋白尿。

3. 肾功能 除了并发尿路梗阻和继发尿路感染者外,大多数埃及血吸虫感染者肾功能正常,因此肾功能的损害最可能与尿路梗阻有关。在这些患者中肾的髓质减少,其肾功能不全与放射线摄片中见到的髓质组织减少有关,浓缩功能的减退常见。无双侧尿路梗阻或无细菌感染的患者,肾小球滤过率和肾小管功能常为正常。

**（四）影像学检查**

1. 超声显像 泌尿系统超声可以发现肾脏重度或轻度充血和肾盂积水、膀胱壁增厚和不规则、膀胱息肉以及膀胱肿瘤。超声显影图在发现膀胱钙化方面的敏感性可能小于 X 线检查。肾盂和肾盏扩张的超声波发现与静脉肾盂造影的发现密切相关。少部分病例消化系统超声可显示肝脾肿大。

2. 放射摄影 埃及血吸虫病的放射摄影包括平片、静脉尿路造影、逆行膀胱造影及肾盂造影。一般来说,顺行方法比逆行法更为可取,因为后者可增加诱发细菌感染的危险性。在埃及血吸虫感染中,放射检查可显示肾盂与输尿管和膀胱的病变。静脉造影可评估每个肾脏的功能并发现尿路梗阻,是研究由埃及血吸虫感染引起泌尿道病理变化的一种方法。在一项偏向于有症状的慢性埃及血吸虫病患者的研究中,对 50 例患者进行肾脏造影,泌尿道变化如下:28%灌注减少,58%排泄延迟,26%肾盂积水,70%杯状体扩张,82%输尿管扩张,58%输尿管扭曲,26%输尿管膀胱连接处畸形。84%患者肾脏造影有明显异常,12 例患者肾脏造影显示不同程度的阻塞和实质性损害。

3. 电子计算机 X 线断层摄影（CT） 对发现泌尿道钙化和确定其部位是敏感的,CT 检查能容易地显示钙化的膀胱和输尿管。

**（五）膀胱镜检查**

临床上用膀胱镜检查埃及血吸虫病患者的膀胱损害,其主要病理表现有膀胱充血、沙斑、膀胱肉芽肿、膀胱溃疡、膀胱小结节及膀胱息肉。

1. 充血 在早期和活动性感染者中,用膀胱镜检查观察到不同程度的充血,膀胱充血常见于重症感染者,且常发现于近输尿管口处。

2. 沙斑 沙斑是膀胱最普通的病理损害,也是埃及血吸虫病的特殊病征。沙斑呈黄色或褐色,由于大量虫卵堆积在黏膜中,病灶处看上去粗糙,尸体解剖时组织虫卵密度高达每克 100 万个。同样的损害亦在输尿管中发现,膀胱三角区和近输尿管口为最常受累及之处。

3. 息肉 息肉样损害也与局部组织大量虫卵沉积有关,不同大小的息肉可无蒂或有蒂,大多数息肉呈豌豆大小,部分息肉甚至可大至 3cm 并伴有多个小卫星息肉。

4. 溃疡 溃疡主要发生在膀胱后壁,溃疡通常很小,溃疡处组织含有大量虫卵。膀胱溃疡有两种类型:急性型由坏死性息肉样斑形成,慢性型与膀胱逼尿肌后中线和深部大量虫卵沉积有关。

5. 肉芽肿 肉芽肿通常呈针头大小,有时周围有扩张的毛细血管,肉芽肿中心有被类上皮细胞、成纤维细胞和炎性细胞所包围的虫卵,随后坏死、钙化或纤维组织可替代肉芽肿。

6. 钙化 尿路钙化以膀胱最为显著,是埃及血吸虫病常见的一种后遗症。

**（六）分子生物学技术**

随着信息技术的不断发展,与计算机相关联的分子生物学检测技术也逐渐被应用到埃及血吸虫病的诊断中。有文献记载 Ibironke 等采用尿液过滤法,以 Dra I 重复单位为靶序列,建立了检测埃及血吸虫病的普通 PCR 技术,该方法对学龄儿童的检出率为 58.4%,流行区成年人的检出率为 56.7%,敏感性较好,且过滤法有利于尿样的收集与尿液的运输和保存,具有使用价值。Hamburger 等亦选择埃及血吸虫 Dra I 高度重复基因为靶序列,建立了监测水域环境的 PCR 法,其灵敏度达到 10fg 血吸虫虫体 DNA。埃及血吸虫病的环介导的等温扩增技术(LAMP)近年来也见于研究报道。Abbasi 等以 Dra I 重复基因为靶序列建立了 LAMP 检测法,反应具有高度的特异性,其敏感度达到 0.1fg DNA。埃及血吸虫病的分子生物学技术以其高度的特异性及敏感性正被广泛地应用到血吸虫病的检测、筛查、鉴定及现场监测中,该法无需较多的人工操作,可实行自动化操控,简便快速。由于分子生物学技术的灵敏度较高,出现假阳性的概率较大,因此,需要操作人员具备扎实的分子实验技能。再者,该法所需的试剂费用较昂贵,对于非洲经济欠发达国家和地区现场的应用比较困难。

### 七、诊断与鉴别诊断

在本病流行区有无痛性终末血尿患者应怀疑为埃及血吸虫病。诊断依据从尿中发现有尾刺的虫卵。取最后几滴血尿离心沉淀后直接涂片检查可发现虫卵。尿沉渣孵化,于 10 分钟至 2 小时,即可见毛蚴。从膀胱镜直接取材做活组织检查,用压片法可查见大量虫卵。从尿中排出的大多是活卵,但也有为钙化虫卵。直肠黏膜活组织检查有时也可发现虫卵。免疫学试验由于应用的抗原为非特异性,与曼氏血吸虫病有交叉反应,两者不能鉴别,但对急性期有早期诊断价值。

**(一) 诊断**

1. 急性埃及血吸虫病诊断依据

(1) 流行病学资料:发病前 10~12 周内有疫水接触史;

(2) 临床表现:发热、肌肉酸痛、乏力等全身症状,尾蚴性皮炎、荨麻疹、血管神经性水肿、肝脾肿大、贫血伴血嗜酸性粒细胞增多等改变;

(3) 免疫学检查:间接血凝试验、酶联免疫吸附试验、胶体染料试纸条法或金标试验检测血清中循环抗体阳性者;

(4) 病原学检查:尿、大便或膀胱镜检查发现埃及血吸虫虫卵。

符合上述(1)、(2)者为疑似病例,符合(1)、(2)、(3)者为临床诊断病例,符合(1)、(2)、(4)者为确诊病例。

2. 慢性埃及血吸虫病诊断依据

(1) 流行病学资料:在埃及血吸虫病流行区生活或工作时有疫水接触史;

(2) 临床表现:有尿频、尿急、排尿困难、血尿等泌尿系统症状,尿常规检查白细胞、红细胞增多、蛋白尿;B 超提示尿路梗塞、肾盂积水、膀胱癌,肾功能进行性损害;

(3) 免疫学检查:无血吸虫病史或治疗 2 年以上,间接血凝试验阳性滴度≥1∶10,或酶联免疫吸附试验、胶体染料试纸条法、金标试验阳性;

(4) 病原学检查:尿、大便或膀胱镜检查发现埃及血吸虫虫卵。

符合上述(1)、(2)者为疑似病例,符合(1)、(2)、(3)者为临床诊断病例,符合(1)、(2)、(4)者为确诊病例。

**(二) 鉴别诊断**

埃及血吸虫寄生于膀胱及盆腔静脉丛,依据其临床表现,主要需与泌尿系统疾病,如肾结石、肾结核、肾炎、膀胱炎等鉴别。

1. 肾结石 男性发病多于女性,多发生于青壮年。患者可表现为腰部酸胀不适,或在身体活动增加时有隐痛或钝痛；较小结石引发的绞痛，常骤然发生腰腹部刀割样剧烈疼痛，呈阵发性；继发感染时可以出现尿频、尿急、尿痛等泌尿系统症状。尿检可发现尿蛋白、红细胞、白细胞、结晶物、细菌等。影像学检查有助于鉴别两者，B超对肾内有无结石及有无其他合并病变作出诊断，确定肾脏有无积水，尤其能发现X线透光的结石，还能对结石造成的肾损害和某些结石的病因提供一定的证据。

2. 肾结核　肾结核的临床表现因病变侵犯的部位及组织损害的程度有所不同。除可有膀胱刺激征、腰痛、血尿（全程血尿或终末血尿）、脓尿等症状外，亦可出现食欲减退、消瘦、乏力、盗汗、低热等结核全身中毒症状。尿路平片上钙化影像分布于肾实质，呈不规则斑片状，密度不均匀。尿结核菌培养对肾结核的诊断有决定作用。

3. 急性肾盂肾炎　表现为明显的尿频、尿急、尿痛等膀胱刺激症状，伴有发热、腰痛。但无消瘦、贫血等慢性消耗症状。尿普通细菌培养可发现致病菌。

4. 慢性肾盂肾炎　表现为尿频、尿急、尿痛等膀胱刺激症状，伴血尿和腰痛。但症状多呈间歇性反复发作，无持续性低热。尿普通细菌培养可发现致病菌，红细胞沉降率（血沉）一般正常，尿中无抗酸杆菌。

5. 急性膀胱炎　表现为明显的尿频、尿急、尿痛等膀胱刺激症状。但常伴有下腹部及会阴部坠胀不适感，且无发热等全身症状。经抗生素治疗通常症状可以消失。

6. 急性前列腺炎　表现为明显的尿频、尿急、尿痛，伴有发热。但常发病急促，有排尿困难或排尿淋漓，且直肠指检时前列腺有明显压痛。尿和前列腺液中有大量白细胞，用抗生素治疗后症状常迅速减轻。

7. 肾肿瘤　可表现为腰痛、血尿及腰腹部肿块。但尿频、尿急、尿痛等膀胱刺激症状不明显。尿中无白细胞。B超检查、X线检查及CT检查可发现肾脏有占位性病变。

8. 肾积脓　慢性病程型肾积脓也表现为反复腰痛，常伴盗汗、贫血和消瘦。尿液中有大量脓细胞，且普通细菌培养呈阳性。CT肾扫描则可显示肾实质中有边缘模糊的混合密度肿块。

## 八、内科治疗

### （一）病原学治疗

对临床诊断和确诊病例，均需进行病原治疗。20世纪80年代前，治疗埃及血吸虫感染主要使用敌百虫，剂量为（7.5～10.0）mg/kg，1次口服，每隔2周，连服3次，疗效较好且安全。此后由于吡喹酮的广泛应用而逐渐退出。20世纪80年代后，吡喹酮用于现场大规模治疗埃及血吸虫病，其被证实疗效确切，无严重不良反应，无论是成人，还是学龄及学龄前儿童，均安全高效。口服后80%以上的药物在肠道迅速吸收，疗效高毒性低，其代谢产物24小时内大部分从肾脏排泄。

1. 急性埃及血吸虫病　吡喹酮成人总剂量120mg/kg（体重60kg为限），每日剂量分3次服，4～6日疗法；也可按60mg/kg 2日疗法。一般病例可采用每次10mg/kg，3次/日，连续4日。

2. 慢性埃及血吸虫病　住院成年患者吡喹酮总剂量为60mg/kg（体重以60kg为限），10mg/（kg·次），3次/日，连续2日。儿童体重<30kg者，总剂量为70mg/kg。轻度流行区用40mg/kg一次疗法；重度流行区用50mg/kg，1日等分为2次口服，亦可取得满意效果。左旋吡喹酮治疗慢性血吸虫病可采用吡喹酮一半的剂量。

　　吴文仙报道:1987年中国医疗队对马里共和国某县9所小学的学生进行了埃及血吸虫病检查和治疗,共检查2 325名学生,查出尿中有埃及血吸虫卵者1 859人,感染率为80%,并对资料完整的1 627例采用3种吡喹酮治疗方法进行治疗,1 187例给以吡喹酮40mg/kg半空腹顿服,321例以吡喹酮60mg/kg,两日分6次分服,119例给以吡喹酮50mg/kg半空腹顿服。结果对埃及血吸虫病患者的疗效,吡喹酮60mg/kg,两日分6次分服,明显优于40mg/kg和50mg/kg顿服组,尿内虫卵阴转率达96.6%。

　　但也有少数欧洲游客在非洲感染了埃及血吸虫回国后用吡喹酮难以治愈的病例报道。1例在马拉维居住了3年感染了埃及血吸虫的患者,回美国后因排虫卵接受3轮40mg/kg吡喹酮抗虫治疗,但在第3轮治疗后5个月患者尿液中仍排出虫卵;1例在非洲感染了埃及血吸虫的患者,回澳大利亚后经过2轮吡喹酮抗虫治疗后,检查发现仍在排虫卵;26例因在莫桑比克执行联合国维和任务而感染埃及血吸虫病的巴西士兵,采用3轮40mg/kg吡喹酮治疗,在治后6~24个月做膀胱镜检查,仍发现膀胱组织中有活虫卵存在;2例前往马里和塞内加尔旅游的西班牙男子,因在当地游泳感染埃及血吸虫病,回国后用40mg/kg吡喹酮顿服,治疗2次后仍在精液中查见埃及血吸虫卵。

　　在许多非洲国家,埃及血吸虫病和恶性疟共同流行。随着基于青蒿素的联合治疗及间歇性预防疗法(IPT)等抗疟方案的广泛应用,发现青蒿素衍生物和甲氟喹对血吸虫具有一定杀灭作用,其中青蒿素类药物疗效在不同地区、不同实验中的减卵率、治愈率等疗效并不相同。就单一药物的抗虫效果来看,甲氟喹与青蒿素类药物均不如吡喹酮;但通过青蒿琥酯与吡喹酮、青蒿琥酯与甲氟喹等不同的组合使用,可取较好的治愈率和较高的减卵率,青蒿琥酯与磺胺甲氧吡嗪/乙胺嘧啶联合使用也表现出一定的治疗效果;但青蒿素类药物在治疗日本和曼氏血吸虫病中所取得的杀虫效果,在埃及血吸虫病中未得到体现。甲氟喹在孕妇抗疟治疗的IPT方案中已得以应用,相应的治疗方案在埃及血吸虫病中也取得了疗效;但值得注意的是,如血吸虫病实施大规模化疗方案,必须注意疟原虫抗药性产生的问题。青蒿琥酯为4mg/kg,每日1次,连服3日;甲氟喹为25mg/kg顿服。在埃及,从橄榄科没药属中提取的没药(Mirazid)应用于现场治疗埃及、曼氏血吸虫病,3个月后的治愈率分别为97.4%、96.2%,且无任何不良反应,没药600mg,空腹每日1次,连服6日,能取得较好的治疗效果。感染埃及血吸虫后,在学龄儿童中贫血及血红蛋白缺乏较为常见,抗虫治疗是降低贫血的有效途径,同时联合铁制剂的补充可提高学校儿童对治疗的参与力与执行力,还可降低再感染率。美曲膦酯(敌百虫)是一种有机磷制剂,具抑制胆碱酯酶作用,可使埃及血吸虫肌肉麻痹,被血流冲至肺部死亡。该药价廉,易被患者接受,故仍在非洲应用。用法为每次(5~15)mg/kg,两周给药1次,共3次。

　　**(二) 对症及支持治疗**

　　病原治疗的同时应结合患者症状、体征进行必要的对症支持治疗。如出现神经、心脏等严重症状者,及时的治疗措施是使用皮质类固醇。脊髓血吸虫病可给予抗虫药、皮质类固醇及手术治疗,愈后较脑部病变患者好。在重度流行区,抗虫治疗是降低贫血的有效途径,对于有贫血的患者,联合吡喹酮和铁剂治疗较单独使用吡喹酮有效。有明显腹泻、食欲差的患者予以静脉补充能量,维持水电解质平衡。以慢性腹泻或慢性痢疾为主要临床症状的患者,采用中西医结合治疗方法,如中药保留灌肠等。

　　**(三) 疗效**

　　1. 尿虫卵计数　一旦埃及血吸虫雌虫开始产卵,尿检查可发现虫卵,虫卵计数是测定感染度的主要指标之一。在活动期,尿虫卵排泄可用作组织虫卵数和疾病严重性的间接估计,这对流行病学研究特别有用。可根据 9 次每日虫卵数的平均数,将患者分为 4 类,即每 10ml 尿虫卵数<1 个(最轻)、1～100 个(轻)、101～400 个(中)和>400 个(重)。钱翠英等用吡喹酮治疗 1 例埃及血吸虫病,对治疗前后尿液虫卵进行了定量观察,结果治疗前收集尿液 795ml,尿液中查见埃及血吸虫卵 1 480 个,平均 100ml 尿液中有虫卵 186.2 个,1 480 个虫卵共孵化出毛蚴 203 条,毛蚴孵出率 13.7%;治疗后第 3 天收集尿液 284ml,发现虫卵 11 个,平均 100ml 尿液中有虫卵 3.9 个,未孵化出毛蚴。治后 45 天和 3 个月复查,尿液沉渣中未查见埃及血吸虫虫卵。在一份综述中,2 061 例埃及血吸虫病患者用不同剂量的吡喹酮治疗,其治愈率为 72%～100%。在另一份综述中,用吡喹酮治疗后 6 个月的治愈率为 83%～100%。对于未治愈者,治疗亦是有益的,因其虫卵减少率超过 95%。

2. 尿分析 近年来试剂条测定血尿和蛋白尿的半定量方法亦用于评价化疗效果。治疗前后用试剂条分析结果表明,用吡喹酮治疗后,患者有血尿和蛋白尿的人数显著减少。然而治疗前属于重度感染的一些患者,虽然尿中未发现虫卵,但在相当长的时间内仍可出现血尿和蛋白尿。尽管如此,治疗后白细胞尿和尿的铁质丢失常减少。

3. 症状的消失或减轻 经吡喹酮化疗后,部分病例的肉眼血尿,以及排尿困难、尿频、耻骨上或腹部疼痛消失。膀胱肉芽肿消失,继之出现的尿路阻塞减轻、输尿管积水与肾盂积水消失。随着阻塞性尿路病的改善,以尿的最大浓缩、PSP 排泄、肌酐清除率等试验显示的肾功能不全亦有改善。一般来说,儿童泌尿道的病理损害经治疗后可以逆转,然而在成人,伴有膀胱钙化的这种严重改变并不能消失。

## 九、外科治疗

### (一) 外科手术的目的

埃及血吸虫病的可累及的组织、器官较多,比如睾丸、阴囊、卵巢等部位的血吸虫肉芽肿、癌变等,内科病原学治疗无效后一般需外科手术治疗。埃及血吸虫病所累积的主要是泌尿生殖系统,又以泌尿系统损害最为常见,最为严重及复杂,其他组织、器官的损害外科处理方式较为简单。本节主要讲述埃及血吸虫病泌尿系统并发症的处理原则及手术方式。

1. 早期输尿管壁段狭窄 埃及血吸虫病引起的输尿管梗阻,若需外科手术治疗一般是重度的梗阻同时合并有同侧的肾功能损害,输尿管壁段的梗阻,可经膀胱镜扩张或行输尿管口切开,远期疗效不佳,常会再度狭窄,多主张行输尿管膀胱吻合术,如果合并输尿管下段狭窄也可切除,行输尿管膀胱瓣吻合术,合并输尿管结石、膀胱结石、肾结石的需行输尿管切开取石、膀胱切开取石、肾切开取石,或者内镜碎石、取石。同时,埃及血吸虫病引起输尿管狭窄的腔镜治疗具有操作简便、创伤小、可重复等优点。

2. 一侧输尿管中段以下狭窄过长,多不主张行输尿管与对侧输尿管吻合术,因为血吸虫病常常累及双侧输尿管,远期会形成双侧狭窄,故主张回肠代输尿管术,双侧输尿管中段以下狭窄,可用一段回肠做"Y"型吻合替代双侧输尿管。

3. 无张力的巨输尿管,输尿管狭窄同侧脓肾或排泄性尿路造影示同侧肾无功能,皆应先行肾造口术引流一段时间,待肾功能恢复后,再考虑进一步治疗,不应急于做肾切除术。

4. 双侧输尿管梗阻而突然发生无尿,应急诊行膀胱镜检查及输尿管插管引流,如果插管失败,应急诊行肾造口术。

5. 膀胱颈部挛缩,可经尿道行膀胱颈口扩张术、经尿道行膀胱颈部切开、膀胱颈楔形切除术,以解除梗阻。若治疗无效,可给患者行膀胱颈部 Y-V 成形术。

6. 挛缩膀胱无功能可考虑行结肠扩大膀胱术或回肠扩大膀胱术。

7. 膀胱发生癌变时应根据肿瘤的分期、病理学类型、分化程度及危险因素来确定具体的手术治疗方式及辅助治疗方法。非肌层浸润性膀胱癌[根据国际抗癌联盟(UICC)2002 年第 6 版的 TNM 分期法]包括 Ta(黏膜内)、$T_1$(黏膜下)、Tis 或 CIS(原位癌),只需经尿道膀胱肿瘤电切术(TURBT),包含完整的肿瘤加一部分的基础膀胱壁。术后膀胱灌注治疗,灌注药物可选择卡介菌、丝裂霉素 C、表阿霉素和阿霉素。肌层浸润性膀胱癌的 Ⅱ 期、Ⅲ 期患者($T_2N_0M_0$、$T_3N_0M_0$、$T_{4a}N_0M_0$),若有手术条件需行膀胱癌根治术,术前放疗及新辅助化疗,术后放疗或化疗。根治性膀胱切除术包括切除膀胱、精囊腺、前列腺、膀胱周围脂肪和腹膜、盆腔淋巴结清扫(男性患者)。女性患者括切除膀胱、膀胱周围脂肪和腹膜、子宫、卵巢和阴道前壁。肌层浸润性膀胱癌的Ⅳ期患者可考虑化疗或放疗。

8. 双侧尿路梗阻引起慢性肾功能衰竭可行血液透析或肾移植。肾移植前需行病原学治疗。Barrou B 报道埃及血吸虫病肾移植后患者 1 年和 2 年存活率分别为88%、81%。

**(二) 手术方式**

常见手术方式选择的适应证与禁忌证如下:

1. 输尿管狭窄段切除与膀胱吻合术

(1) 适应证:①病变瘢痕性狭窄,长度不超过 5cm;②膀胱壁内段或开口部狭窄,经膀胱内切开、扩张,支架管引流等处理无效者。

(2) 禁忌证:①病变处以上的输尿管管腔狭窄,蠕动功能障碍;②膀胱容量小于 150ml和膀胱排空功能障碍;③病变侧肾脏无功能。

2. 回肠代输尿管术

(1) 适应证:必须同时具备以下 3 个条件:①输尿管蠕动异常、输尿管狭窄和病变部位过长;②无法作膀胱瓣输尿管吻合;③该侧肾功能尚好。

(2) 禁忌证:①患者全身情况差,已存在尿毒症者;②因膀胱、尿道病变或其他原因所致排尿困难者;③合并泌尿系肿瘤(尤其是输尿管肿瘤)病例不应采用本手术;④尿路感染未能控制者。

3. 膀胱颈部 Y-V 成形术

(1) 适应证:膀胱颈 Y-V 成形术适用于严重的膀胱颈梗阻用经尿道膀胱颈部扩张术、膀胱颈电切术等治疗无效,常与膀胱颈楔形切除术并用。

(2) 禁忌证:①膀胱颈梗阻并发严重尿路感染;②膀胱颈梗阻并发严重肾功能不全。以上为相对禁忌证,应在病情改善后再行手术。

4. 肠膀胱扩大术　肠膀胱扩大术包括回肠、结肠和回盲肠膀胱扩大术,其中以回肠和乙状结肠膀胱扩大术较为常用。

(1) 适应证:①膀胱已经瘢痕化,膀胱容量不足 100ml;②合并膀胱肿瘤行膀胱部分切除术膀胱容量太小,或膀胱全切除者;③下尿路功能正常者。

(2) 禁忌证:①严重尿道狭窄,短期内不能治愈者;②膀胱尿道括约肌功能不良者;③回肠或结肠有病变者。

## 十、预防与控制

在 2012 年 2 月召开的 WHO 理事大会中,已通过决议表示将全球消除血吸虫病规划列入一优先的重点工作,目标是到 2020 年全球血吸虫病的病情得到有效控制,到 2025 年全球消除血吸虫病。就目前埃及血吸虫病在非洲流行情况来看,由于流行国家卫生条件差,缺乏必要的卫生保健措施,经济状况落后,加之公众对疾病认知度低以及人口显著增加与人口流动导致疾病扩散等因素的影响,大多数流行国家血吸虫病病情尚未得到有效控制,血吸虫感染人数呈增长趋势。一些国家因发展农业和水利时未能采取必要措施,导致血吸虫中间宿主扩散和蔓延,使流行区进一步扩大,感染人数增加,血吸虫病危害日益加重。因此,埃及血吸虫病的防治工作迫在眉睫。

### (一)预防措施

由于血吸虫病的传播是人类、宿主螺及血吸虫之间相互作用的结果,受到政治、经济、文化、社会、环境等多方面的影响。因此,血吸虫病的防治不仅仅依靠单纯性的生物防治,还应采取"因地制宜、分类指导、综合治理"的原则,在控制传染源、切断传播途径及保护易感人群 3 个方面做出努力,才能取得成效。

1. 健康宣教　感染和传播血吸虫主要是人的行为所致。通过健康宣教,引导流行区居民改变不良的劳动行为、用水方式和生活习惯,加强粪便管理,对预防血吸虫感染十分重要。如教育儿童尽量避免在自然环境水体中玩耍;劝告水利、灌溉工人使用佩戴防护用品装置;在学校,建议老师传播健康教育知识,或由学校组织适当宣传活动;对于来自非疫区的旅行者或移民,让他们了解当地流行的血吸虫病流行病学知识,避免疫水接触,有效减少感染血吸虫的概率。

2. 改善卫生条件　恶劣的卫生条件是引起血吸虫病传播的重要因素之一。在一些非洲流行国家,由于公共场所卫生公厕数量不足,人们排泄物随意排放,水源不断污染,增加了居民感染或再感染的可能。因此,要实现传播阻断非常有必要改善卫生条件。如增加社区公共厕所建设,提高公共卫生公厕的覆盖及使用的频率,加强排泄物的安全处理,改变个人不良卫生习惯等措施,预防和阻断血吸虫病传播。

3. 安全用水　在非洲大多数血吸虫病流行国家,由于缺乏清洁饮用水和生活用水,含有血吸虫尾蚴的自然水源仍为居民生活用水的唯一来源,使得高风险社区居民即便得到有效治疗仍无法避免再次感染。加之非洲一些国家为促进经济发展,兴建水坝和灌溉设施等大型水利工程,使疫水扩展,居民接触疫水危险性增加,导致感染率增加。因此提供清洁安全的生活用水,就有可能使得血吸虫感染的危险性大为减少,这一措施对因生活用水而感染血吸虫病的人群至关重要。

4. 灭螺　小泡螺是埃及血吸虫的中间宿主,是雌雄同体的专一性水生螺类。通过杀灭小泡螺,阻断埃及血吸虫的生活史,从而达到控制埃及血吸虫病传播的目的。氯硝柳胺是目前 WHO 推荐的首选灭螺药物,并在全球 70 多个血吸虫病流行国家和地区普遍使用。该药灭螺效率高,对非靶生物毒性较低,对螺卵、幼螺和血吸虫尾蚴亦均有较强的杀灭作用,对于小泡螺主要采用浸杀法进行灭螺。由于在大型水体使用灭螺药对环境影响较大,且成功控制的可能性低。因此,对于农田水利灌溉系统、大坝和池塘,可通过混凝土沟渠建设致水流加快和限制河道中植被生长来减少螺蛳滋生,同时推进水改方案,清除大型水体边缘地带如娱乐场所和其他传播地带的植被。对小型、频繁使用且传播风险非常高的水体可实施安全重点灭螺,有针对性地推广使用氯硝柳胺灭螺剂。

（二）控制措施

1. 流行病学调查　血吸虫病流行病学调查是防治工作的重要组成部分,通过对人群与家畜感染率及感染度和感染方式、宿主螺及阳性螺分布以及与防治措施等的调查,掌握相关数据,绘制用以描述和评价疾病的地理分布,了解各流行区血吸虫病流行状况,为制定有效的防治对策和相应的防治措施提供科学依据。根据不同地区螺情、人畜感染率及感染度的情况,制定相应的防治措施,分别采取不同的干预方式,如改变不良的劳动方式与生活习惯、改造自然环境、安全用水、灭螺、化疗等,控制和阻断血吸虫病的传播,直至消除血吸虫病。

2. 药物化疗　药物化疗是控制传染源的有效途径,兼有治疗与预防的双重功能。化疗作为病情控制的主要手段,其目的是通过杀灭感染者体内的虫体,减少感染者组织内虫卵的沉积量,从而减少重感染人数及临床发病率。同时,化疗使感染者中止排出虫卵或降低排卵量,减少感染人群排出虫卵量对环境的污染,从而达到减少疾病传播的作用。由于吡喹酮具有毒性小、价格低、疗效高、疗程短和使用方便等特点,成为目前治疗血吸虫病的最有效药物。住院成年患者吡喹酮总剂量 60mg/kg（体重以 60kg 为限）,3 次/日,连续 2 日;在轻度流行区用 40mg/kg 一次疗法。为控制疾病而进行全民化疗时,从费用效果考虑,可用较小剂量。但为治疗个体患者,为确保疗效,常规剂量仍有必要。

3. 监测与评估　监测与评估是大规模化疗项目中的重要环节之一。监测区域性或全国性的大规模化疗开展情况及预防性化疗覆盖率,监测吡喹酮用药副作用及严重不良反应,科学评估全面化疗覆盖率达 100% 的区域及目标人群化疗覆盖率达 75% 区域所取得防治效果,对项目的可持续发展至关重要。但目前在非洲很多国家层面的血吸虫病控制项目中仍缺乏有效的监测评估内容。由于缺少全球性及区域性控制研究规划、缺乏充足的资金保障及实验室资源支撑,非洲血吸虫病相关研究仍面临着严峻的挑战。

总之,由于不同地区的流行程度和流行因素的不同,防治策略还需与当地经济承受能力相适应。防治措施的实施需要社区的群众共同参与,需要卫生、水利、教育、农业等多部门共同合作努力才能奏效。

（荆群山　彭妮娜　罗凤球　谢韵）

# 第三节　间插血吸虫病

间插血吸虫病是由间插血吸虫（*Schistosoma intercalatum*）寄生于肠道静脉所致的罕见的地方性寄生虫病。与引起人体血吸虫病的主要虫种,即埃及血吸虫、曼氏血吸虫和日本血吸虫比较,人们对间插血吸虫人体感染了解甚少。一般认为,间插血吸虫对人的致病作用没有其他几种血吸虫重要。然而,考虑到它的中间宿主,福氏小泡螺和非洲小泡螺分布广泛,间插血吸虫病的进一步扩散将成为一个公共卫生中越来越令人关心的问题。

## 一、病原生物学

间插血吸虫隶属于吸虫纲、复殖目、裂体科、裂体属,生活史复杂,成虫主要寄生于结肠小静脉、大肠静脉,其次在肠系膜上静脉和肝门静脉内。虫卵是主要致病因素。主要致病阶段为虫卵,产生炎症反应和虫卵肉芽肿。

**（一）形态**

1. 成虫　雌雄异体，虫体呈圆柱形，外观似线虫。口、腹吸盘位于虫体前端。在终宿主体内雌虫多居于雄虫的抱雌沟内，成虫寄生于终宿主的门脉-肠系膜静脉系统，借吸盘吸附于血管壁，以血液为营养。合抱的雌雄虫体常逆血流移行至肠系膜下层小静脉的末梢产卵，产卵时雌虫可离开或半离开抱雌沟。成虫无体腔，消化系统由口、食管和肠管组成。

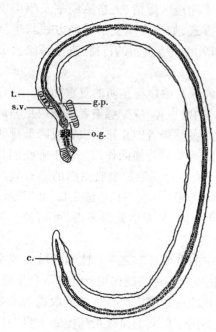

图 13-3-1　间插血吸虫雄虫

注：c. 盲管　g.p. 生殖孔　o.g. 食管腺　s.v. 精囊　t. 睾丸

（1）雄虫：雄虫体长 11.5～14.5mm，宽 0.3～0.5mm，乳白色，背腹扁平，漏斗形的口吸盘是腹吸盘的 2～2.1 倍长，直径约 0.25mm，吸盘有棘突，开口接近末端。口直接进入食管约 0.33mm，食管被腺体细胞环绕，食管后半段周围的细胞比前半段更集中。自腹吸盘以下虫体两侧向腹面卷曲，故虫体外观呈圆柱形，卷曲形成抱雌沟，表皮有结节和细体棘，肠支在虫体后半部汇合成盲管，盲管可分支汇合多次，有 4～6 个睾丸，呈圆形，柱状或团块状排列，位于腹吸盘下方靠近体的背部。精囊位于睾丸稍前面，输精管从此处起源，生殖孔的开口紧靠腹吸盘的下方。雄虫终端两旁的排泄管融合形成一个排泄孔。见图 13-3-1、图 13-3-2。

（2）雌虫：雌虫呈圆柱形，前细后粗，长 13～24mm，宽 0.2～0.25mm，表皮光滑，口腹吸盘较雄虫小，细小无力，直径分别是 0.03～0.05mm 和 0.02～0.042mm。食管向后运行，在腹吸盘位置即分支，在卵巢后方再次汇合形成一个终端盲肠延伸到虫体的后端。根据卵巢的位置和大多数的标本，

盲端的长度占据了虫体总长度的 1/3 至 1/2。卵巢位于肠管之间，体中线之后，长度 0.4～0.7mm，呈螺旋形扭曲，输卵管起源于卵巢后部，然后向前延伸至卵膜腔。卵黄腺的卵泡主要来自侧面的后部盲管，经排泄管各自排泄至共同的相邻盲管。子宫口开口于腹吸盘下方的生殖孔，内含虫卵 5～50 个，雌虫每日产卵 166～311 个。见图 13-3-3。

2. 虫卵　成熟虫卵长 140～240μm，宽 50～85μm，大小介于埃及血吸虫和牛血吸虫之间，呈长椭圆形或纺锤形，端棘长、细尖，棘长 11～15μm，虫卵内含毛蚴，有端刺的血吸虫卵只有间插血吸虫的卵壳对齐-尼二氏（Ziehl-Neelsen）抗酸染色呈紫红色阳性反应。部分虫卵可随破溃的坏死组织落入肠道，随粪便排出体外，未排出的虫卵沉积在局部组织中逐渐死亡、钙化。见图 13-3-4。

3. 毛蚴　从卵内孵出的毛蚴游动时呈长椭圆形，周身被有纤毛，为其运动器官，前端有一锥形的顶突，体内前部中央有一袋状的顶腺，开口于顶突，顶腺两侧稍后各有一侧腺，开口于顶腺开口的两旁。毛蚴借助顶突和腺细胞的分泌作用主动侵入螺体。毛蚴具有向光性（毛蚴含有光感受器）和向上性（可背离重力影响向上游动）和探知中间宿主螺的特性，从而使得毛蚴在中间宿主存在的地方，能更好地利用其化学感受器探测到由螺宿主释放的脂肪酸和一些氨类分泌物，并向含有这些物质的地方移动，从而使得毛蚴有更多的机会感染中间宿主。

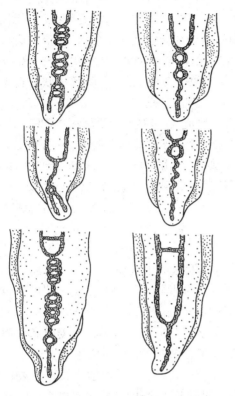

图 13-3-2　间插血吸虫雄虫后端盲管的变种
（腹面观）

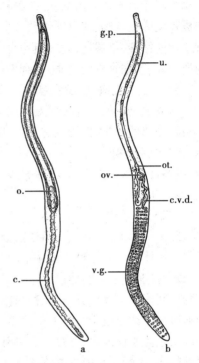

图 13-3-3　间插血吸虫雌虫图片
注：c. 盲管　o. 卵巢　c.v.d. 卵黄管
g.p. 生殖孔　ot. 卵膜腔　ov. 输卵管
u. 子宫　v.g. 卵黄腺

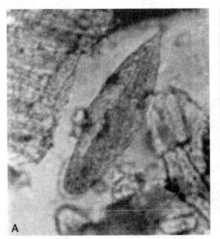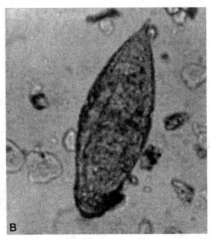

图 13-3-4　间插血吸虫虫卵

4. 尾蚴　尾蚴属叉尾型,长 280~360μm,分体部和尾部,尾部又分尾干和尾叉。体部长 100~150μm,尾干长 140~160μm。尾蚴全身被有小棘和一定数量单根纤毛的感觉器。口孔位于虫体前端正腹面,腹吸盘位于体部后 1/3 处,由发达的肌肉组成,具有较强的吸附能力。尾蚴腹吸盘后有 3 对后钻腺,嗜碱性,内含细颗粒,这些细颗粒富含糖蛋白,糖蛋白遇水膨胀变成黏稠的胶状物,能黏着皮肤,利于前钻腺分泌酶的定向流动和避免酶的流失;腹吸盘前有 2 对前钻腺,嗜酸性,内含粗颗粒和钙及蛋白酶,能使角蛋白软化,并降解皮肤的表皮细胞间质、基底膜和真皮的基质,有利于尾蚴钻入皮肤。

5. 童虫　尾蚴钻入宿主皮肤时脱去尾部,进入血流,在体内移行直至到达寄生部位,在发育为成虫之前均被称为童虫。尾蚴钻入皮肤时,尾部和体表的糖萼脱落,童虫在皮下组织作短暂停留后,进入血管或淋巴管,随血流经右心到肺,再由左心进入大循环,到达肠系膜动脉,再穿过毛细血管进入肝门静脉,童虫在肝门静脉发育到性器官初步分化后,即雌、雄合抱,再移行到肠系膜静脉及直肠静脉寄居、交配及产卵。从尾蚴钻入皮肤到虫体成熟并产卵大约需 60 天。

## （二）生活史

除了一些关键的区别,间插血吸虫的生活史与埃及血吸虫类似,生活史比较复杂,包括在终宿主体内的有性世代和在中间宿主水泡螺内的无性世代。间插血吸虫大致可分为两个株,每个株有它适宜的螺宿主。扎伊尔株仅在非洲小泡螺群生长,而几内亚株以福氏小泡螺作为中间宿主,非洲小泡螺在鲁鲁巴河沿岸东北部扎伊尔,福氏小泡螺在喀麦隆和加蓬。间插血吸虫生活史起于终宿主排泄带有虫卵的粪便,在水中虫卵孵化成为毛蚴。毛蚴可渗入中间宿主淡水螺体内,发育成胞蚴开始繁殖,经母胞蚴、子胞蚴等无性增殖发育为大量尾蚴离开螺体,尾蚴在水中自由游动直到遇到终宿主。如果温度稍有变化,间插血吸虫的尾蚴将集中聚集在水面,并随水域缓慢流动。尾蚴通过人的皮肤渗入,脱去尾部成为童虫。童虫移至肝门静脉系统,雌雄虫体合抱,至肠系膜静脉系统寄居,逐渐发育为成虫。成虫至肠系膜下静脉交配、产卵。成千上万的虫卵移至结肠的肠系膜小静脉,形成息肉试图进入体腔。间插血吸虫的虫卵特见于结肠,使之成为独特的传染性的非洲血吸虫病。

1. 成虫寄生、产卵　成虫寄生于终宿主的门脉-肠系膜静脉系统,借吸盘吸附于血管壁,以血液为营养。合抱的雌雄虫体常逆血流移行至肠系膜下层小静脉的末梢产卵。雌虫产卵时可半离开或离开雄虫抱雌沟,虫卵呈阵发性地成串产出,每条雌虫每日可产卵 166~311 个,所产虫卵大部分沉积于肠壁的小血管壁,部分虫卵随血流进入肝脏,在宿主的肝、肠组织血管中沉积的虫卵往往成串状排列。

2. 虫卵的发育、排出　沉积在肝肠组织中的虫卵,逐渐发育至成熟期毛蚴;沉积于肠组织的虫卵,由于毛蚴分泌的溶细胞物质能透过卵壳,破坏血管壁,使其周围的肠黏膜发炎坏死,加上肠蠕动、腹内压和血管内压的作用,致使坏死组织向肠腔破溃,部分虫卵可随破溃的坏死组织落入肠道,随粪便排出体外,未排出的虫卵沉积在局部组织中逐渐死亡、钙化。

3. 毛蚴的孵化成熟　虫卵在粪便中不能孵化,只有当虫卵进入水中,在低渗透压的作用下,水分经卵壳的微管道进入卵内,卵壳膨胀,发生裂隙,毛蚴才能孵出,水越清,粪渣越少,越有利于毛蚴的孵化;温度越高,孵出越快,光线的照射可以加速毛蚴的孵出,水的 pH 值为 6.8~7.8 时,有利于毛蚴的孵化。毛蚴具有向光性和向清性特点,毛蚴在水中可存活 1~3 天,若在此期间遇到中间宿主水泡螺,即主动侵入其体内进行无性繁殖,毛蚴孵出后时间越久,感染水泡螺的能力越低。

4. 幼虫在水泡螺体内的发育繁殖　水泡螺是间插血吸虫的中间宿主,毛蚴接触水泡螺,利用顶突和腺细胞钻入螺体内,毛蚴体表纤毛脱落,胚细胞分裂形成母胞蚴,母胞蚴体内的胚细胞经过分裂、增殖形成许多成长袋状的子胞蚴,子胞蚴体内的胚细胞,经胚球阶段发育为大量尾蚴。一个水泡螺可以受多个毛蚴侵入,而一个毛蚴侵入后可经无性繁殖发育为数万条尾蚴,尾蚴在螺体内分批成熟,陆续逸出。

5. 尾蚴逸出与侵入终宿主　活动于水面的尾蚴接触到人或哺乳动物的皮肤后即以吸盘吸附,并借体部伸缩、尾部摆动的机械动作和钻腺分泌物的酶促作用协同完成钻入宿主皮肤。尾蚴一旦侵入终宿主皮肤脱去尾部即为童虫。

6. 童虫移行和发育　童虫在终宿主皮下组织中停留数小时,随即侵入小血管或淋巴管,进入静脉系统,随血液循环经右心至肺,再由左心入体循环,到达肠系膜上下静脉,经毛细血管到肝内门静脉分支内寄生。此期童虫开始摄食红细胞,待发育到一定程度,雌雄虫体分化、合抱并继续发育,最后逆血流移行至肠系膜下静脉及门静脉所属血管内寄生、交配和产卵。

## 二、流行病学

### (一) 分布与危害

间插血吸虫的分布局限于西非和中非的森林地带以及圣多美岛。根据1981年WHO调查,间插血吸虫感染仅分布于中非共和国、乍得、加蓬、喀麦隆、扎伊尔和赤道几内亚等6个国家。在刚果和塞内加尔、马里、上沃尔特、尼日利亚和安哥拉等国家报告有散在的、尚未被证实的间插血吸虫病病例。1973年,Becquet和Decroocq在中非共和国的Boyama发现了一个由间插血吸虫引起的肠道血吸虫病疫区。1970年Becquet等报道了在乍得首次发现2例间插血吸虫感染病例。加蓬间插血吸虫病流行地区以利伯维尔最为重要,1971年加蓬不同地区的1 644例间插血吸虫感染者中1 278例来自利伯维尔。在喀麦隆,vanWijk和Elias报道20世纪60年代在蒙戈一个综合性医院门诊中每年约诊断出100名间插血吸虫感染者。Gillet和Wolfs对1954年前扎伊尔间插血吸虫病分布的流行病学资料进行分析,感染率以10~19岁年龄组最高,达58%。

间插血吸虫病危害的风险在很大程度上是由于外来物种侵入其原生栖息地。自从1973年以来,在间插血吸虫传统居住的地方发现了曼氏血吸虫和埃及血吸虫,这些栖息地被认为是由于传播通道和林业工作的增加而导致风险增加。当涉及配偶选择时,雄性曼氏血吸虫和埃及血吸虫都会优先选择间插血吸虫,导致更少比例的雌性间插血吸虫与雄虫进行交配。与间插血吸虫配对将会导致杂交的血吸虫物种。大多数的杂交物种有一个稀释的基因组与埃及血吸虫密切相关,以至于间插血吸虫的种群逐渐衰弱。间插血吸虫数量增长的另一个障碍是它分布的选择性。尾蚴的发育极其特殊,需要在小林区地带感染其人类宿主,由于森林砍伐,森林地带每日都在缩减,在非洲仅存很小一部分这样的地区供间插血吸虫生长。

动物实验表明,间插血吸虫主要寄生于结肠小静脉、大肠静脉,其次在肠系膜上静脉和肝门静脉内。其引起人的疾病程度很轻,尚无死亡病例报告,主要引起肠道和肝脏损害,虫卵是主要致病因素。主要致病阶段为虫卵,产生炎症反应和虫卵肉芽肿。临床表现较埃及血吸虫病和曼氏血吸虫病轻,大多数人感染后可无明显症状,感染严重的患者可有左髂部骤起疼痛、腹痛、腹泻、血便等。现有的资料,对本病的研究很少,特别是人感染后的就更少。可能是本病对人体的影响小,不至于引起严重病变,治疗简单、方便等原因所致。

**（二）流行环节**

间插血吸虫病的流行由以下 3 个环节构成,即:传染源排出虫卵;虫卵在水中孵出毛蚴,毛蚴侵入中间宿主水泡螺,幼虫在螺内发育逸出尾蚴;尾蚴感染终宿主以及灵长类和啮齿类等哺乳动物。

1. 传染源　能排出间插血吸虫虫卵的患者、带虫者和保虫宿主均为该病的传染源。保虫宿主有羊、灵长类、啮齿类动物。传染源作用的大小与宿主排出虫卵数量及排出的虫卵进入螺内发育的概率有关。查不到虫卵仅免疫血清试验阳性的患者非传染源。

2. 传播途径　传播途径是指病原体从传染源排出后,侵入新的易感宿主之前,在外界环境所经历的全部过程。含有血吸虫虫卵的粪便污染水源,水体中存在中间宿主水泡螺和人群接触疫水是 3 个重要环节。没有中间宿主水泡螺的存在,就不会有间插血吸虫病的流行,暴露于含有尾蚴的疫水是血吸虫感染与流行的必要环节。

（1）虫卵的发育、排出:沉积在肝肠组织中的虫卵,逐渐发育至成熟期毛蚴,沉积于肠组织的部分虫卵可随破溃的坏死组织落入肠道,随粪便排出体外,未排出的虫卵沉积在局部组织中逐渐死亡、钙化。

（2）毛蚴的孵化:成熟虫卵在粪便中不能孵化,只有当虫卵进入水中,在低渗透压的作用下,水分经卵壳的微管道进入卵内,卵壳膨胀,发生裂隙,毛蚴才能孵出,毛蚴具有向光性和向清性特点,主动侵入中间宿主水泡螺,在其体内进行无性繁殖。

（3）幼虫在水泡螺体内的发育繁殖:水泡螺是间插血吸虫的中间宿主,毛蚴接触水泡螺,利用顶突和腺细胞钻入螺体内发育为大量尾蚴。尾蚴在螺体内分批成熟,陆续逸出。

（4）尾蚴逸出与侵入终宿主:活动于水面的尾蚴接触到人或哺乳动物的皮肤后即以吸盘吸附,并借体部伸缩、尾部摆动的机械动作和钻腺分泌物的酶促作用协同完成钻入宿主皮肤。

3. 易感人群　间插血吸虫病的传播与流行,还需有易感者的存在,才能产生新的感染者和传播者,感染率和感染度与地理环境、水泡螺分布、粪便污染程度、居民接触疫水的频度以及宿主的免疫状态密切相关。在同样的暴露条件下,初次感染者排出的虫卵量要高于重复感染者。流行高峰和重感染见于 5~14 岁年龄组,感染度随年龄的增长而下降。

**（三）流行因素**

1. 自然因素　间插血吸虫的生长与自然因素如温度、水、渗透压、光照以及中间宿主螺的分布等密切相关。

（1）温度:温度能影响毛蚴与尾蚴的生存能力和感染力,间插血吸虫毛蚴在温度低于10℃或高于37℃时,孵化被抑制,而尾蚴逸出最适宜的温度是 20~25℃,在适宜温度内随着温度的上升,毛蚴和尾蚴的感染力逐渐增强。但是环境温度愈高,孵出或逸出时间愈长,毛蚴和尾蚴的侵袭力愈差,生存力也愈差。

（2）水:成熟的虫卵在血液、肠内容物或尿中是不能孵化的,随粪便排出体外的虫卵也必须入水,待粪便被稀释到一定浓度下才能孵化,而尾蚴从螺体内逸出的首要条件是水,即使只有点滴露水或潮湿的泥土地上也能逸出尾蚴。

（3）渗透压:渗透压也是主要的因素,实验表明,在清水中毛蚴的孵化率最高,随着盐浓度的升高,孵化逐渐被抑制。而水的盐浓度对尾蚴的感染力有影响,随着浓度的增高,感染力相应下降。

（4）光照:光照对间插血吸虫生长起促进作用,黑暗会抑制毛蚴孵化和尾蚴逸出,它们都具有向光性,且集中分布于水体表层。

(5) 中间宿主的分布:间插血吸虫严格的地理分布令人费解,非洲小泡螺和福氏小泡螺均在撒哈拉以南广泛分布,而且,流行区和流行区以外的这些螺宿主均已证明对间插血吸虫易感,尽管存在这些有利条件,间插血吸虫仍限于非洲一小部分森林地区。Southgate 提出两个假说解释这一流行病学现象。第一,为了对自然界温度增加的反应,尾蚴后吸盘腺体的黏性分泌物使间插血吸虫尾蚴出现聚集倾向,减弱了尾蚴侵入终宿主的能力;第二,由于间插血吸虫与埃及血吸虫发生基因渗入自然杂交,形成埃及血吸虫新株,取代了间插血吸虫。

2. 社会因素　影响间插血吸虫病传播与流行的社会因素有人口社会特征、接触疫水行为、人口密度和人口流动等。

(1) 人口社会特征:1989 年 Simarro 报告赤道几内亚有两个间插血吸虫病流行区:一个在最大城市巴塔的郊区,城区人口 380 人;另一个位于巴塔以西 400km 的森林村庄,人口为850 人。经 Kato-Katz 粪检,间插血吸虫的感染率分别为 31.9% 和 4.6%。在这两个地区女性患病率(城区 35.2%,农村 6.2%)都高于男性(城区 29.2%,农村 2.8%)。在城区患病高峰出现在 10~14 岁年龄组,而农村居民感染的年龄组都低于 45 岁,但只有 3 个感染者粪便中虫卵量超过 400 个。另一方面,城区重度感染人群的感染率是 4.7%,大多数为 5~14 岁的儿童。间插血吸虫的分布局限于西非和中非的森林地带以及圣多美岛,流行高峰和重度感染见于 5~14 岁年龄组,感染度随年龄的增长而下降,在以往几个报告中,均未发现 35 岁或45 岁以上的感染者。Fisher 指出在较高年龄组感染度明显下降,在他所调查的两个村庄,在30 岁和 35 岁以上年龄组中均未发现感染者。同时,流行率和感染度较低,由此推断传播水平较低的村庄,感染度不随年龄变化,他认为流行率和感染度高的地区居民的免疫状态与流行率和感染度低地区居民的有明显不同。后来用实验感染证实了 6 个 35~45 岁年龄组的渔夫中 3 个对间插血吸虫尾蚴具有抵抗力。

(2) 接触疫水行为:接触含有血吸虫尾蚴的疫水是血吸虫病传播的必要环节,而接触疫水的高频年龄组在 10~14 岁;城区卫生和水供应不足,当地居民使用邻近郊区的河水作为生活用水,同时在郊区河流有洗澡、涉水和戏水行为。

(3) 人口密度:从地理学上分析,间插血吸虫病的高风险与高人口密度有关,每平方公里 300~400 人的人口密度会增加传播的风险和增加疫水接触。

(4) 人口流动:人口的流动加剧了血吸虫病的传播与流行。近年来发展中国家的城市人口日益增加,农民大量进入城市,改变了城市周围的生态,形成新的螺蛳滋生地,同时也带来了血吸虫病传染源,使城市周围地区成为血吸虫病传播区域,其中 40% 的学龄儿童从农村至城市暂住,这可能导致来自农村地区的传染源播散。

### 三、发病机制与病理改变

#### (一) 发病机制

根据 Fisher 在扎伊尔的早期观察结果,小鼠感染间插血吸虫尾蚴后 41 天粪便中可以检出虫卵,排卵量随实验动物而异。据报道仓鼠实验感染间插血吸虫尾蚴后,平均每对虫每天排卵 166~311 个。虫卵产于门静脉和肠系膜静脉分支内,主要沉积于肝脏、小肠和大肠后,可见急性或慢性炎性渗出物,随后肉芽肿形成。人体内虫卵周围肉芽肿的形态学方面与实验动物相类似,表明它们的形成机制相似。因此,动物实验的结果可用于解释人类虫卵肉芽肿的病理学改变。

实验观察到肉芽肿形成后,偶可见受累肝脏门脉周围轻度纤维化,这与感染同样数量曼氏血吸虫尾蚴的仓鼠形成鲜明对比。后者纤维化肉芽肿在感染后相当短的时间就发生。肝脏穿刺活组织检查显示,肉芽肿直径为 $200\sim350\mu m$,比曼氏血吸虫虫卵肉芽肿小。学者们认为间插血吸虫肝脏病变程度较曼氏血吸虫轻,这种差异可能与宿主对间插血吸虫卵抗原的免疫应答较低有关。

间插血吸虫病的一个特殊之处是在动物体内其与埃及血吸虫和曼氏血吸虫实验性杂交和人体内自然杂交均已被证实,由于杂交形成埃及血吸虫病新株,所以对其致病特性和演变的研究仍是重要的研究课题。

总之,间插血吸虫感染引起人的疾病程度较日本血吸虫、曼氏血吸虫和埃及血吸虫轻,尚无死亡病例报告。其发病机制,特别是肉芽肿的形成与上述其他血吸虫病基本相同。一方面进入人体的虫卵、尾蚴可对人体产生机械性损伤。另一方面成熟虫卵中毛蚴分泌物(可溶性虫卵抗原)致敏 T 淋巴细胞,释放各种淋巴因子,在虫卵周围产生炎症反应。在虫卵周围形成虫卵肉芽肿,甚至脓肿。

**(二) 病理改变**

人体感染间插血吸虫后病变较轻,到目前为止尚无死亡病例的报道,所以人体组织病理学改变方面的研究资料也就很少。资料来源仅限于 van Wijk 和 Elias 对人体直肠和肝脏活检以及为数不多的动物实验。

1. 人体病理学

(1) 肠道:在人体感染中,间插血吸虫寄生于肠系膜静脉丛,主要是结肠静脉,所引起的病变主要累及直肠,少部分患者也可以累及乙状结肠。肠镜检查,所见的肠道病变没有特异性:肠黏膜水肿或颗粒状改变、瘀点、黏液渗出、皱襞炎症、息肉或假息肉和肉芽肿性溃疡。

肠道组织活检除黏膜下可以找到虫卵外,肠道病变可以分为弥漫性炎症反应型和非炎症反应型。前者病变为黏膜充血、水肿、出血、溃疡形成和黏膜内细胞浸润,或与其他肠道血吸虫虫卵肉芽肿相似的虫卵周围肉芽肿;非炎症反应型则可见黏膜增厚,内有大量的虫卵。患者可以有不同程度的肠道纤维组织形成、虫卵透明性变和钙化。此型病变虫卵周围无细胞浸润。

研究者在对喀麦隆蒙戈的 85 名因间插血吸虫病住院患者作直肠镜检查,只有 47 例发现黏膜病变,其中 41 例仅有直肠病变,另外有 6 例同时还累及乙状结肠。发现直肠壁有虫卵引起的不同程度的反应,见到与炎症有关或无关的组织损害。

(2) 肝脏:因为感染间插血吸虫病患者无死亡病例,目前肝脏的病理仅来源于肝脏穿刺活检。肝脏的病理改变主要是肉芽肿,直径 $200\sim350\mu m$,间插血吸虫感染者肝脏门脉三角区外所找到的虫卵较曼氏血吸虫感染者少,其形成的肉芽肿比曼氏血吸虫卵肉芽肿小。肉芽肿病变仅限于门脉区,其他部位很少见到虫卵,可能是虫卵体积较大,难以通过比虫卵还小的血管到达周边部位。肝门区周围和肝窦内有大量嗜酸性细胞浸润。被研究的 49 例患者中,肝组织有渗出性炎症改变,但也仅限于门脉区;有 5 例患者的虫卵周围组织反应或轻微,或无反应。还可以见到虫卵周围嗜酸性肝脓肿形成。

间插血吸虫代谢产物引起的毒性反应或虫卵分泌物或虫卵周围的炎症引起的反应,有时会出现肝细胞非特异性变化,如肝细胞混浊肿胀、细胞和细胞核大小明显不等,肝细胞内糖原含量改变,存在多核细胞,上述变化并不引起肝功能减退。无肝细胞坏死,间插血吸虫感染不引起肝细胞破坏,如果发现肝实质病变,必有其他原因(同时存在其他疾病)。

肝内小血管可见上皮增生性脉管炎和血管周围炎症反应。但肝脏血管病变程度均较曼氏血吸虫感染者轻,且未见到与门脉高压相关的窦前小门静脉和中等门静脉阻塞性病变,因此可以解释间插血吸虫感染者临床上没有发现门脉高压症的原因。间插血吸虫感染有大量色素形成,可能在肝脏内较曼氏血吸虫感染有更多的色素,全部间插血吸虫病患者库普弗细胞肥大、数量增多。库普弗细胞内和门脉区组织细胞内有大量粗细不等的颗粒状色素沉着,随光线的不同,色素可呈现棕黄色至深棕色或黑色。但肝实质的细胞内无这种色素。

总之,间插血吸虫病患者肝脏病变较曼氏血吸虫感染者轻,未见门脉高压。目前认为这种现象可能与宿主对间插血吸虫卵抗原的免疫应答较弱有关。

2. 动物实验　一些研究报道了对动物进行实验感染间插血吸虫所致病理改变的研究,主要的病理学改变发生在肠道下段。

(1) 肠道:间插血吸虫感染最常涉及的器官是肠,尤其是结肠、直肠和盲肠。在仓鼠,大体可见黏膜充血和瘀点状出血和沙斑;在绵羊,病理变化限于结肠和盲肠,肠壁轻度增厚,黏膜可见瘀点;在黑猩猩,出现轻度肠道病变,包括肉芽肿反应、结肠黏膜水肿和结肠淋巴滤泡肿大。

(2) 肝和脾:在仓鼠感染1 500条尾蚴后,肝表面有与肉芽肿相关的多个灰白色小点,但此种病变在肝实质深部较少见。未见腹水和脾脏肿大,但见脾脏变黑,重感染动物均未死亡。另有报道,多数仓鼠感染50天后,肝脾肿大。虫卵沉积肝脏形成肉芽肿,其内层是内上皮细胞核组织细胞,中层是成纤维细胞性组织细胞,外层是淋巴细胞、浆细胞和嗜酸性粒细胞。偶可见受累肝脏门脉周围轻度纤维化,这与感染同样数量曼氏血吸虫尾蚴的情况比较,后者纤维化肉芽肿在感染后相当短的时间就发生;在绵羊,肝脏损害很轻,仅见肝脏表面和实质中有散在的灰色虫卵肉芽肿;在长臂猿,肝脏病变亦很轻,肉芽肿内有变性的间插血吸虫虫卵,出现血吸虫色素以及门脉周围纤维结缔组织增生;在感染猴子中,少数可见脾脏有虫卵沉积。

(3) 肺:实验感染间插血吸虫很少影响肺。在受感染的仓鼠中,很少比例(2/50)检出被包裹的成虫和变性成虫;严重感染的仓鼠肺部有中度水肿和充血,可伴胸膜渗出。仓鼠肺血管中可以发现成虫,但无局部炎症反应;在受感染的绵羊肺部未见虫卵、成虫或病理改变。狒狒肺部可见血吸虫肉芽肿,也可出现肺动脉血栓形成。

(4) 泌尿生殖系统:实验感染间插血吸虫的动物,泌尿生殖系统很少受累。受感染仓鼠仅见微小病理改变,少部分(3/50)肾脏苍白肿大且有肾皮质出血,极小部分虫卵沉积在膀胱和肾脏;受感染的绵羊泌尿生殖系统未见成虫和虫卵;受感染的狒狒、猴、长臂猿中,可以在输尿管、睾丸、前列腺和精囊中发现少量虫卵,但一般这些器官的病理变化不明显。

埃及血吸虫和间插血吸虫杂交感染将导致虫卵在膀胱和输尿管中沉积,并引起局部肉芽肿形成。

(5) 其他器官:有报道,在长臂猿的胃黏膜,黑猩猩和猴的胰腺中也曾检出间插血吸虫虫卵。

## 四、临床表现

间插血吸虫感染者的临床表现的特点:一是表现轻微。感染者症状轻或无,慢性期75%的个体感染后没有症状,只是检查中发现虫卵,特别是较埃及血吸虫病和曼氏血吸虫病都轻。在一组调查56例确诊间插血吸虫病患者中(42例粪便中查到虫卵,14例直肠活组织检查发现虫卵),有 42 例无症状。二是感染后对健康整体影响不大。有报道,在一组 56 例儿童感染间插血吸虫后,甚至对其健康没有明显影响。三是不被重视,在一些流行区,间插血吸虫病并不被认为是一个公共卫生问题,并且认为对感染者不一定需要治疗。

（一）症状

1. 皮肤瘙痒 在间插血吸虫严重感染期间,可能有皮肤轻微瘙痒,但在地方性流行的人群中罕见。

2. 尾蚴性皮炎、发热 表现为尾蚴侵入部位皮肤出现红色针尖大小的斑疹或斑丘疹,可融合成片或风团块。皮疹周边红肿、瘙痒,常在夜间睡眠时为甚。搔抓后可造成皮肤破溃糜烂感染。主要发生在到流行区的外来人员,长期生活在疫区的人少见。如混合感染曼氏、埃及血吸虫者,更常见一些,报道有 36% 的人患尾蚴性皮炎,54% 的人严重发热。在毒血症阶段,可出现发热、恶心、呕吐、腹泻等症状,但不常出现。

3. 结肠炎症状 主诉主要有下腹痛、腹泻、血便,腹泻呈痢疾样。患者可以出现左下腹或左髂部骤起疼痛,这可能与虫卵寄生于直肠、乙状结肠,引起肠道炎症、神经牵涉痛有关。腹泻和便血时伴里急后重,呈痢疾样表现,大便内有血和黏液,其表现的程度与感染度相关。间插血吸虫病患者其肠道症状比埃及血吸虫和曼氏血吸虫感染者都轻,有一部分感染者肠道可表现为无炎症反应型,仅见肠道黏膜增厚,内有虫卵。

4. 排尿困难和精血症 有报道,严重感染时可出现排尿困难和精血症。

5. 血尿 埃及血吸虫和间插血吸虫杂交感染时虫卵可在膀胱和输尿管中沉积,引起血尿。

另外,间插血吸虫病患者常可合并有严重的沙门氏菌感染,其病程长,临床表现重,对常规抗沙门氏菌治疗有抗性,需要同时用抗生素和抗血吸虫药物治疗。Gendrel 等报道,加蓬利伯维尔 42 名因伤寒败血症住院的儿童中 76% 被直肠活检证实有间插血吸虫感染,而在同一地区同一年龄的 55 名无沙门氏菌感染的儿童中直肠活检仅发现 38% 有间插血吸虫感染($P<0.001$)。

（二）体征

1. 肝大、肝触压痛 间插血吸虫感染者很少出现体征。但可以出现肝大,肝脏在肋缘下 4cm 以内,多出现在侵入期。在间插血吸虫感染者是否出现肝大方面有着不同的报道。Zwingenberger 等报告加蓬 56 例间插血吸虫病患者,其中肝大在右肋缘下 3cm 内者占 28%,达到或超过肋缘下 4cm 者占 20%,脾大者占 22%,但这一报道缺少当地未感染者的对照组;Escosa 等报道 7 例间插血吸虫感染者中 3 例肝大;与前两个报道相反,在早年对扎伊尔 411 名学龄儿童的现场调查中,Fisher 发现 178 名粪虫卵阴性的儿童的肝大比例高于 233 名粪虫卵阳性的儿童。间插血吸虫成虫绝大部分寄生在人体大肠的小静脉中并产卵,可能只有少部分虫卵随静脉回流到肝脏,因而患者肝脾病变较轻。

赤道几内亚人群调查显示肝左叶肿大或触痛在重度感染,即每克粪便的虫卵数(EPG)>400 个者中多见。

2. 左下腹部压痛 在并发肠道炎症时(炎症反应型),可以出现左下腹部压痛,但在非炎症反应型患者可能就不会出现这种体征。

3. 直肠、乙状结肠纤维化 感染时间长的患者,与日本血吸虫病患者相似,可以出现直肠、乙状结肠纤维化,质地变硬,肠管在体查时可以扪及。

（三）并发症

就目前资料,尚未见到间插血吸虫感染者出现明显并发症的报道。脾大少见,就是患者有脾大也与间插血吸虫感染感染无关;迄今尚无门静脉高压和/或侧支循环病例的报道。

（四）辅助检查

1. 血常规　外周血除嗜酸性粒细胞增多外,其他血液参数,包括红细胞及白细胞计数、血细胞比容和血红蛋白基本正常,虽可见轻至中度贫血,但无特异性。嗜酸性粒细胞大多为白细胞总数的 9%~39%。

2. 尿检　除极少部分间插血吸虫感染者,特别是埃及血吸虫和间插血吸虫杂交感染将导致虫卵在膀胱和输尿管中沉积,可引起血尿外,感染者尿液检查大多基本正常,无特异性表现。

3. 粪便检查

（1）有腹泻及便血的患者,常规检查可以出现红细胞,潜血试验阳性。并发肠道炎症时有白细胞甚或脓球。

（2）粪便浓集可以检出虫卵。从粪便中检获具有典型端刺的虫卵提示间插血吸虫感染。患者虫卵的排泄量每天有波动,故需要每天重复粪便检查,避免漏诊。粪便中新鲜虫卵通过一定条件,可以孵育出毛蚴。

典型的间插血吸虫虫卵为菱形,末端具有一个长的稍弯曲的刺,与埃及血吸虫卵在形态上有一特征性的区别,即间插血吸虫卵内毛蚴体两侧有一个凹陷处。扎伊尔株虫卵平均长度为 $175\mu m$,平均宽度为 $60\mu m$;喀麦隆株虫卵平均长度为 $160\mu m$,平均宽度为 $58\mu m$。间插血吸虫卵平均长度介于埃及血吸虫和牛血吸虫之间,但有重叠,容易混淆,要注意鉴别。

粪便浓集集卵方法有多种,目前普遍用的有 Kato-Katz 法、MIFC 集卵法和改良粪便过滤法。Kato-Katz 法是 WHO 推荐的血吸虫卵计数标准方法,已成功地用于流行病学调查,但它相对低的敏感性限制了它在临床研究中的应用。MIFC 集卵法较应用 2 个圆锥形尼龙网滤膜的改良粪便过滤法的敏感性差,后者可用水泵抽吸加快过滤过程,以提高检出效率,值得临床推广。

4. 血清学试验　间插血吸虫血清学反应比曼氏、埃及和日本血吸虫感染弱,可能由于其感染的抗原性弱,诱导的抗体应答较低所致。但采用敏感性高、特异性强的血清免疫学检查方法如酶联免疫吸附试验(ELISA)等方法检测血清中的循环抗体,可以有效弥补病原学带来的不足,为诊断和考核疗效提供依据。另外,还有学者提供了以下的方法,予以参考:

间接免疫荧光试验(IFA):Lapierre 等报道用埃及血吸虫抗原作 IFA,66 例间插血吸虫粪卵阳性者中 83% 反应阳性,而用曼氏血吸虫抗原作 IFA,66 例中仅 33% 阳性。

感染者血液 IgG 和 IgE 循环免疫复合物(CIC)浓度较未感染者高,可以进行检测。

有报道,用抗曼氏血吸虫循环阳极抗原(CAA)小鼠单克隆抗体(McAb)作 ELISA,从间插血吸虫感染者中检出了一种循环阳极抗原。

Ripert(1990)采用单克隆抗体检测间插血吸虫病患者尿内的多糖抗原,显示较高的流行率。

5. 直肠活组织检查　直肠黏膜活检的方法在距肛门 10cm 左右的病变部位钳取小量肠黏膜组织,进行压片,置显微镜下检查可发现沉积的虫卵,同时可观察到在病变的肠道黏膜部位出现直肠瓣附近黏膜充血、肠壁水肿、颗粒状变或息肉形成等病变。直肠黏膜活检是一个较敏感的方法,对检出血吸虫卵较改良的粪便过滤法更敏感,但是有报道,在检出活卵方面二者的敏感性无差异。

对于有出血倾向，或有严重痔疮、肛裂及极度虚弱患者，不宜行此检查。

几种血吸虫卵的鉴别：Muller 和 Taylor 证实用齐-尼（Ziehl-Neelsen）染色法将间插血吸虫与沉积于组织内具有端刺的其他几种血吸虫卵相鉴别，间插血吸虫的卵壳可以染成红色，而埃及血吸虫等其他血吸虫卵不能染上红色。用这一方法，结合虫卵形态可明确地区别间插血吸虫卵与其他具端刺的虫卵。虽然齐-尼染色法是鉴别虫卵的有效方法，但组织材料的处理必须正确，否则将可导致错误结果。

6. 影像检查　从目前能查到的资料，尚未见到间插血吸虫感染者影像学改变方面的报道。可能是本病患者的病变轻，肝实质病变不明显，影像学检查难以反映。但患者病理上存在肝脏门脉区的肉芽肿性病变、虫卵周围的嗜酸性肝脓肿等，反映在影像学上的改变值得研究。

在间插血吸虫的辅助检查方法上，近些年有学者进行了一些探索，如 Gomes（2006）、Hung（2008）、Lier（2009）等研制出了绿色荧光染料法和安其拉实时探测 PCR 来检测和量化分析血吸虫 DNA 的方法，对量化人类感染寄生虫可能是有用的。

### 五、诊断与鉴别诊断

#### （一）诊断

1. 流行病学资料　一定要有疫水接触史。即有中非共和国、乍得、加蓬、喀麦隆和扎伊尔等国的间插血吸虫流行区旅居史并接触疫水。

2. 临床表现　主要表现有下腹痛、腹泻、血便，腹泻呈痢疾样。可有皮肤瘙痒、尾蚴性皮炎、发热等表现，但大多没有。患者起病可以出现左下腹或左髂部骤起疼痛，消化道症状，腹泻和便血，里急后重，大便内有血和黏液等表现；可以伴有肝大、肝区触压痛，结肠增厚或伴有结肠肉芽肿、贫血、周围嗜酸性粒细胞增多等。

3. 实验室检查　大便或肠镜直肠黏膜活检找到典型的虫卵即可确诊，需要注意与其他血吸虫卵的鉴别。因查虫卵的方法有可能导致假阴性结果，有时候需要反复检查。

对于低感染度或排卵前的新近感染者，血吸虫循环抗原检测是一类免疫诊断方法，但敏感性较差。目前普遍用于临床的是较为敏感的检测血吸虫感染者血清中特异性循环抗体，包括 ELISA 等方法。

具备上述 1 和 2 为疑似病例；具备 1、2 和 3 中血清学检查阳性者为临床诊断病例；具备 3 中病原学检查阳性者为确诊病例。

#### （二）鉴别诊断

间插血吸虫病非特异性的临床表现给诊断带来了一定的困难，可能会与其他感染如埃及血吸虫病、曼氏血吸虫病、结肠炎、细菌性痢疾等相混淆。特别是改革开放以来，输入性病例在我国会越来越多，如出现间断下腹痛、腹泻、血便，腹泻呈痢疾样，或患者出现左下腹或左髂部骤起疼痛时，未考虑到患者有国外尤其是非洲的工作、生活史，就容易误诊为"结肠炎""痢疾"或其他细菌病毒感染。

1. 埃及血吸虫病为非洲流行的主要血吸虫病之一，主要侵犯泌尿系统，临床上以终末血尿、膀胱刺激征和尿路梗阻为临床特征，其确诊的主要依据是尿检或膀胱黏膜活检找到埃及血吸虫卵。但文献报道埃及血吸虫可异位寄生于肠道黏膜，临床表现以腹痛、腹泻为首发症状，与间插血吸虫病临床表现相似，尤其是间插血吸虫与埃及血吸虫存在自然杂交情况，尿检时容易误诊。故肠黏膜活检找到血吸虫卵并鉴定虫种在临床诊断上非常必要，是确诊的依据。

2. 曼氏血吸虫病为非洲流行的主要血吸虫病之一,主要侵犯结肠和肝脏,临床表现与日本血吸虫病相似但病变程度较轻。其确诊的主要依据是粪检或直肠活检找到曼氏血吸虫卵。曼氏血吸虫病慢性期临床表现与间插血吸虫病临床表现相似,尤其是间插血吸虫与曼氏血吸虫同样存在自然杂交情况,粪检时容易误诊。故粪便检查和肠黏膜活检找到血吸虫卵并鉴定虫种在临床诊断上非常必要。

3. 结肠炎起病多缓慢,病情轻重不一,主要临床表现腹泻、腹痛、黏液便及脓血便、里急后重,甚则大便秘结、数日内大便不通,时而腹泻时而便秘。常见的全身症状有消瘦、乏力、发热、贫血等。其他表现可有食欲不振、腹胀、恶心、呕吐等,多反复发作。腹痛一般多为隐痛或绞痛,常位于左下腹或小腹。左下腹可有压痛,有时能触及痉挛的结肠。结肠炎的临床表现和体征与间插血吸虫病非常相似,故询问病史,特别是详细了解疫水接触史非常重要,粪便以及肠黏膜活检找到血吸虫卵在鉴别诊断上必不可少。

4. 慢性细菌性痢疾大多是因为急性期菌痢治疗不当,或由营养不良、佝偻病、肠寄生虫病以及平素不注意饮食卫生等多种原因造成。常常表现为不典型的痢疾症状,如腹痛、腹泻、腹胀等。当受凉或进食生冷食物,可引起急性发作,此时会腹泻、腹痛和拉脓血便。慢性菌痢的临床表现和体征与间插血吸虫病相似,通过询问病史,特别是详细了解疫水接触史,培养无特异性细菌生长,粪便以及肠黏膜活检找到血吸虫卵等可以鉴别。

5. 阿米巴痢疾是由溶组织内阿米巴寄生于结肠内引起的疾病,常称为肠阿米巴病或阿米巴结肠炎。也可从肠道扩延至其他脏器或直接蔓延至邻近组织,尤其是肝脏,成为脓肿。其临床表现和体征与间插血吸虫病相似,疫水接触史、血象中嗜酸性粒细胞增多、粪便以及肠黏膜活检找到血吸虫卵有重要的鉴别诊断价值。

## 六、治疗

### (一) 病原治疗

吡喹酮(PQT)是目前治疗间插血吸虫病的首选药物,疗效好,不良反应少且轻微。剂量为 30mg/kg,4 小时 1 次,共 2 次,疗程 1 天。PQT 对尿中排出有间插血吸虫特点的杂交虫卵(雄性埃及血吸虫与雌性间插血吸虫交配产的卵)的病例同样有效,治毕均阴转。另有报道以 40mg/kg 的剂量顿服,治疗间插血吸虫病的效果也很好。曾有报道对赤道几内亚巴塔市城区居民用 PQT 连续 3 年治疗间插血吸虫病进行纵向观察:对所有粪检虫卵阳性者给予PQT 40mg/kg 单剂治疗,受观察人群 380 人。干预前人群感染率为 31.9%。分别对干预满1 年与满 2 年后的人群进行检查,人群感染率分别为 9.6% 与 6.6%,分别下降了 69.9% 与79.3%。感染度亦有明显下降。原粪虫卵阳性者在干预第 1 年、第 2 年后虫卵转阴率分别为90% 与 98.9%。患者的症状(腹痛与便血)消失或明显减轻。

曾经用过的药品中,三价锑剂、尼立达唑的治疗效果较 PQT 差;奥替普拉治疗间插血吸虫病疗效与 PQT 相同,但其用于临床治疗出现迟发型毒性反应,1984 年已经暂停该药的临床试验。因此这些药物目前已经不再用于临床治疗。

### (二) 对症治疗

治疗并发症,改善体质,加强营养。

### (三) 预后及预防

间插血吸虫病对人体的影响较小,不引起严重病变,目前经 PQT 治疗效果好,不会出现严重病变,预后较好,无需外科方面的治疗;积极治疗感染人群和动物,并在流行区进行普查普治;灭螺,消除容易滋生螺类的环境;妥善处理好患病人群、动物的排泄物,避免污染水源;注意个人防护,避免接触疫水。

(李广平 罗立新 罗志红 毛伟)

# 第四节 原发性阿米巴脑膜脑炎

在自然界广泛的淡水、海水、湿润土壤及腐败植物中,生活着多种自生生活阿米巴,其中包括福氏耐格里阿米巴(*Naegleria fowleri* Carter,1970),俗称"食脑虫(brain-eating amoeba)"。福氏耐格里阿米巴属简便虫科(Vahlkampfiidae)、耐格里属(*Naegleria*),主要以细菌及土壤里的有机物为食,还与某些细菌存在内共生关系(endosymbiosis)。耐格里阿米巴可偶尔侵入人体中枢神经系统或其他器官,引起致死性阿米巴性脑膜脑炎即原发性阿米巴脑膜脑炎(primary amoebic meningoencephalitis,PAM)。本病于1965年由澳大利亚Fowler和Garter首次报道,次年Butt报告了美国的首例病例,随后在世界各大洲均有报告。原发性阿米巴脑膜脑炎起病急、病情重、预后差及误诊率高。随着当前特异性基因探针及分子生物学检测技术的不断完善,对虫种鉴别诊断的精准度提高,报告的病例数也不断增加。

## 一、病原生物学

### (一) 形态

福氏耐格里阿米巴虫体呈椭圆形,虫体直径10~35μm,一般为15μm。有滋养体和包囊两期,在组织或人工培养基中仅有滋养体期。滋养体分阿米巴型和鞭毛型,在人体组织中和培养基中呈阿米巴型。在培养基和脑脊液中阿米巴型滋养体细长,大小为7~20μm,其前端有一宽大伪足,细胞核泡状,核仁大,位于核中央,核膜与核仁之间有明显的晕圈;无核周染色质粒,胞质颗粒状(图13-4-1)。自生生活阶段滋养体食物泡内含细菌;寄生阶段者食物泡内充满宿主细胞碎片,并可见被吞噬的红细胞。阿米巴型滋养体为摄食、增殖阶段。

组织或培养基中阿米巴型滋养体转入水中时,虫体迅速转变为具有2根甚至更多鞭毛的鞭毛型滋养体。鞭毛型虫体呈梨形,在宽大的末端常有两根鞭毛(图13-4-2)。虫体运动特别,呈缓慢环形旋转式。鞭毛型滋养体不分裂、不摄食,也不直接形成包囊。扫描电镜下可见滋养体表面不规则,有褶皱,并具多个吸盘状结构,此结构与虫体的毒力、侵袭力和吞噬力有关。

包囊在外界环境形成,直径7~10μm,囊壁双层,厚而光滑,1个与滋养体相同的细胞核(图13-4-3)。

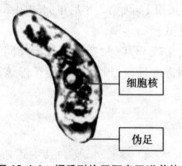

图13-4-1 福氏耐格里阿米巴滋养体

细胞核

伪足

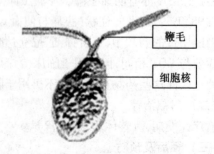

鞭毛

细胞核

图13-4-2 福氏耐格里阿米巴鞭毛型滋养体

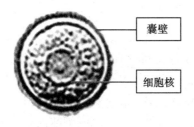

图 13-4-3　福氏耐格里阿米巴包囊

**（二）生活史**

福氏耐格里阿米巴生活史有包囊和滋养体两期，阿米巴型滋养体为主要感染阶段。其感染人体的方式主要通过接触污染水体，如游泳、潜水时侵入鼻腔，在鼻组织和鼻窦增殖，沿嗅神经通过筛板侵入脑部。感染大多在炎热的夏季，以青少年为主（图 13-4-4）。阿米巴型滋养体和鞭毛型滋养体可相互转换，在不利的环境下，由阿米巴型滋养体转化成包囊；当环境有足够营养成分时，包囊可发生脱囊，滋养体通过包囊上的小孔逸出。在 4 ℃的环境下，包囊至少能存活 12 个月，并能保持脱包囊后滋养体的毒力。在脑组织中只可检出阿米巴型滋养体。

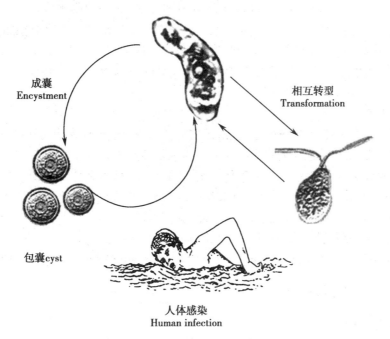

图 13-4-4　福氏耐格里阿米巴生活史

## 二、流行病学

### （一）分布与危害

PAM 非常罕见，截至 2011 年底，全球共报道 PAM 235 例（Johan F, De Jonckheere, 2001）。作为致死性病变，仅 5% 的患者可以存活，主要以儿童和青年人感染为多。在欧洲，共计 24 例报道病例，其中包括捷克共和国、比利时、英国和意大利等。虽然自然界中发现了福氏耐格里阿米巴原虫，但欧洲的其他国家未有病例报道。在澳大利亚，发现 19 例 PAM、新西兰 9 例。亚洲共计 39 例，其中泰国 12 例，以印度流行最为严重。迄今为止，北美的病例报道较多，尤以美国为最，共计 111 例。2014 年，美国新增病例共计 133 例，仅 3 人存活。墨西哥有 9 例 PAM 报道。在南美，委内瑞拉 9 例、巴西 7 例，几乎所有病例与接触天然河水以及在未经处理的泳池中游泳有关。此外，古巴报道 1 例、哥斯达黎加 1 例以及法属瓜德罗普岛 1 例。PAM 在非洲较少见，有病例报道的国家包括尼日利亚、埃及、纳米比亚和马达加斯加等。我国在 1984—2002 年共发现 6 例 PAM。

（二）流行环节

1. 传染源 福氏耐格里阿米巴可从土壤、空气尘埃、淡水、游泳池、湖水和河水、温泉、热电厂的排放水等分离出,尤以不流动的污浊水中多见。虫体也可存在于城市供水系统、热水采暖装置、工业厂房的热排水中,但较少见。未见有咸水中发现虫体的报道。

2. 传播途径 人体接触污浊、静止的水源,虫体直接侵入人体,如炎夏游泳和冲浴或在游泳池内潜水时较易被感染。据国外报道,多数病例有在同一个湖泊、河流或游泳池游泳或活动过的历史。此外,用洗鼻壶冲洗鼻子、泡温泉也可感染(Ruqaiyyah Siddiqui,Naveed Ahmed Khan,2014)。

3. 易感人群 人人均可感染,但多见于健康的儿童、青少年和青年人。

（三）流行因素

1. 自然因素 由于福氏耐格里阿米巴为嗜热性虫株,可在热带地区或40~45℃的温度下生长繁殖,因而本病大部分发生在夏季及高热季节。多数病例报道来自热带和亚热带地区,甚至温带地区。之所以目前该病于亚热带、温带地区的报道频率高,是因为在这些地区有更好的公共卫生服务和设施,而热带地区的发病率较低,显然因为种种原因如卫生检测设施和公共服务不完善而被低估。

2. 社会因素

（1）居住环境拥挤、卫生条件恶劣、缺乏安全的水源可能增加该病的感染机会。

（2）娱乐活动,如儿童在河流、渠、池塘等戏水是导致感染的重要途径。

（3）宗教活动、大量人群聚集和集体沐浴,如在印度,信奉印度教的信徒们在恒河进行沐浴(Ruqaiyyah Siddiqui,Naveed Ahmed Khan,2014)。某些国家的穆斯林信徒在河水中进行祷告,他们在沐浴同时要清洗嘴、鼻子、耳朵、脸、手臂和脚等。

（4）人类特殊的清洁癖好,如洗鼻。在世界各地,有许多人通过洗鼻壶或者直接在清水及自来水中清洗鼻腔。可能导致福氏耐格里阿米巴的感染。也有人们在泡温泉时感染的报道。

## 三、发病机制与病理改变

（一）发病机制

耐格里阿米巴原虫首先侵入人体鼻腔,通过嗅神经上皮的支持细胞,以吞噬方式摄入,然后沿着无髓鞘的嗅神经终丝轴系膜空间推进;穿过筛骨的筛状板后,到达嗅球以及含有脑脊液的亚蛛网膜空间进行增生,并由此扩散而入侵中枢神经系统其他区域。原虫在体表可伸出富含肌动蛋白的"吸吮装置"——阿米巴口管(amoebostome)摄食神经组织、脑细胞等,导致出血性坏死和脓肿等组织病理学特征的原发性阿米巴脑膜脑炎。原虫也可进入脑室系统到达脉络膜的神经丛引起脉络膜神经炎与急性室管膜炎。

（二）病理变化

原发性阿米巴脑膜脑炎的组织病理学特征为嗅球、嗅泡明显坏死和出血,伴有中等量的脓性渗出液。小脑扁桃体突出与充血,眼眶前部皮质可出现坏死、出血、脓肿等。大脑半球及小脑呈现严重水肿,第三、四、六脑神经瘫痪。在血管间隙、嗅神经的无髓鞘轴突神经丛处和脓性渗出物等处仅可查及滋养体,但无包囊。

## 四、临床表现

原发性阿米巴脑膜脑炎是一种急性致死性疾病,起病急骤,通常在发作后4~5天内死亡,死亡率高达 95%~98%。

本病潜伏期较短,一般仅 3~5 天,最多 7~15 天。早期患者出现味觉和嗅觉异常,此为病原体侵入的反应。症状有头痛、发热和鼻塞可持续 1 天,或 2~3 天,接着出现恶心、呕吐、剧烈头痛、高热、谵妄、瘫痪、喷射性呕吐,并有明显的脑膜刺激症状,如颈项强直、凯尔尼格征及布鲁津斯基征阳性等;继而出现全身性或局限性癫痫发作。多数患者于数天内出现谵妄、瘫痪及昏迷等。由于本病属暴发性和致命的脑膜脑炎,患者体内几乎来不及激发保护性免疫反应,因此,患者常在 1 周内因严重脑水肿导致的呼吸、循环中枢衰竭而死亡。多见于健康儿童和青壮年,病理切片可见类似细菌性脑膜炎的特征,以中性粒细胞浸润为主,少数为嗜酸性粒细胞、单核细胞或淋巴细胞,宿主组织中仅可检出滋养体而无包囊。据报道,目前所有原发性阿米巴脑膜脑炎病例经抢救后的幸存者不足 5%。

### 五、诊断与鉴别诊断

#### (一) 诊断

患者多在夏季发病,询问病史对诊断有重要启示。阿米巴性脑膜脑炎患者在神经刺激症状出现前 2~6 天有池水接触史,尤其是曾在不流动的污水、湖水或温热水中游泳史;具有典型的中枢神经系统病变的临床表现。因该病发展迅猛,患者在短时间内不能激发机体出现免疫应答,血清学方法对原发性阿米巴脑膜脑炎的诊断无效。

1. 病原学诊断　脑脊液(CSF)检查滋养体:腰椎穿刺显示颅内压明显增高[2.94~6.37kPa(300~650mm)],脑脊液中红细胞数平均为 $2.78 \times 10^{-9}$/L,多形核白细胞百分率增高,蛋白质增加,糖含量下降。对获取的脑脊液可通过以下几种方法检测滋养体:

(1) 直接涂片法:取 35℃ 脑脊液接种时,滋养体活动迅速,将脑脊液自然沉淀后取沉淀物涂片镜检,仔细观察伪足运动情况加以判断,或固定染色后观察核的形态特点加以判断;也可以经直接涂片或离心后涂片,经姬氏染色、瑞氏染色检查。见图 13-4-5。

(2) 培养法:将脑脊液接种于 1.5% 非营养琼脂上铺一层产气肠杆菌或大肠杆菌的培养基中,于 37℃ 培养 3~5 天观察结果。见图 13-4-6。

(3) 动物接种法:将脑脊液直接接种到小鼠脑中,待症状发生后解剖小鼠脑组织,检查

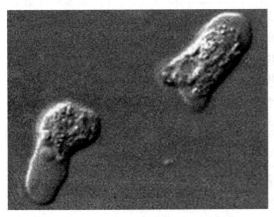

图 13-4-5　直接涂片法阿米巴型滋养体
(采自 Tatsuru Hara,ToshihideFukuma 2005)

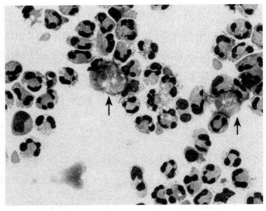

图 13-4-6　患者脑脊液涂片,滋养体(箭头所指)经瑞氏染色

(采自 Thein Myint 等,2012)

滋养体。

2. 影像学诊断　CT检查脑部显示有弥漫性密度增高区域,并累及灰质。脑部及脑脚间处的脑池间隙闭塞,大脑半球上部环绕中脑和蛛网膜空间的亚显微结构均消失。见图13-4-7。

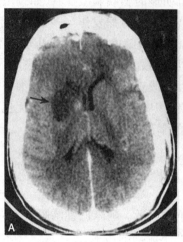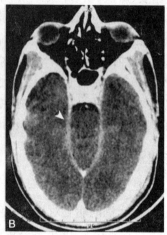

**图13-4-7　增强CT扫描**
注:A:右侧基地神经节梗死;B:中脑环池渗出增加
(采自 P.Singh 等,2008)

3. 分子生物学方法　以特异性分子探针进行检测,如应用 real-time PCR 扩增福氏耐格里阿米巴原虫种特异性 rRNA(18S)特异性片段具有很高的检出率;也可以从脑脊液、鼻腔分泌物样本中以 PCR 扩增内转入间隔区 I(ITS1)特异性片段用于诊断和鉴别诊断。

4. 血液学检测　血中白细胞总数增高,以中性粒细胞为主。

**(二) 鉴别诊断**

1. 与其他细菌或病毒导致的脑膜炎的鉴别诊断　本病应与暴发型化脓性脑膜炎、单纯疱疹性脑炎、流行性乙型脑炎等相鉴别。

(1) 暴发型化脓性脑膜炎:患者无接触不流动污水病史,部分患者有比较特殊的临床特征,如脑膜炎双球菌脑膜炎(又称流行性脑脊髓膜炎)菌血症时出现的皮疹。血常规和脑脊液可查及细菌;脑脊液有脓液渗出物(颜色与病原菌的种类有关),免疫学检测抗体阳性。

(2) 单纯疱疹性脑膜炎:患者以 20 岁以上成人多见,无接触不流动污水病史,但有口唇疱疹史。脑组织病理学重要特征为出血性坏死,电镜下为核内 Cowdry A 型包涵体。病原学检查可发现细胞内病毒颗粒。PCR、原位杂交等检查病毒核酸,病毒培养阳性。

(3) 流行性乙型脑炎:患者来自乙脑流行区,有蚊叮咬史;脑膜刺激征及大脑锥体束受损(肌张力增强、巴氏征阳性),血清学抗体阳性;PCR、原位杂交等检查病毒核酸,病毒培养阳性。

2. 与其他常见的致病性自由生活阿米巴如棘阿米巴鉴别,见表13-4-1。

## 六、治疗

PAM 病死率极高,早期诊断与及时治疗十分重要,大多数幸存者均接受早期的药物治疗。目前尚无特效药,一般抗阿米巴药物无效;两性霉素 B 静脉给药可缓解一些临床症状,预后不良。

表 13-4-1　福氏耐格里阿米巴与棘阿米巴鉴别点

| 虫种 | 宿主 | 寄生部位 | 感染阶段 | 感染方式 | 致病 | 诊断 |
|------|------|---------|---------|---------|------|------|
| 福氏耐格里阿米巴 | 自生生活,偶尔寄生于人体 | 脑组织 | 鞭毛型滋养体和包囊 | 吸入感染,通过嗅神经侵入脑部 | 原发性阿米巴脑膜脑炎 | 脑脊液检测 |
| 棘阿米巴 | 自生生活,偶尔寄生于人体 | 脑组织、眼、皮肤、肺部等 | 滋养体和包囊 | 吸入感染或直接接触感染 | 肉芽肿性阿米巴脑炎和棘阿米巴性角膜结膜炎 | 脑脊液检测,组织染色 |

目前,据国外常用药物及治疗方案有:静脉滴注与鞘内注射高剂量两性霉素 B(amphotericin B)和咪康唑(miconazole)联合使用可能有效。具体方法为患者立即使用两性霉素 B 1.5mg/(kg·d),分 2 次静脉缓慢滴注(每次不少于 1 小时),3 天后改为 1mg/(kg·d),共用 6 天;必要时可同时鞘内注射,0.5mg/次。在治疗中要反复检查和监测脑脊液中阿米巴原虫水平。有报道利福平、氟康唑和地塞米松联合使用成功救治 1 例病例,动物实验证明两性霉素 B 与阿奇霉素有协同作用。由于两性霉素 B 毒性较大、不良反应较多,必须十分谨慎使用;在治疗过程中应检测血清肌酸酐及尿素氮,谨防出现肾功能损害。

其他治疗药物还包括有咪康唑,剂量为 350mg/m² 体表面积,等分 3 次、静脉滴注共 9 天。口服利福平或静脉滴注磺胺异噁唑(sulfisoxazole,SIZ)可增加疗效。阿奇霉素推荐剂量为:10mg/(kg·d),最大剂量每天不超过 500mg。米替福新为一种新型药物,美国 CDC 推荐剂量为:口服 50mg/次,每日 2~3 次;最大剂量不超过 1.5mg/(kg·d),整个疗程为 28 天。

如果患者癫痫反复发作和头部疼痛可使用神经安定药和镇痛药,通常采用吸入给药途径。实验证明蒸气气雾给药途径优于传统的静脉给药和鞘内注射(需要借助外科手术),前者给药途径可提高脑脊液和大脑中的药物浓度,继而提高抗阿米巴药的效能。

## 七、预防与控制

本病尚无疫苗。避免在不流动的污水、湖、塘水或温热水中游泳;尽量做到不要潜入水中或避免让水溅入鼻腔内。如果活动不可避免,个人可使用夹鼻装置以减少水进入鼻子的机会;也可采用蒸馏水或纯净的瓶装水进行鼻窦冲洗,实验证明冷却后的沸水或经过滤的水是安全的。近年来认为对游泳池和旋转池等水体使用氯进行全面消毒可有效防止阿米巴传播。据澳大利亚国际健康与医疗研究委员会建议在游泳池内使用氯的标准量:当水温低于 26℃时,氯浓度为 1mg/L;高于 26℃时至少 2mg/L;高于 28℃时达到 3mg/L,福氏耐格里阿米巴原虫无法生存。

(毛佐华)

# 参 考 文 献

1. 赵慰先. 人体寄生虫学. 北京:人民卫生出版社,1964.
2. Baig AM,Khan NA. Tackling infection owing to brain-eating amoeba. Acta Trop,2015,142:86-88.
3. Baig AM. Pathogenesis of amoebic encephalitis:Are the amoebae being credited to an 'inside job' done by the host immune response. Acta Trop,2015,148:72-76.
4. Siddiqui R,Khan NA. Primary amoebic meningoencephalitis caused by Naegleria fowleri:an old enemy presen-

ting new challenges. PLoS Negl Trop Dis,2014,8(8):e3017.

5. Grace E,Asbill S,Virga K. Naegleria fowleri:pathogenesis,diagnosis,and treatment options. Antimicrob Agents Chemother,2015,59(11):6677-6681.

6. De Jonckheere JF. Origin and evolution of the worldwide distributed pathogenic amoeboflagellate Naegleria fowleri. Infect Genet Evol,2011,11(7):1520-1528.

7. Myint T, Ribes JA, Stadler LP. Photo Quiz. Primary amebic meningoencephalitis. Clin Infect Dis, 2012, 55 (12):1677,1737-1738.

8. Singh P,Kochhar R,Vashishta RK,et al. Amebic meningoencephalitis:spectrum of imaging findings. AJNR Am J Neuroradiol,2006,27(6):1217-1221.

9. Hara T,Fukuma T. Diagnosis of the primary amoebic meningoencephalitis due to Naegleria fowleri. Parasitol Int, 2005,54(4):219-221.

# 第五篇

## 虫媒传播性寄生虫病

# 第十四章 蚊媒传播寄生虫病

## 第一节 疟 疾

疟疾（malaria）是经雌性按蚊叮咬传播的虫媒传染病，引起疟疾的病原体是疟原虫。疟原虫分类属于原生生物界（Kingdom Protista）、原生动物亚界（Sub Kingdom Krotozoa）、顶复门（Phylum Apicomplexa）、孢子虫纲（Class Sporozoa）、真球虫目（Order Eucoccidiida）、疟原虫科（Gamily Plasmodidae）、疟原虫属（Genus Plasmodium）。

疟原虫种类多，宿主特异性强，在两栖类、爬行类、鸟类、哺乳动物以及人体内寄生的疟原虫，其生物学特性存在明显差异。一般认为，寄生人体的疟原虫共有 5 种，即间日疟原虫（Plasmodium vivax Grassi and Feletti,1890）、恶性疟原虫（P. falciparum Welch,1897）、三日疟原虫（P. malariae Laveran,1881）、卵形疟原虫（P. ovale Stephens,1922）和诺氏疟原虫（P. knowlesi Sinton et Mulligen,1932），分别引起间日疟、恶性疟、三日疟、卵形疟和诺氏疟。其中的 4 种，即间日疟原虫、恶性疟原虫、三日疟原虫和卵形疟原虫为人传人型，传播媒介为雌性按蚊。近年来，常有人感染诺氏疟原虫的病例报道，诺氏疟原虫原来仅在东南亚的某些丛林地区引起猴的疟疾。现有研究显示，诺氏疟并非人-蚊-人型传播，而是猴-蚊-人型传播，即按蚊先叮咬受染的宿主猴，然后再次叮咬人时将诺氏疟原虫感染人体。因此，诺氏疟具有显著的自然疫源性，在流行区开展地质勘探、探险、旅游等野外活动时应予以关注。

5 种疟原虫中，恶性疟原虫和间日疟原虫危害最大。恶性疟是非洲大陆流行最为广泛的疟疾类型，也是造成疟疾死亡的最主要原因。间日疟的流行范围较恶性疟更为广泛，因为间日疟原虫可以在更低的温度条件下在媒介按蚊体内存活，而且可以耐受更高的海拔以及更寒冷的气候条件。另一方面，间日疟还有肝细胞内的休眠子（红外期迟发型子孢子）阶段，可以在疟疾初次发作停止后，间隔数月再次出现疟疾复发症状。间日疟原虫迟发型子孢子可以在按蚊的非活动期内继续存活，以帮助它们越冬。尽管非洲也有间日疟流行，但是人们感染间日疟的风险较低，因为很多非洲人的 Duffy 基因为阴性，而 Duffy 抗原被认为是间日疟原虫感染红细胞的重要受体，因此很多非洲人对间日疟天然不易感。在非洲以外的很多地区，间日疟的流行较恶性疟更为普遍，是引起疟疾的主要原因。

中国早在殷商时代就有关于疟疾的记载，人们通过不断实践得出"疟，秉枣"，即以枣治疟的经验；战国时代，出现了更多关于疟疾治疗的记载，例如，《东次四经·北号山》中记述了这样一种树："其状如杨赤华，其实如枣而无核，其味酸甘，食之不疟"；从现代医学的观点分析，可能是这些食物对某些患者贫血具有一定的对症治疗作用。西周时期《周礼·疾医》记载："四时皆有疠疾"，而"秋时有疟寒病"，指出疟疾发病主要在秋季；至秦汉时代，《黄帝内

539

经·素问》始有《疟论》和《刺疟论》两篇疟疾专论,形成了较为系统的疟疾医学理论。此外,在《金匮要略》《诸病源候论》《千金要方》等许多古代医书中,都对疟疾的临床表现、流行和防治做过较为详细的描述。而2015年以来最为大众所熟知的古代文献莫过于东晋(公元3~4世纪)葛洪《肘后备急方》中有关"青蒿一握,以水二升渍,绞取汁,尽服之"的截疟记载,正是这15个字给屠呦呦发现新型抗疟药青蒿素提供了极大的灵感,也从另一个侧面证明中国古代医家对疟疾的认识实际上已经达到较高的水平。

在古印度和古亚述国的文献中,也有对疟疾发病基本特征的描述。疟疾传入西半球的时间并不确定,在诸如古代玛雅文明的文字中并没有找到任何类似疟疾这种疾病的记载。据推测可能是西班牙征服者和他们的非洲奴隶首先将疟疾带到了新大陆。17世纪中叶,意大利学者开始称疟疾为"malaria","mal"意为不良,"aria"是指空气。有趣的是,这与中国古代医家称疟疾为"瘴气"之意不谋而合。

认为人患疟疾与吸入某种恶浊的空气有关这种观念一直延续了几千年,直至疟原虫的发现。三日疟原虫是最早被确定的能够引起疟疾的病原体,1880年由法国军医Charles Louis Alphonse Laveran首次报道。这是疟疾研究历史上一个非常重要的里程碑,他也因此获得了1907年的诺贝尔生理学或医学奖。间日疟原虫最早由Grassi和Feletti于1890年首次报道。恶性疟原虫感染几乎占到全球疟疾患者的90%,特别是在热带非洲。最早由William Welch于1897年在疟疾患者的外周血涂片中发现,其形态特征与先前报道的两种疟原虫有很大差别。卵形疟原虫最早由Stephens于1922年首次报道。疟疾研究历史上另一个重要的里程碑是英国军医Ronald Ross在1897年证实按蚊是疟疾的传播媒介,并进一步阐明了疟原虫在按蚊体内的生活周期,他也因此获得了1902年的诺贝尔生理学或医学奖。从获诺贝尔奖的时间上看,疟疾传播媒介的发现者Ross反而先于疟原虫的首个发现者Laveran,或许是因为当时的科学家们认为Ross的科学发现为有效防治疟疾提供了科学的依据,但令人欣慰的是,Laveran的伟大贡献最终也得到了全世界科学家的一致认可。

1917年,奥地利医生Julius将疟疾患者的血液注入晚期神经梅毒患者体内,人为造成疟原虫感染,尝试以疟疾发作引起的发热治疗患者的麻痹性痴呆,那时抗生素还未问世,这种发热疗法在当时取得了较好的疗效,Julius也因此获得了1927年的诺贝尔生理学或医学奖。

瑞士化学家Müller因发明高效杀虫剂DDT获得了1948年的诺贝尔生理学或医学奖。DDT的发明在当时引起了全世界的轰动,人们甚至非常乐观地认为,人类可以凭借DDT这种高效杀虫剂彻底消灭蚊虫,进而消灭疟疾等一大类虫媒传染病。但随着DDT对人类和自然环境的危害逐渐暴露,以及蚊虫抗药性的产生,人们发现彻底消灭疟疾并没有当初想象的那么简单。

20世纪中叶,先后在鸟(Raffaele等,1934)和猴(Shortt等,1948)体内发现疟原虫生活史中还有组织内的裂体增殖阶段,即红细胞外期。此后,也相继证实在恶性疟原虫、间日疟原虫(Shortt等,1949,1950)、卵形疟原虫(Garnham等,1948)和三日疟原虫(Bray,1960)也存在肝细胞内发育期。1977年,Lysenko等发现间日疟原虫子孢子进入肝细胞后发育速度并不相同,并提出了子孢子休眠学说。

2011年,中国中医科学院终身研究员屠呦呦荣获拉斯克奖,这是拉斯克奖设立65年来首次颁发给中国科学家,以表彰她在青蒿素的发现以及疟疾治疗方面所做出的杰出贡献。拉斯克奖历来被称为诺贝尔奖的风向标,非常可喜的是,屠呦呦果然在2015年荣获诺贝尔生理学或医学奖,创造了中国本土科学家诺贝尔科学奖零的突破。青蒿素的发现在人类防疟史上具有里程碑意义,在全球奎宁类药物普遍耐药的今天,以青蒿素类药物为基础的联合疗法已经成为 WHO 推荐的疟疾标准治疗方案,挽救了数百万人的生命。

### 一、病原生物学

#### （一）形态

疟原虫的基本结构包括胞膜、胞质、胞核,环状体之后各期可见虫体消化分解宿主血红蛋白后的代谢产物——疟色素(malarial pigment)。血涂片经吉姆萨或瑞特染液染色后,胞质染成天蓝或深蓝色,胞核呈紫红色,疟色素为棕褐色或黑褐色,5 种寄生人体疟原虫的基本结构相同,但各发育阶段的形态又有所不同,有助于虫种鉴别。除了疟原虫本身的形态特征变化之外,被寄生红细胞的形态也可发生一定变化,对鉴别疟原虫种类也有一定帮助。

1. 疟原虫在红细胞内发育各期的形态　疟原虫在红细胞内生长、发育、繁殖,形态变化较大,包括 3 个主要发育期。

（1）滋养体(trophozoite):为疟原虫在红细胞内摄食、生长和发育的阶段。按发育程度不同,滋养体有早期、晚期之分。早期滋养体胞核小,胞质少,中间有空泡,空泡内含有不同消化阶段的宿主血红蛋白,因胞质在镜下多呈纤细环状,故又称环状体(ring form)。之后虫体不断长大,胞核增大,胞质增多,有时伸出伪足,形状不规则,胞质中开始出现疟色素,此时的虫体称为晚期滋养体。被间日疟原虫和卵形疟原虫寄生的红细胞可以胀大,颜色变浅,常有明显的红色薛氏点(Schuffner's dots);被恶性疟原虫寄生的红细胞一般不胀大,可见粗大紫褐色茂氏点(Maurer's dots);被三日疟原虫寄生的红细胞偶可见细小淡紫色齐氏点(Ziemann's dots)。

（2）裂殖体(schizont):晚期滋养体发育成熟,核一旦开始分裂即称为裂殖体。核先反复分裂,最后胞质随之分裂,每一个核都被一部分胞质包裹,称为裂殖子(merozoite)。早期的裂殖体称为未成熟裂殖体,晚期含有一定数量裂殖子的裂殖体称为成熟裂殖体,此时疟色素已集中成团。

（3）配子体(gametocyte):疟原虫经过数次裂体增殖后,部分裂殖子侵入红细胞向配子体发育。核增大但不再分裂,胞质增多,几乎占满整个红细胞。配子体有雌、雄(或大小)之分:雌(大)配子体较大,胞质致密,疟色素多而粗大,核小而致密,染色深,常偏于虫体一侧;雄(小)配子体较小,胞质稀薄,疟色素少而细小,核大而疏松,染色淡,常位于虫体中央。

2. 薄血膜中 4 种疟原虫形态特征比较　见表 14-1-1。

3. 超微结构

（1）裂殖子:红细胞内期裂殖子呈卵圆形或梨形,有时随裂殖子之间相互挤压呈不规则形;有表膜复合膜(pellicular complex)包绕覆盖。大小随虫种略有不同,平均长约 $1.5\mu m$,平均直径约 $1\mu m$。

表膜(pellicle)由一质膜和两层贴紧的内膜组成。质膜厚约 7.5nm,内膜厚约 7.5nm,有膜孔。紧靠内膜下面是一排起于顶端极环(polar ring)并向后部放散的表膜下微管(subpellicular microtuble)。内膜和表膜下微管可能起细胞骨架作用,使裂殖子有硬度。游离的裂殖子的外膜有一厚约 20nm 的浓密微毛的表被(surface coat)覆盖。微毛深入至内膜,与膜排列成栅栏状、∧形、Y 或 T 形。此表被是电子致密、坚实的纤丝,在性质上似是蛋白质,可能在对宿主免疫反应的应答中起作用。在裂殖子侧面表膜有一胞口(cytostome),红细胞内期各期原虫通过胞口摄取宿主细胞质。

表 14-1-1  薄血膜中 4 种疟原虫主要形态比较

| 形态特征 | 恶性疟原虫 | 间日疟原虫 | 三日疟原虫 | 卵形疟原虫 |
|---|---|---|---|---|
| 外周血图片可见形态 | 环状体和配子体 | 滋养体、裂殖体和配子体 | 滋养体、裂殖体和配子体 | 滋养体、裂殖体和配子体 |
| 环状体 | 体小,纤细,双核,可见多环状体/细胞 | 大而明显,单核,2 个环状体/细胞 | 致密,单核,2 个环状体/细胞 | 致密,单核,2 个环状体/细胞 |
| 嗜铼小体 | 常见 | | 极少 | 不常见 |
| 大滋养体 | 致密,中等大小,罕见伪足,空泡不明显,疟色素呈黑褐色粗颗粒状,集中 | 小,伪足明显,空泡明显,疟色素呈棕黄色点状或线状,分散 | 致密,较间日疟原虫小,无伪足,空泡不明显,疟色素呈深褐色粗大颗粒状,虫体边缘 | 较三日疟原虫大,致密,无伪足,空泡不明显,疟色素似间日疟原虫粗大 |
| 裂殖体 | 小而致密,核分裂为多个,大量集中疟色素 | 大,有伪足,核开始分裂,疟色素粗大,开始集中 | 小,致密,核 2 个以上,疟色素粗大,深褐色 | 中等大小,致密,核似三日疟原虫,疟色素粗大,瓣状 |
| 裂殖子数量 | 10~36 个,通常 12~28 个 | 12~24 个,通常 14~22 个 | 6~12 个,通常 8 个 | 6~12 个,通常 8 个 |
| 雌配子体 | 新月形,胞质蓝色,核致密,深红色,染色质居中,疟色素较致密,黑褐色 | 卵圆形,体大,胞质蓝色,核小,致密,深红色,偏向一侧,疟色素粗糙,弥散 | 似间日疟原虫,但体小,胞质深蓝色,核小,致密,深红色,偏向一侧,疟色素多而分散 | |
| 雄配子体 | 两端钝圆的肾形,胞质呈暗蓝色,核大,淡红色,居中,染色质弥散,颗粒细小,稀疏 | 致密的球形,胞质暗浅蓝色,核大,淡红色,居中,染色质致密,疟色素颗粒丰富,分散 | 似间日疟原虫,但体小,量少,胞质浅蓝色,核较大,疏松,淡红色,疟色素分散 | 似间日疟原虫,但体小,量少 |
| 感染红细胞 | 大小正常或略小,齿状圆形,常见茂氏小点,疟色素呈黑、深褐色 | 胀大,色浅,圆形或卵圆形,常见薛氏小点,疟色素为细小、黄棕色 | 大小正常,圆形,可见齐氏小点,黑棕色粗糙颗粒 | 胀大,色浅,圆形或卵圆形,多有毛缘,常见薛氏小点,黑棕色粗糙颗粒 |

　　裂殖子顶端是一截头的圆锥形突起称为顶突(apical prominence),有 3 个极环。在此区可见两个致密的棒状体(rhoptry)和数个微线体(micronemes)。棒状体和微线体可能在裂殖子侵入宿主细胞时起作用。裂殖子后部可见一线粒体。线粒体长形,500~700nm,两端较膨大而中部较窄,呈腰形或哑铃形,多位于裂殖子的底部边缘或两侧边缘,线粒体内有纤细条状嵴,由膜边缘向中心延伸。裂殖子内有一至数个电子致密球状体,直径 100~250nm。内质网在成熟的裂殖子很少,但细胞质内有丰富的核糖体。高尔基氏复合体不明显。裂殖子核大而圆,位于虫体后半部,沿核膜可见核孔,未见有核仁。

　　(2)子孢子:子孢子形状细长,长约 11μm,直径为 1.0μm,常常弯曲呈 C 形或 S 形,前端稍细,顶端较平,后端钝圆,体表光滑。子孢子内细胞器与裂殖子基本相似。表膜由电子致密的内、外膜组成,即由一层外膜、双层内膜和一层表膜下的微管组成。膜下微管系空心长条管,自极环向后延伸至核或稍越过核而终止;微管沿虫体四周呈不对称排列。虫体微弱运动可能是膜下微管的伸缩引起的。子孢子的前端顶部有一向内凹的顶杯(anterior cup)即顶突,在顶突的周围有3~4个极环。细胞核一个,长圆形。其前方有一对电子致密的长形棒状体,可能开口于顶环。在核的前方或后方,有很多圆形、卵圆形或长形的微线体,胞质内还含有线粒体。

4. 疟原虫抗药性机制　疟原虫产生抗药性是疟疾防治中遇到的主要难题之一。目前,疟原虫对几乎每一种抗疟药都产生了抗性,并且从单药抗药性向多药抗药性发展,这迫切要求我们抓紧弄清抗药性产生机制,以便采取措施防止或逆转抗药性的发生并指导新药研究。

(1) 抗叶酸类药物抗性机制:乙胺嘧啶和环氯胍都是二氢叶酸还原酶(DHFR)抑制剂。研究表明,恶性疟原虫对以上两药产生抗药性都与 *DHFR* 基因点突变有关,但二者存在差异。迄今为止,共报道了6个 *DHFR* 基因编码区变异,但对环氯胍的反应性仅稍有降低。另外,在对乙胺嘧啶和环氯胍交叉耐药的恶性疟原虫中发现存在多个位点变异,对两药产生交叉抗性起重要作用。

磺胺类药是二氢蝶酸合成酶(DHPS)抑制剂。研究发现,正是由于磺胺类药作用的靶酶 *DHPS* 基因点突变,使得酶活性中心结构与形状改变,因而降低了对药物的敏感性。对磺胺多辛和乙胺嘧啶两药联用的体外研究揭示,疟原虫对乙胺嘧啶的易感性决定着两药协同作用的效果。因此推测,DHPS 在临床磺胺多辛和乙胺嘧啶抗性的产生中不起主导作用。

(2) 喹啉类药物抗性机制:氯喹曾是使用最广泛的抗疟药,由于抗性的发展及传播,在大部分地区已不再具有以往的效力。不同地区的研究者报道关于氯喹抗性具有一个共同特征:抗氯喹虫株较敏感性虫株药物聚集水平降低了。因此,氯喹的转运聚集不仅对其发挥抗疟活性是必需的,而且与抗性表型密切相关,提示喹啉类药物抗性产生可能与其作用方式没有直接关系,这与抗叶酸制剂不同。

1) *pfmdr1* 和 *pfmdr2* 基因研究发现,维拉帕米(一种钙通道阻滞剂)可逆转氯喹抗药性,促使人们考虑氯喹抗药性可能与哺乳动物肿瘤细胞多药抗药性(MDR)表型相似。哺乳动物 MDR 表型通常伴有 *mdr* 基因的扩增,对恶性疟原虫基因的研究表明也存在 *mdr* 基因同系物,以 *pfmdr1* 和 *pfmdr2* 为主。目前,尚无证据证明 *pfmdr2* 及其表达产物与氯喹抗性有关,而有相当多的研究认为 *pfmdr1* 与抗药性机制有关。但关于 *pfmdr1* 基因与喹啉类药物抗性的关系仍有很多疑问,可能抗性的发生有一定的地理学基础,而寻找某个单一的基因来解释抗性本身过于简单化,氯喹抗性发生的缓慢及复杂性也不支持单基因决定抗性的假设。

2) 对于 *cg1* 和 *cg2* 基因,早在20世纪90年代初,有学者从一次遗传杂交试验中发现疟原虫抗氯喹表型以孟德尔方式遗传,亲代 *pfmdr1* 基因不与子代药物反应表型分离。对杂交子代进一步观察发现氯喹抗性表型与恶性疟原虫7号染色体上约400kb的区域相关而不是5号染色体的 *pfmdr1* 基因。对该区域进行大量的分析研究后,确定36kb的片段与氯喹抗性表型相关,并鉴定了2个候选基因:*cg1* 和 *cg2*。对采自东南亚和非洲大量的抗氯喹株检测结果表明,*cg1* 尤其是 *cg2* 基因多态性与氯喹抗性显著相关,但不排除 *cg1* 与 *cg2* 协同参与了抗性。不过,对南美洲抗氯喹株的检测没有得到同样结论。

研究表明,在氯喹抗性过程中,有转运分子在起作用,一个 Na$^+$/H$^+$ 交换蛋白(NHE)可能调控着氯喹的摄取。已证实恶性疟原虫以一种热敏感的可饱和的方式主动摄取氯喹,并可被高等真核生物 NHE 的特异性抑制剂阿米洛利竞争性抑制。因此推测恶性疟原虫 *cg2* 基因可能编码 Na$^+$/H$^+$ 交换蛋白,两者可能有共同的结构和功能,比如阿米洛利结合位点、与 NHE 离子交换区同源等。但是,有学者详细分析了 CG2 蛋白序列,不支持上述观点。此外,如果 CG2 是一种整合膜 Na$^+$/H$^+$ 交换蛋白,应当定位于细胞质膜上,而不是原虫周围液泡及食物泡上。CG2 不是转运蛋白,而是通过直接影响氯喹摄入、血红蛋白消化、血红蛋白聚合或血红蛋白与氯喹复合物的毒性作用来调控原虫对氯喹的易感性,但需要进一步的生化实验及蛋白功能研究才能确定其确切机制。关于喹啉类药物抗性机制已提出了多种理论,虽然每种理论都不能完全解释抗性,但是这些研究对于了解和掌握抗性机制有着重要意义。

### (二)生活史

寄生人体的 5 种疟原虫生活史基本相同,需要人和媒介按蚊两种宿主。疟原虫子孢子感染人体后,先完成肝细胞内裂体增殖(schizogony),再侵入红细胞内继续发育。疟原虫在红细胞内除了进行裂体增殖外,还形成配子体开始有性生殖的早期阶段。在媒介按蚊体内,依次完成有性的配子生殖(gametogony)和无性的孢子生殖(sporogony)。

1. 在人体内的发育包括肝细胞内和红细胞内两个发育阶段。

(1)红细胞外期(exo-erythrocytic cycle,简称红外期):当唾腺中带有成熟子孢子(sporozoite)的雌性按蚊刺吸人血时,子孢子随其唾液进入人体,约 30 分钟后随血流侵入肝细胞,摄取肝细胞内营养,开始裂体增殖并形成红外期裂殖体。成熟红外期裂殖体内含数以万计的裂殖子,肝细胞胀破后裂殖子释出,一部分裂殖子被巨噬细胞吞噬消灭,剩余的裂殖子侵入红细胞,开始红细胞内期的发育。间日疟原虫完成红外期发育的时间约为 8 天,恶性疟原虫为 6 天,三日疟原虫为 11~12 天,卵形疟原虫为 9 天。

目前认为间日疟原虫和卵形疟原虫具有两种不同的子孢子类型,即速发型子孢子(tachysporozoites,TS)和迟发型子孢子(bradysporozoites,BS)。速发型子孢子侵入肝细胞后,继续完成红外期的发育。而迟发型子孢子依虫株不同,必须经过一段或长或短(数月至年余)的休眠期后,才能继续完成红外期的发育。迟发型子孢子也称为休眠子(hypnozoite),与疟疾复发关系密切。恶性疟原虫和三日疟原虫尚未发现休眠子。

(2)红细胞内期(erythrocytic cycle,简称红内期):红外期裂殖子从肝细胞释出后随血流很快侵入红细胞,裂殖子入侵红细胞的过程包括以下步骤:①裂殖子特定部位识别并黏附于红细胞膜表面相应受体;②红细胞变形,红细胞膜在与裂殖子黏附处向内凹陷形成纳虫空泡;③裂殖子完全侵入红细胞后纳虫空泡封闭。在裂殖子入侵过程中,虫体表被(surface coat)脱落于红细胞中。

裂殖子侵入红细胞后,先形成环状体,从宿主细胞摄取营养,虫体不断长大,依次经历晚期滋养体、未成熟裂殖体,最终发育为含有一定数目裂殖子的成熟裂殖体。成熟裂殖体胀破红细胞,裂殖子释出,部分裂殖子被巨噬细胞吞噬消灭,剩余裂殖子再次侵入其他正常红细胞寄生,重复上述红细胞内的裂体增殖过程。不同种疟原虫完成一代红内期裂体增殖所需的时间不同,间日疟原虫和卵形疟原虫约为 48 小时,恶性疟原虫为 36~48 小时,三日疟原虫为 72 小时。需要特别指出的是,恶性疟原虫环状体在外周血液循环中经过十几个小时发育后,逐渐隐匿于内脏微血管、血窦或其他血流缓慢处,继续发育为晚期滋养体,直至成熟裂殖体,待成熟裂殖体胀破红细胞时,释出的裂殖子再次进入外周血液循环中。因此,恶性疟原虫晚期滋养体及裂殖体阶段在患者外周血中一般不易查见。

疟原虫经历数代红内期裂体增殖后,部分裂殖子侵入红细胞后不再进行裂体增殖,而是向雌、雄配子体发育。恶性疟原虫配子体主要在肝、脾、骨髓等器官的血窦或微血管里发育,成熟后始出现于外周血中,通常在无性体出现7~11天后才能在外周血中查见。配子体若无法进入媒介按蚊体内进一步发育,则在30~60天后衰老变性而被清除。

4种疟原虫所寄生红细胞的发育期有所不同。恶性疟原虫可寄生于各个发育期的红细胞,间日疟原虫和卵形疟原虫主要寄生于网织红细胞,而三日疟原虫多寄生于较衰老的红细胞。

2. 疟原虫在按蚊体内的发育 当雌性按蚊刺吸患者或带虫者血液时,红内期各期原虫均可进入蚊胃,但只有配子体能在蚊胃中继续发育,其余各期原虫均被消化。在蚊胃中,雄配子体的核分裂为4~8块,胞质也向外伸出4~8条细丝,随后每一块胞核进入一条细丝中,最终细丝脱离母体,在蚊胃中形成4~8个雄配子(male gamete)。雄配子在蚊胃中游动,若遇到雌配子(female gamete)则钻入其体内受精形成合子(zygote)。合子变长,发育为能够运动的动合子(ookinete)。动合子穿过蚊胃壁上皮细胞,在蚊胃基底膜下形成圆球形卵囊(oocyst),卵囊逐渐长大,囊内胞核与胞质反复分裂,开始孢子增殖过程。从成孢子细胞(sporoblast)表面可以芽生出数以万计的子孢子(sporozoite),这种现象也称为出芽生殖。由卵囊壁钻出或随卵囊破裂释出的子孢子经血淋巴集中于按蚊涎腺,最终发育为成熟子孢子。当受染按蚊再次吸血时,子孢子可随其唾液进入人体,重新开始在人体内的发育。在最适条件下,疟原虫在媒介按蚊体内发育至成熟子孢子所需的时间不同。间日疟原虫为9~10天,恶性疟原虫为10~12天,三日疟原虫为25~28天,卵形疟原虫为16天。

疟原虫在按蚊体内的发育受多种因素影响。包括配子体的感染性(成熟程度)、活性、密度以及雌雄配子体的比例,蚊体内的生化条件以及蚊体对疟原虫的免疫反应性,还有环境温、湿度变化对疟原虫蚊期发育的影响等。

### (三) 营养与代谢

疟原虫可通过表膜的渗透或经胞口以吞饮方式摄取营养。在肝细胞内寄生的红细胞外期疟原虫,以肝细胞胞质为营养。研究疟原虫的营养代谢,对抗疟药的筛选与使用有重要意义。如乙胺嘧啶是二氢叶酸还原酶抑制剂,可抑制四氢叶酸的合成,而影响疟原虫嘧啶的合成,从而影响疟原虫红细胞内裂体增殖。

1. 葡萄糖代谢 红细胞内期疟原虫的糖原储存很少,葡萄糖是疟原虫红细胞内期的主要的能量来源。疟原虫的寄生使红细胞膜发生变化,增强了葡萄糖通过膜的主动运转,或者除去某些抑制转运的因子,从而使疟原虫可源源不断地从宿主的血浆获得葡萄糖以供代谢之用。葡萄糖-6-磷酸脱氢酶(G-6-PD)是磷酸戊糖途径的限速酶,受染原虫的红细胞内G-6-PD缺乏时,影响疟原虫分解葡萄糖,导致虫体发育障碍。缺乏G-6-PD的患者对恶性疟原虫有选择抗性是否与此有关尚待进一步研究。体外培养恶性疟原虫试验显示,使用核糖、甘露糖、果糖、半乳糖和麦芽糖都不能取代葡萄糖。

2. 蛋白质代谢 疟原虫获得游离氨基酸主要是来自红细胞内血红蛋白的水解产物,此外,还有来自宿主的血浆和红细胞内氨基酸及有机物碳。血红蛋白从疟原虫胞口被吞入,由胞口基部长出食物泡,胞口孔被膜封闭。血红蛋白被食物泡内的酸性肽链内切酶(组织蛋白质)和氨基肽酶的协同作用,消化分解为珠蛋白和血红蛋白。珠蛋白在酶的作用下再分解为几种氨基酸以供合成虫体本身的蛋白质。血红蛋白最后形成一种复合物即疟色素。疟色素不被溶解和吸收而留在食物泡壁上。在红细胞内裂体增殖的过程中,疟色素逐渐融合成团,随着裂体增殖完成后被排入血流。肝细胞内寄生的疟原虫,由于肝细胞内不含血红蛋白,故不产生疟色素。

3. 核酸代谢 疟原虫没有从头合成嘌呤的途径,仅依靠一个补救途径直接利用现成的嘌呤碱和嘌呤核苷酸。参与嘌呤补救途径的酶包括腺嘌呤磷酸核糖转移酶(adenine phosphoribosyl transferase,APRT)、次黄嘌呤-鸟嘌呤磷酸核糖转移酶(hypoxanthine-guanine phosphoribosyl transferase,HGPRT)和腺苷激酶(adenosine kinase)。虽然腺嘌呤、鸟嘌呤、肌苷、腺嘌呤核苷、鸟嘌呤核苷和次黄嘌呤都支持疟原虫体外生长,但只有次黄嘌呤是疟原虫代谢时嘌呤的首选来源。与嘌呤正好相反,疟原虫能从头合成嘧啶核苷酸。疟原虫利用对氨基苯甲酸(PABA)和三磷酸鸟苷(GTP)经某些酶的作用可合成二氢叶酸(DHF),DHF 再被二氢叶酸还原酶还原成具有活性的辅酶——四氢叶酸(THF)。在疟原虫的多种生物合成途径中,PABA 和 THF 等都是很重要的辅助因子。如果宿主的食物中缺乏 PABA,则影响 THF 的生成,其体内寄生的疟原虫的生长繁殖发生障碍,感染因而被抑制。

4. 脂类代谢 疟原虫无脂类储存,也不能合成脂肪酸和胆固醇,完全依赖于宿主提供,如从宿主血浆中获得游离脂肪酸和胆固醇,胆固醇对维持疟原虫及受染细胞的膜的完整性都具有重要作用。红细胞内疟原虫所需的脂类可由摄入的葡萄糖代谢的产物组成,其中主要为磷脂。被寄生的红细胞,其卵磷脂含量大大增高。疟原虫越到晚期,卵磷脂含量越多。磷脂增多与疟原虫膜的合成有关。

## 二、流行病学

### (一)分布与危害

1. 全球疟疾流行变化趋势及其特点 疟疾主要流行于热带、亚热带的 100 多个国家和地区,与结核病、艾滋病并称世界三大传染病。非洲是疟疾流行最严重的地区。近年来在流行区国家的共同努力下,全球疟疾防治取得了巨大的成就,但我们所面临的疟疾威胁依然相当严峻。根据 WHO2015 年发布的统计数据,全球疟疾病例从 2000 年的 2.62 亿,下降至 2015 年的 2.14 亿,下降比例为 18%。2015 年的疟疾病例约 88%发生在非洲地区,10%在东南亚地区,2%在东地中海地区(含部分非洲国家)。疟疾的发病率 2000—2015 年下降了 37%。在 2000 年时有疟疾传播的 106 个国家中,57 个国家的疟疾发病率下降幅度大于 75%;18 个国家的疟疾发病率下降幅度为 50%～75%。因此,联合国千年发展目标中关于"遏制疟疾发病率增长的目标"得以实现。

全球疟疾死亡人数从 2000 年的 83.9 万人,下降至 2015 年的 43.8 万人,下降比例为 48%。2015 年的疟疾死亡病例约 90%发生在非洲地区,7%在东南亚地区,2%在东地中海地区。疟疾的死亡率在 2000—2015 年下降了 60%。全球 5 岁以下儿童的疟疾死亡人数从 2000 年的 72.3 万人,下降至 2015 年的 30.6 万人。大部分减少的死亡病例发生在非洲地区,疟疾死亡人数从 2000 年的 69.4 万人,下降至 2015 年的 29.2 万人。因此,疟疾也不再是撒哈拉以南非洲地区儿童第一位的死亡原因。尽管如此,疟疾仍然是儿童的主要杀手,特别是在撒哈拉以南的非洲地区,每 2 分钟就有一名儿童被疟疾夺去生命。

截至 2015 年,在控制和降低疟疾发病率方面欧洲取得的成绩最大,达到了 100%,彻底在欧洲消除了本地感染疟疾病例。其他地区从高到低依次为:美洲 78%;东地中海地区

70%;西太平洋地区65%;东南亚49%;非洲最低,为42%。

在控制和降低疟疾死亡率方面欧洲同样取得的成绩最大,达到了100%。其他地区从高到低依次为:美洲72%;非洲66%;西太平洋地区65%;东地中海地区64%;东南亚最低,为49%。

如果假定自2000年以来的疟疾发病率和死亡率不变,与目前的疟疾实际发病率、死亡率相比,全球在2001—2015年,累计减少疟疾病例12亿人,死亡病例620万人,这绝对称得上是人类与疟疾斗争取得的伟大成就。在撒哈拉以南的非洲地区,2001—2015年累计减少疟疾病例9.43亿人,这其中约70%的减少病例(6.63亿人)得益于积极有效的疟疾防控措施,其中贡献率从高到低依次为:杀虫剂浸泡蚊帐(insecticide-treated mosquito net,ITN)为69%;以青蒿素为基础的联合疗法(artemisinin-based combination therapy,ACT)为21%;杀虫剂室内滞留喷洒(indoor residual spraying,IRS)为10%。

越来越多的国家正在朝着消除疟疾的目标迈进。在2000年,全球仅有13个国家达到年疟疾病例数低于1 000人;而2015年已经有33个国家达到这一标准。在2014年,16个国家达到本地疟疾病例零报告,这些国家包括:阿根廷、亚美尼亚、阿塞拜疆、哥斯达黎加、伊拉克、格鲁吉亚、吉尔吉斯斯坦、摩洛哥、阿曼、巴拉圭、斯里兰卡、塔吉克斯坦、土耳其、土库曼斯坦、阿联酋和乌兹别克斯坦,这其中摩洛哥是唯一的非洲国家;另有3个国家和地区的本地疟疾病例低于10例,包括:阿尔及利亚、萨尔瓦多和法属马约特岛;2015年欧洲地区首次达到本土疟疾病例零报告。但近年来,随着疟原虫对现有抗疟药的抗性以及媒介按蚊对杀虫剂的抗性越来越普遍,加之全球变暖带来的生态环境改变,在世界范围内彻底消除疟疾仍然面临非常艰巨的挑战。

2. 撒哈拉以南非洲地区儿童疟疾流行变化趋势及其特点 根据WHO的统计数据,2000年,在全球1~59个月龄的所有死亡儿童中,疟疾占了7%;而这一数据在撒哈拉以南的非洲地区高达17%,是造成儿童死亡的首要原因。2000—2015年,在撒哈拉以南的非洲疟疾流行国家,各种原因所致的5岁以下低龄儿童死亡率下降了48%。2000年为每1 000新生儿死亡158人,死亡人数达430万;2015年为每1 000新生儿死亡82人,死亡人数达290万。2015年,全球导致5岁以下低龄儿童死亡的原因中疟疾占5%,而这一数字在撒哈拉以南的非洲地区为10%,由于近年来疟疾死亡率的大幅下降,疟疾已经不再是撒哈拉以南非洲地区儿童的首要死亡原因,在造成儿童死亡的各种原因中排名降至第4位,前三位分别是急性呼吸道感染、早产、出生窒息和创伤,排在疟疾之后的分别是腹泻、麻疹。

自2000年以来,非洲疟疾流行区儿童的疟原虫感染率下降了一半。2~10岁儿童疟原虫感染率从2000年的33%,降低至2015年的16%,其中3/4的下降都是在2005年以后发生的。虽然中非和西非都是恶性疟高传播地区,但这一下降趋势在中部非洲更加显著。

3. 非洲各地区疟疾流行变化趋势及其特点

(1)西非地区:西非地区17个国家受疟疾威胁的人口为3.45亿,其中2.89亿人处于高风险地区(报告发病率大于1‰)。病例几乎全部是恶性疟原虫感染引起。该地区15个国家正处于疟疾防治阶段;佛得角已进入疟疾消除计划的准备阶段;阿尔及利亚已启动疟疾消除计划。

该地区疟疾防治资金的投入从2005年的1.04亿美元大幅增加至2012年的5.86亿美元,2014年又小幅增加至6.37亿美元。2012—2014年,佛得角、冈比亚和利比里亚3个国家的人均每年投入疟疾防治资金超过 4 美元;12 个国家的人均每年投入疟疾防治资金为 1~3 美元;毛里塔尼亚和尼日尔 2 个国家的人均每年投入疟疾防治资金不足 1 美元。

2000—2014 年,阿尔及利亚的疟疾发病率下降超过了 75%,该国累计报告的 266 例疟疾患者中 260 例均为输入性病例;佛得角的疟疾发病率下降了 72%,2014 年该国报告的 46 例病例中,20 例为输入性。

其余 14 个国家的相关数据由于缺乏连续性,多根据流行区的寄生虫病流行病学调查作出的模型推算而来。2000—2015 年,疟疾发病率下降至少 75% 的国家有 3 个(冈比亚、几内亚比绍、塞内加尔);疟疾发病率下降 50%~75% 的国家有 3 个(加纳、利比里亚、毛里塔尼亚);剩余的 8 个国家疟疾发病率下降不足 50%。

(2)中非地区:中非地区 10 个国家约 1.58 亿人口受到不同程度的疟疾威胁,其中 1.45 亿人处于高风险地区。病例几乎全部是恶性疟原虫感染引起。该地区所有国家均处于疟疾防治阶段。

该地区疟疾防治资金的投入从 2005 年的 8 100 万美元增加至 2013 年的 3 亿美元,2014 年又小幅减少至 2.37 亿美元。2012—2014 年,人均每年投入疟疾防治资金最高的国家是圣多美和普林西比,达到 13.8 美元;6 个国家的人均每年投入疟疾防治资金为 1~3 美元;3 个国家的人均每年投入疟疾防治资金低于 1 美元。

2000—2014 年,只有圣多美和普林西比 1 个国家的疟疾发病率达到了至少下降 75% 的目标,而且该国的疟疾病例入院收容率和死亡率下降也超过了 90%。尽管该国在 2011—2013 年的疟疾病例数和入院收容数较以往 4 年有所升高,但疟疾病例数从 2013 年的 9 234 例下降至 2014 年的 1 754 例;入院收容数也从 2013 年的 1 843 例下降至 2014 年的 417 例;均为 2000 年以来的最低值。

根据部分数据推算,某些国家的疟疾确诊病例数和入院收容数近年来有所上升,或许从另一个方面反映了这些国家的相关数据报告更趋完整,以及医疗服务数据可获取性得到进一步提高。例如,尽管赤道几内亚的某些地方仍属于疟疾高传播地区,但在该国的比奥科岛(Bioko island),疟疾发病率和死亡率均已出现明显下降。2006—2012 年,以上类似的疟疾发病率和死亡率下降也出现在喀麦隆的 Mbakong 地区。然而,在加蓬的城市或乡村,并没有迹象显示其疟疾高负担状况得到了缓解。2000—2015 年,安哥拉、布隆迪、刚果、刚果民主共和国 4 个国家的疟疾发病率下降为 50%~75%;剩余的 5 个国家下降低于 50%。

(3)东非以及南部非洲的疟疾高传播地区:东非以及南部非洲的 12 个国家 3.13 亿人口受到不同程度的疟疾威胁,其中 2.54 亿人处于高风险地区。埃塞俄比亚和肯尼亚两国大约 25% 的人口居住在无疟区。虽然本地区仍是以恶性疟原虫感染为主,但厄立特里亚和埃塞俄比亚分别有 31% 和 26% 的疟疾病例为间日疟原虫感染。该地区所有国家均处于疟疾防治阶段。

该地区疟疾防治资金的投入从 2005 年的 2.06 亿美元大幅增加至 2013 年的 8.03 亿美元,2014 年又减少至 6.36 亿美元。2012—2014 年,8 个国家的人均每年投入疟疾防治资金低于 3 美元。科摩罗、马拉维、卢旺达和赞比亚 4 个国家的人均每年投入疟疾防治资金超过了 3 美元。

2000—2014 年,科摩罗、厄立特里亚、卢旺达以及坦桑尼亚的桑给巴尔岛的疟疾病例入院收容率达到了至少下降 75% 的目标;赞比亚制定的目标是,将该国的疟疾病例入院收容率下降幅度控制在 50%~75%。

尽管卢旺达自2000年以来,疟疾病例入院收容率明显下降,但该国报道的疟疾病例确诊人数在2012—2014年增加了3倍,从48.3万人增加至160万人;入院收容数增加了2倍,从5 306人增加至11 138人;部分原因可能是2011年以来私立医疗机构的报告数据增加所致。

在科摩罗,疟疾确诊病例数从2013年的53 156人,下降至2014年的2 203人,下降幅度高达96%;疟疾入院收容数从2013年的17 485人,下降至2014年的1 049人,下降幅度高达94%。这主要得益于2014年以来该国采取的两项措施,一是双氢青蒿素-哌喹(dihydroar-temisinin-piperaquine,DHA-PPQ)联合伯氨喹(primaquine)的大量使用;另一是长效杀虫剂浸泡蚊帐(long-lasting insecticidal net,LLIN)的大范围发放。

在马达加斯加,疟疾入院收容率率在2000—2010年呈下降趋势,但随后有所回升,2014年为28%,低于2000年的水平。在莫桑比克,疟疾入院收容数在2007—2012年呈下降趋势,但随后几年有小幅回升。

2015年,在乌干达的某些地区,报告的疟疾确诊病例数较2012—2014年的平均水平上升了6倍之多,而在这些地区都停止了杀虫剂室内滞留喷洒,改为完全依赖蚊帐,从这一数据分析,仅仅依靠蚊帐防蚊显然是不完全的,特别是在蚊帐发放的覆盖率不足时。根据一些尚未公开的数据,还有一些地区的疟疾确诊病例数较2012—2014年的平均水平上升了3倍多。

根据资料推算,2000—2015年,埃塞俄比亚、马达加斯加、卢旺达、坦桑尼亚4个国家的疟疾发病率下降超过了75%;马拉维、莫桑比克、南苏丹、乌干达和赞比亚5个国家同期疟疾发病率下降在50%~75%;剩余的4个国家下降低于50%。

(4) 南部非洲的疟疾低传播地区:南部非洲疟疾低传播地区5个国家的2 100万人口受到不同程度的疟疾威胁,其中800万人处于高风险地区。本地区约5 400万人(约占72%人口比例)居住在无疟区。本地区仍是以恶性疟原虫感染为主,与非洲其他地区不同的是,本地区的疟疾传播具有非常显著的季节性。虽然该地区所有国家均处于疟疾防治阶段,但其中4个国家已进入疟疾消除计划的准备阶段。

该地区疟疾防治资金的投入从2005年的3 500万美元增加至2012年的6 600万美元,2014年又减少至5 100万美元。2012—2014年,南非和斯威士兰2个国家的人均每年投入疟疾防治资金超过4美元。其余国家均低于4美元。虽然斯威士兰的疟疾防治经费投入最高,达到人均11美元,但经费主要来源于国际资助,显示该国本身的疟疾防治经费投入相当有限。

2000—2014年,博茨瓦纳、纳米比亚、南非、斯威士兰4个国家的疟疾病例入院收容率下降超过了50%;这些国家报道的疟疾死亡率下降也都超过了75%。但是以上4个国家在2012—2014年的疟疾病例数却增加了1倍多,仅仅是2013—2014年,疟疾病例数就从14 142人增加至29 234人,增幅达到52%。博茨瓦纳增加了224%,纳米比亚增加了200%。这些数据说明,即便是在疟疾低度流行区,疟疾流行程度的反复也极易发生,稍有松懈即强力反弹。

在津巴布韦,2004—2014年的疟疾快速诊断试剂盒的使用率增加了5倍,出现了快速诊断试剂盒逐渐替代传统显微镜检的趋势。根据文献报道,2003—2012年,该国疟疾入院收容率和疟疾死亡率分别降低了64%和71%,同期的疟疾发病率也呈现出下降趋势。

本地区的5个国家,连同安哥拉、莫桑比克和赞比亚3国,联合签署了8国疟疾消除计划。该计划从 2009 年 3 月开始执行,计划制定的目标是:到 2020 年前,在博茨瓦纳、纳米比亚、南非和斯威士兰 4 个低度流行国家率先消除疟疾;到 2030 年前整个区域 8 国全部消除疟疾。

2014 年,尽管在南部非洲疟疾低度流行区国家的疟疾确诊人数相对较低,但仍然存在一定比例的未确诊登记患者:这一比例在博茨瓦纳占到了 10%;南非是 2%;斯威士兰为 5%;提示疟疾诊断实验工作仍需加强。进一步提高疑似疟疾患者的确诊率,还需要加大医疗机构相关标准实验室的建设和人员培训力度。

(5) 东地中海地区:在 WHO 发布的世界疟疾报告中,将部分非洲国家纳入东地中海地区一并统计疟疾流行病学数据。2014 年,该地区 8 个国家 2.79 亿人口受到不同程度的疟疾威胁,其中 1.11 亿人处于高风险地区。其中 6 个国家存在疟疾高传播地区,分别是非洲的吉布提、索马里、苏丹 3 国,以及阿富汗、巴基斯坦和也门。本地区大部分病例属于恶性疟原虫感染,而阿富汗、伊朗、巴基斯坦 3 国以间日疟病例为主。

该地区疟疾防治资金的投入从 2005 年的 5 900 万美元增加至 2012 年的 2 亿美元,2014 年又减少至 1.2 亿美元。2012—2014 年,伊朗和沙特阿拉伯 2 个国家的人均每年投入疟疾防治资金分别高达 29 美元和 25 美元。其余国家均低于 4 美元。

该地区疟疾确诊病例数从 2000 年的 200 万人减少至 2014 年的 150 万人。2014 年,苏丹 1 个国家就占了该地区全部疟疾病例数的 72%,以及该地区全部疟疾死亡数的 86%。2000—2014 年,该地区 7 个国家的疟疾镜检确诊病例数下降超过了 75%,其中唯一的非洲国家是摩洛哥,2010 年摩洛哥已被 WHO 确认消除了疟疾。值得注意的是,2014 年在一个距离埃及阿斯旺北部 20km 的村庄,发生了 22 人的本地感染暴发,提示该地区的疟疾防治压力在未来相当长的一段时间内仍将持续存在。

4. 全球疟疾流行变化趋势及其对中国的影响 疟疾也曾经是严重影响我国人民群众身体健康和社会经济发展的虫媒传染病。新中国成立之初,全国疟疾流行县(市)多达 1 829 个,占当时全国总县(市)数的 70%~80%。60 多年来,我国疟疾防治工作取得了举世瞩目的成就。20 世纪 90 年代初,中部地区成功消除了恶性疟;2010 年全国疟疾发病人数已降至 2 万人以下,70% 以上的流行县(市)已无本地感染病例,全国除云南省外已无本地感染恶性疟病例。2010 年我国制订并启动了消除疟疾行动计划,提出到 2020 年全国实现消除疟疾目标。但疟疾流行因素复杂,具有传播快、易反复等特点,加之流动人口和周边一些国家疫情对我国边境地区的影响,我国的疟疾疫情尚不稳定,部分地区还存在疫情反复的潜在危险,疟疾监测和防治任务仍然很重。

(1) 2014 年我国疟疾流行变化趋势:2014 年,除内蒙古自治区无病例报告外,全国 30 个省(直辖市、自治区)共 680 个县(市、区)有疟疾病例报告,占全国总县数的 23.8%,较 2013 年增加了 12.4%。报告病例数 3078 例(其中包括 1 例长潜伏期三日疟),较 2013 年(4 128 例)下降 25.4%。报告疟疾病例数位居前 5 位的省份,依次为云南、江苏、四川、河南、浙江,该 5 省合计病例数占全国报告病例总数的 51.5%(1 585/3 078)。

2014 年全国共报告本地感染病例 56 例,较 2013 年的 86 例下降 34.9%。主要分布在云南省(51 例,占 91.1%,其中包括 22 例境内输入病例)和西藏自治区(5 例,占 8.9%)。云南的本地感染病例均为确诊病例,包括间日疟 45 例和恶性疟 6 例;西藏的本地感染病例中,2 例为临床诊断病例,3 例为确诊间日疟病例。全国本地感染病例发病率最高的是西藏墨脱县,其余按发病率由高到低依次为云南省的盈江县、贡山县、沧源县、瑞丽市、西盟县、芒市、福贡县、梁河县、耿马县。

全国 30 个省(直辖市、自治区)共报告境外输入病例 3 021 例(占 98.1%),较 2013 年的 4 042 例(占 97.9%)下降 25.3%,位居前列的分别是云南、江苏、四川、河南和浙江。其中,临床诊断病例 19 例,间日疟 798 例,恶性疟 1 876 例,三日疟 52 例,卵形疟 231 例,混合感染 44 例,来自马来西亚的诺氏疟 1 例。其中,死亡病例 25 例,均为输入性恶性疟。

(2) 2014 年我国疟疾流行的特点:综合分析我国目前的疟疾流行变化趋势,主要呈现出以下 3 个特点:①本地感染病例数平稳下降,传播范围逐年缩小。2011—2014 年全国报告病例数整体呈下降趋势,尤其本地感染病例数持续减少,从 2011 年的 1 505 例减少至 2014 年的 56 例;分布范围也从 2011 年的 13 省(直辖市、自治区)155 个县(市、区)缩小至 2014 年的 2 省(直辖市、自治区)10 个县(市、区)。②境外输入病例持续上升,非洲成为最主要输入来源。随着出境劳务人员逐年增多,边境人员流动日益频繁,境外输入病例数和比例也呈逐年上升的趋势,从 2011 年的 66.4% 上升至 2014 年的 98.1%。值得注意的是,非洲成为最主要输入来源地,近几年所占比例约 75%,主要来自非洲的尼日利亚、赤道几内亚、安哥拉和加纳 4 个国家。③输入性疟原虫种更加多样化。由于参比实验室 PCR 等虫种鉴定技术的应用,多年来我国鲜见的三日疟和卵形疟已不难检出,值得关注的是,2014 年通过 PCR 技术首次证实从马来西亚输入的 1 例诺氏疟病例。

必须注意的是,随着我国“一带一路”倡议的具体实施,中国人外出旅游、经商、务工的人数日益增多,中国公民在境外罹患疟疾的可能性大幅增加,而很多“一带一路”沿线的非洲国家,例如苏丹、南苏丹、埃塞俄比亚、索马里、吉布提等非洲国家的疟疾综合防治水平仍然较低,如何进一步加强我国赴非各类人员的疟疾防护能力成为亟待解决的重要问题。

**(二) 流行环节**

1. 传染源　外周血中存在成熟疟原虫配子体的患者或带虫者都是传染源。血液中疟原虫密度越高,配子体的密度也会越高,传播的概率也越大。近年来有学者报道:复发期的间日疟原虫对按蚊的感染率高于初发期,其疟原虫密度在 1 个/μl 以上即可使按蚊感染;疟原虫密度高于 1 000 个/μl 的初发病例和高于 100 个/μl 的复发病例均能使按蚊获得较高的感染率。恶性疟原虫配子体在原虫血症第 7~11 天出现,间日疟原虫配子体在原虫血症 2~3 天后出现,因此间日疟患者在发病早期即可感染蚊媒,而恶性疟患者则在疟疾发作停止后的一段较长时间里才可使蚊媒感染。红内期疟原虫感染者也可通过输血传播疟疾。

2. 传播途径　疟疾的传播媒介是雌性按蚊。全球目前已知的 42 属 3 200 余种蚊中仅有按蚊属能传播疟疾,而在 400 多种按蚊中,已被证实的传疟媒介只有 67 种,而在疟疾传播中起重要作用的仅 27 种。传播疟疾媒介在传播中所起的作用,与它们的一些生物特性有密切关系:如,叮人习性,包括叮咬频率和嗜血习性;对疟原虫的敏感性;种群数量和按蚊寿命等。通常认为传播媒介必须具备以下 4 个条件:①必须吸人血;②寿命要长于孢子增殖期;③要能达到一定的种群数量;④要对疟原虫敏感。大量实验感染证实,按蚊对疟原虫都有一定的敏感性,单纯凭借人工感染试验结果判定其为媒介蚊种并不一定准确。

按蚊属冷血节肢动物,对温度等外环境非常敏感;由于非洲气温较高,适合蚊虫滋生繁殖,蚊虫密度常年居高不下,使得疟疾传播更加猛烈。在非洲,能传播疟疾的媒介按蚊主要有冈比亚按蚊(*An. gambiae*)、致死按蚊(*An. funestus*)和阿拉伯按蚊(*An. arabiensis*);在北非地区,还有羽斑按蚊(*An. labranchiae*)、索金按蚊和多色按蚊;在布基纳法索地区,布吉按蚊也是疟疾的主要传播媒介之一。其中冈比亚按蚊媒介能量高、分布广泛且难以控制;冈比亚按蚊复合体(*Anopheles gambiae* complex)是由 8 种按蚊隐种组成,即冈比亚按蚊(狭义)、阿拉伯按蚊、纯净按蚊(*An. merus*)、全黑按蚊(*An. melas*)、四环按蚊(*An. quadriannulatus*)及四环按蚊。

少数病例可因输入带有疟原虫的血液或经母婴传播后发病。母婴传播的疟疾称先天性疟疾(congenital malaria)或经胎盘传播的疟疾(transplacental malaria)。

3. 易感人群　一般而言,人群对疟原虫普遍易感。在流行区,成人由于反复感染,呈带虫免疫状态,宿主的免疫力虽不能彻底杀灭体内的疟原虫,但可以使血中原虫密度维持在发热阈值以下,从而在一定程度上避免疟疾反复发作,因此成人疟疾引起的死亡也较少发生。与此相反,儿童因免疫系统发育不完善,成为流行区主要的易感群体,特别是 5 岁以下的低龄儿童,因此儿童成为流行区疟疾死亡病例的主体。此外,孕妇由于生理功能特殊,免疫力较低,对疟原虫易感,也成为疟原虫感染的高危人群之一。高疟区婴儿可从母体获得一定的抵抗力。需要注意的是,非疟区的无免疫力人群首次进入疟区,由于缺乏免疫力,可引起疟疾的暴发流行。

某些非洲人群对间日疟原虫具有先天抵抗力。如 90% 以上的西非黑人为 Duffy 血型抗原阴性,裂殖子入侵红细胞需要 Duffy 血型抗原作为受体,Duffy 血型阴性者红细胞上无此受体,因而间日疟原虫不能入侵此类人群的红细胞。此外,某些遗传病,如嵌合型(异常血红蛋白 S 基因嵌合型)镰状红细胞贫血患者对恶性疟原虫具有先天免疫力。一方面,这些患者不会像正常人那样易受恶性疟原虫攻击;另一方面,他们也不会像镰状红细胞贫血纯合子(异常血红蛋白 S 基因纯合子)患者那样过早死亡。从进化的角度思考,这些遗传病虽然给患者造成了一定的损害,但也正因为罹患了这些遗传病,患者才没有在幼年时就被更为严重的疟疾夺去生命。

### (三) 流行因素

疟疾的流行除需具备上述 3 个基本环节外,其传播强度还受自然因素和社会因素的影响。自然因素中温度和雨量最为重要,适宜的温度和雨量对按蚊的数量、吸血活动以及疟原虫在按蚊体内的发育均有较大影响。全球气候变暖使得蚊媒的传播季节延长也是疫情回升的重要原因之一。因为温度与按蚊体内子孢子的发育有密切关系,20~30℃是最适宜温度;流行季节的长短与气温亦有密切关系。一般来说,受雨量增大的影响,地面积水增加,按蚊滋生地增多;有些地区曾因连续暴雨,按蚊密度迅速上升而造成暴发性流行。然而有时干旱也有很大影响,当河流干旱,河床形成许多小积水处时,按蚊大量滋生,使疟疾传播加剧。滋生环境改变,也可使按蚊滋生地大量增加。社会因素如政治、经济、文化、医疗卫生水平以及人类的生产活动等都直接或间接地影响着疟疾的传播与流行。如各国对外开放、旅游和人员交流的不断发展,疟疾流行区也不断发生变化。

### 三、发病机制与病理改变

疟疾的发病机制十分复杂,疟原虫入侵宿主肝细胞并发育繁殖是感染的关键环节。疟原虫致病力强弱与侵入人体的虫种、数量和宿主免疫状态有关,红内期疟原虫周期性裂体增殖及其引发的一系列病理变化是疟疾的主要发病机制。

### (一) 入侵机制

疟原虫感染人体的过程,是入侵疟原虫同肝细胞相互作用相互斗争的过程,一些肝细胞和疟原虫来源的分子发挥着重要作用。

1. 子孢子入侵阶段　疟原虫入侵肝细胞时,子孢子可在肝细胞间进行穿梭,通过分泌肝细胞生长因子(hepatocyte growth factor,HGF)并作用于临近肝细胞的 HGF 受体(mesenchymal-epithelial transition factor,MET),激活 HGF/MET 信号通道,使这些肝细胞易于感染子孢子,从而导致肝细胞损伤。也有部分子孢子未被激活的同样受到损害。可能是疟原虫环子孢子蛋白(circum sporozoite protein,CSP)能够特异性地识别人体肝细胞膜表面的硫酸类肝素蛋白聚糖(heparan sulfate proteoglycans,HSPG)并与之结合。当子孢子接触肝细胞表面高度硫酸化的 HSPG 时,子孢子从迁移状态变为入侵感染状态,这对子孢子能否在肝细胞间穿梭至关重要。此外,疟原虫子孢子入侵肝细胞时,其顶端分泌细胞器微线体和棒状体等释放内容物,诱导子孢子和肝细胞之间形成移动结合。肝细胞在移动结合处形成环状肌动蛋白微丝结构,锚定在移动结合处,拉动子孢子进入肝细胞。

2. 肝期生长发育阶段　研究发现,疟原虫子孢子只有形成了纳虫泡,进入肝细胞才能正常发育,而 CD81 是子孢子进入肝细胞并形成纳虫泡必不可少的环节。胆固醇通过参与 CD81 膜微结构的构建影响 CD81 的细胞膜定位和分子构象,而胆固醇代谢与肝细胞分子 B 族清道夫受体 I 型(scavenger receptor class B type,放内容物,诱导)直接相关。SR-B 关对疟原虫感染肝细胞和后续发育发挥重要作用。外源性脂类(胆固醇等)被 SR-B 感摄取后,接着由肝型脂肪酸结合蛋白(liver type fatty acid binding protein,L-FABP)转运至纳虫泡,通过与疟原虫感染性子孢子特异性表达基因相结合,进行脂类交换,提供疟原虫生长发育必需的脂肪酸。研究显示,肝细胞内疟原虫的发育还受到铁元素的调控,铁元素水平下降对再次感染的子孢子生长发育具有明显抑制作用。

3. 宿主免疫调控　有研究显示,肝癌细胞系 Hepal-6 感染疟原虫子孢子后,氧应激诱导型的血红蛋白加氧酶(heme oxygenase,HO)(HO-1)表达量提高 5.9 倍。并且,通过上调 HO-1 的表达峰度,可以使子孢子感染率逐步升高。由此可知,HO-1 表达升高能抑制受疟原虫感染肝细胞的炎症反应,保护受感染的肝细胞。疟原虫调控 HO-1 表达的具体机制还有待进一步研究。

**(二) 病理基础**

疟原虫在红细胞内发育时一般无症状。当红内期成熟裂殖体胀破红细胞后,大量的裂殖子、原虫代谢产物、变性的血红蛋白及红细胞碎片进入血流,其中一部分被巨噬细胞或中性粒细胞吞噬,进而刺激这些细胞产生内源性致热原,它们和疟原虫代谢产物共同作用于宿主下丘脑体温调节中枢,遂引起发热。随着裂殖子再次进入红细胞,以及上述刺激物被吞噬细胞降解,内源性致热原逐渐消失,患者此时往往大汗淋漓,体温逐渐恢复正常,进入疟疾发作间歇期。由于红内期疟原虫周期性裂体增殖是疟疾发作的病理基础,因此疟疾发作也具有典型的周期性,而且这一周期与红内期疟原虫裂体增殖周期基本一致。

疟疾患者临床表现的严重程度与感染疟原虫的种类密切相关。恶性疟原虫能侵犯任何年龄的红细胞,且其在红细胞内的繁殖周期较短,血液中疟原虫密度很高,可使 20% 以上的外周血红细胞受感染,相当于每立方毫米血液中有 $10^6$ 个红细胞受感染。因此,贫血和其他临床表现都较严重。间日疟和卵形疟原虫常仅侵犯较年幼的红细胞,红细胞受感染率较低,在每立方毫米血液中受感染的红细胞常低于 25 000 个。三日疟原虫仅感染较衰老的红细胞,在每立方毫米血液中受感染的红细胞常低于 10 000 个,故贫血和其他临床表现都较轻。

恶性疟原虫在红细胞内繁殖时,可使受感染的红细胞体积增大成为球形,胞膜出现微孔,彼此较易黏附成团,并较易黏附于微血管内皮细胞上,引起微血管局部管腔变窄或堵塞,使相应部位的组织细胞发生缺血性缺氧而引起变性、坏死。若此种病理改变发生于脑、肺、肾等重要器官,则可引起相应的严重临床表现,如脑型疟疾(cerebral malaria)。

大量被疟原虫寄生的红细胞在血管内裂解,可引起高血红蛋白血症,出现腰痛、酱油色尿,严重者可出现中度以上贫血、黄疸,甚至发生急性肾功能衰竭,称为溶血性尿毒综合征(hemolytic uremic syndrome),亦称黑尿热(black water fever)。此种情况也可由抗疟药物所诱发,如伯氨喹。

### (三) 免疫机制

1. 人体对疟原虫的免疫　疟原虫感染免疫相当复杂,不但有种、株特异性,而且还有生活史不同发育阶段的特异性。与一般病原体感染相似,疟原虫感染免疫也是通过细胞免疫和体液免疫协同发挥效应。疟原虫感染后诱导人体适度的免疫应答一方面有利于机体清除疟原虫,但在某些条件下,特别是在恶性疟原虫感染时,过于强烈的免疫应答同样也会造成人体多种组织和多个脏器的免疫病理损伤。例如,疟疾患者脾大导致的脾功能亢进就是机体过度动员巨噬细胞带来的副作用之一,进而引起红细胞、血小板等血细胞进一步破坏。此外,恶性疟原虫还可与内脏小血管的内皮细胞发生黏附,进而引发人体局部血管凝血与纤溶功能障碍,与局部组织或脏器发生的免疫病理损伤协同,大幅增加了重症疟疾的发生概率,这也是疟疾患者死亡的主要原因之一。

(1) 先天体抗力(natural resistance):这种抵抗力与宿主的疟疾感染史无关,而与宿主的种类和遗传特性有关。如,某些西非 Duffy 血型抗原阴性人群对间日疟原虫具有先天抵抗力。

固有免疫(innate immunity)是防御病原体侵害机体的第一道防线,近年来对于固有免疫及其识别模式和受体的研究取得较大进展。研究表明,在疟原虫感染过程中,宿主的固有免疫发挥着重要作用。目前已有证据表明,Toll 样受体(Toll-like recepter TLR)中的 TLR2、TLR4 和 TLR9 均能够识别 PfRBC 的产物。证实 TLR9 能够识别 PfHZ,导致 TNF-α、IL-6 和 IL-12 的产生;Pf-GPI 能结合 TLRs,通过人巨噬细胞 TLR2 和部分 TLR4 导致 TNF-α 分泌。

(2) 适应性免疫:人体在感染疟疾后诱导产生有效的免疫。此种免疫为种特异性,对异种疟原虫的攻击基本上无保护作用。此外,还有株和期的特异性,人体对疟原虫某一发育期产生的抗性对其他发育期不一定具有抵抗力。

1) 疟原虫抗原:疟原虫抗原来源于虫体表面或内部,包括裂殖子形成过程中疟原虫残留的细胞质、含色素的膜结合颗粒、死亡或变性的裂殖子、疟原虫空泡内容物及其膜、裂殖子分泌物及疟原虫侵入红细胞时被修饰或脱落的表被物质。种内和种间各期疟原虫可能有共同抗原,而另外一些抗原则具有种、期特异性。这些具有种、期特异性的抗原在产生保护性抗体方面可能有重要作用。

来自宿主细胞的抗原不仅包括被疟原虫破坏的肝细胞和红细胞,也包括局部缺血或辅助免疫机制的激活(如补体系统)所破坏的许多其他组织细胞。

2) 体液免疫:体液免疫在疟疾保护性免疫中具有十分重要的作用。当原虫血症出现后,血清中 IgG、IgM 和 IgA 的水平明显增高,尤以前两者更甚。但这些抗体中具有对疟原虫特异性的抗体只是一小部分。通过对单克隆抗体及免疫血清对体外培养的疟原虫生长的抑制以及在机体内做被动转移免疫力的实验,都可以证明体液免疫对抗疟原虫的重要作用。

抗体可通过以下几种方式阻止裂殖子进入红细胞:补体介导损害裂殖子;空间上干扰对红细胞配体的识别以影响侵入过程;阻止表明蛋白成熟;裂殖子破裂时,通过凝集裂殖子阻止其释放。

3)细胞介导免疫:疟疾感染过程中,细胞介导免疫具有重要作用。细胞介导免疫主要包括单核吞噬细胞、T 细胞和自然杀伤细胞,以及由这些细胞分泌的细胞因子,如 IFN-γ、TNF 等。

总之,抗疟疾的免疫机制十分复杂,非特异性和特异性免疫互为条件、相互补充,体液与细胞免疫相互调节、相互平衡,疟原虫抗原与宿主的主要组织相容性复合体(major histocompatibility complex,MHC)之间的相互关系等都可能对机体的免疫过程及其后果产生影响,很多问题还有待深入研究。

4)带虫免疫(premunition)及免疫逃避(immune evasion):人感染某种疟原虫后,即便不予治疗,随着疟疾发作次数增多,患者的临床症状也会明显减轻甚至消失,这说明宿主已经产生了一定的免疫力,但如果血中原虫被药物等彻底清除,机体的免疫力也就随之丧失,这种免疫现象称为带虫免疫。随着流行区人群疟原虫感染的机会不断增加,大龄儿童和成年人即便不能建立对疟原虫的消除性免疫(sterilizing immunity),但通常也可以避免因罹患凶险型疟疾而死亡。

宿主虽有产生各种体液免疫和细胞免疫应答的能力,以抑制疟原虫的发育繁殖,但疟原虫也有强大的适应能力来对抗宿主的免疫杀伤作用。疟原虫逃避宿主免疫攻击的机制十分复杂,与之有关的主要因素包括很多方面。

寄生部位:不论红细胞外期或红细胞内期的疟原虫,主要在宿主细胞内生长发育以逃避宿主的免疫攻击。

抗原变异(antigenic variation)和抗原多态性(polymorphism):即前身抗原的变异体。诺氏疟原虫在慢性感染的猴体内每次再燃时都有抗原变异。大量证据表明在同一疟原虫虫种内,存在着许多抗原性有差异的不同虫株。

有效的免疫反应常受到高度多态性抗原的制约。几种疟原虫蛋白序列多态性很常见,特别是有广泛重复区的蛋白,例如,环子孢子蛋白(CSP),该抗原能下调抗体成熟和高亲和力抗体产生;恶性疟原虫裂殖子表面蛋白-1(MSP-1)可以诱导 MSP-1 的"阻断抗体",这种抗体可以阻断任何有抑制能力抗体的连接。

改变宿主的免疫应答性:患急性疟疾时,机体的免疫应答性和淋巴细胞亚群在外周血、脾和淋巴结中的分布都有明显改变。一般均有 T 细胞的绝对值减少,B 细胞相对增加;与此同时,还表现有免疫抑制、多克隆淋巴细胞活化,淋巴细胞毒抗体(lymphocytotoxic antibody)及可溶性循环抗原等。

2. 媒介按蚊对疟原虫的免疫　按蚊是疟疾的传播媒介,不但为疟原虫在蚊体内的配子生殖和孢子生殖提供了必要的内环境和相关因子,而且按蚊的免疫系统也对疟原虫的发育和繁殖发挥抑制作用。蚊吸血时,通常有大量的配子体随血液进入蚊胃,但是蚊胃内的疟原虫受按蚊的免疫攻击,只有 1/20~1/10 能发育成动合子,当动合子穿过蚊胃上皮细胞后,只有极少数卵囊成熟,孢子生殖产生大量的子孢子释放到蚊血淋巴中,但能在唾液腺内发育成感染性子孢子的也只有很少一部分。由此可见,按蚊强大的免疫系统能抑制疟原虫的发育。按蚊主要依赖细胞吞噬、结节形成、包被等细胞免疫反应和前酚氧化酶(prophnoloxidase,

PPO)级联反应、抗菌肽和 NO 组成的体液免疫反应,抵御和杀灭入侵的病原体。黑化包被是按蚊抗疟原虫的一种特异防御机制,可能是疟原虫表面分子与可溶性模式识别受体结合而触发,并激活丝氨酸蛋白酶级联,导致 PPO 的分解激活酚氧化酶(phenoloxidase,PO),PO 羟化单酚氧化酶,产生大量的醌类中间产物沉积到入侵的病原体周围,起到隔离杀死病原体的作用。

研究媒介按蚊对疟原虫的免疫将有助于了解疟原虫与媒介的相互关系,为新的药物和疫苗研制提供新靶位、为阻断疟疾传播提供新的方法。

虽然疟疾是一种古老的疾病,但疟疾的发病机制相当复杂,截至目前仍有很多未解之处。如疟原虫在红细胞中的繁殖为什么可从不同步变为同步? 为什么在早期疟疾患者的红细胞中不能发现配子体? 迟发型子孢子在肝细胞内的发育、成熟受什么调控? 这些问题有待作进一步研究才能阐明。加之抗氯喹基因的出现,使人类与疟疾之间注定是一场持久而更加困难的战争。

## 四、临床表现

疟疾的临床表现相当复杂,其轻、重与疟原虫不同种、株的毒力,宿主的遗传背景以及免疫状态有关。一般而言,间日疟、卵形疟和三日疟均较温和,急性感染极少有致命危险,而恶性疟较易并发重症疟疾,病情进展快,若延误诊治死亡率较高。

1. 潜伏期(incubation period)　潜伏期指疟原虫侵入人体到出现临床症状的时间间隔,包括红外期原虫发育所需时间和红内期原虫历经数代裂体增殖达到一定数量所需时间的总和。潜伏期长短与感染人体疟原虫的种株、子孢子数量和宿主免疫状态有密切关系。恶性疟潜伏期为 7~27 天;三日疟潜伏期为 18~35 天;间日疟短潜伏期株为 11~25 天,长潜伏期株为 6~12 个月甚至更长;卵形疟潜伏期一般为 11~16 天。不同流行区有间日疟长、短潜伏期两种子孢子类型,而且呈现出由北向南短潜伏期子孢子比例逐渐增高的趋势。因输血感染的疟疾,无红外期发育阶段,潜伏期一般较短,多为 7~10 天,主要为间日疟;经母婴传播的疟疾常于出生后 1 周左右发病。

2. 疟疾发作(paroxysm)　疟疾的一次典型发作表现为寒战、高热和出汗退热 3 个连续的阶段。疟疾发作是红内期疟原虫周期性裂体增殖所致,当经历数代红内期裂体增殖后,血中原虫密度达到发热阈值(threshold),患者遂开始发作,民间俗称"打摆子"。发热阈值是指可引起疟疾发作的每立方毫米血液中最低的原虫数量。间日疟原虫的发热阈值一般为 10~500 个原虫/原虫血液,而恶性疟原虫为 500~1 300 个原虫/原虫血液。

典型的间日疟和卵形疟隔日发作 1 次;三日疟隔 2 日发作 1 次;恶性疟每 36~48 小时发作 1 次。若一次感染的疟原虫在宿主体内增殖不同步,则疟疾发作并无明显规律,可见于疟疾初发患者。此外,不同种疟原虫混合感染或不同批次的同种疟原虫重复感染时,发作周期性也多不典型。疟疾发作次数与患者治疗是否适当,以及机体对疟原虫的免疫应答状态有关。随着宿主对疟原虫的免疫应答逐渐增强,大部分原虫被消灭,血中原虫密度降至发热阈值以下,患者疟疾发作可自行停止。

3. 疟疾再燃和复发　疟疾初发停止后,患者并无再感染,仅由于体内残存的少量红内期疟原虫在一定条件下重新大量繁殖而引起的疟疾再次发作,称为疟疾再燃(recrudescence)。多见于病愈后的 1~4 周,可多次出现。疟疾再燃的原因可能与宿主免疫力下降或疟原虫发生抗原变异有关。疟疾复发(relapse)是指疟疾初发患者红内期疟原虫已被完全消灭,患者并无再感染,但经过数月或年余,再次出现疟疾发作。复发多见于病愈后的3~6个月。关于疟疾复发的机制目前仍不甚清楚。其中,子孢子休眠学说认为,这是由于肝细胞内迟发型子孢子(即休眠子)复苏,开始裂体增殖并发育为肝细胞期成熟裂殖体,最终胀破肝细胞,裂殖子释出,再次侵入红细胞所引起的疟疾发作。恶性疟原虫和三日疟原虫尚未发现迟发型子孢子,因而只有再燃,间日疟原虫和卵形疟原虫则既有再燃,又有复发。输血后疟疾及母婴传播疟疾因无肝细胞内繁殖阶段,缺乏迟发型子孢子,故不会复发。

4. 贫血　疟疾发作数次后即可出现贫血(anemia),尤以恶性疟为甚。疟疾流行区的高死亡率和重症贫血关系密切,孕妇和儿童最易受累。在临床上,疟疾患者的贫血程度常常超过疟原虫直接破坏红细胞的程度,研究表明,疟疾患者贫血的原因还与以下多种因素有关:①脾脏巨噬细胞大量增生导致脾大、脾功能亢进,正常红细胞被脾脏破坏增加。②免疫溶血。疟原虫寄生红细胞可能使红细胞原先隐蔽的抗原暴露,诱发机体产生自身抗体,导致红细胞破坏。此外,抗原抗体复合物也可以黏附在红细胞膜上,进而激活补体,造成红细胞破坏。③亚铁血红蛋白合成减少,红细胞脆性增加。④骨髓造血功能受到抑制。

5. 脾大　疟疾初发患者的脾脏多在发作3~4天后开始肿大,长期或反复发作的患者,脾大十分显著,甚至可达脐平线以下。脾大的主要原因是脾脏单核巨噬细胞增生所致的脾充血。早期经积极抗疟治疗,脾脏可恢复正常大小;而慢性反复发作患者,由于脾脏包膜增厚和组织纤维化,质地变硬,虽根治疟疾,脾脏也不能恢复正常。在非洲或亚洲某些热带疟疾流行区,可出现"热带巨脾综合征"(tropical splenomegaly syndrome)。脾内增生的巨噬细胞吞噬大量感染红细胞和疟色素,因而脾切面颜色变深,包膜增厚,伴有纤维组织增生,质地较坚硬,患者可出现门脉高压综合征的临床表现。

6. 凶险型疟疾　凶险型疟疾(pernicious malaria)又称重症疟疾,一般发生在恶性疟暴发流行期,或在无免疫力的人群中。临床表现相当复杂,甚至非常不典型。病情发展快,死亡率高。脑型疟(cerebral malaria)是常见的凶险型疟疾之一。绝大多数脑型疟由恶性疟原虫感染引起。脑型疟的临床表现主要包括:剧烈头痛、谵妄、高热、昏睡或昏迷、惊厥等,在流行区低龄儿童中的死亡率高达90%以上。部分脑型疟患者即便给予有效的抗疟治疗,病后也会遗留不同程度的神经系统后遗症,危害相当严重。脑型疟的发病机制目前仍不甚清楚,除脑血管机械性阻塞学说外,越来越多的研究认为脑型疟是感染恶性疟原虫的红细胞与脑部微血管内皮细胞黏附所引发,进而由免疫细胞、细胞因子和血小板等多种因素共同作用的结果。

在不同的疟疾流行区,凶险型疟疾的高发人群以及临床表现都不甚相同。例如,在稳定的疟疾高度流行区,5岁以下低龄儿童是凶险型疟疾的高发人群,主要临床表现是恶性贫血;在疟疾中度流行区,脑型疟和代谢性酸中毒是儿童常见的凶险型疟疾类型;在疟疾低度流行区,急性肾衰竭、黄疸和肺水肿是成年人常见的临床表现,贫血和低血糖在儿童中比较多见,而脑型疟和代谢性酸中毒在所有年龄组均可见。

疟疾的临床症状主要包括贫血、脾大和寒战、高热、出汗热退周期性发作。4种疟原虫感染的临床特征见表14-1-2。也有许多患者,尤其是感染早期阶段,并不表现典型热型。患者可出现嗜睡、厌食、恶心、呕吐、腹泻和头痛。白细胞减少症(leukopenia)在疟疾感染时也能见到;偶见白细胞升高并左移。嗜酸性粒细胞增多和血小板减少症(thrombocytopenia)也可见。

表 14-1-2　4 种疟原虫感染的临床特征

| 感染参数 | 间日疟原虫 | 卵形疟原虫 | 三日疟原虫 | 恶性疟原虫 | 备注 |
|---|---|---|---|---|---|
| 潜伏期 | 8~17d | 10~17d | 18~40d | 8~11d | 也许延长到数月甚至数年,四种类型症状都类似于流感 |
| 前驱症状严重程度 | 轻度到中度 | 轻度 | 轻度到中度 | 轻度 | |
| 初始发热类型 | 不规则(48h) | 不规则(48h) | 规则(72h) | 持续的弛张热(48h) | 发热不规则也许并不意味着疟疾感染,尤其感染初期到急诊室就诊的患者 |
| 初始发作严重程度 | 中度到重度 | 轻度 | 中度到重度 | 重度 | |
| 初始发作平均持续时间 | 10h | 10h | 11h | 16~36h | |
| 未治疗初次发作持续时间 | 3~8 周 | 2~4 周 | 3~24 周 | 2~3 周 | |
| 未治疗感染持续时间 | 5~7 年 | 12 个月 | 20 年 | 6~17 个月 | |
| 侵入红细胞类型 | 幼稚红细胞 | 幼稚红细胞 | 成熟红细胞 | 各时期红细胞 | |
| 贫血 | 轻度到中度 | 轻度 | 轻度到中度 | 重度 | |
| 中枢神经系统受累 | 罕见 | 可能 | 罕见 | 非常普遍 | |
| 肾病综合征 | 可能 | 罕见 | 非常普遍 | 罕见 | |

7. 混合感染　现在一种以上疟原虫引起的混合感染比以前更加普遍。如泰国 30% 以上的严重恶性疟感染者都存在间日疟感染。居住间日疟和恶性疟流行的重叠地区,双重感染并不奇怪。非洲也有间日疟和恶性疟的双重感染,但是数据也许估计过低。冈比亚儿童疟疾混合感染率为 1%~60%。经种属特异性引物进行的巢式 PCR 得以证实,新几内亚岛西半部的偏远地区曾经有 1 例罕见的四重疟疾感染报道(印度尼西亚的西伊里安查亚省)。在非洲,卵形疟通常发生在 Duffy 血型阴性的人群中,他们对间日疟抵抗,因而看上去似乎可以防止两种疟疾同时感染。然而,保护许多新几内亚 Duffy 阴性人口免受间日疟感染被认为是非常罕见或不存在的。在非洲以外卵形疟非常少见,因此很少见到同时患有卵形疟和间日疟的患者。

8. 特殊类型的疟疾

(1) 血传疟疾(transfusion malaria):临床表现与蚊传疟疾相似,因血传感染无红胞外期,所以没有复发,但可能再燃。

(2) 孕妇疟疾(malaria in pregnancy)与先天性疟疾(congenital malaria):妊娠期感染疟疾,症状严重,疟原虫密度较高,可致明显的贫血,引起流产、早产或死胎。先天性疟疾(congenital malaria)指疟原虫来自母体的感染,胎儿出生后即见脾大,血中查见疟原虫。在正常情况下,母体内的疟原虫不能通过胎盘屏障传给胎儿,但若胎盘屏障受损,或分娩时胎盘破损,母体血与胎儿血相混,或分娩过程中,母体血接触了胎儿伤口,可使胎儿受到疟原虫感染,造成先天性疟疾。

（3）婴幼儿疟疾（malaria in infants and children）：患儿可出现不安,拒食和嗜睡症状,热型不规则,高热常伴有惊厥或抽搐,肝脾肿大。婴幼儿疟疾较成人疟疾容易迅速发展为高原虫血症和严重贫血。恶性疟患儿出现惊厥,常提示脑型疟可能发生。脑型疟患儿早期嗜睡,随后出现轻度昏迷,很快便进入深度昏迷状态,可出现低血糖、肺水肿,肺部遍布啰音,可能有消化道出血,死亡率很高。

（4）非典型症状疟疾：一些疟疾病例,没有疟疾急性典型发作过程,虽有发热,但无寒战,甚至仅稍微感到怕冷,热型也不规则。尤其是在非洲,由于患者常多次感染疟疾,产生了一定程度的免疫力,往往症状颇似感冒发热,其热度可能也不高,却出现肩胛痛、关节痛和眼睛痛等非典型疟疾发作常见的症状,加上血内疟原虫密度可能较低,往往不易确诊。

9. 并发症

（1）黑尿热（blackwater fever）：其发病机制是一种急性血管内溶血反应。患者主要表现为急起寒战、高热、黄疸,伴腰痛和酱油色尿（血红蛋白尿）,以及急性贫血等症状,重症者可进一步并发急性肾功能衰竭。其发生原因可能与先天性红细胞葡萄糖-6-磷酸脱氢酶（G6PD）缺乏有关,服用伯氨喹等抗疟药物常为其诱因。

（2）疟性肾病（malaria nephritis）：多见于三日疟长期未愈者。患者主要表现为全身性水肿、腹水、蛋白尿和高血压,最终可发展为肾功能衰竭。其发病机制属于Ⅲ型超敏反应,血中有高水平疟原虫抗体者多见。

总之,疟疾的临床表现轻重不一,复杂多变。从一般头痛到危重病情均可发生,特别是疟疾的不典型发作,发作规律或周期性不明显,易误诊、漏诊,在流行区应提高警惕。脑型疟病情凶险,临床表现常缺乏特征性,延误诊治常可危及生命,应引起高度重视。

## 五、诊断与鉴别诊断

### （一）诊断

1. 流行病学资料　注意询问患者发病前是否到过疟疾流行区,是否被蚊虫叮咬,在流行区有无输血史等。目前,全球疟疾流行最严重的地区主要分布在撒哈拉以南的非洲国家,以及缅甸、柬埔寨、老挝等东南亚国家,对往来以上地区国家的各类人员应详细询问流行病学史。

2. 临床表现　因感染的疟原虫种不同,疟疾的临床表现相当复杂。发热、贫血和脾大是最常见的临床表现。典型的疟疾发作具有明显的周期性,一般较易与其他疾病相鉴别,结合患者的流行病学史,诊断难度并不大。但疟疾的不典型发作,特别是在发病初期、恶性疟原虫感染以及疟原虫混合感染时,疟疾寒热发作的周期性并不明显,给临床诊断造成较大困难。因此,对近期往来疟疾流行区的不明原因发热患者,均应排除疟疾的可能性。

3. 实验室诊断

（1）病原学诊断：外周血涂片染色镜检仍然是目前疟疾诊断的金标准。取患者手指末端或耳垂等部位外周血涂片,经吉姆萨或瑞特染液染色后镜检,在红细胞内查找疟原虫。血涂片有厚、薄两种:厚血片中疟原虫较集中,检出率较高,适用于流行病学调查,但染色过程中红细胞溶血破坏,看不到红细胞的变化,对不熟悉厚血膜中疟原虫形态的检验者来说,容易漏检。薄血片中疟原虫形态清晰,红细胞完整,容易识别和鉴定虫种,但原虫密度低时易漏检。尤其是患者已采用了部分预防服药或治疗,抗疟剂对降低外周血中虫体的数量是至关重要的,其可导致血涂片中虫体含量很少,表现为原虫血症较轻而实际上感染很严重。复发或初次感染的患者血液涂片中虫体也很少(表14-1-3)。为提高原虫检出率,建议在服抗疟药前采血检查。此外,对恶性疟原虫应注意掌握好采血时间,尽量在疟疾发作时或发作数小时内采血。

表 14-1-3　原虫血症的临床意义

| 原虫血症/% | 原虫数量/μl | 临 床 意 义 |
| --- | --- | --- |
| 0.000 1~0.000 4 | 5~20 | 厚血膜阳性的原虫数量(敏感性) |
| 0.002 | 100 | 低于这个水平患者也许也会出现症状 |
| 0.2 | 10 000 | 高于这个水平,免疫力正常的患者会有症状 |
| 2 | 100 000 | 间日疟和卵形疟(仅感染幼稚红细胞)的原虫血症最高限(很少超过2%) |
| 2~5 | 100 000~250 000 | 高原虫血症,严重疟疾,死亡率增加 |
| 10 | 500 000 | 也许需要考虑交换输血,死亡率高 |

虫体密度一般与疾病严重程度有关,但外周血中的原虫血症并不能反映机体内部虫体的数量。光学显微镜下检查血涂片时,单核细胞和多形核白细胞内可以看到色素,因此外周血中的疟色素可作为外周血寄生虫的生物量。色素的存在与不复杂的疟疾病例相比,其与疾病的严重程度密切相关。含色素的中性粒细胞(单核细胞、多形核白细胞)同脑型疟和疟疾严重感染儿童的死亡密切相关。

(2) 免疫学诊断:疟原虫特异性抗体检测主要用于疟疾的流行病学调查、防治效果评估以及献血员筛查等。目前,在流行区检测疟原虫循环抗原多采用商品化快速诊断试剂盒(rapid diagnostic test,RDT),其试验原理是基于斑点免疫结合试验(dot-immunobinding assay,DIA)的试纸条(Dip-stick)法,检测抗原主要包括:富组蛋白Ⅱ(适用于恶性疟原虫)、乳酸脱氢酶等。由于RDT检测不需显微镜等设备以及专业镜检人员,故在非洲疟疾流行区的使用越来越广泛,特别是在一些边远落后地区,疟疾RDT检测有取代传统镜检的趋势。在有条件的地区,快速诊断试纸条检测阳性者,建议采集并保留血片备查。

(3) 分子生物学诊断:PCR法扩增疟原虫特异性DNA片段等分子生物学检测方法虽然具有敏感性好、特异性高等优点,但由于实验条件和设备限制,并不适合现场应用。如需鉴别形态学上较难区分的疟原虫种,判断是否存在疟原虫混合感染,或是新发感染需要与疟疾再燃、复发鉴别时,可以采用此法。

2010年以来,为减缓耐药性的产生,WHO建议所有疑似疟疾患者在接受药物治疗前必须经过显微镜检查或者快速诊断试剂盒明确诊断,从而避免药物滥用。

(二) 鉴别诊断

疟疾应与多种发热性疾病相鉴别,如伤寒、钩端螺旋体病、恙虫病、肾综合征出血热、败血症,以及其他感染类疾病等。发病季节、地区等流行病学资料对鉴别具有一定帮助,上述疾病各自特殊的临床表现以及相关实验室检查可资鉴别。然而,大多数临床误诊病例都是由于医生对疟疾缺乏警惕性,忽视其存在的可能性所造成的。特别是恶性疟,其临床表现相当复杂,病情进展快,易并发脑型疟,一旦延误诊治,病死率很高。此时,应注意与乙型脑炎、中毒型菌痢等相鉴别。只要警惕本病,能考虑到疟疾的可能性,并及时采取病原学检查或免疫学辅助检查,绝大多数病例可以获得明确的诊断。

## 六、治疗

### (一)疟疾的病原学治疗

1. 治疗原则　在明确疟疾诊断后,及时采取抗疟药治疗,尽快降低原虫血症水平,对挽救患者生命以及有效避免疟原虫耐药性产生具有非常重要的意义。抗疟药使用应遵循安全、有效、合理、规范的原则。根据流行区的疟原虫种及其对抗疟药的敏感性,还有患者的临床表现,合理选择药物,严格掌握剂量、疗程和给药途径,在保证疗效的同时尽可能延缓耐药性的产生。

2. 常用抗疟药

(1) 杀红内期疟原虫的药物:主要有氯喹(chloroquine)、青蒿素(artemisinin)及其衍生物等,用于控制疟疾症状发作。目前,WHO推荐以青蒿素类药物为基础的ACT联合疗法。

1) 喹啉衍生物类

氯喹:用于对氯喹敏感的疟原虫感染治疗,具有高效、耐受性好、不良反应轻的优点。一般成人首次口服磷酸氯喹1kg(0.6基质),6~8小时后在服用0.5g(0.3基质)第2、3天再各服磷酸氯喹0.5g。3天总剂量为2.5g。

盐酸甲氟喹:该药的血液半衰期较长,约为14天。成人顿服750mg即可。对耐氯喹的恶性疟原虫感染亦有较好的疗效。然而,近年来已有耐药株较广泛存在的报告。

磷酸咯萘啶(pyronaridine phosphate):是我国20世纪70年代研制的抗疟新药,能有效地杀灭红细胞内裂体增殖的疟原虫。

哌喹(piperaquine):本品作用类似于氯喹,半衰期为9天,是长期抗疟药。耐氯喹的虫株对本品仍敏感。

盐酸氨酚喹林(amodiaquine dihydrochloridum):作用与氯喹相似。每片0.25g(基质0.2g),第一天3片,第2、3天各2片。

其他:新近研制或目前国内临床上较少应用的抗疟药物,包括奎宁,卤泛群,奎宁麦克斯(quinimax),本芴醇(benflumetolum),柏鲁捷特(paluject),阿替夫林(afteflene,常山素),阿托伐醌(atovaquone,阿托华君),磷酸萘酚喹(naphthoquine phosphate)等。

2) 青蒿素(artemisinin)及其衍生物:可根据病情轻重或缓急选用口服、肌注或静脉注射。青蒿素(artemisinin)片,成人首次口服1.0g,6~8小时后服0.5g第2、3天各服0.5g,3天总剂量为2.5g。青蒿素的衍生物,如双青蒿素(dihydroartemsinin)片,成人第一天口服120mg随后每天服用60mg连用7天;或蒿甲醚(artemether)注射剂,首剂300mg肌内注射,第2、3天再肌内注射150mg;或青蒿琥酯(artesunate),成人第一天每次服用100mg,每天服2次,第2~5天每次服50mg,每天服2次,总剂量为600mg。

(2) 杀灭红细胞内疟原虫配子体和迟发型子孢子的药物:主要有伯氨喹,可杀灭间日疟原虫肝细胞内迟发型子孢子,用作防止疟疾复发,又称根治药物,此外,伯氨喹还有杀配子体作用,可阻止疟疾传播。但为避免发生黑尿热等并发症,孕妇、1岁以下婴儿、有溶血史或其家属中有溶血史者应禁用伯氨喹。缺乏葡萄糖-6-磷酸脱氢酶(G6PD)的人群,建议在医务人员的监护下服用伯氨喹。

1) 伯氨喹:成人每次口服磷酸伯氨喹13.2mg(7.5mg基质),每天服3次,连服8天。

虽然恶性疟和三日疟无复发问题,但是为了杀灭其配子体,防止传播,亦应服用伯氨喹2～4天。

2) 他非诺喹(tafenoquine,特芬喹):是美国研制的8-氨喹类杀灭红细胞内疟原虫配子体和迟发型子孢子的药物。初步临床试验显示,成人每天口服300mg,连服7天,预防疟疾复发效果良好。

(3) 预防性治疗药物:主要包括抗叶酸类药物和核蛋白合成抑制药物,通过抑制疟原虫DNA合成中的叶酸合成酶和核蛋白合成而发挥作用,常用作联合治疗。抗叶酸类药物,如乙胺嘧啶(pyrimethamine),可杀灭子孢子等红外期疟原虫,适用于初次进入疟区人员的病因性预防,若与磺胺类药物如磺胺多辛(sulfadoxine)合用可起到协同效应。核蛋白合成抑制药物,如四环素、多西环素、克林霉素,常与快速抗疟药奎宁等合用或作为预防用药。

3. 几种特殊情形的抗疟治疗

(1) 耐药的疟原虫感染者:因青蒿琥酯和甲氟喹疟原虫感染效果好、不良反应轻、价格便宜,在妊娠妇女及儿童中安全,前者为我国首选,后者为欧美无青蒿琥酯国家耐氟喹疟疾的首选药物。应采用联合用药治疗,如甲氟喹加磺胺多辛,蒿甲醚加卤泛群,青蒿琥酯加本芴醇,乙胺嘧啶加磺胺多辛、咯萘啶加乙胺嘧啶等。

对耐氯喹恶性疟疾:可选用青蒿素类联合、甲氟喹联合青蒿琥酯、奎宁联合克林霉素。

(2) 妊娠妇女疟疾:与一般妇女比较,妊娠妇女对疟疾易感,并易发展为重症。部分可导致流产或先天性感染。

1) 妊娠早期:氯喹敏感者选用氯喹。耐氯喹或恶性疟感染者可选用奎宁联合多西环素或克林霉素。

2) 妊娠中、晚期:青蒿琥酯联合克林霉素,或奎宁联合克林霉素。

3) 孕妇患重症疟疾应选用蒿甲醚或青蒿琥酯注射剂治疗。

(3) 脑型疟疾:可选用以下4种杀灭红细胞内裂体增殖疟原虫的药物,但国内最常应用的是青蒿琥酯的静脉注射剂型。

1) 青蒿琥酯:成人用60mg加入5%碳酸氢钠0.6ml,摇匀2分钟至完全溶解,再加5%葡萄糖注射液5.4ml,使最终为10mg/ml青蒿琥酯溶液,做缓慢静脉注射。或按1.2mg/kg体重计算每次用量。首剂注射后4小时、24小时、48小时分别再注射1次。若患者的神志恢复正常,可改为口服,每天服100mg,连服2～3天。

2) 氯喹:可用于敏感疟原虫株感染的治疗。用量为16mg/kg体重,加入5%的葡萄糖注射液中,于4小时内静脉滴注,继以8mg/kg体重。于2小时内滴完。每天总用量不宜超过35mg/kg体重。

3) 奎宁:用于耐氯喹疟原虫株感染者。二盐酸奎宁500mg加入5%葡萄糖注射液中,于4小时内静脉滴注,12小时后可重复使用。清醒后可改为口服。静脉滴注过快可导致心律失常、低血压甚至死亡。

4) 磷酸咯萘啶:按3～6mg/kg体重计算,用生理盐水或等渗葡萄糖注射液250～500ml稀释后作静脉滴注,12小时可重复应用。神志清醒后可改为口服。

4. 非洲地区疟疾治疗现状　2014年的统计数据显示,并非所有的非洲国家都能够向疟疾患者提供符合WHO标准的ACT抗疟药物。西非地区大部分国家能够向超过80%赴公立医疗机构就诊的患者提供ACT抗疟药治疗;能够达到这一标准的中非地区国家有5个,分别是布隆迪、中非共和国、乍得、刚果民主共和国和加蓬;在东非以及南部非洲的疟疾高传播地区,除科摩罗外,所有提交报告的国家都能够达到上述标准(南苏丹和乌干达缺乏相应的数据报告);在南部非洲的疟疾低传播地区,南非和津巴布韦2个国家都能够达到上述标准(博茨瓦纳和纳米比亚缺乏相应的数据报告);东地中海地区的吉布提、索马里、苏丹等非洲国家均缺乏相应的数据报告。

随着东南亚地区国家近年来关于青蒿素抗性的报道不断出现,给非洲的疟疾防治提出了非常严峻的挑战。截至目前幸运的是,ACT抗疟药物在非洲大部分地区仍能保持很高的治疗成功率,为未来新型抗疟药的研制赢得了一定的时间。西非、东非以及南部非洲地区国家均以青蒿琥酯-阿莫地喹(artesunate-amodiaquine,AS-AQ)或者蒿甲醚-本芴醇(artemether-lumefantrine,AL)作为一线用药,治疗效率很高,平均治疗失败率低于10%。东地中海地区的非洲国家,除吉布提以外,均将青蒿琥酯-磺胺多辛-乙胺嘧啶(artesunate-sulfadoxine-pyrimethamine,AS-SP)列为一线用药,而吉布提则以蒿甲醚-本芴醇(AL)作为一线用药。在索马里和苏丹都监测到很高的AS-SP治疗失败率,治疗失败的原因主要来自SP,而不是青蒿素类药物本身。这一特点与东南亚国家不同,因此要坚决杜绝东南亚的青蒿素抗性向非洲传播,例如要求东南亚疟疾流行区国家的各类赴非人员在进出非洲前、后执行必要的相对隔离检疫就显得越来越重要。

**(二) 疟疾的对症治疗**

对于普通疟疾患者,及时服用抗疟药杀灭体内的疟原虫即可获得良好疗效。但对于重症疟疾患者,除采用一般抗疟治疗外,还需采取积极有效的对症治疗。脑型疟常出现脑水肿与昏迷,应及时给予脱水治疗。重症疟疾患者还应注意监测血糖,及时纠正低血糖和水电解质酸碱平衡紊乱。对某些体温过高,血小板数量快速下降,或者出现肝、肾功能损害等严重并发症者,应及时给予肾上腺皮质激素治疗。

1. 重症恶性疟的支持疗法

(1) 补液:成人每日补液2 000~3 000ml,总入量(包括脱水剂、碱性液等)不宜超过4 000ml。小儿每日补液50~60ml/kg,总入量不宜超过80ml/kg。每日输入液体中应有1/5为生理盐水,其余以10%葡萄糖为主。尿多者适当补钾,输液较多时应注意防心衰和肺水肿。

(2) 使用肾上腺皮质激素:第1天给予地塞米松10~20mg,有利于改善病情,但不必每天使用,过量使用会增加感染机会和诱发消化道出血。

(3) 其他

1) 补充维生素维生素C 1.5~2.0g/d静脉输入。

2) 使用能量合剂。

3) 预防感染对于病情较重者,应给予抗生素预防感染。

4) 昏迷时间较长者,应使用抗生素以预防感染。在护理方面应及时消除喉头分泌物及呕吐物,保持呼吸道畅通,并应注意防止褥疮。

2. 重症恶性疟的对症治疗可促进患者及早清醒,有利于预防并发症的发生,而及早发现和治疗并发症是提高救治成功率的关键。

(1) 高热:重症恶性疟最常见的临床症状。高热会导致功能代谢紊乱、脑水肿等病理变化,不利于控制病情,特别是患儿,往往因高热导致频繁抽搐。因此应尽快控制体温,采用有效的解热药物,如安乃近肌注等;患者频繁抽搐者,可采用氯丙嗪加异丙嗪肌注,同时采用物理降温,尽可能使体温降至38℃(肛探)以下。

（2）抽搐：重症恶性疟的常见临床表现，应及时处理。一方面采用镇静药物，如地西泮10mg静脉注射，或氯丙嗪100mg肌注等；另一方面应注意是否存在脑水肿、脑干损害等病理改变，若已存在应按脑部损害及时作相应的处理。儿童脑型疟患者抽搐比较多见，往往与高热有关，随着体温受到控制往往抽搐随之停止。

（3）贫血：重症恶性疟最常见的病理改变。当红细胞数低于200万/μl时，携氧能力显著降低，应考虑少量输新鲜全血，有条件最好输入浓缩红细胞，当红细胞数低于100万/μl时，应立即输血。每次200ml，第1天可上、下午各一次，以后根据病情而定。

（4）酸中毒：原虫密度较高的患者几乎都出现酸中毒。因此，适当给予补碱，以纠正酸中毒是必要的。一般来说常规先给予5%碳酸氢钠125ml，以后根据检验结果再予补充，对于脑型疟患者来说是必要的。在原虫代谢过程中，酸中毒的情况会变得更加严重，但随着抗疟药发挥作用，原虫停止发育，甚至被清除，酸中毒会得到改善。

（5）低血糖：与酸中毒一样，低血糖的严重情况与原虫密度和代谢过程以及各种细胞因子分泌有关。临床上由于脑型疟患者入院后就给予葡萄糖水输液，因此掩盖了低血糖的实质。但应该意识到脑型疟患者出现低血糖，得不到及时纠正，患者会骤然死亡，所以，注意纠正低血糖血症是十分必要的。

（6）黑尿热：由含疟原虫红细胞破裂或G-6-PD缺乏者使用可引起溶血的抗疟药或退热药所致。应立即停用各种可疑药物，如奎宁、伯氨喹等，同时控制溶血反应，可用地塞米松10mg加入5%葡萄糖500ml中静滴。含疟原虫红细胞破裂所致的黑尿热主要与原虫感染密度和抗疟治疗时原虫所处的裂殖阶段有关，这种黑尿热在脑型疟中比较多见，处理的关键是保护肾脏的功能，防止急性无尿型肾衰的发生。对于贫血严重者少量补充新鲜血液，一般患者都能度过危险。

（7）肝、肾功能严重损害：脑型疟和其他重症恶性疟最严重的并发症之一。特别是在肝功能严重受损的情况下，出现无尿型肾衰，患者往往在48小时内不治。因此，一旦出现上述情况，应紧急给予透析，决不能拘泥于肌酐升高水平还未达到透析要求从而失去抢救的时机。在透析过程中，患者肌酐水平会不断上升，应进行连续48小时不间断的透析，直至血清胆红素降至正常。当然仅出现肝功能严重损害而未出现无尿型肾衰，或仅有肾衰而无肝功能损害，病情则变得不那么凶险。

（8）脑水肿：在脑型疟中相当一部分患者出现脑水肿的临床表现，脱水疗法是必要的，这是因为颅内压明显增高者病死率相当高。但应注意脱水疗法不要过量，以免造成水电解质紊乱。

（9）脑干损害：高原虫密度血症的脑型疟患者可能会发生脑干损害。脑干损害是最严重的并发症之一，治疗难度较大。曾尝试选择于原虫裂殖体完全破坏阶段给予抗疟治疗，以减轻由于受染红细胞在微小血内黏附滞留造成脑干的损害，取得一定的效果。但这种方法仍在探索之中，同时需要丰富的临床经验和专业知识，不易掌握。

（10）呼吸衰竭多见于脑型疟中枢神经受损者，亦有部分患者是肺水肿所致，或属于急性呼吸窘迫综合征。这是脑型疟中最凶险的并发症之一，按急性呼吸衰竭处理。

## 七、预防与控制

1946年DDT杀灭成蚊的试验取得成功后，使彻底消灭疟疾成为可能，因此，1955年第8届世界卫生大会把之前的疟疾控制策略改为消灭疟疾策略。但随着时间的推移，人们发现用杀虫剂消灭按蚊面临越来越多的问题,如耐药蚊种的出现,杀虫剂对人的毒性作用及其对生态环境的破坏等问题。于是,1978 年第 31 届世界卫生大会决定将全球限期消灭疟疾规划重新调整为疟疾控制策略。这二十多年间的两次疟疾防治策略转变,一方面反映了疟疾防治问题的复杂性,另一方面也体现了人们对疟疾防治问题的认识水平在不断提高。

《中国消除疟疾行动计划(2010—2020 年)》提出"2015 年除云南边境地区外达到消除疟疾,2020 年全国消除疟疾"的目标。WHO 制定的消除疟疾标准是连续 3 年以上无当地感染病例。截至 2015 年前,虽然我国在云南和西藏墨脱部分地区仍有少数本地感染疟疾病例报道,但中国在疟疾防控方面所取得的辉煌成就为广大非洲国家早日消除疟疾树立了典范和榜样。

### (一) 疟疾防控经费以及节省的医疗支出

根据 WHO 的统计数据,全球疟疾防控经费从 2005 年的 9.6 亿美元增加至 2014 年的 25 亿美元,其中的 16 亿美元用于购买 ACT、RDT、ITN、杀虫剂和 IRS 喷洒设备等物资,而在以上各类物品中用于购买蚊帐的花费是最大的,占比达到 63%。全球疟疾防控经费中的国际基金部分从 2013 年的 21 亿美元下降至 2014 年的 19 亿美元,降幅为 8%,而上述国际基金占到了 2014 年疟疾防控经费全部资金的 78%。以上数据显示全球疟疾防控经费仍以国际基金投入为主,而国际基金的大部分,约 82%,都投入到了非洲地区。流行区国家自筹的疟疾防控资金从 2013 年的 5.44 亿增加至 2014 年的 5.5 亿美元,增幅仅为 1%,显示流行区国家的疟疾防控资金投入严重不足且增长乏力。自 2001—2014 年,在撒哈拉以南非洲地区,因为积极的疟疾防控措施而节省的医疗支出约 9 亿美元,其中以 ITN/LLIN 的贡献最大,约为 6.1 亿美元,占比达 68%。

### (二) 关键预防与控制措施

疟疾的关键预防与控制措施主要包括 3 个方面:首先是媒介控制,如杀虫剂浸泡蚊帐的推广使用,以及杀虫剂室内滞留喷洒;其次是化学药物预防,主要针对儿童、孕妇以及首次进入疟疾流行区的高危人群;第三是患者的有效管理,要及时对疟疾患者做出正确的诊断和治疗。

1. 蚊媒控制　在撒哈拉以南的非洲地区,因为杀虫剂浸泡蚊帐的使用,使得 5 岁以下低龄儿童的疟疾死亡率下降了 55%。在非洲,合并感染疟疾会增加儿童因为急性呼吸道感染、低出生体重以及营养不良等原因引起的死亡率。孕妇使用蚊帐也可以有效降低妊娠期贫血、感染和低出生体重儿的概率。杀虫剂室内滞留喷洒也有上述作用,但效果有限。

在撒哈拉以南的非洲国家,家庭能够获得一项杀虫剂浸泡蚊帐的人口比例在 2014 年是 56%,这一比例在 2015 年升至 67%。在能够获得蚊帐的人口中约 82% 的人确实睡在了蚊帐中,这说明杀虫剂浸泡蚊帐的推广使用还有一个宣传教育或依从性的问题,并非 100% 得到蚊帐的人都睡在了蚊帐里,不排除部分人群对杀虫剂可能对人体造成的毒副作用心存疑虑。但即便如此,首先确保更多的人能够获得蚊帐仍然非常关键,这才能进一步提高实际睡在蚊帐中的人口比例。在撒哈拉以南的非洲国家,睡在杀虫剂浸泡蚊帐中的人口比例在 2014 年是 46%,这一比例在 2015 年升至 55%;睡在杀虫剂浸泡蚊帐中的 5 岁以下儿童比例从 2000 年的不足 2% 升至 2015 年的 68%。这一比例在不同的国家间相差很大,排名最前 5 个国家的平均比例为 74%,而排名最后 5 个国家的平均比例仅为 20%。

在全球面临疟疾感染风险的人群中,受 IRS 保护的人口比例从 2010 年的峰值 5.7% 下降至 2014 年的 3.4%,这一下降趋势仅在东地中海地区是例外。2014 年受 IRS 保护的人口为1.16亿。在53个报告了具体杀虫剂类型的国家中,43个使用的是拟除虫菊酯类杀虫剂,某些国家还使用了一种或两种其他类型的杀虫剂。

在撒哈拉以南的非洲国家,因使用蚊帐或IRS这两种媒介控制措施而得到保护的人口比例从2000年的2%升至2014年的59%,这一数字距离2011年更新的"全球疟疾行动计划(global malaria action plan,GMAP)"设定的目标(100%)还有较大差距。而且不同的非洲国家对采取IRS防治蚊媒的态度和使用范围差别很大:在西非地区,采用IRS的国家较少,而且使用范围较为局限;在中非地区,圣多美和普林西比、赤道几内亚2个国家采用了IRS,而且使用范围较西非国家更广;东非以及南部非洲的疟疾高传播地区对IRS的态度更为积极,有8个国家采用了这一措施,其中埃塞俄比亚超过60%的流行区人口因此而得到了保护;南部非洲的疟疾低传播地区对IRS的态度最为积极,博茨瓦纳和津巴布韦两个国家在疟疾流行区采取了联合使用ITN和IRS的媒介防治策略,其IRS使用范围分别达到了100%和79%,而南非则仅采用IRS媒介防治策略,其IRS使用范围也达到了100%;苏丹也仅仅在有限范围内采用了IRS。

在流行区的蚊媒控制工作中,杀虫剂的抗性问题显得越来越棘手。①在西非国家,特别是贝宁、布基纳法索、科特迪瓦、加纳,长期以来就有广泛的杀虫剂抗性报道。2010年以来,菊酯类和DDT抗性不断扩散,包括氨基甲酸酯抗性报道也不断增加。使用有机磷酸酯类农药的11个国家中有6个报告了抗性存在。②在中非国家,2010年以来,有8个国家均有菊酯类和DDT抗性的报道;安哥拉、布隆迪和喀麦隆均有氨基甲酸酯抗性的报道。截至目前,这个地区的国家还没有报道有机磷酸酯类农药的抗性。③在东非以及南部非洲的高传播地区,菊酯类抗性的扩散相当广泛,2010年以来,除了科摩罗和法属马约特岛两个国家和地区外,所有提交报告的国家均确定有菊酯类抗性出现。DDT抗性也很普遍,但莫桑比克的DDT抗性仍需进一步证实。大部分国家至少报告了一种媒介的氨基甲酸酯抗性。埃塞俄比亚、肯尼亚、法属马约特岛、坦桑尼亚和赞比亚5个国家和地区报道了有机磷酸酯类农药抗性。④在南部非洲的低传播地区,相关抗性监测的数据采集有限。2010年以来,菊酯类抗性在博茨瓦纳和津巴布韦已有报道;尽管津巴布韦还报道了氨基甲酸酯抗性,但该国蚊媒仍然对有机磷酸酯类杀虫剂敏感;该地区的DDT抗性仍需进一步证实。⑤在东地中海地区,2010年以来,索马里和苏丹都报道了对已有4种杀虫剂抗性的出现。在吉布提,已经报道了对氨基甲酸酯类的抗性,但该国的蚊媒仍对其他3种杀虫剂敏感。以上数据显示,研制新型替代杀虫剂具有相当的紧迫性。

2. 化学药物预防　2012年,WHO修订了孕期疟疾防治指南,孕期至少接受了3次孕期间断预防性治疗(intermittent preventive treatment in pregnancy,IPTP)的孕妇比例有所升高。现有研究表明,如果把孕期分为3个阶段,每个阶段约3个月,孕妇在产前每间隔3个月服用SP的预防措施可以明显降低孕妇重症贫血、低出生体重儿以及围生期死亡率。2014年,在符合IPTp预防性治疗条件的孕妇中,52%至少接受了1次IPTp治疗,40%至少接受了2次或以上的IPTp治疗,17%至少接受了3次或以上的IPTp治疗。在撒哈拉以南的非洲国家之间,孕妇接受IPTp预防性治疗的比例并不相同,有10个国家报告超过60%的孕妇至少接受了1次或以上的IPTp治疗;另有9个国家报告超过80%的孕妇至少接受了1次或以上的IPTp治疗。

在疟疾感染高峰期采取季节性疟疾化学预防(seasonal malaria chemoprevention,SMC)可以有效降低疟疾发病率和死亡率,在西非荒漠草原地区采用的预防药物是阿莫地喹-磺胺多辛-乙胺嘧啶(amodiaquine-sulfadoxine-pyrimethamine,AQ-SP),保护对象主要为 3~59 个月龄儿童。但截至目前,在非洲采纳并执行儿童化学预防措施的国家仍然相当有限。2014 年,在 15 个 WHO 建议采取季节性疟疾化学预防(SMC)的国家中,仅有 6 个国家(乍得、冈比亚、几内亚、马里、尼日尔和塞内加尔)采纳了这一政策。此外,两个西非荒漠草原之外的国家,刚果和多哥,也报告采纳了这一政策。现有数据表明,婴幼儿间断预防性治疗(intermittent preventive treatment infants,IPTi)可以在出生后一年内有效预防疟疾发作和贫血,采用的预防药物是 SP,服用时间分别为出生后 2 个月、3 个月和 9 个月。但在 2014 年,仅有乍得报告采纳了 IPTi 政策。

3. **患者管理**　为了减缓疟原虫耐药性的产生速度,WHO 要求所有接受抗疟药治疗的患者必须在用药前采用镜检法或快速诊断试纸条法确定是否有疟原虫感染。无并发症恶性疟疾患儿,若及时采用 ACT 治疗,可使 1~23 月龄儿童的死亡率降低 99%,24~59 月龄儿童的死亡率降低 97%。

赴公立医疗机构就医的疑似疟疾患者接受疟疾专项检测的比例自 2005 年以来略有上升,从 2005 年的 74% 升至 2014 年的 78%。非洲地区疑似疟疾患者接受疟疾专项检测的比例增幅最大,从 2005 年的 36% 增至 2010 年的 41%,以及 2014 年的 65%。疟疾专项检测比例增加的主要原因在于 RDT 的推广使用。赴公立医疗机构就医的发热患儿接受疟疾专项检测的比例较私人医疗机构要高。根据撒哈拉以南 18 个国家 2013—2015 年的统计数据,赴公立医疗机构就医的发热患儿接受外周血疟疾专项检测的比例为 53%,而在正规的私人医疗机构为 36%,非正规医疗机构仅为 6%。

5 岁以下的恶性疟疾患儿接受 ACT 治疗的比例从 2005 年的不足 1%,升高至 2014 年的 16%。这一比例距离全球疟疾行动计划所设定的"人人享有疟疾治疗"的目标还相差甚远,造成这种现象的一个主要原因是相当多的发热患儿并未就医,或者到非正规私人医疗机构就医,这些非正规私人机构往往不能获得并提供 ACT 治疗。由于接受 ACT 治疗的儿童比例升高,那些采用其他抗疟药治疗的儿童比例逐渐降低。根据 2013—2015 年完成的 18 项入户调查数据,接受 ACT 治疗的疟疾患儿平均比例为 47%。但如果是到非正规的医疗机构寻求治疗,例如市场摊贩或流动商贩,则能够接受 ACT 治疗的比例非常低。

在撒哈拉以南的非洲地区,在公立医疗机构接受 ACT 治疗的总人数比接受疟疾专项检测的人数要少,2014 年的治疗/检测比为 0.88。然而,这一比例仍有进一步下降的空间,因为治疗/检测比应该与检测阳性率大致相同,在这一地区的治疗/检测比应该低于 44% 才是比较合理的。

4. **疟疾疫苗**　人感染疟原虫后,虽可获得一定的免疫力,但疟原虫在有免疫力的宿主体内仍能继续生存和繁殖,宿主产生的免疫保护作用往往是不稳固的,出现免疫逃避,这也给疟疾疫苗研发造成了很大困难。

疟疾疫苗按疟原虫的生活史可分为 3 种类型:①红外期疫苗,又称抗感染疫苗,疫苗的主要靶点是疟原虫子孢子。早在 20 世纪 60 年代,人们就发现放射线致弱的子孢子经按蚊叮咬途径可以在人体诱导良好的免疫保护效果。最近,科研人员仿照上述原理进行的疫苗研发已经取得了一定的突破。②红内期疫苗,又称抗病疫苗,其主要靶点是红内期裂殖子。③配子体疫苗,又称传播阻断疫苗。即通过阻断疟原虫在蚊体内的生殖过程,从而达到阻断疟疾传播的目的。

鉴于疟原虫本身的复杂性及其免疫逃避现象,疟疾疫苗研究面临极大的困难和挑战,但从全球范围来看,疫苗研发在疟疾防治中的重要性仍然是肯定的。

首个在非洲地区进入三期临床试验的疟疾疫苗 RTS,S/AS01 的应用研究受到来自欧洲药品管理局以及 WHO 多个专家组的支持。该疫苗主要以恶性疟原虫子孢子表面的环子孢子蛋白(circumsporozoite protein,CSP)为靶点,属亚单位重组疫苗,整个疗程需要接种 4 次,接种对象为 5~17 个月龄儿童。现有数据表明,该疫苗可以使普通疟疾发病率降低 39%,重症疟疾发病率降低 31.5%。然而以上三期临床试验获得的结果能否在普通医疗卫生条件下成功复制仍然有待进一步研究,该项研究仍需进一步扩大受试人群。RTS,S/AS01 极有可能成为获得 WHO 认可的第一个疟疾疫苗。

5. 驱避剂的应用 近年来,除了采用蚊帐、杀虫剂等常规防护措施外,防蚊虫驱避剂的使用越来越成为个人防护用品的首选。驱避剂不同于杀虫剂,其本身并无杀虫作用,可以喷洒或涂抹在人体裸露皮肤处,借其挥发的气味防止蚊虫叮咬。驱避剂按其来源可分为合成驱避剂和天然驱避剂。目前,世界上最具代表性的合成驱避剂为避蚊胺(DEET),达到一定浓度的避蚊胺有肯定的驱避蚊虫效果。但较高浓度的避蚊胺对人体毒副作用也较大,特别是其对生态环境的危害也日益受到关注。此外,避蚊胺类产品易挥发、抗汗和防水效果较差,在实际应用中存在大量出汗或冲水后效果大幅减低的现象。总之,避蚊胺的以上缺陷在很大程度上限制了它的推广使用。

另一方面,随着化学合成驱避剂产品对生态环境的危害日益严重,对天然驱避剂的研究和开发速度又加快起来。目前在不少植物中发现了具有驱避效果的天然化合物。很多种类的天然驱避剂虽然具有低毒或无毒,较少产生皮肤刺激,使用后不会有药物残留,易降解,不环境污染等优点,但其在驱蚊的高效性和持久性方面又普遍低于合成驱避剂,尤其是低于避蚊胺。从世界范围来看,合成驱避剂的使用仍占有防蚊虫驱避剂市场的主体,研制具有长效、广谱、安全、环保等特点的新型天然驱避剂仍然是未来驱避剂研究的重点方向之一。

**(三)疟疾预防与控制面临的新挑战**

1. 非洲高传播地区的疟疾发病率和死亡率下降缓慢 2015 年,世界 15 个国家就占到了全球疟疾发病人数的 80%,以及死亡人数的 78%。疟疾死亡负担主要源自撒哈拉以南的非洲国家,仅刚果民主共和国和尼日利亚的疟疾死亡人数就超过了全球疟疾死亡人数的 35%。在 2000 年拥有最多疟疾病例数和死亡人数的国家,其疟疾发病率、死亡率的下降也是最低的。如果全球疟疾防控要取得进展,必须推动非洲国家的疟疾发病率大幅下降。

2. 非洲疟疾防控措施的覆盖面仍有较大缺口 2014 年,在撒哈拉以南的非洲地区,约 8.4 亿人面临疟疾威胁,但其中有 2.69 亿人生活在没有任何 ITN 或 IRS 保护措施的家庭环境中;在受疟疾威胁的 2 800 万孕妇中,有 1 500 万没有接受一次 IPTp;在 9 200 万疟疾患儿中,大约 6 800 万~8 000 万没有获得 ACT 治疗。

3. 非洲疟疾高负担国家的医疗卫生体系仍相当落后 疟疾给非洲国家的医疗卫生体系造成了沉重的负担,加之非洲疟疾高负担国家的国民总收入低,严重影响着国家医疗卫生体系建设水平。目前的国际援助资金更多是被用来购买防疟物资,而不是投入到各个国家的医疗卫生体系基础建设中。因此,未来可能要思考以社区为基础的疟疾防控措施,并加强与私立医疗机构的合作。

4. 杀虫剂抗性在非洲普遍存在 自 2010 年起,在 78 个提交了监测数据报告的国家中,有 60 个国家报告了至少对一种杀虫剂产生抗性的一种媒介种群;有 49 个国家报告了两种或以上的杀虫剂抗性;在全部主要媒介种群中均检出了拟除虫菊酯抗性。2014 年,在所有监测拟除虫菊酯抗性的国家中,约 3/4 都报告了这一抗性的产生。然而幸运的是,尽管在非洲普遍出现了杀虫剂抗药性,但杀虫剂浸泡蚊帐(ITN 或 LLIN)仍然保持有效。

5. 青蒿素抗性有进一步传播到非洲的风险  在大湄公河次区域的 5 个国家(柬埔寨、老挝、缅甸、泰国和越南)已经检测到恶性疟原虫青蒿素抗性。尽管检测到疟原虫对青蒿素敏感性的改变(临床上表现为原虫血症消除的推迟),但联合疗法依然对疟疾患者有效,这也显示青蒿素配伍药物仍然有效。目前一个非常关键的问题是,如何采取措施尽量避免青蒿素抗性向非洲的传播,这也需要全球所有流行区国家的紧密协作和共同努力。

### (四) 展望

面对既有和新出现的挑战,WHO 制定了"全球疟疾技术战略 2016—2030"(Global technical strategy for malaria 2016—2030),该战略是在 2015 年 5 月召开的世界卫生大会上通过的。该战略主要包括三大建设点:第一,保证人人享有获得疟疾预防、诊断和治疗的权利;第二,加快推进消除疟疾进程,并能够持续保持无疟状态;第三,将疟疾监测转化为核心干预措施。具体而言,将全球疟疾发病率、死亡率再下降 40%、75%和 90%是"全球疟疾技术战略2016—2030"设定的 3 个分阶段目标,或者可以理解为 3 个五年规划的各自目标。这是自全球疟疾消除计划实施以来最具雄心的疟疾防控目标,致力于实现一个没有疟疾的世界,我们期待在全世界的共同努力下,这一目标能够早日实现。

(赵 亚)

## 第二节  班氏丝虫病

丝虫(filaria)是由节肢动物传播的一类寄生性线虫,虫体细长如丝而得名。丝虫是分肠纲(Secernentea)、旋尾目(Spirurata)、丝虫总科(Filarioidea)线虫的统称。班氏丝虫病(bancroftian filariasis 或 filariasis bancrofti),又称为吴策线虫病(wuchereriasis),是经蚊传播的由班氏吴策线虫(*Wuchereria bancrofti*,简称班氏丝虫)成虫寄生于人体浅部与深部淋巴系统引起的一种寄生虫病,主要临床表现为淋巴结炎、淋巴管炎、象皮肿、乳糜尿等。马来布鲁线虫[*Brugia malayi*(Brug,1927)Buckley,1958](马来丝虫)成虫寄生于人体浅部淋巴系统;由班氏丝虫与马来丝虫引起的丝虫病统称为淋巴丝虫病(lymphatic filariasis),是严重危害人体健康和流行较广的丝虫病。

1863 年,Demarquay 首次在巴黎从 1 例来自哈瓦那患者的阴囊鞘膜积液中发现班氏丝虫的微丝蚴。1866 年,Wucherer 在 1 名巴西患者的乳糜尿内发现该虫的微丝蚴。1872 年,Lewkis 首次从印度加亦各答 1 例患者的周围血液和淋巴液内同时发现了该虫的微丝蚴。1876 年,Bancroft 首先在澳大利亚布里斯班的 1 例中国患者的手臂淋巴脓肿中发现了已死亡的班氏丝虫,随后又从 1 例鞘膜积液患者的精索内获得 4 条活雌虫。Cobbold 于 1877 年将其命名为班氏吴策线虫[*Wuchereria bancrofti*(Cobbold,1877)Seurat,1921]。Sibtherpe 首次在印度发现了班氏丝虫的雄虫,然后由 Browne(1888)加以描述。1878 年 da Silva Amujo 建立了吴策属。Meadow(1871)最早描述了我国浙江宁波一带的丝虫象皮肿患者。1872—1878年,Manson 在福建厦门发现了很多阴囊象皮肿患者,并在鞘膜积液内找到微丝蚴及一段雌虫。Manson(1877,1879)在厦门首次描述丝虫是由蚊虫传播的和微丝蚴具有夜现周期性的重要发现。Bancroft(1899)和 Low(1900)发现蚊体内发育成熟的丝虫幼虫可自蚊喙逸出,经皮肤钻入人体内发育为成虫,从而阐明了班氏丝虫生活史和感染方式。

## 一、病原生物学

### （一）形态

1. 成虫　虫体细长,丝线状,乳白色,体表光滑。头端略膨大,口在头顶正中,周围有两圈乳突。雄虫尾端向腹面卷曲 2~3 圈。雌虫尾部钝圆,略向腹面弯曲。阴门靠近头端,生殖器官为双管型,卵巢起于虫体后部,子宫粗大,几乎充满虫体,近卵巢的一端内含无数小球,向前逐渐发育为不同阶段的虫卵。成熟卵壳薄而透明,内含卷曲的幼虫。在近阴门处,卵壳伸展变为鞘膜(sheath)包被于幼虫体表,此期幼虫称为微丝蚴(microfilaria)。雌虫直接产微丝蚴,故丝虫的生殖方式为卵胎生(ovoviviparous)。班氏丝虫雌虫大小(72~105)mm×(0.2~0.3)mm,雄虫为(28.2~42)mm×(0.1~0.15)mm,尾端具有两根交合刺。

2. 微丝蚴　班氏丝虫微丝蚴(简称班氏微丝蚴)细长,头端钝圆,尾端尖细,外被鞘膜。角质层光滑具有纤细环纹。虫体大小为(244~296)μm×(5.3~7.0)μm。在新鲜血片中,光镜下可见虫体无色透明,作扭曲运动。经吉姆萨或瑞氏染色后,光镜下可见体内有很多圆形或椭圆形的体核(图 14-2-1)。头部无核部位为头间隙。虫体前部 1/5 处有神经环,其后为排泄孔,排泄孔后有一个排泄细胞。腹侧有肛孔,尾部无尾核。班氏微丝蚴的形态特征是体态柔和,弯曲较大;头间隙长度与宽度相等或仅为宽度的一半;体核圆形,较小,大小均匀,排列疏松,相互分离,清晰可数;尾部后 1/3 较尖细,无尾核。

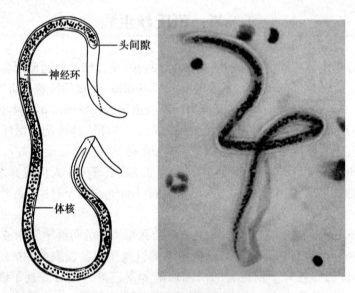

头间隙
神经环
体核

图 14-2-1　班氏丝虫微丝蚴
注:左为示意图

3. 蚊体内幼虫　蚊体内幼虫可分为 3 期,即腊肠期、感染前期和感染期幼虫,各期幼虫的大小与发育时间有关。

（1）腊肠期幼虫:与微丝蚴相比较,该期缩短增宽,形如腊肠,大小为(125~250)μm×(10~17)μm,尾端有猪尾状小尾,有肛塞。

（2）感染前期幼虫:虫体变长,大小为(275~300)μm×(15~30)μm,体内和多数器官已分化,口腔形成,消化道各部接通,尾部呈短圆锥形,出现 3 个小乳突。

（3）感染期幼虫：也称为丝状蚴（filariform larva），见于中间宿主蚊的胸肌或下唇部位。虫体细长，具有完整的消化道，尾端有 3 个乳突（背面 1 个，腹面 2 个）。班氏丝状蚴平均体长 1.617μm。丝状蚴的活动力强，当蚊虫叮刺人体时经皮肤侵入。

**（二）生活史**

班氏丝虫的生活史需要经过 2 个阶段的发育，即幼虫在蚊体（中间宿主）内及成虫在人体（终宿主）内的发育阶段。

1. 在蚊体的发育　当蚊虫叮吸含有微丝蚴的人血后，微丝蚴随血液进入蚊胃，经 1~7 小时，脱去鞘膜，穿过胃壁经血腔侵入胸肌，早在蚊吸血后 4 小时，即可在胸肌发现幼虫。此时幼虫活动减弱，虫体伸直，于 2~4 天内缩短变粗，形如腊肠，称腊肠期幼虫（sausage-shaped larva），即第 1 期幼虫（the first stage larva，L1）。其后虫体经 2 次蜕皮后逐渐变长，内部组织分化，消化道形成，体腔出现，最后发育为感染期幼虫（infective larva），即丝状蚴或第 3 期幼虫（the third stage larva，L3）。感染期幼虫活动力增强，离开胸肌，移入血腔，其中大多数到达下唇。当蚊再次叮人体吸血时，感染期幼虫自蚊下唇逸出，经吸血的伤口或正常皮肤钻入人体（图 14-2-2）。

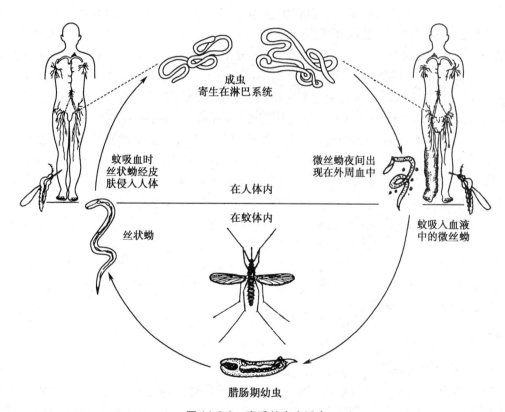

成虫
寄生在淋巴系统

蚊吸血时
丝状蚴经皮
肤侵入人体

微丝蚴夜间出
现在外周血中

在人体内

在蚊体内

丝状蚴

蚊吸入血液
中的微丝蚴

腊肠期幼虫

图 14-2-2　班氏丝虫生活史

幼虫在蚊体寄生阶段仅进行发育并无增殖。微丝蚴侵入蚊体后很多在胃内即可被消灭，有的可随蚊的排泄物排出，有的在蚊体内崩解，最后能形成感染期幼虫并到达蚊下唇者为数不多。微丝蚴对蚊体也有一定影响，如患者血液中微丝蚴密度过高，感染幼虫的蚊虫死亡率也增高。微丝蚴在血液中的密度须达到 15 条/20μl 以上时，蚊才能受染，高于 100 条/20μl 时，蚊又易死亡。

微丝蚴在蚊体发育所需要的时间与温度和湿度有关。最适合的温度为 20~30℃ ,相对湿度 75%~90% 。在此温度、湿度条件下,班氏微丝蚴在易感蚊体内需 10~14 天发育成熟。感染期幼虫侵入人体时,也需较高的温度及湿度。

2. 在人体的发育　感染期幼虫进入人体后的具体移行途径,至今尚不很清楚。一般认为幼虫可迅速侵入皮下的淋巴管内,再移行至大淋巴管及淋巴结,在此经 2 次蜕皮发育为成虫。雌、雄虫体相互缠绕,交配后雌虫产出微丝蚴。微丝蚴自淋巴系统进入血液循环。微丝蚴在人体内不能直接发育为成虫。检查人体淋巴结组织,在感染后 3 个月可查到班氏丝虫成虫。

班氏丝虫成虫除寄生于浅表部淋巴系统外,还寄生于下肢、阴囊、精索、腹股沟、腹腔、肾盂等处的深部淋巴系统。此外,班氏丝虫还可出现异位寄生,如眼前房、乳房、肺、脾、心包等处。成虫的寿命一般为 4~10 年,但在淋巴系统中常因炎症反复发作而中途死亡。根据患者移居非疫区后的观察,发现丝虫在人体可活 40 年。微丝蚴的寿命一般为 2~3 个月,最长可活 2 年以上,在体外 4℃ 条件下可活 6 周。

人是班氏丝虫的唯一终宿主,尚未发现自然界有其他保虫宿主。

微丝蚴一般白天滞留在肺毛细血管中,夜间出现在外周血液内。微丝蚴在外周血中表现为夜多昼少的现象称作为夜现周期性(nocturnal periodicity)。微丝蚴一般夜晚 8 时以后开始出现,9~10 时数量已很多。但不同丝虫微丝蚴出现的高峰时间略有不同,我国班氏微丝蚴在外周血中出现的高峰时间为晚上 10 时至次晨 2 时。世界上流行的丝虫大多具有明显的夜现周期性,但少数地区其周期性不明显。根据不同地区班氏丝虫微丝蚴在外周血出现的时间,可将其分为夜现周期性、夜现亚周期性(nocturnal sub-periodicity)及昼现亚周期性(diurnal sub-periodic sub-periodicity)。其中夜现周期性班氏丝虫呈世界性分布,包括非洲、印度尼西亚、美拉尼西亚(西南太平洋群岛)、中东、南美及南亚,主要传播媒介为按蚊和库蚊;夜现亚周期性班氏丝虫主要分布在东南亚,主要传播媒介为伊蚊;昼现亚周期性班氏丝虫主要分布在波利尼西亚(中太平洋的岛群),主要传播媒介为伊蚊(WHO,2013)。

关于微丝蚴周期性的机制,迄今尚未完全明了,可能与人的中枢神经系统,特别是迷走神经的兴奋、抑制,微血管舒缩或氧气吸入量等有关,也与微丝蚴自身的生物学特性有关。微丝蚴周期性现象产生的原因是复杂的,可能是寄生虫与宿主长期互相影响及相互适应的结果。此外,微丝蚴在外周血液出现的密度亦有季节性变化,其高峰时间与当地蚊媒活动季节相吻合,在流行病学调查时值得注意。

## 二、流行病学

### (一) 分布与危害

1. 世界分布　班氏丝虫病是呈世界流行的重要寄生虫病之一,分布广泛,遍及五大洲(WHO,2015)。该病流行范围极广,东半球北纬 42° 至南纬 28° ,西半球北纬 30° 至南纬 30° 的热带、亚热带、温带的广大地区,包括亚洲、非洲、美洲的中部和南部及太平洋地区,以亚洲及非洲较为严重。1997 年据 WHO 统计,班氏丝虫病流行的美洲区包括巴西、哥斯达黎加、多米尼加、圭亚那、海地、苏里南、特立尼达和多巴哥;东地中海区包括埃及、阿曼、索马里和苏丹;东南亚区包括印度、印度尼西亚、孟加拉、马尔代夫、缅甸、尼泊尔、斯里兰卡和泰国;西太平洋区包括美属萨摩亚、中国、日本、科克群岛、密克罗尼西亚、斐济、法属波利尼西亚、基里巴斯、马来西亚、巴布亚新几内亚、菲律宾、萨摩亚、汤加、图瓦卢、瓦努阿图和越南。

1994 年据 WHO 统计,全球有班氏丝虫病微丝蚴血症者 7 300 万,有淋巴水肿和鞘膜积液者分别为 1 300 万和 2 700 万;在地区分布中,印度和下撒哈拉非洲分别有班氏丝虫感染者 4 550 万人和 4 000 万人,分别占全球的 43% 和 38%。

2. 中国分布 我国曾是世界上丝虫病流行最严重的国家之一,流行区遍及我国中部和南部的山东、河南、安徽、江苏、湖北、上海、浙江、江西、福建、广东、海南、广西、湖南、重庆、贵州等 16 个省(自治区、直辖市)和台湾地区,其中山东、海南、重庆和台湾为单一班氏丝虫病流行区,四川为单一马来丝虫病流行区,其余各省(自治区、直辖市)班氏和马来两种丝虫病均有流行。

丝虫病在新中国成立初期流行于 864 个县,受威胁人口达 3.4 亿,估计有患者 3 099 万,其中 2 559.4 万为微丝蚴血症者,540 万人为淋巴系统急性炎症或淋巴水肿和象皮肿、鞘膜积液、乳糜尿等慢性丝虫病临床表现的患者。根据流行病学调查资料,估计我国有班氏丝虫病患者 2 196.2 万,其中微丝蚴血症者 1 739 万人,有临床表现者 456.4 万人。我国于 1994 年达到基本消灭丝虫病标准,并于 2000 年在全国范围内实现了阻断丝虫病传播的目标;2006 年,中国向第四届全球消除淋巴丝虫病联盟大会递交了《中国消除淋巴丝虫病国家报告》;2007 年 5 月 9 日,WHO 审核认可:中国成为全球第一个宣布消除丝虫病的国家。

3. 非洲分布 据 1997 年 WHO 统计,班氏丝虫病流行于非洲的埃塞俄比亚、安哥拉、贝宁、布基纳法索、布隆迪、赤道几内亚、多哥、佛得角、冈比亚、刚果、几内亚、几内亚比绍、加纳、加篷、津巴布韦、喀麦隆、科摩罗、科特迪瓦、肯尼亚、利比里亚、留尼汪、马达加斯加、马拉维、马里、毛里求斯、莫桑比克、尼日尔、尼日利亚、塞拉里昂、塞内加尔、塞舌尔、圣多美和普林西比、坦桑尼亚、乌干达、赞比亚、扎伊尔、乍得和中非。

**(二)流行环节**

班氏丝虫病的流行包括 3 个基本环节,即传染源、传播途径和易感人群。

1. 传染源 血中有微丝蚴的患者及带虫者均为本病的传染源,而无症状的带虫者在流行病学上起的作用可能更大。在慢性阻塞期(晚期)丝虫病患者的外周血中一般查不到微丝蚴,作为传染源的意义不大。在自然界中,班氏丝虫尚未发现其他保虫宿主,故人是班氏丝虫唯一的终宿主。微丝蚴血症与患者在丝虫病流行病学上的作用,主要决定于其外周血内微丝蚴的密度。在一定范围内,血内微丝蚴密度越高,媒介蚊种感染率就越高,感染度亦越重,将感染期幼虫传播给人的机会也就越多。在低密度微丝蚴血症者,当平均微丝蚴密度为 0.66~1.6 条/60μl 时,人工感染淡色库蚊的感染率为 3.3%~5.4%,表明 60μl 血内微丝蚴小于 1 条时也可使淡色库蚊受染,但在实际情况下由于受到蚊媒叮刺人的机会以及蚊虫自然死亡等因素的影响,蚊媒的实际感染率和感染度要比实验感染的结果低得多,因而传播丝虫病作用很小,在流行病学上意义不大。我国对丝虫病传播阈值的研究结果表明,人群中残存微丝蚴血症者的微丝蚴密度低于 5 条/60μl 时,即使不继续治疗,也可陆续转阴,传播可自行阻断。因此,在消除丝虫病的地区应加强对外来人口的查治,以防传染源的输入。

2. 传播途径 班氏丝虫病是经媒介蚊虫叮刺吸血传播的。作为班氏丝虫病适宜的传播媒介必须同时具备以下条件:①微丝蚴能在该蚊体内发育至感染期幼虫;②嗜吸人血,且吸血时间与微丝蚴出现于外周血液的周期性高峰相一致;③种群数量多。

就全球而言,班氏丝虫病的主要传播媒介在城市和半城市地区为库蚊,在非洲和其他国家的农村地区为按蚊,在太平洋中的一些岛屿为伊蚊。分布广泛的夜现周期型班氏丝虫的传播媒介主要为尖音库蚊复合组(*Culex pipiens* complex)中的一些蚊种,特别是广泛分布于全球热带和亚热带地区的致倦库蚊(*Culex quinquefasciatus*)以及一些按蚊,如非洲的冈比亚按蚊(*Anopheles gambiae*)等;昼现亚周期型班氏丝虫的传播媒介主要为波利尼西亚伊蚊(*Aedes polynesiensis*)和萨摩亚伊蚊(*Aedes samoanus*)等;夜现亚周期型班氏丝虫的传播媒介为雪白伊蚊(*Aedes niveus*)等。在加纳,传播班氏丝虫病的还有密拉斯按蚊(*An. melas*)、非洲曼蚊(*Mansonia mansonia*)及常型曼蚊(*Mansonia uniformis*)等(Ughasi 等,2012)。

我国班氏丝虫的主要传播媒介为淡色库蚊和致倦库蚊。淡色库蚊(*C. pallens*)分布在北纬32°以北,为我国长江以北广大地区栖息于人房吸食人血的优势蚊种。致倦库蚊分布在北纬32°以南,为长江以南广大地区栖息于人房吸食人血的优势蚊种。在北纬32°附近地带,这两个蚊种可同时存在。淡色库蚊和致倦库蚊的幼虫均滋生于积存污水的坑洼、缸、塘和沟渠,以及积水粪坑、积肥坑、沤麻坑等。家庭院落中的小容器积水亦为库蚊良好滋生场所。其他蚊种如中华按蚊(*An. sinensis*)、微小按蚊(*An. minimus*)、东乡伊蚊(*A. togoi*)等在某些地区亦可传播班氏丝虫病,为我国沿海地区班氏丝虫的传播媒介之一。微小按蚊为海南岛班氏丝虫病的传播媒介之一,大劣按蚊和日月潭按蚊在海南岛等地也参与班氏丝虫病的传播。

3. 易感人群 在丝虫病流行区的居民,不同年龄、性别、种族与职业,均有被丝虫感染的可能。由于男女服装、职业和生活习惯的差异,受蚊叮吸的机会不同,感染率也有不同。

**(三) 流行因素**

1. 自然因素 自然因素主要是温度、湿度、雨量及地理环境等。温度、湿度和雨量可影响传播媒介的滋生地面积、吸血频率和消化血液的速度以及生长繁殖等。一般气温高、湿度大、雨量多则积水面积广,滋生场所多,蚊媒生长繁殖快,成蚊种群数量大,吸血频率高,传播丝虫病的机会也就较多。温度与湿度还与幼丝虫在蚊体内的发育速度有关。微丝蚴在蚊体内发育的适宜温度为20~30℃,相对湿度为75%~90%。温暖、潮湿的环境既适合蚊媒的生长、繁殖和吸血活动,也适合蚊体内丝虫幼虫的发育。在我国平原地区,常住居民点较集中,生活和生产污水易潴留,特别是含腐烂有机物较多的积水场所,如积肥坑、稀粪缸及污水沟、塘等适宜于淡色库蚊和致倦库蚊的滋生,易有班氏丝虫病流行。在西南部分山区,虽然雨量较充沛,但由于雨水较易渗漏,且住房周围积肥坑密布,致倦库蚊大量滋生,也适于班氏丝虫病流行。东南沿海及岛屿有积存雨水的岩穴和各种小积水,适宜于东乡伊蚊的滋生,也助长了班氏丝虫病的流行。

我国班氏丝虫病流行区地跨热带、亚热带和温带,其传播季节各地不同。在热带和亚热带地区,蚊虫终年活动,全年中多数月份均有感染丝虫病的机会。长江以北地区蚊媒密度随季节变化而升降,在越冬期间,传播终止,如山东省传播季节为6~9月;浙江舟山群岛的传播季节为5~10月;南岭以南地方,传播季节则更长,如广东省11月仍可在蚊体查获感染期幼虫,海南省的传播季节可在10个月以上或甚至终年不断(黄炳成等,2015)。

2. 社会因素 包括经济状况、文化水平、生活习惯、卫生知识、环境卫生情况、居住条件、人口密度、防蚊设施、预防和医疗条件等,对丝虫病的流行均有影响。房屋低矮、室内阴暗潮湿、防蚊设备不善、环境卫生差、夏秋季节夜间露宿等均有利于媒介蚊虫的叮人吸血和丝虫病的传播。

随着世界经济的发展与人口流动,非流行区居民亦可因在流行区旅居而感染班氏丝虫病,或者是流行区的居民将班氏丝虫带入非流行,如2004年在非丝虫病流行区的伊朗,发现了来自印度的班氏丝虫病患者,并在其外周血中发现有班氏微丝蚴,而在伊朗则存在有能传播班氏丝虫的不同蚊种(Kia 等,2004)。

### 三、发病机制与病理改变

班氏丝虫的成虫、感染期幼虫和微丝蚴对人体均有致病作用,但以成虫为主。人体感染丝虫后是否出现临床表现,取决于患者的机体状态、感染程度、重复感染情况、丝虫侵犯的部位以及继发感染等。班氏丝虫的致病过程分为潜伏期、微丝蚴血症期、急性期过敏及炎症反应(急性丝虫病)和慢性阻塞期(慢性丝虫病)等 4 个阶段。

#### (一) 潜伏期

自感染期幼虫侵入人体至丝虫发育成熟产出微丝蚴所需要的时间,一般约为半年。此期大多无明显的临床表现,但外周血内嗜酸性粒细胞常增多。

#### (二) 微丝蚴血症

潜伏期过后外周血中出现微丝蚴,达到一定密度后趋于相对稳定,成为带虫者。患者一般无任何症状或仅有发热和淋巴管炎表现,如不治疗,微丝蚴血症(microfilaremia)可持续 10 年以上。

#### (三) 急性期过敏及炎症反应

丝虫幼虫和成虫的代谢产物、幼虫的蜕皮液和蜕下的外皮、成虫子宫内的分泌物、死虫及其崩解产物等均可刺激机体产生局部及全身反应。在感染早期,淋巴管出现内膜肿胀、内皮细胞增生,随之管壁及周围组织发生炎性细胞浸润,导致管壁增厚,淋巴管瓣膜的功能受损,管内形成淋巴栓。浸润的细胞中有大量的嗜酸性粒细胞。急性期炎症反应可发生于感染期幼虫侵入人体后几周,在患者血液中尚未发现微丝蚴时即可出现。在病变的淋巴管或淋巴结中不一定有成虫或微丝蚴,提示急性炎症与超敏反应有关。

#### (四) 慢性期阻塞性病变

随着急性炎症的反复发作、死亡成虫和微丝蚴形成肉芽肿以及活成虫产生的某些因子与宿主的体液-细胞的炎症反应相互作用,局部出现增生性肉芽肿,肉芽肿的中心可见变性的虫体和嗜酸性粒细胞,周围有纤维组织包绕,还有大量浆细胞、巨噬细胞和淋巴细胞。组织反应继续出现,最后可引起淋巴管的部分阻塞以至完全阻塞,导致局部淋巴回流受阻。受阻部位的远端淋巴管内压力增高而发生淋巴管曲张或破裂,淋巴液流入周围组织导致淋巴水肿或淋巴积液。由于病变部位不同,患者的临床表现也因之而异。

### 四、临床表现

#### (一) 急性丝虫病

1. 淋巴结炎与淋巴管炎　一般在感染后数周或数月,机体抵抗力降低时发生。淋巴管炎发作时可见皮下一条红线自上而下发展,为逆行性(离心性)淋巴管炎,俗称"流火"或"红线",与细菌感染引起的淋巴管炎通常从感染病灶开始呈向心性者明显不同。上下肢均可发生,但以下肢多见。淋巴结炎常与淋巴管炎同时发作,常见部位为腹股沟及股部,表现为淋巴结肿大、疼痛,有时可形成脓肿。丹毒样皮炎为皮肤浅表微细淋巴管炎所致,发作时皮肤出现一片红肿、发亮,有压痛及烧灼感,状似丹毒,发作部位多见于下肢小腿内侧及内踝上方。丝虫性淋巴结炎与淋巴管炎的好发年龄以青壮年为多。首次发作最早可见于感染后几周,但多数见于感染后数月至 1 年,并常有周期性反复发作,每月或数月发作一次。一般在受凉、疲劳、气候炎热等机体抵抗力降低时发生。

2. 精索炎、睾丸炎及附睾炎 班氏丝虫成虫寄生在精索、附睾和睾丸附近淋巴管内可引起精索炎、附睾炎和睾丸炎,是班氏丝虫病急性期的常见表现。常骤然发病,出现寒战、高热、单或双侧腹股沟或阴囊持续性疼痛,并放射至附近器官和腹部,可被误诊为急腹症。发病时精索粗厚、附睾和睾丸肿大,精索、睾丸和附睾表面出现肿块。病程一般为3~5天。随炎症消退,肿块变硬并逐渐缩小成黄豆或绿豆大的坚韧结节。结节为1个至数个,部分患者的结节呈串珠样。精索炎、睾丸炎及附睾炎常反复发作,是班氏丝虫病的主要特征。

3. 丝虫热 患者在出现淋巴管炎、淋巴结炎局部症状的同时,多伴有畏寒、发热、头痛、乏力、不适等全身症状,称为丝虫热(filarial fever)。上述症状持续2~3日自行消退。也有的患者只有寒热而无局部症状,可能是深部淋巴管炎、淋巴结炎所致。

（二）慢性丝虫病

1. 淋巴水肿与象皮肿 淋巴水肿与象皮肿是由于从淋巴管破溃流出含高蛋白的淋巴液积聚在皮下组织,刺激纤维组织增生而形成的。初期表现为淋巴水肿(lymphedema),常见于下肢,多为压凹性水肿,提高肢体位置,可消退;此时进行淋巴造影发现病变部位的淋巴管扩张、扭曲、但淋巴液仍流通。随后出现局部皮肤和皮下组织显著增厚,皮肤弹性消失、变粗变硬而形成象皮肿(elephantiasis),此时为非压凹性水肿,提高肢体位置不能消退。由于患者的局部血液循环障碍、皮肤的汗腺及毛囊功能消失,抵抗力降低,易并发细菌感染,局部常致急性炎症或慢性溃疡。这些感染又反过来促进淋巴管阻塞及纤维组织增生,而加重象皮肿的发展。严重的象皮肿可出现皮肤深沟皱褶、肉刺和疣状增生、苔藓样变等。淋巴水肿/象皮肿可见于肢体的单侧或双侧,但多不对称。阴囊象皮肿皮肤粗厚,或有疣状增生,有沉重感,阴茎常内缩。阴茎象皮肿的阴茎呈粗长的屈曲畸形。近年来有学者认为丝虫性象皮肿为淋巴管曲张而不是阻塞,可能是由于丝虫引起的局部反应所致;成虫的活动破坏了淋巴管瓣膜的功能,从而导致淋巴回流障碍及淋巴液滞留。象皮肿多发于下肢和阴囊,也可见于上肢、乳房、阴茎、阴唇及阴蒂等处(图14-2-3),是晚期丝虫病最常见的体征,病程最长者可达45年。上下肢象皮肿亦可见于马来丝虫病,而生殖系统象皮肿仅见于班氏丝虫病。一般在象皮肿患者外周血中不易查到微丝蚴。

2. 睾丸鞘膜积液 睾丸鞘膜积液(hydrocele testis)多由班氏丝虫所致。阻塞部位发生在精索、睾丸淋巴管时,淋巴液可流入鞘膜腔内,引起睾丸鞘膜积液。鞘膜积液多为一侧,少数为双侧。轻者无明显症状,发展较缓慢。重者积液较多,有坠胀沉重感,外观患侧阴囊体积增大,呈卵圆形,不对称,皮肤紧张,表面光滑,皱褶消失,阴茎内缩。检查时无压痛,囊样,同侧睾丸不易触及,透光试验阳性。穿刺抽出的积液中有时可发现微丝蚴。

3. 乳糜尿 乳糜尿由班氏丝虫所致,由于主动脉前淋巴结或肠干淋巴结受阻,从小肠吸收的乳糜液经腰淋巴干反流至泌尿系统的淋巴管,经肾乳头黏膜破损处流入肾盂,混于尿中排出,引起乳糜尿(chyluria)。患者的小便呈乳白色,如淘米水样,有些地方称为“米汤尿”。如果与淋巴管伴行的肾毛细血管在肾乳头部同时破裂,可出现乳糜血尿,呈粉红色。发作前常可出现尿液浑浊及腰、盆腔、腹股沟部酸痛等先兆症状,随后出现乳糜尿或乳糜血尿。如尿内有凝块,可导致排尿困难和疼痛。发作诱因一般是患者摄入了较多的脂肪和劳累等。乳糜尿中含大量蛋白及脂肪,尿静置后不久可分为3层,上层为脂肪,呈胶状凝块浮于液体之上;中层为白色较清的液体,常混悬有小凝块;下层为沉淀物,含红、白细胞等。乳糜尿内加入乙醚后脂肪被溶解,尿液变澄清。乳糜尿中有时可查到微丝蚴。

4. 隐性丝虫病 隐性丝虫病(occult filariasis)也称热带肺嗜酸性粒细胞增多症(tropical

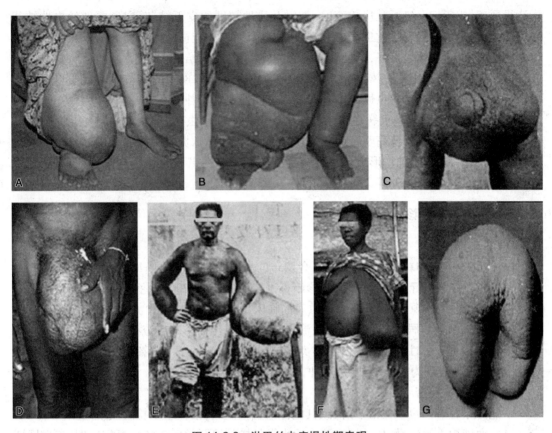

**图 14-2-3　淋巴丝虫病慢性期表现**

注:A.下肢淋巴水肿;B.下肢象皮肿;C.阴囊象皮肿;D.睾丸鞘膜积液;E.上肢象皮肿;F.乳房象皮肿;G.阴唇象皮肿

pulmonary eosinophilia)或热带嗜酸性粒细胞增多症(tropical eosinophilia),占丝虫病患者中的1%左右。患者表现为夜间阵发性咳嗽、哮喘、持续性嗜酸性粒细胞增多和IgE水平升高,胸部X线可见中下肺弥漫性粟粒样阴影。在外周血中查不到微丝蚴,但可在肺和淋巴结的活检物中查到。其机制主要是宿主对微丝蚴抗原引起的I型超敏反应。

5. 乳房丝虫性结节　乳房丝虫性结节主要见于班氏丝虫病流行区,国内外已有数百例报告,患者均为女性,绝大多数是农村妇女,发病年龄以30~49岁多见(王中全,1986)。临床表现为单发,或多个结节。多位于皮下或表浅组织中,少数位置较深;从黄豆大至鸡蛋大,中等硬度,右侧乳房多见;一般生长速度慢,达到一定程度后即不再增大;少数患者有轻度压痛。结节境界通常不清,活动受限,位置较浅的常与皮肤相粘连,少数患者可有类橘皮样变、湿疹或水泡,自觉瘙痒或轻度疼痛;有的患者亦可有同侧腋窝淋巴结肿大。此外,个别患者亦可有急性化脓性乳腺炎的临床表现。绝大多数患者无丝虫病史,血检微丝蚴阴性。本病在临床上常易被误诊为乳腺癌、乳房炎性肿块、乳腺小叶增生、乳腺结核、乳腺囊肿及纤维囊性乳腺病等,尤其是当局部皮肤有类橘皮样变和同侧腋窝淋巴结肿大时,更易被误诊为乳腺恶性肿瘤。绝大多数患者在手术前未能做出正确诊断,如朱维成报道的在鲁西南地区42例患者,在活检前无一例做出正确诊断;1977年蚌埠医学院病理教研组报道的131例患者,在活检前有半数以上患者临床诊断为乳房肿瘤,其中有17例诊断为乳腺癌,只有1例患者疑似丝虫性结节。乳房丝虫性结节约占淋巴丝病患者的10%(Panda等,2015)。因此,在丝虫病流行区,对成年妇女进行乳房检查时,如触及质地较硬的皮下结节,应考虑到丝虫性结节的可能,应进一步询问有无丝虫病史并必要时穿刺活检,检查微丝蚴。对乳房丝虫性结节应首先用乙胺嗪治疗,效果良好,可使多数患者的肿块消失,如结节仍不消失,可再行穿刺活检或结节摘除术。若不用乙胺嗪治疗,结节摘除后还有可能出现新的结节。术后应将标本送病理检查,因极少数乳房丝虫性结节病患者亦可同伴存乳腺肿瘤。

6. 其他表现 班氏丝虫病在临床上还可表现为眼部丝虫病、丝虫性心包炎、关节炎,丝虫性肾小球肾炎、肾小球肾病及肾盂肾炎,丝虫性血栓性静脉炎乳糜胸腔积液、乳糜血痰,以及在脾、胸、背、颈、肾等部位形成丝虫性肉芽肿。有时可在患者的骨髓或宫颈、阴道涂片中查见微丝蚴(王中全等,1985)。

### 五、诊断与鉴别诊断

#### (一) 临床诊断

根据 1993 年 WHO 丝虫病专家委员会发布的淋巴丝虫病的诊断原则及 2006 年我国卫生部发布的国家卫生行业标准《丝虫病诊断标准》(WS 260—2006)(孙德建等,2006),结合流行病学史和临床表现,可建立班氏丝虫病的临床诊断。

1. 流行病学史 居住在班氏丝虫病流行区,或者在传播季节有流行区居住史。

2. 临床表现 急性期表现为淋巴结炎、淋巴管炎和/或精索炎、睾丸炎、附睾炎等,常反复发作。慢性期表现为淋巴水肿、象皮肿,睾丸鞘膜积液或乳糜尿等。

#### (二) 实验室检查

1. 病原学检查 可取血液、尿液或其他体液查微丝蚴;活体组织检查发现成虫。

(1) 血液检查微丝蚴:从外周血液中检出微丝蚴是诊断丝虫病的最可靠依据,夜现周期型班氏丝虫病的采血时间必须在夜晚进行,我国的丝虫病防治技术方案规定晚上 9 时开始采血,次日凌晨 2 时前结束。夏季或气候温暖时检查可提高微丝蚴的检出率。

1) 厚血膜法:国外血检微丝蚴的采血量大多为 20~40μl,但在感染度较低的情况下,采血量对微丝蚴检出率的影响较大,因此,为了提高检出率,我国统一规定为采血 120μl,即取末梢血 6 滴,涂成厚血膜,干后溶血、固定、染色、镜检。此法简便,可鉴定虫种,是丝虫病诊断及普查中最常用的方法。吉姆萨染色和苏木素染色法多应用于流行病学调查、鉴别虫种和教学标本制作。我国在丝虫病防治普查工作中普遍采用的是简便、价廉的硼砂亚甲蓝染色法。

2) 新鲜血滴法:取新鲜血液 1 滴,置载玻片上,加生理盐水数滴,在低倍镜下查找作蛇状运动的微丝蚴。此法不能鉴定虫种,适用于教学和健康教育。

3) 浓集法:取静脉血 2ml,抗凝处理,加蒸馏水 10ml,溶血后离心沉淀,取沉渣镜检。也可采用微孔膜过滤法,将直径 25mm、孔径 5μm 的微孔薄膜经蒸馏水漂洗后装入过滤器内,滤膜下垫一张同样大小经生理盐水润湿的滤纸,用注射器取静脉血 1ml,加 5%枸橼酸钠 0.1ml 抗凝,吸入 10%聚氧乙烯脂肪醇硫酸钠 9ml,混匀后缓慢注入过滤器,使已溶血的血液通过滤膜,以 10ml 生理盐水洗涤滤膜 3 次,取出薄膜,自然晾干后染色 5 分钟,水洗,待干,镜检。浓集法可提高检出率,但需取静脉血,主要用于低密度微丝蚴血症者的检查。

4) 乙胺嗪白天诱出法:白天给受检者口服乙胺嗪 50~100mg,15~30 分钟后外周血中微丝蚴接近高峰,2 小时后开始减少,故应在口服乙胺嗪后 30~90 分钟采血。此法用于夜间采血不便者,对血内微丝蚴密度低者易漏检。

（2）尿液和其他体液检查微丝蚴：对血检阴性并具有慢性班氏丝虫病表现者，可取乳糜尿、鞘膜积液、淋巴液、乳糜胸腔积液、乳糜腹水及心包积液等离心沉淀涂片、染色镜检微丝蚴。有时尿中亦可查见丝虫成虫。含乳糜的液体可加入等量乙醚，将其中脂肪溶解，弃去上清液，再加水稀释后离心沉淀。

（3）组织内活检成虫：对有淋巴结肿大或在乳房等部位有可疑丝虫结节的患者，可用注射器从淋巴结或肿块中抽取成虫或结节活检病理切片检查成虫或微丝蚴。丝虫性结节的病理表现是以成虫为中心，周围有大量炎性细胞、巨噬细胞、浆细胞和嗜酸性粒细胞浸润而形成的肉芽肿。对于乳房丝虫性结节要求尽可能将针一次插入淋巴管（结）的腔内。若为乳房丝虫性结节，常可检出完整的微丝蚴虫体或成虫的断片，还可偶见卷曲在椭圆形透明壳内的早期胚蚴。只要取材理想，认真阅片，确诊率可达90%以上。表明针吸活检法适用于乳房丝虫性结节的诊断（周学莲等，1989）。

2. 血清学检查　应用血清学方法检查患者血清中的特异性抗体或循环抗原，不仅对轻度感染者和阻塞期病变患者可作辅助诊断，而且可用于流行病学调查和疗效考核。目前较理想的方法有免疫荧光试验（immunofluorescence assay，IFA）和 ELISA 等，抗体检出率可达90%~100%，抗原检出率为54%~93%。20世纪90年代还发展了 ELISA 检测丝虫特异抗体 IgG4 试验。不仅有诊断价值，且具有疗效考核和评价防治效果的意义。

目前，WHO 推荐应用免疫色谱技术（immunochromatographic technology，ICT）——试纸条快速诊断淋巴丝虫病（Owusu等，2015）。该方法的检测原理是将2种对班氏丝虫抗原特异的抗体（多克隆和单克隆抗体）同时标记在测试卡上，在阳性血样中班氏丝虫抗原与胶体金标记的多克隆抗体形成复合物，然后再与薄膜上的单克隆抗体结合，显示一条粉红色线。血清、血浆或全血均可作为检测标本，检查时打开测试卡，用毛细管取末梢血0.1ml，加至附着有多克隆抗体的红色胶体金的吸附垫上，然后关闭测试卡，使之与固定在薄膜上的单克隆抗体相结合，从而形成一条粉红色线。快速免疫色谱试验操作简便，15分钟观察结果，但不适用于低度流行区。

ICT 和 ELISA 检测丝虫特异性抗体 IgG4 试验，是我国卫生行业标准《丝虫病诊断标准》中要求应用的2种血清学检测方法。

3. 分子生物学检查　聚合酶链反应（PCR）试验在检测班氏丝虫敏感性和特异性的研究方面已取得了良好的效果，尤其是该技术在现场应用方面有了明显的进展。PCR 技术当初只有用于检测夜间采集的血样时，检测结果才相对满意，之后使用了检测班氏丝虫基因组中高拷贝的 SspI 和 AccI 等重复顺序时明显提高了检测的敏感性。SspI 序列存在于班氏丝虫不同地理株的基因组中，具有种特异性，与其他丝虫和线虫 DNA 无交叉反应，与人和蚊虫 DNA 也无交叉反应（黄炳成等，2015）。PCR 技术检测患者外周血或蚊虫内班氏丝虫 DNA 时具有良好的敏感性和特异性，特别是在人群和蚊虫的班氏丝虫感染率和感染度比较低时，对班氏丝虫进行监测需要检测大量样本，尤其是检测蚊虫样本时应用 PCR 进行检测可明显降低成本和提高工作效率（Thanchomnang等，2013；Kouassi等，2015）。

对疑似丝虫病的患者进行实验室检测时，为节约成本，可进行 ELISA 检测抗丝虫抗体 IgG；如果 IgG 为阳性，可再应用 IFA、IgG4 ELISA，PCR 或检测丝虫循环抗原的快速免疫色谱试验进行证实（Weitzel等，2015）。

4. 超声波检查　超声波扫描技术对淋巴管（尤其是阴囊淋巴管、乳房与腹膜后淋巴管）检查时，可观察到丝虫成虫特有的快速移动特征"虫舞征"（filarial dancing sign，FDS），可用于评价杀虫效果,确认无微丝蚴的成虫带虫者及隐性丝虫病患者是否有活的成虫,该法仅适用于诊断班氏丝虫病(Mand 等,2004)。

### (三) 鉴别诊断

班氏丝虫病急性期的淋巴结炎/淋巴管炎和/或精索炎、睾丸炎、附睾炎应与细菌性淋巴结炎/淋巴管炎和/或结核性精索炎、睾丸炎、附睾炎鉴别;慢性期的淋巴水肿/象皮肿应与细菌感染性、先天性或家庭性及淋巴结摘除术等引起的相似症状鉴别。丝虫病乳糜尿应与妊娠、肿瘤、结核、胸导管受压或操作及尿液酸碱度改变等引起的相似症状鉴别。正常人偶尔亦出现乳白色尿,是由于尿液酸碱度改变致使无机盐沉淀之故,若在尿中加入少量醋酸,使盐溶解,尿液很快变清。如为乳糜尿,则加入乙醚或二甲苯后脂肪被溶解,尿液变清。丝虫病鞘膜积液应与阴囊血肿、斜疝或肿瘤等鉴别。

此外,在东非北部和中部还存在有一种非丝虫性象皮肿,东非的非丝虫性象皮肿患者在1975 年已超过 25 万人,仅在埃塞俄比亚就有 10 万患者,当地发病率高达 86.7%。在非丝虫性象皮肿流行区的土壤中,含有大量的铁盐、铝盐和硅盐,而此病患者又是终生或大部分时间赤脚的居民,因此认为当地的非丝虫性象皮肿是通过足部皮肤吸收了上述矿物质,从而引起了淋巴系统的病变(王中全等,1986)。

## 六、治疗

### (一) 病原治疗

对微丝蚴阳性者及微丝蚴阴性但有丝虫病体征者均应进行病原治疗。治疗药物主要是乙胺嗪(hetrazan),又名乙胺嗪(diethylcarbamazine,DEC),乙胺嗪对班氏丝虫成虫和微丝蚴均有杀灭作用,但对微丝蚴的作用大于成虫。治疗 1 次不一定能将微丝蚴全部杀灭,需反复查治以巩固疗效。我国治疗班氏丝虫病常用 4.2g 7 日疗法。患者服药后可因大量微丝蚴的死亡而引起超敏反应,出现发热、寒战、头痛、皮疹、关节酸痛等症状,应及时处理;有些患者在治疗后出现皮下结节或精索结节,是因为成虫被包围或杀灭的结果。为了减少乙胺嗪的副作用,在防治工作中广泛采用了 0.3%乙胺嗪药盐,食用半年,可使中、低度流行区的微丝蚴阳性率降至 1%以下,且副作用轻微。

2000 年,WHO 提出了 2020 年全球消除淋巴丝虫病规划(The Global Programme to Eliminate Lymphatic Filariasis),主要措施是通过多轮的群体化疗(mass drug administration,MDA)而达到阻断淋巴丝虫病传播的目的。WHO 推荐在丝虫病流行区应用阿苯达唑(albendazole)和伊维菌素(ivermectin)进行群体化疗,可明显降低微丝蚴血症水平,连续多年可控制淋巴丝虫病的传播。群体化疗方案:①服用阿苯达唑+伊维菌素或+乙胺嗪,每年 1 次,连续 5~6 年;②服用阿苯达唑或伊维菌素药盐,连续 1~2 年。最近 De Britto 等(2015)报道,乙胺嗪(300mg)+阿苯达唑(400mg)连续应用 13 周,可快速清除患者外周血中的微丝蚴。

### (二) 对症治疗

对于急性淋巴结炎或淋巴管炎患者,可口服消炎镇痛药;合并细菌感染者,加用抗生素治疗。对鞘膜积液患者采用鞘膜外翻切除术进行治疗。对于乳糜尿患者的治疗,目前尚无确切疗效的疗法。主要采用对症治疗和长期坚持严格的低脂肪高蛋白饮食,大量饮水,并注意休息,避免负重和爬楼梯,以缓解症状;轻者多可自愈,病情较重者可进行肾蒂淋巴管结扎或淋巴管-静脉吻合术。

对于淋巴水肿和象皮肿的治疗,20 世纪 50 年代后期和 60 年代初期,各地曾试用中西医结合方法进行了多种治疗方法的探索,主要包括烘绑疗法、桑绑疗法、外科治疗等。烘绑疗法即对肢体淋巴水肿和象皮肿的患者,应用红外、微波等加热技术结合绑扎肢体方法,以减轻患者症状。桑绑疗法即对肢体淋巴水肿和象皮肿的患者,应用桑叶注射液结合绑扎肢体方法,以减轻患者症状。外科治疗则是针对阴囊象皮肿和淋巴阴囊的患者,采用手术切除病变皮肤和阴囊整形的方法(陈锡欣等,2015)。

对于晚期淋巴丝虫病象皮肿患者除给予乙胺嗪杀虫外,WHO 推荐的照料措施包括:①每天用肥皂和清水清洗患肢,包括每个深、浅皱褶的底部,每天至少 1 次;②夜间休息时抬高患肢,以帮助淋巴回流;③定期锻炼患肢促进淋巴液回流;④勤剪趾甲;⑤穿宽松、柔软、透气的鞋;⑥防止皮肤损害,仔细检查患部,特别是趾间和皱褶的底部,有无侵入性损害,并在损害处涂敷抗生素药膏;有继发感染者应给予抗生素治疗。需要时可正确使用绷带绑扎。这些措施在巴西及我国的丝虫病流行区应用后已取得了明显效果。

### 七、预防与控制

#### (一) 灭蚊防蚊

结合爱国卫生运动、农村建设、环境改造等措施,针对主要传播媒介的生态习性,采取综合性措施,对蚊媒滋生地进行有效的处理,清除滋生地,使媒介蚊密度下降;杀灭成蚊、幼虫。同时应做好个人防蚊措施。此外,由于多数丝虫病流行区与疟疾流行区重叠,在疟疾防治中采取杀虫剂喷洒、药物浸帐等媒介控制措施,在一定程度上也可预防和控制丝虫病的流行。

#### (二) 消除丝虫病后的监测

监测的目的是发现和清除残存传染源。监测内容包括人群监测、原微丝蚴血症人群监测、流动人口监测、蚊媒监测和血清学监测等。监测方法包括横向监测、纵向监测和重点人群监测等。

我国除了尚有 10 万多例慢性丝虫病患者外,已经在全国范围内达到了丝虫病传播阻断和消除丝虫病的目标。但目前在世界上尚未消除淋巴丝虫病,尤其在非洲国家仍有班氏丝虫病的流行。随着世界经济的全球化,国际贸易与旅游业的迅速发展,人类交往频繁,近年来我国在非洲从事务工、旅游、留学、商贸的人员约有 100 万人。一些原本在国外流行的寄生虫病和媒介节肢动物有可能输入我国,如我国已发现多起输入性罗阿丝虫病、盘尾丝虫病、曼氏血吸虫病、埃及血吸虫病及旋毛虫病等。因此,应重点加强回国人员的丝虫病监测,警惕输入传染源而导致班氏丝虫病再度流行的危险,因为班氏丝虫病的传播媒介在我国仍广泛存在。

(崔晶 王中全)

# 第三节 帝汶丝虫病

帝汶丝虫病(timorian filariasis)是由帝汶布鲁线虫[*Brugia timori*(Partono et al,1977),帝汶丝虫]寄生于人体淋巴系统中,主要侵犯腹股沟及沿大隐静脉和其分支的淋巴组织,引起以淋巴管炎、淋巴结炎及膝部以下象皮肿为主要临床表现的淋巴丝虫病。该病是通过按蚊属(*Mansonia*)和轲蚊属(*Coquillettidia*)叮人吸血而传播的,主要流行于东帝汶和印度尼西亚东南部的小巽他群岛。

## 一、病原生物学

帝汶丝虫最早是由葡萄牙帝汶市 David and Edeson 于 1965 年在一个患者血液中发现微丝蚴,进而由 Partono 等将其通过实验感染鸟和猫而获得成虫于 1977 而描述为一个新种 *B. timori*。

帝汶丝虫的成虫略小于马来丝虫的成虫,其雄虫肛孔两侧乳突数为每侧 3~5 个,常呈不规则的曲线排列,距离松散。雄虫长交合刺较小,上端横径较大,基部与中部较长。雌虫输卵管较大。

帝汶微丝蚴和马来微丝蚴在形态上颇为相似,具有鞘膜和两个尾核。帝汉微丝蚴的形态特点是:长 265~323μm,宽 6.4μm。头间隙的长与宽之比为 2.7:1~3:1。体核较大,多呈椭圆形,其长轴与虫体长轴平行,排列紧密,互相重叠。尾端有单行排列的体核 5~8 个(多为 6 个)。尾核较马来微丝蚴的为小,数目可为 1~4 个,呈点状或杆状;尾膨大部不明显。鞘膜在常规吉姆萨染色标本中不着色,在苏木精染色的厚血片中,约有 60% 的虫体脱鞘。虫体弯曲较柔。肛孔显著,自肛孔后虫体突然变细。

帝汶丝虫的生活史与马来丝虫的相同,无自然感染的保虫宿主。成虫寄生于人体淋巴系统,其中以侵犯腹股沟、股及沿大隐静脉和其分支的淋巴结为主。其微丝蚴在外周血液中也具有夜现周期性和夜现亚周期性,但是帝汶丝虫具有形态、地理分布和微丝蚴脱鞘的特性。帝汶丝虫自然感染的中间宿主蚊媒有按蚊属(*Mansonia*)和轲蚊属(*Coquillettidia*),其主要媒介是须喙按蚊,但在实验室人工感染中发现,帝汶丝虫微丝蚴可在埃及伊蚊(黑眼株和雅加达株)和海滨伊蚊与东乡伊蚊(台湾株)的体内发育,并且较班氏丝虫的发育要快。人工感染动物模型发现帝汶丝虫转种到 3 个半月龄的银叶猴后不仅获得成功,而且还可观察到微丝蚴的夜现周期性。经人工感染雄性长爪沙鼠,也发现其可在体内发育成熟并产生微丝蚴。

## 二、致病机制

帝汶丝虫的寄生部位和致病机制与马来丝虫的基本相似。成虫主要寄生在浅部淋巴系统,可因虫体造成的机械性(虫体个体较大)或/和虫体的分泌代谢产物刺激局部组织引起化学性或免疫性的损害。在淋巴丝虫病发生早期主要表现为淋巴结和淋巴管的炎症病变,包括皮内微细淋巴管炎所表现出的丹毒样皮炎,以及同时引起全身发热的表现。随着病变的发生与发展可导致淋巴管阻塞性的病变,故患者后期可表现为淋巴水肿或/和象皮肿等症状。其病理学改变表现为:

### (一) 四肢浅表淋巴结炎和淋巴管炎的病理改变

病检发现炎症部位组织肿胀,具完整膜囊,切面呈暗红色。在无虫的淋巴结内含组织细胞和嗜酸性粒细胞浸润,淋巴管扩张,膜囊增厚,滤泡增生及副皮质淋巴细胞增多。有虫的淋巴结除有上述任何一种或全部病变外,可见对虫体的灶点反应。成虫位于淋巴窦及膜囊内扩张的淋巴管中卷缩成团,其周围呈坏死的肉芽肿病变,可见蜕变的组织细胞基质,其外依次为活组织细胞层、类上皮细胞和巨细胞层,最外层为瘢痕组织。钙化始于虫体内部,止于角质层。嗜酸性粒细胞丛集在淋巴窦、淋巴索及淋巴结的结缔组织内,在虫体四周和附近数量特别多,为最明显而易见的炎性细胞。当虫体在膜囊内蜕变时,炎症甚至可以延至毗邻组织。丝虫性淋巴结炎中的淋巴结疼痛和肿大为体液和细胞介导免疫两方面的因素,而且多与下述病变有关:淋巴窦组织细胞增多、滤泡增生、副皮质增生、水肿及灶性肉芽肿;淋巴管炎通常先于淋巴结炎发生,发病时表现为流火,局部伴有水肿和发热,尔后向远端扩散,局部淋巴结肿大,有触痛。腹内淋巴管炎常引起腹或腹侧部疼痛,可扩散至生殖器或大腿,镜检可见:淋巴管扩张与管壁增厚,伴有水肿和炎性细胞;管壁及结缔组织内也有中性粒细胞;浆细胞和巨细胞,内皮增厚堆叠或成多聚体团状;成虫断片游离或包绕在淋巴栓内;淋巴管内的蜕变虫体常引起类似于淋巴结内的坏死性肉芽肿反应。

### (二) 淋巴水肿和象皮肿的发生

此病变为反复感染引起的进行性损害表现,多发生于上肢、和下肢。镜检可见白色组织为交错在一起的平滑肌索与疏松结缔组织。结缔组织内含有扩张的淋巴管和炎性细胞团。在其他部位丝虫所致病变可见肉芽肿及淀粉样变性等淋巴丝虫病症的临床和病理现象。

## 三、临床表现

本病潜伏期为自感染期幼虫侵入人体至血液内发现微丝蚴之前的时间段。帝汶丝虫病潜伏期为 3 个月。丝虫病的临床表现轻重不一,在流行区可有 50%~75% 的"无症状"感染者。帝汶丝虫病的临床表现与马来丝虫病的基本相同,急性期为反复发作的淋巴管炎、淋巴结炎和发热;慢性期为淋巴水肿和象皮肿。

### (一) 急性期

主要表现有淋巴结炎、淋巴管炎和丹毒样皮炎。其发作特点呈周期性,每隔数周或数月发作 1 次,且多在疲劳之后出现。发作时段以夏秋季为最常见。淋巴结炎与淋巴管炎常发于腹股沟、股部、肘后及腋下等,发作时可伴发热,多持续数天自退。临床上以肢体淋巴结炎最常见,尤以下肢腹股沟部及股部最为常见,容易反复发作。有的患者发作时可伴有头痛、肌肉关节疼痛和畏寒表现。在受累部位的皮肤常可表现有轻度的疼痛、压痛以及局部烫热的逆行性淋巴管炎。急性淋巴结炎化脓后遗留的皮肤瘢痕是帝汶丝虫淋巴结炎发生最显著的特征,但瘢痕出现较晚,随年龄而增多,与淋巴管炎所见一致。淋巴结炎可单独发生,但常与淋巴管炎同时发生。局部淋巴结肿大疼痛,其肿大程度则与感染轻重有关。丹毒样皮炎常继发于淋巴结炎和淋巴管炎,亦可单独发生,表现为皮肤一片红肿,状似丹毒,俗称"流火",常伴发热,其热度高低与发作轻重有关。每次发作时间一般较淋巴结炎、淋巴管炎持续时间长,每年可发作 1~12 次不等。

### (二) 慢性期

主要表现有淋巴结与淋巴管曲张,以及淋巴水肿和象皮肿。淋巴水肿和象皮肿二者的区别:淋巴水肿(占多数)表现是皮肤薄、光亮、明显的凹陷性水肿及肿处外形平整;象皮肿的表现是皮肤增厚、轻度或没有凹陷性水肿,肢体局部膨胀。象皮肿(约占肢体有病变的患者的 1/3)被分为 3 期:Ⅰ 期为轻微肿胀;Ⅱ 期为明显肿胀;Ⅲ 期为明显肿胀和患肢局部膨胀。象皮肿可发生单侧小腿或双侧小腿,也可发生单侧全腿或下臂。依据帝汶丝虫病流行调查报告:在一项 98 例患肢中,有 20 例 25 肢患淋巴水肿,49 例 73 肢患象皮肿;Ⅰ 期的 36 例,Ⅱ 期的 21 例,Ⅲ 期的 16 例。在帝汶丝虫病流行的 Mainang 地区调查发现:帝汶丝虫病最突出的体征为腿部淋巴水肿。77 人(13%)有腿部淋巴水肿,且大多局限于膝盖以下。在 35% 的象皮肿患者中,未观察到阴囊积液和生殖器淋巴水肿。淋巴水肿病例主要出现在 10~15 岁年龄的儿童,象皮肿的患者多在 15 岁以上。

## 四、临床诊断

### （一）临床特征

在帝汶丝虫流行区的人群或来自该流行区的人,如出现有淋巴结炎、淋巴管炎和丹毒样皮炎的或出现淋巴水肿和象皮肿等临床表现者,则应考虑本病,并做进一步检查。

### （二）血常规检查

白细胞计数与分类在急性发病期可表现有白细胞总数与嗜酸性粒细胞增加,其中嗜酸性粒细胞可高达20%以上。

### （三）病原学检查

采外周血液中查微丝蚴是确诊丝虫病的关键。为提高微丝蚴的发现率,对采血时间多应在自夜10时至次晨2时进行。必要时,即在门诊检查时可考虑采用微丝蚴白天诱出法(在白天口服乙胺嗪100mg后1小时内微丝蚴可以在外周血液内查到)。具体检查微丝蚴的方法有如下几种。

1. 涂片法 耳垂取血6滴(约等于120μl)置于玻片中心,涂成厚血片。用品蓝或硼砂亚甲蓝染色后镜检。为便于虫种鉴别,宜采用吉姆萨染色。采用荧光色素吖啶橙染色法,亦可提高微丝蚴检出率。

2. 微孔膜过滤法 用含抗凝剂的10ml注射器抽血1.0ml混匀后,再吸2%吐温-80溶液或0.1%碳酸氢钠溶液混匀溶血,然后将注射器连接到5μm孔径微孔膜过滤器上,加压过滤后,微丝蚴留于薄膜上,取下薄膜用0.1%苏木精或0.1%亚甲蓝染色后镜检。

### （四）免疫学检查

在流行区常用于丝虫病的流行病学调查和临床辅助诊断。

1. 抗丝虫(成虫或微丝蚴)抗体检查法 常采用患者血清来做间接免疫荧光抗体试验和酶联免疫吸附试验检测。其敏感性和特异性均较病原检查法高,但这类抗体检查法不能用于考核疗效及区别患者是否为活动性感染或既往感染。

2. 丝虫循环抗原检查法 WHO推荐免疫色谱技术(ICT)测试卡用于检测班氏丝虫抗原的敏感性可达90%~98%,特异性可达99%~100%。但对帝汶丝虫病的诊断较少使用。

### （五）分子生物学检查

常采用PCR法检测丝虫的特异性引物扩增的片段用于临床和现场诊断丝虫病,其敏感性和特异性均高。

### （六）活组织检查

将疑似的病变组织,如下肢浅表淋巴结肿大,可经手术活检小块组织,有时可找到成虫,做病理检查可见相应的病理变化。

### （七）淋巴管造影检查

丝虫病患者常显示出扩张的输入淋巴管和狭小的输出淋巴管,淋巴结实质显影有缺损现象。

### （八）治疗性诊断

其目的是针对某些症状与体征而产生高度疑似丝虫病的患者,在血液内找不到微丝蚴的前提下。给予口服乙胺嗪(乙胺嗪)后可使部分患者在2~14天内出现淋巴系统反应及淋巴管结节。这是药物对丝虫成虫产生作用的证据,必要时可将结节摘出,寻找丝虫。

### 五、流行与防治

#### （一）流行

造成淋巴丝虫病的丝虫有班氏丝虫、马来丝虫和帝汶丝虫,且在生物学和流行病学等方面有许多共性,但也有差异。为明确帝汶丝虫流行区情况,获得更多的分布和流行病学信息,Supali T 等(2000)对印度尼西亚阿洛岛高原地区帝汶丝虫流行开展了研究。该岛有 8 个村庄 1 075 人接受调查和检测,选择位于东经 124°20′与 124°40′,南纬 8°10′与 8°20′之间的 8 个村庄,其中 Mainang 村海拔为 880m,主要农作物为水稻。因稻田四周坝已毁损而修建许多池塘,成为按蚊滋生地。对参加者性别、年龄和姓名登记、询问病史,并由临床医生进行体格检查:腹股沟增大触痛的表浅淋巴结;肢端的急性淋巴管炎和淋巴结炎;肢端淋巴水肿等。手指取血制成厚血膜,吉姆萨染色,镜下检查微丝蚴。调查结果显示:在检测的 1 075 人中,来自 4 个内陆村庄的 27 人在指血中查到帝汶丝虫微丝蚴(mf),来自 4 个沿海村庄的 72 人在指血中查到班氏微丝蚴,未发现有两种丝虫的混合感染。出现不同程度淋巴水肿或象皮肿的患者均居住在有帝汶丝虫流行的种植水稻村庄中。有阴囊水肿或生殖器水肿的男性患者仅出现于有班氏丝虫流行地区。微丝蚴阳性率最高人群的年龄段为 40~50 岁。年龄在 5~10 岁的儿童微丝蚴阳性率为 18%,且无性别差异。在青少年及成人中,男性微丝蚴阳性率较女性微丝蚴阳性率有明显增高。血中微丝蚴密度几何均数,在男性为 118 条微丝蚴/ml,在女性为 160 条微丝蚴/ml,总体为 138 条微丝蚴/ml,并在 10~20 岁达到高峰。阿洛岛上的帝汶丝虫也具有夜现周期性,但在部分虫体负荷高的患者白天外周血中也查到微丝蚴,白天血中微丝蚴密度较低。在白天血和夜间血的微丝蚴密度间存在相关性。另一研究结果显示,阿洛岛地区存在淋巴丝虫流行。其中班氏丝虫仅在沿海无稻田地区。而帝汶丝虫主要存在于种植水稻地区。白天采血可能代替夜间采血,但由于白天血中微丝蚴量少,因而有必要使用更灵敏的方法,如 PCR 法,以提高微丝蚴检出率。研究表明帝汶丝虫感染不仅局限于低地,在小巽他群岛地区比以前预测的有更广泛的分布。1977 年作者在印尼弗洛雷斯岛的一个新村观察了帝汶丝虫的流行病学和临床特征。该村位于山脚峪地,种植水稻,以一条小河灌溉,周围山坡散布灌木丛。12 月至次年 4 月为雨季,其余时间干燥。日间气温变化在 25~30℃。全村 202 人,共 33 户。其中 58 人来自非流行区,91 人来自帝汶丝虫和班氏丝虫流行区。53 人本地出生,外来人在新村住 10 年以上者仅 7 人。居住房屋为木制,竹篱为墙,绝大多数人睡在蚊帐外地板上。

#### （二）个体治疗

1. 病原治疗

（1）乙胺嗪即枸橼酸乙胺嗪(乙胺嗪,hetrazan):本品对感染丝虫的人,能迅速清除血液中微丝蚴,也能杀死成虫。间歇用药 3 个疗程后,微丝蚴则阴转。

（2）伊维菌素:单剂量或连用 2 天口服短期内清除班氏微丝蚴,效果比乙胺嗪好,但持续效果的时间各家报道不一。对马来微丝蚴作用较差,其不良反应有头痛、发热、厌食等。

2. 对症治疗

（1）淋巴管炎、淋巴结炎、精索炎、睾丸炎的治疗:可参照乙胺嗪治疗时的局部反应的处理。症状严重的患者应卧床休息,抬高下肢泼尼松或复方阿司匹林(复方乙酰水杨酸)亦可应用,有细菌继发感染者,应用抗菌药物。

（2）淋巴水肿和象皮肿的治疗:在临床中对较严重的患者治疗,可依据不同情况选择对症治疗方法。如下肢象皮肿的治疗可采用烘绑疗法,患肢用辐射热或微波透热。烘疗后再用弹性绷带包扎,1 次/天,20 次为一个疗程,休息半个月,进行下 1 个疗程,共 2~3 个疗程。在进行烘绑疗法的同时配合小剂量长疗程乙胺嗪治疗,可制止流火发作。对少数巨型下肢象皮肿,可采用大面积的全皮移植术,并加压包扎。

**（三）群体防治**

1. 消除传染源的方法　采用乙胺嗪剂量为 5mg/(kg·d)(第 6 天为 10mg/kg),连服 9 天,可获得降低血中微丝蚴率的良好效果。Partono F 等在 1980—1981 年,对印度尼西亚西佛罗勒斯帝汉丝虫病流行区 Mahima 村进行了乙胺嗪低剂结合短疗程标准剂量防治帝泣丝虫病的研究,即对该村 4 岁以上居民采用静脉血用薄膜过滤法血检两次。服药分 2 个阶段,开始阶段全民服低剂量乙胺嗪,每周一次,分 50mg 和 100mg 两组,10 岁以下儿童服半量,6 个月为一疗程,村长记录发药情况及不良反应。第二阶段全民服标准剂量一疗程,由作者发药并记录不良反应。第二疗程结束时,进行血检考核。一年后进行全面考核。1981 年服药前,该村居民为 253 人,血检 205 人,查出微丝蚴阳性 34 人。第二疗程结束时,血检 219 人,微丝蚴阳性 2 人。微丝蚴率从 17% 下降至 0.9%。治疗后一年,血检 216 人,未查出微丝蚴阳性者。治疗前调查,全村 253 人中,97 人有淋巴管、淋巴结炎史,发病率为 38%;患淋巴液肿者 10 人,发病率为 4%。服药后一年,调查 242 人,18 人有淋巴管、淋巴结炎史,发病率降至 7%,患淋巴液肿者 3 人,发病率降为 1%。服低剂量 DEC 时,最初几周极少数人有不良反应。在标准剂量治疗阶段,伴有或不伴有头痛的发热为主要反应,一天后逐渐消失,其他不良反应不明显。结果还显示,服低剂量 DEO 50mg 和 100mg,两组间无明显差异,两组人群的微丝蚴率、淋巴管、淋巴结炎和淋巴液肿发病率均迅速下降。该学者在印度尼西亚帝汶丝虫流行的 West Flores 几个村也开展了低剂量的乙胺嗪治疗(1 次/周、共 18 个月)并结合健康教育的防治,发现不仅可使微丝蚴率大为下降,而且还可使很多"象皮病"患者被治愈,且仅在开始治疗的少数几周内出现有轻微的副作用。但也有研究报道发现,如果在流行区采用乙胺嗪 50mg/kg 做选择性治疗的结果并不理想,即受治人群的微丝蚴(MF)阳性率在一年期内总丝虫病率保持不变,并有迹象表明,MF 率可能还随着时间推移而增加。

2. 控制象皮肿的发生　在流行区现场,为阻止发展为慢性期和微丝蚴血症的出现,以及了解乙胺嗪用于反复治疗 4~5 年后对象皮肿是否有效,有学者对印度尼西亚弗洛雷斯岛 69 例淋巴水肿和象皮肿患者的治疗效果进行了系统观察。该 69 例象皮肿患者中,男性 36 例,女性 33 例,年龄 6~80 岁。肿胀部位和期限:肿胀 1 腿 43 例,2 腿 20 例,2 腿 11 臂 2 例,2 腿 2 臂 1 例,1 臂 1 例,共 98 肢。肿胀期限为 3 个月至 22 年。其中 1 年以内的 6 肢,2 年 47 肢,3~4 年 16 肢,5~9 年 15 肢,10~19 年 13 肢,20 年以上 1 肢。所有患者淋巴水肿均采用乙胺嗪治疗。观察结果发现:象皮肿胀患者中的部分可在治后一年内消失,但多数需要经 2~4 年治疗后方可消失。手臂象皮病较腿象皮肿病易于治疗。双侧腿象皮病的治疗难于单侧象皮病的治疗。象皮肿持续时间在 3~5 年内的比持续时间较长的象皮肿较容易治疗。重度象皮病治疗难于较轻者象皮肿的治疗。作者认为乙胺嗪治疗象皮肿有效,但较淋巴水肿所需时间为长且与肿胀的程度有关,有 4 例 I 级肿胀者及发病 10 年以上的 7 个肢体,治疗后肿胀也能消失。获得这一效果的可能理由是帝汶丝虫对乙胺嗪敏感和长期在每次淋巴管炎发作后立即获得治疗有关。

3. 保护人群预防感染　在流行区积极采取防蚊灭蚊措施是防治本病的重要措施之一。

（曾庆仁）

# 第四节 恶 丝 虫 病

恶丝虫病(dirofilariasis,heartworm disease)是由恶丝虫属(*Dirofilaria*)中的某些虫种通过蚊虫叮咬传播给人类的一种犬、猫等动物源性寄生虫病。人体受到其感染后,可导致肺、眼、皮下、口腔、腹膜、心脏等不同部位组织损害的人体恶丝虫病。该病曾在欧洲南部有广泛报道。最早于1885年在意大利发现的人体恶丝虫病为人类眼丝虫病病例。迄今(2016),全世界共报告850多个病例。其中,在中国发现10例,包括香港报告4例和台湾报道2例。

恶丝虫病呈世界性分布。依据已报道的850多个病例数分布及时间段来看:美国东南部、加拿大、澳大利亚,欧洲、中亚、南亚地区和欧洲的意大利、法国、希腊、西班牙及苏联是恶丝虫病的主要流行区,以美国东南部、南欧、东欧、小亚细亚、中亚和南亚地区较多见,其中以意大利最为严重;近年来,非洲的佛得角(西非)和突尼斯,欧洲的南斯拉夫、俄罗斯、匈牙利和亚洲的斯里兰卡、印度、日本、以色列、韩国、朝鲜、中国、沙特阿拉伯及中美洲的萨尔瓦多、哥斯达黎加等国家的恶丝虫病的报道逐渐增多,已成为新的恶丝虫病流行区。实际上,世界各地在临床上可能还存在大量未能被发现的感染者或未明确诊断的病例。有血清学调查显示:在西班牙西部地区的人群抗犬恶丝虫血清抗体阳性率为21%;在波多黎各对300多名当地居民应用虫体抗原作ELISA检查到恶丝虫病的阳性率为2.66%。依据恶丝虫成虫寄生的主要适宜终宿主(如犬和猫,从流行病学角度来讲,也可称其为人类恶丝虫病发生与流行的保虫宿主)对恶丝虫的感染情况调查结果来看,犬体的恶丝虫感染率在世界各地都很高。如澳大利亚局部地区野狗(dingoes)的犬恶丝虫(*D. immitis*)感染率高达72.7%,在西班牙西部地区犬的犬恶丝虫感染率为33%,有的地方高达60%~80%。在韩国德国牧羊犬恶丝虫病的发病率为23%。目前,在一些国家和地区,随着淋巴丝虫病的控制和消除,按一种新现的人畜共患丝虫病对恶丝虫病进行的防治在不断受到重视。

## 一、病原生物学

引起恶丝虫病的病原体是犬恶丝虫,其生物学地位属于线虫门(Phylum Nematoda),尾感器纲(Class Secernetea 或 Phasmidea),旋尾目(Spirurida),盘尾科(Onchocercidae),恶丝虫属(*Dirofilaria*)。被公认的恶丝虫属虫种约40种。恶丝虫属的成虫主要寄生于犬、猫等动物体内,人不是其适宜宿主,但当人被含有恶丝虫感染期幼虫的蚊虫叮咬后,可受到其感染,并侵犯肺、眼、皮下、口腔、腹膜、软组织、脑、肝、肠、淋巴结、肌肉、心脏和血管等不同部位组织而引起人体恶丝虫病。到2016年为止,临床发现的可引起人体恶丝虫病的虫种有7种:犬恶丝虫(*Dirofilaria immitis* Leidy,1958)、犬谱恶丝虫(*D. spectrum*)、结膜恶丝虫(*D. conjunctivae*)、匍行恶丝虫(*D. repens* Raillietan Henry,1911)、细恶丝虫(*D. tenuis*)、犬丝虫(*D. striata*)和熊恶丝虫(*D. ursi*)。此外,2012年香港报告的3个病例,其病原体被鉴定为全球首次发现的新型寄生虫——香港型恶丝虫。前两种(犬恶丝虫和犬谱恶丝虫)主要寄生于人体心脏和血管内,也可侵犯皮下和眼部组织等部位,其中以犬恶丝虫引起的最为常见。犬恶丝虫病是世界各地方犬的常见疾病。后7种主要寄生于人体皮下等浅表组织内,引起人体皮下、眼、口腔恶丝虫病,其中以匍行恶丝虫(*D. repens*)所致病例数为最多。人体肺部恶丝虫病主要是由犬恶丝虫,亦称为"狗心脏虫"(dog heart worm)引起的,而匍行恶丝虫感染可引起人体各部位包括眼睛,肺,皮下软组织(含乳腺)、脑、肝、肠、淋巴结和肌肉等部位的恶丝虫病。在人体恶丝虫病的早期报告中,常将在眼结膜和眼周围皮下组织中发现的恶丝虫称为结膜恶丝虫,但后来经同工酶电泳分析表明,结膜恶丝虫是为匐行恶丝虫的同种异名。

**(一)形态**

1. 犬恶丝虫　成虫细长,呈丝线状,微白色,后端呈螺旋形卷曲。口无唇瓣,头部乳突不明显,食管长 1.25~1.51mm,分为前后两段,前段腺性,后段肌性。雄虫长 12~16cm,尾部末端有 5~11 对卵圆形乳突,交合刺两根,不等长。雌虫长 24~30cm,尾端直,阴门开口于食道后端。卵胎生。微丝蚴无鞘膜,0.3mm 长,尾部细长,体内除含有体核外,还具有神经环、排泄孔、排泄细胞、生殖细胞、肛孔及尾核。

在人体组织内检获的多为未成熟成虫,且虫体较小而薄,白色,丝状圆柱状,头部钝圆,后端螺旋,整个身体覆盖着厚厚的细横纹的角质层,具有明显的纵脊,丰厚的躯体肌肉,肌肉细胞延伸到体腔。不同的犬种可根据其大小区分,角质层厚度及纵脊存在与否来鉴别。例如,犬恶丝虫缺乏显著的外部纵向的脊,而匐行恶丝虫的纵脊是广泛的不明显突起,并出现分枝,且有圆形的前端。

2. 匐行恶丝虫　匐行恶丝虫成虫与犬恶丝虫在形态上比较相似。匐行恶丝虫的成虫肉眼观及显微结构要点(图 14-4-1)。雌虫长为 10~17cm,宽 460~650mm。阴门开放于距前

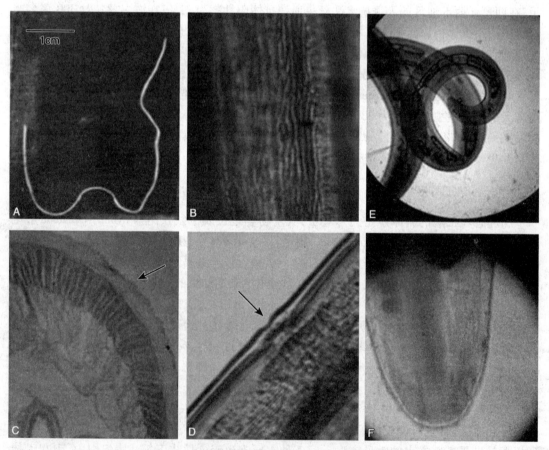

**图 14-4-1　匐行恶丝虫(*Dirofilaria repens*)显微形态图**

注:A:虫体肉眼观;B:显示多纵脊角质外层显微观(10×);C:横断面及 HE 染色示表皮层(10×);D:雌虫前端外阴开口(10×);E:示明显的纵脊和横条纹的显微观(4×);F:示前端圆形及无刺结构显微观

(此图来源:DevikaIddawela et al,Asian Pacific Journal of Tropical Medicine. 2015,8(12):1022-1026)

端 1.15~1.62mm 处。雄性长 5~7cm,宽 370~450mm。外观可见多纵脊外层角质。该虫的整个身体覆盖着厚厚的角质层,具有明显的纵脊和横条纹。前端宽于后端。后端有亚肛尾乳突的骨针。

在人体组织内发现的幼虫或童虫。虫体圆柱状,很薄,呈黄白色丝线状,前后端均为圆形。两端稍细,大小可因发育时间长短不同而各有差异,小者长 667~1 005μm,宽 22~25μm;大者长 6~21cm,宽 0.50~0.85mm。体表角质层上具纤细的横纹及粗糙不正的纵脊,头部钝圆,口孔简单,外围有 4 对感觉乳突,两侧有一对化感器,无颈乳突,口内无口腔,食道分肌肉质及腺质两部分,与肠相接界限不清,肠为一直管。在虫体后端 0.15mm 处以肛孔与外界相通,虫体尾端钝尖,稍向腹面弯曲,生殖腺尚未分化,为模糊不清的细管。

**(二) 生活史**

1. 犬恶丝虫　犬恶丝虫的生活史完成需要经历终宿主(犬、猫、狐、狼等)和中间宿主(蚊、蚤等)。其成虫寄生于终宿主(主要是犬)的右心和肺动脉内。雌性成虫在心脏和肺动脉内产微丝蚴并随血液循环分布到身体各部位,其寿命 5~6 年。在外周血液中 24 小时均可查到微丝蚴,但以夜间较多,具有不明显的夜现周期性。犬恶丝虫的传播媒介(也称中间宿主)主要为库蚊、骚扰阿蚊、中华按蚊和伊蚊的雌性蚊。当蚊叮咬终宿主吸血时,微丝蚴随血液进入蚊胃,并在蚊胃内停留 24 小时,经 2~2.5 周发育为长约 1.0mm 并对终宿主具有感染能力的第三期幼虫。感染期幼虫钻出马氏管,经血腔移行至喙。当蚊虫叮咬新宿主(犬、猫和人)吸血时,幼虫从喙逸出至宿主皮肤上,再经蚊叮刺的皮肤伤口进入宿主体内。首先在皮下组织迁移,经 80~120 天发育后,通过毛细管系统迁移到心脏,再经 6 个月发育成熟。从丝状蚴感染终宿主至外周血液中发现微丝蚴所需要的时间为 8~9 个月,但也有报道认为需感染后 191~197 天。在终宿主被感染的早期,可在宿主皮下肌肉和脂肪组织内发现幼虫。在感染后 6 个月左右可在心脏和大血管中查见幼虫。成虫可存活数年。犬恶丝虫幼虫除在蚊体内完成发育外,也可在犬蚤、猫蚤及人蚤体内完成从微丝蚴至感染期幼虫的发育。微丝蚴在蚤体内需要 5 天发育至感染期幼虫,在蚊体内则需要 10 天。Hayasaki 等用 100~123 条犬恶丝虫第 3 期幼虫实验感染 4 只杂种雌家猫,结果只有 1 只猫在接种后 201 天出现了微丝蚴血症,在接种后 237 天时在外周血中出现了足够数量的微丝蚴。经连续 24 小时观察外周血中微丝蚴密度的动态变化,发现晚上 9 时微丝蚴密度最高,然后逐渐下降,至次晨 7 时降至最低。这说明犬恶丝虫微丝蚴在猫的外周血液中呈夜现亚周期性。

2. 匍行恶丝虫　匍行恶丝虫是犬的自然寄生虫,基本生活史同犬恶丝虫。只是成虫寄生于犬的皮下结缔组织中,微丝蚴存在于皮下淋巴组织中。埃及伊蚊和五斑按蚊可能是其主要传播媒介。

人体被恶丝虫感染需经中间宿主(蚊或蚤)叮咬传播。人受感染后可因虫种不同而出现在不同部位寄生和致病。其中常见的有肺恶丝虫病(呈单个结节病变)、眼结膜、皮下、乳房及口颊等部位恶丝虫病(呈包块及局部淋巴组织受损)。

**二、致病机制**

**(一) 犬恶丝虫致病**

犬恶丝虫主要寄生于犬、猫的右心室及肺动脉(少数见于胸腔、支气管)可引起循环障碍、呼吸困难、贫血、猝死等症状,尤在猫受感染后反应更为严重。少量寄生时通常不会引起无明显的损害,仅在尸检时才能发现虫体。在病理上,虫体寄生部位可引起增生性心内膜炎、动脉内膜炎伴血栓形成,血栓可延伸至肺部的小动脉,引起肺部炎性浸润和实变。当部分血栓剥离时可引起肺动脉分支栓塞。蚊体内的第3期幼虫进入人体后逐渐生长到一定大小,经上、下腔静脉进入右心室和肺动脉。由于感染期幼虫的移行和发育,其分泌代谢产物及虫体死亡后的分解产物,使局部组织反复发生炎症和过敏反应,虫体周围出现增生性结核样肉芽肿,并有嗜酸性粒细胞、浆细胞、类上皮细胞、异物巨细胞和成纤维细胞,形成外被纤维结缔组织所包围的结节或肉芽肿。死亡的虫体也可引起小的肺动脉栓塞和肺梗死,最终形成肉芽肿性结节,多为单个,此种"肺肉芽肿"现象在人体多见。因此,在人体肺部恶丝虫病的病理表现,多数呈小范围内的孤立性的肺部梗死造成的钱币样阴影的影像表现,称之为寄生硬币病变(parasitic "coin lesions")。手术活检的肺结节物经病理切片观察到肉芽肿反应,其中央为凝固性或坏死性的病理改变,可见坏死的肺小动脉伴单个或多个变性虫体的切面,亦可伴有炎症的细支气管扩张,其周围伴有圆形细胞、组织细胞及多形核巨细胞浸润的纤维化,可出现结节周围有肺泡塌陷、肺炎及充满含铁血红素的巨噬细胞。

### (二) 匍行恶丝虫致病

可寄生于人体的任何部位,其中发现其以寄生于浅表的皮下、结缔组织、眼眶及结膜囊、口腔颊部等部位的病例数最多,引起以结节或包块样为主的损害,部位相对固定,局部无痛痒感。手术活检时,很少见有明显的囊壁,但可有少量淡黄色液体。病理检查时其结节呈肉芽肿病变,其内可发现虫体断面,周围有嗜酸性粒细胞浸润。虫体侵犯眼部主要引起巩膜炎、结膜囊肿,眼睑肿胀、结膜受累、前房和能动的肿胀性病理损害。有的结节做细胞学检查时呈慢性炎症反应,可见嗜酸性粒细胞浸润。由于虫体的代谢产物作用,常可引起患者的全身反应,部分患者可表现为血中嗜酸性粒细胞轻度升高。

上述恶丝虫虽可经蚊虫传播入侵人体,并不在人体内完全发育成熟,但可较长时间生存和致病。其致病机制基本上呈现为一种慢性增生性炎症-肉芽肿表现。

恶丝虫幼虫入侵终宿主及其在终宿主体内的生存和致病则与宿主的纤溶系统有关。有研究认为宿主体内的3-磷酸甘油醛脱氢酶和半乳糖凝集素在恶丝虫分泌物激活后可刺激细胞增殖和迁移,降解细胞外基质,可能与纤维蛋白溶解酶原/纤溶酶系统形成慢性炎症的发生发展、内膜增生及虫体存活有关。

### 三、临床类型

恶丝虫病,根据虫体在人体内的寄生部位不同,可将其分为5种临床类型。

### (一) 肺恶丝虫病

人体肺犬恶丝虫病(human pulmonary dirofilariasis,HPD)是人体恶丝虫病常见的临床类型之一。主要由犬恶丝虫感染引起。第一个肺血管丝虫感染病例由欧洲的Faust于1952报道,达希尔于1962描述了人肺丝虫病案例。犬恶丝虫幼虫到达肺动脉一个分支后定居下来,通常形成一个小的结节,产生炎症反应。多数患者不表现出明显症状,往往是在X线胸片中发现有孤立性肺结节才被考虑,而且遇到这种现象也常首先怀疑为肺癌或肺转移瘤或肺结核或真菌感染。有报道认为,肺恶丝虫病的病变非常酷似原发性肺癌或转移性肺癌。依据126例患者资料分析,大多数患者(95%)只有单一结节出现,且90%的结节内只含有1条虫体,亦见同一结节内含23条者。约半数以上患者无明显症状仅在常规胸部X线检查时而被偶然发现。约40%有临床症状的患者主要表现为:咳嗽、咯血或咳血丝痰、胸痛、哮喘及呼吸困难,可有全身发热、乏力、出汗及食欲减退以及外周血中可出现嗜酸性粒细胞增多。

虫体可侵犯左肺或右肺,病变部位主要在左右肺下叶,通常在胸膜下。肺结节形成常为单个<3cm的小圆球形,可见哑铃状,但多数为孤立性的肺部梗死造成的钱币样阴影。此为本病的主要影像特征。有的可见伴有间质性肺炎或纵隔及肺门淋巴结肿大或出现胸腔积液,在积液中往往查见嗜酸性粒细胞增多。对其诊断的最佳方法是采用对肺结节穿刺或行胸腔镜微创视频作楔形切除手术,取活检物或切除物作检查,其病理改变常呈凝固性坏死肉芽肿,可见坏死的肺小动脉伴单个或多个变性虫体的切面,其周围伴有圆形细胞、组织细胞及多形核巨细胞浸润的纤维化或有肺泡塌陷。

### (二) 皮下恶丝虫病

人体皮下恶丝虫病的发生,在近20年来报道的病例数呈不断增多趋势。其临床表现以皮下结节性的皮肤损害为特点。其部位多见于头额部、颈部、肩部、上腹部、乳房、上下肢(含手指)、腋下和阴囊等处。发病初期,皮下结节多呈玉米粒样大小,继后可逐渐增大,扁豆大小的肿块(有长达3cm者),硬度中等,触之有弹性感,多数不出现明显的炎症反应,可有轻微疼痛,有的少数病例可出现伴有局部发红和痒感的表现,甚至呈脓肿的外观,但无全身症状。虫体寄生于头部皮下组织的可引起三叉神经痛。皮下恶丝虫病在临床上常易被误诊为脂肪瘤、粉瘤等。对恶丝虫感染引起的皮下结节诊断在临床也是非常困难的,因为该病少见,且在皮下结节鉴别诊断中,常被怀疑为恶性肿瘤或其他疾病,如肺结核、真菌感染、皮脂腺囊肿、结节、脓肿等。

### (三) 眼部恶丝虫病

首例犬恶丝虫寄生于人眼窝的病例由日本影井升等(1985)报道虫体可寄生于上、下眼睑,眼结膜下、眶内软组织,眼窝、眼前房及玻璃体及泪腺内等部位,可引起为眼睑肿胀,结膜充血、眼痛、痒感、视力障碍及泪腺肿块等表现,也可见致眶隔前疏松结缔组织炎、视网膜脱离、晶状体混浊、青光眼、葡萄膜炎、巩膜炎、视野有限的损害病例。有时可发现结膜下有虫体蠕动;虫体位于眼前房内时,在裂隙灯下可见虫体呈丝线样,在房水中卷曲扭动,有的发现左眼角膜内侧球结膜内有一米粒大隆起,隆起处有蠕动。手术取出虫体后上述症状可逐渐消失。

### (四) 口腔黏膜恶丝虫病

口腔黏膜恶丝虫病主要由匍行恶丝虫感染引起。虫体多寄生于口腔颊部黏膜下、咬肌软组织和脸颊部,多数表现为无痛性结节性肿胀或脓肿,病灶直径为1~3cm不等。外观正常或出现红色改变,伴轻度压痛,皮下可触及,病灶边缘不清楚。最初的表现可见皮肤出现红斑,继后出现结节或脓肿样改变。超声检查有时可观察到结节内有活动的寄生虫。手术时当结节表面被刺破后,可见脓状液是从病变处渗出,在脓肿内可见蠕动的线状虫体。

### (五) 其他部位恶丝虫病

主要由犬恶丝虫引起,发现一些少数病例有虫体寄生于肝脏、腹腔、腹壁、肠系膜、胰腺脂肪组织、男性精索和阴茎或女性子宫等处。其病变呈结节样表现。临床症状不明显或无特征性表现,多因作体检后活检或进行腹部手术或作尸检时才偶尔被发现,在这些部位的恶丝虫病,以肝脏的为最多,共报道21例。寄生于腹腔的极易误诊为阑尾炎。累及精索的容易被疑为嵌顿性腹股沟疝。

此外,还有虫体寄生于心脏、上下腔静脉或肺动脉内及接近大血管内的犬恶丝虫病病例报道,全世界共8例。人类第一例(1887)心脏恶丝虫病例记录是巴西的一名男孩患者(发现于左心室有一条丝虫)。绝大多数寄生在心血管的恶丝虫病例为尸检时而发现的。患者生前很少有过明显的临床症状。其原因可能是寄生的虫体数较少。根据发现的虫体测量数据和虫体的形态学特征,在人体心血管内寄生的犬恶丝虫可发育到性成熟前的成虫状态,所以寄生于人体内的恶丝虫一直未见有查到成虫产微丝蚴的报道。

### 四、临床诊断

恶丝虫病无论是哪种临床类型,大多数患者的年龄在 40~69 岁,亦有小于 9 岁和大于79 岁的病例,在男女中差异不明显。虫体寄生部位病变多发于人体上半身。局部损害病理表现为结节型或脓肿型。发病的潜伏期,与虫体寄生部位有关。寄生于浅表部位的(如皮下、眼和口腔等部位)一般在感染后第 4~5 个月就有早期表现。寄生于内脏(如肺和心血管)的尚无明确的潜伏期报道,可数年到数十年。病史及感染史多不十分明确,但经详细询问流行病学史,可了解到该患者是居住于或到过有动物恶丝虫病流行区的历史。一般来说,在犬和猫中,恶丝虫感染率高的地区(尤其是蚊虫种群种类多和密度大的乡村地区),人体恶丝虫病发病率也相对较高。

#### (一)临床特征

在临床上,对来自于犬、猫等动物恶丝虫病流行区或到过该流行区,并有蚊虫叮咬史的患者,出现下列 4 种临床病症之一,应高度疑为本病。

1. 经影像检查发现肺部出现小范围内的或孤立性的肺部梗死造成的钱币样阴影的患者;

2. 对活检或手术标本经病理检查发现有小范围的肺梗死、动脉内膜炎和肉芽肿形成同时存在的患者;

3. 皮下、眼和口腔等浅表部位出现单个无痛性结节性肿胀或脓肿的患者;

4. 经血清学检查出抗恶丝虫抗体阳性者。

对人体犬恶丝虫病诊断,目前尚无满意的方法,主要依据外科手术或活检获得虫体进行形态学鉴定而确诊。一般来说,对不明原因的结节或肿块,可采用电子穿刺针吸取进行细胞学检查,对高度疑似本病的病例,特别是浅表部位的单个结节病例可采用活检或手术方法切除结节送检。在手术中,如发现虫体应直接做形态学观察鉴定,如未发现虫体则作组织病理学观察,依据病变特征或虫体组织切片可作出诊断。

#### (二)实验室诊断

1. 血常规检测　多数患者呈慢性炎症的血象表现,部分患者(主要是内脏的恶丝虫病)可出现外周血的嗜酸性粒细胞增多,其他部位的偶可见增多。

2. 病原学检查　主要对临床通过活检或手术从病变部位活检到的虫体标本做出虫种鉴定。一般来说,依据恶丝虫的形态特征(图 14-4-1)采用吉姆萨染色后容易判定出恶丝虫,但要鉴定到虫种,则存在难度,除非有完整的或数量较多的或较大的虫体,但常可遇到的是蜕变虫体或不完整虫体而影响形态学观察。所以,在形态学上作虫种鉴定困难时,应选用分子生物学方法作进一步鉴定,对未变性虫体也可做同工酶的电泳分析来确认。

3. 血清学检查　采用成虫体质抗原或虫体分泌物抗原通过 ELISA 检测血清中抗恶丝虫抗体可对恶丝虫病提供辅助诊断。其中以虫体的分泌物抗原检测效果更佳,可将恶丝虫与非丝虫感染、肺癌及结核病区分开来。用分泌物抗原中相对分子质量 35kDa 的融合蛋白和 22kDa 的天然多肽对肺部恶丝虫病的诊断具有很高的特异性。用抗分泌物抗原的抗体对活检到的恶丝虫作免疫组化鉴定。应用恶丝虫体质抗原作 ELISA 作流行病学调查具有重要价值。据报道,用该方法对 1 例无症状但肺部有硬币样损害的恶丝虫病患者(术后证实为犬恶丝虫感染)血清进行检测,结果阳性,并用该法对其 5 名家庭成员进行检测,发现其中 3 名为阳性,提示血清学检查有助于发现犬恶丝虫的亚临床型感染。

4. 分子生物学检查　检测匍行恶丝虫的特异性引物为 DIR3(5′CCG GTA G AC CAT GGC ATT AT 3′)和 DIR4 (5′CGG TCT TGG ACG TTT GGT TA 3′)。PCR 扩增产物片段大小为 245 bp。检测犬恶丝虫的特异性引物为 16S 核糖体 RNA (rRNA)基因片段,其引物 ImmF (5′CTA TAT GTT ACC TTA ATT GG 3′) 和 ImmR (5′CTT AAC CAT TAT CTT AGA TCA G 3′)。PCR 扩增产物片段大小为 656 bp。该技术实用于除甲醛固定以外的其他方法保存的虫体标本,仅需 1cm 长虫体就可获得满意的检测结果。该法也可对患者的血清样本作检测诊断。

**(三) 影像学诊断**

1. 超声波检查　针对皮下等浅表部位,特别是乳房部位的恶丝虫结节进行超声波检查时,有时在低回声的结节内可见短棒状结构的虫体蠕动。

2. X 线检查　X 线检查对肺部犬恶丝虫病的诊断具有特别重要的意义,一般可见肺部有圆形孤立的硬币样阴影,直径为 1~3cm,病变部位多见于右肺,但两肺均有好发于下叶的倾向。肺部犬恶丝虫病的结节一般不发生钙化,但结节中心可伴有凝固性坏死和空洞形成。

3. CT 检查　对肺部犬恶丝虫病诊断,CT 检查可显示出单个结节或多个结节。所有结节均位于右肺下叶,与胸膜相连。结节呈圆球形或卵圆形,最大直径平均约 17mm。在 CT 薄层扫描时,结节边缘光滑,无或伴有浅的凹陷,结节与肺动脉分支相连,偶尔与静脉相连。在 CT 增强扫描时,所有的结节含有均匀低信号区,与组织病理检查时的凝固性坏死区相对应。尽管肺犬恶丝虫病结节的 CT 检查结果是非特异性的,但有助于与恶性肿瘤结节的鉴别诊断。

**(四) 病理学及细胞学检查**

1. 病理学检查　依据外科手术或活检获得到病变组织作病理学观察,如查见虫体应依据形态学特征进行虫种鉴定而确诊,一个皮下结节内常含有 1 条虫体。活检时多数虫体已死亡和退化,常伴有大量炎性细胞浸润。绝大多数患者均未进行正确的术前诊断。术后病理检查时在坏死组织的小动脉内,可发现退化死亡的虫体;不含虫体的其他肺动脉分支,表现为动脉内膜炎、内膜纤维化或有血管炎的改变。病理检查时如遇到小范围的肺梗死、动脉内膜炎和肉芽肿形成同时存在,应高度疑为本病。术后对组织切片标本进行银染色,可清楚地观察到结节中的虫体结构,约有 30 个银染细胞;进行免疫组化时虫体的体壁肌肉可被抗犬恶丝虫抗体酶染色。据报道,一位胸部 CT 扫描发现右下肺结节,并被疑为肺部转移癌的患者,活检后病理检查显示纤维性结节伴巨噬细胞浸润,肺癌不能排除,术后在血管腔内发现有死亡的恶丝虫虫体,并作犬恶丝虫抗体检测为阳性。

2. 细胞学检查　对单个脓肿或结节,可采用电子穿刺针或细针作抽吸活检。有时可获得虫体做鉴定,对未见虫体的抽吸物作涂片观察细胞学,可见大量的急性炎性细胞,其中有较多的嗜酸性粒细胞。用此法对乳房恶丝虫病患者进行抽吸活检具有重要的诊断价值。

**五、流行与传播**

在动物中,犬恶丝虫病和匍行恶丝虫病是一种常见的心血管和呼吸系统的严重疾病。人体恶丝虫病是属于一类动物源性或人畜共患性寄生虫病。恶丝虫的适宜终宿主主要是犬、猫等动物。在自然条件下,有些国家和地区的动物体内恶丝虫感染率高。导致人体感染的传染源是动物。人是恶丝虫的非正常宿主,故恶丝虫不能在人体发育成熟,在人体外周血液中也查不到微丝蚴。因此,恶丝虫病患者作为传染源在流行病学上的意义不大。人体恶丝虫病的发生率及其分布与犬恶丝虫在动物体内感染率的分布密切相关。例如,在西班牙东南部地区的调查结果显示,当地人体皮下或眼部匐行恶丝虫病患者较多,当地犬经匐行恶丝虫特异性 DNA 片段 PCR 扩增和成虫体抗原检测的阳性率分别为 84.6% 和 37.1%。因此,凡是在犬、猫等动物中存在恶丝虫感染的地方,则成为人体恶丝虫感染的流行区,并与动物中的恶丝虫感染率基本呈正比。

此外,应该指出的是随着旅游事业的发展,非流行区居民到流行区旅游亦有感染恶丝虫病的可能性。例如:在斯洛文尼亚报道了从 1 例患者的枕部肿块中发现 1 条匐行恶丝虫雌成虫,该患者于 7 个月前在西班牙加那利群岛感染;在法国的科西嘉岛报道的 3 例患匐行恶丝虫病病例到过该岛旅游或短期停留而感染患病;在法国北部报道的数例患者中,一例 41 岁妇女在法国西南部 Montauban 地区度假后 6 个月出现腋下肿胀,一例 53 岁患者在中欧和北美旅行后出现眼眶内肿块,2 名荷兰妇女到法国南部旅游后出现瘙痒性皮下结节,嗜酸性粒细胞中度增多,抗丝虫抗体阳性,结节切除后做病原检查被诊断为匐行恶丝虫感染。

## (一) 传染源

感染犬恶丝虫的犬是人体犬恶丝虫病的主要传染源。该传染源分布极为广泛,凡有犬类分布的地方,几乎都有恶丝虫病犬的存在。此外,猫、狐(含红狐)、狼、貉、豺、浣熊、水獭等也可作为本病的传染源。在犬体内的恶丝虫感染率较其他动物高,尤其野犬或到过外地活动的犬。小狼可作为犬恶丝虫的保虫宿主,并可将犬恶丝虫传播给家犬。世界各地的犬(主要是野犬)对恶丝虫的自然感染率在 0.1%~100%,其感染率一般随犬的年龄增长而升高。不同国家或地区犬的恶丝虫感染率有很大差别。例如,美国华盛顿东区和西区的当地犬的恶丝虫感染率 1.0%。在亚洲一些国家,犬和猫的恶丝虫感染率也相当高,如在印度,犬和猫的犬恶丝虫感染率分别高达 57% 和 50%。日本犬的恶丝虫感染率高达 63%,其中 47% 的犬发现恶丝虫微丝蚴。在中国湖南犬的犬恶丝虫感染率为 10.37%,西北地区猫的犬恶丝虫抗原阳性率为 3.04%,在中国台湾北部的无主犬的恶丝虫感染率平均为 57%,而家犬的恶丝虫感染率为 25%。在海岸地区犬的抗原阳性率(69.5%)明显高于其他地区。如在 Chungnam 省海岸地区 4~6 岁犬的阳性率高达 100%。此外,在加利福尼亚州圣米根和圣罗莎群岛成年狐的犬恶丝虫感染率高达 85%~100%。加利福尼亚州 Nevada 山区的小狼恶丝虫感染率为 35%~42%。在西班牙西北部狼的犬恶丝虫感染率为 2.1%。在日本的一个动物园,还报道了 1 只美洲豹感染犬恶丝虫,在右心室及肺动脉内检获 3 条虫体。来自罗马尼亚的报道认为,金豺的恶丝虫感染在当地犬的自然感染中起到了重要作用。

确认传染源的方法是从外周血或组织中查见恶丝虫微丝蚴或查出恶丝虫特异性 DNA 片段或检查抗恶丝虫抗体或查恶丝虫循环抗原为阳性。前两种方法是确认的指标并具有鉴定感染虫种的价值,其中特异性 DNA 片段的方法还具有追溯传播地理来源的价值。后两种方法仅具参考意义,常用于流行病学调查初期的筛查,但新近报道,采用 ELISA 对热处理血清样本查犬恶丝虫微丝蚴抗原可以达到发现动物体内的犬恶丝虫隐性感染的效果。

## (二) 传播媒介

犬恶丝虫的中间宿主就是本病的传播媒介。可传播恶丝虫的媒介主要为雌蚊(含库蚊、伊蚊、按蚊及吻蚊)。在美国发现 12 种蚊可作为该虫的传播媒介,主要是中华按蚊、埃及伊蚊、朝鲜骚扰伊蚊、常型曼蚊、三带喙库蚊、淡色库蚊等。在泰国为东乡伊蚊。在中国台湾中部致乏库蚊和白纹伊蚊的犬恶丝虫感染率分别为 4.28% 和 3.74%。意大利的尖音库蚊和白蚊伊蚊是犬恶丝虫和匍行恶丝虫的主要传播媒介。欧洲中部的传播媒介有刺扰伊蚊、叮刺骚扰蚊、环跗轲蚊和赫坎按蚊等。此外,犬蚤,猫蚤和人蚤也是恶丝虫的常见传播媒介。新近报道,蜱也可能为传播媒介。

确认蚊虫是否为恶丝虫的传播媒介,现有方法包括从疑似媒介体内查见恶丝虫感染期幼虫(丝状蚴)或查出恶丝虫特异性 DNA 片段。随着近年来的深入研究,后者方法现已达到可鉴别出丝虫不同虫种及其地理来源的目的。

## 六、治疗与预防

### (一) 人体治疗

针对临床患者的治疗,主要包括手术取虫并切除病灶和杀病原体药物治疗两个方面。目前,对已报道的绝大多数人体恶丝虫病病例均为采用手术取出虫体为主,并通常在术后仍需按常规剂量口服伊维菌素(ivermectin)和乙胺嗪(diethylcarbamazine)一个疗程。也有在手术切除后,对患者采用 100mg 多西环素口服(2 次/日,连用 28 天)200mg 阿苯达唑口服(2 次/日,连用 10 天)的治疗方案。

1. 外科治疗　外科治疗是临床治疗本病的主要手段,这是因为通过手术可实现诊断和治疗两个目的。手术方案依据不同部位恶丝虫病采用相应的专业方法。例如,对肺恶丝虫病,常在胸腔镜下作微创视频楔形切除手术。

2. 药物治疗　对临床诊断明确的或临床疑似本病患者,可采用伊维菌素(150mg/kg)和乙胺嗪(2mg/kg),3 次/日,连服 4 周治疗,可杀死体内虫体。维菌素可完全抑制其体内虫体成熟,最小有效剂量是 0.125~0.50mg/kg。有作者认为,依维菌素对预防心丝虫病和盘尾丝虫病具有意义。

### (二) 动物防治

预防人体恶丝虫感染,需从防蚊、灭蚊和防治犬、猫恶丝虫病做起。在恶丝虫病流行区的蚊虫活动季节及活动季节过后,给犬口服乙胺嗪或肌内注射莫西菌素(moxidectin,莫西克汀)的缓释剂进行预防,可起到很好的效果。对犬仅肌内注射一次莫西克汀的缓释剂(0.17mg/kg),即可对犬恶丝虫感染期幼虫的攻击感染产生完全的保护作用,且保护作用至少可持续 180 天。在意大利北部和中部的犬恶丝虫病流行区,对 243 只肌内注射莫西克汀缓释剂,6 个月后加强注射 1 次,末次注射后 6 个、7 个、11 个和 19 个月进行复查的结果均为阴性,而未接受预防性治疗的对照犬恶丝虫感染率为 33%~63%。采用该方法,副作用小。新近报道,连续 4 个月局部外用 10% 吡虫啉(imidacloprid)+2.5% 莫西菌素,可达到 100% 的治疗和预防犬、猫的犬恶丝虫感染效果。此外,美拉索明(melarsomine)也是一种用于治疗犬、猫等动物恶丝虫病的药物,杀成虫效果好,并被广泛应用。

开展预防的对象,除了野犬野猫及野生动物作为监测的重点对象之外,家庭饲养的犬、猫宠物也应引起宠物主和兽医的重视。加强宠物管理和防治,特别是兽医部门应熟悉化学预防犬心丝虫的生物学知识,建立相应的检测和诊断手段,以避免或减低宠物对心丝虫感染的发生率来达到杜绝或减少人类恶丝虫病的发生。对犬、猫心丝虫病诊断最有效的方法包括:胸部 X 线、超声心动图、血清中特异性抗体和抗原的检测。

(曾庆仁)

# 参 考 文 献

1. Agnandji ST,Lell B,Fernandes JF,et al. A phase 3 trial of RTS,S/AS01 malaria vaccine in African infants. N Engl J Med,2012,367(24):2284-2295.

2. Seder RA,Chang LJ,Enama ME,et al. Protection against malaria by intravenous immunization with a nonreplicating sporozoite vaccine. Science,2013,341(6152):1359-1365.

3. 李兰娟,任红. 传染病学. 第 8 版. 北京:人民卫生出版社,2013.

4. 加西亚. 诊断医学寄生虫学. 北京:人民卫生出版社,2010.

5. 吴观陵. 人体寄生虫学. 北京:人民卫生出版社,2013.

6. 王冬,马雅军. 冈比亚按蚊分类研究进展. 国外医学(寄生虫病分册),2005,32(6):265-268.

# 第十五章

# 其他虫媒传播寄生虫病

## 第一节 利 什 曼 病

利什曼病是由利什曼原虫寄生于人体内引起的疾病,由吸血昆虫白蛉进行传播。本病的临床表现各异,主要可区分为由内脏利什曼病(visceral leishmaniasis,VL)或称黑热病(kala azar)和皮肤利什曼病(cutaneous leishmaniasis,CL)两大临床类型。流行于中、南美洲的皮肤利什曼病有的可侵犯人体的上呼吸道黏膜,破坏鼻、咽部的软组织;有的患者在体表发生弥散性的皮肤损害,两者分别称黏膜皮肤利什曼病(mucocutaneous leishmaniasis)和弥散性皮肤利什曼病(diffuse cutaneous leishmaniasis)。该两型皮肤利什曼病在非洲的一些国家内也有存在,但其病原体与中、南美洲的不同。

自 1903 年利什曼原虫被发现以来,20 世纪在亚、非和南美洲的一些国家都曾有过利什曼病大范围的流行,进入 21 世纪以来,本病仍广泛分布于亚、非、西欧和中、南美洲的 88 个国家。估计每年新增患者 160 万例,其中 VL 50 万例(90%分布在印度、孟加拉国、尼泊尔、苏丹、埃塞俄比亚和巴西);CL 110 万例(90%分布在阿富汗、伊朗、沙特阿拉伯、叙利亚、阿尔及利亚、巴西、秘鲁、玻利维亚)。因战乱造成难民的大范围的流动,毁林造田、开垦荒漠、人类移居入利什曼病的疫源地,缺乏对野栖和近家栖媒介白蛉的防制方法以及人类免疫缺陷病毒(HIV)的播散使得人群对 VL 更为易感,是造成当前利什曼病流行的 4 个重要因素。

### 一、内脏利什曼病(黑热病)

内脏利什曼病是由杜氏利什曼原虫(*Leishmania donovani*)或婴儿利什曼原虫(*L. infantum*)寄生在人体的肝、脾、骨髓和淋巴结等组织的巨噬细胞里引起的一种疾病,患者的临床表现主要为长期不规则的发热、脾及肝脏肿大、贫血、消瘦和白细胞、红细胞减少以及血清球蛋白的增加。如不及时给予合适的治疗,患者大都在患病后 1~2 年内因并发其他疾病而死亡。

狗也可以患内脏利什曼病,称犬内脏利什曼病(canine visceral leishmaniasis,CVL),在中国西部广大山区和黄土高原地带,西欧,非洲的北部以及南美洲的一些国家内,都有 CVL 的流行,并与当地人内脏利什曼病的流行有着密切的传播关系。

#### (一)病原生物学

1. 利什曼原虫的形态　内脏利什曼病的病原体是杜氏利什曼原虫和婴儿利什曼原虫(在美洲尚有恰氏利什曼原虫(*L. chagasi*)和在非洲的苏丹尚有阿奇博尔德利什曼原虫(*L. archibaldi*),但多数学者未予承认该两者为独立的虫种)。杜氏利什曼原虫和婴儿利什曼原虫的形态相同,但 DNA 基因型和酶谱存在差异,故可以将其区分开来。

利什曼原虫具有 2 种形态,在人和其他哺乳动物(犬、狐、狼等)体内为无鞭毛体(amastigote),在白蛉体内或培养基内则为前鞭毛体(promastigote)。在光学显微镜下,无鞭毛体呈圆形或卵圆形,平均大小为 $4.4\mu m \times 2.8\mu m$,经吉姆萨染色后,原虫的细胞质呈淡蓝色,细胞核位于虫体中部或稍前方,呈紫红色;动基体位于核的前方,呈深紫红色;在动基体的前端,有时还可见到一根极短的鞭毛。前鞭毛体呈梭形,可自由活动,虫体前端较宽,后端较纤细。鞭毛自动基体处向前伸出体外,作为运动的工具。

2. 利什曼原虫的生活史　当媒介白蛉(图 15-1-1)刺叮利什曼病患者或患有本病的动物时,血液和皮肤内的无鞭毛体即可乘机进入蛉胃,经 24~48 小时后变成前鞭毛体,借二均分裂法繁殖,至 6~7 日,蛉胃内的前鞭毛体因大量繁殖可形成阻塞现象,并有一部分前鞭毛体可移行到咽或喙部,该时白蛉的胃血也已消化完毕,又需再次吸血,前鞭毛体即趁机进入人或动物的巨噬细胞内变成无鞭毛体。前鞭毛体表膜上的糖蛋白 gp63 以及白蛉吸血时分泌的唾液可增大前鞭毛体对宿主的感染性。

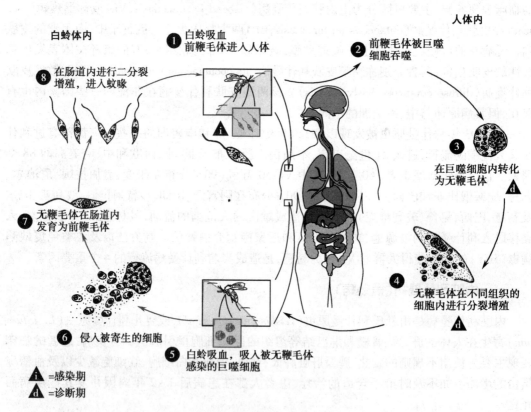

图 15-1-1　利什曼原虫生活史

前鞭毛体进入人体后,一部分可被血清中的补体溶解或被多形核白细胞吞噬消灭,另一部分则被毛细血管或淋巴管内的巨噬细胞吞噬变成无鞭毛体,无鞭毛体可逃避细胞内水解酶的作用而在细胞内增殖。含虫的巨噬细胞经淋巴或血流进入脾、肝、骨髓和淋巴结等部位,原虫的增殖引起巨噬细胞的大量破坏和极度增生,导致这些器官产生一系列病变。患者如被白蛉刺叮吸血,无鞭毛体又可被吸入蛉胃变成前鞭毛体并进行增殖,重复在白蛉体内的生活过程(图 15-1-2)。

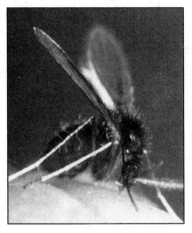
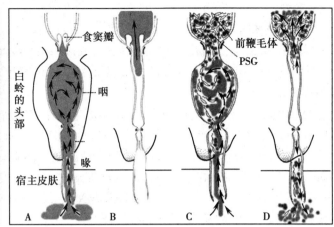

图 15-1-2　白蛉吸血回流模式导致利什曼原虫向宿主的传播

左图为白蛉;右图 A、B:未感染的白蛉的吸血模式;C、D:感染利什曼原虫的白蛉,在白蛉前中肠寄生和繁殖的利什曼原虫的前鞭毛体分泌胶会阻碍吸入的血进入咽和中肠,造成吸血回流,部分血液回注宿主引起感染

**（二）流行病学**

1. VL 在非洲的流行区域及流行概况　内脏利什曼病在非洲的流行,至少已有百余年的历史。目前有 25 个国家证实有本病存在,这些国家的地理位置大都在赤道线以北的地带。其中尚有不少国家对本病的流行状况和流行因素尚欠明了,今暂按疫情的轻重,把有 VL 分布的非洲国家划归为 3 种状况:VL 呈流行状态的国家;VL 呈现散在发生的国家;曾出现过 VL 单个病例,但此后即不复再现,且患者的感染地点尚不明了的国家。

（1）VL 呈流行状态的国家

1）阿尔及利亚:早在 1910 年和 1911 年即在该国的北方先后发现了 VL 和 CVL 的存在。此后以历年报道的病例为依据,对 VL 的地理分布有了进一步的了解。本病多发生在大卡比利亚（Great Kabylia）和阿尔及尔（Algiers）,卜利达（Blida）,美狄亚（Medea）特莱姆森,（Tlemcen）,Tizi-Quzou 和贝贾亚（Bejaia）以及南方的霍加尔（Hoggar）等地,其中尤以大卡比利亚的病例比较集中。患者多为 6 个月至 4 岁的儿童,占 84%。20 世纪 90 年代以来,全国的年发病人数在 200~250 例,CVL 多见。在大卡比利亚曾检查家犬 385 头,感染率达 11.4%,为 VL 的主要传染源。已确认的传播媒介为能兼吸人和犬血的恶毒白蛉（*Ph. perniciosus*）。

2）南、北苏丹:最先发现有 VL 存在的地方是上尼罗州（upper Nile）,流行区的地理景观特征为有 Acacia balanites 灌木林和具有深度裂隙的黑黏土地带,裂隙为媒介白蛉提供了理想的栖息场所。病例数量不多。在 1955 年该州首次出现 VL 暴发,此后又在青尼罗州（Blue）和白尼罗州（White Nile）出现了 VL 的暴发流行。疫区主要在南部的马拉卡勒（Malakal）至东北部的卡萨拉（Kassala）;之后,又在北部的法希尔（El-Fasher）和努胡德（El-Nahud）以及南部的卡布埃塔（Kapoeta）也出现 VL 暴发。自 1971 年以来,每年报道 VL 3 000~5 000 例,但实际的患者数可能更多,儿童患者的死亡率高达 75%。危险人群估计有 10 万人。1989 年曾对在南苏丹的 Nuer 族群中进行 VL 的血清流行病学调查,阳性率达 18.2%,估计当地 35 万人口中已有数万人死于 VL。迄今,苏丹仍被列为世界上 VL 三大流行区之一。至 2009 年,又在从达尔夫尔（Darfur）赴加达里夫州（Gedaref）定居的人群中出现了 VL 暴发。

苏丹是人源型 VL 流行区,以东方白蛉(*Ph. orientalis*)为传播媒介。有 3 种啮齿动物(*Arvicanthis niloticus*,*Acomys albigena*,*Rattus rattus*)、两种食肉类动物(*Genetta genetta*,*Felis serval*)以及豺的内脏曾查见有利什曼原虫的感染。但野生动物在当地 VL 流行病学上的地位仍待研究。

3) 埃塞俄比亚:根据亚的斯亚贝巴病原生物学研究所的资料表明,埃塞俄比亚的 7 个政区有 VL 的存在。20 世纪 90 年代曾对该国南部沿 Segen 和 Woito 河谷地带进行了长达一年的调查,当地 VL 的发病率为 60/万,流行情况颇为严重。另在与苏丹接壤的莫特马(Metema)、胡马拉(Humer)以及孔索(Konso)等地也有当地发生的 VL 患者。2005 年在 Libo Kemken 也曾有 VL 的暴发流行。VL/HIV 合并感染的病例颇为多见。传播媒介有马丁白蛉(*Ph. martini*)和西莉白蛉(*Ph. celiae*)两种。

4) 乌干达:1946 年报道 1 例,至 1977 年共报道 9 例 VL,其中 6 例发生在该国的东北部,另 3 例发生在与苏丹卡波埃塔(Kapoeta)比邻的一些地方。在卡拉莫贾(Karamoja)曾出现 VL 流行,对当地的一个村庄(Amudat)1 498 人进行体检,脾大者占 39%,血清学检查则有 73% 呈阳性反应,对 45 人进行脾穿刺涂片镜检,16 人查见利什曼原虫;1969—1970 年又报道了一些 VL 病例。

5) 肯尼亚:VL 的传入途径可能是由参加第二次世界大战的士兵从埃塞俄比亚获得感染后带回本国的。本病在肯尼亚人口稠密的东部首先出现,而后在西部人口稀少的地带该病也有发生。1980 年以来,患者人数增多,并成为阻碍肯尼亚农村经济发展的重要因素。疫区分散,常呈暴发流行,患者的死亡率高。历史上记载的重要疫区有基图伊(Kitui),马查可斯(Machakos),West Poke,马辛加(Masinga),梅鲁(Heru)和巴林戈(Baringo)等地,每次暴发,患者可达数百至数千例,2007 年又在该国东北部的瓦吉尔(Wajir)出现了 VL 的暴发流行。CVL 罕见。传播途径主要是 VL 患者—白蛉—健康人。马丁白蛉(*Ph. martini*)为主要媒介,西莉白蛉(*Ph. celiae*)可能也参与传播。

(2) VL 呈现散发状态的国家

1) 埃及:早在 1904 年即有少量 VL 病例的报道,其中有的是从国外输入,有的可能是在国内获得感染。1982 年在亚历山大港以西 25km 的 El Agamy 发现 54 例 VL,均为儿童,并且查见了 CVL。从患者和病犬体内分离出来的原虫经鉴定都是婴儿利什曼原虫,无疑都在本地获得感染。1989 年在该疫区对 79 只收养的流浪犬做血清学检查,阳性率达 7%。传播媒介为兰氏白蛉(*Ph. Langeroni*)。在伊斯梅里亚(Ismailiya)的家鼠(*R. norvegicus*)脾涂片上曾查见利什曼原虫无鞭毛体,虫种尚待鉴定。

2) 摩洛哥:1922 年在梅克纳斯(Meknes)发现第一例 VL,至 1978 年共报道 61 例,散在分布。但在 1980—1984 年共报道 216 例,发病人数较以前有了明显增多。VL 在北方的分布区域主要在纳杜尔(Nador)、胡塞马(Al-Hoceima)和提塔万(Tetouan),在中部则为 Atlas 山区,非斯(Fes)和梅克纳斯(Meknes)。在中部和南部曾查见 CVL。媒介极可能是阿氏白蛉(*Ph. ariasi*)和长矛白蛉(*Ph. longicuspis*)。

3) 突尼斯:1904 年和 1908 年依次确诊了第一例 VL 和 CVL,VL 流行区主要发生在该国的沿海和中部,其中凯鲁万(Kairouan)为该病的主要流行区,年发病率可达 11.5/10 万。患者主要是 1~5 岁的儿童,占 80%。20 世纪 90 年代以来,全国 VL 的年发病人数约在百例左右,病死率为 5%~8%。CVL 多见,历次调查的感染率波动在 1.6%~5.5%,病犬为 VL 的主要传染源。传播媒介为恶毒白蛉。

4）利比亚:1910 年在的黎波里(Tripoli)和昔兰尼加(Cirenaica)有散在的 VL 病例。1980 年在的里波里塔尼亚(Tripolitania)检查家犬 638 头,利什曼原虫的感染率为 1.6%,在昔兰尼加则为 1.7%。另在班加西(Benghazi)也有散在的 VL 病例。20 世纪 90 年代在南方的一个医院内诊断了 21 个 VL,患者来自该国南部的农垦区,可能存在 VL 的野生动物宿主。媒介不明。

5）尼日尔:1981—1987 年在与阿尔及利亚毗邻的 Air 山区报道 9 例 VL,患者年龄为 1.5~17 岁,居家相近,推测传播是由患者-白蛉-健康人。1987 年又在该国东南部的津德尔(Zinder)以病原检查确诊一例。

6）乍得:乍得 VL 的流行率较东非其他国家为低。1966—1973 年在恩贾梅纳(N'Dja-mena)中心医院收治 64 例,又在该地查见 2 例 CVL;另在一个流行区内查见 6 例鼻咽利什曼病。近况不明。

7）中非共和国:第一个病例于 1949 年报道。随后又确诊一例,可能在班吉(Bangui)获得感染。1969 年以来又有 3 例报道,其中一例的病原体确认为婴儿利什曼原虫。

8）塞内加尔:尚未证实有当地获得感染的 VL 患者。但在家犬及流浪犬中,CVL 颇为常见,尤其是在西部地带,病犬很多,然而人群中却无 VL 发生。从病犬体内分离出来的利什曼原虫为婴儿利什曼原虫,犬作为动物宿主。食肉动物狐(Vulpes pallid)可作为野生动物宿主。传播媒介不明。

9）索马里:该国南部的谢贝里河(WebeShebelle)和朱巴河(Juba)盆地内查见有 VL 患者。1980 年在摩加迪沙(Mogardishu)的 3 个村庄作实地调查,发现有脾大及 IFA 呈阳性反应者。在当地的住院患者中,有 8 例 VL 患者。

10）吉布提:1971 年报道 2 例儿童患者,1978 年又报道 5 例,其中 3 例确认为在国内获得感染。

（3）曾出现过 VL 单个病例,但此后不复再现,且患者的感染地点尚不明了的国家。

这些国家包括冈比亚、布基纳法索、多哥、喀麦隆、扎伊尔、坦桑尼亚、赞比亚、安哥拉和马拉维等。

2. CVL 在 VL 流行病学上的重要性　许多有 VL 流行的国家都能查见 CVL 的存在,在 VL 疫区内病犬与 VL 患者发生在同一户内者亦不鲜见。犬的利什曼原虫感染率高于人群 VL 的发病率,表明病犬体内的原虫是人 VL 的主要感染来源,犬是 VL 的保虫宿主。此外,从病犬和 VL 患者体内分离出来的利什曼原虫也都是婴儿利什曼原虫,两者的传播媒介一般也是同一种白蛉。因此,在 VL 的防治工作中,必须重视病犬这一环节。

病犬在早期时,从外观上来看,没有明显的症状,但在肝、脾、骨髓等内脏的巨噬细胞内含有利什曼原虫。随着病程的延长,原虫在内脏不断繁殖,并且继发皮肤症状,表现为在犬的体表可见犬毛失去光泽或发生脱毛,在脱毛的皮肤表面因皮脂外溢而出现糠秕样的鳞屑。皮肤损害多见于头部,以耳、鼻、脸面和眼睛周围最为明显,但在体表其他部位如背部、四肢和尾部也可出现。有的病犬在皮肤上可发生溃疡,在溃疡周围和皮肤结节内都含有大量利什曼原虫,白蛉在吸取犬血时极易获得感染。在病程晚期,病犬的一般情况明显变差,可出现食欲不振、消瘦、精神萎靡,犬爪显得长而弯曲,有的病犬声音嘶哑,吠叫困难,最后不免死亡。因病死亡的犬,在口腔、鼻、咽、喉和消化道的黏膜以及心、肺、肾等器官内都可查见利什曼原虫的异位寄生。

病犬的诊断可用髂骨穿刺法或从皮损处吸取组织液制成涂片后染色镜检利什曼原虫确诊,也可以先使用 rk39 免疫层析试条检测犬的外周血液进行筛查,若 rk39 试条呈阳性反应,再进一步作病原检查确诊。

用五价葡萄糖酸锑钠、两性霉素 B 或戊烷脒来治疗犬内脏利什曼病难以奏效。虽使用较大剂量仍不免复发。

### (三) VL 的发病机制及病理改变

感染前鞭毛体的白蛉叮咬健康人后,进入人体的前鞭毛体被巨噬细胞吞噬变成无鞭毛体,利什曼原虫进入巨噬细胞是一种被动吞噬过程。吞噬过程包括连续进行的两个步骤,即识别吸附和内化,首先原虫以顶端吸附在巨噬细胞表面,这一过程由配体—受体介导。利什曼原虫的主要表面糖蛋白分子 gp63 和脂磷酸聚糖(LPG)等表面分子作为配体,直接或通过补体成分间接与巨噬细胞表面补体受体 CR1、CR3、CR4、纤维蛋白受体或甘露糖受体等结合,使利什曼原虫吸附到巨噬细胞表面,随后巨噬细胞通过伪足包裹原虫形成吞噬小体,吞噬小体与溶酶体融合形成吞噬溶酶体,在吞噬溶酶体内,前鞭毛体转化为无鞭毛体。无鞭毛体大量增殖导致被寄生的细胞破裂,无鞭毛体被释放出来,再进入附近未感染的巨噬细胞。细胞内原虫可循淋巴或血流被带到脾、肝、骨髓和淋巴结等部位,并主要在这些器官的巨噬细胞内增殖,如此循环反复,导致巨噬细胞大量破坏和极度增生,使被利什曼原虫寄生的器官发生一系列病变。

脾脏因网状细胞和浆细胞的增多引起阻塞性充血,致使脾脏极度肿大,晚期患者的脾脏因纤维的增加而变硬。在脾索、窦道、淋巴滤泡、脾小梁和血管外膜的巨噬细胞内含大量利什曼原虫。浆细胞亦显著增加。在幼儿病例的脾脏内,往往出现许多中性髓细胞,这是骨外骨髓化的一种表现。淋巴滤泡数量锐减,中央动脉周围淋巴鞘依赖区的小淋巴细胞几近消失,以致造成患者的免疫功能紊乱。肝脏呈轻度或中度肿大,在库弗欣细胞和游离于窦道中的内皮细胞充满原虫,因细胞肿大窦道常被阻塞。在汇管区的结缔组织内,浸润着许多含利什曼原虫的巨噬细胞,且有不少的浆细胞和淋巴细胞杂于其间。肝脏血流不畅,可使肝细胞受损而引发脂肪性病变。骨髓组织极度增生,巨噬细胞内充满原虫,浆细胞大量增加,骨髓象显示中性多形核细胞和嗜酸性粒细胞均大为减少,单核巨细胞减少,而各期红细胞均有增加,巨核细胞少于正常值,淋巴细胞和单核细胞值则大致正常。淋巴结呈轻度肿大,在皮质、髓质和窦道内可见不少含原虫的巨噬细胞,浆细胞亦大量增加。VL 患者经治疗后,周围淋巴结内的利什曼原虫消失很慢,成为 VL 复发的重要原因。此外,在皮下组织的汗腺和毛细血管周围的吞噬细胞内也含有原虫,是白蛉吸血时获得利什曼原虫感染的重要来源。

此外,在肺组织的肺泡壁内以及细支气管和血管四周的结缔组织内可查见含虫的吞噬细胞。肾脏内含虫的吞噬细胞可将肾小球的毛细血管栓塞,甚至使毛细血管破裂而使红细胞渗出。

杜氏利什曼原虫和婴儿利什曼原虫的感染在人体内常引起强烈的免疫反应,主要表现为免疫球蛋白的大量增加,其中尤以 IgG 最为显著,但所产生的抗体无保护性免疫作用。VL 患者除极少数可以自愈外,一般都必须通过锑剂等特效药物的治疗,才能清除体内的利什曼原虫而获得痊愈。患者的 B 淋巴细胞很活跃,而 T 淋巴细胞不仅数量减少,且功能受到抑制,因而使利什曼素皮内试验常呈阴性反应,显示细胞免疫有缺陷。但 VL 患者在治疗后,T 淋巴细胞的功能可以很快恢复。根据在印度的观察,利什曼素皮内试验在患者治愈后 8 个月左右,大都(86.6%)可转化为阳性反应。从而获得抗再度感染的免疫力。

（四）临床表现

1. 潜伏期　早在 1935 年,中国学者李宗恩等曾在北平诊断 2 例 VL,分别为出生 4 个月和 6 个月的婴儿,故其潜伏期当在 4 个月之内。何观清等(1948)在甘肃省等地对 ≤1 岁的89 个婴儿 VL 患者作了分析,发现其发病季节"始见于秋(9~11 月),盛行于冬(12 月~次年1~2 月),见减于春(3~5 月),绝迹于夏(6~8 月)"。夏季是当地白蛉成虫活动的主要季节,也是 VL 的传播季节。由此推测,内脏利什曼病的潜伏期大致在 4~6 个月,但潜伏期的长短受到患者的免疫力、营养状况及感染原虫数量的多寡等因素的影响,可延长或缩短。

2. 临床症状(图 15-1-3)

（1）发热:发热是黑热病患者最主要的症状。热型颇不规则,升降无定,有时连续,有时呈间歇或弛张。在疾病早期,有时在 1 日内热型可有 2 次的升降,称双峰热。患者在上午的体温往往正常,至下午或夜晚始见上升。患者常伴有倦怠、恶寒和头痛等症状,夜间大都有盗汗。当体温上升到 39℃ 以上时,患者有恶寒和头痛,但不发生神昏谵语。发热经常数周后可能减退,体温完全正常,其他症状亦随之好转,但隔数日或数周,体温又复上升。随着病程的进展,发热时间逐渐延长,有时可持续数月仍不减退。

（2）脾大:脾大是 VL 的主要体征。一般在初次发热半个月即可触及,2~3 个月后脾脏的下端可能到达脐与肋下缘之间的部位,半年后往往超过脐部,如脾脏很大,下缘能达耻骨上方,两侧及髂骨,使腹部极度膨隆。脾脏的坚度在疾病早期都很柔软,晚期则比较硬。根据国内外的报道,在流行区内遇见的 VL 患者中,脾肿大小以 5~10cm 的居多数。脾脏的表

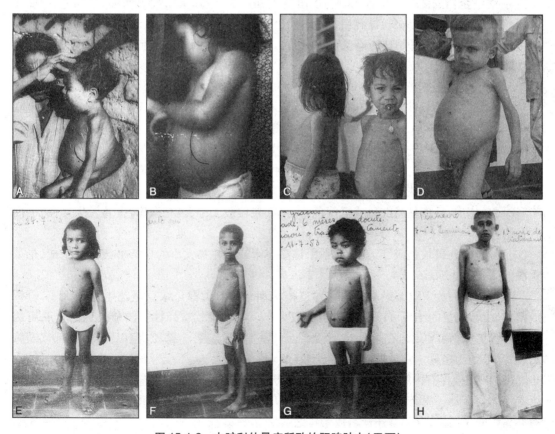

图 15-1-3　内脏利什曼病所致的肝脾肿大(巴西)

面一般都很平滑,脾肿呈触痛的患者很少。在疾病过程中或治疗期间,患者可能突然发生腹痛,首先是弥散性的,随即局限于脾脏部位,数天后消失,这是由于脾脏内发生梗死所致。

(3) 肝大:VL 患者的肝脏多数肿大,但不及脾肿明显,腹部触诊不一定能够打出,能触及的仅占 VL 患者的半数。肝大的出现常较脾大为晚,肿大的程度亦不如脾大,很少有超过右肋下 6cm。

(4) 消化系统症状:患者常有口腔炎,齿龈往往腐烂,极易出血,食欲减退,常常有消化不良及食后胃部饱胀等症状,有时可有恶心、呕吐及腹泻。

(5) 循环系统症状:患者脉搏大都增速,每分钟在 100 次以上,血压则较常人为低,患者可因肝脏受损而致水肿,由于血小板的减少,患者常发生鼻出血和齿龈出血。

(6) 其他症状:患者的颈、腹股沟等部位的淋巴结可呈轻度肿大。妇女患者月经闭止,生育受到影响。

3. 血象的变化　患者因脾功能亢进,致使红白细胞和血小板减少。白细胞的减少可随疾病的进展而日益显著,其总数大都降至(5 000/μl)以下,有的病例仅 1 000/μl,其中主要是中性多形核细胞的减少,大单核细胞大致正常,嗜碱性粒细胞亦减少,淋巴细胞的比例相对增高,但其绝对数减少。红细胞数一般降至(400 万/μl)以下,多数在 200 万~400 万/μl之间,血红蛋白降低,大都在 6~10g/dl,血小板计数大致在(10 000/μl)以下,因此有出血倾向,出血时间及凝血时间都呈延长。血沉增速,用韦氏法测定,一小时平均值常在 80mm以上。

4. 血清蛋白的变化　患者血清总蛋白量大都正常,但球蛋白大量增加,平均达 5.0g/dl白蛋白减少,平均为 2.9g%,导致白、球蛋白比例发生倒置,大致为 1:1.7,恰与正常人相反。白蛋白的减少主要是肝脏功能遭受损害所致。病程长的病例因肝细胞受损的加剧而导致各种功能试验均呈阳性反应。

5. 内脏利什曼病的两种特殊类型

(1) 黑热病后皮肤利什曼病(post kala-azar dermal leishmaniasis,PKDL):该病在印度和苏丹颇为多见,常于 VL 经锑剂治疗内脏感染消失之后的 2~10 年内发生,也有的皮肤损害发生在 VL 的病程中,与内脏感染并存,另有少数患者无 VL 史而发生皮肤损害。PKDL 患者以男性青壮年居多。皮肤损害主要有下列 4 种类型(图 15-1-4)。

1) 褪色斑型:皮肤部位的皮肤色素变淡,颇似汗斑,大小不一,偶可融合成片。

2) 丘疹型:丘疹呈淡红色或橙黄色,大都如粟粒般大小,多有瘙痒,主要发生在面部、两臂及胸背部。

3) 斑块型:斑块色淡红,其表面系由许多小米或粟粒样大小的丘疹密集排列组成,形如粗糙的橘皮。

4) 结节型:为 PKDL 最常见的一种皮损类型。结节大都自绿豆至花生米般大小,分散或密集,少数病例的结节可以融合至胡桃般大小。触之柔软有弹性。结节表面的皮肤可因毛细血管扩张而变红,既无痛觉,也不溃烂。可发生在全身各个部位,但以面部、颈部以及腋窝、肘窝等处为多见。常易被误诊为瘤型麻风。

PKDL 即使伴有内脏感染,但患者的身体状况一般均较良好,虽有肝、脾大等症状,但仍可参加体力劳动。患者的白细胞可以正常或升高,而嗜伊红细胞常增多,有的可达 15%左右。病程非常缓慢,有的可迁延达数十年之久。

(2) 淋巴结型利什曼病:该病在非洲当地人群中偶见,报道的病例多发生在白蛉成虫活

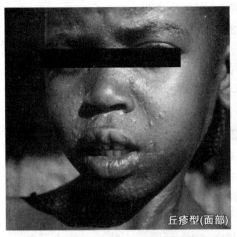
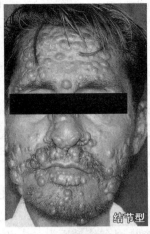
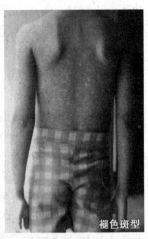

丘疹型(面部)　　　　　结节型　　　　　褐色斑型

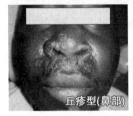
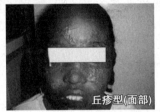
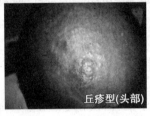
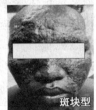

丘疹型(鼻部)　　　　丘疹型(面部)　　　　丘疹型(头部)　　　斑块型

图 15-1-4　黑热病后皮肤利什曼病的临床表现

动季节内从非流行区进入北非 VL 疫区旅游的成年人中,第二次世界大战时由美国进入非洲作战的士兵中也有发生。临床表现主要是淋巴结肿大,一般如花生米般大小,以颈部和腹股沟等部位为多见。病情轻微仅有低热和乏力,血象基本正常,嗜酸性粒细胞常增多。患者多数可以自愈。

6. 合并症/合并感染

(1) 肺炎:肺炎是黑热病常见的并发症,由溶血性链球菌、葡萄球菌、流感杆菌以及肺炎球菌感染引起。起病大都徐缓,先有支气管炎,逐渐形成肺炎。患者呼吸急促,咳嗽剧烈,常伴有暴躁、失眠、呕吐或腹泻等症状,体温在 38~40℃。肺炎是导致黑热病死亡的主要原因,应及时使用抗生素治疗。

(2) 急性粒细胞缺乏症:可发生在患者实施锑剂治疗前、治疗过程中或治疗结束后。其主要表现为患者的中性多形核白细胞突然降低,成人至 20% 以下,儿童则降至 10% 以下,并继续锐减,以至于 0 或 1%~5%,其他白细胞亦均减少,淋巴细胞的比例相对增加,单核细胞比例正常或减少。由于粒细胞的减少或消失,白细胞总数一般都显著下降,有低至 500 个/μl以下。患者大都感觉疲倦,体温升高,可达 40℃ 以上,并有寒战、喉痛或腹痛等症状。此时患者常呈极度衰竭,甚至有虚脱现象。口腔黏膜常因发炎而引起溃疡以致组织坏死。及时治疗后大都可以复原,病死率一般在 20% 左右。

(3) 利什曼原虫与 HIV 的合并感染:VL 合并感染 HIV 在近十年来正日益显现,并已成为影响全球内脏利什曼病流行态势的一个重要因素。静脉注射吸毒和性错乱是发生合并感染的主要途径。合并感染患者的年龄大都在 31~50 岁(77.3%),男性患者占 89.6%,明显较女性患者(10.4%)多。

Lynos 等对埃塞俄比亚合并感染患者的症状进行分析。患者以脾大为主(97%),其他症状依次为发热(93.0%)、咳嗽(64%)、腹泻(52%)、肝大(41%)、呕吐(28%)、出血(22.0%)和水肿(16%)等。然而,VL/HIV患者的症状较单一利什曼原虫感染所致的VL更为严重和复杂多变。患者可因利什曼原虫的异位寄生而出现其他症状,致使VL的症状变得不典型,如因原虫寄生于肺组织而发生剧烈咳嗽或出现胸膜积液;寄生在消化道组织而引起吞咽困难、吞咽疼痛或发生严重腹泻,后者往往伴有念珠菌、隐孢子虫或微孢子虫等感染;有因利什曼原虫寄生于皮下组织而发生皮下结节、弥漫性皮肤损害或皮肤黏膜损害。有的患者因原虫寄生在关节部位而致关节屈伸不利,在关节的滑液内可查见利什曼原虫。此外,患者如伴有肺孢子虫或弓形虫的机会性感染,则可引起间质性肺炎、弓形虫肺炎或脑弓形虫病。VL/HIV合并感染患者的CD4$^+$T细胞计数下降至200/$\mu$l以下者占92.0%以下,CD4与CD8的比值为0.55,与单一HIV感染者(0.94)相比有明显差异。约有半数患者的血液内检测不出VL的特异性抗体,特别是晚期患者,一般均无体液免疫应答。另有部分患者的血清内抗体水平较高,可能是因利什曼原虫的感染先于HIV所致。合并感染患者最后因机体的免疫系统崩溃和利什曼原虫在患者体内广泛寄生而并发其他疾病或发生败血症而导致死亡。

（五）诊断

1. 临床诊断

（1）流行病学史:居住和生活在VL流行区,或虽是非流行区居民,但在白蛉活动季节内曾进入流行区居住过的人员。

（2）临床表现:长期不规则发热、消瘦、脾脏呈进行性肿大,肝脏轻度或中等度肿大,白细胞计数降低、贫血或有鼻出血或齿龈出血等症状,病程一般不超过2年。对具有上述症状的患者,应考虑到VL的可能并进行必要的检查,使能及时确定诊断。

2. 病原诊断

（1）髂骨穿刺:一般在髂骨前上棘部位抽取骨髓,制成涂片,用吉姆萨或瑞氏染色后镜检,原虫的检出率约85%左右。合并HIV感染的黑热病患者,原虫的检出率可达98%。

（2）淋巴结穿刺:在肿大的淋巴结内抽取淋巴组织用涂片染色镜检。初诊患者的原虫检出率仅50%左右,合并HIV感染的VL患者,检出率可高达100%。该法也适用于淋巴结型利什曼病患者的诊断。

（3）脾脏穿刺:如在骨髓或淋巴结组织的涂片上找不到利什曼原虫而患者的症状又酷似VL者可实施脾穿刺,原虫检出率可达46%以上。

（4）皮肤组织检查:该法适用于PKDL的诊断。将皮肤结节以拇指、示指捏住固定,用灭菌手术刀切开皮肤,刮取切口两侧的组织,或用无菌注射器直接吸取皮损的组织,涂在玻片上,染色镜检。如是PKDL,一般都可查见利什曼原虫。

（5）原虫培养:把从患者的骨髓、淋巴结或皮肤损害内取得的各种组织置于NNN培养基内,在22~24℃温箱内培养,经过15天后取少许培养液于玻片上,在光学显微镜下检查有无前鞭毛体。

NNN培养基的制备(Nevy-McNeal-Nicolle medium):琼脂14g,氯化钠6g,蒸馏水900ml,盛烧瓶中加热使琼脂完全融化于水内,分装试管,每管3ml,以棉塞塞紧管口,经高压灭菌,待稍冷却后每管加入1ml去纤维兔血,均匀混合后斜置于水中冷却,待琼脂与兔血凝固在一起后,每管内加入0.5~1.0ml的洛克氏液(Lock's solution),管口换上消毒的橡皮塞,4℃冷藏备用。

3. 免疫学检测　20 世纪 70 年代发展起来的诸多免疫诊断方法,如检测抗体用的直接凝集试验(DAT)、间接荧光抗体试验(IFA)、对流免疫电泳试验(CIE)、间接红细胞凝集试验(IHA)、酶联免疫吸附试验(ELISA);检测循环抗原的单克隆抗体——抗原斑点试验(McAb-AST)和斑点 ELISA(dot-ELISA)以及 PCR 技术等方法,与 VL 病原检查的符合率达 95% ~ 100%,都具有很高的实用价值。近年来,各地均广泛使用免疫层析试条(rk39 dipstick)法来检测 VL 患者体内的特异性抗体。此法系把免疫亲和技术、印迹术和薄层层析技术三者组合的新技术。以恰氏利什曼原虫(*L. chagasi*)类驱动蛋白基因中编码 39 个氨基酸重组片段表达产物(rk39)制成免疫层析试条,用来检测针对利什曼原虫抗原 K39 的特异性抗体,具有敏感性高、特异性强的优点。从患者耳垂取血 1 ~ 2 滴于纸条的样品垫上,然后滴加缓冲液稀释,通过层析,1 ~ 2 分钟内即可出现特异性抗体与抗原相结合的条带。由美国某生物制药公司生产的 rk39 试条在中国西部 VL 流行区检测的结果表明,95% ~ 100% 的 VL 患者可呈阳性反应。最近,中国疾病预防控制中心寄生虫病预防控制所研发了检测 VL 患者血清或全血中的特异性抗体或特异性抗原的两种胶体金免疫层析试条。检测 VL 患者血样中特异抗体的胶体金免疫层析试条是以杜氏利什曼原虫前鞭毛体粗抗原作为包被抗原,其敏感性和特异性分别为 96.1%(124/129)和 95.6%(86/90)。又以杜氏利什曼原虫前鞭毛体的可溶性抗原为基础制备单克隆抗体,筛选出了能特异识别亲内脏利什曼原虫抗原的单克隆抗体对,以配对的单抗制备出了检测 VL 患者血液中循环抗原的免疫层析试条。其敏感性和特异性分别为 95.8%(204/213)和 98.7%(228/231)与美国某生物制药公司生产的 rk39 试条相比,无论是敏感性还是特异性均无显著性差异。

免疫层析试条法简便易行,已在中国西部 VL 流行区内广泛应用于 VL 的诊断,凡具有典型的 VL 体征,而试条又呈阳性反应者,即被诊断为 VL 并及时予以治疗,从而减少了因各种穿刺而给患者带来的痛苦。

**(六) 治疗**

1. 内脏利什曼病的治疗

(1) 五价葡萄糖酸锑钠:中国生产的葡萄糖酸锑钠商品名为"斯锑黑克"。每安瓿内盛葡萄糖酸锑钠水溶液 6ml,每毫升内含五价锑 100mg。国内对初治病例的治疗剂量标准和使用方法主要有以下 2 种。

1) 六日疗法:总剂量按体重计算,为 12 ~ 54ml(表 15-1-1),均分为 6 次,作静脉或肌内注射,每日一次,连续注射 6 天。经试治的 3 897 例 VL 的临床观察,用治疗可迅速奏效,注射第 6 针后除极少数外,患者的体温均可恢复正常,一般情况均见好转,表现为食欲增进,顿觉轻松舒适;同时脾脏开始缩小,在完成治疗后半个月时复查,患者肿大的脾脏平均可缩小 1/3,红、白细胞和血红蛋白都显著增加。此时做骨髓穿刺涂片检查,99% 的患者找不到利什曼原虫。因治疗无效或在治疗过程中出现并发症死亡者为 1.0%,治疗后经 2 年以上的追踪观察,治愈率为 91.6%,复发率为 7.4%。复发者再用相同剂量作第 2 次治疗,2 个疗程合并的治愈率可达 97.4%。

2) 三日疗法:使用该法治疗 265 例,总剂量为 12 ~ 48ml(参见表 15-1-1),均分 6 次注射,每日 2 次,上下午各一次,3 天完成疗程。在治疗过程中有少数患者出现发热、头痛、恶心呕吐及腹泻等反应,但都不严重,无需中止治疗。完成疗程后 10 天复查的有 261 例,骨髓涂片上找不到利什曼原虫的占 93.9%;治疗后 1 年半至 2 年复查的有 114 例,110 例确定为治愈(96.5%)。

表 15-1-1 葡萄糖酸锑钠的剂量标准

| 体重/kg | 总剂量 | | 每次剂量 | |
|---|---|---|---|---|
| | 溶液量/ml | 锑量/mg | 溶液量/ml | 锑量/mg |
| 5~10 | 12~18 | 1 200~1 800 | 2~3 | 200~300 |
| 10.1~15 | 18~24 | 1 800~2 400 | 3~4 | 300~400 |
| 15.1~20 | 24~30 | 2 400~3 000 | 4~5 | 400~500 |
| 20.1~25 | 30~36 | 3 000~3 600 | 5~6 | 500~600 |
| 25.1~30 | 36~42 | 3 600~4 200 | 6~7 | 600~700 |
| 30.1~50 | 42~48 | 4 200~4 800 | 7~8 | 700~800 |
| >50 | 48~54 | 4 800~5 400 | 8~9 | 800~900 |

上述 2 种治疗方案在消除我国东部平原地带的人源型 VL 的过程中,曾发挥了巨大的作用。

根据 1996 年国家技术监督局和中华人民共和国卫生部发布的中华人民共和国国家标准——《黑热病诊断标准及处理原则》(GB 15986—1995)的规定,五价葡萄糖酸锑钠的计量标准有所提高。对 VL 初治病例,成人总量为 120~150mg 锑/kg 体重,儿童总量则为 200~240mg 锑/kg 体重,平分 6 次,每日肌肉内或静脉注射一次,6 天为一疗程(6 日疗法)。对于复发病例,使用剂量要在 6 日疗法的基础上加大 1/3,改用 8 天疗法进行治疗。

国外生产和使用的五价葡萄糖酸锑钠制剂主要有 3 种。苯妥斯登(pentostam,sodium stibogluconate),英国生产,每毫升溶液内含五价锑 100mg。锑酸葡胺(Glucantime,meglumine antimoniate),法国与巴西联合生产,每毫升内含五价锑 85mg。葡萄糖酸锑钠(sodium antimony gluconate),印度生产,每毫升溶液内含五价锑 100mg。

我国曾在江苏和安徽使用进口的苯妥斯登治疗 VL 570 例(孙志戎,1949),使用的剂量为 1~5 岁每次注射 2ml,6~10 岁和≥11 岁者则分别为 4ml 和 6ml,每日注射一次。在注射第 4 针后 10 天作骨髓穿刺涂片检查,原虫消失率为 91.0%;其中有 172 人在停药 10 天后再注射 2 次,前后共注射 6 次,骨髓涂片上原虫消失率可达 99.0%。初步结果表明,苯妥斯登对中国的 VL 亦具有良好疗效,但未作追踪复查,远期疗效不明。

在印度的比哈尔邦,曾分别对 VL 患者使用不同剂量的苯妥斯登治疗以比较其疗效(Thakur 等,1988)。结果发现以每天每千克体重注射苯妥斯登 20mg,连续注射 40 天为一疗程[20mg 锑/(kg·d)×40d]的治疗方案最佳。在疗程完毕时,患者的骨髓涂片上找不到利什曼原虫者占 97%,即获治愈。治疗后经 6 个月的追踪观察,远期疗效则为 92%。凡低于此剂量标准治疗的各组病例,其疗效均较此为低。

按 WHO(1996)推荐的剂量标准和治疗方法,使用上述 3 种葡萄糖酸锑钠制剂治疗 VL,每次的注射锑量为每千克体重 20mg,每日注射一次,连续注射 30 天为一个疗程[20mg 锑/(kg·d)×30d],药物可作肌内注射,也可以把药物与 5% 葡萄糖生理盐水混合后作静脉滴注。如按此剂量完毕疗程,治愈率都在 90% 以上。

(2)两性霉素 B(amphotericin B):常用的剂量标准为每次每千克体重 0.5mg,每日或隔日注射一次,直至总量达每千克体重达 20mg 时为一疗程(WHO,1996)。药物与 5% 葡萄糖生理盐水注射液混合作静脉滴注,于 4~6 小时内滴注完毕。治愈率可达 90% 以上。在药物注射过程中,可出现发热、寒战或关节痛,少数患者可出现肠胃道症状,但均能耐受,并且在继续滴注过程中消失。我国曾报道使用国产两性霉素 B 治愈对葡萄糖酸锑钠不敏感的一例 VL,该患者曾注射锑剂共 14.4g 而仍无疗效而改用两性霉素 B 治疗,总量达每千克体重 17mg,完毕疗程后一年复查,未见复发。

脂质体两性霉素 B(liposomal amphotericin B)对 VL 的疗效优良。Sundar 等(1996)在印度使用该药物治疗 25 例使用锑剂治疗无效的 VL 患者,剂量为每次每千克体重注射 3mg,隔日注射一次,总量为每千克体重 15mg。治疗后 6 个月追踪观察,结果均告痊愈。同年 Davidson 等又用该药物治疗 88 例 VL,其中 13 例的用药量为每次每千克体重 4mg,共注射 6 次(第 1~5 天每日注射一次,第 10 天再注射一次),用药总量每千克体重达 24mg,这 13 例均获治愈。另 74 例患者每次每千克体重的用药量为 3mg,共注射 5~6 次,使总量达每千克体重 15~18mg,有 70 例获得治愈。未治愈者和复发病例继续用每次每千克体重 3mg 的剂量进行治疗,连续注射 10 次,使总量达每千克体重 30mg,最后均获治愈。

脂质体两性霉素 B 的配制和注射方法与两性霉素 B 相同,在治疗过程中也可出现相似的不良反应,但一般均较轻微,无需中止治疗。

(3) 灭特复星:灭特复星(miltefosine),化学名为十六磷酸胆碱(hexadecylphosphocholine)。20 世纪 90 年代经临床试用证实,该药是一种安全的、其毒副反应对多数 VL 患者是可以耐受的一种口服新药。

灭特复星以胶囊口服给药。以每日 100mg、150mg 或 200mg 3 种不同剂量分别给药,连续 28 天为一疗程的方法,各组的试治病例在治疗后 6~8 个月追踪复查,疗效没有差异。故推荐以每日 100mg 连续服用 28 天的方案对 VL 进行治疗。治愈率可达 95% 以上。为减轻药物对胃肠道的刺激,每次服药量限定为 50mg,故每日剂量为 100mg 者,应分 2 次(上、下午各一次)吞服。

WHO 利什曼病专家委员会于(2010)年综合了各地使用灭特复星治疗 VL 的经验,提出了可根据 VL 患者的体重实施不同剂量标准的治疗方案(表 15-1-2)。

表 15-1-2 灭特复星的剂量标准

| 年龄/岁 | 体重/kg | 每日剂量/mg | 给药方法 | 疗程/天 |
|---|---|---|---|---|
| 2~11 | — | 2.5mg/kg | 每日 | 28 |
| ≥12 | <25 | 50 | 每日 | 28 |
| — | 25~50 | 100 | 每日 | 28 |
| — | >50 | 150 | 每日 | 28 |

灭特复星的毒性反应主要表现为呕吐或腹泻,或两者兼有。反应一般发生在服药后半小时至 2 小时,以服药前 1~2 周内为多见。多数患者的反应较轻,无需中止治疗,少数患者因呕吐和腹泻剧烈,需要进行对症治疗或暂时停药,另有少数患者在服药过程中可发生暂时性的血清转氨酶升高或肌酐和尿素氮的升高,其中有的病例可在继续服药过程中恢复正常,但有的必需在停药后方可降至正常。此外,由于灭特复星对实验动物呈现致畸胎性,故处于育龄期妇女的 VL 患者,在服药期间和疗程结束后一个月内必需实施避孕。

(4) 戊烷脒(喷他脒,pentamidine):临用前将戊烷脒粉剂加蒸馏水配成 4% 的溶液,作肌内注射,每天注射一次,每次每千克体重 4mg,注射 15 次为一疗程,总量为 60~70mg,对

VL 的治愈率在 70% 左右。注射后局部可出现红肿或硬结,可用热敷以减轻反应,其他不良反应包括偶可出现糖尿或少量管型尿,治毕后即可消失。

对于 VL 的治疗,应以葡萄糖酸锑钠作为首选药物,但在使用锑剂治疗后,仍有少数病例治疗无效或在治疗后暂时获愈,而在半年至 2 年内复发。对于经一个疗程无效或复发的患者,可继续使用锑剂加大剂量(成人总量 160~200mg 锑/kg 体重,儿童 270~320mg 锑/kg 体重,平分 8 次,每日注射一次的 8 日疗法)进行治疗,大都仍有治愈的希望,但若经 3 个疗程治疗而仍复发者,则即使采用大剂量葡萄糖酸锑钠治疗,一般都难以治愈(可称其为"抗锑患者")。应改用两性霉素 B、戊烷脒或灭特复星等药物(计量标准同上)进行治疗。

2. PKDL 的治疗　葡萄糖酸锑钠 8 天疗法,连续 2~3 个疗程。戊烷脒疗效优良,每次每千克体重 4mg,肌内注射,总量为 60~80mg/kg 体重,一般即可治愈,如皮肤损害仍未完全消失,可再给予一个疗程。在印度和孟加拉国,曾试用灭特复星(100mg/天×28~90 天)来治疗 PKDL,患者在用药后皮肤损害可逐渐消退,但其疗效尚待进一步观察。

3. 合并症/合并感染的治疗

(1) 肺炎:并发肺炎的 VL 患者,不宜使用锑剂或戊烷脒治疗。肺炎若发生在 VL 治疗过程中,应立即停止注射,先用抗生素治疗,待肺炎症状消失后再用抗 VL 药物治疗。

(2) 急性粒细胞缺乏症:应立即使用青霉素治疗,以防止继发感染。如发生在锑剂治疗过程中,应停止注射锑剂,待症状消失后再给予抗 VL 治疗。但有时 VL 也可以引起此症,与锑剂使用无关,在此情况下,锑剂使用不但无害,而且能随 VL 的好转而促使粒细胞回升。

(3) 利什曼原虫/HIV 的合并感染:目前尚缺乏有效的方法。使用上述各种抗利什曼原虫的药物治疗,一般不能完全清除患者体内的利什曼原虫,因而不可避免复发,而且在治疗过程中可发生例如胰腺炎等严重的不良反应而被迫终止治疗。最后患者大都死亡。

我国湖北省曾收治一例利什曼原虫与 HIV 共感染的患者(Song SH 等),在使用国产五价葡萄糖酸锑钠(斯锑黑克)治疗的同时给予抗 HIV 药物。患者在半年内(2012 年 7 月至 2013 年 1 月)给予斯锑黑克 3 个疗程,锑剂的用量依次为 20.4g、10.8g 和 10.8g,合计用量为 42.0g。在第一疗程结束后一个月复查,脾肿由治疗前的肋下 7cm 缩小到 2cm,白细胞和 $CD4^+T$ 细胞计数明显升高,骨髓穿刺涂片检查即未再查见利什曼原虫,此后继续注射锑剂 2 个疗程,至 2014 年 1 月复查时,患者情况良好,脾脏未能触及,$CD4^+T$ 细胞已由治疗前的 $56/\mu l$ 上升至 $360/\mu l$,患者已能照常工作,2015 年 12 月通信联系告知,身体状况良好,仍在继续服用抗 HIV 药物,VL 未见复发。

(4) 对症治疗

1) 贫血:患者如有中等度贫血,在治疗期间应给予铁剂。严重贫血者,除给予铁剂外,可进行小量多次输血,待贫血有所好转后再用锑剂治疗。

2) 鼻出血先洗净鼻腔,寻找出血点,然后用棉花浸以 1:1 000 肾上腺素、3% 麻黄素置于出血处,或用明胶海绵覆盖在出血部位。

此外,患者在治疗期间,应卧床休息,预防感冒,给予营养丰富或高热量的食物,如鸡蛋、猪肝、豆腐等。每日口服足量的多种维生素,以利于病体的恢复。

(七) 预防与控制

1. 处理病犬　在非洲北部地中海沿岸的一些国家内,当地 CVL 的流行较为普遍,病犬是 VL 的主要保虫宿主。应在每年白蛉成虫活动季节前及时查出病犬并予以处理,以清除 VL 的主要传染源。

2. 查治 VL 患者　应在每年的白蛉活动季节之前进行一次 VL 的流行病学调查,查见患者后宜及时予以治疗,使在白蛉活动季节内没有现症 VL 患者,从而切断患者-白蛉-健康人的传播环节。

3. 灭蛉和防蛉　对在白蛉活动季节内出现的患者,要及时予以治疗,并用杀虫剂喷洒病家及其四周半径 15cm 之内的住屋和畜舍,以歼灭停留在室内或自野外侵入室内的白蛉。不露宿,提倡使用以溴氰菊酯浸泡过的蚊帐和细孔纱门纱窗,以保护人体免受白蛉的叮咬。对疫区内的家犬,可佩戴含杀虫剂的项圈或用溴氰菊酯药浴或喷淋犬体,以杀死/驱除前来刺叮犬体的白蛉。夜间在野外工作的人员,应在身体裸露部位涂抹趋避剂,用以防止白蛉叮咬。

## 二、皮肤利什曼病

皮肤利什曼病(cutaneous leishmaniasis)在东、西半球分布广泛。该病是由利什曼原虫寄生在人体皮下组织的巨噬细胞内引起的一种皮肤损害,白蛉为其传播媒介。分布在东半球的皮肤利什曼病的临床表现主要是在肢体暴露部位的皮肤上产生含有利什曼原虫的丘疹,继而发展成为溃疡。本病多数在 1 年左右自愈,但发生在面部的皮肤损害在治愈后可造成毁容,而在关节处发生的溃疡愈合后可产生伤残性瘢痕。此外非洲有的利什曼原虫也可引起弥漫性皮肤损害,难以治愈。

### (一)病原生物学

东半球的皮肤利什曼病的病原体有下列 4 种。①热带利什曼原虫(*Leishmania tropica*)原称热带利什曼原虫小型亚种(*L. tropica minor*),虫体较小,平均为(3.33±0.1)μm×(1.9±0.1)μm,在临床上引起迟发溃疡型皮肤利什曼病。②硕大利什曼原虫(*L. major*)原称热带利什曼原虫大型亚种(*L. tropica major*),虫体大,平均为(4.48±0.1)μm×(3.33±0.1)μm,在临床上引起急性坏死型皮肤利什曼病。③埃塞俄比亚利什曼原虫(*L. aethiopica*)在临床上引起埃塞俄比亚皮肤利什曼病,可发生弥漫性皮肤损害。④婴儿利什曼原虫(*L. infantum*),婴儿利什曼原虫是内脏利什曼病的病原体,但法国的研究者发现该种原虫也是地中海沿岸一些国家皮肤利什曼病的病原体。引起内脏利什曼病与引起皮肤利什曼病的婴儿利什曼原虫为不同的品系(strain)。采用同工酶电泳的方法对婴儿利什曼原虫进行分析,酶谱 LON-49(MON-1)品系可引起内脏利什曼病,另有多个品系则引起皮肤利什曼病。DNA 基因型分析也表明,趋内脏与趋皮肤的婴儿利什曼原虫之间存在差异。

### (二)流行病学

1. CL 在非洲的流行区域及流行概况

(1)摩洛哥:由硕大利什曼原虫寄生而引起的 CL 原本呈散发状态,至 1976 年呈流行态势,再后则呈暴发。以拉希迪耶(Er-Rachida)、瓦尔扎扎特(Ouarzazate)和塔塔(Tata)等地的病例居多。20 世纪 80 年代 CL 达 2 万之众,1980—1981 年仅塔塔省的患者数即有 2 295 例。已证实沙鼠(*Meriones shawi*)为 CL 的野生动物宿主。从鼠耳部皮损处查见了硕大利什曼原虫。传播媒介为静食白蛉(*Ph. papatasi*)。

由热带利什曼原虫寄生而引起的 CL 仅 1990 年在中部(Heut Atlas 以北)的数个村庄内查见,在原居民中发现患者 69 例,查见 2 头病犬。从患者、病犬和司氏白蛉(*Ph. sergenti*)体内分离出来的虫株,经鉴定都是热带利什曼原虫。

(2)阿尔及利亚:CL 在当地亦称比斯克拉疖(Biskra boil),本病的流行区东达瓦德(El

Oued),西至阿巴德莱(Abadla)。以比思卡拉(Humer)Biskra、姆拉西(M'sila)、巴特纳(Batna)和柯撒切拉拉(Ksar Chellala)为主要流行区,历史上曾出现多次暴发,每次可发生千余例患者。另在杰勒发(Djelfa)和布萨特(Bou-saada)也曾出现小范围的暴发。2009年我国赴巴特纳市务工的200余人中,有10人发生了由硕大利什曼原虫所致的CL。近年来在该国北方的麦迪亚(Medea)和布阿拉里季堡(BordiBou Arrerid)也有CL病例出现。1983年曾实施喷洒DDT以防制媒介静食白蛉,患者人数一度下降,但1986年病例数又明显增多。野生动物宿主为啮齿动物嗜沙肥鼠(*Ps. obesus*)和小亚细亚沙鼠(*M. shawi*)。

此外,在该国的VL流行区内,还同时存在由婴儿利什曼原虫引起的CL。

(3) 突尼斯:由硕大利什曼原虫所致的CL主要分布在突尼斯的中部和西南部,每年发病人数达千余例。疫源地持久存在于荒漠地带,CL的暴发与农垦计划的实施导致大量无免疫力人群进入疫源地相关。1982—1988年的患者人数为26 000例,近年来年发病人数>6 000例。媒介为静食白蛉,夏、秋为传播季节。在中部和西南部,已证实沙鼠(*Ps. obesus*、*M. shawi*和*M. libycus*)为硕大利什曼原虫的野生动物宿主。最近有报道称,从皮肤利什曼病流行区内捕获的阿尔及利亚猯内查见有硕大利什曼原虫和婴儿利什曼原虫的自然感染。猯在当地利什曼病流行病学的地位,须作进一步研究。

由热带利什曼原虫所致的CL以该国的西南部为主要分布区,疫区主要发生在宰格万(Tunis-Zaghouan)和泰塔温(Tataouine)。有人认为当地CL的病原体为基里克利什曼原虫(*L. killicki*)隶属于热带利什曼原虫种团,但尚待确认。

由婴儿利什曼原虫所致的CL散在分布在突尼斯北部。患者96%表现为在面部产生单个皮肤损害,2年左右自愈。该种原虫在NNN培养基内不易保存。

(4) 利比亚:CL在利比亚原仅散在发生,但自20世纪70年代开始呈地方性流行。患者多发现于的黎波里以西至与突尼斯接壤的广阔地带。1971年在扎维耶(Zawiyah)和盖尔杨(Gharyan)报道了241例CL,1984年又出现数百病例。据统计,1961—1987年全国报告病例共4 036例。患者的增多与民众进入新垦区发展新的居民点有关,1987—1988两年内仅Walid垦区即发生了722例CL病例。CL的野生动物宿主为沙鼠(*Ps. obesus*和*M. libycus*),从人体和鼠体内分离出来的利什曼原虫都是硕大利什曼原虫。

(5) 埃及:在尼罗河三角洲的东北和东部的一些地方,包括Sharqiya、Ismailiya、Behera、Menufiya、Daqahliya都曾有CL病例报道,但当地近年来未再出现新的病例。1982—1985年,在西奈半岛驻守的士兵中发现了113例CL。1990年,曾对在西奈逗留6个月的人群进行检查,20%(12/60人)具有由硕大利什曼原虫引起CL,并且在调查地点同时查见了感染该种利什曼原虫的静食白蛉。西奈半岛上的啮齿动物壮沙鼠(*M. crassus*)、嗜沙肥鼠(*Ps. obesus*)、金字塔小沙鼠(*Gerbillus pyramidum*)和西奈沙鼠(*M. sacramenti*),以及在El Agamy的2头犬中,查见有硕大利什曼原虫的感染。

(6) 乍得:CL多见。1968年报道121例,1975年和1976年初夏又分别报道836例和164例。在乍得的北方和南部的荒漠地带、恩贾梅纳(N'Djamena)以及乍得中南部沿沙里(Char)河两岸为本病的流行区,并在Abeche疫区查见有杜波白蛉(*Ph. duboscqi*)。

(7) 南、北苏丹:CL在苏丹曾出现3次大流行。1976—1977在阿特巴拉(Shendi Atbara)、1985年在El-Garrasa和Tuti,1986年又有一次大流行,患者达数万人,各年龄组人群均有发病者。曾从啮齿动物尼罗垄鼠(*A. niloticus*)体内查见利什曼原虫感染,媒介尚待查明。

苏丹的CL有的仅表现为黏膜损害,这种病例散在分布于中、西部和北部的荒漠地带,患者都是成人。从患者损害处分离出来的原虫,有的是杜氏利什曼原虫,有的是硕大利什曼原虫。推测其中可能混有黑热病后皮肤利什曼病(post kala-azar dermal leishmaniasis)病例。

此外,有极少数发生皮肤损害的 VL 患者系由杜氏利什曼原虫与埃塞俄比亚利什曼原虫或由杜氏利什曼原虫与硕大利什曼原虫的混合感染所致。

(8) 埃塞俄比亚:早在 1913 年即已证实该国有 CL 的流行。硕大利什曼原虫和埃塞俄比亚利什曼原虫为本病的病原体,由前一种原虫所致的 CL 主要分布在南方的奥莫(Omo)和塞根(Segen)的河谷地带,传播媒介为杜波白蛉,野生动物宿主为啮齿动物尼罗垄鼠(*A. niloticus*)。由埃塞俄比亚利什曼原虫所致的 CL 广泛分布在埃塞俄比亚高原海拔 1 500 ~ 2 700m 的地带,当地人群中的现症 CL 患者可达 3% ~ 5%,患 CL 痊愈后留有瘢痕的人占调查人数的 22% ~ 40%。传播媒介为长足白蛉(*Ph. longipes*)和贝迪福白蛉(*Ph. pedifer*),蹄兔(*Procavia habessinica* 和 *Heterohyrax brucei*)为 CL 的野生动物宿主。人类因居住在蹄兔洞附近的生境内而获得利什曼原虫的感染。

(9) 肯尼亚:由硕大利什曼原虫寄生而引起的 CL 分布在海拔 1 200m 以下的 Baringo 和锡卡(Thika)等地。多种啮齿动物(*Xerus rutilus*、*Tatera robusta*、*A. niloticus*、*Taterillus emini*、*Mastomys natalensis*、*Aethomys kaiseri*)以及长尾黑颚猴(*Cercopithecus aethiops*)查见有硕大利什曼原虫的自然感染。杜波白蛉(*Ph. duboscqi*)已确认为 CL 的传播媒介,在鼠洞内常可查见自然感染了硕大利什曼原虫的杜波白蛉。

由埃塞俄比亚利什曼原虫寄生而引起的 CL 分布在埃尔根(Elgon)山区以及非洲大裂谷高程为 1 800 ~ 1 900m 的斜坡地带。蹄兔(*Procavia johnstoni*、*Dendohyrax arboreous*)和巨鼠(*Cricetomys sp.*)为野生动物宿主,传播媒介为 *Ph. pedifer*。在疫区内耕作和放牧人员露宿在与蹄兔同一生境内是获得利什曼原虫感染的重要原因。

(10) 马里:该国的东、北、中部以及西南部的尼奥罗(Nioro)都有 CL 流行。1957—1966年报道 589 例,其中 70% 的病例(413 人)来自卡伊(Kayes)。1958—1974 年,在卡伊和 Segou对 1 649 人进行利什曼素皮内试验,阳性率为 18.6%。1973—1977 年确诊 14 例 CL,从 2 个病例皮肤内分离出来的病原体经鉴定为硕大利什曼原虫。至 2001 年又报道在西部 Tiji 山区有 CL 流行,以 1 ~ 10 岁的儿童患者居多,占患者人数的 26.2%。

(11) 塞内加尔:1933 年发现 CL 病例。以后的调查表明 CL 的分布遍及全国各地,已成为该国的一个重要的公共卫生问题。1976—1980 年曾深入调查了位于达卡尔(Daker)和捷斯(Thies)之间常有 ZCL 暴发的一个疫区,在被调查的 1 049 人中,具有皮肤损害的现症 CL患者或是体表具有圆形瘢痕者(CL 愈后形成的瘢痕)占 12.39%。患者大都是新进入垦区的无免疫力的人员。CL 的病原体为硕大利什曼原虫,杜波白蛉已被确认为传播媒介,多在鼠洞口捕获。而当地有 3 种鼠(*A. niloticus*、*Tatera gambiana* 和 *Mastomys erythroleucus*)已被确认为 CL 的野生动物宿主。杜波白蛉可将动物体内的利什曼原虫传播给人。

(12) 喀麦隆:该国北部的莫科洛(Mokolo)为 CL 重要流行区。历年报道的病例数如下:1936—1946 年 326 例,1950—1958 年为 108 例(部分病例来自该国的东部)。1974—1975 年在莫科洛又报道 68 例。媒介和动物宿主尚待查明。

(13) 布基纳法索:1960—1961 年报道 13 例,1969 年报道了一例小儿发生弥散性皮肤利什曼病。CL 疫区分布在该国的西北部和南部,东部地带也有散在病例出现,1987 年在阿里宾达(Aribinda)也确诊了 CL 病例。近年来在瓦加杜古市(Ougadougou)CL 呈暴发流行,原因尚待查明。

2. CL 呈现散在发生状态的国家

（1）冈比亚：1980—1982 年共有 9 例 CL 报道。CL 的媒介杜波白蛉在冈比亚也有其分布。

（2）尼日尔：在该国的南方、中部和西部都有 CL 散在发生。但 1984—1986 年在尼亚美（Niamey）经病原确诊的 CL 即达 58 例，患者的出现有明显的季节性，以 9～10 月为多见。1988 年又在 Boubon（靠近 Niamey）查见一例感染了硕大利什曼原虫的 CL 患者。媒介不明。

（3）中非共和国：该国的西北和西南部曾有 CL 零星病例发生。

（4）扎伊尔：1983—1988 年在该国的东南部卡塞（Kasai）和沙巴（Shaba）出现 6 例发生播散性皮肤结节的患者，在结节内查见许多利什曼原虫，虫种尚待确认。

（5）索马里：在该国的南部有散在病例，北方则报道有少数黏膜型皮肤利什曼病。虫种不明。

（6）纳米比亚：1970 年出现第一例 CL，截至 1981 年共报道 23 例，分布区域散在。从患者体内分离出来的原虫与热带利什曼原虫相似；蹄兔洞内白蛉（*Ph. rossi*）自然感染的前鞭毛体与热带利什曼原虫相似，而与蹄兔体内寄生的埃塞俄比亚利什曼原虫迥异。

3. 曾出现过 CL 单个病例，但此后不复再现，且患者的感染地点尚不明瞭的国家。这些国家包括毛里塔尼亚、几内亚、几内亚比绍、乌干达、马拉维、多哥、南非等。

（三）发病机制与病理

热带利什曼原虫、硕大利什曼原虫以及婴儿利什曼原虫（趋皮肤的品系）侵入人体后，皮肤损害的演变过程大体一致，但在组织反应的程度上有差异，其中以硕大利什曼原虫引起的反应最为剧烈。

当感染利什曼原虫的媒介白蛉叮人吸血时，白蛉消化道内的前鞭毛体即进入人体，并被皮下组织内的巨噬细胞和小血管内的单核细胞所吞噬，变成无鞭毛体。无鞭毛体在巨噬细胞内不断繁殖而使细胞破裂，释放出来的原虫又被附近的巨噬细胞吞噬，如此反复不已，引起病变。感染白蛉叮人不久，皮下组织内的肥大细胞即释放出组织胺与炎性细胞趋化因子，使局部皮肤真皮层的血管扩张，发生充血和水肿，形成皮肤丘疹。含虫的巨噬细胞周围有以中性粒细胞为主的炎性细胞浸润，其中尚含有少数嗜酸性粒细胞和淋巴细胞，胶原纤维有不同程度的破坏。随着病程的进展，丘疹逐渐增大，形成结节，结节部位的皮肤变薄，并由于毛细血管内膜肿胀或增厚，致使管腔变窄，皮肤即因供血不足而发生坏死、脱落，形成溃疡（溃疡性结节）。残留于溃疡面的坏死物中含有崩解的利什曼原虫和宿主的细胞碎屑，溃疡边缘的真皮层则呈充血和水肿，并有肉芽组织形成，浸润区内主要是淋巴细胞和浆细胞，中性粒细胞和嗜酸性粒细胞则较为少见，胶原纤维和网状纤维几近消失，在浸润区可以查见含虫数量不多的巨噬细胞。当皮损部位由异物巨细胞、成纤维细胞、上皮样细胞组成的结核样结节形成后，病灶内含虫的巨噬细胞即大量减少，而胶原纤维和网状纤维却明显增加，并向原先坏死组织部位伸展。最后，皮肤溃疡的缺失部分可被不断增生的纤维结缔组织所取代，直到瘢痕组织的形成。在有些患者瘢痕组织内，仍可查见零星的利什曼原虫，可能成为皮肤利什曼病的复发病灶。

由埃塞俄比亚利什曼原虫引起的单个皮肤损害的组织学变化与上述 3 种原虫引起的相似。弥漫性皮肤利什曼病的皮肤组织内有大量含虫和泡沫的巨噬细胞（"泡沫细胞"）和浆细胞，淋巴细胞罕见，无坏死或溃疡形成。患者缺乏细胞介导的超敏反应，故利什曼素皮内试验呈阴性反应，显示患者 T 细胞的功能受到抑制，直至治疗病变消失后，皮试才呈阳性反应。

**(四) 临床表现**

由热带利什曼原虫所致的迟发溃疡型皮肤利什曼病又称甲型皮肤利什曼病、干型皮肤利什曼病(从创口流出的脓液少)或城镇型皮肤利什曼病(主要流行于城市的郊区以及小城镇)。该病的潜伏期大致为 2~8 个月,但也有长达 18 个月的。患者最初在被感染白蛉叮咬处出现直径仅数毫米大小的丘疹,通常为 1 个至数个,偶有多达 30 余个。丘疹常发生在面部和四肢,约 6 个月后才发展成无痛的溃疡。溃疡的直径通常在 1cm 以内,少数可达 1.5cm,表面覆有一些干鳞屑。有时可因少量渗出液与鳞屑相粘连而使皮损变得厚而坚实,凸出皮肤表面高达数毫米。在溃疡的肉芽组织内常可查见许多利什曼原虫,少数患者可能发生淋巴结肿大。如无继发感染,溃疡通常在 1 年以内自动愈合。发生在面部的溃疡,愈合后常形成毁容性瘢痕(图 15-1-5)。

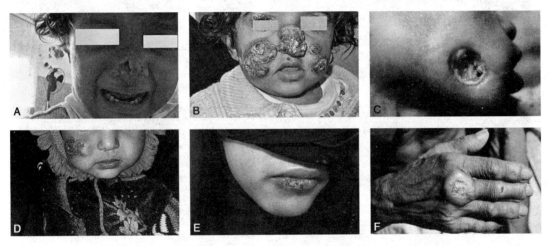

**图 15-1-5　皮肤利什曼病的临床表现(一)**

另有一部分患者在原发损害愈合后,瘢痕的周围出现新的活动性病灶,称复发型皮肤利什曼病(leishmaniasis recidivans)。这种皮损通常发生在面部,可持续数年,难以治愈。皮损组织内可见大量的淋巴细胞浸润,巨细胞多见,而上皮细胞、组织细胞和利什曼原虫都很少,镜检难以查见,故常易被误诊为狼疮,但若把皮损组织置 NNN 基内培养,则仍可查见前鞭毛体。患者利什曼素皮内试验常呈强阳性反应,且在抗原注射部位的皮肤有时可发生坏死,该型已被证实系细胞介导免疫过强所致。

由硕大利什曼原虫所致的急性坏死性溃疡型皮肤利什曼病又称乙型皮肤利什曼病、湿型皮肤利什曼病(从创口内渗出的脓液多)或乡村型皮肤利什曼病(主要流行于荒漠地带)。该病的潜伏期短,无免疫力的人群在白蛉活动季节内移居荒漠内的自然疫源地后 1~4 周(最长的为 3 个月左右)即可发病。最初在被感染白蛉叮咬处的皮肤上产生丘疹或结节,直径 0.5~2cm,呈急性炎症反应,皮肤产生充血和水肿,并迅速发展为直径达 1 至数厘米的无痛溃疡,上覆较为厚实的痂,揭去痂后,在溃疡浅部可见新生的肉芽组织,溃疡形状不一,有的如火山口,边缘锐峭;有的表浅,但溃疡面大,偶可达 9.5cm×7cm。患者的皮损数目因人而异,有的为 1 至数个,有的可多达数十个。有些研究者认为每个皮损皆由感染前鞭毛体白蛉叮咬后引起,但近来有人认为是由原发皮损内的利什曼原虫播散所致。皮损的好发部位为面部和上肢,其次为下肢,如无继发感染,溃疡在 2~8 个月内自动愈合,形成瘢痕。皮损多的患者,彼此紧挨的几个较小的溃疡可发生细菌感染,其四周的皮肤发红,呈丹毒样;患者可有局部皮肤疼痛和发热等反应,病程可迁延 1 年以上。当皮肤损害发生在肘、膝、踝关节或手腕等部位时,溃疡愈合后可形成伤残性瘢痕,使关节伸展不利,给日常生活带来诸多不便(图 15-1-6)。

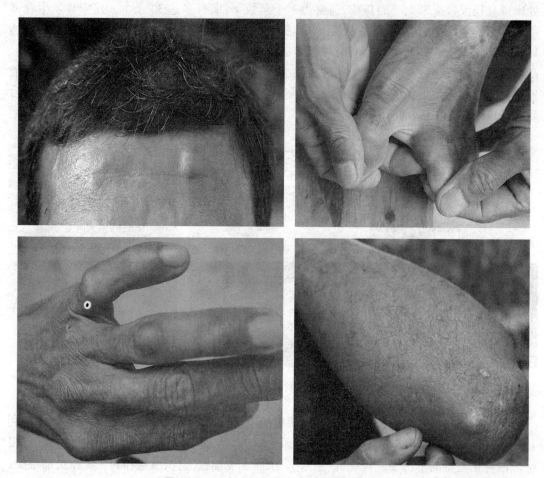

图 15-1-6　皮肤利什曼病的临床表现(二)

由埃塞俄比亚利什曼原虫所致的埃塞俄比亚皮肤利什曼病的皮肤损害呈多样性,有的患者仅为单个结节,结节表皮很薄,除非由于外伤,一般不形成溃疡。在结节及其周围的皮肤组织内含许多利什曼原虫。病程进展缓慢,持续 1~3 年自愈。另有部分患者可发生弥散性皮肤利什曼病,好发部位依次为面、臂及腿的伸侧、臀部、外生殖器等。难以自愈,而且在治疗后极易复发(图 15-1-7)。

由婴儿利什曼原虫所致的皮肤利什曼病的潜伏期因人群不同而异,根据对我国新疆克拉玛依地区患者的观察,从非流行区移居克拉玛依疫区的人,其潜伏期仅为 1~2 个月,而当地出生的人则可长达 6~10 个月。皮肤损害主要有 4 种类型:①丘疹:似绿豆或黄豆般大小,突出皮肤表面,呈淡红色,丘疹表面的皮肤纹理增粗,覆盖少量灰白色鳞屑或薄痂。②斑块:皮损呈轻度水肿,色淡红,表面覆有银灰色鳞屑或淡黄色的脂溢性鳞屑。③溃疡:可分大小两种,大者直径可达 2cm 左右,边缘锐峭,宛若火山口一般,并有痂块覆盖,溃疡口常有少量

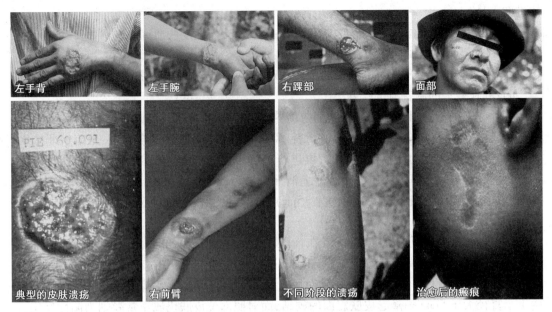

图 15-1-7　皮肤利什曼病的临床表现(三)

脓样物,溃疡周围的皮肤较为坚实、粗糙,有的患者在溃疡周围可出现含利什曼原虫的皮肤结节。小溃疡的直径在 1cm 左右,表面有覆痂,并有少量稀薄的脓样物渗出,溃疡四周皮肤有明显水肿。④结节性痒疹型:这是一种坚实、稍高出皮肤表面呈灰褐色的扁平结节,奇痒,与结节性痒疹不易区别,硬结内的原虫数量很少。除上述 4 种皮损外,尚有个别患者具有脓疮样的皮肤损害。

患者的皮损一般自丘疹或斑块开始,继而发展成溃疡,最后愈合形成瘢痕。也有一些患者自出现丘疹或斑块后,没有明显的溃疡期即逐渐形成与有痒感的扁平结节,经久不愈。对数例未经治疗的患者作纵向观察,在丘疹出现至溃疡愈合,其全过程大致为 10～14 个月;但有些患者在形成扁平结节后,历经 4 年有余仍不消失。

患者的红细胞、白细胞计数均在正常范围内,肝、脾不大,除结节性痒疹型皮损因患处奇痒经常抓破流血外,日常生活基本不受影响。

在地中海地区(包括北非),由婴儿利什曼原虫所致的 CL 的临床类型尚有脓包样、狼疮样、肉瘤样及溃疡,个别患者的皮损可发生在鼻腔和唇部的黏膜。

趋皮肤品系的婴儿利什曼原虫,其趋性也会受宿主免疫状态的影响。HIV 感染者或 AIDS 患者由于机体免疫系统被破坏,若合并感染了趋皮肤品系的婴儿利什曼原虫,则原虫可趋向内脏,使感染者发生内脏利什曼病,最终导致死亡。另在布基纳法索,Guiguemde 等 (2001)对 10 例由硕大利什曼原虫/HIV 合并感染患者的临床表现进行描述,患者都发生了弥散性皮肤损害,以创口覆有血痂的溃疡为主,也有的状如瘤型麻风,患者往往同时具有多种机会性致病因子的感染,但利什曼原虫无趋内脏的倾向,在血液白细胞层内也未查见利什曼原虫;而在南美洲,由墨西哥利什曼原虫(L. mexicana)或巴西利什曼原虫(L. braziliensis)引起的 CL,若合并感染了 HIV,则利什曼原虫可向内脏播散,患者的皮肤结节可迅速发展,形成溃疡,且可波及鼻咽和口腔黏膜,引起鼻腔阻塞和口腔溃疡。

（五）诊断

1. 居住或生活在皮肤利什曼病流行区内的居民,或在白蛉活动季节内曾在流行区内居住过的人员。

2. 在肢体暴露部位发生一个或多个丘疹、结节或无痛性皮肤溃疡。

3. 利什曼素皮内试样呈阳性反应。

具备上述 3 项指征，即可临床诊断为皮肤利什曼病，应进一步作病原检查确诊。

附：利什曼素的制备与试验方法

利什曼素的制备：将在 NNN 培养基内培养 10~12 天的含前鞭毛体的培养液倒入圆底锥形沉淀管内，以 4 000r/min 的速度离心沉淀 20~30 分钟，倾去上清液，加入无菌生理盐水，并用消毒滴管把沉积的前鞭毛体冲散，再进行离心沉淀。如此 3~4 次，使下沉的前鞭毛体内不再混有组成培养基的物质为止。待上清液倾去后，用 0.1‰ 的硫柳汞生理盐水稀释，使成 $10^7$/ml 前鞭毛体悬液（其含氮量约为 35μg），分装并密封在疫苗瓶内，4℃ 保存，保存期一般为 1 年。

试验方法和阳性反应标准：受试者在前臂屈侧先盖上直径 5mm 的圆印，再进行皮肤消毒，用结核菌素注射器将利什曼素注满印痕范围的皮内，另在距注射利什曼素 5cm 处，用同量的 0.1‰ 的硫柳汞液作皮内注射作为对照。48~72 小时观察结果，若注射利什曼素部位产生 1 个直径大于 5mm 稍隆起皮肤表面的硬结，而对照部位皮肤仍属正常者则为阳性反应。

4. 病原检查

（1）皮肤穿刺检查：先将丘疹、结节或溃疡边缘的皮肤消毒，以干燥无菌的针头接以 1~2ml 注射器后刺入丘疹、结节或溃疡边缘的皮下，抽取组织液，制成涂片，干燥后用瑞氏或吉姆萨染液染色，在光学显微镜下（油镜）检查利什曼原虫无鞭毛体；也可把抽取的组织液注入 NNN 培养基内培养 15~20 天后检查前鞭毛体。镜下查见原虫者，即为确诊病例。

（2）实验动物接种：由婴儿利什曼原虫趋皮肤品系引起的 CL，原虫在 NNN 培养基内难以生长，在皮损组织涂片上原虫的检出率也颇低。可将患者皮损部位的组织置研磨器内充分研磨后，添加适量无菌生理盐水使成悬液，然后注入仓鼠的皮下和腹腔，经 2 个月左右剖查鼠的皮下组织和肝、脾等内脏，制成涂片染色镜检，即可查见较多的无鞭毛体。此法也可作为保存虫种之用。

**（六）治疗**

1. 早期丘疹或结节的治疗

（1）10% 黄连素液或 5% 盐酸米帕林（阿的平）作病灶内注射，每 3 日 1 次，连续 3 次。

（2）五价葡萄糖酸锑钠 1~3ml，病灶内注射，1~2 日 1 次，连续 3 次。如有必要，可继续重复进行 1~2 次。注射时浸润要充分，应使病变基部完全发白。

（3）冷冻疗法，先将棉签放于液氮内浸泡，使之饱含液氮后再把棉签紧压皮损处，如此反复 2 次，每次间隔半分钟，使冷冻处的皮肤完全变白，最后用无菌纱布覆盖患处。冷冻后 2~3 天即可结痂，2 个月时痂块脱落，皮损变平，局部呈浅褐色。最后形成瘢痕。

2. 溃疡的治疗

（1）单纯性溃疡：剥去覆痂，清洗创口后进行冷冻治疗。

（2）溃疡合并淋巴结肿大：葡萄糖酸锑钠 10~20mg 锑/(kg·d)，肌内或静脉注射，每日 1 次，连续 2~3 周。皮损局部亦可同时进行冷冻治疗。

Soto 等（1995）以外敷软膏和注射五价锑合并使用的方法来治疗皮肤利什曼病。软膏由 15% 的巴龙霉素和 5% 氯化甲基苄甲乙氧铵（methyblenzethonium chloride）组成，每天以软膏涂敷创口 2 次，连续使用 10 天，同时用葡萄糖酸锑钠作静脉或肌内注射，剂量为 20mg 锑/

(kg·d),连续注射 7 天。据称获得了良好的疗效,在试治的 20 例中,18 例获愈,追踪观察 12 个月,未见复发。

3. 复发性皮肤利什曼病的治疗　葡萄糖酸锑钠 20mg 锑/(kg·d),肌内或静脉注射,每日 1 次,连续 2~3 周。疗程完毕,如临床症状好转,可继续使用葡萄糖酸锑钠治疗,直至病变消退,并再继续注射若干天。

4. 埃塞俄比亚利什曼原虫引起的弥散性皮肤利什曼病的治疗　戊烷脒 3~4mg/kg,肌内注射,每周 1~2 次,连续 4 个月,直至病变消退且皮肤损害部位涂片镜检查不到原虫为止。该病治疗后常易复发,应使用利什曼素皮内试验来评价疗效,如病变消退,且皮试转呈阴性反应,则可认为治愈。

### (七) 预防

在白蛉活动的季节内进行室内喷洒杀虫剂消灭家栖的司氏白蛉和及时治疗患者的综合措施,是控制热带利什曼原虫引起的人源型皮肤利什曼病流行的最有效的手段。在皮肤利什曼病发病率高的村庄,应实施全村喷洒,在患者稀少的村庄内,可用杀虫剂浸泡过的蚊帐供患者使用,以减少传播。

用机耕法破坏硕大利什曼原虫的主要宿主沙鼠和媒介静食白蛉栖息的洞穴,以控制急性坏死性溃疡型皮肤利什曼病的流行,在乌兹别克斯坦等国家获得了良好的效果。应结合所在国的城镇化规划或农田的发展需要改变宿主和媒介的滋生环境。在发展规划尚未付诸实施之前,应做好个体防护,在夏、秋季进入荒漠地带工作的人员,夜间工作应在皮肤上涂抹趋避剂,以阻止白蛉叮咬。在埃塞俄比亚,一些城镇建立在山间,恰是埃塞俄比亚利什曼原虫的动物宿主——蹄兔栖居的地方,居民很容易从蹄兔处获得感染。宜捕杀控制蹄兔的数量以减少传播。

(管立人　高春花)

## 第二节　冈比亚锥虫病

冈比亚锥虫病,由布氏冈比亚锥虫(*Trypanosoma brucei gambiense*)感染引起的一种可致命的寄生虫病。布氏冈比亚锥虫隶属于动鞭毛虫纲(Zoomastigophorea),动基体目(Kineto-plastida),锥虫科(Trypanosomatidae),锥虫属(*Trypanosoma*),是布氏锥虫(*Trypanosoma bru-cei*)下的一个亚种。布氏锥虫由于主要分布于非洲地区,又叫非洲锥虫,属于动质体目,锥虫属。非洲锥虫是导致非洲锥虫病(African trypanosomiasis)的主要病原体,传播途径主要通过采采蝇叮咬。根据宿主特异性、地理分布和致病性等特点,非洲锥虫可以分为 3 个亚种:①布氏冈比亚锥虫,主要导致慢性的冈比亚嗜睡病(西非嗜睡病);②布氏罗得西亚锥虫(*Trypanosoma brucei rhodesiense*),主要导致急性的罗得西亚嗜睡病(东非嗜睡病);③布氏布氏锥虫(*Trypanosoma brucei brucei*)等,主要导致动物锥虫病(Nagana)。本节将着重介绍导致西非嗜睡病的布氏冈比亚锥虫。

### 一、病原生物学

#### (一) 形态

布氏锥虫是原虫的一种,属于单细胞真核生物,呈无色透明的柳叶形结构。经吉姆萨液或瑞特液染色后,在虫体中部可发现一个呈红色或红紫色的核(nucleus),一个点状的呈深红

619

色的动基体(线粒体)(kinetoplast)和一根游离的鞭毛(flagellum)(图 15-2-1)。动基体内含环状线粒体 DNA。随宿主体内发育阶段不同,锥虫的形态结构略有差异。

1. 人体内发育阶段　锥鞭毛体是冈比亚锥虫在人体内存在的唯一形态,以细胞外的形式分布于血液、淋巴液和脑脊液中。此阶段的锥虫,锥鞭毛体的动基体位于细胞核之后。主要以两种形态存在:细长型(slender form)和短阔型(stumpy form)(图 15-2-2)。短阔型是细长型经中间型(intermediate form)过渡而来。细长型长 25~36μm,短阔型长 14~21μm。细长型是在人体内处于活跃增殖的状态,导致虫密度增高,不能在采采蝇中继续发育。短阔型处于静止期的状态,不分裂,最终会由于衰老或者人体免疫反应作用被清除,导致虫密度下降,但是只有短阔型才能在采采蝇中继续分化发育。

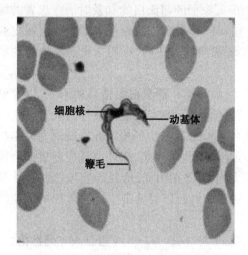

图 15-2-1　冈比亚锥虫的吉姆萨染色结果
(改自 Klassen-Fischer, M., et al. African Trypano-somiasis)

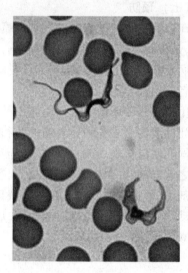

图 15-2-2　血液涂片显示的细长型和短阔型
(摘自 Klassen-Fischer, M., et al. African Trypanosomiasis)

2. 采采蝇内发育阶段

循环前期鞭毛体(procyclic form):采采蝇中肠内的发育阶段,动基体位于细胞核之后。

上鞭毛体(epimastigote):位于前胃(proventriculus)的发育阶段,动基体位于细胞核之前。

循环后期鞭毛体(metacyclic form):位于唾液腺内,具有感染性,不进行分裂繁殖,可以感染哺乳动物,动基体在细胞核之后。

(二) 生活史

冈比亚锥虫在宿主之间的传播起始于感染锥虫的采采蝇对宿主的叮咬。在叮咬过程中,具有感染性的循环后期鞭毛体(metacyclic form)随唾液进入哺乳动物体内,在血液中分化为细长型的锥鞭毛体(slender form),锥鞭毛体以二分裂的方式进行扩增,当达到一定虫密度时,细长型锥鞭毛体转化成短阔型(stumpy form),不再扩增。当采采蝇叮咬带虫宿主时,细长型和短阔型的锥鞭毛体都随血液进入采采蝇中肠中,但是只有短阔型能够在采采蝇体内存活下来,发育成循环前期鞭毛体的形式,以二分裂的方式进行扩增。循环前期鞭毛体穿过围食膜(peritrophic matrix)向前游走至前胃(proventriculus),在前胃中进一步发育成上鞭毛体阶段(epimastigote)。上鞭毛体可能继续游走到喙部,以未知的方式进入唾液腺。进入唾液腺后,上鞭毛体以非对称的二分裂方式进行繁殖,产生游离的、不可分裂的、具有感染性的循环后期鞭毛体形式(metacyclic form),在采采蝇叮咬下一宿主的过程中,随唾液分泌到宿主体内进行传播(图 15-2-3)。

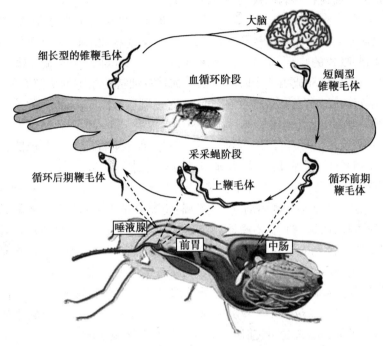

图 15-2-3　非洲锥虫生活史

## 二、流行病学

### (一) 分布与危害

非洲嗜睡病最早于 14 世纪发现,并于 20 世纪确定了其生活史。20 世纪 60 年代,此病得到了较好的控制,年发病人数低于 5 000 例,但是到了 20 世纪 80 和 90 年代,由于非洲地区战乱,政府对此疾病的忽略等因素,发病率快速升高,病例数达到 30 万例/年,引起国际社会的广泛关注。自 2000 年起,在 WHO 和多个政府和非政府组织的协作下,非洲嗜睡病得到有效控制,自 2009 年其降低至<1 万例/年,2015 年新发病例降低到 3 796 例,达到历史最低水平。根据流行程度,可将这些地区划分为 3 类:①高流行区:在过去 5 年中,每年发病率>1/1 000;②中度流行区:过去 5 年中,年发病率介于 1/10 000 和 1/1 000 之间;③低流行区:过去 5 年中,年发病率介于 1/1 000 000 和 1/10 000 之间。

布氏冈比亚锥虫导致的冈比亚嗜睡病(西非嗜睡病)主要分布于中部和西部非洲,人是其主要传染源,发病率占总嗜睡病的 98%。目前冈比亚锥虫病流行区共有约 300 个地区,全部分布于 24 个撒哈拉沙漠以南的非洲国家。2009—2013 年,刚果共和国发病人数占总发病人数的 82%,其次是中非共和国 5.5%,乍得 4%,南苏丹 3.5%,安哥拉 2% 和其余 8 国(喀麦隆、刚果、科特迪瓦、赤道几内亚、加蓬、几内亚、尼日利亚、乌干达)占 3%。据统计,目前仍有 14~24 个国家的 5 700 万人口处于冈比亚锥虫流行区,存在被感染的风险。

### (二) 流行环节

1. 传染源　冈比亚锥虫病是一种人源性的锥虫病,人是其主要传染源。由于此病潜伏期较长,早期无明显症状,此类患者往往由于缺乏及时治疗,成为传染源。

2. 传播途径　主要传播途径是人-采采蝇-人,经采采蝇叮咬,在人群之中传播是冈比亚锥虫最主要的传播方式。冈比亚锥虫也可能通过母婴、机械、输血、器官移植、性等方式进行传播,但是经此类传播途径患病的病例报道非常少。

3. 传播媒介　采采蝇(genus Glossina)是传播非洲锥虫病的主要媒介,适宜生活温度为16~38℃,相对湿度为50%~80%,体长8~17mm。与家蝇相比,采采蝇有两个明显的特征:拥有一个较长的刺吸式的喙部;静息时,双翅折叠覆盖于背部。它的发育属于完全变态发育,需要经过卵、幼虫、蛹和成虫4个阶段。采采蝇具有独特的胎生的生殖方式,一次只有一个受精卵会在子宫内发育为幼虫,幼虫在母体内通过乳腺(milk gland)吸收营养物质,经过8天左右发育成三龄幼虫后,排出体外。在体外迅速蛹化,30~40天后羽化为成虫。采采蝇一次只能产生一个后代,一生可以产生8~10个子代,因此生育能力相对较低。采采蝇的寿命一般为雨季3~5个月,旱季1~2个月,雌性寿命长于雄性。

采采蝇共有31种,目前主要的锥虫传播媒介为:G. fuscipes,G. palpalis和G. morsitnas。根据其栖息地特点可以分为3类:①palpalis 亚属:主要分布于中非和西非的靠近水源的植被中,包括森林、河边林、河岸、湖边、沼泽地、咖啡和可可的种植园等。此类采采蝇也可以适应环境的变化在城市郊区和农业区存活下来。此亚属的采采蝇传播冈比亚锥虫的有:G. p. palpalis,G. p. gambiensis,G. fuscipes,其中 G. p. palpalis 主要分布于中部非洲,从喀麦隆和刚果到裂谷地区。②morsitans 亚属:主要栖息于东部非洲的草原和灌木中,是罗得西亚锥虫的主要传播媒介,包括 G. morsitans,G. seynnertoni,G. pallidipes。③fusca 亚属:主要生活在森林中,随人类活动的增加逐渐减少,目前研究显示不是非洲锥虫病的虫媒。

雌雄采采蝇都以动物血液为唯一食物来源,因此雌雄采采蝇都是非洲锥虫的传播媒介。影响采采蝇传播锥虫能力的因素很多,其中免疫反应和共生菌之间的相互作用是决定其传播锥虫能力的主要因素。研究表明,采采蝇免疫系统中起到主要抗虫作用的是免疫缺陷路径、IMD信号途径,用RNAi的方法干扰其上游受体和下游转录因子、抗菌肽等的表达都能显著提高采采蝇对锥虫的易感性。Pais等人的研究表明,当采采蝇在无菌环境下发育时,除生殖能力完全被破坏之外,采采蝇对锥虫的易感性也显著增高,研究显示共生菌通过刺激宿主免疫系统的发育和围食膜的形成,起到间接抵御采采蝇的作用。

（三）流行因素

1. 自然因素　冈比亚锥虫的流行与分布与当地采采蝇的种群数目密切相关,而采采蝇数量又和自然条件密切相关,包括植被、气候等因素。例如,布基纳法索和马里两国雨量的减少和人口密度的增加导致采采蝇栖息地减少,采采蝇数量下降,传播冈比亚锥虫病的可能性减少。

2. 社会因素　人类活动范围的扩大在锥虫病的传播过程中起到重要作用。一方面,人口的增多使得采采蝇滋生地被占用,采采蝇数量和种群下降,面临灭绝;另一方面增加了采采蝇和人类接触的机会,增加人类感染锥虫病的风险。热带雨林区是采采蝇主要的分布区,狩猎、砍伐木材等活动可以增加采采蝇和人类之间的接触。在靠近河流的区域,如河边林、草原等,人类的活动如水体旁取水、洗衣、捕鱼、淘金等活动可以增加人类被采采蝇叮咬的机会。此外,可可、咖啡、杜果和香蕉种植园也是采采蝇适宜的栖息地,园工被锥虫感染的案例也有报道。

人群普遍对冈比亚锥虫易感,感染率在成人中较高,尤其是青年人,可能原因是他们所从事的职业和采采蝇有更多的接触机会。旅行者感染冈比亚锥虫的可能性很低,因为旅行者很少到冈比亚锥虫流行的偏远地区。

### 三、病理改变和免疫逃避机制

#### （一）病理改变

1. 下疳　患者在被采采蝇叮咬后,最初会在叮咬位置产生一个结节,称之为下疳(chancre)。对下疳的组织学检查显示,有淋巴细胞、单核细胞及少量嗜酸性粒细胞浸润,并伴有明显的皮肤水肿,坏死和成纤维细胞增殖。在某些情况下,下疳附近有轻度皮肤角质化或者溃疡。皮肤活检可以检测到锥虫。

2. 淋巴组织　淋巴结肿大是早期患者的一个主要特征。在早期阶段,淋巴结中有明显的生发中心,滤泡增生,窦组织细胞增生。在后期,淋巴结可能萎缩,纤维化,导致淋巴细胞数目减少。

3. 中枢神经系统　中枢神经系统的病变主要表现为脑部病变,而脑部病变类似于其他病毒性脑炎。主要表现为脑部轻度肿大、脑部充血,偶有瘀斑、小梗死、白质扩张、脑室空间减少和脑疝等症状。

#### （二）锥虫的免疫逃避机制

非洲锥虫是专性细胞外寄生虫,生活在宿主的血液、淋巴液和脑脊液中,在长期与哺乳动物宿主共进化的过程中,发展出了一套免疫逃避的机制。

1. VSG　VSG(variant surface glycoprotein)是覆盖于锥鞭毛体表面的厚度约为 15nm 的可变糖蛋白。在锥虫进入人体后,由于人体不能及时产生针对此种 VSG 的抗体,锥虫以二分裂的方式进行增殖,虫密度上升。在分裂过程中,有极少部分的锥虫表面的 VSG 会发生变化。当锥虫密度达到一定程度时,细长型锥鞭毛体转化为短阔型。短阔型锥虫停止分裂,处于生长静息期,由于宿主抗体的清除作用和自身衰老,虫密度下降。但是有<1% 的锥虫由于体表携带有另一种 VSG 而能够逃避免疫系统的攻击,继续以二分裂的方式增殖,如此循环,使得锥虫能够在人体内存活下来。

非洲锥虫中的 VSG 基因在血流表达站点(bloodstream expression sites,BES)中转录而成,每个锥虫有 10~40 个 BES,每个锥虫大约有 1 500 个编码 VSG 的基因,这些基因大多数是假基因,但是这些假基因可以通过各种基因重排的方式被转录出有功能的 VSG。除了高度可变的 VSG 之外,另外两种 VSG 介导的防御作用也可以使锥虫免受抗体攻击:①由于 VSG 和 VSG 所结合的 GPI 锚(glycosylphosphatidylinositol)表面结合有多种碳水化合物,可以避免补体结合到虫体细胞膜上;②当抗体结合到锥虫的 VSG 上时,锥虫可以通过内吞作用将抗体-VSG 复合物内吞到鞭毛袋(flagellar pocket)中,虫体内的溶酶体可以将抗体消化,同时 VSG 被回收至虫体表面。

2. 免疫调控　免疫抑制是非洲锥虫病的一个重要特征。研究表明宿主在感染非洲锥虫后会导致淋巴细胞的克隆增殖及激活,导致淋巴细胞的多样性减少,从而抑制 T 细胞和 B 细胞产生锥虫特异性的免疫反应。B 细胞所介导的抗体反应在清除锥虫特异性 VSG 的过程中起到非常重要的作用。研究者在老鼠模型中发现,锥虫的感染会导致脾脏中不同亚型 B 细胞凋亡,B 细胞成熟受阻,群体数量下降,从而阻碍了免疫记忆的形成。此外,宿主 VSG 特异性的 Th1 细胞在清除非洲锥虫过程中也起到重要作用,老鼠模型中的研究表明,锥虫感染可以诱导巨噬细胞产生前列腺素(prostaglandins)等抑制因子,抑制 VSG 特异性的 T 细胞扩增,从而发生免疫逃逸。

## 四、临床表现

非洲锥虫病如不及时治疗,死亡率为 100%。冈比亚锥虫疾病进程比较慢,属于慢性病,病程数月到数年,根据临床表现可以分为 3 期:

### (一) 初发反应期(下疳期)

采采蝇叮咬后在皮肤组织引发的炎症反应阶段。20%~50%的患者在被叮咬 1~2 周之后都会在叮咬位置产生下疳(chancre),最初在皮肤表面形成一个结节,继而溃烂,2~3 周后自行消失。这一期往往被忽视。

### (二) 血淋巴期

锥虫进入淋巴组织和血液后的阶段。此阶段的症状包括:发热、全身不适、全身性皮疹、肌肉疼痛、头痛、关节痛、皮肤瘙痒、短暂的脸部浮肿、淋巴结肿大、肝大等。颈后三角部淋巴结肿大(Winterbottom's sign)(图 15-2-4)是冈比亚锥虫病的一个典型特征。初发反应期和血淋巴期可合并称为早期阶段。

### (三) 脑膜炎期

锥虫跨越血脑屏障(blood-brain barrier),进入中枢神经系统。此阶段最显著的特征就是睡眠周期被破坏,也就是"嗜睡病"名称的由来。其他

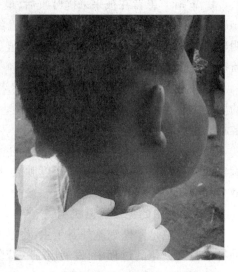

图 15-2-4　颈后三角部淋巴结肿大(Winterbottom's sign)
注:布氏冈比亚锥虫型非洲锥虫病早期阶段的特征性症状
(引自 LejonVeerle,et al,2013)

症状还包括:头痛、知觉障碍、反应迟钝、倦怠、共济失调、震颤,出现类似脑膜炎的症状,最后发展成为昏迷和死亡。脑膜炎期为晚期阶段。

## 五、诊断与鉴别诊断

### (一) 潜在感染人群的筛选

主要包括临床问诊、淋巴结触诊和血清学检测。结合患者的临床症状,以及患者是否到过或居住在嗜睡病流行区是筛查患者是否感染非洲锥虫的一个重要手段。血清学检测(card agglutination test for trypanosomiasis,CATT)主要是针对冈比亚锥虫。冈比亚锥虫会共享一个相同的可变抗原(LiTat1.3),针对这一抗原的抗体检测是目前诊断的一个重要指标。

### (二) 病原学检查

取患者血液、淋巴液、脑脊液、骨髓穿刺液或者淋巴穿刺液涂片染色镜检。

### (三) 疾病进程的检测

通过腰椎穿刺获得脑脊液,进行涂片镜检。这种方法是判断非洲锥虫是否进入晚期的直接方法。间接的方法包括测定患者脑脊液中细胞的数量和蛋白浓度,但是此法灵敏度低、特异性较差。

应与疟疾、伤寒、回归热等发热性疾病相区分,血淋巴期应与淋巴结核、淋巴瘤、传染性单核细胞增多症等发热伴淋巴结肿大的疾病相鉴别;有心肌损害等症状者应与其他疾病引

起的心肌炎相鉴别。脑膜脑炎期患者应与脑型疟、病毒性脑膜脑炎、神经梅毒和其他一些脑脊液中以单核细胞为主的脑膜脑炎相鉴别。此外,还应与 HIV 感染、利什曼病、弓形虫病相鉴别。

## 六、治疗

非洲锥虫病不同阶段,治疗药物有所不同。此类疾病的早期发现会有效提高治愈机会。目前治疗冈比亚锥虫的药物有:

### (一) 早期阶段

喷他脒,肌内注射,每天或隔天一次,每次 4mg/kg,用药 7~10 天。但副作用较大,可导致低血压、低血糖症或高血糖症,还有肌内注射处疼痛、中毒性肾损害、白细胞减少症及肝酶异常等。喷他脒的作用机制尚不清楚,在酵母等研究体系中,线粒体似乎是喷他脒的作用靶标;利什曼原虫感染的研究中,喷他脒优先聚集在线粒体,并且细胞死亡发生于线粒体损伤之后。研究表明,该药物可由细胞色素 P450 依赖的加氧酶参与的代谢系统代谢。

### (二) 晚期阶段

1. 美拉胂醇　美拉胂醇是砷的衍生物,可以穿过血脑屏障,2.2mg/kg,每天一次,10 天为一个疗程。有多种不良副作用,但是在 5%~10% 的治疗案例中会引起治疗后反应性脑病,多突然发生,先有头痛、发热、语言困难、抽搐,而后昏迷,其中一半会死亡;还有可能出现瘙痒、血小板减少、黄疸、严重腹泻、结膜炎与剥脱性皮炎、心力衰竭等副作用。与皮质甾类、维生素 $B_1$ 联合使用可以在一定程度上缓解副作用。该药品本身的致死率为 5%,所以精确判定患者的疾病阶段很重要,以确保只给晚期患者使用美拉胂醇,目前是治疗冈比亚型感染的二线药物。研究表明,当暴露于美拉胂醇时,锥虫迅速溶解。砷可以和锥虫胱甘肽相互作用,它是一种低分子量硫醇类物质,存在于锥虫中而哺乳动物细胞中不存在。但是以上这些是否构成了美拉胂醇的杀虫机制尚不可知。

2. 依氟鸟氨酸　依氟鸟氨酸毒性比美拉胂醇小,仅对布氏冈比亚锥虫有效。该药物是鸟氨酸的类似物,是一种鸟氨酸脱羧酶抑制剂。静脉注射,每次 100mg/kg,每隔 6 小时一次,连用 14 天,疗程复杂。依氟鸟氨酸对锥虫和哺乳动物细胞的鸟氨酸脱羧酶有相似的亲和性,但是布氏冈比亚锥虫鸟氨酸脱羧酶的降解和重新补充的速度比哺乳动物细胞的慢得多,这就使得依氟鸟氨酸具有抗锥虫的特性。在血浆中的平均半衰期是 3 小时,80% 的药物在 24 小时后随尿液原样排出,因此在使用时必须大剂量长时间的静脉注射。副作用主要有发热、头痛、高血压、斑疹、周围神经病变、震颤以及腹泻等胃肠道症状,这些副作用的发生率和严重程度都比美拉胂醇的低。

3. 硝呋替莫和依氟鸟氨酸联合治疗( nifurtimox-eflornithine combination therapy, NECT )口服硝呋替莫,每 8 小时一次,每次 5mg/kg,持续 10 天;每 12 小时静脉注射 200mg/kg,持续 7 天。施药过程比依氟鸟氨酸简单,减少了治疗的持续时间和输液次数,目前作为治疗冈比亚锥虫的一线药物,还可用于治疗美拉胂醇治疗效果不好的晚期患者。但对罗得西亚锥虫疗效未知。

## 七、预防与控制

目前非洲锥虫病无疫苗,对此病的预防措施主要是避免采采蝇叮咬,对此病的控制主要是对媒介采采蝇的控制。采采蝇可以穿刺透过较薄衣物进行叮咬,人们在进入采采蝇滋生区后,应注意穿着中等厚度的长衣长裤,避免被采采蝇叮咬;乘坐交通工具进入相关区域时,应关闭交通工具的窗户。由于采采蝇的生殖方式为胎生,卵和幼虫都在体内发育成熟,蛹一般生活在土壤中,因此对媒介采采蝇的控制主要集中在成虫阶段。控制方法包括喷洒杀虫药水、物理诱捕、利用一些吸引采采蝇的气体诱捕、向环境中释放不孕雄性采采蝇等。由于布氏冈比亚锥虫型非洲锥虫病患者的潜伏期为数月至数年,因此未显示睡眠病症状的患者是重要的储存宿主和传染源,因此主动发现感染病例也是一项重要的控制措施。

(王敬文)

# 第三节　罗得西亚锥虫病

　　布氏罗得西亚锥虫是非洲锥虫的一个亚属,形态和生活史都与布氏冈比亚锥虫相同。本节将着重介绍布氏罗得西亚锥虫流行病学相关的特征。

## 一、流行病学

### (一)分布与危害

　　罗得西亚锥虫主要分布于东部和南部的 60 个地区,13 个非洲国家,目前占总嗜睡病的2%。由于它是一种人畜共患病,根据保虫宿主的种类,又将这些地区分为两类:①拥有野生动物的自然保护区,包括乌干达西南部、坦桑尼亚西部和东部、肯尼亚南部等国家和地区;②家畜养殖区,例如乌干达东南部和肯尼亚西部地区。2009—2013 年,罗得西亚报道病例中乌干达占 67%,马拉维占 22%,坦桑尼亚共和国占 4%,赞比亚占 4%。目前,仍有 1 230 万的人口存在被罗得西亚锥虫感染的风险。乌干达同时存在布氏冈比亚锥虫和布氏罗得西亚锥虫。

### (二)流行环节

　　1. 传染源　罗得西亚锥虫病是一种动物源型的锥虫病,传染源主要是野生动物和家畜,人是其偶然宿主。目前已确定的野生动物宿主有:羚羊、小羚羊、长颈鹿、大羚羊、鬣狗、黑斑羚、驴羚、狮子、侏羚、小苇羚、疣猪、非洲大羚羊和斑马,其中羚羊的感染率较高。家畜中牛和猪都是其传染源。

　　2. 传播途径

　　(1)经典的传播途径

　　1)动物-采采蝇-动物:罗得西亚锥虫主要经采采蝇叮咬在动物之间传播。有些动物可以携带锥虫并存活多年,这些动物是罗得西亚锥虫传播的主要传染源。

　　2)动物-采采蝇-人:罗得西亚锥虫也可偶尔经采采蝇叮咬传播给人。

　　3)人-采采蝇-人:此类传播途径发生概率很低,只存在于流行区。

　　(2)非经典的传播途径:与冈比亚锥虫类似,当罗得西亚锥虫在人体内的虫密度达到较高水平时,也可能通过母婴、机械、输血、器官移植、性等方式进行传播,但是此类病例报道非常少。

　　3. 传播媒介　传播罗得西亚锥虫的采采蝇主要是 *morsitans* 亚属,栖息于东部非洲的草原和灌木中,包括 *G. morsitans*,*G. seynnertoni*,*G. pallidipes*。

### (三)流行因素

　　1. 自然因素　罗得西亚锥虫的传播与采采蝇的种群密度密切相关。一般在雨季时,随采采蝇种群密度增加,传染率上升。罗得西亚锥虫病例在雨季后的 1~3 个月内达到高峰。

2. 社会因素　由于动物是罗得西亚锥虫主要的传染源,所以此类锥虫的传播受到多种因素的影响。野生动物作为罗得西亚锥虫主要传染源时,自然保护区和国家公园及周边地区的感染风险较高。家畜在此类地区附近放牧增加了罗得西亚锥虫从野生动物到家畜的感染可能性,并随家畜的迁移转移到其他地区。当家畜是主要传染源时,家畜养殖人员、家畜养殖地区附近的居民以及肉类市场买卖相关人员都有较高的被感染风险。由于人类和家畜的频繁接触,很容易造成罗得西亚锥虫在人群中的暴发。此外,荒漠森林的开发,城镇化的加速和各种旅游探险活动使野生动物的活动领域逐渐减少,采采蝇与人类和家畜接触的机会增多,增加了罗得西亚锥虫从野生动物到人,或者经过家畜到人的传播可能。

罗得西亚锥虫主要感染青壮年人群,尤其是男性。这主要是因为此类人群所从事的工作,如伐木、捕鱼等和采采蝇有更多的接触机会。旅行者由于在自然保护区和国家公园活动存在被罗得西亚锥虫感染的可能性,但是感染率较低。

### 二、发病机制与病理改变

罗得西亚锥虫的病理变化和冈比亚锥虫基本相似。心脏病变在罗德西亚锥虫病患者中更加普遍,包括心包及心内膜发现瘀斑、瓣膜增厚、心内膜增厚、心脏略微肥大等。组织切片显示心脏有全心炎的病理变化,症状为伴随有淋巴细胞、巨噬细胞和浆细胞的弥漫性或局灶性浸润。随病程进展,心肌中常发现不规则纤维化。

### 三、临床表现

罗得西亚锥虫病呈急性过程,感染后 1~3 周即发病,如果不及时治疗,3~6 个月死亡。罗得西亚锥虫病的临床症状和冈比亚锥虫病类似。锥虫下疳期在罗得西亚锥虫病患者中更常见。血淋巴期的症状会在发现下疳后的几天之内暴发,但是罗得西亚锥虫常导致全身性淋巴结肿大,并伴随有肝大,有些患者在此阶段已经死亡。有些患者的血淋巴期和脑膜炎期合并出现。罗得西亚锥虫病的脑膜炎期一般在锥虫进入人体后的 3 周至 2 个月。

### 四、诊断与鉴别诊断

由于罗得西亚锥虫不存在共享的表面抗原,所以对疾病的筛查主要是通过临床症状及问诊。病原学检查和病程确定和冈比亚锥虫相同。由于患者血液中的虫体密度高于布氏冈比亚锥虫患者,薄血片和厚血片检查通常足以确诊。布氏罗得西亚锥虫患者的血红蛋白、血小板计数以及凝血试验通常也比布氏冈比亚锥虫患者变化更明显,虽然不是特异性的变化,但是可以作为辅助诊断手段。

### 五、治疗

苏拉明是目前治疗罗得西亚锥虫早期阶段的主要药物,是一种聚磺化萘基脲化合物,不能穿过血脑屏障,从 1922 年开始最先用于治疗嗜睡病。静脉注射使用,每 3~7 天注射一次,注射 5 次为一个疗程。苏拉明有很强的副作用,主要有皮疹、疲乏、贫血、高血糖、低血钙、凝血障碍、中性粒细胞减少、肾脏衰竭、过敏性休克及周围神经病变。关于该药物的作用机制有很多假设,但是均还没有得到证实,如利用其所带的 6 个负电荷和许多酶类静电结合,可以抑制很多糖酵解酶。除了糖酵解这一作用靶标,其他的代谢途径也可能是苏拉明的靶标,比如苏拉明是戊糖磷酸途径中6-磷酸葡糖酸脱氢酶的竞争因子,从而干扰戊糖磷酸途径。

美拉胂醇虽然有多种不良副作用,甚至导致3%~10%的患者由于药物副作用反应引起脑病而死亡,且在若干疾病流行区已经有耐药性病例,但是目前仍是治疗罗得西亚锥虫病的一线药物。

### 六、预防与控制

除了与布氏冈比亚锥虫相同的预防和控制采采蝇的措施之外,由于很多野生动物和家畜是布氏罗得西亚锥虫锥虫的储存宿主,还应将控制动物宿主作为重要的控制措施。

（王敬文）

# 第四节　罗阿丝虫病

罗阿丝虫病(loaiasis)是罗阿罗阿丝虫(*Loa loa*,简称罗阿丝虫)寄生于人体皮下组织或筋膜层所致的一种寄生虫病,又称游走性肿胀和结膜肉芽肿或卡拉巴丝虫性肿块(calabar swelling),临床上主要表现为游走性皮下肿块以及虫体在患者眼睑或球结膜下移行出现的症状。本病主要在非洲北纬10°至南纬5°的热带雨林地区流行,以斑虻属(*Chrysops*)吸血昆虫为传播媒介,我国从非洲回国的援外人员中屡见有罗阿丝虫感染情况,迄今已有数十例的报道。随着我国与非洲的一些国家和地区的人员交往日益增多,输入性病例不断出现。

### 一、病原学

#### （一）形态

罗阿丝虫成虫呈白色扭曲索状,头端略细,口周具1对侧乳突和2对亚中线乳突,均小而无蒂。除雌雄虫的头端和雄虫的尾端外,角皮层均具有小而圆顶状的突起,雌虫较多,排列无定型。雌虫大小为(50~70)mm×0.5mm,阴门开口于颈部,距前端约2.5mm,尾长约265μm。微丝蚴具翘膜,大小为(240~300)μm×(5~6)μm。头间隙长宽相等,尾端圆钝而略平,体核分布至尾端,尾尖处有一较大的核。雄虫大小为(30~34)mm×(0.35~0.43)mm,尾端向腹面弯曲具狭长尾翼;尾感器显著,位于亚端部;2根交合刺长度分别为123μm和88μm,形状各异。电镜显示:微丝蚴头隙里具有1对头感器,每个头感器的基部有9根纤毛,1个头感器开口于微丝蚴前端,仅1根纤毛伸至开口处,另一个头感器在到达顶端前,倾斜而开口于头端的小钩下,有3根纤毛伸到开口处;微丝蚴尾部还有一对尾感器,每个具有1根纤毛。感染期幼虫(第3期幼虫,L3)在斑虻体内大小为(2 019±144)μm×(30±2)μm,尾长平均51μm。尾端有1个显著的背端乳突和1对腹侧乳突,均圆形、柔质、具狭腔,顶端有小孔。另有1对较长而圆筒形的亚端乳突。

#### （二）生活史

罗阿丝虫成虫主要寄生在人体的皮下组织,包括背、胸、腋、腹股沟、阴茎、头皮及眼等处,能够在皮下及深部结缔组织内自由移动,形成游走性皮下肿块,并可到达眼部,常周期性地在眼结膜下爬动,成虫通过眼球前部或鼻梁时,可引起急性结膜炎;侵入男性泌尿生殖系统,可引起乳糜尿、阴囊象皮肿等表现,甚至引起男性不育症。

成虫亦可寄生于淋巴结内,偶可侵入内脏。雌虫在移行过程间歇性地产出微丝蚴,微丝蚴在外周血中呈昼现周期性,在感染者尿液、痰液和阴道分泌物,甚至在脑脊液中均发现过罗阿丝虫微丝蚴。血液中的微丝蚴可被中间宿主斑虻在白天吸血时吸入体内,微丝蚴在斑虻的中肠脱鞘,穿过胃壁进入胸肌,在胸肌内约需 10 天发育为感染期幼虫,移行至斑虻口器,在该处的感染能力可持续 1 周。当斑虻再次吸血时,感染期幼虫自其口器逸出,经皮肤伤口侵入人体,在皮下组织约经 1 年发育为成虫,亦有报道称感染后经 9 年和 16 年潜伏期才出现临床症状。成虫在人体内可存活 15~17 年,甚至有存活超过 17 年的报道。研究表明,多种灵长类可作为罗阿丝虫的终宿主。猿类自然感染的成虫比寄生人体者大,其微丝蚴在外周血的出现呈夜现周期性,猿类体内寄生的罗阿丝虫与人体罗阿丝虫是两个不同的生理株。传播媒介为黄昏时活动、夜间吸血的斑虻,如 *C. langi* 及 *C. centurionis*。

## 二、流行病学

本病主要流行于西非、中非多雨森林及其边缘地带,北纬 10° 至南纬 5°,自几内亚湾至中非大湖狭长地区均有本病分布,具有明显的地方疫源性,不同国家或地区的患病率为 3%~35%。重度感染地区为喀麦隆、尼日利亚、刚果(金)、安哥拉、刚果(布)、赞比亚、乌干达、苏丹等,全世界感染本病的总人数超过 1 000 万,在非洲,罗阿丝虫病患者多达 200 万~300 万人。近年来,多个国家有输入性病例报道,如我国在非洲的留学生以及援非归国的工作人员中屡见罗阿丝虫感染。

罗阿丝虫感染者是本病的唯一传染源。人感染罗阿丝虫后,成虫可在人体存活 10 余年,病程较长,甚至有患者感染 9 年和 16 年后才出现临床症状。因此,微丝蚴可长期存在于一些带虫者或处于潜伏期内的患者血液中,此类携带者作为传染源,具有重要的流行病学意义。由于年龄、职业等因素使流行区不同人群被斑虻叮咬的概率不同,成年人感染较儿童多见,男性感染高于女性。在高度流行区,几乎所有成年人都被感染过。人对罗阿丝虫普遍易感,但流行区的居民具有不同程度的免疫力。

斑虻作为人体罗阿丝虫病的传播媒介,活动于非洲赤道附近及其边缘地带,主要是静斑虻(*C. silicea*)、分斑虻(*C. dimidiata*)及显著斑虻(*C. distincpennis*)。斑虻幼虫通常在溪流、池塘、稻田、湖泊和河流等岸边的潮湿泥土中生存,喜在上覆盖稠密林荫的缓流小溪或静滞池塘中滋生,在水底多沙、水面覆盖腐殖质的坑塘中更适宜生存。雌虻通常在树荫下叮咬人,不但叮咬裸露皮肤,还可编织疏松的衣服咬人。斑虻叮咬具有季节性,分斑虻在 11 月至次年 1 月和 3~5 月这两个时期叮咬活跃,6~10 月一般不叮人;静斑虻在 4~12 月叮咬最活跃,一日之内以 13~15 时叮咬最活跃。此外,非洲曼蚊也可能是罗阿丝虫病的传播媒介。试验条件下,罗阿丝虫微丝蚴可在小部分非洲曼蚊(*Mansonia africana*)体内发育至感染期,且在部分罗阿丝虫病流行区,如尼日利亚,该蚊的叮咬高峰时间和罗阿丝虫微丝蚴在外周血出现的时间有重叠。

## 三、免疫学

罗阿丝虫感染者中,微丝蚴血症者相对少见。有些严重流行区,95%的居民血清中有罗阿丝虫抗体,但有微丝蚴血症的人仅占约 1/3。无微丝蚴血症的感染者血清中特异性 IgG 抗体滴度显著高于微丝蚴血症者,提示血清抗体对清除患者血中微丝蚴有一定的作用。

## 四、致病机制与病理

罗阿丝虫成虫寄生于人体的皮下组织或筋膜层中,常在皮下浅层组织间活动。在皮下组织内移行时,最快可达 1.0cm/min。在移行及其产生代谢产物过程中可导致皮下结缔组织的炎症反应,引起游走性肿胀或肿胀,也称为卡拉巴丝虫性肿块。该肿块最常出现在腕部和踝部,患者常有皮肤瘙痒和蚁走感,虫体离去后肿块随之消失。游走性肿胀在臀部和腿部反复发作时,可引起腱鞘周围筋膜和结缔组织的硬结,形成永久性囊性肿胀。成虫常移行于眼睑,潜行于眼结膜、角膜下引起严重的结膜炎症及眼球水肿和球结膜肉芽肿。成虫若侵入心脏,可引起心包、心肌及心内膜炎。侵入肾、膀胱、脾等组织,可引起蛋白尿。侵入精索附近组织,则可引起淋巴管炎和鞘膜积液。本病患者外周血液还可见嗜酸性粒细胞增多可高达 50%～70%,但在病程的不同阶段会有差别。罗阿丝虫病患者中,除个别只有单一的症状,常表现出多种症状。血液中的微丝蚴通常没有明显的临床症状,在脾脏中可引起肉芽肿。死亡的微丝蚴释放的抗原能够与人 IgM 类抗体结合,并且在肾脏基底膜组织内沉积,该免疫复合物(型)超敏反应可引起肾脏损伤。

## 五、临床表现

### (一) 游走性肿胀

游走性肿胀,又称暂时性肿胀或爬行肿,是罗阿丝虫病最主要的临床表现。游走性肿胀可出现在全身各处,发展迅速并伴有剧痛,多见于人体常易受外伤的部位,如前臂、手部、下肢等处。感染 3 个月之后即可出现,但多数在 1 年以后,并可间歇发生,间歇期长短不一。通常在 1 个部位发生肿胀,也可在 1～3 个部位同时发生。该肿胀可突然发病,或在发病前 1～2 小时先感到局部剧烈疼痛和瘙痒,然后在 1 小时内出现肿胀,肿块迅速扩散,可达鸡蛋或鹅蛋样大小,直径由最初的 3cm 可增大至 5～10cm,周围形成红环。肿胀质硬、有弹性,用指压之后无压迫痕迹。肿胀多持续 2～3 天,但也有持续数小时甚至 1 至数周者,虫体离去之后,逐渐消退,有时出现类似丹毒的局部红肿,可在原发部位,也可迁延至其他部位。疏松的皮下组织或黏膜常能扪及成虫,常见于如眼睑、结膜、乳房、舌系带、阴茎包皮或阴囊等处。成虫可迅速移动,潜游窜入深部组织中。大关节如膝、踝、腕等关节发生肿胀较为严重,局部有紧张和疼痛感,使患者活动困难,甚至失去劳动能力。有些地区,部分患者可发生暂时弥漫性水肿,累及肢体一部分或全部,可持续数日、半个月或更长时间,尤以手部、腕部、前臂等处较为多见,此种水肿系自发,也可与暂时性肿胀同时出现。

### (二) 眼部症状

成虫常侵犯眼球前房,当成虫通过球结膜时,常在眼球的下半部出现甚至横过鼻梁,引起不同程度的结膜炎,表现为结膜充血、水肿、畏光、流泪及疼痛等,亦可导致球结膜肉芽肿、眼睑水肿及眼球突出,眼睑部皮肤可见短暂性或转移性肿胀,有时在该处可扪及游走性条索状的虫体。患者眼部刺激症状严重,常表现出眼部瘙痒和异物感,持续数日,可自行消退。成虫可由一眼沿鼻根皮下移行至另一眼,有时很快,5～10 分钟即可通过球结膜,有时移行缓慢,2～3 小时方能越过。

### (三) 皮肤症状

罗阿丝虫成虫在皮下移行时,患者可觉察到,在触诊时偶可扪及蠕动的条索样虫体,其代谢产物可引起变态反应,常见于前臂、手指间、大鱼际、大腿、腓肠肌、腰部等处,大部分患者具有不同程度的皮炎症状,如皮肤瘙痒、蚁走感等。部分患者下肢、臀部皮肤可发生疥疮样皮肤损害,局部皮肤粗糙且有丘疹,全身可发生荨麻疹或皮肤水肿。有严重瘙痒的患者,常常因挠破皮肤而引起继发感染,导致失眠、神经障碍及精神失常。成虫可从皮下爬出体外,也可侵入体腔内如胃、膀胱等。检查患部皮下可及蠕动的条索状成虫,每分钟可移动约 1cm。

### （四）　其他症状

虫体释放的代谢产物可引起全身瘙痒、疲倦或伴有发热;部分患者可出现四肢近端关节疼痛,有时局部肿胀,关节活动受限。

## 六、诊断

### （一）　临床诊断

人体感染罗阿丝虫后,可以多年无临床症状,游走性肿胀(或称 Calabar 肿)和眼罗阿丝虫病是典型的临床表现。Calabar 肿主要表现为结膜肉芽肿、眼皮肿及眼突出。另外,一些非特异性症状与体征可辅助诊断,如患者全身皮肤剧烈瘙痒、眼部充血、水肿、刺痛等。罗阿丝虫病患者均进入过流行区,因此,对于非流行区感染者的诊断应包含对流行病学史的问询。

### （二）　实验诊断

1. 病原学检查　检出罗阿丝虫微丝蚴或成虫是确诊本病的依据。白天血检微丝蚴,或从皮下组织、骨髓抽出液中检查微丝蚴,根据形态即可确诊。从患者眼结膜表浅病损区或眼睑附近皮下包块中查找成虫,扪及成虫后采取外科手术的方法从游走性皮下肿块中检获成虫,或检查成虫死亡后形成的小结节,发现罗阿丝虫成虫即可确诊。

2. 免疫学检查　多采用酶联免疫吸附试验,用罗阿丝虫抗原检测患者血中特异性抗体,或者使用阳性血清检测患者血中循环抗原等;此外,也可用免疫荧光方法。但是免疫学方法测抗原、抗体假阳性较多,尚未能临床应用。

3. 分子生物学检查　主要有 PCR 及其衍生技术,如实时荧光定量 PCR、限制性片段长度多态性聚合酶链反应(PCR-RFLP)和巢式 PCR 技术等。此类诊断方法比免疫学检查更为敏感,对于感染后无微丝蚴血症者更为适用。

4. 血常规检查　外周血嗜酸性粒细胞的计数。患者血中嗜酸性粒细胞一般在 30% ~ 70%,甚至可达 60% ~ 90%,白细胞总数也显著增多。该项检查是在发现游走性肿胀之后,疑为罗阿丝虫感染,但病原学检查是在未发现成虫和微丝蚴的基础上进行的,血液中嗜酸性粒细胞明显增多可辅助诊断。

## 七、鉴别诊断

### （一）　形态鉴别

罗阿丝虫成虫应与裂头蚴及盘尾丝虫成虫相鉴别;微丝蚴应注意与班氏和马来微丝蚴相鉴别。

### （二）　合并症鉴别

罗阿丝虫病合并症较为少见,但应注意与其他疾病的鉴别。应用乙胺嗪治疗罗阿丝虫病后常可诱发患者出现脑膜脑炎综合征,应注意与其他原因导致的脑病相鉴别,当外周血液中微丝蚴密度很高时,用乙胺嗪治疗常出现此症。在本病高度流行区,由于微丝蚴侵入脑脊液可引起严重脑膜脑炎,甚至死亡;当本病继发肾损伤时,应注意与其他原因引起的肾病相区别,患者可出现肾小球肾炎样病变,常出现蛋白尿,甚至出现血尿,应用乙胺嗪治疗时,蛋白尿可短暂加重,随后即消退;当本病继发丝虫性心包炎、心肌炎和心内膜炎时,应注意与多见于非洲赤道地带的心内膜心肌纤维变性(endomyocardial fibrosis,EMF)相鉴别,血中嗜酸性粒细胞数量和免疫诊断结果有助于区分二者;此外,还可发生视网膜病变、末梢神经炎、阴囊水肿、肠梗阻等。

## 八、治疗

### (一)手术治疗

手术摘出成虫,此法简单易行,效果显著。罗阿丝虫成虫寄生于眼部和皮下组织时,可运用局部麻醉进行手术摘除。当成虫移行通过球结膜或穿过鼻梁时,为手术的最佳时机。麻醉后应及时手术,避免麻醉剂的刺激使虫体钻入深层组织,手术时应先用镊子固定虫体,然后再将成虫完全剥离。应注意尽可能将虫体全部摘除,否则会引起强烈的局部反应,如局部皮下水肿、极度疼痛等。若成虫位于眼窝深部时,嘱患者热敷眼部引诱虫体移行至浅表层再手术取出。术后给予乙胺嗪(乙胺嗪)口服及常规术后处理。

### (二)药物治疗

常用于治疗罗阿丝虫病的药物有乙胺嗪(DEC)、伊维菌素(ivermectin)和阿苯达唑(albendazole)。乙胺嗪疗效最好,能有效杀灭微丝蚴,对成虫也有一定效果,但会出现较多的不良反应,如恶心、头痛、皮肤瘙痒、水肿、荨麻疹、关节酸痛及肿胀等。血中微丝蚴密度低于2 000条微丝蚴/ml时,首选乙胺嗪。按体重每次2~3mg/kg,一天3次,连续治疗3周,在必要时,可以在间隔4周后进行复治。在本疾病高度流行的区域或者对于过敏体质的患者,应当注意不良反应的防范。治疗开始时首剂1mg/kg,逐渐增至治疗剂量;也可在治疗前3天同时给予抗组胺药物或皮质类固醇激素,如使用地塞米松15mg/d进行诱导治疗,治疗过程无明显的药物反应,服药期间应密切观察临床变化。伊维菌素可杀灭绝大多数微丝蚴,但对成虫的杀伤力较弱,能够在一定程度上预防游走性肿胀,血中微丝蚴密度大于2 000条微丝蚴/ml时使用,口服按体重0.3~0.4mg/kg单剂顿服。几周后如血中微丝蚴上升可重复使用。阿苯达唑是3种药物中安全性最高的,疗程达到21天时,可明显表现出胚胎毒性,抑制雌虫子宫内胚胎形成,从而减少微丝蚴的数量。在使用乙胺嗪时无效或使用伊维菌素前,可应用阿苯达唑,剂量为200mg/d,分2次服用。

## 九、预防

### (一)减少感染者

在疾病流行区进行大规模普查,及时治疗患者和带虫者。

### (二)控制传播媒介

坚持环境治理为主,以环境治理和化学防治相结合的综合防治原则。通过环境治理,能够消除斑虻的滋生地,有效减少斑虻数量,如清除森林的地面积水、土壤改造、填平泥潭洼地、排水等。在虻密度较高的流行区,可使用杀虫剂热雾或超低容量空间喷洒,以迅速大量杀灭成虫和幼虫,及时阻断疫情的蔓延。因化学杀虫剂可破坏生态平衡和污染环境,一般不提倡使用。斑虻接触油膜可致死,因此还可在流行区水面注入煤油、重油等,此法特别适用于非洲的干旱季节和缺水地区,在夏季防治效果尤其好。

### (三)保护易感人群

在斑虻较多的非洲地区的居民或者工作人员,应做好皮肤的防护,衣服、帽子等要尽量遮挡住身体。也可将昆虫驱避剂涂抹于暴露的皮肤上,如酞酸二甲酯(dimethyl phthalate)、避蚊胺(diethyltoluamide)、野薄荷精油(D-8-acetoxycarvotanacetone)等,以防止斑虻叮咬。在重度流行区可口服药物进行治疗,如乙胺嗪、伊维菌素、阿苯达唑,一般以乙胺嗪较常用,5mg/kg 口服,连续 3 天,每月 1 次,可有效地预防罗阿丝虫感染。

(吴翔　段绩辉)

# 第五节　盘尾丝虫病

盘尾丝虫病(onchocerciasis)是由旋盘尾线虫(*Onchocerca volvulus*,简称盘尾丝虫)寄生于皮下组织或眼部所致的地方性寄生虫病,寄生于皮下组织中的淋巴管汇合处,造成皮肤损害、淋巴管病变等,寄生于眼部导致眼部损伤而致盲,也可引起睾丸鞘膜积液、外生殖器象皮肿等。其主要特征是致盲,故又称瞎眼丝虫病或河盲症(river blindness)。本病主要流行于热带非洲、拉丁美洲及阿拉伯半岛的一些国家,以非洲的西部和中部最为严重。蚋(*Simulium*)为盘尾丝虫的中间宿主,即本病的传播媒介,随着我国大量劳务输出和旅游人员赴非洲等地,已经有中国在非洲工作人员感染本病的报道。

## 一、病原学

### (一) 形态

盘尾丝虫的颜色为乳白色,呈丝线状,半透明,虫体的两端渐细而钝圆,一般情况下,盘尾丝虫扭结成团状寄生在人体的皮下组织的纤维瘤中,其体表的角皮层具有明显的横纹,横纹上具有的螺旋状增厚部分让横纹变得更加明显,这是盘尾丝虫的主要特点。盘尾丝虫口部的结构比较简单,没有唇瓣,在口的周围有 8 个小的无蒂乳突,排列成两圈,每圈 4 个乳突,另外还有一对比较大的椭圆形的乳突状的头感器。盘尾丝虫雌虫的大小通常为(35~70)mm×(0.27~0.40)mm,雌虫头端的形状比较平圆,头端的表皮比较厚,生殖系统为双管型,含胚虫卵存于雌虫的子宫内,在子宫的末端虫卵已经发育成为微丝蚴,当微丝蚴离开母体时,将会脱去鞘膜,雌虫的阴门位于距虫体前端 0.40~0.85mm 处,在食管末端的稍后方。盘尾丝虫雄虫的大小通常为(20~40)mm×(0.15~0.20)mm,头端形状略尖,其体表的环纹比较纤细,消化道的形状呈直线形,生殖系统为单管型,雄虫的尾部向腹面进行卷曲,其尾端的形状为圆钝形,具有两根大小和形状不均等的交合刺。

微丝蚴存在于雌虫的子宫内时是具有鞘膜的,离开母体时已经脱出鞘膜,并且具有两种大小,一般认为这是微丝蚴的雌雄差别。较大的微丝蚴其大小为(285~368)μm×(6~9)μm,较小的微丝蚴其大小为(150~287)μm×(5~7)μm。微丝蚴的头间隙的长和宽是相等的,尾端形状尖细并且无核,无核处的长度为 10~16μm,比其他的寄生在人体内的无鞘微丝蚴的长度稍微长一些。

感染期的幼虫为第 3 期幼虫(L3),其大小为(440~700)μm×(15~20)μm,幼虫的食管与肠的长度比例为 2.1∶1,尾尖有 1 个端突。

### (二) 生活史

盘尾丝虫成虫通常扭结成团状寄生在人体皮肤内或者皮下组织的纤维结节内,成虫的寿命通常可以达到 8~15 年,可产微丝蚴的时间为 9~11 年。一条雌性的盘尾丝虫在人体外一天可以生产 500~1 000 条微丝蚴,每条雌虫其一生生产的微丝蚴可以达到数百万条。盘尾丝虫虫体进入人体后成为抗原,从而引起宿主发生免疫反应而形成结节,在结节内虫体周围的毛细血管发生增生,盘尾丝虫对毛细血管产生破坏作用,引起微量出血,从而获得生存所需的营养。盘尾丝虫微丝蚴一般不会出现在血液当中,主要存在于成虫所形成的皮下结节附近的结缔组织或者皮肤的淋巴管内,微丝蚴也有可能侵袭眼组织,或者进入到泌尿系统;微丝蚴出现于皮下结缔组织内的规律没有明显的周期性,其平均的寿命可以达到 $1 \sim 2$ 年。盘尾丝虫微丝蚴在人体呈现不均匀的分布,这主要是因为不同地理株的成虫在人体皮下组织内所形成的结节具有不同的位置,也可能是因为不同地区昆虫媒介叮咬人体具有不同的习性。例如,在西非,盘尾丝虫成虫的结节主要位于人体膝关节以下,因此,此处具有最高的微丝蚴密度;在东非,微丝蚴却在人体的臀部和大腿上部的周围具有较高的密度;在危地马拉,微丝蚴主要集中在人体的躯干周围。皮肤内微丝蚴密度的高峰时间也因种株的不同而有所差异,但变化不大。

盘尾丝虫的中间宿主为蚋(*Simulium*),又称黑蝇,蚋由于其口器不能够进行深部刺吸,因此主要以组织液为食。当雌蚋叮人时,盘尾丝虫微丝蚴随组织液进入到蚋的支囊内,然后经过蚋的中肠壁,进入到血管腔内,随着血液的流动进而到达蚋的胸肌,微丝蚴在蚋体内经两次蜕皮后发育为具有感染性的幼虫,并且开始移行到蚋的下唇。当蚋再次叮人时,感染期幼虫从蚋的下唇溢出并进入人体皮肤而使人感染微丝蚴。微丝蚴进入蚋体到发育成感染期幼虫所需的时间通常为 $6 \sim 7$ 天。感染期幼虫进入人体后,在皮下组织内 $3 \sim 10$ 天发生 1 次蜕皮,再经过 $1 \sim 2$ 个月,再发生 1 次蜕皮,幼虫就发育为成虫,雌雄成虫往往成对或数条扭结在一起成团状寄居在人体皮下组织的纤维结节内,甚至有时一个结节内所含有的虫体可以达到数十条。人体感染盘尾丝虫的潜伏期通常为 $3 \sim 15$ 个月,在感染盘尾丝虫 40 天之后,患者可出现症状。除了蚋以外,盘尾丝虫微丝蚴还能够在埃及伊蚊利物浦株(*Aedes aegypti Liverpool*)体内发育成为感染期幼虫(L3)。

## 二、流行病学

### (一) 地理分布

盘尾丝虫病主要在拉丁美洲、非洲及阿拉伯半岛的一些国家中流行,其中最为严重的是非洲的西部和中部。蚋是盘尾丝虫病的传播媒介,蚋的蛹和幼虫一般是在急流的水体中滋生。所以,盘尾丝虫病的疫源地往往在丘陵或山区河流的附近。在非洲地区,从塞内加尔大西洋至坦桑尼亚印度洋海岸 6 500 多千米的大部分热带雨林地区和草原地带都是盘尾丝虫的疫源地,这给将近 1 亿人的健康带来重大的威胁。例如,在喀麦隆,总人口中的将近 60%受到盘尾丝虫病的威胁,有将近 500 万人已经患有盘尾丝虫病。目前全球范围内的盘尾丝虫感染人数大约是 3 700 万,绝大部分患者在非洲。

### (二) 流行环节

1. 传染源　感染者是盘尾丝虫病的主要传染源,动物作为盘尾丝虫病的传染源是非常罕见的,虽然之前有报道过蛛猴和大猩猩自然感染,但是目前还不清楚它们作为传染源的真正意义。当蚋叮人时,蚋摄入的微丝蚴的量与被叮对象皮肤内所含有的微丝蚴的密度呈正比,因为高密度微丝蚴有可能会导致蚋的死亡,所以,轻度的盘尾丝虫感染者更具有流行病学意义,是最为主要的传染源。

2. 传播媒介　蚋类是盘尾丝虫病的主要传播媒介,目前已知的有 28 种,在不同的盘尾丝虫病流行区域传播的病原的蚋类也有所不同。蚋的幼虫和蛹通常附着在被急流淹没的树桩、岩石或者其他的植物上,因此在非洲刚果河和赤道附近的几条大河流域内常常可以见到明显的地方性病灶区。当地的居民在日常的生活活动中都与河水有着非常密切的联系,因此他们会更加容易受到蚋的叮咬而感染微丝蚴,并且在雨季湿热的环境中更容易受到蚋的叮咬。在非洲地区,雌蚋一般是在户外叮咬人,通常在上午6时至下午6时这个时间段内进行吸血,特别是在下午。而在危地马拉,蚋可以在室内或者在夜间在灯光下叮咬人,大多会在结节附件的皮肤吸取微丝蚴。非洲和阿拉伯半岛有16种蚋类可以传播盘尾丝虫,包括恶蚋复组(damnosum complex)的恶蚋(*Simulium damnosum*)、沙巴蚋(*S. sirbanum*)、鳞蚋(*S. squamnosum*)以及蟹蚋复组(neavei complex)的蟹蚋(*S. neavei*)。在拉丁美洲,主要有12种蚋类可以传播盘尾丝虫,包括淡黄蚋(*S. ochraceum*)、金蚋(*S. metallicum*)、亚马逊蚋(*S. amazonicum*)、阿根廷蚋(*S. argentiscutum*)、血红蚋(*S. sanguineum*)、四带蚋(*S. quadriuittatum*)、圭亚那蚋(*S. guianense*)、丽蚋(*S. callidum*)、饰蚋(*S. ornarum*)。在感染了盘尾丝虫微丝蚴的蚋体内,通常能发育至感染期的盘尾丝虫微丝蚴一般只有2~5条,最多10~20条。

3. 易感人群　人群对盘尾丝虫具有普遍的易感性,但是不同的年龄和个体之间存在差异,不同年龄之间易感性的差异主要表现为:婴儿感染是比较少见的,0~10岁感染的可能性最低,随着年龄增长,特别是在成年以后感染率急剧升高,20~30岁是盘尾丝虫病发病的高峰年龄段。另外,不同个体之间对于盘尾丝虫病也存在易感性差异,这有可能是因为个体对媒介蚋类的吸引力不同和个体对本病的免疫力不同。

### (三)流行特征

盘尾丝虫包含多种具有很大差异的生物(理)株,每一种都具有各自的特征。如只有在中美洲,盘尾丝虫病才会引起发热、头痛、畏光等症状及面部结节样皮疹等临床表现。研究盘尾丝虫的不同生理株,有利于疾病的预防控制以及临床诊断。

## 三、免疫

盘尾丝虫病属于免疫性疾病,人感染盘尾丝虫后,针对第3期幼虫(L3)和微丝蚴产生的免疫保护主要为Th2型免疫反应,针对成虫的免疫保护则包括Th1和Th2型免疫反应。盘尾丝虫微丝蚴和虫体内共生菌沃尔巴克体(*Wolbachia*)引发的炎症反应是盘尾丝虫性角膜炎和皮炎的主要原因。在感染者血清内,含有能与人体视网膜发生交叉反应的抗原成分,极易诱发自体免疫损伤,从而造成患者视网膜损伤。

## 四、致病机制与病理

### (一)微丝蚴的致病机制及病理

微丝蚴对盘尾丝虫病的致病作用最大。微丝蚴从雌性成虫子宫释放使患者产生炎症反应,这是机体的免疫反应造成的。微丝蚴可经皮肤进入角膜,也可经血流或眼睫状体血管和神经鞘进入眼的后部。进入眼部后,可造成眼部机械性损伤。微丝蚴侵袭角膜,常引起巩膜炎或结膜充血水肿,然后纤维组织增生,引起角膜浑浊,甚至失明。微丝蚴还可破坏血眼屏障,造成继发性免疫病理反应,其在致病作用中非常重要。微丝蚴体内有一种叫沃尔巴克体(*Wolbachia*)的共生菌,虫体死亡崩解后导致大量沃尔巴克体释放,人体眼部组织内存在沃尔巴克体抗原的交叉反应抗原,会引起强烈的炎症反应,导致瘢痕的形成而影响视力,微丝蚴抗原造成的超敏反应还能导致皮肤内血管和结缔组织损伤。微丝蚴损伤宿主组织的机制有多种,微丝蚴产生的溶胶原蛋白酶在进入身体各部的皮层和皮下淋巴管后,造成各种类型的皮肤损害和淋巴病变。此外,微丝蚴死亡引起视黄醛和视黄酸在组织中积累,可能导致皮肤和眼部症状。

### （二）成虫的致病机制及病理

成虫寄生于人体皮下组织的淋巴管汇合处,在虫体周围会逐渐产生迟发型超敏反应,引起纤维组织增生,从而形成包围虫体的盘尾丝虫纤维结节,又称盘尾瘤(onchocercoma),感染1年后常出现皮下结节,其内可找到活的或死的成虫,每个结节内可含1对或多对成虫及大量的微丝蚴,皮下结节数量为1~100个,质地较硬但不影响虫体的存活,患者没有疼痛感。在死亡的虫体周围常形成一层较薄的嗜酸性物质,可能为免疫复合物,其中包含的虫体钙化后,结节的硬度增加。结节中心有炎性细胞,主要是淋巴细胞和单核巨噬细胞,虫体附近有上皮样细胞和巨细胞。结节的直径为0.5~5cm甚至更大,偶可形成脓肿。在非洲,结节多见于骨盆附近,尤其在髂骨嵴、大转子、臀部、两侧胸壁多见;在拉丁美洲主要分布于头部和胸部。

### 五、临床表现

#### （一）眼部损害

微丝蚴对眼部的损害主要是死亡崩解后引发的炎症反应,从角膜的下方开始,角膜周围可形成小的浸润,初始为点状角膜,此后逐渐变为绒毛状浑浊,甚至形成角膜翳。前房微丝蚴死亡后能够引起慢性虹膜炎,最初瞳孔下纹理消失,随后纹理模糊,瞳孔反应迟钝,虹膜萎缩。常发生虹膜晶状体粘连,瞳孔变形甚至失明。虫体死亡后内部抗原的释放,引起炎症反应,形成瘢痕而对视力有损伤。微丝蚴侵袭角膜,引起巩膜炎或结膜充血水肿,接着纤维组织增生,造成角膜浑浊,使视力下降甚至失明。微丝蚴可在眼前房内移动,微丝蚴偶能穿入晶状体引起白内障,亦可侵入眼球深部,造成巩膜、睫状体、视网膜及脉络膜炎症,盘尾丝虫还可累及视神经和视网膜,引起视神经萎缩和慢性脉络膜视网膜炎,初期症状为眼痛,慢性结膜炎。

#### （二）皮肤损害

本病造成的皮肤损害比眼部损害多见,会大大加重流行区社会经济负担。微丝蚴周围发生的炎症反应和微丝蚴死亡后释放出的抗原引起的超敏反应造成皮肤内的结缔组织和血管的损伤,是患者皮肤病变的原因。感染者早期的症状是间歇性或持续性的皮肤瘙痒,瘙痒程度有个体差异,部分患者难以忍受,从而影响睡眠。在身体的任何部位和病程的任何时间能够产生瘙痒明显的丘疹,伴有澄清液体或脓性渗液,甚至形成溃疡。患者的面部、颈部等往往发生皮疹,病变部位的皮肤呈丘疹样或水肿样,抓破后会造成继发性细菌感染,皮肤上呈现面积大小不等的色素沉着或色素异常消失及苔藓样变,随后,皮肤增厚、变色、裂口,甚至失去弹性、皱缩、悬垂。因为皮肤上往往有面积大小不等的色素沉着区和色素异常消失区,目视似豹皮,所以又称豹皮症。病程比较长的患者,因为皮肤内的纤维组织持续增生,皮肤会出现变厚、变硬、裂纹和脱屑,故又称为厚皮症。感染盘尾丝虫1年以后往往出现皮肤结节,1~100个,结节直径为2~25mm,质地较硬,无痛感,虫体位于结节中央。非流行区的人口进入流行区后,通常患急性的局部盘尾丝虫皮炎,而流行区患者往往发生慢性的超反应性局部盘尾丝虫皮炎,又称Sowda。Sowda型患者常发生的临床表现有皮肤奇痒、出现丘疹、棕色痂皮、皮肤增厚和颜色变深,抗丝虫抗体水平增高、血液中嗜酸性粒细胞增多、局部淋巴结肿大等。

### （三）其他病变

本病患者的淋巴结往往肿大而坚实，其中包含大量的微丝蚴，无痛感。在非洲，患者的腹股沟区常发生淋巴结病变；在中美洲，病变还可发生于腋部和颈部。淋巴结内淋巴组织增生可逐渐发展成为弥漫性纤维性变，纤维化的淋巴结可导致腹股沟疝、阴囊鞘膜积液、外生殖器象皮肿。部分患者淋巴结增大，但是比较柔软，类似于淋巴肉瘤。此外，在乌干达发现了由微丝蚴直接或间接损坏垂体所致的侏儒症，在新墨西哥发现一例患者颈椎旁长有含盘尾丝虫成虫和微丝蚴的肿块。

## 六、诊断

### （一）微丝蚴检查

1. 皮肤检查   皮肤检查是诊断盘尾丝虫感染的主要病原学检查方法。使用皮样活检夹在皮下结节附近等微丝蚴出现较多的部位夹取适量的皮肤，以不痛不出血为宜。也可以将针尖插入皮肤，把皮肤挑起后用刀切取长度为 2mm 左右的薄皮样，随后将皮样迅速称重后压片镜检。也可以将皮肤样品放在组织培养液中，24 小时后定量计数，微丝蚴的密度以每毫克皮重的条数计算。亦可用刀片浅刺，取组织液涂片镜检，或者用解剖针将皮样撕碎后涂片染色镜检。盘尾丝虫检出率的提高可采用薄膜过滤法。

2. 眼部检查   用裂隙灯或检眼灯可直接观察眼前房的微丝蚴，角膜常观察到血管翳或表面点状浑浊等。亦可采用结膜活检，局部麻醉后，用眼科小剪在球结膜取一小片活检，通常能够查到微丝蚴，此法比皮肤活检法检出率高。

3. 尿液或痰液检查   可收集患者的尿液或者痰液进行盘尾丝虫微丝蚴的检查，因为虫体经常出现在患者的尿液或痰液中。乙胺嗪可促进盘尾丝虫微丝蚴的释放，从而增加尿液或痰液中微丝蚴的数量，所以使用乙胺嗪可提高微丝蚴在尿液或痰液中的检出率。

4. 成虫检查   皮肤出现明显结节时，可通过外科手术摘除结节进行虫体检查和计数，若结节尚不能触及，可通过超声技术定位后再切除，随后，用胶原酶消化结节，分离成虫并计数。此法检查盘尾丝虫病具有很多局限，如低度感染者检出率低，早期感染者皮肤结节没有出现，而晚期患者可优先检查皮肤中的微丝蚴。

5. Mazzotti 反应   Mazzotti 反应是人类盘尾丝虫病中一个重要的关注点，外科手术中，在拔出蠕虫的地方可发生严重荨麻疹，并伴有瘙痒，而且在接受静脉注射糖皮质激素后伴随有嗜酸性粒细胞和 IgE 的上升。

### （二）免疫诊断

盘尾丝虫感染者的血清内都存在较高滴度的特异性 IgG 抗体，检测特异性抗体的主要方法是 ELISA 法。患者在感染盘尾丝虫后，血清内的特异性 IgG4 亚类抗体呈现显著上升的趋势，经过药物治疗，血清内的 IgG4 的水平逐渐降低。因此，IgG4 往往作为一个评价中期疗效的指标。对盘尾丝虫的循环抗原进行检测目前还没有十分成熟的方法，磷酰胆碱是第一个被用于盘尾丝虫循环抗原检测的靶标，但是不具有较高的敏感性。

1. 组织化法   因为各种虫株具有的酶的种类和活力存在差异，所以对于盘尾丝虫种、株的鉴别，采用组织化学方法检测虫体内某些酶的活力较为适宜。如盘尾丝虫的美洲株和非洲株，非洲的草原株和森林株等，可通过分析虫体酸性磷酸酶的活力来鉴别。

2. 分子生物学检查   目前主要是 PCR 和 DNA 探针技术。采用 PCR 方法检测盘尾丝虫 O-150 家族基因特异引物，扩增产物为 107bp 左右，该方法或 PCR-DNA 杂交技术，敏感性和特异性均为100%。近年来,随着PCR的发展,PCR-ELISA方法建立起来,此外,DNA纸上色谱层析杂交方法也研制成功,使PCR现场诊断方法成功运用。DNA探针诊断方法特异性很高,该类探针为含有盘尾丝虫非编码区—高拷贝串联排列的O-150家族重复序列,具有种特异性或株特异性,可应用于现场来确定传播媒介体内的盘尾丝虫是寄生于人体的还是动物的,是草原株还是森林株等。

## 七、治疗

### (一) 手术治疗

简单外科手术切除皮肤结节可减少和防止皮肤病变和其他眼并发症,已被广泛应用。对于全身皮下组织分布有大量结节的患者,很难一次切除,可采用分期切除的方法防止失明,并要尽量将较大的结节予以切除。

### (二) 药物治疗

1. 伊维菌素　伊维菌素是目前治疗盘尾丝虫病的首选药,具有安全性高、人体耐受性强、能迅速控制症状等特点,大规模应用于盘尾丝虫病的防治工作中。其具有显著杀灭盘尾丝虫微丝蚴的作用,能够阻断幼虫胚胎发育和微丝蚴释放,从而显著降低皮肤微丝蚴的含量。常规剂量的伊维菌素对成虫作用不明显,但间隔1~3个月重复使用此药时,可影响成虫的寿命。部分患者在服用伊维菌素后会出现轻微的不良反应,其中以Sowda型患者较严重。不良反应主要为瘙痒性皮疹和骨骼肌疼痛,此外还有局部水肿及淋巴结肿大、疼痛等。因此,这类患者在用药后的前3天须进行医务监测。伊维菌素因其毒性较低,5岁以上人群一般可安全使用,但是对于孕妇、哺乳期以内(3个月)妇女以及感染其他严重疾病或处于疾病急性期患者应禁用,此外,在多种丝虫流行区开展防治工作时,需予以重视,如在盘尾丝虫与罗阿丝虫混合流行区,伊维菌素可能会因大量杀灭罗阿丝虫微丝蚴而诱发强烈的不良反应。

2. 苏拉明　苏拉明具有杀灭成虫的作用,因其毒性大而不适合大规模防治,只在紧急情况下,短期作为其他药物的替代。成人通常第一次静脉注射200mg,以后每周静脉注射1次,每次递增200mg,增至每次1g后不再递增,维持2~3周,总剂量不能超过4~5g,不然很可能出现严重的不良反应,如头痛、发热、肌肉和关节疼痛、腹部疼痛、恶心、皮炎等,严重时可出现肾损害。因此,住院期间,患者须住院观察。

3. 乙胺嗪　有报道乙胺嗪能有效杀死微丝蚴,对成虫也有一定的效果。首日口服剂量为25mg,每隔2天增加25mg至11天,以后每日服用200mg至21天,同时配合倍他米松口服:每日1mg至11天,分2次服用,以后每日0.5mg至15天,分2次服用。乙胺嗪不良反应较严重,如皮肤刺激症状、水肿、发热、头痛及眼部损害,严重者可至失明,安全性不及伊维菌素,不能作为常规应用,需住院观察治疗。

4. 抗沃尔巴克体(*Wolbachia*)疗法　细菌的内共生体沃尔巴克体对盘尾丝虫微丝蚴的胚胎发育至关重要,因此成为盘尾丝虫病的治疗靶标。沃尔巴克体共生菌在丝虫的生存和繁殖中起重要作用,此共生菌的减少可致成虫不育,甚至能够杀死雌性成虫,从而显著提高伊维菌素对皮肤内微丝蚴的抑制作用。用抗生素消除沃尔巴克体一般对虫体不致命,但会抑制早期卵母细胞或桑葚胚阶段正常胚胎的形成和发育、致使雌性成虫不育,抑制第3期幼虫(L3)的发育,抑制早期阶段的正常胚胎发育(卵母细胞或桑葚胚阶段)。细菌内共生体的消除可使雌性成虫不育,因此,可预防和减轻对盘尾丝虫的免疫反应。四环素类抗生素多西环素（doxycycline）是第一个以清除沃尔巴克体来治疗人盘尾丝虫病的药物,相对于单独使用伊维菌素治疗,在应用多西环素后加用单剂伊维菌素治疗的效果更好。尽管多西环素具有较好的疗效,但却不能用于儿童和孕妇等特殊人群。此外,研究发现,利福平具有消除沃尔巴克体和阻断丝虫胚胎育的效果,但是还未应用于临床。在盘尾丝虫病和罗阿丝虫病共同存在的流行区,采用沃尔巴克体疗法能避免不良反应的出现。

### 八、预防

#### （一）控制传染源

盘尾丝虫病的传染源是人,轻度感染的患者传播意义更大。在流行区进行普查普治,可减少传染源,从而控制此病的传播。群体治疗可通过大规模给药,如服用伊维菌素,但是在罗阿丝虫病与盘尾丝虫病共同存在的流行区,应谨慎使用伊维菌素进行治疗,当罗阿丝虫病发病率超过20%时,应禁止使用伊维菌素。

#### （二）切断传播途径

蚋是本病的传播媒介,对于蚋可采用化学防治、生物防治和环境治理。蚋的化学防治主要依靠杀虫剂杀灭其幼虫,主要以双硫磷（temephos）和吡唑硫磷（pyraclofos）最为有效,此外还有辛硫磷（phoxim）、合成除虫菊酯（permethrin）和呋喃威（carbosulfan）。要定期喷洒杀虫剂于河流中,最好将各种药物交替使用以防止抗药性的产生。近年来,一些昆虫生长调节剂已引入蚋的防治,如灭幼脲（敌灭灵,diflubenzuron）、甲氧普烯（methoprene）等。生物防治是利用蚋的天敌来限制其种群数量,如利用捕食性动物和致病原。对环境进行治理可防止蚋的滋生繁殖,通过消除蚋的野外栖息场所,可减少蚋的数量。

#### （三）保护易感人群

应尽量将皮肤遮挡住,避免因暴露而被蚋叮咬。也可在裸露皮肤处涂抹驱避剂,如N,N-二乙胺基间甲基苯甲酰胺（DETA）和邻苯二甲酸二甲酯（DMP）。此外,系统的抗寄生虫疗法已使用于脊髓相关的外科手术后的患者中,可单独使用伊维菌素治疗,也可与阿苯达唑配合使用,从而预防盘尾丝虫病等寄生虫病。还可应用冷冻疗法、撕裂霉素以及羊膜移植,从而预防术后伤口感染。

（吴翔　段绩辉）

## 第六节　链尾丝虫病

链尾丝虫病（streptocerciasis）是由链尾曼森线虫[ *Mansonella streptocerca* （Macfie and Corson,1922;Orihel and Eberhard,1982）]寄生于人体皮下组织所致的一种寄生虫病。

链尾曼森线虫又称链尾盖头线虫、链尾双瓣线虫、链尾唇棘线虫,常称链尾丝虫,分布于西非和中非的热带雨林地区的人体寄生虫。成虫寄生于人体的皮下组织。成虫细丝状,有长度不同的交合刺。微丝蚴出现于皮肤内,大部分在肩部皮肤,躯体部皮肤内较少,肢体皮肤内更少。微丝蚴无鞘,两端渐细,长180~240μm,宽2.5~5.0μm。尾端卷曲如伞柄,细胞核直至尾顶端。

链尾丝虫的传播媒介主要是奥氏库蠓和格氏库蠓,通过吸食人或动物血液进行传播。其成虫和微丝蚴寄生于人体的皮下组织内,引起器官组织的免疫病理损害,对人体健康造成严重的危害。

链尾丝虫微丝蚴由 Macfie 和 Corson 于 1922 年在加纳检查盘尾丝虫病患者组织内微丝蚴时第一次被发现。1946 年和 1947 年 Peel 和 Chardome 等人在扎伊尔从一只感染链尾丝虫病黑猩猩的皮下组织内第一次获得该虫的成虫,对其报告并且进行了形态学的描述。1972 年和 1977 年 Meyers 等人第一次对寄生于人体内的链尾丝虫雌虫和雄虫的形态进行了报告,由于这些标本是经过乙胺嗪药物治疗后,从皮肤组织穿刺获得的,虫体的形态发生了不同程度的改变,形态描述不够完整准确。直到 1979 年,Gardiner 等从本病患者的皮肤组织中分离得到 2 条完整的雌虫和 1 条完整的雄虫时,才对寄生于人体内该成虫的形态学进行真正意义上的详细描述和生物学特性的比较。

继非洲加纳发现链尾丝虫人体感染病例后,陆续又在非洲的其他国家,如科特迪瓦、上沃尔特、尼日利亚、喀麦隆、乌干达和扎伊尔等,有人体感染的病例报告及该病的流行。链尾丝虫病是西非和中非热带雨林地区的一种常见的人体寄生虫病,在我国目前尚无病例报道。

## 一、病原生物学

### (一) 形态

成虫呈细丝线状,表皮厚 $1\sim2\mu m$,体表具有纤细的横纹。雌虫较雄虫约长 1 倍。该虫口腔不发达,食管为腺性,稍作轻微波浪形弯曲。

雄虫长约 13.3mm,虫体最宽处约为 $47\mu m$。头后有一神经环,距离头端约为 $140\mu m$,食管-肠联合处距离头端约为 $390\mu m$。雄虫的尾长约 $75\mu m$,其末端具有 4 个很小的花瓣状的附器。肛门处体宽约为 $30\mu m$,其周围有 5 对乳突:肛前 2 对、肛旁 1 对和肛后 2 对,其中肛后的第二对乳突大小较其他的略大,并且位置靠近中线。另外,在距离肛后约 $30\mu m$ 处,还有 1 对乳突。雄虫具两根交合刺,长短不一,长(左)交合刺长约 $353\mu m$,短(右)交合刺约长 $155\mu m$。短交合刺末端呈匙形,没有交合刺引带。

雌虫大小为 $19\sim25\mu m$,虫体最宽处为 $70\sim82\mu m$(平均 $76\mu m$),头端距离神经环为 $134\sim174\mu m$(平均 $152\mu m$)。食管-肠联合处离头端 $310\sim431\mu m$(平均 $400\mu m$),阴门在其之后,但略有变异。雌虫的尾长 $115\sim150\mu m$(平均 $133\mu m$),其末端也有 4 个呈小花瓣状附器。肛门处体宽为 $35\sim40\mu m$(平均 $37\mu m$)。雌虫子宫内含有发育的微丝蚴。

微丝蚴细长呈杆状,没有鞘膜,头端钝圆,尾端渐细,大小为 $(180\sim250)\mu m\times(2.5\sim5.0)\mu m$。虫体头间隙长略大于宽,长 $3\sim5\mu m$。在虫体前端靠近头间隙处有 4 个体核呈椭圆形,排成一纵列,互不重叠。其后为 $7\sim10$ 个小圆形的核,也排成一纵列。神经环距头端为 $60\sim70\mu m$,其后的排泄孔和排泄细胞位于神经环后 $20\sim22\mu m$ 和 $30\sim32\mu m$。在接近虫体尾部时,内有一排圆形或方形的体核,数目为 $9\sim12$ 个,呈纵行排列,延至尾端部。神经环、排泄孔、G1 细胞和肛孔距离头端的百分比分别是 27%、34%、69% 和 86%。链尾丝虫微丝蚴尾部向腹面卷曲呈典型的钩状,其末端分叉,并且尾端含有体核,这些特征是其与盘尾丝虫微丝蚴形态鉴别的重要依据。

在链尾丝虫流行区,常有盘尾丝虫病的混合感染,临床上容易造成误诊。盘尾丝虫病也是广大非洲主要的人体寄生虫病,引起河盲症,对公众健康造成严重的危害。盘尾丝虫成虫亦寄生于人体的皮肤组织内,产生的微丝蚴游动于胶原纤维中。盘尾丝虫的成虫和微丝蚴形态与链尾丝虫的成虫和微丝蚴形态非常相似,在临床上需要加以鉴别。在临床与实验室中,链尾丝虫与盘尾丝虫两种微丝蚴的形态鉴别,见表 15-6-1、图 15-6-1 和图 15-6-2。

表 15-6-1　链尾与盘尾丝虫微丝蚴形态鉴别要点

| 主要特征 | 链尾丝虫微丝蚴 | 盘尾丝虫微丝蚴 |
|---|---|---|
| 体长/μm | 180~250 | 255~285 |
| 最宽处/μm | 2.5~5.0 | 4~5 |
| 头隙长/μm | 3~5 | 7~11 |
| 神经环距头端/μm | 60~70 | |
| 前端体核形状、排列 | 椭圆形、交错排列 | 呈长形,前 4 个重纵列,不重叠叠,甚至 3 个平列 |
| 尾端体核数目和形状 | 9~12 个,圆形或椭圆形 | 4~8 个,长形 |
| 尾端无核区长/μm | 1 | 9~15 |
| 尾端形状 | 钝圆,向腹面卷曲 | 呈钩状尖细,不卷曲 |

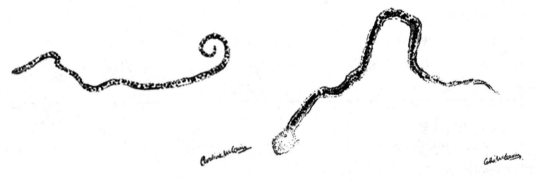

图 15-6-1　链尾丝虫微丝蚴　　　　　　　图 15-6-2　盘尾丝虫微丝蚴

### (二) 生活史

成虫主要寄生于人体皮下组织中,雌虫所产微丝蚴游移于皮肤真皮层胶原纤维中,其主要的寄生部位见于胸背部皮肤组织内,四肢皮肤较少。一部分微丝蚴亦可出现于外周血液中。格氏库蠓作为本虫主要的中间宿主和传播媒介,在其吸食患者及感染者血液后,将皮下微丝蚴吸入消化道内。微丝蚴穿过中肠,通过血腔进入库蠓胸部肌肉中,在此经过 7~8 天的发育,从第 1 期幼虫发育成感染期幼虫,并移入蠓喙中。当这些感染阳性的库蠓再次叮吸人血时,其喙中的感染期幼虫即可经皮肤侵入人体。

### 二、流行病学

### (一) 分布与危害

链尾丝虫病主要流行于加纳、科特迪瓦、布基纳法索、尼日利亚、喀麦隆、刚果和扎伊尔等非洲西部和中部的国家和地区,在东非的乌干达一些地区也有本病的分布和流行。Okelo 等(1998)的一项研究表明 20 世纪 80 年代中非共和国人群感染率为 13.5%。Anosik 等 (1994)调查表明 20 世纪 90 年代尼日利亚人群感染率为 0.5%。Fischer 等(1997)报告显示,在乌干达的西部地区,农村居民链尾丝虫病的感染率为 5%~89%。

在非洲链尾丝虫病流行的国家,本病也常与常现丝虫病呈混合性流行。据调查发现,在乌干达约有 7% 链尾丝虫患者会同时感染常现丝虫。需要注意的是链尾丝虫病还应与欧氏曼森线虫病、罗阿罗阿丝虫病进行生物学鉴别,见表 15-6-2。

表 15-6-2　链尾丝虫、常现丝虫与欧氏丝虫生物学特征的比较

| 生物学特征 | 链尾丝虫 | 常现丝虫 | 欧氏丝虫 |
|---|---|---|---|
| 成虫大小 | 2cm×0.01mm | (4~8)cm×0.06mm | (3~5)cm×(0.07~0.15)mm |
| 微丝蚴特征 | (180~240)μm×(2.5~5)μm;尾部向腹面卷曲呈钩状;体核延至尾部末端 | (100~200)μm×5μm;尾部钝圆,体核延伸至尾部末端 | (170~240)μm×(3~4)μm;尾端细长,体核未到尾部末端 |
| 传播媒介 | 人、猴 | 人、大猩猩和猴 | 人 |
| 终宿主 | 库蠓属(蠓) | 库蠓属(蠓) | 库蠓属(蠓)和蚋属(蚋) |
| 症状、体征 | 无症状;慢性皮肤瘙痒;丘疹 | 通常无症状 | 常无症状;可能导致身体不适 |
| 成虫寄生部位 | 皮下组织 | 体腔 | 皮下组织 |
| 微丝蚴寄生部位 | 皮肤 | 血 | 血 |
| 实验诊断 | 皮肤剪断 | 外周血涂片 | 血涂片 |
| 治疗药物 | 海群生、伊维菌素 | 甲苯达唑 | 伊维菌素 |
| 地理分布 | 非洲西部和中部 | 非洲和美洲 | 美洲 |

### (二)流行环节

患者和带虫者是本病重要的传染源。根据实验研究发现,黑猩猩、大猩猩等动物也可以作为本病的保虫宿主。

格氏库蠓(*Culicoides grahami*)和米伦库蠓(*C. milnei*)是本病的传播媒介,一系列的研究表明前者比后者更适宜作为本病的传播媒介。库蠓幼虫通常滋生于沼泽地、有机物、垃圾、粪便及堆肥等污浊环境中。成蠓白天喜欢在树荫下叮吸人和动物血液,从而传播人畜共患病。

## 三、发病机制与病理改变

本虫对人体的致病力较弱,本病常见的症状为皮肤出现色素减少斑及瘙痒等,也有导致象皮肿、慢性痒疹、严重皮炎及皮肤水肿等的报告。皮疹多见于肩部和躯干部。由于虫体的寄居破坏和引起的免疫病理反应,躯干部位皮肤组织增生、增厚。病灶处形成色素减退斑,直径大小 1~3cm,皮肤感觉没有丧失,借此需注意与皮肤结核和麻风病相鉴别。皮肤病理切片检查表明:皮肤组织出现乳头硬化症、水肿、黑色素减少和皮下组织纤维化,以及血管及周围的淋巴细胞、巨噬细胞和嗜酸性粒细胞浸润等病理改变。患者血清中 IgE 水平会升高,其介导的主要是针对死亡的成虫和微丝蚴产生的免疫应答反应。

## 四、临床表现

临床表现为皮肤瘙痒、皮疹、皮肤水肿和象皮肿等急、慢性皮炎症状。患者常见的临床表现有以下 6 个方面:①症状和体征不明显或无;②躯干部位的慢性瘙痒;③病变部位出现皮肤色素减少斑;④慢性病变导致皮下组织增生和过度角化,以及在胸背部丘疹或慢性乳突样皮炎;⑤腋窝淋巴结发生肿大;⑥其他症状,如腹股沟腺病、偶尔的头晕等。

### 五、诊断与鉴别诊断

凡是来自流行区有色素减少斑和瘙痒症的患者都应该考虑链尾曼森线虫感染。但是这种表现易被麻风病混淆,有些患者被误诊并按麻风病长期治疗。

1. 病原学检查　本病的病原学诊断主要是通过皮肤活组织检查发现微丝蚴或成虫作为确认依据。应注意与盘尾丝虫病、麻风和多形性肉芽肿等疾病相鉴别。

盘尾丝虫病鉴别特征:成虫常集聚成团以结节的形式寄生于人体组织内,其所致的病理改变,呈扁平状或豆形,通常可活动,质地较硬,结节大小直径可达数厘米。这些病变结节常出现于人体骨头突出的部位,如在颅骨、肩胛骨、肋骨、手肘、股骨大转子、髂骨嵴突、骶骨和膝盖等处。应注意不同流行区患者的这些病理结节常出现的部位可以不同。盘尾丝虫雌虫体长明显较链尾丝虫长,并且虫体宽是它的近4倍,体表角皮层也有明显横纹。在这两种丝虫病严重混合流行的乌干达地区,当地社区医院医生快速诊断盘尾丝虫病的依据是对患者皮下病理结节的诊查。

2. 血象检查　病程早期白细胞可增多,为$(10.0 \sim 20.0) \times 10^9/L$,嗜酸性粒细胞显著增高。

3. 免疫学检查　抗体检测、丝虫循环抗原检测。

Fischer 等人(1998)应用巢式 PCR 技术对活组织内链尾丝虫的 5S rDNA 编码区进行特异性检测,获得高度敏感性。该检测方法改进了对这种寄生虫病的诊断方法,同时,也促进了应用该手段对本病的流行病调查。由于该检测技术特异性和敏感性的提高,极大帮助了本病与盘尾丝虫病的防控研究。

4. 影像学检查　寄生于淋巴管内的链尾丝虫,形成块状的嗜酸性肉芽肿。可采用淋巴管闪烁计、超声波检查和淋巴管造影等影像学检查辅助诊断。

### 六、治疗

目前,治疗本病有效的药物有:乙胺嗪(diethylcarbamazine,DEC)和伊维菌素(ivermectin)两种。

1. 乙胺嗪　别名乙胺嗪,益群生,为本病首选病原治疗药物。对成虫和微丝蚴均有杀灭作用。

(1) 用法与用量:成人每天 6mg/kg,口服,连续服药 2 周。

(2) 不良反应与注意事项:乙胺嗪本身的毒性甚低,偶可引起食欲减退、恶心、呕吐、头晕、头痛、乏力、失眠等。治疗期间的不良反应多由于大量微丝蚴和成虫杀灭后释放异性蛋白所致,可有畏寒、发热、头痛、肌肉关节酸痛、皮疹、瘙痒等。偶见过敏性喉头水肿、支气管痉挛、暂时性蛋白尿、血尿、肝大和压痛等。成虫死亡后尚可引起局部反应如淋巴管炎、淋巴结炎、精索炎、附睾炎等,并出现结节。为把其不良反应降至最低限度,应在开始治疗的前一天给予糖皮质激素(如泼尼松 40~60mg/d)。对有活动性肺结核、严重心脏病、肝脏病、肾脏病、急性传染病者,以及孕妇、哺乳期妇女应暂缓治疗。对儿童有蛔虫感染者应先驱蛔虫。

2. 伊维菌素　伊维菌素是阿维菌素的衍生物。可持久性地抑制皮肤微丝蚴,而对成虫均无疗效。

(1) 用法与用量:150μg/kg 体重单剂餐后口服。

(2) 不良反应与注意事项:不良反应与乙胺嗪相似,主要是由死亡的微丝蚴尸体引起的过敏与炎症反应。严重肝、肾、心功能不全,对本品过敏及精神异常者禁用。孕妇、哺乳期妇女应暂缓治疗。超剂量可引起中毒,无特效解毒药。肌内注射会产生严重的局部反应。

### 七、预防与控制

目前,虽然在我国尚无链尾丝虫病病例报道,但其传播媒介库蠓广泛分布于我国云南、西藏等西部地区和福建、台湾等东南沿海省份和地区。随着我国改革开放的深化和西部大开发的进一步推进以及畜牧业的发展,外来输入性传染源仍不容忽视。

本病的预防措施主要包括以下几个方面:

1. 普查、普治患者及带虫者,以减少传染源。

2. 根据吸血蠓滋生的情况,搞好周围环境卫生,通过采取符合环保要求的防制措施,如清除杂草、填平水洼地、堵塞树洞和清除沟渠积水等方法和手段,以达到消除和减少吸血蠓的滋生地的目的。

3. 对成蠓出入的人房、畜舍和幼虫滋生的沟渠、池塘和水坑等环境,采用喷洒各种有机磷化合物和一些合成菊酯类等农药,以达到抑杀吸血蠓的目的;或试用昆虫生长调节剂(敌灭灵等),对防制库蠓也有一定的效果。伊维菌素可在库蠓大量滋生时用于牛体皮下注射,效果较好。对居室可采用纱门纱窗涂抹防制药物,防止或驱除蠓类侵入。

4. 野郊外游或工作时,在暴露的皮肤涂抹驱避剂。常用药物有二乙基三胺(diethylene-triamine,DETA)、邻苯二甲酸二甲酯(dimethylphthalate,DEMP)等。必要时,可使用驱避剂DETA浸泡的头网和驱虫网,防止吸血蠓叮咬,以预防感染。

(张祖萍　夏蒙)

# 第七节　常现曼森丝虫病

常现曼森线虫[*Mansonella perstans*(Manson,1891)Orihel et Eberhard,1982]是一种经节肢动物媒介传播的线虫,简称常现丝虫,隶属于旋尾目、盘尾丝虫科、曼森线虫属。这种丝虫以前也被命名为 *Acanthocheilonema perstans*,*Dipetalonema perstans* 和 *Tetrapetalonema perstans* 等。常现曼森线虫微丝蚴最早于1890年由 Manson 在伦敦从一名来自西非的患者血中发现;1898年 Daniels 在英属圭亚那为两名印第安土著人尸检时,在受检者肠系膜和心包下脂肪组织中检获常现曼森线虫成虫。1984年 Orihel 和 Eberhard 重新定义曼森线虫属时,将本虫归入其中并改现名。常现曼森丝虫为非洲和拉丁美洲的一种流行程度很高的常见人体寄生虫,导致常现曼森线虫病。由于该病临床表现不明显,且主要流行于热带非洲和拉丁美洲广大农村中最贫困的人群,造成对该病的预防、控制历来重视不足,因此常现曼森线虫病又被认为是"被忽略的热带病"中被忽略程度最高的寄生虫病之一。

### 一、病原生物学

#### (一)形态

成虫细长如线状,乳白色,角皮层光滑,头端钝圆无齿,有盾覆盖,盾上有1对较大的侧乳突和2对亚中线乳突。雌雄虫的尾端均向腹面卷曲。雌虫长50~80mm,宽80~120μm,阴门位于颈部,末端分叉形成2对三角形非肌肉性的皮片。雄虫长35~45mm,宽50~60μm,尾端具4对肛前和1对肛后乳突,两交合刺杆形,不等长。

微丝蚴无鞘,长度为152~207μm(平均185μm),宽度4.0~4.5μm。由于活的微丝蚴伸缩能力很强,因而虫体经固定后,所测得的长宽范围在不同文献中差别较大。微丝蚴头隙较短,尾端平钝,体核分布直至尾端,在最后一个核周围虫体略膨大。

### (二) 生活史

常现曼森线虫成虫寄生于人的体腔,主要是腹腔,其次是胸腔,偶见于心包腔。成虫还可出现于肠系膜、肾周和腹膜后结缔组织,偶尔也可见于皮下及眼球内。雌虫产出的微丝蚴主要出现于外周血液中,但在患者脑脊液、心包渗出液、腹水及肝坏死区等处亦曾发现微丝蚴,还有在骨髓涂片中检出微丝蚴的报告。微丝蚴白昼和夜晚均可出现于外周血,无明显周期性。但最近在乌干达流行区的一项研究显示,微丝蚴呈现出弱的亚周期性,周期性指数为11.1,高峰在早上8时左右,与当地媒介库蠓吸血活动的高峰时间相吻合。截至目前,成虫在人体内的寿命长短还没有文献报道。

本虫的中间宿主为库蠓属(*Culicoides*)。库蠓叮吸患者血液时,微丝蚴被吸入库蠓胃内,随后穿过胃壁侵入胸肌,在胸肌内进一步发育,先是虫体变粗变短发育为腊肠期幼虫。第5天后虫体快速增长,可能像其他的丝虫幼虫一样,有两次蜕皮。在吸血后7~9天即可发育为长750~900μm的感染期幼虫,出现在库蠓的喙部。当库蠓再次叮人吸血时,感染期幼虫即可自库蠓喙部逸出侵入人体造成感染。常现曼森线虫也可以经过输血感染,然而是否可以通过胎盘感染还没有定论,有学者报道过经胎盘传播的疑似病例,但是另外一个学者并没有从常现曼森线虫病血清学阳性的母亲脐带血中检获常现曼森线虫。

## 二、流行病学

### (一) 分布与危害

常现曼森线虫病主要流行于非洲、中美洲、加勒比海及沿岸地区以及南美洲的部分国家和地区。非洲流行区分布于撒哈拉以南的33个国家,主要包括东部和南部非洲的苏丹、乌干达、肯尼亚、坦桑尼亚、马拉维、赞比亚、津巴布韦、莫桑比克、卢旺达、布隆迪、安哥拉;中部非洲的喀麦隆、赤道几内亚、圣多美和普林西比、加蓬、乍得、中非共和国、刚果(布)、刚果(金);西部非洲的塞内加尔、冈比亚、几内亚比绍、几内亚、马里、塞拉利昂、利比里亚、科特迪瓦、布基纳法索、加纳、多哥、贝宁、尼日尔、尼日利亚等,流行区总人口5.8亿(世界银行2008年统计数据)。而美洲流行区包括中美洲的尤卡坦半岛、危地马拉、巴拿马;加勒比海地区的特立尼达和多巴哥、圣文森特和格林纳丁斯、圣卢西亚、瓜德罗普岛、尼维斯岛、多米尼加共和国;南美洲的委内瑞拉、哥伦比亚、圭亚那、法属圭亚那、苏里南以及巴西的亚马逊河流域。

Stoll于1947年估计当时非洲有1 900万人感染本虫,据此推测现今感染本虫的人数已超过1.14亿。不同国家和地区的感染率变化很大,尼日利亚西部感染率只有2%,扎伊尔部位地区的感染率达到86%。最近在乌干达1个高度流行区进行的调查显示,居民感染率和感染者血中微丝蚴平均密度均随年龄增大升高明显,其中1~4岁组、15~19岁组、50~59岁组的感染率分别为40.6%、89.2%、95.8%,而血微丝蚴密度也从1~4岁组的10.6条/100μl增至60岁以上组的111.9条/100μl。成人中男性比女性感染率更高,这与男性在生产劳动中接触媒介昆虫机会更多有关。

### (二) 流行环节

1. **传染源**　其传染源为血中带有微丝蚴的患者和无症状的带虫者。

2. **传播媒介**　常现曼森线虫病的传播媒介是库蠓,属于节肢动物门、昆虫纲、双翅目、库蠓属,其种类有多种,分布于世界各地。库蠓长1~4mm,具有垂直的喙,停歇时,其翅像剪刀样折叠于腹部。大多数库蠓的翅具有黑白斑,只有雌库蠓吸血,这是促进其虫卵发育成熟的生活习性。热带地区到底有多少种库蠓,仍然不得而知,不过有学者统计,东部非洲有61种。常现曼森线虫病的主要传播媒介为奥氏库蠓(*Culicoides austeni*),其次为格式库蠓(*C. grahamii*),在实验感染研究中,污羽库蠓(*C. inornatipennis*)是比格氏库蠓为更有效的传播媒介。虽然以前认为非洲及南美洲的几种灵长类动物是本虫的保虫宿主,但是目前并没有直接证据证明常现曼森线虫是人畜共患寄生虫。

库蠓是完全变态的双翅目昆虫,发育过程包括虫卵、幼虫、蛹和成虫。从卵发育到成虫所需要的时间取决于环境条件,一般需要2~6周。雌库蠓寻觅宿主吸血的行为主要发生在清晨和黄昏,偶然也发生在白天和晚上,吸血3~4天后,就开始产卵,每次产卵的数量为70~180个。雌库蠓产卵于粪便、半腐败植物、泥土、垃圾坑、沼泽地、盐碱地、河岸和树洞等地方,在喀麦隆的几种雌库蠓也产卵于香蕉树桩上。湿度是虫卵和幼虫发育的关键因素。产卵约3天后,虫卵就开始孵化出幼虫,幼虫共分为四龄,幼虫以腐烂的植物性物质为食物。库蠓的幼虫期为10~22天,蛹期为2~3天,而成虫期为几周或更长。其成虫的飞行范围只有几百米,偶尔可以随风分散到远的地方。

3. 易感人群 一般来说,男女老幼均可感染。在流行区,人群对常现曼森线虫的感染率随年龄的增加而逐渐增加,可能是感染常现曼森线虫后获得的免疫保护性比较弱造成的。常现曼森线虫病的流行与生产生活方式密切相关,渔民、农民和养牛人经常被库蠓叮咬而更容易被感染。

### (三)流行因素

影响常现曼森线虫病的流行因素包括自然因素和社会因素。自然因素主要是指与中间宿主库蠓的滋生与分布有关的气温、湿度、土壤、植被和地理环境等。研究表明常现曼森线虫病的高度流行区一般位于具有大的沼泽地和裸露地的热带森林区。社会因素涉及人群生产方式、生活习惯、经济状况和医疗卫生等方面,而在非洲主要流行于广大农村中最贫困的人群。腐烂的香蕉茎有利于某些种类的库蠓的繁殖,广泛的种植香蕉已经被认为是造成常现曼森线虫病传播的一个风险因子。

## 三、致病机制与病理改变

常现曼森线虫病主要是由成虫寄生于腹腔、胸腔、心包、肠系膜或腹膜后组织等所引起的疾病,而微丝蚴或其他幼虫期的致病性较少报道。从苏丹、尼日利亚和扎伊尔等报道的病例看,成虫寄生的周围组织出现了水肿和炎性反应,死亡虫体的周围会形成肉芽肿。

## 四、临床表现

常现曼森线虫感染通常没有明确、特异的临床表现,多数感染者无明显的临床症状和体征,这可能与常现曼森线虫病患者的免疫受到抑制有关。从已有的临床病例报告发现常现曼森线虫感染能引起多种多样的临床表现,相对来说比较典型的临床表现为嗜酸性粒细胞增多、皮肤瘙痒(伴有或不伴有皮疹或溃疡)和眼病病变;其他的临床表现为发热、倦怠、头痛、手足疼痛、关节肿痛、胸痛、腹痛、肝区疼痛、下肢或阴囊水肿及内分泌紊乱等,严重者可出现胸膜炎、心包炎、肝炎、神经精神症状,甚至衰竭。有些患者前臂、手、面部出现急性淋巴管性水肿(类似罗阿丝虫引起的卡氏丝虫肿),3~4天消退,常复发。在乌干达还发现成虫侵犯结膜或眼眶周围结缔组织而造成结膜结节、眼睑和眼球肿胀。非流行区人员进入流行区而感染常现曼森线虫后,临床表现常比当地感染者严重。感染常现曼森线虫后,也有引起严重并发症的病例报道,如1例从中非返回欧洲的传教士家庭多位成员因感染常现曼森线虫而致嗜酸性粒细胞显著增多并出现多器官衰竭的病例。

### 五、诊断与鉴别诊断

病原学诊断主要依靠从患者外周血中查找和鉴定微丝蚴,常用于淋巴丝虫病微丝蚴检查的厚血膜法、薄血膜法、膜过滤法或Knott浓集法均可应用于常现曼森线虫微丝蚴血检,且采血时间没有特别限制。乙胺嗪诱导对外周血中常现曼森线虫的微丝蚴密度没有明显的影响,因此,服用乙胺嗪对诊断常现曼森线虫病没有实际意义。厚血膜法结合吉姆萨染色是现场流行病学调查淋巴丝虫病和疟疾应用最广泛的方法。尤其是在曼森线虫病流行程度高、受检者血中微丝蚴密度高的地区,利用厚血膜法或薄血膜法,并结合吉姆萨染色,很容易就能从患者血中发现并鉴别微丝蚴。这个方法具有耗时少和需要的血量少的优点,但是在制作和染色血片的过程中,也存在丢失微丝蚴的缺点,这就需要操作者具有良好的操作技能和高度的责任心。新近经改良的计数池法比常规厚血膜法敏感性和准确性更高,并且可用于定量检测微丝蚴密度。此法是用肝素抗凝的刻度毛细管采指尖血100μl,迅速加入装有1ml 50% Macgregor's固定液的样品管,然后将样品转入计数池,静置1小时让微丝蚴自然沉降,再在光学显微镜下镜检计数(Asio,2009)。这种检查方法也需要良好的操作技能和高度的责任心。膜过滤法和浓集法在受检者血中微丝蚴密度低时能大大提高检出率,如细胞离心法可比厚血膜法多检出10倍以上的微丝蚴。而膜过滤法须注意选择合适孔径的过滤膜,通常认为4μm规格孔径的过滤膜检出效果较为理想。沉降法和密度梯度离心法被用来分离活的常现曼森线虫微丝蚴,可以用于科学研究而不是临床诊断。值得注意的是,常现曼森线虫微丝蚴比其他丝虫微丝蚴小且无鞘膜,难于鉴别诊断,常常被漏检或误诊。

从腹水和胸腔积液中也可以检获常现曼森线虫微丝蚴,从患者的其他组织切片或涂片中,如骨髓,也可以偶尔发现常现曼森线虫的微丝蚴或成虫。在外科手术或尸检过程中也可检获常现曼森线虫成虫。

迄今为止,针对常现曼森线虫病的免疫学诊断方法研究进展不大,无论从敏感性还是特异性上都不理想,假阴性率高,并且与其他丝虫的交叉反应较强。诊断常现曼森线虫病的免疫学方法主要有:补体结合试验、血凝实验、ELISA和皮试等。常现曼森线虫对盘尾丝虫病和淋巴丝虫病特异性免疫诊断方法的干扰似乎很微弱,如常现曼森线虫病患者血清对基于重组抗原Ov33和Ov20/OvS1抗原免疫诊断盘尾丝虫病的ELISA检测呈阴性反应,在ICT试验中也不能识别班氏丝虫特异性循环抗原,这对于在混合流行区通过免疫学诊断将常现曼森线虫与其他丝虫相鉴别有一定意义。

### 六、治疗

常现曼森线虫病是较难治疗的丝虫病之一,迄今尚没有合适的抗常现曼森线虫感染或大规模现场防治的标准方案。传统的抗丝虫药物,如乙胺嗪和伊维菌素,以及抗蠕虫的咪唑类药物,如甲苯达唑、左旋咪唑、阿苯达唑和噻苯达唑被用来治疗常现曼森线虫病。考核药物疗效的指标主要看是否清除或减少了血液中的微丝蚴,以及消除或减轻了临床症状。治疗的患者数量少、随访时间短、缺乏详细的实验设计和定量的结果等,造成了对这些药物的疗效评价往往不明确或存在争议。

乙胺嗪是治疗淋巴丝虫病和盘尾丝虫病的一种有效药物,同时用来治疗常现曼森线虫病也有较好的效果,可以清除或大量减少常现曼森线虫在血液中的微丝蚴。此外,乙胺嗪与甲苯达唑联用的治疗效果好于单用乙胺嗪的疗效。Bregani采用不同给药方案比较了几种常用抗蠕虫药物短期治疗常现曼森线虫病的效果,其中乙胺嗪与甲苯达唑联用治疗结果最好,总有效率为97%,有37%的患者复查时血中未查见微丝蚴。多次高剂量的阿苯达唑疗法能清除或降低常现曼森线虫微丝蚴血症,但单独或几次低剂量使用没有明显的疗效。但是,对于一次或两次治疗,噻苯达唑对常现曼森线虫微丝蚴有效,噻苯达唑与乙胺嗪联用更有效。

伊维菌素也是一种广谱的有效抗医学线虫和兽医线虫的药物。单次使用伊维菌素对清除常现曼森线虫微丝蚴血症或减轻临床症状方面无效或低效。虽然在非洲,伊维菌素与阿苯达唑联用是治疗淋巴丝虫病的推荐方案,但是伊维菌素与阿苯达唑联用效果也不理想。此外,高剂量的伊维菌素与甲苯达唑联用能大幅度降低常现曼森线虫病患者的微丝蚴血症。

值得注意的是,随着在常现曼森线虫体内也伴有内共生体沃尔巴克体(*Wolbachia*)的发现(Keiser,2008),Coulibaly(2009)将抗沃尔巴克体的抗生素多西环素(doxycycline)应用于常现曼森线虫病的治疗。受试者每天服用200mg多西环素,服用6周,服药后12个月复查,97%的受试者血中未检出微丝蚴;36个月复查仍有75%的受试者血中未查见微丝蚴,表明多西环素不仅通过清除沃尔巴克体而发挥杀丝虫微丝蚴的作用,还可能对体内成虫有杀灭作用,这为寻找有效防治常现曼森线虫病的新药物提供了思路。

一种理想的治疗常现曼森线虫病的药物仍然值得去发现和鉴定。这种药物应该具有疗效确切、起效快和给药途径方便等特点。

## 七、预防与控制

常现曼森丝虫病的预防与控制措施与其他丝虫病相似,主要包括查治患者、改善环境卫生、清除库蠓的滋生地。对去流行区的旅行者来说,使用昆虫防护剂,避免被库蠓叮咬是有效的措施之一。库蠓身体短小,能钻入蚊帐,因此,使用常规的蚊帐对预防库蠓叮咬的效果不佳。

(蒋立平)

# 第八节 巴 贝 虫 病

巴贝虫(*Babesia*)在分类学上属于顶复门(phylum Apicomplexa)、孢子虫纲(Class Sporozose)、梨形虫亚纲(Subclass Piroplasmasina)、梨形虫目(Order Piroplasmida)、巴贝虫科(family Babesidae)。该虫主要寄生于各种家养和野生哺乳动物(牛、马、羊、猪、啮齿类等)的红细胞内,引起红细胞破坏溶解。巴贝虫病(babesiosis)是由于人或牛、马、犬等哺乳动物感染了巴贝虫(*Babesia*)所引起的一种人畜共患巴贝虫病(zoonotic babesiosis)。巴贝虫主要寄生于人或其他哺乳动物红细胞内,经蜱媒或输血、血制品传播,在亚洲、欧洲、美洲、非洲等均有分布。

## 一、病原生物学

### (一)形态

巴贝虫属的虫种有100多种,传统上,我们将巴贝虫分为大型巴贝虫和小型巴贝虫两种,即巴贝虫裂殖子直径1.0~2.5μm左右的为小型巴贝虫,包括吉氏巴贝虫(*B. gibsoni*)、田鼠巴贝虫(*B. microti*)和杆状巴贝虫(*B. rodhaini*)及大型巴贝虫即巴贝虫。裂殖子直径

2.5~5.0μm,包括牛巴贝虫(*B. bovis*)、驽巴贝虫(*B. caballi*)和犬巴贝虫(*B. canis*)。红细胞内的虫体形状多样,可呈逗点状、阿米巴状、环状、梨形、圆形、卵圆形等。单个或成对排列(双梨形,尖端互相靠近,钝端互成角度),也可为四联型(4个排列成十字形小体)。虫体的核呈点、球或块状,紫红色,一个红细胞内可有多个虫体寄生,以1~4个居多,并表现为不同发育期(图15-8-1A,图15-8-1B)。

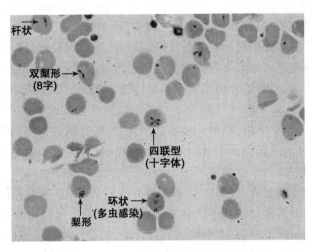

图 15-8-1A　巴贝虫在红细胞内的形态多形性

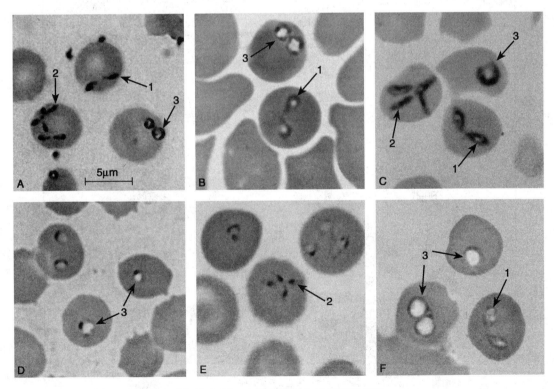

图 15-8-1B　人体红细胞中的各种巴贝虫

A:分歧巴贝虫;B:猎人巴贝虫;C:密苏里巴贝虫;D:微小(田鼠)巴贝虫;E:邓氏巴贝虫;F:韩国巴贝虫。
1:双梨形;2:四联型;3:环状

（二）生活史

巴贝虫生活史尚未完全明了。其生活史包括在媒介蜱体内有性繁殖阶段和哺乳动物红细胞内无性发育两个阶段（图15-8-2），需要两个宿主，终宿主（传播媒介）是硬蜱，传播巴贝虫病的主要蜱种有：草原革蜱、森林革蜱、银盾革蜱、中华革蜱、镰形扇头蜱、长角血蜱等。中间宿主非常广泛，为人及多种哺乳动物如牛、马、羊、犬、猫等，以及鸟类等脊椎动物。生活史至少包括3个增殖期：①在蜱肠中进行配子生殖（gamogony）；②在蜱唾液腺中进行孢子增殖（sporogony）；③在脊椎动物红细胞内进行裂体增殖（merogony）。

蜱吸食患者或者患病动物血液时，配子体随红细胞进入蜱肠道，侵入上皮细胞等各个器官内发育繁殖。雌雄配子结合后发育为合子继而形成动合子，动合子穿过肠腔进入蜱体腔，通过血淋巴到达蜱全身，不断地分裂增殖。当虫体进入蜱唾液腺细胞时，即经孢子增殖而形成子孢子，从配子体进入蜱体内到发育为子孢子约需经历两周时间。当人被含有子孢子的蜱叮咬，子孢子进入人体血液内，黏附并侵入红细胞，虫体自纳虫空泡内逸出，消化宿主的血红蛋白，不产生任何色素或其他残留体。在宿主红细胞内，裂殖子以芽殖（budding）或二分裂的形式进行裂体增殖。当红细胞破裂时，裂殖子游离到血液中，再侵入新的红细胞，重复其分裂繁殖。在宿主红细胞内，大多数裂殖子发育为滋养体，某些滋养体发育为配子体，当被蜱叮咬进入蜱肠内即可发育为配子。在蜱体内的巴贝虫也可经卵传递，进入皮的卵巢内的虫体在卵内寄生。雌蜱产卵后，随着卵的发育，侵入蜱幼虫的各组织内进行分裂繁殖。

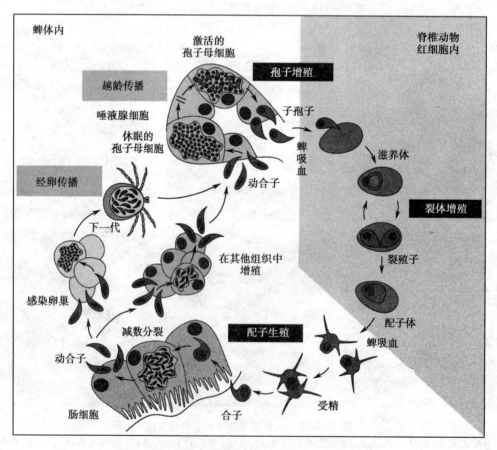

图 15-8-2　巴贝虫生活史

### 二、流行病学

#### （一）分布与危害

巴贝虫的首次发现据文献报道为 1888 年,当时的匈牙利科学家 Babes 在对当地一些牛、群出现发热和血尿症状及其大量死亡原因进行调查时,在牛体内发现了巴贝虫。5 年之后,即 1893 年,Theobald Smith 和 Frederick L. Kilborne 两位学者证实双芽巴贝虫(*Babesia bigemina*)可经蜱媒传播感染德克萨斯牛,该研究也是首次实验证实巴贝虫可经医学节肢动物蜱传播。最初巴贝虫可以感染人体是由 Wilson 和 Chowning 在 1904 年报道的,两位学者在被诊断为落基山斑疹热患者的血液中发现了"梨形体",并称之为"梨浆虫"。随后在经历了约半个世纪后的 1957 年,首例人巴贝虫病例由一位南斯拉夫学者在一名脾切除患者中发现,并最后鉴定其为分歧巴贝虫(*B. divergens*)感染。

人巴贝虫病在免疫功能缺陷患者中鉴定发现于 1969 年的马萨诸塞海岸的楠塔基特岛(Nantucket Island),而该病例所感染的巴贝虫株最后证实为田鼠巴贝虫(*B. microti*)其传播媒介为肩突硬蜱(*Ixodes scapularis*),而肩突硬蜱也是北美巴贝虫流行地区的主要传播媒介。此后,巴贝虫感染病例在马萨诸塞海岸地区陆续诊断发现,并被称之为"楠塔基特热"(Nantucket fever)。自 1990 年后,世界各地有少量新发巴贝虫虫种群报道。至今全球包括欧洲、亚洲、非洲、南北美洲及大洋洲等均有人巴贝虫病病例报道,而其中美国仍然是报道人巴贝虫病病例最多的国家,在北美地区,尤其在美国的马萨诸塞岛、纽约州、康涅狄格岛以及罗得岛,主要流行人田鼠巴贝虫病,该地区人巴贝虫病的发病流行可能与该地区田鼠巴贝虫野生动物宿主白尾鹿数量的增加、人类对野生动物栖息地的入侵和占领以及当地公众和医务工作者对本病的认识诊断水平提升等相关。

非洲报道人巴贝虫病例的地区包括埃及(3 例)、莫桑比克(1 例),南非(2 例),而这些非洲地区人巴贝虫病的病原体种类目前尚未确定。

欧洲也是巴贝虫病报道较多的一个地区,主要流行虫种分别是分歧巴贝虫(*B. divergens*)、猎人巴贝虫(*B. venatorum*,之前被称之为欧洲株,即 EU1 株)和田鼠巴贝虫(*B. microti*)等 3 种。如前所述,人巴贝虫病首例报道是在 1957 年的南斯拉夫一位分歧巴贝虫病例的感染,而之后的人巴贝虫病感染主要集中在北美等地。此外,人田鼠巴贝虫样(*B. microti-like*)病例在巴西、中国、埃及、墨西哥、南非、澳大利亚等国家,以及中国台湾地区均有报道。

#### （二）流行环节

人主要通过以下 3 种方式感染巴贝虫:①蜱虫叮咬,人们在巴贝虫病流行区进行户外活动时,易被蜱虫叮咬从而感染巴贝虫,这种方式是最常见的巴贝虫感染方式;②输血,当无症状的巴贝虫感染者所献的血液被受血者所输入。受血者就有可能感染巴贝虫,这种方式也很常见;③先天性感染,感染了巴贝虫的母亲在怀孕或分娩时将巴贝虫传播给婴儿,导致婴儿感染巴贝虫,这种方式较为罕见。输血传播作为巴贝虫病的一种传播方式,国外报道的病例很多,自 1979 年发现首例输血传播的巴贝虫病至 2009 年,美国已报道了 162 例的输血传播的巴贝虫病,并且每年报道的病例数呈上升趋势。在 162 例输血传播的巴贝虫病中,159例的病原是田鼠巴贝虫。另外 3 例是邓肯巴贝虫(*B. duncani*)。1979—1989 年报道了 70例输血传播的巴贝虫病,而 2000—2009 年报道了 122 例,占所报道病例的 77%。我国尚无确诊的输血传播的巴贝虫病报道,但输血传播作为巴贝虫病传播的一种重要方式,对输血安全有着潜在的威胁,应当引起重视。根据到过流行区,蜱叮咬或接触有蜱滋生的地方、近期有输血及脾切除的病史等,可考虑本病的可能性。

### （三）流行因素

巴贝虫的宿主非常广泛,多种家畜如牛、马、羊、犬、猫等和野生动物均可感染。感染人体的巴贝虫主要有田鼠巴贝虫(*B. microti*)、分歧巴贝西虫(*B. divergens*)、牛巴贝虫(*B. bovis*)和马巴贝虫(*B. equi*)等,而其中田鼠巴贝虫为感染人体的最主要的虫种,也是输血感染巴贝虫病的最主要虫种,1979年最早由输血感染的田鼠巴贝虫病发生在美国。传播巴贝虫病的途径包括蜱叮咬、器官移植、输血和经胎盘传播等途径,传播巴贝虫病的主要蜱种有:草原革蜱、森林革蜱、银盾革蜱、中华革蜱、镰形扇头蜱、长角血蜱等。

## 三、发病机制与病理改变

巴贝虫的致病主要通过其在红细胞内寄生繁殖,直接崩解宿主细胞;通过免疫机制造成被感染的红细胞溶解以及脾吞噬功能增强;分泌毒素、激活血管活性物质(如血管舒缓素),致血管扩张和通透性增高,使血管内液体向外渗出,血液变稠;同时受染红细胞变形能力降低,形态改变,可相互粘连、积聚、阻塞毛细血管;血管舒缓素还可通过激活凝血因子,引起弥散性血管内凝血,导致多器官微循环障碍,组织缺血和坏死。其病理改变主要有肝淤血、干细胞肿胀及坏死;脾及骨髓增生;脑膜和脑实质充血、水肿;肾肿胀、出血和肾功能损害等。

## 四、临床表现

随着全球化趋势和人类活动范围的扩大,人群寄生虫感染谱不断发生变化,人体经蜱媒感染巴贝虫和经输血或血制品感染巴贝虫病例报道日趋增多。人巴贝虫病的临床表现是由宿主红细胞内无性繁殖期虫体的作用及宿主红细胞溶解所致,并与宿主免疫状态有关。巴贝虫对人群普遍易感,病情可呈隐匿性感染状态,或周期性寒战、发热或累及全身多器官的重症感染等,在免疫功能低下者及脾切除患者其致病性显著增强,对于合并 HIV 感染的 AIDS 患者和输血感染者巴贝虫感染者往往病情危重,并严重威胁患者生命。

人巴贝虫病的潜伏期为1~3周,病情严重程度与患者年龄及感染的虫种有关。田鼠巴贝虫病情较轻,多呈亚临床感染或带虫者状态。分歧巴贝虫感染则病情较重。慢性感染者的原虫血症可持续数月以至数年。急性发病时颇似疟疾,常见临床症状有寒战、间歇发热、出汗、头痛、肌肉和关节疼痛等,还可出现不同程度贫血、脾大、黄疸及溶血等,严重感染着可出现低血压、肾衰竭、弥散性血管内凝血、昏迷,甚至死亡,并发症可有细菌感染和成人呼吸窘迫综合征(ARDA)。HIV 感染者及脾切除者为巴贝虫病的高危人群,患病后病情重,病死率高。

## 五、诊断与鉴别诊断

根据到过流行区、被蜱叮咬或接触有蜱滋生的地方、近期有输血及脾切除的病史等,可考虑本病的可能性。确诊的依据主要通过外周血涂片,吉姆萨或瑞氏染色后,显微镜下检获虫体。在成熟的红细胞内发现环状体或梨形小体,形似恶性疟原虫(图 15-8-3),如发现排列成十字形的"四联型"小体或篮筐样虫体或大量的红细胞外原虫则颇具诊断价值。通过血清学试验或用 PCR 技术检测血液中巴贝虫 DNA 或将患者的血液接种到仓鼠或沙鼠,然后观察接种鼠的原虫血症也可作为诊断依据。

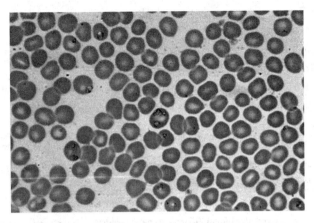

图 15-8-3　红细胞内的巴贝虫环状体或梨形小体

## 六、治疗

巴贝虫病的治疗药物有克林霉素和奎宁;阿托伐醌(atovaquone)和阿奇霉素(azithromy-cin)等可以作为二线药物。联合用药效果好,但毒性较明显,包括听力障碍、低血压、胃肠不适等。严重感染者首选克林霉素和奎宁治疗;中等严重程度患者选择阿托伐醌和阿奇霉素治疗。对于免疫抑制者、HIV 感染者或严重巴贝虫病感染者,有时药物不能奏效,则需要采用其他输血/换血疗法。

## 七、预防与控制

本病的主要预防措施包括:防止被蜱叮咬、警惕带虫者作为献血员而造成传播;另应加强公共卫生设施管理,消灭蜱滋生环境,灭鼠,以及发展免疫预防等。

(周　霞)

## 参 考 文 献

1. Keating J, Yukich JO, Sutherland CS, et al. Human African trypanosomiasis prevention, treatment and control costs: a systematic review. Acta Trop, 2015, 150:4-13.

2. MacGregor P, Szöőr B, Savill NJ, et al. Trypanosomal immune evasion, chronicity and transmission: an elegant balancing act. Nat Rev Microbiol, 2012, 10(6):431-438.

3. Franco JR, Simarro PP, Diarra A, et al. Epidemiology of human African trypanosomiasis. Clin Epidemiol, 2014, 6:257-275.

4. Benoit JB, Attardo GM, Baumann AA, et al. Adenotrophic viviparity in tsetse flies: potential for population control and as an insect model for lactation. Annu Rev Entomol, 2015, 60:351-371.

5. Pais R, Lohs C, Wu Y, et al. The obligate mutualist Wigglesworthia glossinidia influences reproduction, digestion, and immunity processes of its host, the tsetse fly. Appl Environ Microbiol, 2008, 74(19):5965-5974.

6. Weiss BL, Savage AF, Griffith BC, et al. The peritrophic matrix mediates differential infection outcomes in the tsetse fly gut following challenge with commensal, pathogenic, and parasitic microbes. J Immunol, 2014, 193(2):773-782.

7. Weiss BL, Wang J, Maltz MA, et al. Trypanosome infection establishment in the tsetse fly gut is influenced by microbiome-regulated host immune barriers. PLoS Pathog, 2013, 9(4):e1003318.

8. Wang J, Weiss BL, Aksoy S. Tsetse fly microbiota: form and function. Front Cell Infect Microbiol, 2013, 3:69.

9. Cnops J, Magez S, De Trez C. Escape mechanisms of African trypanosomes: why trypanosomosis is keeping us awake. Parasitology, 2015, 142(3): 417-427.

10. Geiger A, Simo G, Grébaut P, et al. Transcriptomics and proteomics in human African trypanosomiasis: current status and perspectives. J Proteomics, 2011, 74(9): 1625-1643.

11. Barrett MP, Boykin DW, Brun R, et al. Human African trypanosomiasis: pharmacological re-engagement with a neglected disease. Br J Pharmacol, 2007, 152(8): 1155-1171.

12. 甘绍伯. 非洲锥虫病. 中国热带医学, 2009, 9(6): 983-984.

13. Alirol E, Schrumpf D, Amici Heradi J, et al. Nifurtimox-eflornithine combination therapy for second-stage gambiense human African trypanosomiasis: Médecins Sans Frontières experience in the Democratic Republic of the Congo. Clin Infect Dis, 2013, 56(2): 195-203.

14. Lejon V, Bentivoglio M, Franco JR. Human African trypanosomiasis. Handb Clin Neurol, 2013, 114: 169-181.

15. Brun R, Blum J, Chappuis F, et al. Human African trypanosomiasis. Lancet, 2010, 375(9709): 148-159.

16. Franco JR, Simarro PP, Diarra A, et al. Epidemiology of human African trypanosomiasis. Clin Epidemiol, 2014, 6: 257-275.

17. Vreysen MJ, Seck MT, Sall B, et al. Tsetse flies: their biology and control using area-wide integrated pest management approaches. J Invertebr Pathol, 2013, 112(Suppl): S15-S25.

18. Geiger A, Simo G, Grébaut P, et al. Transcriptomics and proteomics in human African trypanosomiasis: current status and perspectives. J Proteomics, 2011, 74(9): 1625-1643.

19. Barrett MP, Boykin DW, Brun R, et al. Human African trypanosomiasis: pharmacological re-engagement with a neglected disease. Br J Pharmacol, 2007, 152(8): 1155-1171.

20. Brun R, Blum J, Chappuis F, et al. Human African trypanosomiasis. Lancet, 2010, 375(9709): 148-159.

21. 赵慰先. 人体寄生虫学. 第2版. 北京: 人民卫生出版社, 1994: 934-936.

22. 吴观陵. 人体寄生虫学. 第4版. 北京: 人民卫生出版社, 2013: 697-701.

23. 陈兴保, 吴观陵, 孙新, 等. 现代寄生虫病学. 北京: 人民军医出版社, 2002: 477-478.

24. Fischer P, Bamuhiiga J, Büttner DW. Treatment of human Mansonella streptocerca infection with ivermectin. Trop Med Int Health, 1997, 2(2): 191-199.

25. Fischer P, Bamuhiiga J, Büttner DW. Occurrence and diagnosis of Mansonella streptocerca in Uganda. Acta Trop, 1997, 63(1): 43-55.

26. Fischer P, Büttner DW, Bamuhiiga J, et al. Detection of the filarial parasite Mansonella streptocerca in skin biopsies by a nested polymerase chain reaction-based assay. Am J Trop Med Hyg, 1998, 58(6): 816-820.

27. Bamuhiiga JB. Mansonella Streptocerca: Another Filarial Worm in the Skin in Western Uganda. Community Eye Health, 1998, 11(26): 28.

28. 张进顺, 李薇, 孙新, 等(译). 诊断医学寄生虫学. 第5版. 北京: 人民卫生出版社, 2010: 257.

29. 龙振昼, 王学忠. 吸血蠓类的生态学及传媒作用. 中国媒介生物学及控制杂志, 2007, 18(6): 525.

30. 张安年. 临床选药指南. 北京: 中国中医药出版社, 2004: 401-403.

31. 仲崇祜, 孙德建. 中国医学百科全书·三十一寄生虫与寄生虫病学. 上海: 上海科学技术出版社, 1984: 81-82.

# 第六篇

## 虫源性损伤性寄生虫病

# 第十六章

# 肺孢子虫病

肺孢子虫病即肺孢子虫肺炎(pneumocystis pneumonia,PCP),是由肺孢子虫(pneumocystis)感染引起的一种机会性原虫疾病。肺孢子虫能够隐性感染多种哺乳动物,在人类中,肺孢子虫病是由耶氏肺孢子虫(*Pneumocystis jirovecii*)引起的。它是艾滋病患者最常见的呼吸系统机会性感染,会造成呼吸衰竭等严重后果。

在1909年,Chagas首次发现了肺孢子虫。Delanoe夫妇于1912年描述了寄生于大白鼠肺组织中的病原体,并定名为卡氏肺孢子虫(*Pneumocystis carinii*)。其后,医学界认为其仅特异性感染动物,对人无易感性,因此并未深入研究。但是,1952年,Jirovec在患有特异性肺炎的16名死亡患儿的肺渗液中均查到了此病原体,从而确定其对人的感染性。

不过,感染人体的肺孢子虫虫种始终具有争议。Frenkel在1976年提出肺孢子虫感染存在宿主特异性,感染人的肺孢子虫为耶氏肺孢子虫(PJ)。之后,经过基因测序和易感性研究,人们逐渐确认了这一观点。因此,Frenkel在1999年正式将感染人体的肺孢子虫命名为耶氏肺孢子虫。另外,有些学者在进行核苷酸以及蛋白分析后认为,肺孢子虫从遗传学上与真菌更接近,因此,人们也将肺孢子虫称为肺孢子菌。不过,由于其具有类似原虫的生活史,且在真菌中的分类地位尚未确定,所以仍将其作为原虫加以阐述。

## 一、病原生物学

人们起初视肺孢子虫为一种原虫,而现在随着现代生物学的发展,以及基于肺孢子虫的形态和对真菌药的抗药性,人们开始认为它们是一种真菌。肺孢子虫无法体外培养,因此形态描述各不相同,生活史描述也并不完整。另外,免疫学和分子生物学研究发现,从人类和其他哺乳动物宿主中分离的肺孢子虫,在抗原、基因和遗传特点等方面展现出了一定的差异性,本文中主要描述了感染人体的耶氏肺孢子虫。

### (一) 形态

通过瑞特-吉姆萨染色,光镜下观察患者痰液中的耶氏肺孢子虫,可见其直径1~8μm,平均5μm左右。典型成熟包囊形态直径约4μm,圆形或椭圆形,囊壁染成淡蓝色。靠边缘颜色加深且不规则,囊内小体(子孢子)清晰可见(约8个),着色呈紫红色或紫蓝色。成熟包囊破裂释放出的囊内小体发育成滋养体。滋养体相对包囊比较少见,常夹杂在成群包囊里,其外形不规则,细胞质呈现淡蓝色,分布不规则,细胞壁染成紫红色或紫蓝色。囊前期为滋养体和包囊体的中间阶段,大小1~3μm,外形类似瓜子仁,囊内似小体核质居中或靠边。另外,痰液中除了成熟包囊,更多的是不成熟包囊,这些不成熟包囊呈规则的圆形或椭圆形,边缘可见突起,其囊壁染色呈现淡蓝色,边缘突起染色较深。不成熟包囊囊内小体融合在一起,染色较深,有核固缩现象。

将肺孢子虫标本置于扫描电镜下观察,可见其有两种形态:一种虫体表面光滑,近球形,大小 3~5μm,部分光滑型虫体表面有 2~3 个脐形凹陷,凹陷上可见明显的小孔,部分包囊因囊内子孢子逸出而囊壁塌陷;另一种虫体表面粗糙,形态近球形,大小 5~9μm,在粗糙型虫体表面有的可见大小近似的小球状突起,突起上可见散在的微孔,有的虫体表面伸出宽大的伪足及细小的根管状突起,有的虫体表面则布满宽大的皱褶及凹陷,有的虫体表面布满绒毛状突起并可见明显的孔隙。

### （二）生活史

肺孢子虫在宿主体外的发育阶段尚未完全明了。但是其在人肺组织内的发育过程已基本确定,包括无性和有性两种生殖方式。通常认为肺孢子虫的生活史包括滋养体、囊前期、包囊体 3 个阶段。成熟包囊体经空气进入呼吸道,在肺内,囊内小体从包囊体逸出,发育为单倍体的小滋养体,单倍体小滋养体可以相互结合形成二倍体滋养体,即大滋养体,大滋养体进入囊前期,最终形成含 8 个单倍体的囊内小体,这是一种有性生殖;大滋养体也可以通过二分裂、内出芽等方式进行无性生殖,之后其细胞膜增厚形成囊壁,进入囊前期,随后囊内核进行分裂,每个核周围形成包囊,并逐渐发育为成熟包囊。

## 二、流行病学

### （一）分布与危害

肺孢子虫病呈世界性分布,在欧洲、美洲、亚洲和非洲等多个国家均有报道。虽然早在 1909 年,Chagas 就已经首次描述了肺孢子虫,但是直到 1951 年,肺孢子虫才被认定为是一种能够引起“浆细胞间质性肺炎（PCP）”的人类病原体。PCP 的主要症状为渐进性呼吸困难和干咳。20 世纪 40 年代一度在欧洲各地的早产儿、营养不良等虚弱儿童中流行。在 20 世纪的 60 和 70 年代,肺孢子虫肺炎多发于先天性免疫缺陷的儿童中,也常见于由恶性肿瘤或其治疗过程产生的继发性免疫缺陷的儿童或成人。随着器官移植的发展,人们发现肺孢子虫肺炎与用来抗器官排斥的免疫抑制显著相关。1981 年,研究者在一些原本健康的人群中发现了肺孢子虫,进而推进了艾滋病的发现。时至今日,PCP 占艾滋病并发症的 60%~80%,其病死率高达 30%~60%。同时,PCP 也是困扰包括癌症患者,亦或是器官和骨髓移植患者等在内的免疫抑制患者的重要健康问题。

### （二）流行环节

肺孢子虫广泛存在于人和其他哺乳动物的肺组织内,大多数正常人都曾有过肺孢子虫感染,只不过健康人感染肺孢子虫后多数为隐性感染,只有当宿主免疫功能低下时,侵入人体的肺孢子虫才开始进行大量繁殖,并在肺组织内扩散,导致 PCP。

由于肺孢子虫虫株具有很强的宿主种特异性,因此动物宿主作为传染源的意义不大,人是 PCP 的主要传染源。PCP 患者的肺组织、支气管和气管分泌物内含有大量肺孢子虫包囊,包囊随患者痰液咳出后污染空气而感染周围人群。肺孢子虫的传播途径尚未完全明了,推测可由人与人之间的飞沫传播引起,极少数情况下也可能存在胎盘传播。任何年龄的人群均可感染肺孢子虫,但免疫功能正常的人感染后并不发病。PCP 主要见于早产婴儿和新生儿、先天性免疫功能缺陷或继发性免疫功能低下患儿、恶性肿瘤患者、器官移植接受免疫抑制剂治疗患儿以及 AIDS 患者。

### 三、发病机制与病理改变

肺孢子虫属于胞外寄生生物,其致病性与宿主免疫功能密切相关。导致发病的主要因素是滋养体充斥肺泡,黏附于肺泡上皮细胞表面所产生的直接刺激,以及滋养体导致宿主免疫应激反应所引发的炎症。

肺孢子虫被人体吸入后,避开了上呼吸道的免疫防御反应,沉积于肺泡并大量增殖,随后虫体依附于Ⅰ型肺泡上皮细胞表面,肺泡-毛细血管通透性随之增加,并且表面活性物质磷脂减少,导致肺泡表面张力下降并最终造成血氧交换障碍。而呼吸困难主要是由于滋养体和包囊块充斥于肺泡中,使得气体交换受阻而发生的。

健康人吸入肺孢子虫后会立刻通过咳嗽将其排出,但是虫体有可能在有轻微免疫功能低下人群的肺部停留几天到几周不等,即造成隐性感染。而在免疫缺陷的宿主体内,就会造成肺孢子虫肺炎。随着病情恶化,患者Ⅱ型肺泡细胞肥大,常见组织修复,有可能会造成弥漫性肺泡损伤和间质纤维化。偶见肉芽肿性炎症,肺孢子虫以及空洞性病灶的形成。另外,还有极少数肺孢子虫感染会离开肺囊,造成肺外肺孢子虫病,例如心脏、肝脏、脾脏和肠道部位都有报道。

肺孢子虫主要表面糖蛋白(MSG)和β-D-葡聚糖(BG)等相关炎症因子在肺孢子虫感染发病过程中起到了关键作用。其中 MSG 与纤维连接素结合,使肺孢子虫依附于宿主Ⅰ型肺泡上皮细胞表面,继而引发免疫反应,刺激炎症的发生。而 BG 是存在肺孢子虫细胞壁上的重要促炎症因子,可以诱导呼吸道上皮细胞释放中性粒细胞诱导蛋白(IL-8)。IL-8 能够进一步诱导中性粒细胞浸润,使肺泡的炎症加重。

另外,研究发现艾滋病并发 PCP 主要是由缺乏 CD4$^+$T 细胞或 CD4$^+$T 细胞功能下降导致的,因此 CD4$^+$T 细胞被认为是抗虫体感染的主要免疫应答细胞。动物实验研究发现,感染 PCP 的免疫缺陷小鼠,可以通过骨髓移植或注射 CD4$^+$T 细胞来进行免疫重建,最终痊愈。这表明 CD4$^+$T 细胞在防御及清除虫体方面起着非常重要的作用。

### 四、临床表现

根据患者发病年龄,PCP 分为儿童型和成人型。

成人型 PCP 很少有原发性发病者,多见于继发于某种疾病。常见的继发原因包括使用免疫抑制剂、先天性免疫缺陷、各类造成免疫功能紊乱的传染病或慢性消耗性疾病。成人型 PCP 无特异性症状,患者通常表现出持续数日到数周的渐进性呼吸困难和干咳或咳稀痰,以及为期数日到数周不等的发热及出汗,以上症状通常还伴随着呼吸急促以及胸闷。干咳症状容易与细菌感染混淆。HIV 感染的免疫抑制患者的症状持续时间要长于其他免疫抑制患者。患者胸部听诊通常是正常的,偶见吸气音。另外,PCP 还有一些非典型特征,包括持续数小时突发的呼吸困难、咳脓痰、胸膜疼痛以及咳血咯血等。

儿童型 PCP 与营养不良有直接关系,其发病通常缓慢。通常儿童型 PCP 无明显临床症状,临床检查无特殊变化,偶有消化不良。有些病例会表现出咳嗽和脉搏次数增加,其 1~4 周后会出现强烈的呼吸功能障碍,表现为呼吸困难、强度呼吸增加、鼻翼呼吸和发绀,若不及时治疗,死亡率高达 50%。

### 五、诊断与鉴别诊断

由于免疫力低下或免疫缺陷的人群才会表现出 PCP 的临床表现,因此,发现具有 PCP

症状的患者后,应首先从流行病学角度出发,若患者是免疫功能异常人群,应从各项临床检验结果进行综合诊断。在诊断过程中需要与流感病毒、SARS冠状病毒、中东呼吸综合征冠状病毒等病毒性肺炎,以及肺炎支原体、肺炎衣原体等微生物感染导致的肺炎相鉴别。常规的检查方法如下:

**(一) 胸片检查**

PCP早期,胸片检查可能并无异常,但是随着疾病加重,在2~3天后会表现出弥漫性肺门周围间质浸润,甚至有可能发展为类似肺水肿的弥漫性双肺泡合并。典型的PCP胸片表现为肺部出现混合性肺泡及间质性改变,以网状结节状浸润为主,从肺门向外周扩展。随着病情进一步恶化,可见肺野斑片状实变影,检查中还可见双肺融合的肺泡阴影(白斑),可伴纵隔气肿和气胸。

但是,PCP的胸片检查结果需要与其他肺部感染或肺部肿瘤进行鉴别,例如真菌、分枝杆菌和细菌感染引起的肺炎,或肺部卡波西肉瘤引起的肺炎。

**(二) CT检查**

如果患者出现呼吸道症状但胸片检查结果正常,可以考虑CT检查。CT检查肺囊虫的典型特征是出现斑驳的阴影。不过,这一特征需要与巨细胞病毒性或真菌性肺炎,以及隐匿性肺泡出血等进行鉴别诊断。

**(三) 动脉血气检查**

PCP患者接受血气检查时,通常可见低$PaCO_2$(提示过度换气)。随着病程进一步发展,还会出现低氧血。除了低氧血,大约超过90%的PCP患者会出现肺泡动脉氧梯度($A-aO_2$)增高。但是低氧血和$A-aO_2$检测结果并非特异性的,需要和肺部细菌感染、分枝杆菌感染以及肺部卡波西肉瘤和非特异间质性肺炎进行鉴别诊断。

**(四) 病原体检查**

除了辅助检查,对于PCP患者进行病原体检查并发现肺囊虫是确诊PCP的重要依据。病原体检查主要是在患者痰液中检测肺囊虫的滋养体和包囊。这些痰液可以是患者主动咳出的,也可以是由诱导吸痰得到的痰液。如果通过诱导吸痰依旧无法得到痰液,也可以使用支气管镜联合支气管灌洗,并从灌洗液中进行病原体检查。

获得的痰液或灌洗液通过组织化学染色后,镜下检查。当前由于背景着色和杂质干扰等因素,对于肺孢子虫的滋养体缺乏有效的染色手段,对虫体的染色主要是针对包囊的。比如可以通过甲苯胺蓝和甲酚紫等对包囊壁进行染色,染色的包囊囊壁为黑色或褐色,囊内小体不着色,囊内可见一对特异性的月牙形结构,可以作为与真菌鉴别的依据。另外,也可以通过Diff-Quik或瑞特-吉姆萨染色法对包囊的核进行染色,染色的包囊壁不着色,与背景对比明显,包囊内可见着色的囊内小体。

**(五) 分子生物学检查**

病原体检查对于检验师的操作和镜检技能要求较高,因此,在没有足够专业镜检人员的情况下,也可以考虑使用分子生物学检查,使用PCR法扩增样品中肺囊虫的特异性DNA片段。由于PCR的敏感性强,因此送检样品既可以是痰液或灌洗液,甚至也可以是患者的口咽冲洗液。不过,有些没有PCP症状的免疫功能异常患者,他们可能是肺囊虫隐性感染,从他们的样本中(诱导痰、支气管灌洗液或口咽冲洗液)同样能检测到肺囊虫特异性DNA,这就降低了分子生物学检查的特异性。因此,有必要进一步研究确定一个特定的临界DNA量,用以判断患者当前是属于隐性感染或PCP。有学者用PCR方法对肺组织提取出的从

DNA 进行扩增,再通过琼脂糖凝胶电泳或酶联免疫吸附法(ELISA)与吉姆萨染色法进行比较,结果发现 PCR-ELISA 联合法对诊断 PCP 有较高的灵敏度和特异性,是一种安全简便的方法。

### (六) 免疫学检查

除了分子生物学检查,临床上也会使用免疫学方法进行检查,常用的检查方法包括免疫荧光法、免疫组织化学法、酶联免疫吸附法等。常用的抗原检测标靶包括肺孢子虫 β-D-葡聚糖(BG)、主要表面糖蛋白(MSG)、肺孢子虫表面蛋白酶。其中,从患者的血清中检测 BG 被认为是诊断肺孢子虫感染的可靠方法。但是该方法的检测结果需要临床鉴别,因为在细菌性败血症、纤维素透析膜进行透析以及使用葡聚糖类抗癌药的患者中,使用该方法可能出现 30%以上的假阳性。

## 六、治疗

由于肺孢子虫的生活史和传播途径尚不清楚,因此缺乏有效的预防措施。因此,及时诊断并提供合适的治疗方案是挽救患者生命的最有效途径。对于 PCP 治疗方案的选择,应综合考虑患者病史、检测结果、血气检查和胸片检查等结果,评估其肺炎严重程度,再进行最终方案的确定。

### (一) 复方新诺明疗法(SMZ-TMP)

高剂量的复方新诺明[磺胺甲唑 100mg/(kg·d),甲氧苄氨嘧啶 20mg/(kg·d)]是针对 PCP 患者的首选治疗方案。其作用机制是磺胺甲唑和甲氧苄氨嘧啶分别作用于肺孢子虫的二氢叶酸还原酶和合成酶,双重阻断叶酸合成,干扰虫体蛋白质从而起到杀灭病原体的作用。

药物分 2~4 份剂量进行口服或静脉注射给药。对于 HIV 感染的 PCP 患者,需持续给药 21 天。而对于其他免疫抑制患者而言,通常给予较短的疗程(14~17 天)。对于中度或重度患者,应先静脉给药 7~10 天,然后再口服;对于轻度患者,整个给药过程给予口服即可。使用复方新诺明治疗的 6~14 天,通常会出现一些副作用反应,约 40%的患者会出现中性粒细胞减少和贫血,约 25%的患者会出现皮疹,约 20%的患者会出现发热症状,约 10%的患者会出现肝功能异常。

联合服用叶酸或亚叶酸非但不能减少复方新诺明的血液毒性,更可能导致治疗失败。将复方新诺明的给药量减少至 75%,可能会降低毒性,但是也会降低疗效。HIV 感染者用药后的副作用强于其他免疫抑制患者,这一机制尚不明确,但是通常认为这可能是由于 HIV 诱导的乙酰化导致有毒代谢产物的积累,这些有毒代谢产物包括羟胺或谷胱甘肽。

### (二) 克林霉素联合伯氨喹疗法

克林霉素是一种林可酰胺类抗生素,用于治疗厌氧菌感染,也可以用于治疗原虫感染。这组药物原本只是用来治疗对复方新诺明或喷他脒不敏感的轻度或中度 PCP 患者的。但是若患者对复方新诺明疗效差或产生耐药性,那么这些患者无论 PCP 程度如何,都应使用克林霉素联合伯氨喹这组药物作为替代疗法。具体使用方法为:每日分 4 次用克林霉素 450~600mg 联合 15mg 的伯安奎进行治疗。不论何种类型的潜在免疫抑制患者,使用该疗法的疗程为 21 天。轻度肺炎全程使用口服即可,中度以上患者在前 7~10 天使用静脉注射,之后改用口服。对轻度和中度肺炎患者初次治疗使用克林霉素和伯氨喹的疗效与复方新诺明或氨苯磺胺疗效相当。在服药过程中,2/3 的患者会出现发热症状,约 25%的患者会出现腹泻。出现腹泻的患者,建议检测粪便中艰难梭菌的情况。

### (三) 氨苯砜联合甲氧苄啶疗法

氨苯砜是一种叶酸合成抑制药物,轻度和中度肺炎的患者,使用氨苯砜(100mg/d)联合甲氧苄啶[20mg/(kg·d)]治疗效果和复方新诺明相仿,而且患者耐受性更好。该疗法主要的不良反应是会产生皮疹,恶心、呕吐和无症状性高铁血红蛋白血症(氨苯砜的作用)。大约50%的患者(甲氧苄氨嘧啶的作用)会发生轻度高钾血症(<6.1mmol/L)。但是没有迹象表明这组药物对重症患者有效。

### (四) 阿托伐醌治疗

阿托伐醌是一种广谱抗原虫药物。口服阿托伐醌(每两天750mg)21天,对于治疗轻度和中度肺炎患者的疗效不及口服复方新诺明,但是耐受性更好,不过对于重度患者则无效。阿托伐醌的优点是可以口服且不良反应较少,缺点是成本高,且生物可利用率低,该药物口服的吸收速率并不统一,随食物一起服用吸收率更高。其常见的不良反应包括皮疹、恶心、呕吐和便秘。

### (五) 雾化喷他脒治疗

喷他脒属于方向双脒化合物,具有广泛的抗原虫、真菌及肿瘤的能力。其作用机制尚不明确,可能是直接抑制细胞DNA复制或抑制多胺的生物合成。但是该治疗方法的副作用严重,一般不建议静脉注射或肌内注射,通常采用雾化吸入,但是其对于PCP的效果并不显著,仅作为备选方案。

### (六) 糖皮质激素辅助治疗

研究证明患有重症肺囊虫肺炎的HIV感染者,可以通过泼尼松等糖皮质激素进行辅助治疗,可以缓解呼吸衰竭,降低病死率。辅助糖皮质激素治疗也可以降低非HIV感染者机械通气治疗的时间和在ICU治疗的时间。通常临床建议如果患者出现动脉氧分压低于70mmHg或肺泡-小动脉氧梯度大于35mmHg的低氧状态,就应当给予激素辅助治疗。

最常见的激素治疗方案是:口服泼尼松5天,每天两次,每次40mg;然后口服泼尼松6~10天,每天一次,每次40mg;最后口服10天,每天一次,每次20mg。选择静脉注射甲基泼尼松龙的话,可以在上述剂量上减低75%;或者,在短时间内可以给予高剂量,如口服甲基泼尼松龙3天,每天一次,每次1g,然后口服4~6天,每天一次,每次0.5g,接着口服泼尼松17天,每日一次,每次80mg,药量逐渐减少到0。

### (七) PCP治疗方案的选择

对于不同程度的PCP患者应该给予不同的治疗方案。PCP的分级参见表16-1。

表 16-1　PCP 分级

| 参数 | 轻度 | 中度 | 重度 |
| --- | --- | --- | --- |
| 临床特征 | 运动后呼吸困难逐渐严重±咳嗽、盗汗 | 小量运动后呼吸困难,偶见休息时呼吸困难,发热±盗汗 | 休息时呼吸困难或呼吸急促,持续发热、咳嗽 |
| 动脉血气 | $PaO_2$ 正常,$SaO_2$ 运动时下降 | $PaO_2$ = 8.1~11kPa | $PaO_2$ < 8.0kPa |
| 胸片 | 正常或轻度肺门周围浸润 | 弥漫性间质性阴影 | 大量肺间质阴影±弥漫性肺泡阴影 |

引自:Miller RF,Mitchell DM. Pneumocystis carinii pneumonia. Thorax,1992,47:305

　　所有程度的 PCP 患者都应首选复方新诺明治疗,并且都将克林霉素-伯安奎作为次选方案。轻度和中度患者如果接受上述治疗方法无效,可以选择氨苯砜-甲氧苄啶或阿托伐醌,而雾化喷他脒治疗作为最后的备选方案。重度 PCP 患者如果使用复方新诺明和克林霉素-伯安奎治疗后无效,可以直接进行雾化喷他脒治疗。轻度患者可以不需要辅助治疗,而中度和重度患者需要使用糖皮质激素辅助治疗。儿童感染 PCP 的治疗方案选择与成人相似,不过重度感染的儿童在使用糖皮质激素辅助治疗时与成人相比应给予更多限制,但是使用辅助治疗的评价标准与成人相似。

### (八) 患者管理

　　轻度肺囊虫肺炎患者通常只需要在门诊接受口服复方新诺明治疗,门诊的主治医师应对其治疗状况密切关注。而所有中度或重度患者应进行住院治疗,接受静脉注射复方新诺明,或接受克林霉素联合伯氨喹疗法,并辅以糖皮质激素治疗。患者在 5~7 天内疗效不显著或者在此之前就出现病情恶化,就应及时替换其他疗法。

　　所有低氧血症的肺囊虫肺炎患者,都应该戴上呼吸面罩给氧治疗,以维持 $PaO_2 = 8.0kPa$。如果吸氧浓度 60%,仍不能维持 $PaO_2 = 8.0kPa$,就应当考虑转入 ICU 接受机械通气治疗。由于 ICU 提高了针对呼吸衰竭患者的管理水平,因此重症肺孢子虫肺炎合并呼吸衰竭患者的预后近年来有所改善。大多数医疗机构会对第一次或第二次发作肺囊虫肺炎的 HIV 感染者进行机械通气治疗,这些患者要么是接受抗虫治疗(包括辅助皮质激素治疗)后仍然病情恶化,要么是发生严重的呼吸衰竭,要么是接受支气管镜检查后突然病情恶化。

　　研究显示,轻度肺囊虫肺炎患者在接受抗虫治疗 12~14 天后进行抗逆转录病毒治疗,其生存优势明显。但是目前尚未确定对于重症患者开展抗逆转录病毒治疗的时间。

### (九) 预后管理

　　HIV 感染者对于 PCP 预后情况较差,这一结果已经被许多临床和实验室所证实。其中影响预后的因素很多,包括患者年龄增加,二次感染或复发,胸片结果明显异常,贫氧的症状 ($PaO_2 < 7kPa$ 或 $A\text{-}aO_2 = 4kPa$),对艾滋病知识的缺乏,外周血白细胞(白血细胞计数 $>10.8 \times 10^9/L$),低血红蛋白($<12g/dl$),低血清白蛋白浓度($<35g/L$),血清乳酸脱氢酶(LDH)酶水平提高($>300IU/L$)等都对 HIV 感染者的预后产生影响。另外,HIV 感染的 PCP 患者住院检查后,还需要进一步鉴别并发症。因为,有些并发症也会导致预后结果变差,比如:非霍奇金淋巴瘤,肺卡波氏肉瘤或支气管灌洗液中性粒细胞 $>5\%$,血清 LDH 水平提高(治疗后仍不下降),需要机械通气治疗以及自发性气胸等。不过,HIV 感染者 PCP 的预后风险因素尚难以确定,这主要是由于形成免疫抑制的原因纷繁复杂,难以进行筛选研究造成的。

(顾文彪)

## 参 考 文 献

1. Thomas CF Jr,Limper AH. Pneumocystis pneumonia. N Engl J Med,2004,350(24):2487-2498.

2. Carmona EM,Limper AH. Update on the diagnosis and treatment of Pneumocystis pneumonia. Ther Adv Respir Dis,2011,5(1):41-59. doi:10. 1177/1753465810380102

3. Maini R,Henderson KL,Sheridan EA, et al. Increasing Pneumocystis pneumonia, England, UK, 2000-2010. Emerg Infect Dis,2013,19(3):386-392. doi:10. 3201/eid1903. 121151.

4. Stringer JR,Beard CB,Miller RF, et al. A new name (Pneumocystis jiroveci) for Pneumocystis from humans. Emerg Infect Dis,2002,8(9):891-896.

# 第十七章

# 阴道毛滴虫病

阴道毛滴虫病是由阴道毛滴虫（*Trichomonas vaginalis* Donne，1837）引起的疾病，是人体3种毛滴虫病之一，由毛滴虫寄生于人体引起的疾病，也可统称为毛滴虫病或滴虫病（trichomoniasis）。它是一种性传播传染病，呈全球性分布，人群感染较普遍。

阴道毛滴虫隶属于副基体门（Phylum Parabasalia）、毛滴纲（Class Trichomonadea）、毛滴虫科（Family Trichomonadidae）、毛滴虫属（*Genus Trichomonas*）。该虫主要寄生于女性阴道和泌尿道引起滴虫性阴道炎和泌尿道炎，也可感染男性泌尿系统包括尿道、附睾和前列腺造成炎症病变，是一种目前常见的性传播寄生性原虫。

## 一、病原生物学

### （一）形态

阴道毛滴虫滋养体活体无色透明，有折光，形体多变，活动力强。当附着于阴道上皮细胞时，更像阿米巴样。在阴道分泌物或培养的新鲜标本涂片中，其形态与大小因培养基的渗透压和虫体分裂时间不同而有变化。当环境条件不适合时，虫体趋向于聚集同时鞭毛内陷。典型的滋养体固定染色后呈梨形或椭圆形，一般长 7~32μm，宽 5~15μm。表面常有微丝状伪足，条件不利或衰老时，虫体变圆，细胞质内出现大量折光颗粒，甚至空泡形成。虫体前端有1个椭圆形的泡状细胞核，位于虫体前端1/3处，核附近有副基纤维。核染色质均匀分布，核上有5颗排列成环状的毛基体，从毛基体发出4根长度相等的前鞭毛体和1根向后呈波浪状的后鞭毛体。波动膜和基染色杆或成肋也从毛基体发出，位于前鞭毛体背面略后方。波动膜位于虫体外侧前1/2处，向外隆起形成双层膜结构，表面光滑，基部是基染色杆。波动膜外缘与向后延伸的后鞭毛体相连。1根轴柱通常非常明显，纤细透明，从虫体前端发出

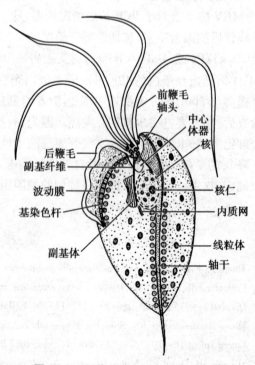

图 17-1　阴道毛滴虫超微结构示意图
（叶英，1996）

向后延伸,纵贯虫体,在后端伸出,末端尖细,富有黏性,常附有上皮细胞核颗粒性物质(图17-1)。轴柱被认为是将该寄生虫固着在阴道上皮细胞结构。细胞质内有许多深染的氢氧化酶体,沿轴柱和肋分布。肋是否存在和轴柱旁的氢氧化酶的排列是鉴别阴道毛滴虫与其他滴虫的主要依据。

阴道毛滴虫虫体柔软多变,借助前鞭毛体的摆动而前进,以波动膜的波动做螺旋式运动。

### (二) 生活史

阴道毛滴虫生活史简单,仅有滋养体阶段,无包囊期。滋养体既是该虫的繁殖阶段,也是感染阶段和致病阶段。该虫主要通过性交或以其他间接的方式在人群中传播(图17-2)。虫体以纵二分裂或多分裂方式繁殖。生长阶段培养,可见大而圆的虫体形态,有的无鞭毛,有的有鞭毛和正在分裂的核,有的有鞭毛和多个核,最多分裂时一个虫体可形成16个子体。繁殖的最适温度为32~37℃,室温(22~25℃)可存活120~154小时,但50℃时,4分钟内死亡。滋养体对 pH 变化敏感,pH 在5.5~6.0为最适宜。在此最适 pH 中,虫体分裂快,数量多,体积小。虫体以表膜渗透、吞噬和吞饮方式摄取食物,以细菌、白细胞、细胞渗出液等为食。滋养体主要寄生在女性阴

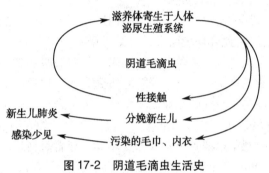

图 17-2　阴道毛滴虫生活史
(引自《诊断医学寄生虫学》,2010)

道,尤以后穹隆多见,也可侵入尿道、膀胱、尿道旁腺、子宫及前庭大腺等处。也可寄生于男性泌尿生殖系统,包括尿道、前列腺、睾丸、附睾及包皮下组织等。

## 二、流行病学

### (一) 分布与危害

阴道毛滴虫呈世界性分布,所有人种都有感染。人类是阴道毛滴虫的唯一自然宿主。据 WHO 报道(2015),2012年4种主要性传播疾病衣原体(*Chlamydia trachomatis*)、淋病(*Neisseria gonorrhoeae*)梅毒(*Syphilis*)和阴道毛滴虫全球总新发病例为3.57亿,而阴道毛滴虫新发病例为1.42亿,位居第一。它是导致人类免疫缺陷病毒(HIV)感染的危险因素之一。阴道毛滴虫感染可促进 HIV 传播,特别在发展中国家,滴虫与其他性传播疾病(如淋病和衣原体感染等)混合感染率高。它会增加艾滋病病毒感染概率,导致盆腔炎和围生期不良结局,造成出生率降低。

全球不同地区、不同人群的流行状况存在差异。在一般女性人群中,大洋洲的流行率较高,南美洲其次,非洲流行率的报道差异较大,北美、亚洲最低。据报道,美国每年的感染率为370万~800万例,英国约100万,而非洲男性非淋球菌尿道炎中约有1/3可能由滴虫引起。非洲人群阴道毛滴虫病流行率为11%~25%。扎伊尔 HIV 感染妇女中的发病率为38%。非洲研究资料表明,HIV 感染者感染该虫的机会为一般人群的1.5~3倍。阴道毛滴虫病在我国的流行也比较广泛,各地感染率不一。有报道对阴道炎症患者的阴道分泌物检查,其感染率可达8.5%,为妇科常见病原体,感染率仅次于细菌和真菌。

有学者认为,阴道毛滴虫有吞噬精子的作用,还可引起非淋球菌性尿道炎,故可引起不

孕或促进男性不育症;宫颈癌也可能与阴道滴虫感染有关。

**（二）流行环节**

阴道毛滴虫病的流行离不开传染源、传播途径和易感人群3个基本环节。本病的传染源是滴虫性阴道炎患者、无症状的带虫者和男性感染者。传播途径包括直接传播和间接传播两种方式。直接传播方式主要是通过性接触、性交传播。间接传播方式（非性交传播）比较常见,主要指通过公用浴池、浴缸、浴具如浴衣、浴巾等,坐式马桶、脚盆、脚布、游泳池和公用游泳衣裤等传播。婴儿感染偶见,可通过分娩期间感染婴儿呼吸道和结膜,引起呼吸系统感染（罕见肺部感染）和结膜炎。所有人群都有感染阴道毛滴虫的风险,但在普通人群中有一个重要现象是至少一半女性和多数男性感染者无临床症状。滴虫病不同于衣原体和淋球菌感染,发病率在男女中随年龄增长而增加。

**（三）流行因素**

影响阴道毛滴虫感染的因素是多方面的,包括个人生理因素、文化背景、职业特征、行为习惯等,此外环境因素也对其感染有一定影响。

从高危人群的流行情况来看,暗娼、吸毒者的多性伴、性交易者、非自愿性性行为者等常是感染性病的高危人群。有研究显示,在304名吸食海洛因或可卡因、从事性交易、未进行戒断毒品治疗的无业成年女性阴道毛滴虫感染率远高于衣原体、梅毒螺旋体感染率,可相差10倍。社会经济地位低、贫穷、受教育少的人群也是高感染人群,在319名社会底层女性滴虫病感染率调查中发现未受高等教育者是受过高等教育者感染率的3倍。其他高危因素包括:初次性交年龄、合并细菌性阴道病、阴道念珠菌病和HSV-2感染等。阴道毛滴虫在人群中感染率高与卫生水平和性行为直接相关,它在感染者性伴侣之间也是高度流行,还与其他性传播疾病混合感染,如滴虫病妇女中淋病的感染率是非滴虫病的2倍;滴虫更可增加HIV的传播。

阴道毛滴虫滋养体对外界抵抗力强,在外界环境中可保持较长时间的活力。在半干燥环境中能存活14~20小时;黏附在马桶坐垫的毛滴虫可存活30分钟。室温中,在潮湿的污染的毛巾、衣裤中可在24小时内查见活滴虫;在-10℃、2~3℃水、井水和40℃温水（相当浴池水温）中,分别能存活7小时、65小时、102小时和2小时。它对普通市场销售的肥皂、洗衣粉和浴液均有不同程度的抵抗力,对某些化学药品也有一定的抵抗力,如在1:2 000甲酚皂(来苏儿)、1:100硼酸和1:5 000高锰酸钾中分别可存活2~10小时、11小时和8小时。由此,在集体活动中,若不注意个人防护,容易感染和相互传播。

### 三、发病机制与病理改变

**（一）发病机制**

阴道毛滴虫定植于阴道和宫颈上皮细胞表面,通过接触依赖、非接触依赖、吞噬作用、免疫逃逸等多重机制导致上皮损伤和炎症反应。其包括结合并降解黏液和细胞外基质蛋白组分;黏合于阴道上皮细胞和免疫细胞,导致细胞毒效应;吞噬阴道内细菌和宿主细胞（阴道上皮细胞、红细胞和免疫细胞）;内吞宿主蛋白;降解IgG、IgA抗体和补体蛋白。毛滴虫的毒力与虫体分泌毒素、虫体的黏附作用、虫体的机械作用和吞噬活性以及宿主的生理状态等因素有关。

1. 接触依赖机制　虫体对阴道黏膜上皮细胞的黏附作用是导致病理组织学改变的主要原因,是阴道毛滴虫产生致病作用的关键环节。阴道毛滴虫主要通过两种方式接触阴道上皮细胞,其一是滴虫细胞膜上的黏附蛋白与阴道上皮细胞的特异性受体结合;其二是滴虫与阴道上皮细胞外基质中纤粘连蛋白和层粘连蛋白相连。研究表明滴虫存在黏附因子,是滴虫致病机制中必不可少的物质。这些黏附因子是阴道毛滴虫的表面蛋白,分别由 AP120、AP65、AP51、AP33 和 AP23 等蛋白以受体-配体结合方式介导,其作用的强弱与时间、温度和pH 值相关。目前有 23 个半胱氨酸蛋白酶(CP)被鉴定在对靶细胞的有效黏附中起重要作用,其中 CP23 可结合宿主细胞表面,参与滴虫细胞黏附、蛋白溶解和细胞毒效,可破坏宿主IgA、IgG 和 IgM,被认为是一个毒力标志。磷脂聚糖(LPG)是阴道毛滴虫表面最重要的多糖,体外研究发现,LPG 突变所致的 LPG 糖分改变导致滴虫对阴道上皮细胞黏附性和细胞毒性作用降低,提示 LPG 在黏附和细胞毒中似乎发挥重要作用。

阴道毛滴虫和靶细胞连接后,滴虫的信号系统包括 G 蛋白等启动。滴虫 $\beta$-辅肌动蛋白开始增加翻译表达并重新分布,使细胞骨架改变,滴虫形状从梨形变为阿米巴样。该连接可能起到信号传递作用,使靶细胞纤粘连蛋白覆盖阴道毛滴虫体表面,逃避宿主的免疫攻击;同时更牢固地使滴虫与阴道上皮细胞结合。阴道毛滴虫结合纤粘连蛋白的量依赖于铁,在寄生期间铁离子可影响滴虫识别蛋白和结合纤粘连蛋白。

滴虫一旦黏附阴道上皮细胞,5 分钟内平铺于其表面,并形成伪足,插入细胞间隙,与上皮细胞紧密黏附,破坏上皮细胞。

阴道毛滴虫的致病力与虫株的毒力密切相关。毒力低的虫株大多无症状,称带虫者;毒力强的虫株可引起明显的炎症。研究显示,急性和亚急性滴虫性阴道炎患者阴道分泌物分离的虫株,可导致受试小鼠皮下产生面积较大的脓肿,同时有很强的溶解红细胞的能力;而从慢性患者分离得到的虫株的毒力则较弱。虫株的毒力是影响致病的因素之一。有研究表明,新鲜分离虫株中与滴虫细胞骨架改变、信号转导、蛋白转位、胞外蛋白水解作用及能量和多胺代谢有关的蛋白与低黏附性、无形态学改变的经长期培养的低毒力虫株相比,这些蛋白被高表达,提示特异性表面蛋白在高毒力和低毒力虫株上表达不同,且与变形能力及与宿主相互作用能力相关。

2. 非接触依赖机制　在细胞培养中,滴虫对培养细胞有细胞毒效应,提示与滴虫分泌的毒力因子相关的非接触依赖机制在滴虫致病中也有重要作用。细胞分离因子是滴虫释放的一种糖蛋白,有胰蛋白酶样活性,具有降解局部组织蛋白质如层粘连蛋白、玻璃粘连蛋白和细胞外基质成分的作用,在这些因子的作用下导致组织细胞的解离。高浓度雌激素可降低细胞分离因子活性,减轻临床症状。另外,阴道毛滴虫的鞭毛、伸出的伪足及虫体活动对宿主上皮细胞可起到机械刺激作用也可引起致病。

3. 吞噬作用和免疫逃逸　阴道毛滴虫可吞噬红细胞、白细胞、阴道上皮细胞、细菌、真菌和病毒颗粒,通过其溶酶体中的酶降解靶细胞,为其提供生存营养。当滴虫寄生时,虫体消耗了阴道内的糖原,妨碍乳酸杆菌酵解作用,使得阴道内 pH 值由酸性转为中性或碱性,常使阴道内 pH 大于 5,从而破坏了"阴道自净作用",利于细胞分离因子发挥活性。使得滴虫大量繁殖并导致继发性细菌感染,造成阴道黏膜的炎性病变。吞噬白细胞可能是滴虫逃逸机体免疫攻击的方式之一,从而导致临床上大部分感染无症状。特别在男性,常无症状,是自限性疾病,可引起尿痛、夜尿、非淋病性尿道炎,附睾炎和前列腺肿大及触痛。在女性阴道除引起上皮细胞的炎症,还可感染泌尿系统的其他部位如膀胱、尿道,甚至肾。有些感染者有明显的阴道炎症状。滴虫寄生改变阴道-子宫颈微环境,可使滴虫向上移行,引起上生殖道感染。滴虫还通过分泌丝氨酸、半胱氨酸和金属蛋白酶降解宿主细胞外基质和细胞间连接,入侵宿主生殖道上皮细胞下面,逃逸免疫攻击。阴道毛滴虫还可通过分泌蛋白和蛋白酶如分泌酸性水解酶等来杀伤靶细胞,降解对自身有害的细胞因子和抗体,逃逸免疫攻击。

4. 宿主机体的生理状况及阴道内环境关系　阴道毛滴虫致病与女性生殖系统生理、病理变化有关。包括生理和病理的卵巢功能减退直接影响阴道黏膜的厚度,使之变薄而脆,并出现出血点,还会影响糖原代谢,从而有利于毛滴虫的寄生和侵袭。妊娠期、月经前后阴道生理的变化,特别是月经后期阴道 pH 值接近中性,又富有血清营养,这些内环境的变化都有利于虫体和细菌的繁殖。所以妊娠和月经后期妇女的感染率和发病率均较高。妊娠期间由于全身生理和阴道局部环境的变化也有利于虫体感染或导致原有病变加重。宿主体内中性粒细胞、阴道分泌物等对阴道毛滴虫有一定的防御功能。

（二）病理变化

对滴虫性阴道炎患者的阴道组织切片观察,发现其典型病理改变为阴道壁黏膜充血、水肿,上皮细胞变性脱落,白细胞浸润等。阴道黏膜覆盖一层凝固性物质,内含阴道毛滴虫、白细胞和红细胞。虫体不侵入完整的宿主细胞。由于毛滴虫在细胞间移行,使有些细胞边缘呈腐蚀现象;有时在上皮细胞上可见出血点。表皮下层有淋巴细胞和浆细胞浸润,并延伸至基膜及其他上皮细胞表面。在细胞浸润部位有时可见明显的坏死区,并可扩散到表面。坏死区病灶内多可见虫体。轻度感染者的阴道黏膜并无异常可见。滴虫寄生混合细菌感染可加重组织损伤与炎症反应。

## 四、临床表现

阴道毛滴虫寄生部位具有专一性,过去研究发现,50%滴虫培养阳性的女性患者持续数月甚至数年都无症状,近年用 PCR 法检测发现高达 85%的女性感染者无症状。但约 50%的感染者 6 个月内出现临床症状,50%~70%的感染者表现亚临床症状。

体外研究潜伏期为 4~28 天,有研究者用无菌培养的阴道毛滴虫接种至健康妇女的阴道内,经过 4~7 天出现阴道炎。女性感染后可发展为滴虫性阴道炎或带虫者。初始症状大多为阴道或外阴瘙痒,有的有烧灼感,月经期或月经后常突然阴道分泌物增多。急性感染,表现为弥漫性外阴炎和白带增多。当感染成为慢性时,随着虫体数量减少则排脓减少。阴道内镜检查可见多量分泌物,呈灰黄色,带泡状,有异味,或呈乳白色的液状分泌物。由于化脓性细菌同时存在,有脓状白带伴有臭味;阴道黏膜出血时为赤色或粉红色白带。阴道检查时有的有明显的局部病变,阴道黏膜及子宫颈充血红肿,严重者有出血或草莓状突起,呈斑点状阴道炎或颗粒状阴道炎的特征。多数病例感染可累及泌尿系统,患者出现排尿困难、尿频、尿急、尿痛、间歇性血尿等症状,引起尿道炎、膀胱炎等。此外,少数患者有尿线中断、尿潴留、尿道红肿等。有的为急性发作,有的为逐渐发生或反复发作。近期有研究揭示了阴道毛滴虫与尿道症状的相关性,提示对伴有尿道症状的性活跃女性应进行滴虫检查。滴虫培养阳性感染者中,10%有特征性泡沫状黄绿色阴道分泌物,不足 2%有典型的草莓状宫颈。有学者认为宫颈肿瘤的发生与该虫感染有关。另外感染阴道毛滴虫的产妇,在阴道式分娩过程中,可将滴虫传染给新生儿,有呼吸窘迫发生于感染阴道毛滴虫的足月正常男婴的病例。受染部位主要见于呼吸道和眼结膜,表现为两者的炎症病变,个别病例出现阴道毛滴虫肺炎或发生新生儿肺炎。

男性感染者常呈无临床表现的带虫状态,但可以使配偶联系重复感染。尿道炎是常见的临床表现,有时可在尿道分泌物或精液内查到虫体。男性感染者还常可引起尿痛、夜尿、前列腺肿大及触痛和附睾炎等症状。病程可持续 4 个月左右。有报道,滴虫性前列腺炎病例,潜伏期为 6~15 天,症状还有尿道溢乳白色或淡黄色稀薄分泌物,不同程度的排尿困难,会阴部、肛门胀痛等。在男性,除了非淋球菌性尿道炎,阴道毛滴虫还能吞噬精子,而可导致不育。

近年研究表明,妊娠妇女感染滴虫可有并发症和共感染,使之发生不良妊娠后果,包括胎膜早破、早产、低出生体重儿等,还可能与盆腔炎相关。

### 五、诊断与鉴别诊断

通过对临床表现疑似为滴虫性阴道炎或其他部位滴虫感染时,进行包括病原学、免疫学、分子生物学等检测以确诊。

#### (一) 病原学诊断

通过对阴道后穹隆分泌物、尿液沉淀物及前列腺液检查,查获毛滴虫为确诊依据。常用的检查方法有悬滴法(湿涂片法)、涂片染色法和培养法。

1. 悬滴法(湿涂片法) 悬滴法是应用最广泛,也是最传统的方法。直接取获得的分泌物涂成悬滴薄片显微镜下检查。本标本用生理盐水稀释,且必须在标本收集后 10~20 分钟内完成,不能冷藏,以免虫体失去活力查看困难。检查尿沉淀物时,可在弱光低倍镜下检测看到活动的病原体。此法简单、快速,但只能检测活体,检测结果还与检测人员的经验有关,敏感度为 40%~80%。

2. 涂片染色法 将涂成薄片的标本,用吉氏或巴氏染色后显微镜下检查。此法快速简单,检出率比悬滴法高,可同时观察阴道微生物和清洁度,更适用于气温较低的秋冬季。

3. 培养法 培养法是诊断阴道滴虫病的金标准,可作为疑难病例的确诊以及疗效考核依据。常用肝浸汤和蛋黄浸液培养基,近年还有一些改良的如 TYI-S-33 等培养基。但本标本收集后 1 小时内需孵育,检测结果需要 2~5 天。

#### (二) 免疫学诊断

免疫学方法不受虫体静止或死亡的影响,检查抗体和抗原,对提高滴虫性阴道炎的诊断有一定的辅助作用。目前常用的方法有酶联免疫吸附试验(ELISA)、胶乳凝集试验(LAT)、间接血凝试验(IHA)和间接免疫荧光试验(IFA)。ELISA 和 LAT 法敏感性和特异性较高,LAT 仅 5 分钟就能得出结果。

#### (三) 分子生物学等诊断

1. 聚合酶链反应(PCR) PCR 方法较高的敏感性和特异性为阴道毛滴虫的诊断提供了一种方便、省时的检测方法,特别对于无症状患者更实用。有研究者用 b-tubulin 和 18SrRNA 两种引物检测尿液标本,总敏感性和特异性各为 96% 和 100%。对宫颈标本用普通 PCR 和 TaqMan 实时 PCR 检测的敏感性均达 100%,特异性分别为 100% 和 82.9%。而 TaqMan 实时 PCR 检测用时更短,可在 2.5 个小时内完成。也有 PCR 与染色法等的联合应用,如在 Papanicolaiu 染色涂片上进行 DNA 扩增,可以达到精确诊断阴道毛滴虫的目的。

2. 杂交技术 多种杂交技术在阴道毛滴虫的诊断中加以运用。用提纯的阴道毛滴虫 DNA 基因及克隆的重复序列做成探针进行 Southern 印迹杂交,达到基因诊断并可对阴道毛滴虫进行分型。DNA 原位杂交技术运用,即用生物素标记阴道毛滴虫 DNA 片段作为探针,与临床标本进行原位杂交,发现有明显的荧光区域进行诊断。斑点 DNA 杂交,较显微镜检查的检出率高,但与其他毛滴虫有交叉反应需要注意。核酸探针检测技术,即根据核酸杂交原理用标记的探针检测,其检测方法比培养法、宫颈/尿道标本、尿液标本的 PCR 法敏感性更高。

近期,美国食品药品监督管理局批准用于检测有症状患者阴道毛滴虫的非培养非核酸扩增法有 OSOM 滴虫快速检测(即毛细管型流动试纸免疫层析法)和 Affirm VP Ⅲ 型微生物确认试验(核酸探针)。这两种方法标本可保留 36 小时便于成批检测,需时短,但在滴虫病低流行区容易假阳性,且不能用于无症状感染者和男性标本。

美国疾控中心批准的两种 NAAT 法,即 PCR 和基于转录介导扩增的阴道毛滴虫特异性分析试剂检测(ASR),用于检测阴道、宫颈分泌物或尿液标本。研究显示,ASR 检测的总体敏感性和特异性分别为 98.2% 和 99.3%,具有很好的临床应用前景。

## 六、治疗

包括口服治疗、局部用药治疗和中草药治疗。

### (一) 口服治疗

甲硝唑(灭滴灵)不仅是现今美国唯一批准的抗滴虫病的药物,也仍然是治疗滴虫性阴道炎和泌尿系统感染的首选药物。在性病治疗指南(2010 年版)中推荐甲硝唑或替硝唑(5-硝基咪唑)剂量 2g 单剂顿服,平均治愈率 90%～95% 和 86%～100%,性伴侣应同时治疗。临床上应用甲硝唑 0.2g,每日 3 次,1 周为一个疗程。也有替代方案为甲硝唑 500mg,每日 2 次,连服 7 天。已有报道对阴道毛滴虫对甲硝唑和替硝唑两药物的抗性。近年报道的甲硝唑治疗滴虫病耐药率为 2.5%～5%。因此,如果替代方案治疗也失败,可给予替硝唑或甲硝唑每天 2g 口服,连服 5 天。其他硝基咪唑类药物,如奥硝唑、塞克硝唑也被用于治疗。奥硝唑是三代硝基咪唑,塞克硝唑是研制的一种高效、短程、依从性更好的新药,化学结构与其他硝基咪唑类药物类似。

甲硝唑能降低女性阴道毛滴虫持续感染的风险,但却增加早产儿的发病率。因此,妊娠早期(前 3 个月)只能进行对症治疗,禁用甲硝唑。新生儿的治疗延期至出生后的第 6～8 周。

### (二) 局部治疗

局部治疗应与口服治疗同时进行,它可以控制症状,但不能根治。治疗前宜用 1% 乳酸、0.5% 醋酸或 1∶5 000 高锰酸钾溶液冲洗阴道。随后,每晚将制成阴道栓剂的药物塞入阴道后穹隆。常用的局部药物有乙酰胂胺片、卡巴胂和甲硝唑栓(泡腾片)、双唑泰栓(含甲硝唑 200mg,醋酸氯己定 8mg,克霉唑 160mg)、扁机酸栓(2-羟基苯乙酸)、滴见灭栓(二乙酰邻苯二酚)等。也有些如苦参栓、鹤草芽栓、香葵精栓、远志栓等中药制成的栓剂。外用中药复方制剂"白莲洗剂"具有杀灭阴道毛滴虫的功效。局部用药一般需用 2～3 个疗程,在第一疗程结束后,待下次月经干净后再用。

### (三) 中草药治疗

中医药在长期的临床治疗滴虫性阴道炎中也有独特的作用,有一套完整的、颇有成效的治疗方法。常用的中草药有黄柏、苍术、白果、茯苓、蛇床子、苦参、白头翁、鹤虱、百部、荆芥、枯矾、冰片、雄黄、硼砂、金龟莲、乌梅、川椒、血竭、滑石、乳香、没药、黄连、金银花、连翘、炒蒲黄、五倍子、狼牙草等。中药煎剂内服及中药局部外用均可治疗滴虫性阴道炎。内服的疗效不如外用。

## 七、预防与控制

阴道毛滴虫病是全球高发的性传播疾病之一,常无症状,但可导致不良的临床后果。因此,对此病的预防,第一,需要提高人们对它的危害性的认识,开展卫生宣传教育,提高全民防病治病的保健意识。及时治疗无症状的带虫者和患者,特别是夫妻或性伴侣,应同时治疗,以减少和控制传染源。第二,定期普查,对男性也需开展检查和治疗,消灭传染源。第三,注意和改善个人卫生,特别是经期卫生,以及公共卫生设施,不使用公用泳衣裤和浴具。提倡在公共浴室使用淋浴,对坐式马桶注意及时消毒处理,提倡蹲厕。对滴虫感染者禁止其进入公共游泳池。第四,医疗单位在进行检查时,对阴道扩张器、冲洗用具等需严格消毒,提倡使用一次性手套及其他医疗用品,防止交叉感染。第五,加强社会管理,加强精神文明建设,提倡社会规范,严防危害人民健康的恶习死灰复燃,严防通过性途径传播阴道毛滴虫。

(张　仪)

## 参 考 文 献

1. Cavier R. Research on the morphology and biology of Trichomonas vaginalis Donné 1837. Rev Fr Gynecol Obstet,1966,61(4):189-204.

2. Edwards T,Burke P,Smalley H,et al. Trichomonas vaginalis:Clinical relevance,pathogenicity and diagnosis. Crit Rev Microbiol,2016,42(3):406-417. doi:10. 3109/1040841X. 2014. 958050.

3. Meade JC,Carlton JM. Genetic diversity in Trichomonas vaginalis. Sex Transm Infect,2013,89(6):444-448. doi:10. 1136/sextrans-2013-051098.

4. Petrin D[1],Delgaty K,Bhatt R,et al. Clinical and microbiological aspects of Trichomonas vaginalis. Clin Microbiol Rev,1998,11(2):300-317.

5. Land KM,Wrischnik LA. Basic biology of Trichomonas vaginalis:current explorations and future directions. Sex Transm Infect,2013,89(6):416-417. doi:10. 1136/sextrans-2013-051153.

6. Van Der Pol B. Clinical and Laboratory Testing for Trichomonas vaginalis Infection. J Clin Microbiol,2016,54(1):7-12. doi:10. 1128/JCM. 02025-15.

# 第十八章

# 蝇 蛆 病

蝇蛆病(myiasis)是由 Hope 于 1840 年首次使用,是指由双翅目昆虫(蝇)的幼虫,寄生在活的脊椎动物(包括人)组织、器官或者腔道内导致的寄生虫疾病,蛆虫寄生在脊椎动物身上,通常是体表伤口,或者耳、鼻、口腔等开放端口,以宿主的死或活组织、体液或摄入食物为食,对宿主的影响可以是无症状的或者温和的,但也可给宿主造成严重的危害,甚至是死亡。

至今蝇蛆病仍是世界一些地区最具毁灭性的疾病之一,造成畜牧业重大经济损失,包括产奶量、产肉量、繁殖能力下降,皮革质量降低。人类蝇蛆病呈世界性分布,尤其在贫穷的热带和亚热带国家地区,蝇蛆的种类物种和数量更加丰富。在非流行地区,蝇蛆病是与外出旅行相关的常见皮肤病。

蝇蛆病的分类有两个主要分类系统,按感染器官和生态寄生方式分类。按感染器官分类适用于蝇蛆病的诊断。生态分类考虑了寄生虫和宿主之间的关注,在设计蝇蛆病控制消除方案时,将生态分类及不同种类的生命周期一起考虑很有必要。

为防止混淆,按感染器官分类时,使用了 Bishopp、James 和 Zumpt 提出的分类标准:吸血蝇蛆病,皮肤蝇蛆病(包括疮疖蝇蛆病、迁徙蝇蛆病、创口蝇蛆病)、腔内蝇蛆病(如脑蝇蛆病、耳蝇蛆病、鼻蝇蛆病、眼蝇蛆病)。

## 一、病原生物学

### (一)形态

成蝇的虫体分为头、胸、腹 3 部。胸部除有 3 对肢以外,还有 1 对前翅,后翅退化为平衡体。腹部末端附肢变为外生殖器。幼虫俗称蛆,无头、无翅,亦无肢。整个虫体一般有 12~13 节,但仍分为头、胸、腹 3 部,第 1 节为假头,其后 3 节为胸节,最后 8~9 节为腹节。各体节背、腹面往往生有许多小刺,其大小、数目和排列位置有鉴别意义。

### (二)生活史

全世界已发现的致病蝇种类有 34 000 种。蝇蛆通常寄生于哺乳动物,亦可寄生于鸟类。蝇类属完全变态昆虫,生活史阶段分为卵、幼虫、蛹和成虫 4 期,幼虫有 3 个龄期。麻蝇和狂蝇的卵在母体内发育为幼虫后直接产出,因而见不到卵期。成蝇羽化后,一般 2~3 天后交配,再过 2~3 天雌蝇产卵。雌蝇一生可产卵 4~6 次,每次产卵数十至数百枚。卵多为长椭圆形,为乳白色,长约 1mm,1 天左右卵孵出幼虫。幼虫俗称蛆,大眼、无足、前段尖细,向后逐渐变粗,末端齐截。1 龄幼虫蜕皮 2 次后成为 3 龄幼虫。3 龄幼虫成熟后迁移至滋生物表面或周围干松的土壤中,静止化蛹。蝇蛹属围蛹,呈椭圆形,棕褐色,长 5~8mm,经 3~17 天后羽化出成蝇。成蝇羽化 2~3 天后进行交配,一般一生交配一次。数日后产卵。雌蝇一生中产卵 3~8 次,每次产卵数十至数百粒。通常需要在较高的温度进行发育,因此夏季蝇类大量繁殖。在 30~40℃ 条件下,家蝇的生活史周期为 8~30 天。成蝇的寿命为 1~2 个月。蝇类一般每年可繁殖 7~8 代。

（三）蝇的分类

蝇一般分为非吸血蝇类(舔吸式口器)和不食蝇类(又称寄生蝇类,口器退化)。根据蝇蛆生物学性状以及寄生关系来分类,分为专性蝇蛆病(特异性病原),兼性蝇蛆病(半特异性病原)和偶然性蝇蛆病(非特异性病原)3 类,专性蝇蛆病蝇类大多属于不食蝇类,兼性蝇蛆病蝇类则属于非吸血蝇类。其中双翅目的环裂亚目包含专性蝇蛆病所有物种和大多数兼性蝇蛆病种类,特别是有瓣蝇类内的物种。

1. 专性寄生蝇蛆是一类尤其幼虫完全依赖于动物或人的活体组织才能完成其发育过程的蝇。

2. 兼性寄生蝇蛆是一类既可寄生于活体宿主体内,亦可不依赖宿主,而依靠有机物完成发育的蝇。

3. 偶然性寄生蝇类一般生活在食物或腐败物中,多因被误食偶然进入宿主消化道内并生长发育。有些还可在宿主体内发育一段时间。

## 二、流行病学

人蝇蛆病主要分布在热带、亚热带地区,特别是非洲和美洲的湿热环境中。热带地区常年有发病,而温带地区仅在夏季发生。引起蝇蛆病常见及导致人类蝇蛆病最重要的蝇类,包括家蝇总科(Muscoidea)、狂蝇科(Oestroidea)、丽蝇科(Calliphoridae)、麻蝇科(Sarcophagidae)。其地域分布、宿主、危害、感染机制总结如表 18-1、表 18-2、表 18-3 和表 18-4。

表 18-1　家蝇总科(Muscoidea)

| 科、种及参数 | 描　述 |
| --- | --- |
| 家蝇科 Muscidae | |
| 1. *Muscina sp* | |
| 分布 | 全球性 |
| 分类 | 兼性蝇蛆病 |
| 宿主 | 腐烂有机物 |
| 人蝇蛆病 | 厩腐蝇(*Muscina stabulans*):肠道、尿道蝇蛆病 *Muscina sp.*:皮肤蝇蛆病 |
| 2. 家蝇(*Musca domestica*) | |
| 分布 | 全球性 |
| 分类 | 兼性蝇蛆病 |
| 宿主 | 腐烂有机物 |
| 人蝇蛆病 | 肠道、创口蝇蛆病及腔内蝇蛆病 |
| 厕蝇科(Fanniidae) | |

续表

| 科、种及参数 | 描　述 |
| --- | --- |
| 小家蝇(*Fannia sp.*, *lesser house fly*) | |
| 分布 | 全北区和温热带地区 |
| 分类 | 兼性蝇蛆病 |
| 宿主 | 腐烂有机物 |
| 人蝇蛆病 | 瘤胫厕蝇(*Fannia scalaris*)：尿道蝇蛆病<br>黄腹厕蝇(*Fannia canicularis*)：鼻咽、小肠、直肠蝇蛆病 |

表 18-2　狂蝇科(Oestridae)

| 科、种及参数 | 描　述 |
| --- | --- |
| 肤蝇(Cuterebrinae) | |
| 1. 人肤蝇(*Dermatobia hominis*) | |
| 分布 | 北纬25°至南纬32°，从墨西哥延伸到中、南美洲 |
| 分类 | 专性蝇蛆病 |
| 宿主 | 人、牛、猪、猫、狗、马、羊及其他哺乳动物及少数鸟类 |
| 感染机制 | 蚊虫媒介主动携运 |
| 人蝇蛆病 | 疮疖蝇蛆病 |
| 2. 啮齿动物肤蝇(*Cuterebra sp.*) | |
| 分布 | 北美(8~10月) |
| 分类 | 专性蝇蛆病 |
| 宿主 | 啮齿动物，人(偶然宿主) |
| 感染机制 | 春夏之际，将卵产在植物枝叶上，孵化的幼虫通过宿主的眼、鼻、口、肛门等处黏膜进入皮肤 |
| 人蝇蛆病 | 85%的病例是皮肤蝇蛆病，15%为腔内蝇蛆病 |
| 3. 吼猴(*Alouatta myiabaerie*) | |
| 分布 | 巴西亚马逊河流域 |
| 分类 | 专性皮肤蝇蛆病 |
| 宿主 | 灵长类 |
| 人蝇蛆病 | 肺、咽蝇蛆病 |
| 胃蝇亚科(Gasterophilinae) | |

续表

| 科、种及参数 | 描　述 |
| --- | --- |
| 马胃蝇(*Gasterophilus* sp) | |
| 分布 | 主要分布于东半球,但有后赤马蝇(*G. haemorrhoidalis*)、肠胃蝇(*G. intestinalis*)、鼻胃蝇(*G. nasalis*)3种呈全球性分布 |
| 分类 | 专性蝇蛆病 |
| 宿主 | 马、斑马、象、犀牛,人(接触马) |
| 感染机制 | 直接接触马身上的蝇卵,或直接将卵产在人的皮肤表面 |
| 人蝇蛆病 | 主要是迁移蝇蛆病,少数外眼、口腔、肺蝇蛆病 |
| 皮蝇亚科(Hypodermatinae) | |
| 1. 牛皮蝇(*Hypoderma bovis*) | |
| 分布 | 北纬25°~60°,包括北美、欧洲、亚洲、非洲的50多个国家 |
| 分类 | 专性蝇蛆病 |
| 宿主 | 野生和家养的反刍动物、人(接触牛) |
| 感染机制 | 在晚春早夏,蝇将卵产在牛的皮毛上 |
| 人蝇蛆病 | 迁移蝇蛆病,少数口腔蝇蛆病及伴随嗜酸性粒细胞增多的皮肤过敏 |
| 2. 纹皮蝇(*Hypoderma lineatum*) | |
| 分布 | 北纬25°~60°,包括北美、欧洲、亚洲、非洲的50多个国家 |
| 分类 | 专性蝇蛆病 |
| 宿主 | 野生和家养的反刍动物、人(接触牛) |
| 人蝇蛆病 | 迁移蝇蛆病,少数口腔蝇蛆病 |
| 3. 塔氏皮蝇(*Hypoderma tarandi*) | |
| 分布 | 全北区 |
| 分类 | 专性蝇蛆病 |
| 宿主 | 驯鹿和北美驯鹿 |
| 人蝇蛆病 | 主要是眼、口腔蝇蛆病(8~12月) |
| 狂蝇亚科(Oestrinae) | |
| 羊鼻肤蝇(*Oestrus ovis*) | |
| 分布 | 呈全球性分布(有羊分布的地区) |
| 分类 | 专性腔内蝇蛆病 |
| 宿主 | 绵羊、山羊、人(尚无可在人眼内完成生活周期的报道) |
| 感染机制 | 在夏秋季节,蝇将孵化到一期的幼虫喷射到宿主身上 |
| 人蝇蛆病 | 主要是外眼蝇蛆病,及伴随嗜酸性粒细胞增多的皮肤过敏 |

表18-3 丽蝇科(Calliphoridae)

| 科、种及参数 | 描 述 |
|---|---|
| 1. 嗜人锥蝇(*Cochliomyia hominivorax*) | |
| 分布 | 曾经分布于美国南部热带暖温带地区,加勒比、拉丁美洲地区,如今主要在中、南美洲 |
| 分类 | 专性创口蝇蛆病 |
| 宿主 | 哺乳动物 |
| 感染机制 | 将卵产于伤口及附近 |
| 人蝇蛆病 | 创口蝇蛆病,当其寄生在鼻、耳时,致死率高达8% |
| 2. 蛆症金蝇(*Chrysomya bezziana*) | |
| 分布 | 印度、阿拉伯半岛、印度尼西亚、菲律宾、新几内亚 |
| 分类 | 专性创口蝇蛆病 |
| 宿主 | 羊和人 |
| 感染机制 | 产卵于创口或附近 |
| 人蝇蛆病 | 创口蝇蛆病 |
| 3. 大头金蝇(*Chrysomya megacephala*) | |
| 分布 | 全球性分布,主要集中在东方和大洋洲 |
| 分类 | 兼性创口蝇蛆病 |
| 宿主 | 腐肉和粪便 |
| 人蝇蛆病 | 创口、耳蝇蛆病 |
| 4. 白头裸金蝇(*Chrysomya albiceps*)和红颜金蝇(*Chrysomya rufifacies*) | |
| 分布 | 起源于澳大利亚,呈全球性分布 |
| 分类 | 兼性创口蝇蛆病 |
| 宿主 | 粪便、城市垃圾、腐肉、新鲜食物,人及其他哺乳动物 |
| 人蝇蛆病 | 创口、鼻蝇蛆病 |
| 火蝇科(Auchmeromyiinae) | |
| 塞内加尔火蝇(*Auchmeromyia senegalensis*) | |
| 分布 | 撒哈拉以南的非洲和佛得角群岛 |
| 分类 | 吸血蝇蛆病 |
| 宿主 | 人 |
| 感染机制 | 将卵产在传统小屋的泥土和沙地里,孵化后,幼虫白天潜伏,夜间吸食人血 |
| 人蝇蛆病 | 无感染 |
| 蝇亚科(Luciliinae) | |
| 绿蝇属(*Lucilia sp.*) | |
| 分布 | 南非、澳大利亚(*L. cuprina*),欧洲、北美(*L. sericata*) |
| 分类 | 兼性创口蝇蛆病 |
| 宿主 | 优先取食死组织 |
| 感染机制 | 将卵产在尸体、化脓伤口、沾染屎尿的羊毛上 |
| 人蝇蛆病 | 创口蝇蛆病 |

续表

| 科、种及参数 | 描 述 |
|---|---|
| 丽蝇亚科（Calliphorinae） | |
| 丽蝇（*Calliphora* sp） | |
| 分布 | 有腐肉处 |
| 分类 | 兼性蝇蛆病 |
| 宿主 | 腐肉 |
| 人蝇蛆病 | 主要是眼、鼻、口腔、创口、尿道蝇蛆病 |
| 丽蝇族（Calliphorini） | |
| 1. 嗜人瘤蝇（*Cordylobia anthropophaga*） | |
| 分布 | 撒哈拉以南的非洲、葡萄牙 |
| 分类 | 专性皮肤蝇蛆病 |
| 宿主 | 野生哺乳动物：野猫、老鼠、猴子、松鼠、羚羊、野猪、豹、家畜、人 |
| 感染机制 | 将卵产于荫蔽的土壤里（沾染了屎尿）或者晾晒的尿布、潮湿的衣服上 |
| 人蝇蛆病 | 疮疖蝇蛆病 |
| 2. 罗氏瘤蝇（*Cordylobia rodhaini*） | |
| 分布 | 非洲热带雨林地区 |
| 分类 | 专性皮肤蝇蛆病 |
| 宿主 | 皮肤薄的森林动物（特别是啮齿动物），偶尔寄生于人 |
| 感染机制 | 将卵产于含屎尿的荫蔽的土壤或者朝阳的洗衣房 |
| 人蝇蛆病 | 疮疖蝇蛆病 |
| 3. 伏蝇（*Phormia regina*）和新陆原伏蝇（*Protophormiaterranovae*） | |
| 分布 | 北回归线以北 |
| 分类 | 兼性创口蝇蛆病 |
| 宿主 | 腐肉，新陆原伏蝇是牛羊驯鹿严重的寄生虫 |
| 感染机制 | 将卵产于含屎尿荫蔽的土壤或者朝阳的洗衣房 |
| 人蝇蛆病 | 伏蝇可导致创口蝇蛆病 |

表 18-4 麻蝇科（Sarcophagidae）

| 科、种及参数 | 描 述 |
|---|---|
| 1. 黑须污蝇（*Wohlfahrtia magnifica*） | |
| 分布 | 欧洲和北非的沿地中海地区、向东直到中国，包括欧洲大陆和亚洲和俄罗斯南部草原地区；黑须污蝇喜光照、温暖，主要是在夏天活动 |
| 分类 | 专性创口蝇蛆病 |
| 宿主 | 人和温血动物，婴儿经常被感染。羊是其主要宿主，但是家畜、家禽以及野生动物都可被感染 |

续表

| 科、种及参数 | 描　述 |
|---|---|
| 感染机制 | 雌蝇被宿主身体开放端或创口吸引,在其上面产下一期幼虫 |
| 人蝇蛆病 | 通常报道的是创口蝇蛆病,也有疮疖、口腔、耳蝇蛆病的报道 |
| 2. 大灰污蝇(*Wohlfahrtia vigil*)和迈氏污蝇(*Wohlfahrtia opaca*) | |
| 分布 | *W. vigil* 分布于美国、中南部欧洲俄罗斯、巴基斯坦;*W. opaca* 仅分布于美国 |
| 分类 | 专性疮疖蝇蛆病 |
| 宿主 | 猫、狗、兔子、雪貂、水貂、狐狸和人类 |
| 人蝇蛆病 | 多病灶疮疖蝇蛆病 |
| 3. 麻蝇(*Sarcodexia lambens*) | |
| 分布 | 广泛分布于美洲(从美国南部到阿根廷) |
| 分类 | 专性创口蝇蛆病 |
| 宿主 | 人类 |
| 人蝇蛆病 | 12%的创口蝇蛆病分布在巴西<br>黄腹厕蝇(*Fannia canicularis*):鼻咽、小肠、直肠蝇蛆病 |

### 三、发病机制与病理改变

1. 胃肠道蝇蛆病　胃肠道蝇蛆病通常是由于食物被蝇卵或幼虫污染所致,蝇卵或幼虫在肠道内生长发育,引起肠黏膜的损害,然后随大便排出,也有幼虫随呕吐物排出。

(1)腔内蝇蛆病:耳、鼻、口腔等器官的分泌物,特别是有气味或发生炎症时,可引诱蝇类来产卵、排蛆而致蝇蛆病。雌蝇飞撞人眼部,一旦接触眼部即将已在阴道内孵化的 1 龄幼虫全部挤出,与黏膜接触后,幼虫即用口钩尾钩及腹部的棘刺、钩刺固着于表面,引起眼蝇蛆病。

(2)阴道和尿道蝇蛆病:因人们赤身露宿或野外大便,或在蝇蛆污染马桶上解便被蛆钻入而感染,也有报道称因晾晒的内裤产有蝇卵,穿衣后引起感染,最终幼虫可随尿排出。

2. 皮肤蝇蛆病　皮肤蝇蛆病有 3 种临床表现形式:疮疖蝇蛆病、迁徙蝇蛆病、创伤性蝇蛆病。

(1)疮疖蝇蛆病:蝇蛆通过皮肤侵入而寄生在皮内或皮下,可在皮下移行至其他部位皮下形成包块,继而包块中央溃破,出现一个呼吸孔供幼虫呼吸,发育未成熟幼虫后钻出皮肤落入土中化蛹及羽化。如:人皮蝇、嗜人瘤蝇、黑须乌蝇、黄蝇属的蝇种。人蝇蛆病是一种偶然感染。

(2)迁徙蝇蛆病:是由胃蝇属和皮下蝇属蝇种可引起的,幼虫除移行于皮下组织外,可能也进入体腔(胸腔和腹腔)和脊椎管等处。幼虫通过椎管引起下肢麻痹的病例已有报道。

(3)创口蝇蛆病:创口蝇蛆病为化脓散发臭味的创口吸引蝇类产卵所致;皮肤蝇蛆病的正常宿主为牛、羊等偶蹄动物,成蝇可直接产卵于皮肤上,孵化后的幼虫穿过皮肤而寄生于皮下组织内。或某些带有蝇卵的吸血昆虫(如蚊)在吸人血时将卵带到宿主皮肤上,孵化后,幼虫通过吸血刺吸伤口进入皮内,也可以通过蝇直接产卵于创伤处,孵化后的蛆即寄生于局部创口组织。

### 四、临床表现

轻度感染者常无明显症状,感染虫数较多或历时较长者,常有肠胃道和神经系统症状,如腹痛、腹泻或/和便秘交替、恶心、呕吐、食欲减退、乏力、消瘦、失眠和情绪不安等。腹痛多为阵发性隐痛,以脐周围较明显。腹泻一般每日 3~4 次,大便中可见黏液。有些患者有头晕、嗜酸性粒细胞增高等。

幼虫寄生在患者体内,以宿主坏死组织为食,对患者造成直接破坏和继发感染。其主要症状有:寄生局部疼痛,开放性伤口。如果继发全身感染,可畏寒、发热。查体:局部皮肤发红,肿胀,边缘不清,疖肿样包块,局部触压痛。临床上对损伤性质的描述有以下类型;当伤口开放时称为创伤性蝇蛆病,皮肤表面呈疖肿样称为虫瘤,如蝇蛆在皮下移行的路径可见,则称为匐行疹。而吸血的蝇蛆所造成的损伤称为吸血性蝇蛆病。

临床上根据幼虫寄生部位的不同分为皮肤蝇蛆病,皮下蝇蛆病,创伤性蝇蛆病,胃肠道蝇蛆病,眼蝇蛆病,耳、鼻、喉、咽和口腔蝇蛆病,泌尿生殖道蝇蛆病和脏器蝇蛆病等类型。

#### (一) 皮肤蝇蛆病

皮肤蝇蛆病由蝇蛆在人体皮内皮下移行或寄居,对人体导致直接(机械性)或继发损害所引起。当雌蝇产卵于人的毛发或衣服上,或由吸血节肢动物携带之皮肤表面,孵出的幼虫钻入皮内,在皮下移行,停留几天后继续移行,如此反复周期性出现。主要病变有两种类型:①匐行疹,是蝇蛆在皮下移行对皮下组织破坏于表面所见;②疖样肿块,多出现于宿主头部等身体易暴露部位,一般在幼虫入侵后 24 小时内,或移至别处停留时形成疖样肿块,或出现痒性丘疹,直径 2~3mm。丘疹逐渐扩大,形成直径 1.0~3.5cm、高度 0.5~1.0cm 的损伤,损伤处有瘙痒和骤痛感。当丘疹皮肤破损,可见活动的蝇蛆。幼虫可从小孔中逸出或被用手挤出。患者皮肤局部疼痛、红肿。当继发感染时,可出现畏寒、发热、白细胞增高。另外,还可能由于创伤出血、伤口化脓等所发出的气味诱蝇产卵或幼虫而致病。长期卧床并压疮患者,伤口局部未及时清洁无菌换药,更易致蝇蛆病。

#### (二) 胃肠道蝇蛆病

由于误食被蝇蛆卵或幼虫污染的食物或饮水,或裸睡时蝇在肛门附近产卵或幼虫,致蝇蛆进入大肠内,而患者可有腹痛、腹泻、恶心、呕吐和食欲下降等。大便或呕吐物中可见蝇蛆。

#### (三) 眼蝇蛆病

成蝇在飞行过程中直接撞入人或者动物眼部,将幼虫产于眼结膜和角膜上致急性结膜炎。临床症状根据蝇类幼虫的部位可分为眼球外蝇蛆病和眼球内蝇蛆病。可出现眼睑红肿、畏光、流泪、结合膜充血、异物感。有的并发泪囊炎、角膜炎、视力下降、鼻窦炎等。如有危险三角区或颅内感染,可危及生命。

#### (四) 耳、鼻、咽和口腔蝇蛆病

常因患病器官分泌物有异味,诱蝇类产卵或产幼虫而致病。患者多有上述器官有慢性感染(如慢性鼻窦炎、萎缩性鼻炎、牙槽脓肿、慢性牙龈炎、分泌物和口臭)。患者可出现有脓血性鼻涕,鼻内有虫爬动感觉,刺痛感、头痛、头晕、打喷嚏等。可并发癫痫、吞咽困难、牙齿松动等;耳蝇蛆病患者一般都有慢性化脓性中耳炎病史,耳道内有爬虫感及耳痛,鼓膜穿孔;

本病能加重化脓性中耳炎,造成耳聋或败血症;可引起危险三角区或颅内感染,发生恶心、呕吐、抽搐或死亡。

### (五) 泌尿生殖道蝇蛆病

主要因外阴部有异味诱蝇产卵或幼虫,幼虫进入人泌尿生殖道而致病。

### (六) 吸血蝇蛆

分布于非洲的黄沙蝇,其幼虫在夜间侵袭人吸血。

## 五、诊断与鉴别诊断

### (一) 诊断

鉴于可以寄生的蝇类幼虫很多,感染部位不同,引起的症状各异缺乏特异性,病史是本病确诊的前提,到过流行区病史是诊断的关键,抗生素治疗无效是诊断蝇蛆病很重要的病史,从受损部位检出幼虫是蝇蛆病确诊的唯一证据。可以采用患处灌洗、用小镊子挤压病损组织周围或外科手术获取样本,固定后在显微镜下鉴定幼虫确诊。有国外专家观察和描述了丽蝇科蛆症金蝇、嗜人锥蝇和麻蝇科黑须乌蝇 3 种专性寄生蝇一龄幼虫的扫描电镜和光镜形态特征,可作为重要的蝇种鉴别参考。如将幼虫培养至成虫期,有利于蝇种鉴别。近年来有采用分子生物学进行虫种鉴定的研究报道。

1. 胃肠道蝇蛆病　从粪便或呕吐物中检获蝇蛆或直肠镜检发现蝇蛆都可确诊。有在牧区旅居史,或误食过蝇卵污染过的食物等有助于诊断。有消化道症状、X 线上消化道钡餐检查、结肠镜检查发现胃、乙状结肠与直肠黏膜皱襞纹理粗大有散在的小结时,应考虑胃肠道蝇蛆病的可能。

2. 泌尿生殖道蝇蛆病　根据临床症状,尤其是由尿道口爬出或排尿中排出蝇蛆或大阴唇阴道溃疡、隧道窦洞检获蝇蛆都可确诊。

3. 眼耳蝇蛆病　患者常述有蝇或异物飞撞眼部,患眼立即有异物感、刺痛、眼睑睁不开等症状。眼部检查在角膜、球结膜、眼、睑结膜及结膜囊检获白色蠕动的幼虫,鉴定后即可确诊。耳道蝇蛆病,患者有成蝇钻入耳道史,或耳道有异物感,特别是儿童,应考虑蝇蛆病,耳内检查发现蝇蛆即可确诊。

4. 皮肤蝇蛆病　患者常来自牧区或有牧区居住史,有牛、羊、马接触史者。有长期不明原因发热,血液嗜酸性粒细胞明显增高,尤其是皮肤出现游走性疼痛性肿块,应考虑本病。肿块顶部穿孔排出蝇蛆,或自损后排出蝇蛆,即可确诊。皮肤镜检查疖肿部位的蝇蛆后有助于诊断。

### (二) 鉴别诊断

1. 胃肠蝇蛆病　本病注意与痢疾、慢性胃炎或其他急性腹泻症状鉴别。蝇蛆排除或消除后症状缓解是鉴别诊断胃肠蝇蛆病的一个可信证据。

2. 泌尿生殖道蝇蛆病　阴道蝇蛆病应与滴虫阴道炎相区别,于阴唇阴道检获蝇蛆而不一定有滴虫寄生。尿道蝇蛆病应与阑尾炎相区别,尿道蝇蛆病虽有右下腹疼痛、压痛,但无跳痛,且肾与输尿管 B 超可见阴影;本病也应与输尿管结石相区别,虽 B 超都有阴影,但排石处理前者排出蝇蛆而无结石排出。

3. 眼耳蝇蛆病　在发现不对称的明显异物感时首先要考虑眼蝇蛆病,要与卡他性结膜炎、角膜炎、眶周框前蜂窝织炎、角膜葡萄膜炎、睑板腺囊肿区别,眼内蝇蛆病应与其他原因引起的视网膜脱落、全葡萄膜炎、眼眶蜂窝织炎、海绵窦综合征、脉络膜视网膜炎及眼内炎区别。当耳道有异物感,特别是儿童,应考虑耳蝇蛆病,用耳镜检查确诊。

4. 皮肤蝇蛆病　本病出现在皮肤症状之前,应与昆虫叮咬、昆虫性痒疹、风湿热等长期发热性疾病相区别,皮肤症状出现后,应与炎性疖肿、结节性红斑、血管神经性水肿、脓皮病、发炎性囊肿、游走性皮下包块型肺吸虫病的包块、囊尾蚴病所致的皮下囊虫结节相鉴别。

## 六、治疗

蝇蛆病的治疗通常包括3种方法:对幼虫和卵应用有毒药物;在局部生产缺氧迫使幼虫从体表爬出;手术摘除蛆虫。

口服药物治疗人类蝇蛆病是多基于轶事报道和兽医学治疗方面的经验。伊维菌素(半合成大环内酯物家族的代表)是最常见用于治疗蝇蛆病的药物。在20世纪80年代,伊维菌素被引入医疗作为广谱抗寄生虫药物,被证明对大多数肠道寄生虫、多数节肢动物和一些线虫是有效的。最近,它也用于治疗疥疮,具有优良的结果。虽然伊维菌素被采纳以不同治疗方案用做蝇蛆病的治疗:口服剂量 $150 \sim 200 \mu g/kg$ 体重是最常用的剂量。但伊维菌素可能带来不良反应,包括皮肤疹、发热、头晕、偏头痛、肌肉疼痛、关节淋巴疼痛等。

1. 胃肠蝇蛆病　多数情况为蝇蛆随患者粪便或呕吐物自行排出。没有特异性的治疗药物,可以选用泻药,促使蝇蛆随便排出,或者直接镜检取出蝇蛆。少数可口服敌百虫驱虫,也有用阿苯达唑、甲苯达唑、左旋咪唑驱虫的报道。蛆虫排出后,临床症状消失,体征及实验室指标逐渐恢复正常。

2. 眼蝇蛆病　眼球外蝇蛆病治疗后,预后良好。一般在蝇蛆取出后症状消失,对视力无影响。以 $0.5\% \sim 5\%$ 地卡因溶液滴眼麻醉蝇蛆,使其钩松弛,然后用镊子小心将蝇蛆取出,或用生理盐水棉棒拭取幼虫后,涂以眼药膏或眼药水防治感染。有报道用 $1\% \sim 5\%$ 精制敌百虫眼液滴眼,杀死蝇蛆后用生理盐水冲洗去虫,再涂以眼药膏或眼药水防治感染。如果有肿块形成,则需手术摘除,并滴 $2\%$ 的硝酸银药液。个别刺激较强而致慢性结膜炎和角膜变化者,1个月左右亦可恢复正常。眼球内蝇蛆病需手术摘除幼虫,预后差,视网膜下寄生,可采用激光治疗。可以采用伊维菌素预防眼眶蝇蛆病所致深层组织坏死,降低由其所致死亡风险。

3. 口耳鼻喉蝇蛆病　口蝇蛆病可通过外科手术去除蝇蛆,用松节油制造缺氧环境可以杀死蝇蛆或将其从寄生部位驱除,也有呋喃西林局部用药成功的案例。耳蝇蛆病,取出蝇蛆,用 $70\%$ 乙醇、$10\%$ 氯仿、滴油、生理盐水,或局部使用伊维菌素、碘盐等帮助取出蝇蛆。鼻蝇蛆病,可用乙醚、氯仿麻醉取虫,或用干棉花阻塞鼻孔,2分钟后用镊子和鼻子吸气取虫。

4. 泌尿生殖道蝇蛆病　对于尿道口蝇蛆病,内服抗生素,清洗外阴部,蝇蛆可自行爬出或随尿液排出;输尿管蝇蛆病可用排石法将蝇蛆排出。阴道蝇蛆病,将溃疡面隧道窦洞的蝇蛆摘除。如果有肿块,以 $2\%$ 普鲁卡因 15ml 封闭并给予抗生素,再将肿块切开,摘除蝇蛆,用棉纱换药。

5. 皮肤蝇蛆病

(1) 疖疮蝇蛆病治疗:可注射 $1\%$ 利多卡因(2ml/结节)用来麻痹幼虫,以更方便地取出幼虫。局部 $1\%$ 浓度的伊维菌素可以用于人肤蝇引起的疖疮蝇蛆病,但是存在将幼虫杀死而嵌在皮肤内的风险。也可用黄油棕榈油矿物油或凡士林覆盖有幼虫寄生的小孔24小时以上,使幼虫不能呼吸而从小孔自行爬出。清除寄生性蝇幼虫时,应避免损伤虫体,否则损伤虫体释放的抗原将引起宿主严重的过敏反应,遗留的虫体组织碎片将延缓创口愈合。人皮蝇感染,因其幼虫的皮棘刺向后,致使不易将幼虫取出,可用2%普鲁卡因水溶液皮内注射局部麻醉宿主和虫体后,切开皮肤扩大创口,用镊子取出。全身用抗生素控制继发感染。

（2）迁徙蝇蛆病治疗:治疗马肤蝇引起的迁移蝇蛆病可先识别幼虫的位置然后用针取出。几乎所有的迁徙蝇蛆病幼虫都需要手术取出。当形成疖疔样时,可用手挤压肿块周围,通过一个十字形切口,手术摘除幼虫。如果幼虫迁移到深层组织,直接取出蝇蛆将比较困难,可使用口服阿苯达唑或伊维菌素驱使蛆虫迁移到体表,然后采用手术取出。清除寄生性蝇幼虫时,应避免损伤虫体,遗留的虫体组织碎片将延缓创口愈合。

（3）创伤蝇蛆病:治疗需要先移除所有可见的蛆虫,随后是清处坏死组织,15%的氯仿橄榄油麻醉伤口幼虫后更容易清除幼虫。可涂一层厚厚的凡士林油,每3小时更换一次,直到所有幼虫被完全清除。目前严重伤口蝇蛆病的治疗包括外科手术取虫、清创、经常清洗与消毒及每天换药。可局部使用1%伊维菌素丙二醇2小时,治疗嗜人锥蝇幼虫所致创伤性蝇蛆病。伊维菌素1%丙二醇,最大剂量400μg/kg,直接用于感染部位,2小时后用生理盐水冲洗。大范围的人皮蝇感染,也可使用伊维菌素治疗。

### 七、预防与控制

1. 预防

（1）改善个人卫生条件注意饮食卫生,不食腐烂的食物,不在野外大便或赤身睡眠,避免不必要的土壤接触,衣物晒干后最好熨烫以杀死沾染的蝇卵或蛆。

（2）使用杀虫剂,设纱窗、纱门、纱罩以防止蝇类入室并接触人和食物。

（3）积极治疗体表和与外界相通的深部脏器慢性炎症,及时治理耳、鼻、阴道和伤口炎症。防止蝇类在耳、鼻、阴道和伤口产卵或幼虫。用绷带或敷料保护开放性伤口。

（4）对特殊行业如肉类、水产、皮革食品加工厂、养猪场等更要加强卫生管理。

（5）在流行区,尽量减少暴露部位,身体有伤口应包扎不外露。若被蚊虫或其他吸血昆虫叮咬,疑似携带皮蝇卵,则用酒精消毒伤口,杀灭蝇卵。

（6）使用驱避剂在动物蝇蛆病流行区旅行、探险、放牧时,可在皮肤暴露部位涂抹驱避剂。

2. 灭蝇

（1）搞好环境卫生,尤其是人畜粪便、动物尸体、生活垃圾等有机废物的处理,预防蝇蛆病的发生。

（2）化学防治:用敌百虫和敌敌畏等化学药物灭蝇,可获得良好的效果。

（3）物理防治:可用拍杀法、诱捕法及黏捕法等。

（4）遗传防治:如杂交不育、染色体易位,也逐渐用于蝇类的防治。

（5）生物防治:Kal'vish等报道使用霉菌(*Tolypocladium niveum*)防治羊狂蝇,具有较好效果。

（6）射线不育释放辐射处理过的不育雄性野生蝇,与雌性蝇交配,因为受辐射,产生的卵无法孵化。如果释放足够多的被辐照的雄性蝇,并与群体中较大比例的可育雌蝇交配,长此以往,持续释放不育野生雄性蝇可导致该蝇最终灭绝。

（周正斌）

## 参　考　文　献

1. Hall M,Wall R . Myiasis of humans and domestic animals. Adv Parasitol 35:257-334.

2. Zumpt F. Myiasis in man and animals in the old world. Butherworths, London, 1965.

3. Sherman RA. Wound myiasis in urban and suburban United States. Arch Intern Med, 2000, 160: 2004-2014.

4. Singh A, Singh Z. Incidence of myiasis among humans-a review. Parasitol Res, 2015, 114(9): 3183-3199. doi: 10. 1007/s00436-015-4620-y.

5. Delshad E, Rubin AI, Almeida L, et al. Cuterebra cutaneous myiasis: case report and world literature review. Int J Dermatol, 2008, 47(4): 363-366. doi: 10. 1111/j. 1365-4632. 2008. 03532. x.

6. Pezzi M, Cultrera R, Chicca M, et al. Furuncular Myiasis Caused by Cordylobia rodhaini (Diptera: Calliphoridae): A Case Report and a Literature Review. J Med Entomol, 2015, 52(2): 151-155. doi: 10. 1093/jme/tju027. Epub 2015 Jan 25.

7. Parwani RN, Patidar KA, Parwani SR, et al. Exuberant Oral Myiasis Caused by Musca domestica (Housefly). J Glob Infect Dis, 2014, 6(1): 35-38. doi: 10. 4103/0974-777X. 127950.

8. Francesconi F, Lupi O. Myiasis. Clin Microbiol Rev, 2012, 25(1): 79-105. doi: 10. 1128/CMR. 00010-11.

9. Arora S, Sharma JK, Pippal SK, et al. 2009. Clinical etiology of myiasis in ENT: areterograde period—interval study. Braz J Otorhinolaryngol, 2009, 75(3): 356-361.

10. Bakos RM, Bakos L. Dermoscopic diagnosis of furuncular myiasis. Arch Dermatol, 2007, 143(1): 123-124.

11. Bhandari R, Janos DP, Sinnis P. Furuncular myiasis caused by Dermatobia hominis in a returning traveler. Am J Trop Med Hyg, 2007, 76(3): 598-599.

12. Delshad E, Rubin AI, Almeida L, et al. Cuterebra cutaneous myiasis: case report and world literature review. Int J Dermatol, 2008, 47(4): 363-366.

13. Droma EB, Wilamowski A, Schnur H, et al. Oral myiasis: a case report and literature review. Oral Surg Oral Med Oral Pathol Oral Radiol Endod, 2007, 103(1): 92-96.

14. Gealh WC, Ferreira GM, Farah GJ, et al. Treatment of oral myiasis caused by Cochliomyia hominivorax: two cases treated with ivermectin. Br J Oral Maxillofac Surg, 2009, 47(1): 23-26.

15. Hatten K, Gulleth Y, Meyer T, et al. Myiasis of the external and middle ear. Ann Otol Rhinol Laryngol, 2010, 119(7): 436-438.

16. Hochedez P, Caumes E. Common skin infections in travelers. J Travel Med, 2008, 15(4): 252-262.

17. Gupta SC, Kumar S, Srivastava A. Urethral myiasis. Trop Geogr Med, 1983, 35: 73-74.

18. Hakeem MJ, Bhattacharyya DN. Exotic human myiasis. Travel Med Infect Dis, 2009, 7(4): 198-202.

19. 赵辉元. 人兽共患寄生虫病学. 长春: 东北朝鲜民族教育出版社, 1998.

20. 邓维成, 曾庆仁. 临床寄生虫病学. 北京: 人民卫生出版社, 2014.

21. 段义农. 现代寄生虫病学. 北京: 人民军医出版社, 2015.

# 第十九章 潜蚤病

## 潜蚤病

潜蚤病(tungiasis)又称沙蚤病,是一种由潜蚤类寄生于人体及动物皮下引起的疾病。该病主要流行于中南美洲、哈撒拉以南非洲及亚洲的印度、巴基斯坦等地。能引起潜蚤病的蚤类主要集中于潜蚤科(Tungidae)的潜蚤属(*Tunga*),蠕形蚤科(Vermipsyllidae)的潜蚤属(*Vermipsylla*)以及蚤科(Pulicidae)的角头蚤属(*Echidnophage*)。全世界已发现潜蚤属蚤类有11种,即钻潜蚤(*Tunga penetrans*, L. ,1758)、*Tunga trimamillata*(Pampiglione,2002)、盲潜蚤(*T. caecigena*,Jordan & Rothschild,1921)、后潜蚤(*T. callida*,Li & Chin,1957)、单型潜蚤(*T. monositus*,Barnes & Radovsky,1969)、盲潜蚤(*T. caecata* Enderlein,1901)、*T. libis*(Smit,1962)、*T. terasma*(Jordan,1937)、*T. travassosi*(Pinto & Dreyfus,1927)、*T. bondar*(Wagner,1932)等。但可以寄生于人体,引起人体潜蚤病的仅有钻潜蚤和沙蚤(*T. trimamillate*),其他种类潜蚤只寄生在其他哺乳动物和鸟类,是引起动物潜蚤病的根源。据报道,角蚤属的某些种类偶尔也可以感染人类。

### (一)病原学与形态学

蚤(flea)是一类体小,无翅,善跳跃的高特化全变态医学昆虫,属节肢动物门,昆虫纲,蚤目(Order Siphonaptera)。其身体左右侧扁,体被几丁质外骨骼,并着生很多鬃、刺或栉,体色呈棕褐色至近黑色。成虫营寄生生活,口器为刺吸式,以吸取哺乳动物或鸟类的血液为食,是哺乳动物和鸟类的体外寄生虫。全世界现已知有蚤2 500余种或亚种,分属于5总科16科239属,我国记录有650余种或亚种,约占全世界的26%,其中55%迄今仅在我国发现。蚤不仅叮刺吸血,骚扰人畜,而且是鼠疫、鼠源性斑疹伤寒、潜蚤病和猫立克次体病等疾病的传播媒介,是一类很重要的医学昆虫。

潜蚤(*Tunga*)又称"沙蚤",在拉丁美洲称穿皮潜蚤(*T. penetrans*),是一种能寄生于人体和动物皮下的小型蚤,属于节肢动物门,昆虫纲,蚤目,潜蚤科,潜蚤亚科,潜蚤属。体色呈褐黑色且口器发达,营寄生生活,常见于拉丁美洲和非洲地区,通常体长小于1mm,但交配后的雌性潜蚤子宫内充满蚤卵,雌蚤在宿主皮下吸血获得极为丰富的营养使卵成熟,再加上雌蚤第3腹节以前的节间膜较松弛,故妊娠雌蚤腹部膨大若豌豆,其体长可达5~6mm。成年潜蚤体两侧扁,全身被鬃、刺、栉,均向后生长,身体可分为头、胸、腹3部分(图19-1、图19-2)。

1. 头 头部是潜蚤感觉和摄食中心,以触角窝(antennal fossa)为界将头部分为角前区(pre-antennal area)和角后区(post-antennal area),即前头和后头。潜蚤头与躯体的比例较其他蚤类大,头部近三角形,具有明显的菱角。触角(antenna)和触角窝位于头部两侧,眼位于触角窝前方,角前区前缘为额,额上有额突(frontal tubercle)和鬃,角前区后下方为颊。在角前区的前下方为刺吸式口器,由1对三角形的下颚叶(maxilla)、1对下唇须(labial palp)、

684

1 对下颚须(maxillary palp)、1 对下颚内叶和 1 根内唇(epipharynx)组成,下颚须由 4 节组成,上具有大锯齿,下颚内叶是主要的刺吸器官,当吸血时,1 对下颚内叶与内唇锁合为血液通道。

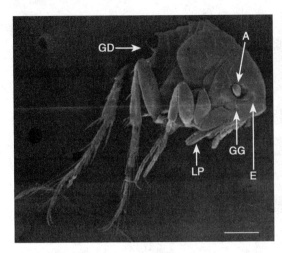

图 19-1 非妊娠雌性钻潜蚤(扫描电子显微镜左侧斜位图像)

注:GD:生殖口;A:触须;E:眼睛;GG:颊槽;LP:下唇须

（引自:Marin RE,2015）

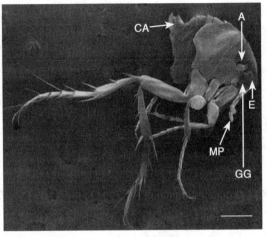

图 19-2 雄性钻潜蚤(扫描电子显微镜左侧斜位图像)

注:CA:交配器;A:触须;E:眼睛;GG:颊槽;MP:下颚须

（引自:Marin RE,2015）

2. 胸  胸部是潜蚤的运动中心,由前胸(prothorax)、中胸(mesothorax)和后胸(metathorax)3 节组成,每 1 胸节由一块背板,一块腹板和左右两块侧板组成,每一侧板又分为前侧板(episternum)和后侧板(epimeron)。各胸节的侧板和腹板都有不同程度的分化或愈合。潜蚤的胸部比较短,无翅,3 个胸节每节各具足一对,足长而发达,善跳跃,每足又分为 5 节:基节(coxa)、转节(trochanter)、股节(femur)、胫节(tibia)和跗节(tarsus),基节发达其前缘、外侧和内侧都有鬃。

3. 腹  腹部是潜蚤营养、排泄和生殖中心。潜蚤腹部共有 10 节,每节由拱形背板(notum)和腹板(sternum)组成。第 1~7 节无特殊变化,称为生殖前节(pregenital segments),每个生殖前节通常有一至数列鬃。雌性潜蚤 2~4 腹节上的气孔发生退化,而 5~7 腹节气孔甚大,第 8 腹节气孔最大,雄蚤各腹节气孔正常。雄性的第 8、9 腹节和雌性的第 7、8、9 腹节称为生殖节(genital segments)或变形节(modified segments),雄性潜蚤生殖节在交配时起固定雌性尾端的作用,结构比较复杂,是分类鉴定的重要特征依据之一。雄性潜蚤第 9 腹节称为抱器,由上、下抱器和柄突、不动突、可动突等部位组成,雄蚤的抱器狭长,可动突和不动突端部似一对蟹螯。雄性外生殖器包括抱器和阳茎体(phallosome),阳茎体通常呈圆锥形,在交配时可插入雌蚤的交配囊和受精囊管,具有导精作用。雌蚤第 8 腹板和第 9 腹板之间为阴道(vagina),阴道的外口称为生殖口(gonotreme),内口称为生殖孔(gonopore),与输卵管相连,雌蚤受精囊呈锥形,末端具有一个密生窝孔的环。

潜蚤两性都吸血,但通常雄蚤不侵入宿主皮下,吸完血后与雌蚤完成交配后便死亡,雌蚤则利用其特别发达的口器侵入宿主皮下,营永久寄生生活。侵入皮下的雌蚤头部和体部埋入皮肤内呈倒立状态,最末节与皮肤平行,气门、肛门及阴道口借侵入孔通至皮外,借以呼吸、排粪、产卵。

此外还有两种常见蚤可能会侵入人体,一种为盲潜蚤,无眼,常寄生在鼠类的身体前端,尤其是耳翼,故又名鼠耳蚤,偶然寄生于人。另一种是俊潜蚤,多寄生在动物身体的后端,特别是后腿及肛门附近,也偶尔侵犯人体。

### (二) 生活史

潜蚤为完全变态发育,其完整生活史包括卵、幼虫、蛹(茧)和成蚤4个阶段(图19-3)。

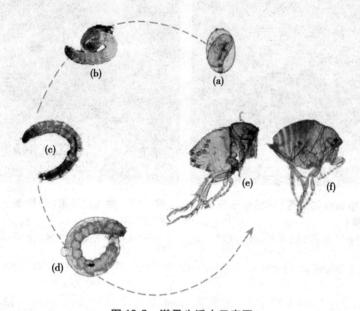

**图19-3　潜蚤生活史示意图**
注:(a)卵;(b)一龄幼虫;(c)三龄幼虫;(d)蛹(茧);(e)雌性成虫;(f)雄性成虫

(引自:Miller H,2010)

1. **卵**　卵通常为椭圆形,长0.4~2.0mm,初产时白色、表面光滑有光泽,以后逐渐变成暗黄色。在卵的近端部,一端有气孔,另一端着生受精卵,一般受精卵的数目多于气孔的数目。雌蚤每次产卵数为150~200个,其卵圆而大,在干燥的沙土及适宜的温、湿条件下,经3~7天即可孵出幼虫。

2. **幼虫**　幼虫形似蛆而小,体灰白色或淡黄色,幼虫期一般1~3周,分三龄期。幼虫的形态除1龄幼虫头部背面有破卵器(egg burster),2、3龄幼虫虫体增大外,其他基本相同。幼虫身体分为头、胸、腹三部分,头部有咀嚼式口器和触角1对,无眼、无足,每个体节上均有1~2对鬃。幼虫甚活泼,爬行敏捷,以生活环境中的有机物碎屑和成虫的未消化或半消化的血便为食,即可发育。一般幼虫在适宜条件下经2~3周发育,蜕皮2次即变为三龄幼虫,体长可达4~6mm。

3. **蛹(茧)**　晚期三龄幼虫身体发白,由唾液腺吐丝结茧,茧外沾着灰尘碎屑等物质,具有伪装保护作用。幼虫身体对折藏于茧内成为前蛹,前蛹在茧内经过3次蜕皮,然后化蛹。发育的蛹已具成虫雏形,可以区分头、胸、腹、3对足和雌雄性,其体色逐渐有淡白色变为淡棕色。蛹期一般为1~2周,有时可长达1年,其长短取决于温度与湿度是否适宜。温度和湿度对于蛹的发育和羽化是一个重要的因素,如果环境干燥,会因体内含水量不足,身体缩小而影响蜕皮,导致死亡。此外,在茧内的蛹要羽化为成虫,需要外界的刺激,如动物的扰动、空气的振动、接触压力或温度的升高等,才能诱使成虫破茧而出,否则可长期静伏于茧内。

4. 成虫 蛹经过 10 天左右羽化为成虫,成虫通常在吸血后进行交配,并在 1~2 天后产卵。产卵时,雌蚤虫体末节的阴道伸出表皮产卵,产卵后即死亡。雌蚤从寄生于皮肤内到在皮肤内死亡为止为 2~4 周。

雌虫一般一生可产卵数百粒,有的可达数千粒,钻潜蚤从卵发育至成虫的时间约需 3 周,蚤的寿命约一两年。

（三）流行病学

蚤的宿主是恒温动物,范围很广,有两大类:一类为哺乳动物,约占 95%,包括啮齿目、食虫目、兔形目、食肉目、翼手目、偶蹄目、奇蹄目、有袋目、单孔目等 16 个目,其中寄生于啮齿目的蚤类最多,也最为重要,因为它们在传播蚤媒疾病方面的作用远大于其他蚤类;另一类为鸟类,约占 5%。根据蚤对宿主的选择性可将宿主分为多宿主型、寡宿主型、单宿主型。

潜蚤属在全世界现已知的 11 种蚤类中,只有钻潜蚤和沙蚤是人体的寄生蚤,其他只寄生于动物。潜蚤的宿主范围很广,有研究发现(Linardi PM,2010)潜蚤可以寄生于有甲目、披毛目、偶蹄目、奇蹄目、食肉目、啮齿目、灵长目和长鼻目等 8 个目的 27 个种(属)的野生和家养动物中,其常见的保虫宿主包括狗、猫、猪、鼠等哺乳动物,猪是最常见的保虫宿主。其中钻潜蚤多分布于 N34°41′~S33°29′和 W38°30′~E135°30′的广大地区,主要存在于阿根廷、巴西、哥伦比亚、智利、厄瓜多尔、圭亚那、法属圭亚那、巴拉圭、秘鲁、苏里南、特立尼达拉岛、乌拉圭、委内瑞拉、加勒比海群岛、南非、安哥拉、博茨瓦纳、喀麦隆、刚果、科特迪瓦、厄立特里亚、加蓬、加纳、几内亚、利比里亚、利比亚、马达加斯加岛、马里、毛里塔尼亚、莫桑比克、纳米比亚、尼日尔、尼日利亚、肯尼亚、中非共和国、圣多美、塞内加尔、塞拉利昂、索马里、苏丹、坦桑尼亚、突尼斯、乌干达、扎伊尔、赞比亚、桑给巴尔、津巴布韦等大约 70 个国家(Linardi PM,2010;Pampiglione,2009),并且在不同国家或地区不同宿主之间钻潜蚤的感染情况有很大差别(表 19-1)。*T. trimamillata* 主要分布在南美洲安第斯山脉地区和高原地区。此外,一些寄生于动物的蚤类分布也较广泛,例如,角头蚤分布遍及各洲,其中禽角头蚤为家禽类主要寄生蚤,也可以寄生于犬、猫、兔、鼠及人。尤其在亚热带地区,养鸡的妇女最常受感染,以印度较为严重。蠕形蚤分布也较广泛,主要为家畜类动物的寄生蚤。

表 19-1 一些地区不同宿主钻潜蚤感染情况

| 地区 | 宿主 | 检查数/头 | 感染数/头 | 患病率/% |
|---|---|---|---|---|
| 巴西南科凯鲁斯 | 猪 | 72 | 64 | 88.9 |
| 非洲圣多美岛 | 猪 | 100 | 28 | 28.0 |
| 巴西阿拉鲁阿马 | 猪 | 12 | 2 | 16.6 |
| 尼日利亚农村地区 | 猪 | 31 | 17 | 54.8 |
| 巴西库里奇巴 | 狗 | 7 811 | 58 | 0.7 |
| 巴西阿拉鲁阿马 | 狗 | 123 | 75 | 60.9 |

续表

| 地区 | 宿主 | 检查数/头 | 感染数/头 | 患病率/% |
|------|------|-----------|-----------|----------|
| 巴西福塔雷萨 | 狗 | 150 | 76 | 50.7 |
| 尼日利亚农村地区 | 狗 | 11 | 5 | 45.5 |
| 巴西菇伊斯迪福拉 | 狗 | 101 | 2 | 2.0 |
| 巴西玛瑙斯 | 狗 | 42 | 20 | 47.6 |
| 巴西阿拉鲁拉玛 | 猫 | 24 | 2 | 8.3 |
| 巴西福塔雷萨 | 猫 | 158 | 72 | 45.6 |
| 巴西福塔雷萨 | 鼠 | 34 | 14 | 41.2 |
| 尼日利亚农村地区 | 黑家鼠 | 17 | 5 | 29.4 |
| 尼日利亚农村地区 | 小鼷鼠 | 13 | 2 | 15.4 |
| 阿根廷布宜诺斯艾利斯 | 披毛犰狳 | 4 | 1 | 25.0 |
| 阿根廷布宜诺斯艾利斯 | 骡耳犰狳 | 13 | 1 | 7.7 |
| 巴西乌贝兰迪亚 | 大食蚁兽 | 3 | 2 | 66.7 |
| 巴西潘塔纳 | 美洲豹 | 12 | 12 | 100 |

（引自：Pedro Marcos Linardi,2014）

有研究报道,潜蚤病起源于南美洲,于 1872 年自南美洲的巴西随压舱沙经船传入非洲的安哥拉,数十年后由安哥拉传遍整个撒哈拉以南的非洲地区。19 世纪末达到东非和马拉加斯加。1899 年,英国军队将钻潜蚤带回印度次大陆,然后又传入巴基斯坦。因此,目前潜蚤病主要发生于中南美洲、撒哈拉以南非洲、南亚等地区,这些地区气候干燥,人体感染病例较多,患者常数以万计。随着全球气候的变暖、蚤媒分布区域的扩大以及不同国家地区人员间的流通变得更密集,在世界上其他国家或地区也常有一些零散性的病例发生,多为输入性病例。据报告,日本(Yotsu RR,2011)、法国(Belaz S,2015)、西班牙(Arranz J,2011)、意大利(Palicelli A,2016)等地均有在流行区旅行后罹患潜蚤病的输入性病例报告。中国也有一些零散的输入性病例报告,但本土病例仅有一例报道,是 1962 年宫玉香等在山东招远发现一例潜蚤病患者,患者为养鸡专业户,有多年与鸡接触的历史,但因蚤体不完整,未能确定虫种。

### （四）致病与病理

当人赤脚在沙地行走或皮肤沾染潜蚤时,潜蚤能用额缘的尖角刺破宿主皮肤,潜入皮下寄生。由于潜蚤含有致角质层分离的酶,因此其钻入皮肤的过程是无痛性的,使人不易察觉。成年潜蚤对宿主无明显选择性,所有年龄段人群皆可寄生,宿主足底、足趾及手指间为常见寄生部位,也可以寄生于臀部、唇,甚至眼睑,甚至有异位寄生于口腔的病例报告(Sentongo E,2014)。

蚤体周围的炎症反应是潜蚤病的最常见病理表现,以红斑、水肿、瘙痒、疼痛为特征的急性炎症是由于寄生于皮下的潜蚤持续增长使其周围组织受压所致,同时潜蚤释放的蛋白水解酶为其不断增长的躯体扩展生长空间,这进一步加重了急性炎症反应。前期由于雌蚤侵入皮下吸血可在皮肤表面出现小丘疹,随着雌、雄交配后,妊娠的雌蚤腹部膨大若豌豆,使皮肤表面出现四周苍白,中央有褐黑色点有透明感的丘疹或结节,直径可达 4～10mm,此为潜蚤病典型的临床表现(图 19-4、图 19-5)。此外,当潜蚤所致皮损并发需氧菌和/或厌氧菌感染,则会加重周围组织的炎性反应,导致患者有明显的虫刺样瘙痒、疼痛症状,行走困难,寄生蚤数量多时甚至可使人成跛子。继发细菌感染时,除可能产生广泛的痛性溃疡外,还可引起坏疽、破伤风,甚至死亡,软组织、韧带和骨的坏疽严重的则可导致足趾自动离断。雌蚤在产卵后,蚤体可缩小,病灶可痊愈,蚤体可随结痂而脱落。钻潜蚤寄生于动物皮下也可以

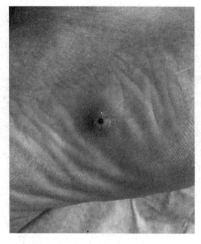

图 19-4 四周苍白、中央有褐黑色点有透明感的丘疹

引起损害,例如,当钻潜蚤寄生猪脚、鼻、阴囊、母猪乳头处时,会使猪出现猪脚糜烂,乳管被压阻断等症状,造成泌乳困难和小猪死亡等。

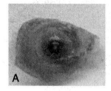
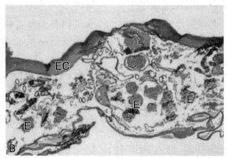
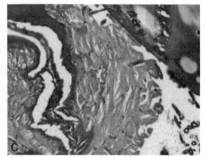

图 19-5 患者足底潜蚤病所致的病变

注:A:潜蚤所致特征性皮损,为四周苍白,中央有黑褐色点的的丘疹;B:组织病理学:EC 示皮损部位组织边缘呈淡黄色的嗜酸性角质层;E 指示不同发育阶段的虫卵(HE 染色,40×);C:为潜蚤的解剖图,显示纵横交替排列的肌纤维(HE 染色。200×)

(引自:Maco V,2013)

盲潜蚤和俊潜蚤是鼠类的皮下寄生蚤。其用额缘的尖角刺破皮肤,潜入皮下寄生,除在皮肤留下一小孔以备交配、产卵、呼吸、排泄外,全部潜伏皮下,会形成豌豆大小的圆囊。

**(五) 临床表现**

潜蚤病好发部位为足底、足趾、甲沟处,足趾甲下及足底的皱纹之间,其他部位如肘周围、生殖器附近也可常被侵袭。本病患者疾病前期由于雌蚤侵入皮下吸血可在皮肤表面出现小丘疹,随着病情的加重,脚上出现痛性丘疹和结节,伴有红肿、瘙痒等炎症反应,患者可因严重的瘙痒和疼痛而出现失眠或行走困难。如皮肤局部并发细菌感染,部分患者可出现多发性疼痛性溃疡、淋巴管或淋巴结炎、慢性水肿、坏疽、皮肤过度角化、龟裂、指甲边缘肥大、指甲变形或缺失、甚至足趾断离(图 19-6),少数患者可并发破伤风,甚至导致死亡。

临床上根据病情的发展和特征,可将潜蚤病分为 5 期,各期临床表现有所不同(表 19-2)。

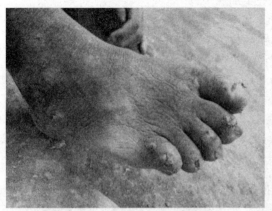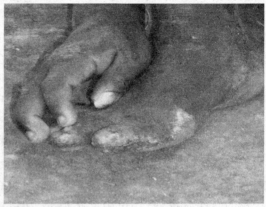

图 19-6 右脚潜蚤病病变

（引自：Humphrey D. Mazigo,2010）

表 19-2 潜蚤病分期及各期临床表现

| 期别 | 时间（侵入皮肤后） | 皮损形态特征 | 临床症状 * |
|---|---|---|---|
| I | 30 分钟至数小时 | 直径 1mm 的小红点 | 瘙痒、疼痛 |
| II | 1~2 天 | 皮肤开始出现过度增生 | 局部形成顶部有黑点的豌豆样结节 |
| III | 2 天至 3 周 | 皮肤的过度增生最严重 | 有虫卵与粪便自皮肤排出 |
| IV | 3~5 周 | 结节顶端呈黑色 | 多种多样的皮下、软组织损害或脓肿 |
| V | 6 周至数个月 | 残留有瘢痕 | 指甲变形或缺失、淋巴水肿 |

* 所有患者均出现因严重瘙痒和疼痛导致的睡眠障碍

（引自：Karunamoorthi,2013）

**（六）诊断**

根据流行病学资料,典型的症状和体征对本病可作出初步诊断。诊断要点包括：①皮肤表面呈现特征性的丘疹；②寄生部位多在足趾之间、足趾、甲沟处、足趾甲下及足底的皱纹间；③偶尔可从病变部位的丘疹处排泄出丝状物——卵；④常伴有寄生部位的继发感染；⑤有去过热带流行区的流行史。如需确诊,需要在病变部位找到潜蚤的病原体,在显微镜下进行病原体诊断。

但需注意的是,进行临床诊断时必须考虑皮损形态的动态变化特性,即病程的不同时期必须考虑皮损特性是不同的。如用消毒针或刀片挑开潜蚤寄生的皮肤,在显微镜下检获潜蚤,则可确诊。皮肤镜检亦可以观察到潜蚤的头部、虫卵及显微镜病理变化,可作为确诊依据。

**（七）治疗**

本病无特效治疗药物,可根据不同情况而确定治疗方案,治疗要点以外科除去蚤体、对症支持治疗为主。根据我国赴西非医疗队的经验,早期患处用碘酊不断涂搽,效果比较显著。发现身体某一部位受到潜蚤侵入时,可用消毒针或锋利的刀片将有潜蚤寄生的皮肤挑开,除去潜蚤,甚至可将该处的皮肤切开,伤口可用消毒药物涂搽治疗。如继发细菌感染,需辅以抗生素治疗。如有结节,则可用消毒镊或针轻轻挑开丘疹或结节挤出其内的雌虫、内容物及卵,用消毒药水冲洗伤口并涂抹抗菌药膏再用纱布包敷以防继发感染。开放性创口亦可用碘酊日涂 2~3 次直到愈合。如并发淋巴结炎,趾头脓肿等症状应及早应用抗生素治疗。局部应用伊维菌素或对潜蚤病有治疗效果,但需要注意由于口服伊维菌素对本病无效,不要盲目口服给药。对于有较大的病灶的严重感染的患者可考虑使用外科手术切除;对较多蚤寄生而重要部位又不能切除者可在寄生部涂抹加有抗生素的凡士林或矿物油使蚤窒息死亡。Marlene Thielecke 等(2014)研究发现二甲硅油对于钻入皮下的潜蚤也有一定杀灭效果。

**(八) 预防**

对潜蚤病的预防要采取综合防治,首先要了解该地区的蚤种组成、生活习性、繁殖场所、宿主关系、季节消长以及疾病的流行规律,综合选用环境、化学和其他有效防治手段来加强对潜蚤病的防治。

1. 加强人群防护 在潜蚤病流行地区,应避免赤脚行走,儿童切勿在地上爬玩,如有条件,可在身体裸露处,特别是在足趾部分涂搽驱避剂邻苯二甲酸二甲酯以免钻潜蚤侵入皮下。此外,涂搽植物防护剂也可以获得良好的效果。Marlene Thielecke 等(2013)发现涂搽一种源自椰子油的植物防护剂 Zanzarin 能够有效地防止潜蚤侵入。

2. 环境防护 在潜蚤猖獗地区,定期清理蚤滋生地结合平时灭鼠灭蚤是预防潜蚤病的一项重要措施,包括清除鼠窝、堵塞鼠洞、清扫禽畜棚圈和室内暗角、改造环境清除啮齿动物和蚤类的生存环境等,同时,要做好个人和居室卫生,定时清除居室内灰尘沙土,勤换垫草,家畜和宠物要经常灭蚤,彻底消灭蚤类的滋生场所。

3. 化学防治 用各种杀虫剂杀灭残留的成蚤及其幼虫。常用的灭蚤杀虫剂包括高丙体六六六(灵丹)、三氯杀虫酯(蚊蝇灵)、有机磷类杀虫剂(如敌敌畏、敌百虫)、氨基甲酸酯类杀虫剂(如西维因、恶虫威)、除虫菊素类杀虫剂(如溴氰菊酯)等。灭鼠的方法很多,可用毒饵将老鼠药死,也可用捕鼠器捕杀,但在疫区进行大规模灭鼠时必须结合灭蚤,以免鼠死后蚤跳离鼠尸转移到其他动物及人体上,增加人畜感染的危险。同时,注意加强对狗、猫、猪等保虫宿主的管理,如定期用药液给狗、猫等洗澡,合理处置得病的家畜。

4. 法规防治 随着我国改革开放的深入发展,国际人员交往、贸易的迅速增加,媒介昆虫及输入性病例传入我国概率增加,因此,要加强边境口岸的检疫检测,必要时还需进行消毒、灭鼠和灭蚤,以降低潜蚤病输入我国的风险。

(胡求安)

# 参 考 文 献

1. Krüger GM, Loro LS, Takita LC, et al. Disseminated tungiasis. n Bras Dermatol,2017,92(5):727-728. doi:10.1590/abd1806-4841. 20177239.

2. Matono T, Kato Y, Yotsu R, etal. Tungiasis:diagnosis at a glance. Lancet,2016,388(10041):275. doi:10.1016/S0140-6736(15)01239-8.

3. Heukelbach J. Tungiasis. Rev Inst Med Trop Sao Paulo,2005 Nov-Dec;47(6):307-313.

4. Marin RE, Houston R, Omanska-Klusek A, et al. Pathology and diagnosis of proliferative and ulcerative dermatitis associated with Tunga penetrans infestation in cattle. J Vet Diagn Invest,2015,27(1):80-85. doi:10. 1177/1040638714559597.

5. Miller H, Rodríguez G. Tungiasis in native Amerindians in Vaupés province:epidemiology,clinical aspects,treatment,and prevention. Biomedica,2010,30(2):215-237.

6. Karunamoorthi K. Tungiasis:a neglected epidermal parasitic skin disease of marginalized populations—a call for global science and policy. Parasitol Res,2013,112(10):3635-3643. doi:10. 1007/s00436-013-3551-8.

第二十章

# 嗜眼吸虫病

嗜眼吸虫病是指由嗜眼吸虫寄生于野生鸟类或家禽及一些哺乳动物眼结膜囊而引起的寄生虫病。人体感染后引起结膜充血、结膜囊分泌物增多、半月皱襞肿胀、水肿等局部炎症反应。

## 一、病原生物学

### (一) 形态

嗜眼吸虫(Philophthalmidae)俗称眼吸虫(eye fluke),主要寄生于野生鸟类和家禽的眼结膜囊、瞬膜、口腔、肠管和泄殖管内,也可寄生在人的眼眶内。可寄生人体的种类有涉禽嗜眼吸虫(*Philophthalmus gralli* Mathis et Leger,1910)、泪嗜眼吸虫(*P. lachrymosus* Braun,1902)和眼睑嗜眼吸虫(*P. palpebrarum* Looss,1899)。涉禽嗜眼吸虫俗称东方鸟眼吸虫(oriental avian eye fluke),同物异名有 *P. anatinus*,*P. Nyrocae*,隶属嗜眼科、嗜眼亚科、嗜眼属。最早于 1910 年在越南河内鸡的眼结膜囊中发现,所致感染亦称为东方眼吸虫感染(oriental eye-fluke infection)。后陆续在鸵鸟、孔雀、火鸡、鸭和鹅体内也发现感染(Mukaratirwa,2005)。分布于中美洲和南美洲的鸟 *Tinamus major* 也有感染报道(图 20-1)(Rojas,2013)。涉禽嗜眼吸虫呈长椭圆形,前端稍窄,后端较宽,大小为(2.15~6.40)mm×(1.12~1.92)mm。口吸盘位于亚前端,腹吸盘位于体前 1/4~1/3 处。咽发达,食管长为 0.075~0.196mm,两肠支沿体两侧伸向后部。睾丸呈椭圆形,前后排列于虫体后部,有些虫体仅有 1 个睾丸。阴茎囊位于腹吸盘前侧,生殖孔开口于肠分支处。卵巢类圆形,位于睾丸前,具劳氏管。卵黄腺自腹吸盘后开始,至前睾丸前缘分布于体两侧。子宫盘曲于腹吸盘与前睾丸之间,两侧越过肠支外侧。子宫内充满虫卵,虫卵大小随卵内毛蚴发育程度而不同,一般为(75~100)μm×(36~60)μm,成熟虫卵为(155~173)μm×(70~81)μm,卵壳薄而透明,无卵盖,窄的一端卵壳增厚。

在已报道的嗜眼吸虫寄生人眼的几例病例中,除个别确定了病原体种类外,其余均未鉴定具体的种类。1993 年我国曾先后报道两例病例,均指出属于嗜眼属吸虫种类,但未确定虫种。其中海南岛海口市感染者虫体取出后置生理盐水中,实验室 70% 乙醇固定感染封片(郭虹,1993)。显微镜镜检虫体呈纺锤形,(体中部两侧留有镊夹后的凹陷)前部较细,后部较宽大,体表光滑无棘,体长 2.473mm,体宽 0.50~0.843mm,最宽处约在虫体长后端 1/3 水平。口吸盘位于次顶端,近圆形,大小为 0.343mm×0.357mm;腹吸盘位于虫体前端 1/4~1/3 处,大小为 0.385mm×0.443mm,略大于口吸盘。口腹吸盘比例直径是 1∶1.3,横径是 1∶1.4,咽较大 0.3mm×0.314mm,食道很短,肠管末端到达体后端,两睾丸

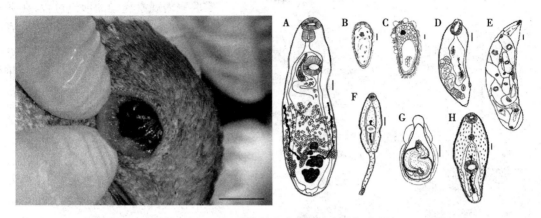

图 20-1　鸟 *Tinamus major* 感染涉禽嗜眼吸虫( *Philophthalmus gralli*)

注:标尺 = 1cm。涉禽嗜眼吸虫自然感染鸟和瘤拟黑螺各期:A 成虫( 标尺 150μm) ,B 卵( 标尺 10μm) ,C 毛蚴( 标尺 10μm) ,D 子雷蚴( 标尺 25μm) ,E 第三代雷蚴( 标尺 50μm) ,F 尾蚴( 标尺 50μm) ,G 囊蚴( 标尺 50μm) ,H 后尾蚴( 标尺 25μm)

( Rojas,2013)

前后斜列在虫体后端 1/5 ~ 1/4 中部,前睾 0.143mm × 0.289mm,后睾 0.128mm × 0.171mm,阴茎囊位于腹吸盘一侧。囊底部向腹吸盘后伸延约 0.214mm;虫卵 0.028mm × ( 0.057 ~ 0.071)mm,呈长椭圆形,具眼点,其余器官不清。另在广西贺县感染者眼中检得 5 条成虫,其形态大小与上述描述具有一定的差异(文超福,1993)。虫刚取出时能活动,半透明,肉红色,用酒精固定后呈灰白色橄榄形。经洋红染色制片观察:体无棘,体长 3.08 ~ 4.01mm,最宽处为体中部,1.46 ~ 1.89mm。口吸盘( 0.223 ~ 0.478)mm × ( 0.25 ~ 0.306)mm,腹吸盘( 0.585 ~ 0.697)mm × ( 0.529 ~ 0.571)mm。咽紧接口吸盘后,为 ( 0.292 ~ 0.404)mm × ( 0.251 ~ 0.397)mm。睾丸 2 个,较大,前后排列,前睾后缘重叠于后睾前缘,前睾椭圆形,有些标本见分 3 大叶,范围为( 0.613 ~ 0.850)mm × ( 0.306 ~ 0.599)mm,后睾分 3 大叶,为( 0.599 ~ 0.864)mm × ( 0.384 ~ 0.655)mm。卵巢较小,呈椭圆形,为( 0.139 ~ 0.209)mm × ( 0.111 ~ 0.125)mm。生殖腔位于腹吸盘前,子宫充满了含眼点的虫卵,子宫从腹吸盘后缘至前睾前缘的整个中部,并覆盖两肠支至体边缘。卵黄腺从体中两侧开始至卵巢和前睾之间汇合。

**(二)　生活史**

嗜眼吸虫成虫寄生于眼结膜囊中,产出的虫卵入水后孵出毛蚴,毛蚴侵入中间宿主螺体内,在其心室内寄生。经母雷蚴、子雷蚴至第三代雷蚴等阶段,发育为尾蚴。嗜眼吸虫在发育过程中不需要第二中间宿主。尾蚴从螺体内逸出,附着于水中物体,脱去尾部形成囊蚴。涉禽嗜眼吸虫尾蚴从螺体逸出后,在外界环境遇到任何硬的东西,经 10 ~ 20 分钟后,即可形成囊蚴。通过观察,从流行地区采回的各种贝类、各种椎实螺、各种扁螺、瘤拟黑螺、田螺和河蚬的外壳以及其他小动物如虾、螃蟹,蜉蝣以及孑孓的体表均找到囊蚴(见图 20-2)(许鹏如,1981)。调查曾发现在一个孑孓的表皮上最多附有 48 个囊蚴,以气孔管部位最多,整个气孔管表皮上附有 20 ~ 24 个囊蚴。各种水生植物如伊乐藻、金鱼藻、浮萍、青萍、无根萍和满江红的叶片上也常附有囊蚴附着,尤以漂流于水表面的水生植物和与这些植物滋生浮在一起的螺蛳如椎实螺和扁卷螺的外壳附有较多的囊蚴,而腐烂的叶片或枯着的稻秆则较为少见。

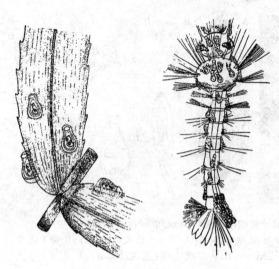

图 20-2　图示附着在水藻和孑孓体表的囊蚴
（许鹏如，1981）

实验室内观察囊蚴的形成过程，在平皿内放以 10 个阳性的瘤拟黑螺，加入清水，放入伊乐藻，第二天清晨观察到在伊乐藻顶部的生长点上附有 542 个囊蚴，并观察在平皿的底部附 613 个囊蚴，囊蚴在上部水表面或底部较多，在水的中部数目较少。为观察囊蚴在伊乐藻上、中、下三段的分布情况，研究人员在烧杯内放入 10 个阳性瘤拟黑螺，加满清水后，竖放入伊乐藻的枝条，第二天观察见到在伊乐藻顶部生长点，接近水表面处有 235 个囊蚴，在烧杯底部的伊乐藻上囊蚴多达 322 个，而在伊乐藻的中段，仅有 52 ~ 67 个囊蚴。以上结果表明伊乐藻的生长点多在水面，氧较充足，囊蚴也较多；由于伊乐藻在日光下进行光合作用，在枝条下端切口处放出氧气，故在其下端的囊蚴也较多。这种现象与孑孓平静时，以其气孔管向水面呼吸，在气孔管表面囊蚴附着最多的情况是相一致的，由此说明嗜眼吸虫的囊蚴有趋氧性。

囊蚴呈瓜子形或扁平状，大小为（0.377 ~ 0.422）mm×（0.169 ~ 0.205）mm，壁呈乳白色絮膜状，外层不平滑。鸟类食入带有囊蚴的媒介生物而感染。与其他复殖目吸虫不同，该虫囊蚴在鸟类的口腔内脱囊，感染 3 ~ 5 小时后，可在食管、鼻腔、眼眶、泪腺等部位发现童虫。感染试验证实，家禽食入囊蚴或眼部接触后尾蚴均可获得感染。以脱囊的后尾蚴经口感染雏鸡，可在鸡的眼中检得虫体。从口腔感染后，虫体经上颚裂缝、鼻腔而进入眼部。Ismail 等（1987）给 47 日龄的小鸡右眼接种囊蚴各 10 个，1 ~ 7 天检查，右眼检获虫体 5 ~ 7 条，左眼无虫；13 ~ 14 天检查，右眼平均检得虫体 5.5 条，左眼 1.0 条；32 天检查，右眼平均检得虫体 4 条，左眼 3 条。从眼部感染的虫体，可返回鼻腔移行到另一侧眼中。

## 二、流行病学

### （一）分布与危害

嗜眼吸虫病呈世界广分布，人体感染少见。国外在南斯拉夫（Markovic，1939）、斯里兰卡（Dissanaike，1958；Kalthoff H，1981；Rajapakse，2009）、日本（Mimori，1982）、美国（Gutierrez，1987）、以色列（Lang，1993）、墨西哥（Lamothe，2003）、泰国（Waikagul，2006）等地有人体感染的报道。我国在海南和广西曾有两次人体病例报道。其中海南省海口市一男性学生 13 岁，因左眼异物感，发痒发红一周，1990 年 10 月 27 日入院检查，最初临床按照一般结膜炎常规处理，1 个月后病情加重，再次检查发现患眼鼻侧上方球结膜处发现 1 个 2mm 大小正蠕动的白色虫体，其附着局部有数个滤泡增生，同时患眼结膜充血。另报道广西贺县莲塘镇一名 42 岁女性农民，于 1988 年 10 月因患急性眼结膜炎而用当地小溪中的鱼腥草敷眼，同年

12月左眼出现异物感、疼痛、流泪等症状,经当地卫生院治疗无效而于次年2月份到县里再次就诊。检查结果显示其左眼上睑结膜略肥厚充血,滤泡(++),穹隆部中段见3个米粒大小的囊状物,用0.5%地卡因作表面麻醉,手术摘出囊状物,囊内检出5条活虫。

嗜眼吸虫病主要危害鸟类及家禽类,在全球分布范围广泛,包括埃及、巴西、南斯拉夫和苏联都有报道。嗜眼吸虫是寄生于家禽和鸟类眼结膜和瞬膜。由于虫体机械性的刺激和分泌毒素,使眼黏膜充血,不断流眼泪和其他炎症渗出物,使眼角膜和瞬膜浑浊,有的甚至化脓,眼睑肿胀,患禽双目紧闭,眼角充满脓性分泌物,严重的双目失明,不能觅食,引起双脚瘫痪而离群,逐渐消瘦而死亡。在家禽中以水禽如鹅、鸭较为严重,水禽中又以幼禽较为严重,出壳2~4周龄的雏禽死亡率较高。我国江苏、福建、广东、台湾等地有动物感染报道,多流行在华南和华东沿海一带。

（二）流行环节

人是偶然宿主,可能是通过食入带有活囊蚴的水生植物,或饮用囊蚴污染的生水被感染。在池塘中游泳,水中的幼虫也可能侵入眼部引起感染。报道海南省病例常在其村里水塘游泳,很可能感染了尾蚴或囊蚴。而广西感染病例有用水中鱼腮草敷眼史,很有可能是该虫侵入的原因。

（三）流行因素

涉禽嗜眼吸虫病的流行与中间宿主的滋生环境密切相关。水源充足的河流水沟,有利于螺类的繁殖,在此处放养的家禽易受感染。在夏威夷,该虫的中间宿主为黑螺（*Melanoides newcombi*）,在福建和广东是瘤拟黑螺（*M. tuberculata*）（图20-3）,和1种黑螺（*Thiara sp.*）。在不同地区,同一地区的不同季节,瘤拟黑螺的感染率不同,夏秋季节较高。在福建和广东部分地区瘤拟黑螺的感染率为1.1%~35.3%,家禽的感染率为7.3%~87.5%。其中广东地区瘤拟黑螺一年四季均可检出阳性螺,其感染率高低与气候季节相关,1~3月份其感染率最低（12.9%）,到4~5月份感染率逐渐升高（13.9%）,6~9月份为最高峰（34.0%）,到10~12月份又下降（21.0%）（许鹏如,1981）。由于气候、温度和湿度与此病流行情况密切相关,因此我国涉禽嗜眼吸虫病的流行地区多在长江流域以南和沿海地带。

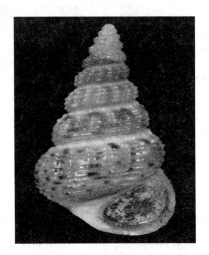

图20-3　瘤拟黑螺（*Melanoides tuberculata*）

### 三、发病机制与病理改变

嗜眼吸虫病是指由嗜眼吸虫寄生于野生鸟类或家禽及一些哺乳动物眼结膜囊而引起的寄生虫病。人体感染后引起结膜充血、结膜囊分泌物增多、半月皱襞肿胀、水肿等局部炎症反应。嗜眼吸虫通常寄生于眼结膜内外眼睑和下结膜,造成上皮细胞乳头状突起,在乳头突起中心可以观察到微弱的血管。嗜眼吸虫通过腹侧吸盘吸附于眼结膜的乳头状突起,其附着引起乳突的显著收缩,在吸虫附着部位周围可以观察到细胞增殖,基质有离散的弥漫性单核炎性细胞浸润和充血（图20-4）。

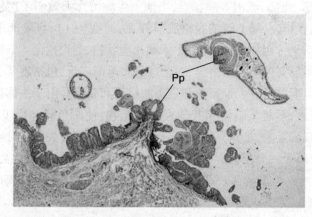

图 20-4　感染嗜眼吸虫睑结膜的横截面（HE 染色,×200）
注:嗜眼吸虫腹侧吸盘(p)和乳突(P)连接

### 四、临床表现

嗜眼吸虫寄生于眼结膜囊内,虫体因机械性的刺激和分泌毒素的影响,引起眼结膜炎。

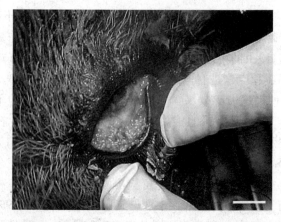

主要临床症状表现为眼部异物感、烧灼感和发痒,当炎症累及角膜时,常伴有畏光、流泪和刺痛。患者结膜充血、结膜囊分泌物增多、半月皱襞肿胀、水肿等局部炎症反应,严重时出现溃疡甚至失明。总体病变包括眼翳,结膜由于黏附寄生虫出现贫血,其他病变有眼睑结膜出现多发性、直径约 3mm 的亮白色结节以及离散充血(图 20-5)。

图 20-5　感染嗜眼线虫的水豚眼结膜中出现多处结节

### 五、诊断与鉴别诊断

嗜眼吸虫寄生在人体内主要刺激患者眼结膜,与滤泡性结膜炎、浅表性角膜炎等有沙眼样临床表现的疾病症状相似,容易被误诊为一般结膜炎。诊断时需结合流行病学调查,以及相关临床症状,检查眼部有无黏膜充血、化脓、溃疡等病变,如在结膜囊、球结膜、睑结膜等部位发现虫体,从患者眼中取出可疑虫体,在显微镜下鉴定,如发现可明确诊断。

### 六、治疗

治疗原则为去除致病因素,辅以局部用药。当结膜囊分泌物较多时,利用灭菌生理盐水或含抗生素的生理盐水冲洗结膜囊,清除分泌物,直视下用医用镊子夹取出寄生的虫体。用抗生素眼药水点眼,预防继发感染。

### 七、预防与控制

加强家禽饲养管理,在流行区内,散养的家禽尽量不要在流行地段进行放养,流行区浮萍、河蚬等表面常附有该虫的囊蚴,如用作家禽的饲料,需用进行灭囊处理。改善环境卫生,对家禽的活动区组织灭螺,消灭嗜眼线虫传播的有关媒介,减少病原传播。加强宣传教育,不生食水生果品和不饮用生水是预防嗜眼吸虫感染的关键,同时还要禁止人在流行区水中潜水、游泳等,防止水中的尾蚴、囊蚴进入人眼。另外,家禽饲养人员应尤其注意个人卫生,防止囊蚴污染食物和饮水。

(郭云海)

## 参 考 文 献

1. Dissanaike AS. On an infection of a human eye with *Philophthalmus sp.* in Ceylon. JHelminthol,1958,32(3): 115-118.

2. Gutierrez Y,Grossnikiaus HE,Annable WL. Human Conjunctivitis Caused by the Bird Parasite *Philophthalmus*. Ame J Ophthalmol,1987,104(4):417-419.

3. 郭虹,吕刚,林琼连,等. 海南岛嗜眼吸虫的发现暨寄生人体1例报告. 中国人兽共患病学报,1993,9(1): 60-61.

4. Ismail NS,Issa I M. Life cycle of *Philophthalmus gralli*(Mathis and Leger,1910)(Trematoda:*Philophthalmidae*) in Azraq Oasis,Jordan. J Helminthol,1987,61(2):163-188.

5. Kalthoff H,Janitschke K,Mravak S,et al. [Mature avian eye fluke (*Philophthalmus sp.*) under the human conjunctiva (author's transl)]. Klinische Monatsblätter Für Augenheilkunde,1981,179(5):373-375.

6. Lamothe-Argumedo R,Nawa Y. The first human case in Mexico of conjunctivitis caused by the avian parasite, *Philophthalmus lacrimosus*. J Parasitol,2003,89(1):183-185.

7. Lang Y,Weiss Y,Garzozi H,et al. A first instance of human philophthalmosis in Israel. J Helminthol 1993,67 (2):107-111.

8. Mimori T,Hirai H,Kifune T,et al. *Philophthalmus sp.* (Trematoda) in a human eye. Am J Trop Med Hyg, 1982,31(4):859-861. DOI:10.4269/ajtmh.1982.31.859.

9. Mukaratirwa S,Hove T,Cindzi ZM,et al. First report of a field outbreak of the oriental eye-fluke,*Philophthalmus gralli* (Mathis & Leger 1910),in commercially reared ostriches (Struthio camelus) in Zimbabwe. Onderstepoort J Vet Res,2005,72(3):203-206.

10. Pinto RM,dos Santos LC,Tortelly R,et al. Pathology and first report of natural infections of the eye trematode-*Philophthalmus lachrymosus* Braun,1902 (Digenea,Philophthalmidae) in a non-human mammalian host. Mem Inst Oswaldo Cruz,2005,100(6):579-583.

11. Rajapakse R,Wijerathne K,Wijesundera M. Ocular infection with an avian trematode (*Philophthalmus sp*). Ceylon Med J,2009,54(4):128-129.

12. Rojas D,Soto C,Rojas A. Pathology and first report of natural eye infection with the trematode *Philophthalmus gralli*,(Digenea,Philophthalmidae) in Tinamus major,(Tinamiformes,Tinamidae),Costa Rica. Parasitol Int, 2013,62(6):571-574.

13. Waikagul J,Dekumyoy P,Yoonuan T,et al. Conjunctiva philophthalmosis:a case report in Thailand. Am J Trop Med Hyg,2006,74(5):848-849.

14. 文超福,时培才,李道宁,等. 嗜眼科吸虫感染一例. 中国寄生虫学与寄生虫病杂志,1993,11(4):309.

15. 许鹏如. 广东省家禽嗜眼吸虫病流行病学的研究. 华南农学院学报,1981,2(4):19-28.

# 第二十一章

# 水 蛭 病

## 一、病原生物学

### （一）形态

水蛭俗称蚂蟥，属于环节动物门（Annelida）蛭亚纲。与寡毛纲动物的蚯蚓一样，水蛭的生殖系统为雌雄同体。两者的区别在于，水蛭一般不具刚毛，并且其体表体节与体内脏器并非一一对应。水蛭的体表具有102个环节，而其内部则仅有32节。前4节为前脑和口吸盘，胸部有21节，包含神经中枢、生殖带和9对睾丸，剩余7节为后脑和尾吸盘。由于虫体内密布结缔组织，因而质地较为坚硬。

水蛭为软体动物，虫体呈长圆柱形、卵圆形或梨形，背侧隆起，腹面平坦或凹陷。体色呈棕色、黑色、红色或橄榄绿色。体长大多数为2~6cm，有些小的刚能用肉眼观察到。大的种内如医用水蛭（*Hirudo medicinalis*）长20cm，南美水蛭属（*Haementeria*）的巨大水蛭（*H. ghilianii*）体长可达30cm。虫体分节，有34个体节，每个体节上有多个环纹，无疣足。水蛭前后端有两个肌性吸盘。一个位于口周围，另一个在体尾端，起着附着和运动的功能。在口吸盘后面常有若干小眼点。它们一般没有刚毛，有生殖带。虫体肌肉非常发达，表皮下有一层环肌，再往下为一层厚的纵肌、背腹纤维和放射状纤维。在两层主要的肌层内是所谓的葡萄状组织，为一些围绕消化道的分支的空腔。葡萄状组织与血管系统和很小的体腔相连。表皮与消化道之间的所有空隙内为结缔组织。

水蛭在口吸盘内有3个肌性颚，1个位于背侧中间，另2个在腹侧。每个颚片表面有角质和许多锯齿状的小齿。通过有力的肌肉收缩，这3个颚可使被叮咬者的皮肤造成一个"Y"形的伤口。咽部有发达的肌肉，有强大的吸吮能力。咽周围有许多单细胞的涎腺，开口于口腔附近，并能分泌一种阻止宿主血液凝固的抗凝剂即水蛭素（hirudin）。咽的末端与一膨大的薄壁嗉囊相连，嗉囊极发达，两侧生出多对盲囊。吸血一次可以获得大量的血液，贮藏在嗉囊中，慢慢消化和吸收。医蛭一次吸血量能达到它体重的2~10倍，以后可以3~6个月不再吸血。嗉囊下是一个管状胃，或称中肠，血液便在此消化。中肠前端膨大，远端呈螺旋状盘曲，与直肠相连，通过肛孔开口于尾吸盘的前面腹侧。

生殖系统为雌雄同体。雄性生殖器官有4~12对精巢，每一精巢都包在一小囊内。精巢由输精小管连通输精管，左右两支输精管前行至储精囊、射精管而进入阴茎。有前列腺连阴茎。阴茎可从雄性生殖孔伸出。雌性生殖器官有卵巢1对，也包在卵巢囊肿，与输卵管汇合为总输卵管，经阴道开口在雌性生殖孔。

### （二）生活史

水蛭雌雄同体，但多为异体交配，体内受精。交配时互相反向进行，每条水蛭均可繁殖。

698

但是也有单方面输送精液给对方的,称之为单交配。水蛭属变温动物,冬季在泥土中蛰伏越冬,3~4月份出蛰活动,当温度在10℃以上时,水蛭开始交配。交配时两条水蛭的头端方向相反,各自的雄生殖孔对着对方的雌生殖孔,可以同时互相交配精液。交配后约经1个月开始产卵,产卵期温度平均在20℃。水生蛭产卵时将卵排入由生殖带分泌的卵袋或囊(或称卵茧)中,卵袋附着于水内物体上,或被埋藏在泥土中。在陆生的种类,卵袋被产在潮湿的土壤中。医蛭类的卵多产于潮湿的土壤中,为椭圆形,呈海绵状或蜂窝状。蛭类的受精卵一般在保护良好的卵茧内自然孵化和发育,发育的类型为无变态,即直接发育。卵茧产出后经16~25天即孵出幼蛭。每条水蛭一次产出约4个卵茧,每个卵茧中有13~25条幼蛭,幼蛭从卵茧内爬出,直接进入水中营暂时性体外寄生生活,像成虫一样即能大量吸血。

大多数水蛭生活在淡水中,极少数在海水中,也有生活在山林温湿地区的陆生和两栖种类。生活在山林中的山蛭俗称山蚂蟥。水蛭在淡水中身体做波浪状游泳,在陆地上两吸盘交替附着前行。不同种类的水蛭食性有所不同。以吸取动物血液为生的称为吸血水蛭。少数掠食性和腐蚀性肉食水蛭并不吸血,而以食蚯蚓、田螺和昆虫为主。黄蛭科的水蛭由于颚不发达,虽能刺破皮肤,但不能吸血,如宽体金线蛭(*Whitmania pigra*)和柳叶细金线蛭(*Whitmania acranulata*)。人们熟悉的是吸食脊椎动物血液的种类。当人畜在进入水田时,它便吸附在皮肤上咬吸血液。在森林中的水蛭吸食小型昆虫。当人畜在丛林中路过时,吸附在灌木上的水蛭可落到人畜的身上来吸血。还可寄生于各类脊椎动物的体表或鼻咽等处,吸食大量血液。

## 二、流行病学

### (一) 分布与危害

绝大多数水蛭依赖小型无脊椎动物为生。仅少数种类需要吸血,且其中90%的种类只能从腐烂的尸体和两栖类、爬行类、水鸟、鱼类和哺乳动物的伤口处吸血。吸血水蛭(包括医蛭科、山蛭科等)与人类关系较大。寄生人体体表的水蛭种类有锡兰山蛭、蒙大拿山蛭、森林山蛭、日本山蛭、凶恶怖蛭等,分布在亚洲、南美洲和马达加斯加、澳大利亚北部、马来西亚及美拉尼西群岛的热带森林中。侵袭人体鼻、口腔或泌尿生殖道等腔道的水蛭为沼地蛭属(*Limnatis*)的虫种。此属分布最广的虫种为尼罗沼蛭,主要分布于欧洲南部、非洲北部、亚洲等地。在沙特阿拉伯食草动物呼吸道常见寄生的沼泽沼蛭(*Limnatis paluda*)偶尔可寄生人体。在秘鲁报道暴君水蛭(*Tyrannobdella rex*)也可寄生于人的鼻腔。我国分布广泛的致病虫种有:①日本医蛭:在稻田、水塘中分布广泛,尤其在长江一带数量较多,可嗜吸人畜血液;②棒纹牛蛭(*Poecilobdella javanica*)分布在云南,常见于沼泽、池塘、沟渠及稻田中,当人畜下水时,能爬到身上吸血;③海南山蛭(*H. hainana*)分布于我国海南,割胶工早晨采胶时常遭侵袭;④凶恶怖蛭分布在我国大陆东南部和台湾地区,以及印度、缅甸等地,常寄生于家养和野生哺乳动物。

在世界上有水蛭并报道的国家主要有印度、巴基斯坦、土耳其、以色列、沙特阿拉伯、约旦、伊朗、阿曼、叙利亚、摩洛哥、肯尼亚、坦桑尼亚、马达加斯加、马来西亚、印度尼西亚、日本、中国、澳大利亚、西班牙等国。我国在广西、贵州、四川、云南、福建、广东、海南、湖北、江西、浙江、江苏、河南、山东、安徽、北京、湖南16个省(自治区、直辖市)有人体内水蛭病的病例报道。根据郑德福等收集整理的1 003例病例资料分析显示,以西南的广西、贵州、四川、云南省(自治区)的病例数最高,占国内总病例数的8.07%,湖北与江西区域的病例数占

5.88%,浙江、江苏、河南、山东、安徽、北京、湖南7省市病例数仅占总病例数的1%。特别是在边远山区的农村,水蛭对人体的危害尤其对成年劳动者与幼女的危害较大。患者年龄为1.5~73岁不等;以农民、幼女、学生为主,其次为伐木工、采集工;发病季节以夏季为主,秋季次之,短者1天,长者达1年以上,以30天居多。

### (二) 流行环节

国内大多病例报道中对寄生水蛭的虫种未做描述。金大雄报道贵州和云南省人鼻腔内寄生的未成熟的水蛭为凶恶怖蛭,这种蛭是家养和野生哺乳动物亚种的害虫,它们在泉水、小溪中滋生,常以吸牛、马及其他哺乳动物的血为生。卵袋产在泥土中,新孵出幼虫长10~20mm,附着在水内的水生等表面,当人的手放入水中时,即见许多小的水蛭快速地沿手臂往上移动。牛、马的嘴或人用口直接饮水时,小水蛭可钻入鼻或口腔,吸附于呼吸道内壁上,通常在咽喉的最后面,生长至一定大小后,引起严重损害。在贵州马鼻腔内寄生的水蛭常从鼻孔里伸出,当地俗称龙须马。

### (三) 流行因素

人与水接触时,水生的水蛭可吸附于体表皮肤,大量吸血;当人饮用生水时,水蛭可进入口腔,通常附着在鼻、咽、会咽部和食管的黏膜上,如用力吸入可能达喉部,甚至气管或支气管,刺破黏膜吸血;当人涉水或游泳时,虫体可侵入泌尿生殖道。

### 三、发病机制与病理改变

水蛭是一类营自生生活,有强烈吸血习性的环节动物,广泛分布于稻田、池塘和沟渠等水土中,与人体接触时吸附在人体皮肤吸血,并常以人体鼻腔、咽喉部为常见寄生部位,也可在人体尿道、生殖道、消化道等部位寄生,引起患者失血、贫血、头晕、眼花、心率加快、咯血、血痰、咳嗽、声音嘶哑、鼻塞、呼吸阻塞、腹痛、腹泻、恶心、呕吐、器官功能障碍、活动受限等症状。水蛭能吸吮人或畜的血液,对人和动物健康造成危害。其吸血是先以颚上的齿将皮肤割成1mm大小的“Y”形切口,然后吸附在人体皮肤,借助肌性的咽抽吸血液。水蛭的叮咬吸血,宿主无痛觉,伤口除去虫体后即使无继发感染,仍可持续流血数小时,甚至7天,愈合缓慢。这是由于水蛭涎腺分泌了抗凝血酶(水蛭素、菲牛蛭素)、组织胺类、透明质酸酶、抗血小板黏附剂及凝血因子Xa抑制剂等活性物质。水蛭素等有明显的抗凝作用,阻止血液凝固。组织胺有强烈的扩血管作用。局部流出的血量远远超过它的吸血量。创口缓慢愈合则易继发细菌感染,引起溃烂。水蛭除了吸附在体表皮肤,还可以利用人或动物喝生水之机进入人体内,寄生在咽、鼻咽部、会咽部和食管的黏膜上,甚至寄生在气管、胃肠道、眼、耳等部位,引起局部炎症、囊肿或出血,严重时阻塞呼吸道、引起脏器穿孔、导致出血性休克,甚至危及生命。水蛭的消化道中通常携带寄生虫,但这些寄生虫通常无法在人体中存活,因而对人类不构成威胁。然而极少数既往供血者的细菌、病毒和寄生虫可在水蛭中存活数月,因而水蛭存在传播病原体的可能。有报道水蛭还可将先前从宿主的血液中吸取的其他病原体(如HIV、HBV)传播给新的宿主,尤其在牵拉取虫时,可使水蛭肠道中的血液倒流,污染伤口。因此取虫后应彻底清洗伤口,防止病原体感染。

### 四、临床表现

患者临床表现有局部出血、鼻塞、咽痛、异物感、血痰、咯血、呼吸受阻等,少数出现腹痛、腹泻、恶心、呕吐、便血、贫血或紧张、恐惧、头晕、头痛等表现。有敏感反应者,局部可出现风团、大疱甚至坏死,偶有过敏性休克发生者。病程短则1天,长者可达1年以上。根据寄生部位,可分为外水蛭病和内水蛭病。

1. 外水蛭病 水蛭寄生在体表引起(体)外水蛭病。水蛭吸附在体表皮肤上吸血,无痛觉,不易被患者所觉察。在咬附伤口可见鲜血渗出,去除虫体后,创口仍能继续渗血数小时。

2. 内水蛭病 寄生于腔道器官内可引起(体)内水蛭病,也称为腔道水蛭病。寄生部位常见于鼻腔、阴道,其次为咽喉部,眼部、上颌窦、膀胱、外阴、胃、肠腔、直肠、皮下极为罕见。郑德福整理的资料显示,鼻腔占79.26%,阴道为12.46%,咽喉部为2.89%,声门为1.89%,眼部为0.30%,肠腔为0.20%,皮下为0.20%,膀胱、外阴、胃均为0.10%。

(1) 五官水蛭感染:水蛭可寄生于鼻腔、鼻咽、口咽部、扁桃体,引起蠕动感、异物感、咽痛、咳嗽、咯血等症状。有些患者可出现情绪紧张、恐惧、头晕、头痛等症状。由于水蛭叮咬无痛,许多人鼻、鼻咽或口咽部有水蛭附着时,本人并不知道。患者常有鼻内痒及虫爬感,反复出现鼻出血。血液被患者吞咽吸取表现为便血,病程长者可出现贫血。水蛭在喉或声带时,可致持续性咳嗽、黏液和血性痰,可有胸痛、呼吸困难,有时出现发绀、声音嘶哑甚至完全失声。

喉或声门下气管内水蛭寄生,幼儿以咳嗽、阵发呼吸困难、间断声音嘶哑为主要表现,偶有痰中带血;成人以咽部异物感、爬行感、痰中带血多见。偶可引起窒息,甚至死亡。鼻咽喉部寄生的水蛭多为1条,亦可达6条。寄生时间短者为2天,最长达1年多。

Krüger报道一例坦桑尼亚15岁的女孩,出现胸疼、咳嗽、间歇性咯血、发热、呼吸困难,严重贫血,血红蛋白为4.8g/dl,胸片显示正常。3天后,呕吐出一条小的寄生虫,鉴定为水蛭,食管胃镜检查发现咽和上食管有4处黏膜损伤,没有发现其他水蛭。

鼻腔寄生的水蛭还可致上颌窦炎。水蛭也可寄生在眼部及结膜囊内,引起结膜下出血;也有寄生于外耳道的报道。

(2) 阴道水蛭感染:水蛭寄生于阴道可出现不同程度的出血,严重者可出现生殖器官的损伤和功能障碍,偶可侵入子宫,穿破子宫壁进入腹腔,引起失血性休克。水蛭咬破黏膜引起出血,失血量多且无凝血块,一般为200~300ml,严重者可达600ml,部分患者可出现头晕、眼花、口唇苍白、心率加快等症状,有些可能与情绪紧张有关。幼儿阴道水蛭咬伤的临床特点为:阴道出血,无外伤史,无性早熟,疾病发生在夏季,有游泳或与水接触史,无疼痛或及痒感。

(3) 尿道水蛭感染:水蛭寄生尿道引起尿道口流血,排尿不畅,无疼痛,阴茎可无肿痛或出现水肿及淤血。寄生在膀胱,可出现下浮疼痛、血尿。王淳报道2例男性尿道感染大型水蛭。一例患者在河水中捞水草,因感觉尿道发痒、发胀,上岸查看发现在尿道口有一虫体尾端,试图用手拉出虫体未成功。尾部被拉断。数小时后阴茎逐渐肿胀,变紫,无痛感。尿道口流血水,排尿不畅。于第9天排尿时,在尿道口发现一黑色物体,用镊子拉出死蛭1条,长16cm。由于阴茎海绵体血窦丰富,血管扩张性大,又处于低位,在水蛭分泌的水蛭素及组织胺等物质的作用下,很快引起局部淤血、水肿,感觉迟钝、麻木。虫体在尿道中造成不全性阻塞,引起排尿不畅。此外,据韩赛平等报道:水蛭寄生尿道可达5个月之久,引起无痛性血尿。Datta报道一例16岁的男性在水稻田劳动后突然下腹部疼痛、血尿,超声检查膀胱壁上有条索状物体的回声,经膀胱镜检查证实为水蛭。经生理盐水冲洗膀胱,未能排出虫体,后行膀胱手术切开取虫,术后测量虫体长约10.5cm。

(4) 消化道水蛭感染:水蛭寄生于胃、肠腔可引起患者腹痛、腹泻、恶心、呕吐等症状。

当附在会咽或食管时,可有恶心、呕血或吞咽困难。黄佐杰等对腹痛50多天的一位患者进行纤维胃镜检查,在十二指肠内发现一活虫体,取出后确定为水蛭,但未定种。水蛭寄生在直肠患者可出现肛门及骶尾部深处有间断性蚁行感,伴有酸、麻、痛等不适的感觉。

水蛭寄生,可引起人出现鼻出血、呼吸道阻塞、咯血出血、尿道出血,甚至贫血等并发症。脏器穿孔时可引起失血性休克。

### 五、诊断与鉴别诊断

1. 临床特征　体表水蛭寄生可引起出血,检查可以发现虫体。体内寄生没有特异性表现,根据寄生部位出现出血、相应的症状体征,结合流行病学史应考虑本病的可能,进行必要的检查。

2. 流行病学资料　水蛭属于偶然性寄生虫,夏秋季是繁殖与活动频繁的季节,人的感染多发生在这个季节。因此,在夏秋季节患者出现不明原因的鼻或阴道等部位的出血时,应询问发病前数日内有无饮用池塘和沟渠生水,在池塘、沟渠等河水中洗脸、游泳,在水中捕鱼、水田间作业,或在阴雨天上山作业等情况。

3. 病原检查　检获虫体为确诊依据。体表寄生的水蛭检查时易被发现和诊断。体内寄生者,常需进行仔细检查,才能发现局部有活动虫体寄生。有时在直视下见不到虫体,给诊断带来困难。可通过相应部位的内镜检查发现局部是否有寄生的虫体,从而明确诊断。对喉部感染者可用间接喉镜、电子喉镜等检查。对阴道出血的幼女仔细询问病史的同时经会阴部B超检查或宫腔镜检查,其诊断准确率高,操作简便,无痛苦,是较为理想的幼女阴道异物探查途径。

鼻咽部水蛭病应与常见的咽炎、咯血及小儿贫血相关的病因进行鉴别。咽喉部寄生的水蛭还应根据形态特征与可能在局部寄生的舌形虫幼虫、肝片形吸虫等相区别。

### 六、治疗

根据水蛭寄生部位的不同,采用不同的方式钳夹取虫,并对患者进行止血、抗感染、对症治疗。临床上根据水蛭寄生于患者部位的不同,其治疗方法也各异,采用何种手段对患者进行及时取虫治疗,视患者情况而定,一般可采用以下不同的治疗方案。

1. 体表水蛭病的治疗　寄生在体表的水蛭患者常有自行用手拉脱虫体,无需医生治疗。对于拉不出虫体的不能强行牵拉,越用力拉扯,吸盘吸附越紧。若将水蛭拉断,残留在伤口中的虫体易致炎症、溃烂。

虫体不易除去时,可在虫体叮咬部位滴浓食盐水、乙醇或醋,或用火柴的火焰烧灼虫体,可使虫体脱落。水蛭脱落后,伤口仍会出血,可先用干纱布压迫1~2分钟止血。虽然这能快速地将水蛭出去,但也会引起其胃液携带病原体回流到宿主体内,增加感染风险。需及时用5%碳酸氢钠溶液清洗伤口,涂碘酊或甲紫消毒。必要时用消毒纱布包扎伤口。

2. 鼻咽喉及气管内水蛭病　治疗鼻腔、咽部的虫体可在直视下用血管钳直接钳住虫体,慢慢地牵引拉出。钳夹后如拉不出,不可硬拉,宜稍候片刻,待虫体吸盘松弛后,再行拉出。亦有用负压吸引器的吸头吸出虫体。喉、气管、食管等部位的虫体需借助于内镜下直视下取虫。水蛭为活体异物,活动度大,伸缩迅速,吸盘吸附力强,取出难度大,有别于其他种类异物。对水蛭钳取之前,应在窥鼻镜、喉镜或气管镜下看清水蛭停留部位,先向水蛭体表、吸盘喷1%丁卡因(或1%麻黄碱,或2%利多卡因)少许,使虫体肌肉松弛,吸盘松动,失去蠕动能力。然后采用有齿的异物钳牢固钳住水蛭体或后吸盘,将其取出。但是用表面麻醉剂或高渗盐水将水蛭麻痹有可能发生脱落坠入气管内的危险,应注意把握好取虫时机,并常规准备气管切开器械防虫体下滑堵塞气管窒息。取出的水蛭应仔细检查虫体是否完整,以防虫体部分残留。同时应注意多个水蛭寄生的可能,应全部取出。在鼻咽部寄生者若取虫困难,可用安冰合剂(复方安息酊 10ml,冰片 0.5g,蒸馏水 90ml)蒸气吸入驱虫,或在患者鼻孔前用小虾、小鱼等引水蛭自行钻出。此法驱除鼻腔内寄生水蛭效果佳。服用苦参荞籽鸡汤适量塞双鼻孔 10~30 分钟,亦可驱出支气管内寄生的水蛭。

3. 阴道水蛭病的治疗　若水蛭寄生与阴道,应采用常规消毒,直视下直接钳夹取虫。对于幼女可借助于宫腔镜检查有无虫体寄生。钳取虫体时,注意不能用力强行牵拉,否则容易引起阴道黏膜撕裂,创伤增大,出现大量出血。水蛭一般不会在相对缺氧的环境内长时间寄生,吸血饱胀后常自动脱出阴道口,临床上部分患者就诊时虫体已经脱落出来,但伤口仍然出血。虫体取出或脱落后,再用 500~2 000ml 生理盐水反复冲洗阴道,使伤口及周围的水蛭素、组胺样物质清除而止血,出血点较大的经冲洗后,采用凡士林纱布条蘸取碘伏填塞阴道,压迫止血。也可在生理盐水冲洗后经导尿管向阴道内注入蜂蜜约 30ml,再用棉球填塞阴道口止血,12~24 小时取出。蜂蜜具有某些酶类等有机化合物,能破坏水蛭蛋白质及毒素,从而起到杀灭水蛭本身和解毒的作用。蜂蜜还可促进血管平滑肌收缩,加速伤口收敛,促进愈合。因水蛭咽部分泌的液体呈酸性,亦可用 5%碳酸氢钠碱性溶液冲洗阴道。若大量生理盐水冲洗后仍然出血不止,再用 1∶1 000 肾上腺素纱条填塞阴道压迫止血,24 小时后取出;或用止血方纱布剪成条状填塞阴道压迫止血,亦可用双腔导尿管水囊压迫止血。如伤口较大(达到 0.2~0.3cm)且出血较多,经冲洗、压迫后不能止血者可用肠线进行缝合;必要时配合使用合适的止血药,注意水蛭素影响血栓的形成与纤溶活性无关,因此不能应用抗纤溶药物如氨甲苯酸等进行止血。适当使用一些抗生素,可预防局部细菌感染。一般虫体取出后无并发症,有贫血症状者应给予输血或补充铁剂药物治疗。

对于幼女患者由于幼女阴道未发育,阴道口处女膜孔及阴道腔均狭窄,无法直视出血点,常规的钳夹缝扎等止血方法无法实施。虽然用碘伏纱布等局部填塞或缝合止血效果佳,但需要进行全身麻痹,并切开处女膜方能进行,对处女膜有不同程度的损伤。生理盐水作为等渗液体对阴道黏膜刺激较小,所以,首先使用大量生理盐水持续冲洗阴道,然后再用蜂蜜冲洗,一般出血可停止。冲洗后仍然出血者可使用双腔导尿管压迫止血。此法操作简便,患儿家长易于接受,不会给患儿在心理和生理造成不良影响。

4. 泌尿道水蛭病的治疗　当水蛭处于尿道口或部分虫体外露可见时,可用血管钳直接钳取,缓慢拉出虫体;若拉出虫体困难,可边钳住虫体,边滴浓食盐水或乙醇在虫体上,或用火柴的火焰烧灼虫体,使虫体脱落。一定要钳夹住虫体,以防虫体钻进尿道内。虫体已经钻入尿道者可用生理盐水或 3%~10%浓盐水灌注,有助于排出或杀死虫体。亦可用注射器吸取 1~2ml 蜂蜜(可适用注射用水稀释)注入尿道,约 3 分钟后,虫体常会自行脱落掉出。附着部位如持续出血者,可用止血剂治疗。对于寄生在膀胱的水蛭先采用尿道口注入 0.5%普拉卡因 20ml,再将导尿管插入膀胱,然后用 0.9%生理盐水 80ml 冲洗膀胱,并将冲洗液抽出,反复冲洗几次后再将 0.5%普鲁卡因 80ml 注入膀胱内,15~30 分钟后令患者用力解小便促使水蛭经尿道排出。亦有用 10%的无菌氯化钠溶液经导尿管注入膀胱,用力反复抽吸,直至将水蛭吸出。经上述处理仍不能排虫者,可行手术取虫。

5. 消化道水蛭病的治疗　寄生于肠腔及胃内的水蛭,在进行内镜检查时发现的虫体,直接钳取虫体,并采用阿苯达唑、噻嘧啶等驱虫药物进行驱虫治疗,促进未发现的虫体从肠腔排出。

## 七、预防与控制

注意饮水卫生,教育人们不喝生水,防止水蛭经口感染。不要在有水蛭生活的池塘、沟渠中游泳。经过有陆栖水蛭的地区时,应穿高筒皮靴,或在易附着的皮肤及衣服上涂抹驱避剂如二甲邻苯二甲酸,对水蛭有驱避作用。由于水蛭主要在田间侵袭人体,可采取稻田防治和农民稻田作业时的自我保护。插秧前水田中每亩可用 30~40kg 的生石灰化乳泼洒,或用 65% 五氯酚钠 SP 300g,加 10 倍水后拌土 30~40kg,均匀撒施。下水田作业前,在下肢和足部涂抹肥皂、驱蚊油或二甲邻苯二甲酸等,作业上岸后应仔细检查是否皮肤上附有水蛭。

虽然蛭类可寄生水体导致出血等危害,但水蛭也是我国传统的活血化瘀中药,其有效成分水蛭素具有纠正微循环、改善脑部缺氧、降低血压及抗动脉粥样硬化等作用,广泛应用于脑血栓形成、冠心病、脑水肿等心脑血管疾病治疗。在显微外科上,应用水蛭清除断肢(指、趾)再植后、皮瓣移植后静脉血流不畅导致的淤血,促进伤口愈合。

(方　圆)

## 参 考 文 献

1. 韩赛平,齐秋长.男性尿道水蛭寄生 1 例.罕少疾病杂志,2002,9(2):35.
2. 郑德福,肖宁,高丽霞,等.中国大陆人体水蛭病的地区分布与危害.国际医学寄生虫病杂志,2009,36(4):207-211.
3. Salas-Montiel R,Phillips AJ,Contreras-Mirón S,et al. Prevalence,Abundance,and Intensity of Implanted Spermatophores in the Leech Haementeria officinalis (Glossiphoniidae:Hirudinida) from Guanajuato,Mexico. J Parasitol,2017,103(1):47-51. doi:10.1645/16-56.
4. Murer EH,James HL,Budzynski AZ,et al. Protease inhibitors in Haementeria leech species. Thromb Haemost,1984,51(1):24-26.

# 第二十二章

# 隐翅虫皮炎

隐翅虫皮炎(paederia dermatitis)是由接触毒隐翅虫体液引起的急性红斑疱疹性皮肤损害,又名线状皮炎(dermatitis linearis)或季节性大疱皮炎(seasonal bullous dermatitis),是以局部疼痛灼痒,出现线状红斑或小脓疱为主要表现的中毒性疾病。在全世界的热带和亚热带地区均有发生。

## 一、病原生物学

引起隐翅虫皮炎的病原虫是毒隐翅虫,它们是属于昆虫纲、鞘翅目、隐翅虫科、毒隐翅虫属的一大类昆虫,世界各地约有 622 种,全世界已报道的能引起皮炎的毒隐翅虫至少有 20 种。

### (一) 形态

成虫细长,长 0.7~1.3cm,宽 0.5mm 左右,重约 4mg,乍看像蚂蚁,大小约为蚊虫的 1.5 倍,如图 22-1、图 22-2。整个身体呈黑黄两色相间,将虫体分成 5 节,其中头部、下腹部以及翅基(包括翅膀和腹部前 3 节)为黑色,胸部与上腹部为橙黄色。头部有 1 对丝状的触角,爬行时不停地挥动;胸部背面有翅 2 对,鞘翅很短且坚硬,呈金属蓝色或绿色,腹部全裸,乍看像没有翅膀,故名"隐翅虫"。后翅膜质,长而大,飞行时展开,静止时折叠在前翅下面。胸部腹侧有足 3 对,黄色或黑色;腹部纺锤状,由 8 节构成,除腹末黑色外全为橙黄色;尾部有 2 个尾刺。

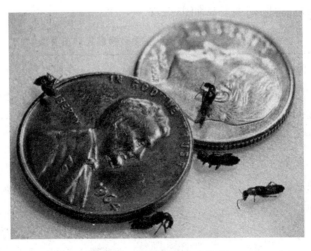

图 22-1　毒隐翅虫大小比较

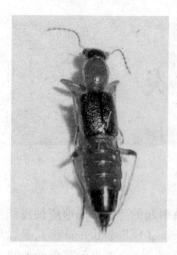

图 22-2 艾毒隐翅虫（*Phae-drus alfieri*）

## （二）生活史

毒隐翅虫是一种完全变态的昆虫，即发育阶段包括卵、幼虫（两龄）、蛹和成虫 4 期，从卵发育至成虫约需 19 天，每年发生 1~3 代，幼虫与成虫营捕食性生活，捕食害虫，故毒隐翅虫有利于农业；此外，毒隐翅虫还以植物花粉、腐烂的有机质为食。滋生场所大多是在潮湿的地方，如淡水湖边、沼泽、水沟、池塘、河流漫滩、杂草丛，水稻、小麦、玉米、油菜、萝卜、烟草、棉花等作物田中。毒隐翅虫能飞行，但它们喜欢爬行，并在快速爬行或被侵扰时卷曲它们的腹部。毒隐翅虫白天活动，常在作物或杂草茎叶上爬行，受惊时奔跑速度很快。具有明显的向光性，晚上常被灯光吸引，光亮越强，招来的虫子越多。同时还具有向高性。在同等条件下，毒隐翅虫总是喜欢飞向高处。其爬行速度很快，飞进室内后便在天花板、墙壁、家具、衣物表面、人体等四处爬行，使人染病。进入室内的毒隐翅虫能耐饥数日，潜于室内，使人体不断受到损害。毒隐翅虫夜间活动的频率受气温、风向、光亮等诸多因素影响。

## 二、流行病学

### （一）分布与危害

毒隐翅虫曾在世界各地引起隐翅虫皮炎暴发，包括伊朗、伊拉克、中国、斯里兰卡、马来西亚、印度、日本、巴基斯坦、埃及、尼日利亚、坦桑尼亚、肯尼亚、中非、乌干达、塞拉利昂、塔桑尼亚、几内亚、澳大利亚、巴西、阿根廷、委内瑞拉、厄瓜多尔、法国等等国家地区，对人们的生产生活造成影响。

各地引起隐翅虫皮炎的主要毒隐翅虫种类有所不同，印度主要是墨兰普斯毒隐翅虫（*Paederus melampus*），南美洲主要是巴西毒隐翅虫（*Paederus brasilensis*），委内瑞拉主要是哥伦比亚毒隐翅虫（*Paederus colombius*），中国台湾地区和意大利南部主要是梭毒隐翅虫（*Paederus fusipes*），印度尼西亚主要是奇异毒隐翅虫（*Paederus peregrinus*）。根据现有文献报道，部分国家地区主要致病毒隐翅虫类型如表 22-1。

表 22-1 部分国家地区主要致病毒隐翅虫类型

| 时间/年 | 地区/国家 | 报道病例数 | 毒隐翅虫类型 |
| --- | --- | --- | --- |
| 2007 | 中国湖北 | 268 | 梭毒隐翅虫（*Paederus fusipes*） |
| 1997 | 斯里兰卡 | 124 | 梭毒隐翅虫（*Paederus fusipes*） |
| 2005 | 印度 | 123 | 未鉴定 |
| 2005 | 马来西亚 | 33 | 梭毒隐翅虫（*Paederus fusipes*） |
| 1998 | 塔桑尼亚 | 3 | 赛比尔丝毒隐翅虫（*Paederus sabeus*） |
| 1994 | 巴西 | — | 巴西毒隐翅虫（*Paederus brasiliensis*）<br>哥伦比亚毒隐翅虫（*Paederus colombius*） |
| 2012 | 苏丹 | 1 | 西非毒隐翅虫（未分型） |

续表

| 时间/年 | 地区/国家 | 报道病例数 | 毒隐翅虫类型 |
| --- | --- | --- | --- |
| 2009 | 埃及 | 113 | 艾毒隐翅虫（*Phaedrus alfieri*） |
| 2008 | 伊拉克 | 87 | 未报道 |
| 1966 | 委内瑞拉 | 92 | 哥伦比亚毒隐翅虫（*Paederus colombius*） |
| 1998 | 澳大利亚昆士兰 | 250 | 血红毒隐翅虫（*Paederus cruenticollis*） |
| 2013 | 印度 | 345 | 墨兰普斯毒隐翅虫（*Paederus melampus*） |
| 1993 | 尼日利亚 | 3 | 脑瘤毛虫毒隐翅虫（*Paederus cerebri punctatus*） |
| 1992 | 意大利 | 2 | 梭毒隐翅虫（*Paederus fusipes*） |
| 2013 | 土耳其 | 57 | 未鉴定 |

**（二）流行环节**

1. 病原体 引起隐翅虫皮炎的致病因子是毒隐翅虫体内的毒素。毒隐翅虫不叮咬人，此毒液一般不释出；但毒隐翅虫虫体脆弱，易被击碎或挤碎，当人的皮肤偶然接触到毒隐翅虫，人们条件性反射弹走虫体或拍碎虫体时，就有可能导致皮肤接触毒素而引起病变。但也有人认为，毒隐翅虫爬行于皮肤上，直接分泌体内毒素引起皮炎。因接触毒隐翅虫或其体内毒素时不会引起疼痛，故大多数患者并无意识接触过虫体，但在皮炎出现前一天大多数患者有野外生活史或去过花园。

2. 感染途径 毒隐翅虫皮炎则是由毒隐翅虫体液中的毒素与人体皮肤接触引起。在病原虫发生（尤其是大发生）季节，由于夜晚灯光引诱，虫通过开放的门窗进入室内，在人们周围爬行，常因爬行引起异样感，被人用手在皮肤上有意无意拍打、压碎或搓揉，毒汁溢出，沾染皮肤和手，手再去抚摸他处皮肤时，导致多处皮肤受害。此外，虫体有可能隐藏在衣物、毛巾中，使用时把虫体搓烂使毒液沾污在上面，接触皮肤后导致感染。

3. 宿主 所谓宿主，就是患隐翅虫皮炎的个体。因隐翅虫皮炎的病因是接触毒隐翅虫，故该病没有年龄、性别特征。

**（三）流行因素**

影响隐翅虫皮炎发生与流行的因素可分为社会因素与自然因素，两个因素通过作用于流行环节而促进或抑制隐翅虫皮炎的发生与流行。

1. 社会因素 社会因素包括人类的一切活动，如人们的卫生习惯、防疫工作、医疗卫生条件、生活与营养条件、居住环境、社会制度、生产活动、职业、卫生文化水平、风俗习惯、宗教信仰、社会的安定或动荡等。近年，印度研究人员发现隐翅虫皮炎每年9月高发，这有可能与当地这段时间的风俗习惯（万灯节）有关。

2. 自然因素 自然因素包括地理、气候、土壤、动植物等。地理、气候等因素对昆虫的季节消长、活动能力的影响较大，从而影响到隐翅虫皮炎的发生发展。毒隐翅虫好滋生于湿润潮湿的沙性土壤中，成虫往往于大雨后增多，且变得更加活跃，在斯里兰卡，当地隐翅虫皮炎发病率的季节性增长与雨季的消长相一致；更有些隐翅虫皮炎暴发于雨季或大雨后。1994年，在埃及尼罗河突发洪水后，艾毒隐翅虫（*Phaedrus alfieri*）引起坦塔市的一个工厂暴发隐翅虫皮炎,自此,埃及常年监测到隐翅虫皮炎季节性暴发。

### 三、发病机制与病理改变

毒隐翅虫的毒素为胜过眼镜蛇毒的强烈接触毒素,该毒素是虫体用来抵御捕食者(如蜘蛛)侵袭的化学物质,对人有致病性,是一种非蛋白质,为弱酸物质,似斑蝥素,可阻止细胞有丝分裂,抑制鼠类的癌及肿瘤,已成为一种实验性抗生素。同时,毒素具有较强的溶血能力,毒液与人的皮肤接触后可引起隐翅虫皮炎。

实验发现,毒隐翅虫各部分碎片可引起皮炎,如将其虫体浸泡于75%的乙醇中,乙醇也可引起皮炎,说明毒隐翅虫全身体液均有毒,以腹部毒液引起的皮炎最重。毒隐翅虫的毒素有3种,即毒隐翅虫素(pederin)、拟毒隐翅虫素(pseudopederin)和毒隐翅虫酮(pederone)。其分子式分别为$C_{25}H_{45}O_9N$、$C_{24}H_{43}O_9N$、$C_{25}H_{44}O_9N$。毒隐翅虫素的相对分子质量为503.65。现在,已有人工合成的毒隐翅虫素出现。结晶的毒隐翅虫素在112℃时融化,弱酸性,溶于乙醇、氯仿、乙醚等多种有机溶剂,也可溶于水。

对毒隐翅虫皮炎患者受损部位的皮肤进行活组织病理学分析,发现不同阶段的组织病理学改变不同:①急性期:不规则的多房性表皮内水疱,显著表皮坏死,细胞内和细胞间水肿,表皮网状坏死和大疱,疱液内有群集的棘层松解细胞和炎性细胞,深浅血管及附属器周围淋巴细胞浸润,间质的混合细胞浸润,真皮和水疱内则以嗜伊红细胞为主。在临床坏死皮损的相邻部位的某些切片整个表皮坏死,末端汗管的表皮内部分受累,细胞轮廓不清,网状坏死主要在棘层上部。在同一皮肤标本的另一些切片中,可见表皮内末端平管中有聚集的嗜伊红细胞。②亚急性期:表浅的表皮融合性坏死,显著的嗜伊红细胞和中性粒细胞覆盖在新形成的不规则棘层肥厚的表皮上。不规则棘层肥厚、颗粒层缺乏和较多核分裂类似牛皮癣和海绵状脓疱。这阶段乳头状水肿消失,而深浅血管周围显著炎性细胞浸润存在。③恢复期:深浅血管及附属器周围持续性炎症,淋巴细胞浸润,轻度、不规则棘层肥厚和颗粒层重现。

### 四、临床表现

皮损症状往往于接触虫体后24~48小时开始出现,表现为条状、斑片状或点状的水肿性红斑,其上分布密集排列的污黄色、白色的水疱、丘疹或脓疱,见图22-3、图22-4,线状皮损犹如竹签或指甲刮伤一样,如图22-5,有的患者出现如同吻痕样的"吻状皮损",如图22-6。皮损形态多异而不规则斑片状皮损与皮肤烧伤相似,可继发糜烂、结痂及表皮坏死。皮损多见于面部、颈部、四肢及躯干等暴露部位,若发生于眼睑或外阴部位则肿胀明显。皮损常有疼痒、灼痛和灼热感,抓破后糜烂处易继发感染,局部淋巴结常肿大,反应剧烈或范围较大者可伴发热、头晕等全身症状。需与接触性皮炎、脓皮病、药疹等进行鉴别。病程1周或以上,也有少数病例的病程很短,只有1天或短于1天,最长病程1个月,愈后可留下暂时性色素沉着。研究证实,毒隐翅虫体液涂抹皮肤后6小时出现红肿,其后炎症反应渐加重;第3~12天发展成硬块、水疱、脓疱、坏死、结痂,并伴有疼痛等症状和体征,第13天炎症渐消退,19天痂皮脱落,但瘢痕可持续9个月。并发症包括有皮肤色素沉着、继发感染、表皮大面积脱落以及溃疡性炎症而导致住院治疗。

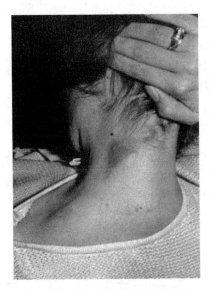

图 22-3 患者颈背部的红斑与疱疹

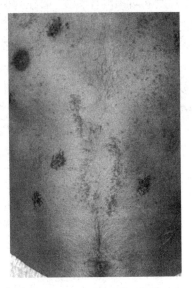

图 22-4 躯干上红斑疱疹群,有的如同抓伤样,其余的如疱疹样皮炎

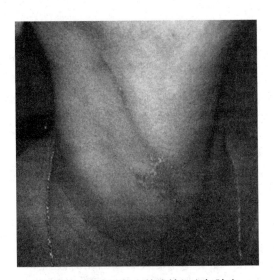

图 22-5 患者脖子上的线性红斑与脓疱

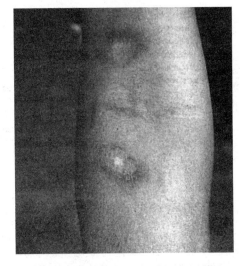

图 22-6 患者手臂上的"吻状皮损"

## 五、诊断与鉴别诊断

隐翅虫皮炎容易与桑毛虫皮炎、松毛虫皮炎、粉螨性皮炎(谷痒症)、带状疱疹、单纯疱疹、急性过敏或刺激性炎症、液体烧伤等混淆。

在鉴别诊断时,需考虑以下诊断要点:

(1)患者生活工作学习的环境中有无隐翅虫活动的踪迹、接触虫史,这是诊断确立的首要条件。

(2)当地发病季节。

（3）发病对象群体为主，散在病例极少。

（4）患者的损害部位多为颈、面部及四肢裸露部位。

（5）皮肤损害类型以点条状、点或点片状为主。

（6）病程变化：烧灼感、灼痛、皮肤发红，渐至紫红色，出现大小不等的灰白色脓疱，扩展成片或条状脓疱，疱破、结痂。愈后受损部位皮肤留下难以消退的褐色斑痕。

（7）隐翅虫皮炎与其他几种昆虫性皮炎的鉴别见表 22-2。

（8）隐翅虫皮炎与病毒性皮炎的鉴别见表 22-3。

表 22-2　隐翅虫皮炎与其他常见昆虫性皮炎的鉴别诊断

| 疾病名称 | 致病因子 | 临床表现 | 诊断依据 | 治疗原则 |
|---|---|---|---|---|
| 隐翅虫皮炎 | 接触毒隐翅虫体液，虫属鞘翅目隐翅虫科毒隐翅虫成虫 | 烧灼感痛、发红、灰白色脓疱、渐呈片状渗出物淡红色等 | 夏季、有接触史、夜间作业人群、集体发病 | 中和毒液、止痒、抗感染、对症处理 |
| 桑毛虫皮炎 | 虫体的毒毛刺入皮肤，5～10 分钟发病。虫属鳞翅目桑毒蛾幼虫 | 奇痒、水肿性斑疹、斑丘疹，颈部、躯干、上肢屈侧面好发 | 在患处的丘疹中可见到黄色或黑色的毒毛 | 用胶布或透明胶贴在丘疹上拔出毒毛、消炎、止痒 |
| 松毛虫皮炎 | 虫体毒毛刺入皮肤，虫属鳞翅目松毛虫科幼虫 | 皮炎伴有关节炎，剧痛，小关节多见，不对称 | 有入松林的接触史，患处丘疹中心有黄色毒毛 | 拔出毒毛、消炎、止痒、止痛、外擦碱性软膏 |
| 粉螨性皮炎（谷痒症） | 粉螨的口器、体毛刺伤人体皮肤 | 呈荨麻疹样痒，每个丘疹中心有一针尖大小的水疱，常发生在颈部、躯干、上肢 | 有接触谷物史，多在搬运工人中发生 | 热水清洗、服抗组织胺药物，对症处理 |

表 22-3　隐翅虫皮炎与病毒性皮炎的鉴别诊断

| 疾病名称 | 致病因子 | 临床表现 | 诊断依据 | 治疗原则 |
|---|---|---|---|---|
| 隐翅虫皮炎 | 接触毒隐翅虫体液，虫属鞘翅目隐翅虫科毒隐翅虫成虫 | 烧灼感痛，发红，灰白色脓疱，渐呈片，渗出物淡红色等 | 夏季、有接触史，夜间作业人群、集体发病 | 中和毒液、止痒、抗感染、对症处理 |
| 单纯疱疹 | 由单纯疱疹病毒引起 | 局部灼热，瘙痒，紧绷感，红斑，出现大小不等的水疱、内含透明浆液，很少融合，疱破后出现溃烂面 | 多发生在皮肤与黏膜交界处 | 保持创面清洁，促其干燥结痂；防止继发感染 |

续表

| 疾病名称 | 致病因子 | 临床表现 | 诊断依据 | 治疗原则 |
|---|---|---|---|---|
| 带状疱疹 | 由带状疱疹病毒引起 | 有发热、倦怠、乏力、全身不适、食欲不振等全身症状;发病部位的局部神经痛,局部皮肤过敏;不规则红斑,水疱,增多、融合成片(1~4片不等),水疱由透明至浑浊、脓液、吸收、成痂,留下红色斑、色素沉着 | 水疱成群伴有全身不适;成片的疱疹常在身体一侧沿周围神经走向扩散,但不超过人体正中线(祖国医学称为"缠腰火丹");散在发生;好发部位在胸部,次为颈部、腹部、面部。病名以发病部位而定 | 对症处理,控制神经痛;注射球蛋白,提高机体免疫力;注意患部保洁,防止继发感染 |

## 六、治疗

及时彻底地清洗掉受害部位的毒液,减轻对皮肤的损害。其方法:①用肥皂反复清洗受损皮肤;②用4%碳酸钠溶液或10%的氨水反复擦抹受损皮肤,中和毒素。出现疱疹后,镇静止痒,采用消炎收敛性药物减轻刺激感。口服、肌注或静脉滴注抗生素,必要时加用激素类药物提高疗效。

外用药物可选0.1%雷夫努尔、3%硼酸水、1:3 000的高锰酸钾溶液湿敷或擦肤氢松软膏、皮炎净、蛇伤急救散或用南通蛇药白酒溶液擦抹。有疱疹时禁用龙胆紫液。一般认为油剂会加重病情;可的松、抗组织胺、青霉素不起作用,但抗生素可防次级感染。

## 七、预防与控制

发动群众清除房屋四周的朽木、废料、杂草,捣毁隐翅虫的栖息地和滋生场所。不要在室内堆放废旧物品,保持室内清洁、整齐,使侵入室内的隐翅虫无隐藏之处。夏季需要夜间作业的单位,安装纱门、纱窗,阻止夜间活动的昆虫(包括隐翅虫)飞入室内,减少人体接触隐翅虫的机会。

夏季到来时,在室内用拟除虫菊酯类杀虫剂作滞留喷洒,在2~3个月内能有效杀灭飞入室内的隐翅虫。发现有隐翅虫在身上爬行时,不要用手拍打、揉搓,轻轻吹掉或用其他物品将虫子拿掉。若手已接触虫的碎片,立即用肥皂水反复清洗。

盛夏时节,避免开窗开灯睡觉,可有效防止隐翅虫趁人入睡后乱爬乱窜伤及人体,引起皮炎。以下是防制隐翅虫皮炎要点:

1. 学会识别毒隐翅虫,避免直接接触或压碎裸露皮肤上面的虫体。

2. 使用防虫门窗、纱窗。

3. 于蚊帐中睡觉,蚊帐最好经杀虫剂浸泡处理,降低夜间毒隐翅虫掉到身上的危险。

4. 于电灯下系一张网,以防止毒隐翅虫掉到人身上。

5. 建议患者不要拍打停留于皮肤上的毒隐翅虫,不要触碰炎症面或用手擦揉眼睛。

6. 如果一只毒隐翅虫停留于皮肤上,轻柔地驱走它(如吹走、试着让毒隐翅虫走上一张纸片,然后移走它)。清洗皮肤接触面。

7. 睡觉前检查毒隐翅虫可能存在的场所(尤其是电灯周围的墙面与天花板),如发现有毒隐翅虫,可使用杀虫剂(如溴氰菊酯)喷杀,然后将尸体清除。切忌直接接触尸体,因为存活或死亡的毒隐翅虫均能引起隐翅虫皮炎。

8. 清除住所周围的蔬菜水果,因毒隐翅虫好栖息于这些地方。

9. 晚上开灯前,先把门窗关好,并尽量降低开灯数量。

(徐铁龙)

## 参 考 文 献

1. Karthikeyan K, Kumar A. Paederus dermatitis. Indian J Dermatol Venereol Leprol, 2017, 83(4):424-431.

2. Nasir S, Akram W, Khan RR, et al. Paederus beetles: the agent of human dermatitis. J Venom Anim Toxins Incl Trop Dis, 2015, 21:5. doi:10.1186/s40409-015-0004-0.

3. Bong LJ, Neoh KB, Jaal Z, et al. Paederus Outbreaks in Human Settings: A Review of Current Knowledge. J Med Entomol, 2015, 52(4):517-526.

4. Srihari S, Kombettu AP, Rudrappa KG, et al. Paederus Dermatitis: A Case Series. Indian Dermatol Online J, 2017, 8(5):361-364.

# 第二十三章

# 疥　疮

疥疮(scabies)是疥螨寄生于动物皮肤表皮层内的一种传染性皮肤病。疥螨(Sarcoptidae;itch mites)俗称疥虫,人的疥疮主要是由人型疥螨引起的一种有剧烈瘙痒的顽固性皮肤病。

## 一、病原生物学

### (一) 形态

疥螨属于蛛形纲、蜱螨亚纲、真螨目、疥螨科,成虫体近圆形或椭圆形,躯体不分节,背面隆起,乳白或浅黄色。雌螨大小为(0.3~0.5)mm×(0.25~0.4)mm;雄螨为(0.2~0.3)mm×(0.15~0.2)mm。颚体短小,位于前端;螯肢如钳状,尖端有小齿,适于啮食宿主皮肤的角质层组织;须肢分3节,无眼和气门。躯体背面有横形的波状横纹和成列的鳞片状皮棘,躯体后半部有几对杆状刚毛和长鬃;腹面光滑,仅有少数刚毛和4对足,足短粗,分5节,呈圆锥形;前两对足与后两对足之间的距离较大,足的基部有角质内突;雌雄螨前2对足的末端均有具长柄的爪垫,称吸垫(ambulacra),为感觉灵敏部分;后2对足的末端雌雄不同,雌虫均为长刚毛,而雄虫的第4对足末端具吸垫;雌螨的产卵孔位于后2对足之前的中央,呈横裂缝状;雄螨的外生殖器位于第4对足之间略后处;两者的肛门都位于躯体后缘正中。

### (二) 生活史

疥螨生活史分为卵、幼虫、前若虫、后若虫和成虫5期。疥螨寄生在人体皮肤表皮角质层间,啮食角质组织,并以其螯肢和足跗节末端的爪在皮下开凿一条与体表平行而迂曲的隧道,雌虫就在此隧道产卵。卵呈圆形或椭圆形,淡黄色,壳薄,大小约80μm×180μm,产出后经3~5天孵化为幼虫。幼虫足3对,2对在体前部,1对近体后端。幼虫仍生活在原隧道中,或另凿隧道,经3~4天蜕皮为前若虫。若虫似成虫,有足4对,前若虫生殖器尚未显现,约经2天后蜕皮成后若虫。雌性后若虫产卵孔尚未发育完全,但阴道孔已形成,可行交配。后若虫再经3~4天蜕皮而为成虫。完成一代生活史需时8~17天。疥螨一般是晚间在人体皮肤表面交配,是在雄性成虫和雌性后若虫进行交配。雄虫大多在交配后不久即死亡;雌后若虫在交配后20~30分钟内钻入宿主皮内,蜕皮为雌虫,2~3天后即在隧道内产卵。每日可产2~4个卵,一生共可产卵40~50个,雌螨寿命为5~6周。

## 二、流行病学

疥疮是一种很古老的疾病,在希腊、埃及、罗马、中世纪欧洲就有类似的描述;文献上有详细记载是在17世纪左右,由意大利医师与药剂师所报告。国外于1687年才将疥疮作为一种有明确病因的疾病。疥螨可发生于各年龄组,无性别差异。可通过密切的肌肤接触而感染,通过性接触或家庭内部非性接触传播十分常见。患者身上的疥虫越多,传播的可能性越大。

新中国成立前,疥螨在我国广泛流行。新中国成立后人们生活水平提高,医疗防治工作迅速开展与改善,到20世纪50年代,疥螨已基本消灭(除新疆外),但近20年来又逐渐流行,根据初步调查,新疆残余的疥螨从未间断,1969年长沙发现疥螨也是由越南实习生传来的,1973年从香港传入广东。因此考虑新疆的再度流行可能是未消灭的疥螨再一次传播,我国的再度流行与世界的流行有关,即由越南传入。此次流行特点为来势凶猛,数年左右从南到北,从城市向农村和牧区蔓延,现在已传播全国。分布在南方各地如广东、广西、福建、四川、云南、贵州、湖南、江苏、安徽、江西、浙江等地较多,北方除新疆外则较少。

## (一)分布与危害

疥疮分布广泛,遍及世界各地。疥疮较多发生于学龄前儿童及青年集体中,但亦可发生在其他年龄组。其感染方式主要是通过直接接触,如与患者握手、同床睡眠等,特别是在夜间睡眠时,疥螨在宿主皮肤上爬行和交配,传播机会更多。疥螨离开宿主后还可生存3~10天,并仍可产卵和孵化,因此也可通过患者的被服、手套、鞋袜等间接传播。公共浴室的休息更衣间是重要的社会传播场所。许多哺乳动物体上的疥螨,偶然也可感染人体,但症状较轻。

## (二)流行环节

疥疮是由疥螨感染引起,很容易通过接触从一个人传染给另一个人,常常全家受到传染。螨虫的大小肉眼刚能看见,很容易在人们共眠时传染。疥螨也可以通过衣物、床上用品和其他共同物品传播。寄生于动物的疥螨如兔疥螨、羊疥螨、狗疥螨等偶可传染至人,但症状较轻。它们存活期较短,一般清洗衣物就可以杀灭。

## (三)流行因素

据认为疥螨流行有周期性,大约30年为一周期,在一次流行的末尾至下次流行的起始的间隔为15年,原因未明。可能系多种因素,如贫困、卫生条件、性关系混乱、错误的诊断、旅游交往增加、气候变化、人口增多、生态学情况以及免疫异常因素等,均可能成为疥螨流行的促发因素,原因甚为复杂。

疥螨由性关系传播在欧美是比较多的,在我国虽然说是可能的,但其他方式,如密切接触、家居拥挤、卫生条件差、集体生活居住条件差,车、船、旅馆的人群接触等也可传播。

## 三、发病机制与病理改变

发病机制主要为螨虫挖掘隧道的机械刺激和螨虫的分泌物及排泄物引起的超敏反应,过敏反应是引起疥疮的重要因素。疥螨的可溶性抗原可溶于人体细胞组织液中,扩散至真皮刺激机体产生炎症反应和免疫反应时,患者皮肤出现丘疹、风团、结节及结痂性丘疹,这些损伤是机体对疥螨抗原发生迟发性超敏反应的结果。

组织病理表现为表皮可见不规则棘层增厚,炎性细胞外渗,海绵形成,以至表皮内水疱。隧道多见于角质层以内,可见虫体或虫卵。真皮中血管周围炎,细胞浸润显著。

## 四、临床表现

疥疮发病多从手指间开始,好发于手腕屈侧、腋前缘、乳晕、脐周、阴部及大腿内侧。幼儿和婴儿疥疮常继发湿疹样变化,分布部位不典型,可累及头、颈、掌及趾。皮损损害初发为米粒大红色丘疹、水疱、脓疱和疥螨虫隧道。严重者偶可伴发急性肾炎。皮损夜间奇痒,白天轻微瘙痒。损害处查到疥螨虫可以确诊。局部治疗原则为杀虫,止痒,处理并发症。

## (一) 成人疥疮

成人疥疮(scabies in adults)的特征是剧痒,通常在夜间加剧。疥螨孵化时可出现长达10mm的波浪形线状隧道,长5~15mm,弯曲、微隆,呈淡灰色或皮色,末端常有丘疹或水疱。皮疹主要为红色小丘疹、丘疱疹、小水疱、隧道、结痂和结节。水疱常见于指缝,结节常发于阴囊、阴唇或阴茎。损害主要发生在手、腕部、肘窝、腋窝、妇女乳头周围、男性生殖器(阴茎和阴囊)、腰周和臀部下份。除幼儿可在面部有水疱样损害外,其他很少出现面部感染。由于搔抓引起炎症掩盖了孵化隧道,因此很难看到,特别是感染一段时间以后。

## (二) 婴幼儿疥疮

婴幼儿疥疮(scabies in infants)皮损分布不典型,皮损更广泛,表现有小水疱、脓疱、湿疹样反应,结节样损害。由于搔抓可继发脓疱疮、毛囊炎、疖病、淋巴结炎等,甚至并发肾炎。

## (三) 挪威疥螨

挪威疥螨(Norwegian scabies),为疥疮的特殊类型。好发于身体虚弱或免疫抑制的患者,表现为指甲变形,掌跖角化,髂前上棘、骶骨部、手背、足背、耳郭和头皮等受压部位附着大量黄褐色或灰白色银屑病样鳞屑,鳞屑内可找到大量疥疮。传染性极强。

## 五、检查方法

在皮肤损害处查出疥虫是确诊疥疮的主要方法,常用的检查方法如下:

1. 针挑法 本法适用于皮损为隧道或水疱。首先要仔细观察隧道,然后于盲端处找出淡黄色虫点。用消毒针头从侧旁刺入,在其底部把虫体挑出,置于载物玻片上用放大镜或显微镜检查。有水疱者,多在疱边缘处可找到虫点,按上面方法把它挑出进行检查。

2. 皮肤刮片法 挑选早期丘疹,滴少许石蜡油或普通镜油于皮损上,后用外科刀在皮损表面稍微使劲刮数下,直至油内出现小血点为度,最后移放到油载玻片上实施镜检。

3. 镜检法 在待查皮损上加一滴矿物油或普通镜油,以45°角入射强光源(高压汞灯),随后可在低倍镜下直接观察检查。

4. 滤过性紫外线灯检查 先于隧道皮损处涂0.1%四环素液,晾干后用蒸馏水棉球拭净,然后再放在灯下照射,如隧道内呈亮绿色荧光则阳性。

## 六、诊断与鉴别诊断

疥螨寄生部位的皮损为小丘疹、小疱及隧道,多为对称分布。疥疮丘疹淡红色,针头大小,可稀疏分布,中间皮肤正常;亦可密集成群,但不融合。隧道的盲端常有虫体隐藏,呈针尖大小的灰白小点。剧烈瘙痒是疥疮最突出的症状,引起发痒的原因是雌螨挖掘隧道时的机械性刺激及生活中产生的排泄物、分泌物的作用,引起过敏反应所致。白天瘙痒较轻,夜晚加剧,睡后更甚。可能是由于疥螨夜间在温暖的被褥内活动较强或由于晚上啮食更甚所致,故可影响睡眠。由于剧痒、搔抓,可引起继发性感染,发生脓疱、毛囊炎或疖肿。

根据接触史及临床症状,不难作出诊断。若能找出疥螨,则可确诊。检出疥螨的方法过去常用消毒针尖挑破隧道的尽端,取出疥螨;或用消毒的矿物油滴于皮肤患处,再用刀片轻刮局部,将刮取物镜检。最近国内学者采用解剖镜直接检查皮损部位,发现有隧道和其盲端的疥螨轮廓,即用手术刀尖端挑出疥螨端,即可确诊,阳性率可达 97.5%。

要与以下疾病鉴别:

痒疹:好发于四肢伸侧,经过慢性,始自幼童时期,秋冬加重,常并发腹股沟淋巴结肿大。

脓疱疮:好发于儿童,以头面部等露出部位为多,初发为小脓疱,破后复有黄色脓痂,夏秋常见。

丘疹样荨麻疹:为多数散在性小丘疹、丘疱疹或坚硬小疱,搔抓后形成小风团,风团消退后仍为小丘疹。患儿多为过敏性体质,常伴有胃肠功能障碍及扁桃体肿大,昆虫刺咬后易于发生。

皮肤瘙痒症:发无定处,指缝少见。患者主要为皮肤瘙痒,皮损多为继发抓伤。发病常与情绪波动、内脏疾病或更年期有关。

虱病:皮损主要为继发性抓伤,以腋窝两胁、腰围、阴部等以及与衣缝皱褶接触皮肤多见,可查到虱及虱卵。

## 七、治疗用药治疗

局部治疗,原则上为杀虫,止痒,处理并发症。常用药物为 10%~20%硫黄、20%苯甲酸苄酯等,可配成软膏或乳剂等,根据情况选用。亦可应用 1% 666(苯体六氯苯,GBH)液。药应从颈部以下全身涂搽,尤其需注意指间、腕部、肘部、腋窝、乳房、臀部及外阴部等好发部位。一般成人搽遍躯干和四肢平均需 30~60g 或 60~120ml,外搽此药后,保持一定时间。本药可经皮肤吸收,如浓度过高或在皮肤持续时间过久,易使神经中毒,因此对婴幼儿和孕妇患者不宜应用。

克罗米通(10%乙基邻丁烯甲苯胺,优力斯)冷霜外搽,每天 2 次,涂后保留 48 小时,然后洗去,本药并有止痒作用,亦可有原发刺激和变应性过敏,忌用于急性炎症皮损及婴幼儿。

5%~10%噻苯达唑(thiabendazole)乳剂,每天搽 2 次,连搽 5 天,或口服 21-噻苯达唑(25mg/d)连服 10 天为一疗程。

对瘙痒剧烈者,可外用皮质类固醇制剂,或短期(7~10 天)口服皮质类固醇制剂如泼尼松,解除瘙痒后逐渐递减药量,疥疮结节和外用激素软膏或皮损内注射激素。

农药鱼藤根(derris root)粉 30g、肥皂粉(或肥皂切碎)30g、热水 300ml,混合外搽,干后着衣,每天 1 次,连用 2 天效果甚佳。

对婴幼儿疥疮,可选用 5%二氯苯醚菊酯或 5%硫黄乳、硫酐浴或含硫矿泉浴,疗效甚佳。

疥疮治疗常规:治疗前先洗澡换衣,在擦药期间不洗澡,不换衣。擦药时应先将好发部位及损害密集处擦药 1 次,然后再普遍地涂搽全身。擦药时间为每天早晚各 1 次,连续 3 天为一疗程,必要时作第二疗程。

治疗后需要观察 1~2 周(因疥螨虫卵需 10 天左右才能变成成虫),如无新损害发生,才能认为痊愈。

每一疗程结束后,先洗澡换衣,换下衣裤及被单等物可用水煮或浸入杀菌药液(如苯扎溴铵),以彻底消灭疥螨虫和虫卵。同居患者应同时治疗,以根绝传染源。

疥疮患者在治疗期间要注意以下几方面的饮食:

(1)不适宜吃的食物

1)首先要避免饮酒。

2)不要吃过于辛辣的刺激物,如辣椒、川味火锅,以免加重瘙痒症状。

3）不吃或少吃猪头肉、羊肉、鹅肉、虾、蟹、芥菜等发物，以免刺激皮损而增加痒感。

（2）适宜吃的食物：饮食宜清淡，多吃蔬菜和水果，宜多吃清热利湿的食物，如丝瓜、冬瓜、苦瓜、马齿苋、芹菜、马兰头、藕、西瓜、薏苡仁、绿豆、赤小豆等。

以下是几种治疗十分困难的特殊形式的疥疮：

（1）讲究卫生者所患疥疮：因为患者极讲究卫生，所以皮损及隧道、洞穴很难被发现。

（2）隐形疥疮：糖皮质激素的应用（局部或全身）可能掩盖症状或疥疮特征，但并不影响疥疮的传播，所以常致不典型的临床表现及广泛传播疥疮。

（3）婴儿及幼儿疥疮：怀疑此病的概率十分低。其次，湿疹化和不适当的治疗都可引起误诊。婴儿及幼儿疥疮主要表现为瘙痒，皮疹遍及全身，常涉及面部、头皮、掌跖，最常见的皮损是丘疹、小脓疱、结节。继发湿疹化和小脓疱疹十分常见，但疥螨虫的洞穴十分难找。在一个家庭中最小的孩子常被感染，因为常被已患病的成人抱来抱去。疥疮在两岁以内的幼儿最为流行。可有不同的诊断如异位性皮炎、丘疹性荨麻疹。

（4）老年性疥疮：对老年人来说，对疥螨的反应较弱，就像过敏性或刺激性皮炎一样，但瘙痒严重。青年人中常见明显的炎症反应。而在老年人中常没有意识到是疥疮，而将其归为"老年性皮肤瘙痒"，由干性皮肤或焦虑所致。对于常受护理的老年人特别是那些长期卧床不起者，局限于持续接触床单的背部易患疥疮，这一点和青年人相比有特殊性。

（5）结痂性（挪威）疥疮：不常见，且具有较强的传染性，因为脱落的片状鳞屑中有不计其数的疥螨虫。可有甲营养不良和红斑鳞屑性改变，与银屑病样相似。患者往往瘙痒轻微。常见于智力迟钝、身体衰弱或免疫抑制的人。

（6）疥疮与艾滋病：有一定交叉性。2%～4%的艾滋病患者发生疥疮，常为结痂性疥疮和不典型疥疮。大多数患者被认为是药物反应，但药停后，症状并不消失。不典型性可增加疥疮传播他人的可能性，一旦艾滋病患者有瘙痒症状就可怀疑疥疮。也可能与其机会感染同时存在，或发生于其他机会感染之后。

（7）头部疥疮：疥疮发生于婴儿及幼儿时，以及受到特殊护理的老人，居住于热带地区的免疫功能低下而患结痂性疥疮的患者及患疥疮的艾滋病患者都可有头皮疥疮，除这些以外，很少见于成人头皮。

（8）大疱性疥疮：水疱常见于患疥疮的儿童，少见于成人。成人的大疱性疥疮，临床上可能类似于大疱性类天疱疮，多数患者超过65岁。多数患者被误认为是大疱性类天疱疮而给予皮质激素。在皮肤中形成洞穴十分常见。

## 八、预防与控制

预防工作主要是加强卫生宣教，注意个人卫生。避免与患者接触及使用患者的衣被。发现患者应及时治疗，患者的衣服需煮沸或蒸气消毒处理，或撒上666粉剂。

治疗疥疮的常用药物有10%硫黄软膏、10%苯甲酸苄酯搽剂、1%DDT霜剂、1%丙体666霜剂、复方敌百虫霜剂、10%优力肤霜及伊维菌素等。患者治疗前均需用热水洗净患部，待干后用药涂搽，每晚一次，效果较好。治疗后观察1周左右，如无新皮损出现，方能认为痊愈。

（朱　丹）

## 参 考 文 献

1. Tarbox M，Walker K，Tan M. Scabies. JAMA. 2018，320（6）：612. doi：10.1001/jama.2018.7480.

2. Hicks MI, Elston DM. Scabies. Dermatol Ther, 2009, 22 (4): 279-92. doi: 10. 1111/j. 1529-8019. 2009. 01243. x.

3. Thompson MJ, Engelman D, Gholam K, et al. Systematic review of the diagnosis of scabies in therapeutic trials. Clin Exp Dermatol, 2017, 42 (5): 481-487. doi: 10. 1111/ced. 13152.

4. Sánchez-Borges M, González-Aveledo L, Capriles-Hulett A, et al. Scabies, crusted (Norwegian) scabies and the diagnosis of mite sensitisation. Allergol Immunopathol (Madr), 2018, 46 (3): 276-280. doi: 10. 1016/j. aller. 2017. 05. 006.

# 第二十四章

# 蜱 瘫 痪

蜱(ticks)是寄生于人和动物体表的吸血节肢动物,对人体的危害有吸血、引起炎症反应、传播多种人畜共患疾病、引起各类蜱中毒等。在蜱中毒中最严重的是蜱瘫痪(tick paralysis,TP)。有些蜱在叮刺吸血时分泌的唾液中神经毒素可导致宿主运动性纤维的传导障碍,引起上行性肌肉麻痹现象,可导致呼吸衰竭而死亡,称为蜱瘫痪。蜱瘫痪常发生于动物,如牛、羊、鸟类以及野生动物,偶尔也发生于人。在南非、埃塞俄比亚、美国、加拿大、澳大利亚以及我国东北等地曾有病例报告记载。

## 一、病原生物学

蜱属于节肢动物门(Arthropoda)、蛛形纲(Arachnida)、蜱目(Ixodida)、蜱总科(Ixodoidea),包括硬蜱科(Ixodidae)、软皮科(Argasidae)和纳蜱科(Nuttalliellidae)。硬蜱科的蜱统称为硬蜱,硬蜱种类最多,包括 13 个属 700 种;软蜱包括锐缘蜱属,钝缘蜱属,败蜱属和残喙蜱属 4 属共 189 种。全球可致人、哺乳动物和鸟类蜱瘫痪的硬蜱有 10 属 50 多种,软蜱有 14 种。全球有记载致蜱瘫痪的硬蜱种类有紫环硬蜱(*Ixodes holocyclus*),安氏革蜱(*Dermacentor andersoni*),变异革蜱(*D. variabilis*),红润硬蜱(*I. rubicundus*)和埃氏扇头蜱(*R. evertsievertsi*)(南非);软蜱的种类有翘缘锐缘蜱[*Argas(Persicargas)walkerae*],罗氏锐缘蜱(*A. radiates*),卡佩纳败蜱(*Ornithodoros capensis*),梅氏耳蜱(*Otobius megnini*)(南非)和拉合钝蜱(*O. lahorensis*)

### (一) 形态

1. 成蜱  成蜱身体囊形,无头胸腹之分,包括:假头和躯体两部分。表皮革质,一般具几丁质盾板,有的身体表面附有色斑。

假头位于身体前端,狭窄向前突出。主要包括:假头基、须肢、螯肢、口下板等。假头基位于假头基部,呈矩形、六角形、三角形或梯形,其形状因属的不同而异。表面或具稀疏刻点,后缘有时呈脊状,形成背脊。后缘两侧或向后形成角突,称基突,基突的有无及长短是分类的依据。雌蜱假头基上有一对具感觉功能的孔区,由许多小凹点聚集形成,孔区的形状、大小和间距常因种类而异;假头基腹面前部靠近侧缘或具 1 对角突,称耳状突;其形状和发达程度也因种而异,常作为分类的依据。中部有时具一细浅的横缝,后部两侧有时收窄;后缘或呈脊状,形成腹脊。须肢起辅助口器固定和支撑蜱体的作用。位于假头基前方两侧,长短与形状为分类依据。分 4 节:第 1 节很短,环状或具突起;第 2、3 节较长,外侧缘直或凸出形成侧突,背面或腹面有时具刺(或称距);第 4 节短小,镶嵌于第 3 节亚端部的腹面,其顶端有粗短的感觉毛。螯肢主要在吸血时切割宿主的皮肤,是假头正中向前伸出的一对长杆状结构。其末端具两趾,均有锯齿。螯肢外侧由螯肢鞘包绕,尖端突出鞘外。口下板在吸血时起穿刺宿主皮肤与附着的作用,其位于螯肢的腹面,与螯肢共同形成口腔,形状和长短因种类而异(剑状、矛状或压舌板状等)。其上有纵列的逆齿,端部齿细小,形成齿冠。中部齿较大,齿式是其分类的标准之一,用中线两侧的齿列数表示。

躯体是连接在假头基后面的扁平部分,呈囊形或椭圆形。其具体结构如下:

(1) 背面:具有明显的几丁质盾板。其中雄蜱覆盖背面全部,但雌蜱及幼蜱和若蜱只占背面前部。盾板的形状因种类而异,一般为长圆形或卵形。盾板上或具色斑(如革蜱属、花蜱属等),此为分类依据。盾板上分布有点窝状刻点,其粗细、深浅、数目及疏密程度在分类上是重要的依据。盾板前缘靠假头基处凹入,即缘凹;其两侧向前突出,形成肩突。除硬蜱、血蜱、盲花蜱、异扇蜱等属外,其余各属均有眼,位于盾板两侧缘。颈沟自缘凹后方两侧向后伸展,其长度及形状亦因种类而异。雌蜱的盾板前部靠近侧缘,或有直线形隆起的侧脊,其内侧形成沟,或称侧沟。在雄蜱,盾板前部相当雌蜱盾板位置的部位,称假盾区。沿盾板侧缘的内侧,通常有一对侧沟,其长度和深浅程度在分类上很重要。靠近中部有一对圆形的盾窝,是性信息素腺的通口。后部正中还有一条后中沟,其两侧还有一对后侧沟。有些种类在后缘具方块形的缘垛,通常为 11 个,正中的一个有时较大,色淡而明亮,称中垛。也有些种类躯体末端突出,形成尾突。有些蜱类背面体缘还有缘褶和缘沟。在雌蜱盾板以后的革质柔软部分称异盾。

(2) 腹面:具有生殖孔,位于前部或靠中部正中,有些雌蜱具翼状突,也有些呈唇状覆盖物,称生殖帷或称盖叶。生殖孔被生殖沟环绕。肛门位于后部正中,由一对半月形肛瓣构成,其上有纤细的肛毛 1~5 对。肛沟围绕在肛门之前或之后,一般为半圆形或马蹄形(是分类的主要标志);有些蜱在肛沟之后还有肛后中沟。雄蜱,腹面还有几丁质板,其数目因蜱属不同而异。另外,在第 4 对足基节的后外侧有气门板一对,其形状因种类而异,呈圆形、卵圆形、逗点形或其他形,有的向后延伸成背突,在分类上是重要的依据。在气门板中部有一几丁质化的气门斑。

(3) 足:位于腹面前部两侧,共 4 对,由 6 节组成,由体侧向外依次为基节、转节、股节、胫节、后跗节和跗节。基节固定于腹面体壁,其上通常着生距,靠后内角的称内距,靠后外角的称外距。距的有无和大小是分类的重要依据。除基节外其余各节均能活动。转节短,其腹面或具发达程度不同的距。跗节为最后一节,其上有环形假关节,亚端部背缘通常逐渐细窄,有时或具隆突。跗节末端具爪一对,爪基有发达程度不同的爪垫,为分类的主要依据。第 1 对足跗节接近端部的背缘有哈氏器(Haller's organ),为嗅觉器官,哈氏器的细微结构,常作为种类鉴别的依据。

2. 若蜱 体为椭圆形,前端稍尖,背腹略平,基本上与成蜱相似。体长通常 1~2mm。但无生殖孔和孔区。比成蜱小,比幼蜱大。

假头位于蜱体前端,包括假头基、须肢、螯肢、口下板等。假头基的形状因属种不同而异。基突和耳状突的有无、形状和发达程度等,可作为分类依据。须肢由 4 节组成,其长短与形状可以作为分类的依据。第 2、3 节分界明显,第 4 节位于第 3 节顶端腹面的凹陷中,活动自由,顶端有 8~10 根感毛,末端圆钝;基部偏背面有 4 根感毛,其中 2 根顶端钝,2 根顶端尖,相间排列。螯肢 1 对,位于螯肢鞘内,可伸出。顶端有趾,上着生齿,具切割宿主皮肤的功能。口下板位于螯肢鞘的下面,具纵列的逆齿,顶端由小齿形成齿冠。

躯体背面的盾板约占身体背面一半,其形状有椭圆形、心形和菱形等。盾板表面为颗粒状,有颈沟,但侧沟不明显。与成蜱相同,有些蜱具眼,位于盾板两侧。异盾由皱褶皮肤组成,当若蜱吸血时可以伸展。除牛蜱属外,其他各属在异盾后缘有缘垛。在盾板稍后近中线处由一对盾窝,近圆形,此处皮肤扁平,上有横缝状孔 3~5 个。腹面无生殖孔,但在足基节Ⅲ、Ⅳ之间水平处有一生殖孔原基,生殖沟很清楚。气门板一对,位于第Ⅳ基节后外侧,气门板中央有气门斑,周围有许多圈杯状体,最外缘一圈杯状体数目的多少,可以作为鉴别若蜱种类的特征。肛门近圆形,位于腹面后部中线上,有一对肛瓣,上着生肛毛 1~3 对,外有肛门环围绕。硬蜱若蜱的刚毛数目有一些差异,但在不同种类间,不同部位各组刚毛数目有一定差别,可以作为分类的依据。根据若蜱躯体上不同部位刚毛的数目和刚毛的长度可区分种类。其刚毛可分为两大类,即表面光滑,不具突起和刺的简单毛及表面有突起、刺或分支的复杂毛。若蜱和幼蜱的躯体上都有环形感器。具 4 对足,各足亦由 6 节组成。基节上通常有距,其形状及大小也是分类的依据。第 1 对足跗节上也有哈氏器,其形态结构与成蜱及幼蜱基本相似,只是大小、刚毛数目及囊孔形状不同。不同属的若蜱哈氏器在前窝的深浅、前窝感毛的数目、孔毛的形状和大小及囊孔的形状等方面有明显的区别。

3. 幼蜱 幼蜱体形椭圆,前端稍尖。体背腹略扁平。基本上与成蜱相似,但主要区别如下:体形较小,体长通常 0.1~1mm,只有 3 对足,无气门、生殖孔和孔区,肛门上有肛毛 1 对。

假头的假头基为矩形、三角形、六角形等,可作为分类依据。有些种类假头基后缘两侧有基突,假头基腹面靠近侧缘有耳状突,它们的形状与发达程度可用来鉴定种类。在假头基腹面、口下板后方有口下板后毛。须肢 1 对,位于假头基前方两侧缘,其长短与形状因属种不同而异。须肢由 4 节组成,但幼蜱的须肢第 2、3 两节分界不明显。第 4 节为圆柱形,位于第 3 节顶端腹面的凹陷中,运动灵活,可以伸缩,因有感觉功能,故称为须肢感器,在选择吸血部位时其重要作用。它的顶端着生 8 根圆柱形感毛,基部偏背侧有 4 根细长末端尖的感毛。须肢第 2、3 节上有刚毛 12~13 根,有些种类在背面还有一圆锥形感毛,后者也是分类的鉴别特征。螯肢 1 对,形状与成蜱相似,呈长杆状,末端具趾,上有齿,用来切割宿主的皮肤通常可缩入螯肢鞘内。口下板位于螯肢鞘腹面,形状因属种不同而异。上有成纵形排列的倒齿,齿式一般为 2/2。顶端有由小齿密集排列形成的齿冠。

躯体的盾板覆盖躯体背面前半部,表面具颗粒。盾板的形状因不同种类而异。盾板前缘靠近假头基处有一缘凹,其两侧向前突起成肩突。颈沟的有无及长短在不同种类中也不同。除硬蜱、血蜱及盲花蜱等属外,其他各属幼蜱在盾板两侧均有眼(异扇蜱或有或无),其形状及发达程度不同。异盾位于躯体的后半部,皮肤上有许多皱褶,吸血后可使躯体膨胀。异盾前部中央,距盾板不远,相当于雌蜱盾窝处有一对横缝,周围有皮肤褶包围成椭圆形。后缘具缘垛。腹面皮肤亦有皱褶,与成蜱一样肛门位于体后中央,肛门由 1 对肛瓣组成,上着生肛毛一对,外有肛门环。幼蜱的刚毛,通常为机械感受器,有触觉功能。硬蜱幼蜱的刚毛数目和位置比较稳定,可以用来区别属种。具 3 对足,和成蜱一样各足均由 6 节组成。基节上通常有距,距的形状及大小可以作为分类的依据。第一对足跗节上有哈氏器。前窝的深浅、前窝感毛数目、孔毛的形状和位置以及囊孔的形状等可作为分类的依据。

硬蜱的躯体呈袋状,大多褐色,两侧对称。硬蜱的颚体也称假头,位于躯体前端,从背面可见到,由颚基、螯肢、口下板及须肢组成。螯肢 1 对,从颚基背面中央伸出,是重要的刺割器。口下板 1 块,位于螯肢腹面,与螯肢合拢时形成口腔。口下板腹面有倒齿,为吸血时固定于宿主皮肤内的附着器官。螯肢的两侧为须肢,由 4 节组成,第 4 节短小,嵌出于第 3 节端部腹面小凹陷内。颚基与躯体的前端相连接,是一个界限分明的骨化区,呈六角形、矩形或方形。雌蜱的颚基背面有 1 对孔区,有感觉及分泌体液帮助产卵的功能。体表光滑,背部盾板覆盖整个躯体背面的 1/3。雄蜱盾板覆盖整个躯体的背面。幼蜱和若蜱的盾板仅覆盖背部的前部。有的蜱在盾板后缘形成不同花饰称为缘垛(festoon)。腹面有足 4 对,每足 6 节,即基节、转节、股节、胫节、后跗节和跗节。基节上通常有距。足跗节背缘近端部具哈氏器,末端有爪 1 对及垫状爪间突 1 个。生殖孔位于腹面的前半,常在第 2 对足基节的水平线上。肛门位于躯体的后部,常有肛沟。气门一对,位于足基节的后外侧,气门板宽阔。雄蜱腹面有几丁质板。雄蜱腹面可有骨板,其数目因蜱属而异。气门板位于足基节的后外侧,其形状因蜱属而异。

软蜱的颚体位于躯干腹面前部,从背部看不见。雌蜱颚体背部无孔区。躯体背部无大块骨板。体表呈皱纹状、颗粒状、乳突状或有盘窝。气门板小,位于足基节的前外侧。

### (二) 生活史

硬蜱是不全变态的节肢动物,其发育过程包括卵、幼虫、若虫和成虫 4 个阶段。除卵外,其余各期都需要寄生在宿主体表吸血。雌蜱饱血后落地产卵,一般经过 4~8 天待血液消化和卵发育后,开始产卵。硬蜱一生只产卵一次,可产上百甚至数千个卵。虫卵呈卵圆形,黄褐色。通常经 2~3 周或 1 个月以上孵出幼虫。幼虫爬到宿主体上吸血,经过 2~7 天吸饱血后,经过蜕化变为若虫。若虫再次寄生吸血后,蜕化变为性成熟的雌性或雄性成蜱。在自然条件下,硬蜱完成生活史通常需要数月到 1 年,甚至 2~3 年,因蜱种和气候环境而异。硬蜱在饥饿的状态下寿命为几个月至 1 年,幼蜱和若蜱为 2~4 个月,吸血后寿命较短,雄蜱活月余,雌蜱产卵后 1~2 周死亡。

软蜱的发育过程也包括卵、幼虫、若虫和成虫 4 个阶段,其若虫阶段有 1~7 期,由最后一个若虫期变为成虫。成虫白天隐伏在犬舍的缝隙中,或在木柱的树皮下或石块下,夜间爬出活动。幼虫和若虫在禽类体表上吸血和蜕化,并在体表长期间停留;最后一期若虫吸饱血后离开体表,蜕化为成虫,并隐藏于禽舍中。成虫每次吸血 10~60 分钟。成蜱耐饥力强,不吸血的虫体一般可活 5~6 年之久。软蜱成蜱一般可活 5~6 年,有些种类可活十几年甚至 20 年以上。

## 二、流行病学

### (一) 分布与危害

在世界范围内,目前估测有 80 多种蜱虫携带可致蜱瘫的唾液腺毒素蛋白,其中已知有 43 种能产生神经毒素蛋白。自 1824 年,澳大利亚学者首次发现报道人的蜱瘫痪患者病例以来,曾有蜱瘫痪病例报道的国家有:南非、埃塞俄比亚、苏丹、澳大利亚、加拿大、美国、法国、德国、中国、印度、俄罗斯、土耳其、埃及、阿根廷、巴西、墨西哥等。在非洲,有报道致蜱瘫痪的蜱种有:红润硬蜱(*I. rubicundus*)、埃氏扇头蜱(*R. evertsievertsi*)、拉氏血蜱(*Haemaphysalis leachi*)和鬲氏扇蜱(*Rhipicephalus gertrudae*);软蜱的种类有翘缘锐缘蜱[*Argas* (*Persicargas*) *walkerae*]、梅氏耳蜱(*Otabiusmegnini*)(南非)、塞氏钝蜱(*Ornithodors savignyi*)和拉合钝蜱(*O. lahorensis*)。

蜱种不同,其发育类型、地理分布、栖息环境、活动时间、宿主转性、季节消长等都不相同。在蜱宜生长的生态环境中,蜱虫的密度较高,当人进入有蜱的环境中活动时,就有可能受到蜱的侵袭。蜱侵袭人后,可寄生在人的头皮、颈部、背部、肩胛处、腿部、腹股沟部等处,以头部、颈部最为常见。人对蜱瘫普遍易感,已发现的蜱瘫患者,年龄最小的 1 岁,最大的 83 岁。与成人相比,蜱瘫痪更常见于儿童。高危人群为留长发的年轻女孩,蜱易于隐藏在头发中吸食头部鲜血。遭受过蜱毒侵袭的人和动物对蜱瘫痪有一定的抵抗力。

（二）流行环节

硬蜱多分布在开阔的自然界,如森林、灌木丛、草原、半荒漠地带。不同的蜱种的分布与气候、地势、土壤、植被和宿主密切相关。蜱栖息与活动因种类而异,如全沟硬蜱,篦子硬蜱等常栖息于低温高湿的阔针交混带,多聚集在小路旁边的草尖及灌木枝叶的顶端等待宿主,宿主的气味(呼吸的二氧化氮和汗臭等)和行动的震动频率可诱发其寻觅宿主的行为,每天在 9 时和下午 4~6 时为活动高峰期;草原革蜱栖息在荒漠或半荒漠地带,多在地面活动,靠视觉主动寻觅宿主,整个白天均见活动;草原硬蜱栖息在洞穴里,在栖息场所附近寻觅宿主;微小扇头蜱栖息在农耕地区的牲畜的圈舍内,多爬上墙壁,木桩寻觅宿主。软蜱多栖息在半荒漠或荒漠地带,如乳突钝缘蜱,多栖息在小型动物的洞穴及岩窟的缝隙里;波斯锐缘蜱多栖息在禽舍。软蜱多在夜间活动,在栖息场所附近寻觅宿主。蜱的活动范围不大,一般为数米或数十米。在温带,有些蜱的活动跟季节变换相关,多在温暖的季节活动,例如长角血蜱,若蜱多活动于 4~9 月,5 月最多,成蜱多活动于 4~7 月,6 月最多。在热带,蜱可常年活动。软蜱多数终年可见活动。

（三）流行因素

蜱的宿主包括 200 多种哺乳动物、120 种鸟类、少数爬行类和两栖类。有些蜱种可侵袭人体。蜱对宿主的专性程度因种类而异。大多数蜱的宿主广泛,例如,长角血蜱的宿主范围包括 100 多种哺乳动物,全沟硬蜱的宿主范围包括 200 多种哺乳动物、120 种鸟类及少数爬行动物。软蜱中的一些种类及硬蜱中的少数种类具有专性或高度专性寄生的特性,如嗜鸟硬蜱只寄生于鸟类。

根据硬蜱的宿主更换次数和蜕皮地点,其生活史可分为单宿主、两宿主和三宿主型。其中三宿主型的生活史最常见,包括所有的花蜱属(*Amblyomma*)、硬蜱属(*Ixodes*)和血蜱属(*Haemaphysalis*),及多数革蜱属(*Dermacentor*)、扇头蜱属(*Rhipicephalus*)和璃眼蜱属(*Hyalomma*)。两宿主型蜱类的饱血幼蜱一直吸附在宿主身上并蜕皮,只在若蜱饱血后才脱离宿主。单宿主型的蜱类(所有牛蜱、残缘璃眼蜱、马耳革蜱和白纹革蜱)会在幼蜱期开始一直寄生在宿主身上,并经历 3 次吸血和 2 次蜕皮,到成蜱饱血后脱离宿主。两宿主和单宿主型的蜱是为了适应在游牧动物身上寄生。例如,璃眼蜱和扇头蜱转移到寄生在干旱草原或沙漠中的有蹄类动物身上时,由于恶劣的气候环境及宿主较少,将会减少这些蜱遇到宿主的机会及饥饿个体存活的时间。这种情况下,在宿主身上蜕皮可以提高蜱类的存活率并有助于成功完成其生殖发育。

多数软蜱属于巢居式吸血动物,聚集在哺乳动物的栖息地(钝缘蜱)或鸟巢(锐缘蜱)内。多数败蜱的宿主为蝙蝠,它们一般逗留在宿主聚集的洞穴、岩穴及裂缝内。可见软蜱是以巢居式寄生为主,但有些种类则朝着延长吸血期的暂时性巢居式寄生的方向进化。多数软蜱的成蜱和若蜱吸血几分钟到几小时不等。所有锐缘蜱亚科和一些钝缘蜱亚科的幼蜱吸血延续几天,并伴随身体的快速生长。

硬蜱相对软蜱来说具有较长的吸血期。其幼蜱、若蜱及雌蜱只吸血一次,且吸血期从未成熟阶段的 3~6 天到雌蜱的 6~12 天,同时伴随着身体的明显变大。只有缺角血蜱的幼蜱和若蜱及所在亚属的一些种类,仅吸血几个小时。硬蜱的雄蜱饱血需要 3~6 天,且它们的重量会增加 1.5~2.0 倍。此后,它们才可以与雌蜱交配并能在宿主身上逗留几周。硬蜱属的雄蜱在饥饿状态就能使雌蜱受精。这些蜱类的每个发育阶段都是自由生活期与寄生期交替进行。非寄生期持续几个月到几年,而幼蜱、若蜱和成蜱吸血时间的总和为 10~20 天。吸血后,蜱就离开宿主并在土壤、干草、巢或洞穴中蜕皮或产卵。

硬蜱各活动期仅吸血一次,多数在白天侵袭宿主。幼蜱、若蜱和雌蜱成蜱吸血所需的时间分别为 2~5 天,3~8 天和 6~15 天。饱血后的体重分别增加 10~20 倍,20~100 倍和 80~160 倍,而雄蜱成蜱体重增加 1.5~2 倍。

软蜱的幼蜱吸血 1 次,各龄的若蜱和成蜱需多次吸血。软蜱多在夜间侵袭宿主,幼蜱吸血所需的时间较长,为数小时乃至数天;若蜱和成蜱吸血的时间较短,为数分钟到 1 小时左右,其时间长短因蜱的种类而异。饱血后的幼蜱、若蜱和雌蜱体重增加 6~12 倍,而雄蜱体重增加 2~3 倍。

蜱在宿主的寄生部位常有一定的选择性,一般在皮肤较薄且不易被搔到的部位。例如,全沟硬蜱寄生在人的颈部、耳后、腋窝、大腿内侧、阴部和腹股沟等处;草原革蜱多寄生于牛的颈部肉垂处,羊的耳壳、颈部及臀部;波斯锐缘蜱多寄生于家禽的翅下和腿腋下。

### 三、发病机制与病理改变

蜱在叮咬人或动物是,吐出唾液,麻痹宿主皮肤,并防止血液凝固。蜱的唾液腺分泌的毒素主要有 3 种,分别为皮肤坏死毒素(dermotropic toxin)、白细胞调理毒素(leukotropic toxin)和神经毒素(neurotropic toxin),其中,某些硬蜱和软蜱幼蜱的神经毒素可引起人和动物的蜱瘫病。神经毒素的成分为蛋白。当蜱吸血时,唾液中的神经毒素随着唾液进入宿主体内,对毒素敏感的人或动物会出现运动纤维传导障碍,发生上行性肌肉麻痹而引起蜱瘫痪,严重者延髓受累,出现颈部及咽部肌肉麻痹,不能发声和吞咽,最后因胸部肌肉麻痹导致呼吸衰竭而死亡。

某些硬蜱雌蜱和软蜱幼蜱的神经毒素可引起人和动物的蜱瘫痪。最新的分析表明,蜱种的毒力跟它的起源无关。例如,已发现的地理分布不同的同一蜱种,存在有毒株和无毒株,有毒株雄蜱和无毒株雌蜱交配可产生有毒的后代。能致蜱瘫痪的蜱种不同,毒力也不同。例如,一只安氏革蜱的硬蜱寄生就可以引起人或动物的蜱瘫痪,而在南非,家畜的蜱瘫痪的发生取决于红润硬蜱的寄生数量。在中国,动物的蜱瘫痪的发生则取决于长角血蜱的数量。

引起蜱瘫痪的神经毒素,其成分为蛋白质,由蜱唾液腺腺泡分泌。硬蜱在叮咬吸血最初的 2~36 小时吸血量较少,以后大部分时间继续吸血,使蜱的体积和重量不断增加。在吸血结束前 12~24 小时会快速吸血,使躯体迅速增大,此段时间为快速吸血期。快速吸血期是神经毒素大量产生和分泌的时期。引起蜱瘫痪多发生在这一时期。

安氏革蜱引起的蜱瘫痪的机制是神经毒素阻滞了乙酰胆碱的释放,主要发生在神经肌肉接头处和郎飞结部位。紫环硬蜱其神经毒素主要与神经末梢的离子通道相结合,从而阻断神经递质的释放,当毒素一旦被去除,这种阻断将会终止,即可恢复正常功能。在南非,对重要的致蜱瘫痪的软蜱(*Ornithodoros savignyi*)的唾液腺蛋白(salivary gland proteins,SGPs)的分析结果表明,TSGP2 和 TSGP4 是其重要的成分,并且蜱中毒的各种形式没有一个共同的起源,它们都有着独立进化的发病机制。

## 四、临床表现

蜱叮咬宿主后到饱血所需的时间因蜱种而异,因此潜伏期也不同。安氏革蜱饱血所需的时间为7~10天,潜伏期为5天左右。蜱瘫初期,双手双足受累。咽喉肌肉部分麻痹、舌麻痹、面神经麻痹、眼神经麻痹,而后出现吞咽困难、语言障碍、视力障碍等。后期因延髓受累,呼吸麻痹导致呼吸衰竭。在出现症状前12~24小时,常出现坐立不安、全身不适、食欲减退、脉搏加快等表现。从出现症状到瘫痪,至少需要2天。如不累及呼吸器官或心脏,患者可恢复健康。通常情况下,蜱瘫痪的症状常在去除蜱后的第12~48小时达到高峰。

在埃塞俄比亚,一名60岁的蜱瘫痪患者,起先被误诊为蜂窝织炎,而后在体表发现蜱寄生,被确诊为蜱瘫痪,这是埃塞俄比亚报道的首例蜱瘫痪患者。

## 五、诊断与鉴别诊断

蜱瘫痪通常通过发现蜱叮咬来诊断。患者有上行性肌肉麻痹症状,来自或去过有蜱活动的地区并有蜱的叮咬史是临床诊断或流行病诊断的依据。仔细检查患者全身皮肤,特别要仔细检查长发患者的发际和头皮处有无蜱寄生。在患者身上发现躯体膨大的蜱是确诊的证据。神经功能的测定可以根据确定神经肌肉的协调性来鉴定病情的发展和恶化程度。国外已经开展了应用ELISA检测动物血清中蜱瘫痪抗体的研究。

在诊断中应考虑与吉兰-巴雷综合征(Guillain-Barre syndrome)、急性共济失调、脊髓灰质炎、感染性急性多发性神经炎、横突病、白喉性多发性神经症、蜂窝织炎、肉毒素中毒、重症肌无力和脊髓肿瘤等相鉴别。同时,还应该注意与蜱叮咬引起的发热伴血小板减少症相区别。"发热伴血小板减少症"是由新型布尼亚病毒引起的主要以发热、血小板减少、贫血及消化道和呼吸道症状为主的疾病,在8~10月份多发,与蜱有时空对应关系,长角血蜱为主要传播媒介。

## 六、治疗

由红润硬蜱、安氏革蜱等引起的蜱瘫痪患者,主要通过去除蜱来治疗,这是最有效的治疗方法。一旦发现皮肤上有蜱叮咬,尽快用火柴、烟头等烫蜱的尾部末端,蜱可自行掉落;或是凡士林等油类物质涂抹蜱腹面位于后足跟附近的气门,使蜱窒息死亡后取出;或用乙醇、乙醚、氯仿等涂抹蜱,将蜱麻醉后取出;或是用弯头手术钳贴紧皮肤,夹住蜱的前端颚基,以与皮肤垂直的方向缓慢平稳地取出蜱;或是用50~60℃的热水浸泡蜱叮咬的部位,使蜱的颚体松懈后取下蜱。去除蜱后,仅有足腿麻木者在去除蜱后数小时可恢复正常;下肢瘫痪者多在1~2天内症状消失;语言障碍和吞咽困难者数日至数周恢复正常;如果延髓受累,呼吸肌出现麻痹时,尽管将蜱去除,死亡率仍很高。去除蜱后症状严重的患者需细心监护,做对症治疗。对呼吸肌出现麻痹的患者需短期戴呼吸器,儿童1周以上才能完全恢复健康。

由紫环硬蜱引起的蜱瘫痪患者在出现症状后立刻静脉注射抗毒素血清,并且要在去除蜱之前就进行注射。抗毒素对重症儿童具有一定的作用,但是急性过敏反应和血清病的发生率高。用盐酸酚苄明治疗效果较显著。

对于蜱叮咬部位的咬伤还应进行抗炎抗过敏治疗,局部伤口用碘伏、新洁尔灭、双氧水清洗,1日1次。

## 七、预防与控制

蜱瘫痪病重在预防,关键是对蜱的防制,重点在个人防护,防止蜱叮咬。个人防护包括穿防护服和使用驱避剂。进入森林、牧场、草地、灌木丛等蜱活动的环境时,尽量避免皮肤裸露,穿紧身衣服防止蜱爬入衣服叮咬;随时检查身体上有无蜱,特别是颈部,耳后跟和发际有无蜱侵袭;不要在蜱活动的环境中坐卧;离开有蜱游离的环境时要仔细检查衣服上、头皮上和身上有无蜱附着;就寝前要仔细检查衣服、身上和头上有无蜱。进入有蜱活动的环境时,使用桉树油、薄荷油、驱蚊胺等驱避剂涂抹外露皮肤或是涂在衣服、裤脚、袖口、领口等处,可起到防蜱侵袭的作用。

疾控部门要利用现代化的视频、网络等手段普及预防蜱瘫痪知识,提高各类人群自我保护意识。

环境中蜱的防制,可用马拉硫磷和溴氰菊酯等杀虫剂喷洒蜱类栖息的环境,保持禽畜舍的地面和墙壁干净光洁,以消除蜱栖息的洞穴和缝隙。对蜱宿主的处理,可定期对家畜家禽药浴杀蜱,消灭啮齿动物等。

(刘　琴)

## 参 考 文 献

1. Lother SA,Haley L. Tick paralysis. CMAJ,2017,189(43):E1341.

2. Gerasimova M,Kelman M,Ward MP. Are recreational areas a risk factor for tick paralysis in urban environments. Vet Parasitol,2018,254:72-77.

3. Guernier V,Milinovich GJ,Bezerra Santos MA,et al. Use of big data in the surveillance of veterinary diseases:early detection of tick paralysis in companion animals. Parasit Vectors,2016,9(1):303. doi:10.1186/s13071-016-1590-6.

4. Diaz JH. Tick paralysis in the United States. J La State Med Soc,2010,162(5):273-280.

# 第七篇

## 非洲寄生虫病控制
## 规划与国际合作

# 第二十五章

# WHO 消除非洲寄生虫病策略与规划

## 第一节　血吸虫病防治策略与规划

### 一、议程

#### （一）总目标

至 2020 年,在 WHO 非洲区消除作为公共卫生问题之一的血吸虫病,即:①血吸虫感染率降至并维持在<1%;②在某些地区实现血吸虫病传播阻断。

#### （二）战略重点和关键措施

实施的主要策略包括疾病控制与预防感染两个方面(图 25-1-1)。疾病控制的主要干预措施是预防性化疗加支持性干预,如社区教育、监测和管理,以及疾病管理。健康教育是预防感染的主要干预措施之一,同时还包括安全用水、卫生设施改善以及环境管理(包括药物灭螺)。

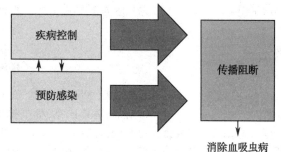

图 25-1-1　血吸虫病控制策略

WHO 非洲区控制血吸虫病的 PHASE 策略,PHASE 代表:

P:预防性化疗

H:健康教育

A:安全用水

S:卫生设施改善

E:环境改造加药物灭螺

血吸虫病传播阻断的定义:

学龄儿童连续 3 年血吸虫病零感染,在血吸虫病流行区无确诊病例(实验室找到病原并伴有临床症状)。

作为公共卫生问题消除血吸虫病的定义是:

血吸虫病流行区学龄儿童重度感染患病率<1%(重度感染:曼氏血吸虫感染者每克粪便中虫卵数≥100 个,或埃及血吸虫每 10ml 尿液中虫卵数≥50 个)。

疾病控制标准:

曼氏血吸虫病患者 B 超检查 B 级肝纤维化比较降至 10%,并无 C 级肝纤维化患者;埃及血吸虫病患者 B 超检查膀胱损伤率<10%。

处于早期疾病控制水平的国家:启动血吸虫病疫情调查和/或实施群体化疗的国家;

处于中期疾病控制水平的国家:群体化疗覆盖率<100%的国家;

处于后期疾病控制水平的国家:群体化疗覆盖率 100%的国家。

WHO 非洲区国家在血吸虫病防控措施的实施步调上不尽一致。因此,根据防控措施的实施程度将 WHO 非洲区国家分为 3 类:①全国范围实施群体化疗的国家;②在部分地区已开始实施群体化疗的国家;③尚未实施群体化疗的国家(表 25-1-1)。因此,不同国家采取不同的优先防治策略。即并非所有非洲区国家在战略规划实施期间均达到传播阻断,预计大部分非洲区国家将实现疾病控制,并朝着 2020 年达到传播阻断的目标而努力。

表 25-1-1　非洲血吸虫病流行国家分类及其防治重点

| 分类 | 国家 | 重点 | 预期结果 |
|---|---|---|---|
| 第一类:后期疾病控制水平:已完成血吸虫病疫情调查且群体化疗覆盖率达 100%的国家(11 个) | 乌干达、布基纳法索、尼日尔、马里、布隆迪、卢旺达、加纳、塞拉利昂、坦桑尼亚(桑给巴尔)、喀麦隆、斯威士兰 | 在所有流行区提高群体化疗质量,治疗覆盖率达到至少 75%<br>启动或加强预防感染措施,以减少重复感染<br>加强监测和评价,以指导每年的治疗和其他干预措施 | 维持群体化疗<br>消除作为公共卫生问题的血吸虫病 |
| 第二类:中期疾病控制水平:已经完成或部分完成血吸虫病疫情调查,并已开始实施群体化疗,但覆盖率<100%的国家(16 个) | 坦桑尼亚(大陆)、马达加斯加、莫桑比克、赞比亚、安哥拉、厄立特里亚、马拉维、中非共和国、多哥、贝宁、科特迪瓦、尼日利亚、几内亚科纳克里、毛里塔尼亚、刚果、塞内加尔 | 在未完成的地区完成血吸虫病疫情调查,扩大群体化疗覆盖率达 100%<br>在所有流行区提高群体化疗质量,治疗覆盖率不低于 75%<br>引发感染的预防措施<br>加强监测与评估,并在 2020 年之实施至少一轮效果评估 | 在所有国家实现疾病控制,部分国家尽可能实现传播阻断 |
| 第三类:早期疾病控制水平:没有完成疾病调查和/或尚未开始群体化疗的国家(13 个) | 肯尼亚、埃塞俄比亚、刚果民主共和国、乍得、津巴布韦、博茨瓦纳、纳米比亚、南非、加蓬、赤道几内亚、利比里亚、冈比亚、几内亚比绍 | 血吸虫病疫情调查实施群体化疗,并于 2015 年在全国范围内实施群体化疗<br>同时启动预防感染的干预措施 | 疾病控制和感染率下降 |

**(三) 指导原则**

1. 获得健康的权利　血吸虫病患者有权拥有健康,政府和 WHO 有责任并应视他们的健康权高于一切。

2. 群体化疗的目标人群　血吸虫病的晚期并发症是长期重度感染的结果。童年感染血吸虫后,病情延续至成年。针对童年期进行的血吸虫感染治疗将逆转病理改变;若不在此期间进行及时治疗,可导致不可逆且威胁生命的并发症。因此,群体化疗的目标人群应为儿童。对患病儿童进行治疗,可降低对他们生长发育、在校学习表现以及成年后工作能力降低的影响。因此,从社会经济的角度出发,政府可得到最大回报。高危社区患病率快速降低的目标人群是成人和学龄前儿童。

3. 实行一揽子综合干预,而不是孤立的个体化疗　PHASE 策略可同时完善疾病控制和预防感染。实施综合干预的一揽子计划将尽快实现从血吸虫病传播控制到传播阻断的跨越。

4. 干预措施的综合实施　应将血吸虫病防控措施尽可能整合至其他被忽略的热带病以及相关初级卫生保健预防措施中。血吸虫病预防性化疗应在有其他被忽略热带病流行的地区实施,并整合到其他干预措施中。

5. 循证项目　根据血吸虫病疫情调查、监测和评估得到的信息来决定干预措施是否需要进一步增加或减少,特别是预防性化疗措施。

6. 多方合作　人们认识到,WHO 和血吸虫病流行区国家将无法单独实施所有防治策略。强有力的合作和伙伴机制,包括公共部门、私营企业、非政府组织、以社区为基础的机构和地方性社区本身,将是战略计划实施的核心。

## 二、实施框架

### (一) 预防性化疗:加速疾病控制

加快实现疾病控制的总体目标:对 WHO 非洲区所有学龄儿童以及存在血吸虫病患病高风险的成年人定期进行吡喹酮化疗。

1. 在各血吸虫病流行国家完成疫情调查　调查对于了解疾病的人群分布十分必要,在不同流行区需要这些疫情数据指导干预措施的实施以及预测化疗药物所需的投入。被忽略的热带病的感染危险因素类似,在多个区域存在诸多被忽略的热带病同时流行。调查中,在预防性化疗方面,应寻求与其他被忽略的热带病合作,以了解预防性治疗的重叠区,从而开展综合性预防化疗。按照 WHO 血吸虫病调查或其他被忽略的热带病综合调查指南,将血吸虫病流行区分为 3 类:低度风险、中度风险、高度风险,学龄儿童血吸虫感染率分别是<20%、20%～50%、>50%。

(1) 具体目标

1) 到 2014 年,确定所有血吸虫病流行国家血吸虫感染高危人群;

2) 到 2014 年,确定每个国家血吸虫病分布、血吸虫病和开展了预防性化疗的其他疾病的共同流行区。

(2) 指标

1) 已完成血吸虫病疫情调查的国家数;

2) 已确定血吸虫感染高危人群国家的比例;

3) 已完成包括血吸虫病在内的开展了预防性化疗的疾病综合调查的国家数量(%)。

2. 扩大预防性化疗　预防性化疗将成为疾病控制的关键措施。根据流行区基线及影响评估调查所确定的流行类型,学龄儿童和成人是预防性化疗的目标人群。到 2015 年,在

WHO非洲区预防性化疗将扩大规模:地理覆盖率达到100%、治疗覆盖率达到75%。为更好地在学龄儿童中实施预防性化疗,应强化以学校为基础的治疗。此外,以社区为主导的干预措施将用于学龄前儿童以及高危社区的成年人,加快推进100%群体化疗地理覆盖率和不低于75%高质量群体化疗覆盖率的进程,将是实现疾病控制目标的关键。就群体化疗而言,不同类别国家所需的支持应与各自的防治重点一致。在率先实施的地区取得这一目标的潜在障碍在于吡喹酮价格和质量。应与药品生产商协商以提高药品产量,尽可能地争取捐赠,并通过合作调动国际与国内资源。

(1) 具体目标

1) 到2014年,所有要求进行血吸虫病预防性化疗的国家均启动群体化疗措施;

2) 到2015年,所有国家血吸虫病预防性化疗地理覆盖率达到100%;

3) 到2020年,学龄儿童和高危成年人群治疗覆盖率达到75%。

(2) 指标

1) 启动预防性化疗的国家数量;

2) 实现100%群体化疗地理覆盖率的国家比例;

3) 学龄儿童和高危成年人群治疗覆盖率达到75%的国家比例。

3. 疾病管理 疾病控制采取预防性治疗,在达到100%地理覆盖率和高治疗覆盖率前,医院会一直收治血吸虫病患者。医院应准确诊断和治疗血吸虫病患者。因此,医院特别是在血吸虫病流行区的医院应配有吡喹酮储备、实验室专业技术人员或血吸虫病治疗流程。此外,医院可能会收治一些患者,这些患者由于感染血吸虫而出现一些不可逆的并发症,此类患者应得到充分治疗。由于扩大群体化疗规模,应加强药物不良反应监测和报告。医疗机构应具备处理严重药物不良反应的设备和技术能力。

(1) 目标

1) 到2015年,血吸虫病流行区所有医疗机构有血吸虫病治疗药物和治疗流程;

2) 到2014年,所有国家的当地医疗机构有能力处理治疗后出现的严重药物不良反应。

(2) 指标

1) 血吸虫病流行区医疗机构能提供血吸虫病治疗的国家数;

2) 血吸虫病流行区医疗机构有能力处理严重药物不良反应的国家数。

**(二) 强化预防感染措施**

预防感染是一项重要的血吸虫病防控策略。预防感染在于降低疾病传播的危险因素,预防感染和再感染。该措施将与预防性化疗同时实施,并确认是否得以落实,这将进一步促进降低患病率、实现传播阻断。这些措施的实施有赖于社会对疾病传播的理解和预防,以及个人、社会行为的改变。安全用水和卫生设施的改善对于预防感染的成功与否至关重要,这些工作需要不同部门和不同行业间的合作。因此,一些国家重点地区血吸虫病防控应与其他相关行业和部门加强协作。此外,在血吸虫感染预防的措施上还需寻求双边和多边的支持与合作。

总目标:通过合适的健康教育、卫生条件改善、安全用水、环境改造和局部药物灭螺,改善WHO非洲区血吸虫病预防措施。以下是预防感染的战略重点。

1. 加强行为改善的健康教育

(1) 健康教育

1) 形势分析:在对学龄儿童和社会大众实施群体化疗前和化疗期间,通过纸质和电子媒体传播有关血吸虫病流行、预防和群体化疗的知识。可通过广播、电视、社区集会、学校卡通小册子、学校舞台剧以及当地方言制作的纸质 IEC 材料进行传播。可通过政府高层启动实施群体化疗，并借助体育赛事加大血吸虫病在普通人群中的认知。例如，在马里卫生部长和议会成员出席的情况下，第一夫人在塞古尼日尔河流域的流行区赛戈启动群体化疗措施（图 25-1-2）；卫生专业技术人员在处理吡喹酮不良反应上也得到了支持。然而，由于经费限制，健康教育在群体化疗期间没有得到持续实施，社区和学校的血吸虫病认识水平仍然很低。社区机构也没有积极参与血吸虫病相关行为改变行动。

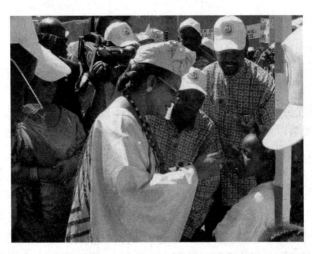

图 25-1-2　马里第一夫人启动群体化疗活动，卫生部长和议会成员出席（2005 年）

　　2）挑战：为有效改变行为，应落实健康教育和健康促进措施。然而，在很多国家尚缺乏有效沟通策略，特别是与决策者的有效沟通。目前 WHO 对政府的宣传还不够充分，在血吸虫病防控的健康教育上经费不足，导致健康教育和健康促进不到位。此外，在缺乏替代措施的情况下改变行为面临诸多挑战。被告知避免在周围水系中玩耍的孩子没有其他更安全的去处；被告知配戴保护设备的灌溉人员，实际上他们没钱购买相关保护设备。在学校，老师要求推广健康教育知识，在学校举行相关表演，但血吸虫病预防控制知识未列入学校教学大纲，也无法对此进行考核。此外，由于经费不足，健康教育和健康促进的影响无法评估，亦无法得知是否取得进展。在基线调查和实施后的一段时间内，KAP（K：知识；A：态度；P：行为）研究至关重要。但由于资金严重不足加上缺乏专业人员，很少收集相关数据。WHO 非洲区大多数血吸虫病流行国家有必要在健康教育和健康促进上加强能力建设。

　　（2）策略：健康教育作为预防感染策略的组成部分，是血吸虫病防控的重要措施之一，旨在减少疾病传播的风险和预防感染及再感染。它将在预防性化疗之前或/与预防性化疗同时实施，这将有助于尽快降低患病率及达到传播阻断。健康教育包括大众对疾病传播、预防、个体和社会行为改变的理解。部门和行业之间的协调与合作，对安全用水和卫生设施的改善至关重要。采用双边和多边的形式，国家血吸虫病防治重点将在相关部门和行业进行强化宣传。另外，须寻求合作伙伴支持健康教育的干预。应在下列关键领域开展运筹学研究，为项目运作提供依据：

　　1）KAP 和被当地文化所接受的信息；

2）评估(健康教育投入)和被忽略的热带病项目内部监管;进展报告(季度/年度报告等),数据质量保证和反馈机制。

（3）具体目标

1）到 2014 年,所有血吸虫病流行国家已经制定沟通策略;

2）到 2014 年,所有血吸虫病流行国家将血吸虫病传播预防信息纳入小学教学大纲和教师培训课程;

3）到 2014 年,所有血吸虫病流行国家采取不同手段为社区提供连续性行为改变的信息。

（4）健康教育干预的战略重点

1）学校卫生项目的加强:学校课程安排包括被忽略的热带病内容。

健康教育应强调个体和社会的作用,及通过行为改变达到预防感染的目的。应使用不同手段将健康教育知识传递给高危人群,包括纸质和电子媒体、人与人的交流及部门间的合作。比如,卫生部门应努力与教育部门合作,在学龄儿童中传播血吸虫病预防和传播控制的信息。良好的沟通策略以及通过恰当的方法进行有目的的行为改变是必要的。

健康教育的目的旨在提高对疾病的认知。该措施主要针对学校和社区,特别是高危社区。通过一些实用性研究理解当地信仰和对疾病的认知,并为流行区人们开发能被当地文化所接受的信息。在群体化疗实施前和实施期间应持续提供健康教育,其目标人群是学生、老师、社会大众,这还应与教育部门开展合作。医务工作者应提高对被忽略的热带病相关症状和体征的认识,并将患病儿童送至最近的医疗机构,且改善个人和环境卫生。

在所有流行区大力推广卫生教育,确定人人知晓这种疾病是由人通过不卫生的行为传播的。

指导国家层面的健康教育工作需要沟通策略。长期有效的健康教育需要大量使用以前没有的资源。特别是针对决策者和主要合作伙伴,进行有效的沟通、资源调动和合作是这一策略实施成功的关键。针对国家政府部门(如规划部、卫生部、教育部、农业部)、健康教育提供社区以及其他合作伙伴,WHO 将在制定有效沟通策略上发挥积极作用。国家将采用社区沟通渠道开展广泛健康教育,如宗教论坛、社区会议、街头呼吁、戏剧表演、电视评论、无线广播等。健康知识的广泛传播应强调化疗的好处、与化疗相关的副作用及可能的严重不良反应。

确保需开展预防性化疗的当地政府、领导和社区了解相关的干预措施,确保公共健康运动被理解,使误解和谣言最小化,并保证预防性化疗的依从性。同时,提供充足的资源保证预防性化疗的实施,达到有效的交流和社会动员。

在大规模干预治疗期间,多种因素可导致治疗不良事件的发生,关键是让大众知道药物可杀死寄生虫。少数人特别是重度感染者和初次治疗者,可能会出现一些不良反应,但这些不良反应是一过性的且是可治的。在治疗期间,无论这些不良反应是否由治疗所致,还是与实施的干预措施同时发生,要确保在活动开展期间当地医疗卫生部门能够处理可能发生的不良反应。

2）社区参与及社区地位

a. 鼓励社区在预防被忽略的热带病理念上的创新、参与建设和维护安全供水、卫生厕所相关的自助项目。

b. 提高儿童监护人对忽略的热带病症状和体征的认识水平,提高他们必须将患病儿童送往附近医疗机构治疗的意识,以及改善个人和环境卫生的意识。

3）运筹学研究。

4）集中在社区、教师、社区药品供应商和主管人群中进行培训。

5）报告/数据确认/反馈机制:在活动和干预措施后,需将活动结果以及是否需要开展后续活动的信息反馈给当地政府、研究机构和社区。

（5）指标

1）在血吸虫病流行区拥有沟通策略的国家比例;

2）学校提供预防传播信息的国家数量;

3）在流行区实施持续性强化行为改变的国家数量。

2. 加强安全用水

（1）安全用水

1）形势分析:WHO 非洲区国家可供家用的清洁用水普遍不够,地区平均水平约 70.8%（西部为 70.6%,中部为 67.8%,东南部为 72.5%）。超过 3 亿非洲居民无法使用干净安全的水源。非洲使用地表水人口比例极高,约 1.87 亿人,占全球人口 3%。这些人中的大部分（94%）是农村居民,他们集中在撒哈拉以南的非洲南部地区。事实上,在撒哈拉以南非洲地区,使用地表水饮用和做饭的农村居民占 19%。千年发展目标（MDG）是与全球目标人群相关的全球目标,这些目标已转换成国家层面的目标。大多数非洲国家（主要是撒哈拉以南国家）安全用水目标进展滞后。事实上,该地区 50 个国家中只有 19 个能在 2015 年达到目标。

在大多数情况下,社区在同一供水点饮用、家用、游泳、动物用水、捕鱼、灌溉、甚至洗车。天然水被未经处理含有排泄物的污水所污染。为发展需要建设水坝,如塞内加尔的敦博大坝,以及在许多其他国家所建设的灌溉系统,因没有合适的健康影响评估,这些工程为血吸虫病和其他水源性传播疾病的传播提供了机会。血吸虫病（感染和再感染）在上述活动中因接触污染的水源不断发生传播。然而,在过去十多年里,由于经费限制干预措施未得到良好实施。在流行区提高安全饮水也没有积极开展部门间的合作。

2）撒哈拉沙漠以南非洲地区未按既定的千年发展目标（MDG）实现安全饮水:作为一项干预血吸虫病传播的措施,增加安全用水将显著降低血吸虫病传播的风险,这将通过部门间的协作和合作伙伴来实现。非安全用水还会导致一些水源性疾病的传播,包括霍乱、几内亚龙线虫感染、痢疾以及其他急性肠道传染病。因此,通过改善安全用水也是许多利益相关者感兴趣的话题。这通常是有关水和自然资源部门的责任,而卫生部门却不得不来处理因清洁水源不足而引发的疾病。因此,部门间的协作,并在此领域建设和加强合作伙伴关系具有重要意义。血吸虫病控制项目应有助于加强部门间协作,同时重视血吸虫病流行区农村水利的发展。

血吸虫病传播加剧,常与在无卫生影响评估的情况下实施的水坝建设有关。水利工程建设前应进行健康影响评估,这将有助于通过适当的规划预防或减轻这些疾病传播的后果。

（2）挑战:迄今为止,非洲区大多数国家无法筹集资源以大幅增加安全供水。因此,在大多数血吸虫病流行区国家,许多被血吸虫尾蚴污染的天然水资源仍是居民生活用水的唯一来源,即使得到有效治疗,高危社区居民仍无法避免血吸虫再感染。

（3）策略:使用安全水源和良好的卫生条件在血吸虫病防控中扮演着重要角色,具有更广泛的健康和社会意义。使用饮用水可以减少接触高危水体,适当的卫生设施可以减少进入环境的寄生虫卵数量。因此,这些措施可以降低血吸虫病传播。由于水和卫生设备的管理不是卫生部的职责范围,将其他部门利益相关者加入被忽略的热带病国家指导委员会中至关重要。血吸虫病流行区应优先改善用水和卫生条件,并宣传对这些服务计划的重视。

提供安全水源至关重要,它将促进疫区居民避免接触污染水源,安全用水应纳入血吸虫病控制规划中。安全水源主要由政府和相关合作伙伴提供,安全用水项目应在血吸虫病流行区引起重视。

重要的是水利工程项目开发者应考虑健康方面的干预措施和目标人群安置,预防或减少疾病传播。此外,在规划预防性化疗的血吸虫病控制时,有必要重视正在实施或计划实施的水利与卫生工程。

（4）具体目标

1）到 2020 年,在血吸虫病流行国家至少实现 80% 的安全用水覆盖率;

2）确保对所有的水利工程建设项目实行恰当的卫生影响评估。

（5）指标

1）流行区安全用水覆盖率提高至少达 50% 的国家数;

2）流行区安全用水覆盖率达到至少达 80% 的国家数;

3）在水资源开发项目中实施卫生影响评估的国家数量。

（6）具体措施

1）与忽略的热带病相关的安全清洁用水活动（建设安全供水的自助项目/优先将安全用水纳入被忽略的热带病流行区的项目）;

2）被忽略的热带病相关的个人及环境卫生行动;

3）社区负责维护和安全使用供水设施（水源）;

4）加强伙伴关系—公共部门合作伙伴关系/教育;水和环境—指定联络人,公私合作伙伴关系:非政府组织、国际合作伙伴等（技术支持/维护和社区培训）;

5）运筹学研究/年度评估（评估执行状况,找出差距和未来的需求,覆盖范围等/在忽略的热带病流行区对施工安全供水进行项目内部评估（季度报告）/报告/数据确认/反馈机制）。

3. 改善卫生条件

（1）形势分析:非洲地区血吸虫病流行国家卫生条件非常差,一些流行区公共厕所覆盖率低至 46%。疫区国家公共场所,如船只停靠点、学校、卫生机构、朝圣中心和市场的卫生厕所不够。由于人的排泄物随意排放,水源不断受到污染,在有效治疗后,大部分人迅速再感染,从而削弱了群体化疗的效果。然而,卫生条件的改善需要大量经费与资源,过去 10 年中这部分费用超出了非洲地区血吸虫病防治的能力范围。在未来几年内,跨行业和跨部门加强合作伙伴关系建设,对血吸虫病预防和降低传播关重要,因而有必要对卫生条件改善和相关行为改变上重点进行投资。

（2）挑战:非洲国家在建立和使用卫生厕所的动员和鼓励上仍显不足。还有些人负担不起建设厕所的费用。一些社区土质差,需使用昂贵的耐用材料,但很多人买不起。大多数血吸虫病流行国家缺乏严格且正确使用卫生厕所的方法。卫生部应与当地政府、教育部门、相关非政府组织和合作方建立强有力的伙伴关系,但很少有合作伙伴愿意投资建造卫生厕所。

（3）策略:改善卫生条件,消除血吸虫病。恶劣的卫生条件是血吸虫病传播的一个重要因素,可导致儿童和成人接受治疗后又迅速再感染。因此,卫生条件的改善在实现传播阻断上非常必要。卫生条件改善不仅有助于预防血吸虫病传播，还有利于预防多种肠道传染病暴发。因此，一些卫生部门、非政府组织、以社区为基础的组织和其他部门间有关疾病控制的项目也在致力于卫生条件的改善。血吸虫病防治项目应积极参与并支持卫生条件的改善，并加强跨行业和跨部门在该领域的协作。主要措施有开展卫生运动以引导社区并动员他们提高卫生厕所覆盖率和使用率，加强人体排泄物的无害处理，建立伙伴关系并引导社区改善卫生条件。然而，最终卫生条件的改善是个人和社区行为改变的结果，其目标是通过促进必要的行为改变、集体安全处理人体排泄物，使水源不被污染和传播血吸虫病。卫生条件的改善活动应与预防性化疗的规划和实施同时进行。

（4）总目标：通过良好的卫生行为实践，改善WHO非洲区血吸虫病/土源性蠕虫病传播的预防措施。

（5）具体目标：到2020年，在流行区的公共场所如船只停靠点、学校、卫生机构、朝圣中心、市场等地区实现卫生厕所覆盖率达至少80%。

（6）卫生条件干预优先策略，卫生条件改善的战略重点

1）提高社区参与卫生条件的改善

a. 提高社区参与建设公共厕所。在土质脆弱的地区，地方政府和社区领袖需说服社区参与建设卫生厕所的修建，并予以建筑方面的技术协助。

b. 在中小学和大学，推动社区洗手行为和个人卫生习惯改变。鼓励社区成员获得正确的卫生知识，利用现有的安全清洁水洗手并保持个人卫生，同时重视严格正确使用卫生厕所。

2）加强部门间和行业间的协作和伙伴关系以改善卫生条件：为提高卫生设施覆盖面，实行行业间部门间的合作与伙伴关系以确保卫生条件改善和相关行为改变的集中投入。

a. 提供并维护学校良好的卫生设施。卫生部、教育部、地方政府、非政府发展组织间的合作与伙伴关系将支持学校卫生设施的建设和维护。

b. 为城市提供卫生设施并由社区进行维护。卫生部、社区、地方政府、非政府发展组织间的合作与伙伴关系将支持学校卫生设施的建设和维护。

c. 以法律的形式预防环境污染并进行卫生厕所的建设。在公共场所修建卫生厕，卫生部应与地方当局合作建立法律法规。

d. 资源调动。卫生部应与其他部门合作调集资金（双边、多边、基金会等）支持国家血吸虫病卫生促进和土源性蠕虫病的控制。

3）指标

a. 卫生厕所覆盖率达到50%的国家数量；

b. 流行区有关于洗手项目的国家数量；

c. 社区参与卫生条件改善的国家数量；

d. 在卫生条件方面，有行业合作和其他合作伙伴关系的国家数。

4. 环境改造及重点螺情控制

（1）环境

1）形势分析：在非洲地区，由于经费限制及缺乏水体可行性识别，宿主螺控制尚未普遍开展。在中东地中海区域，螺情控制的主要经验来自摩洛哥与埃及。由于灭螺药有限，有必要对实施灭螺的地区进行确认。在非洲地区开展环境灭螺，以加强感染的预防。

2）挑战：总体上，螺情控制特别是大型水域的螺情控制极具挑战性。需要确定有人群

频繁活动的水域和血吸虫病高危区域,采取有针对性的螺情控制方案。许多国家缺乏技术和资金进行可靠的宿主螺调查。出于对环境的考虑,以药物灭螺和环境改造的螺情控制尚不普遍。这些地区缺乏有关灭螺药正确用量和如何使用灭螺器械的知识,也缺乏相关技术支持,且安全有效的灭螺药价格昂贵。实施有效的药物灭螺后,螺蛳又在灭螺后的水域繁殖,因此需要反复灭螺,但这超出了多数国家经费可承担的范围。灌溉沟渠需用水泥硬化使水流加快并防止植物生长。然而,需要对植物进行定期清理,以控制螺蛳滋生。但多数农民和相关开发伙伴不愿对此进行投资或根本不投资。

(2)策略:在适当情况下,将通过环境处理和集中灭螺进行螺情控制。螺蛳是血吸虫病的中间宿主,血吸虫幼虫在螺蛳体内发育为成熟的尾蚴,在感染期,释放到水中通过皮肤感染人。消除中间宿主可中断传播,但这会带来一系列环境问题。由于考虑到对环境的影响,在大型水体大量使用灭螺剂进行螺蛳控制是不可行的,且成功控制的可能性低。然而,它可以在人们接触多、传播风险非常高的小水体中实施。少量安全的灭螺剂可以在这种小水体中使用,同时应确保水仍能安全使用。灭螺也可以通过环境管理如在灌溉系统、大坝、池塘中进行,包括移除螺蛳食用的植被等。然而,水坝和灌溉系统建设往往没有做卫生影响评估,因而,常与血吸虫病传播增加有关。通过适当的规划在水利项目开始前进行健康影响评估将有助于控制或减轻这些不良后果。

(3)总目标:通过环境控制和针对性灭螺加强传播预防。

(4)策略重点

1)进行环境改造实行螺蛳控制。

a. 使用水泥修建沟渠,使水流加快并限制沟渠植被生长,从而减少灌溉区螺蛳滋生。

b. 推进水利规划,通过重整大型水体边缘地带和其他易感地带,从而去除水体边缘的植物。

2)对小型且集中用水区使用安全灭螺剂,有针对性地推广使用灭螺剂(氯硝柳胺)。

3)在所有水资源开发项目中开展适当的卫生影响评估。

(5)具体目标

1)确保在所有水资源开发项目中开展适当的卫生影响评估;

2)通过使用水泥修建沟渠,使水流加快并限制沟渠植被生长以减少灌溉区螺蛳滋生地;

3)实行环境改造,减少大型水体螺蛳滋生地;

4)安全使用灭螺剂,在小型、集中用水区实施药物灭螺。

(6)指标

1)水资源开发项目开展健康影响评估的国家数量;

2)血吸虫病防治计划中实施螺蛳控制的国家数量;

3)实施环境控制以减少螺蛳滋生地的国家数量;

4)实施定点灭螺的国家数量。

**(三)加强国家控制规划,加强合作和伙伴关系**

强有力的国家规划是战略计划的关键。一些国家已经有血吸虫病或被忽略的热带病防治规划、血吸虫病协调员,重点区域或项目管理员。然而,有些地区仍未配备血吸虫病防治专职人员,无法专注于血吸虫病防治规划。因此,重点需要安排专职人员来全面监督在综合防治被忽略的热带病框架内的血吸虫病的干预措施,并确保在该区域各方的合理协调。为提高政府在这些项目中的主导权,这些人员最好由政府任命和协助。另外,可通过区域专家委员会会议的方式,与政府一起倡导并逐步增加血吸虫病防治预算,并将血吸虫病控制纳入医疗卫生体系中。同时开展不同方面的能力建设项目,如规划、综合性预防化疗、管理和协调能力、数据管理和报告、监测和评价、资源动员。鉴于各国有限的政府资源,合作伙伴和资源动员对战略规划的成功实施至关重要,应努力维持目前的伙伴并拓展新的合作伙伴,包括国家内部卫生发展伙伴、区域发展银行和国际合作伙伴,建立协调机制并在国家层面确保支持合作和方案的实施。

1. 具体目标

(1) 在血吸虫病防治上增加政府和合作伙伴支持的宣传;

(2) 促使血吸虫病防治纳入现有国家卫生体系;

(3) 支持能力建设,提高项目管理、协调和实施能力;

(4) 加强并扩大合作伙伴关系以及资源动员。

2. 指标

(1) 具备血吸虫病防治政府预算的国家数量;

(2) 参与控制区域血吸虫病的合作伙伴数量;

(3) 将控制血吸虫病纳入国家卫生战略规划和策略的国家数量;

(4) 将预防性化疗整合入血吸虫病防治规划中的国家数量;

(5) 配有血吸虫病防治国家协调员的国家数量。

### 三、监控性能

监测计划的实施很重要,可确保实施按计划运行。其关键是需加强在地理覆盖面和治疗覆盖面、用药不良反应、药物消耗等方面的监测。此外,还有必要进行群体化疗对感染率、感染度、临床病例以及贫血等方面影响的评估。评估的结果将用于指导下一步的治疗工作。目前,在评估需开展的频率、评估需要得到什么样的最少数据,以方便国家间的比较上尚无明确标准。因此,WHO非洲区将制定监测和评估血吸虫病控制措施指南,以指导这方面的工作。所有国家都应制定自身的监测方案和评估计划,并至少每年一次与WHO非洲区进行数据共享。加强在健康教育与卫生运动是否开展和开展后效果的监测和评估,在干预措施中,效果评价是必不可少的。联合报告格式(JRF)已制定好并将发送至各个国家,用来填写有关项目实施取得的效果及面临的困难的年度报告。如果确定有需要,将在不同国家进行有关监测和评价方面的能力建设。是否需要开展运筹学以及运筹学方面的一些问题尚不明了。当扩大实施规模,一些操作性问题也会发生。运筹学研究的重点将每年确定一次,包括南北和南南合作。确定每年运筹学研究的重点和合作方式推广业务研究,并改善运筹学研究方面的合作方式,包括南北和南南合作。将公布讨论运筹学研究的结果,并有必要将其结果应用于血吸虫病防治实践。

1. 具体目标

(1) 到2012年,WHO非洲区制定监测和评估血吸虫病防治的指南;

(2) 到2014年,所有血吸虫病流行国家制定监测和评价计划;

(3) 到2015年,所有血吸虫病流行国家应具备监测和评价能力;

(4) 运筹学研究问题得到确定和支持,并有利于改善项目的开展和实施。

2. 指标

(1) 到2012年,WHO非洲区制定了监测血吸虫病防治的方案和年度评估指南;

（2）制定了被忽略的热带病或血吸虫病防治监测和评估计划的国家数量；

（3）有足够的基础设施进行监测和评估的国家数量；

（4）有足够的人员进行监测和评估的国家数量；

（5）开展运筹学研究的国家数量。

（足够的概念：不需要借用或寻求技术支持进行监测和评估）

**（一）监测和评价指标以及区域目标**

为了能跟踪项目的投入、过程、产出、结果以及该项目干预措施中突出的效果，将使用投入、过程、产出、结果和影响等指标（表 25-1-2）。

表 25-1-2　监测和评估指标

| 指标类别 | 指　　标 | 区域目标 |
| --- | --- | --- |
| 投入指标日期 | • 2012 年，WHO 非洲区制定了监测和年度评估指南 | |
| | • 有足够的人员进行监测和评估的国家比例 | |
| | • 为血吸虫病防治提供政府预算的国家数量/% | |
| | • 获取的吡喹酮总量 | |
| | • 国家层面可调动的资金额度 | |
| | • 该地区用于消除血吸虫病可调动的资金额度 | |
| 过程指标 | • 已完成血吸虫病疫情调查的国家比例 | 到 2013 年达到 100% |
| | • 在需要的国家实施预防性化疗的国家数量 | 到 2014 年达到 100% |
| | • 疫区卫生机构提供血吸虫病治疗的国家数量 | 到 2014 年达到 100% |
| | • 血吸虫病防治项目中开展针对性灭螺的国家数量 | 到 2015 年至少达到 30% |
| | • 血吸虫病防治项目中综合开展预防性化疗的国家数量 | 到 2015 年达到 80% |
| | • 采取环境控制和卫生管理进行血吸虫病控制的国家数量 | 到 2020 年达到 80% |
| 产出指标 | • 已经确定血吸虫病风险人群的国家比例 | 到 2013 年达到 100% |
| | • 开展对需要实施预防性化疗的疾病包括血吸虫病疫情调查的国家数量/% | 到 2014 年达到 100%到 2013 年达到 80% |
| | • 血吸虫病流行区具有沟通策略的国家比例 | 到 2015 年达到 100% |
| | • 为被忽略的热带病或血吸虫病防治项目提供监测和评估计划的国家数量 | 到 2013 年达到 100%— |
| | • 地区内参与血吸虫病防治的合作伙伴数量 | 到 2013 年达到 100% |
| | • 配有血吸虫病防治国家协调员的国家数量 | 到 2013 年达到 100% |
| | • 建有被忽略的热带病协调机制的国家比例 | 2013 年有研究议程 |
| | • 具有区域研究议程 | — |
| | • 开展运筹学研究的国家数量 | |
| 结果指标日期 | • 已经完成 100% 地理覆盖的国家比例 | 到 2015 年达到 80% |
| | • 已经完成学龄儿童和成人高危人群治疗覆盖率达 75% 的国家比例 | 到 2015 年达到 100% |
| | • 卫生厕所覆盖率增加 50% 的国家数量 | 到 2015 年达到 50% |
| | • 卫生厕所覆盖率已达至少 80% 的国家数量 | 到 2015 年达到 80% |
| | • 有足够的基础设施进行监测和评估的国家数量 | 到 2015 年达到 75% |
| | • 该地区报告的严重不良事件数量 | — |

续表

| 指标类别 | 指标 | 区域目标 |
|---|---|---|
| 影响指标 | 学龄儿童重度血吸虫感染率<br>学龄儿童血吸感染度<br>超声无C级肝纤维化<br>经超声诊断为膀胱病变患病率<10% | 到2015年,至少20%国家<1%<br>至少80%的国家曼氏血吸虫<br>感染度<100个/克粪便;或埃及<br>血吸虫感染度<50个/10ml尿<br>到2015年80%的国家达到<br>到2015年80%的国家达到 |

### （二）区域里程碑

表25-1-3阐述了血吸虫病消除计划时间进度。

**表25-1-3　血吸虫病消除计划时间进度概述**

| 年份 | 里程碑 |
|---|---|
| 2012 | 制定了消除血吸虫病计划的监测和评估指南<br>所有国家配备了消除血吸虫病专业人员/队伍<br>区域协调机制到位 |
| 2013 | 血吸虫病疫情调查完成<br>在第1类国家中通过年度调查制定了群体化疗计划<br>战略规划进行中期评估<br>所有国家建立协调机制 |
| 2014 | 在所有尚未启动群体化疗的国家开展群体化疗<br>所有国家制定了监测和评估计划<br>所有第1类国家和至少50%的第2类国家中至少75%学龄儿童和高危成人采取吡喹酮治疗<br>第1类国家保持100%的群体化疗地理覆盖率;第2类国家至少达到75%<br>第1类和第2类国家开展防控效果的年度评估 |
| 2015 | 所有血吸虫病流行区国家实施群体化疗<br>所有第1类和第2类国家实现100%群体化疗地理覆盖率,第3类国家至少达到75%<br>所有国家实现75%的群体治疗覆盖率<br>所有国家进行年度调查<br>对战略规划开展终期评估 |

### （三）监测与评价战略计划的实施

监测计划的实施很重要,以确保计划朝既定目标实施。如果监测到计划的实施在某些方面偏离轨道,应判断问题所在并尽可能地提出解决方案。如有必要,应对计划或方法作相应的调整,使项目的实施回到既定的轨道。评估和监测指南中应强调监测进展的指标。国家的年度数据应通报区域水平的进展监测。年度报告的模板将分发给所有国家,以此模板向卫生部、WHO和其他合作伙伴报告措施的进展情况。

评估将定期举行,旨在评估项目实施是否有效、是否已达到计划目标。中期评估在2013年年底进行,终期评估在2015年年底实施。国家报告、年度调查以及区域年度报告是评估的数据来源。

### 四、策略推行

#### (一) 组织机构的重点,合作伙伴关系和角色

1. 组织机构的重点和角色

(1) WHO 非洲区办事处及其任务:与 WHO 总部、WHO 国家间的支持团队以及 WHO 国家办事处合作,WHO 非洲区办事处将领导和监督这一战略计划的实施,在这种体制下,以国家为单元,非洲区域办事处将与 WHO 总部和各方合作伙伴一起,支持各成员国,采纳并实施所推荐的防治策略,从而达到既定目标和预期效果。

1) 通过实质性的努力,宣传传播区域策略,广泛分享关于在非洲地区消除血吸虫病可行性的信息。

2) 向政策制定者、非洲区二级组织、捐助机构、区域开发银行、基金会以及类似世界银行的多边组织宣传,在国际和国内提高对消除血吸虫病的关注,并寻求更广泛合作伙伴对战略规划的支持。

3) 在 WHO 非洲区确定一位消除血吸虫病大使或非洲区以前著名的领导人作为消除血吸虫病倡导者。

4) 在调查疫情和疾病分布、防控计划的制定和实施以及监测与评估方面进行国家能力建设。

5) 提供技术支持,以提高管理、监督和数据管理。

6) 在全球层面上协商和宣传,增加吡喹酮产量,提高对血吸虫病流行国家的药品捐赠。

7) 进行消除血吸虫病的资源调动。

8) 促进运筹学研究并将实现研究成果向技术指导和实践的转换。

9) 传播有利于所有流行区国家的信息。

(2) WHO 国家间水平:国家间的支持团队将与其他团队一起:

1) 根据不同国家的需要在不同方面为成员国提供技术支持;

2) 支持战略、监测与评估计划的开发;

3) 与国家保持定期联络,确保实施并支持在必要时提出问题;

4) 促进信息交流与国家间经验共享,鼓励各国经验的相互交流;

5) 支持必要的跨境合作和信息共享;

6) 在运筹学研究方面提供技术指导,以一种可比性的方法在不同其他感兴趣的议题上,鼓励多中心合作开展干预反应差异的研究。

(3) WHO 国家办事处及其任务:WHO 国家办事处是 WHO 与成员国的主要联系途径,同卫生部、国家间的支持团队、WHO 区域办事处一起开展授权的相关防控工作活动。

1) 在国家层面上开展宣传以提高对血吸虫病防治的关注和经费;

2) 为国家行动计划的制定提供技术支持;

3) 为能力建设活动提供技术支持;

4) 为血吸虫病防治寻求更多国际国内合作伙伴;

5) 支持卫生部建立并加强合作伙伴协调机制,并加强部门间的协作;

6) 资源调动;

7) 为卫生部提供相关的资源与材料;

8）发放有益于所有流行区的信息。

2. 合作伙伴　为解决上述重点目标并实现区域目标,需要广大合作伙伴的协调努力。合作伙伴包括成员国,药物捐助商,双边、多边、国际国内非政府组织及包括教育、水利、卫生和社区本身在内的相关部门。该血吸虫病防治战略如能很好地得到贯彻实施,从而在相对较短时间内消除血吸虫病这一全球性目标,还应尽可能地吸引更多合作伙伴。因此,加强并发展区域及国家伙伴关系和协作对这一策略的实施至关重要。

3. 协调机制

（1）区域水平:在有关被忽略的热带病的伙伴关系上,将建立包括以技术团体和捐助团体形式的区域年度伙伴论坛,并对此进行制度化。WHO 非洲区办事处还将建立一个区域预防性化疗技术咨询小组（TAG）,以指导并连续评估预防性化疗实施的进度。在这种情况下,会成立血吸虫病和土源性蠕虫病区域方案评审小组（SS RPRG）。这种技术和咨询小组将对血吸虫病消除行动进行审查和技术指导。根据各国的实施结果,指导任何策略的确定与修改。SS RPRG 每年应至少举行一次会议,特别是在战略计划实施初期,还有必要增加会议次数。这将纳入预防性化疗技术咨询小组论坛,并在必要时纳入被忽略的热带病的年底论坛中。消除血吸虫病方面的国家专职人员将每年举行一次会议,以审查所取得的进展、促进各国经验的交流、确定有关运筹学研究内容和有关跨境问题,以便改进计划的实施。图 25-1-3 显示该区域被忽略的热带病（包括血吸虫病）协调机制。

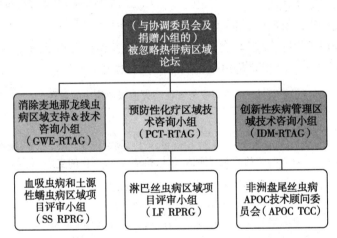

图 25-1-3　被忽略的热带病非洲区协调机制:提高现有协调平台的合作水平

（2）国家水平:鼓励国家建立被忽略的热带病指导委员会,将被忽略的热带病技术专家委员会并入指导委员会。被忽略的热带病指导委员会的职责将包括资源调动、政策制定、被忽略的热带病（包括血吸虫病）控制和消除的国际国内宣传、部门间与机构间协调、项目计划的资源调动、进展评估和决策制定。

被忽略的热带病技术专家委员会在消除血吸虫病中的角色将包括:

1）消除血吸虫病的国家宣传和能力建设;

2）群体化疗的规划和实施评估,包括药物及时分发和组织管理、适当培训和监督;

3）规划实施的监测与评估,包括监测工具的评估和计划的审核,及时规划从社区到国家的数据获得;

4）鉴定要求指导的区域,以指导原则制定;

5）确定运筹学研究领域,以及开展运筹学研究的资源调动;

6）评估运筹学研究的操作流程及优先次序;

7）在向指导委员会提交报告和更广泛分享数据前,评估并确认血吸虫病年度计划报告内容,包括影响治疗覆盖面监测数据、药品总数、财政支出和项目评估、分析和结果。

每个国家都应该有一个由国家协调员/国家秘书处领导的血吸虫病项目小组/秘书处。如果是采取综合形式,这一小组或秘书处可以是一个由被忽略的热带病项目主管领导的秘书处或工作组。这个团队的成员应包括监测和评估专家、资深实验室技术人员、后勤人员和沟通专家。国家协调员将负责协调所有参与血吸虫病活动和计划的合作伙伴并负责他们之间的沟通,也将在国家与地区层面上负责规划、倡导宣传动员政府和民间领导者,并与相关部门的合作者和合作伙伴联系。国家协调员应是国家指导委员会和技术专家小组委员会秘书处的成员。为了确保有效性,国家协调员可任命任务团队制定主要干预措施(疾病控制和预防感染)。图25-1-4总结了拟定的国家协调机制。

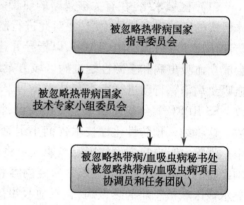

图25-1-4　国家忽略热带病协调机制

4. 不同合作伙伴的角色　消除血吸虫病措施的实施需要在国家间及国家层面上建立由关键参与者和利益相关方组成的工作网络。表25-1-4列出了不同合作伙伴和利益相关者预期的关键作用。

表25-1-4　不同参与者在消灭血吸虫病中的角色

| 合作者 | 角色 |
| --- | --- |
| WHO | 提供所需的技术支持和指导,宣传、制定国家发展计划的技术支持、资源调动、计划实施的监督与评估、信息共享、跨境合作的支持、伙伴合作的协调 |
| 卫生部 | 通过指导委员会、技术工作组、血吸虫病技术团队协调国家和国内的活动,制定国家计划,在国家层面为计划委任必要的工作人员,确保与其他预防性化疗和其他公共卫生活动的整合,建立部门间的联系和合作 |
| 地区 | 确定地方血吸虫病团队、宣传、规划和实施干预措施;社区教育和动员;针对性灭螺、疾病管理、干预实施的检查、监测和评价 |
| 社区 | 社区的动员和宣传,各村药品配送方法和地点的选择,药品分发,治疗数据的汇编和核算,卫生条件的改善和环境管理,监督社区活动的落实 |
| 非政府组织 | 协助卫生部进行调查,实施群体化疗和社区健康教育及动员,支持用水和卫生设施的改善,开展宣传和资源动员 |
| 资助方(双边、多边、基金会等) | 为区域和国家战略计划的实施提供财政支持;支持并倡导综合控制被忽略的热带病(包括血吸虫病);支持健康教育、安全用水和卫生设施的改善、支持关键运筹学研究 |
| 学术组织和研究机构 | 开展合作性运筹学研究,通过相关渠道传播研究成果,协助相关培训和其他技术问题 |

续表

| 合作者 | 角　　色 |
|--------|----------|
| 其他部门(教育、水利、环境卫生、农业、能源、财政等部门) | 学校的健康教育与药品分布;增加血吸虫病流行地区安全饮水和卫生设施改善、环境管理、发展性项目的卫生影响评估、血吸虫病防治的资源分配 |

**（二）加强管理能力**

为了管理和支持 WHO 非洲区血吸虫病消除的战略规划实施,区域和国家需要在不同方面加强能力建设,这将对 WHO 非洲区办事处和国家的财政产生影响。

1. 人力资源　在非洲区域办公室,支持重点干预、监测与评估的实施、管理区域一级的协调机制等需要额外的工作人员和专业团队。至少,在非洲区域/国家内部需要专职人员进行疾病控制、感染预防、数据管理、监测与评估。在非洲区域/国家内部也需要健康传播的专家。区域项目经理负责管理协调机制、合作关系和资源调动。

在国家级水平,所有没有国家控制规划的国家应指定国家血吸虫病协调员和任命有关人员配合协调员的工作,至少应包括一个监测与评估专家、一个高级实验室技术人员、一个沟通专家。这些人员应由政府/卫生部任命。该团队在国家层面需要有足够的能力协调和管理实施方案快速扩大和药品需求,并协调国家药物贮备。对国家协调员及该团队的能力建设将有助于高效的项目管理。WHO 将在需要的领域提供技术支持并建立国家专家团队,从而发挥各种角色的作用。

2. 基础设施　流行区国家的公共卫生基础设施需要加强,以确保群体化疗药物的运输、储存和安全发放。严格的药品监督和问责制度将非常必要。药物安全性和药物敏感性监测系统需要加强,以便能够发现和管理严重不良事件和快速检测耐药性的产生。实验室的基础设施也需要加强,使卫生机构能够正确诊断,并支持影响的监测与评估。同时,还需要有效沟通和数据管理设备。政府应对这些需要进行资源配置,并从合作伙伴筹集额外资金,以满足实施的初期投入。

3. 能力建设　能力建设须加强对消除血吸虫病干预措施的扩大实施。根据培训及能力建设需要的评估,WHO 与其他技术伙伴合作将为不同的国家开展能力建设活动。具体领域的薄弱环节须通过能力建设加强,其中包括规划、管理、协调、资源调动、沟通、监测与评估、文献编集以及运筹学研究。国家协调员和团队的能力需要特别加强,使他们能够把握优先干预的范围。能力建设将通过不同形式实现,包括研讨会、国内支持与一些国家的技术协助。在需要的地区,基础设施特别是实验室能力建设,有必要在诊断、监测和评价的能力得到提高,这主要通过国家内的支持来加强。

**（三）资源需求、预算和资金缺口**

1. 人力资源需求　资源成本将包括区域办公室和国家办公室增聘人员费用。这也将包括国家层面能力建设的成本和差旅消费。在不同级别获得高素质人才将是战略计划成功实施的关键。

2. 基础设施需求　基础建设的成本将主要用在实验室发展上,完善监测与评估系统,如药物监测系统;加强供应链管理以确保药品及时采购、结算及发放、沟通等。经费还将支持区域协调机制的费用,并在一定程度上涵盖国家级协调机制所需费用。

3. 运营成本　扩大实施 PHASE 策略需要大量资金。资金将采购用于群体化疗的吡喹酮和疾病管理、药物的分发和管理。每年需要约 5 亿片吡喹酮,耗资约 5 000 万美元。运营成本不只包括实施群体化疗的费用,还将包括感染预防控制的费用。要缩小现有资源和实施整体 PHASE 策略一揽子计划所需资源间的差距,资源调动将发挥关键作用。

(杨 坤)

# 第二节 疟疾防治策略与规划

疟疾是影响人类健康的三大公共卫生问题之一,WHO 曾经制定的全球疟疾消除规划(1955—1969 年),计划使 10 亿人免于感染疟疾,但一些原因导致规划无法继续实施,最终以失败而告终。21 世纪初,全世界认识到疟疾是一个全球重点卫生问题,对疟疾的重新重视终结了 20 世纪 60 年代至 90 年代忽视疟疾的时代,并扭转了疟疾发病率和死亡率急剧增长的情况。2006 年 WHO 发布了消除疟疾指南,鼓励具备条件的国家和地区消除疟疾。2008 年,联合国千年发展目标高级别会议通过了《全球疟疾行动计划》,提出在全球根除疟疾的宏伟目标。2015 年第 68 届世界卫生大会通过了《全球疟疾技术战略(2016—2030 年)》,提出到 2030 年全球疟疾死亡率和发病率均下降 90% 以上,至少 35 个国家实现消除疟疾的战略目标。该战略为今后 15 年各国加快消除疟疾进程提供了一个总体框架和全面的技术指导,强调了加强疟疾防控和努力实现消除疟疾目标的重要性,同时着重指出急需对包括预防措施、诊断检测、治疗和监测在内的各类干预措施以及在利用创新和扩大研究方面增加投资。本节着重对 WHO 最新发布的《全球疟疾技术战略(2016—2030 年)》的背景、原则、目标、指标和框架等内容进行介绍。

## 一、全球疟疾技术战略的背景

### (一) 全球疟疾形势

尽管可以预防和治疗,但疟疾仍然对世界各地人们的健康和生活造成毁灭性的影响。2013 年全球 97 个国家和地区中约有 32 亿人受到疟疾威胁,估计有 1.98 亿疟疾病例(范围:1.24 亿~2.83 亿),导致约 58.4 万人(范围:36.7 万~75.5 万)死亡,其中大多数为撒哈拉以南非洲的 5 岁以下儿童。在大多数疟疾流行国家,疟疾主要严重影响贫穷和弱势人群,因为他们缺乏可利用的卫生设施,且不能承担相关治疗费用。

2001—2013 年,通过疟疾干预措施的大力推广,全球疟疾死亡率下降了 47%,避免了约 430 万人的死亡。在 WHO 非洲区域,5 岁以下儿童中的疟疾死亡率下降了 58%,同期内,全球疟疾发病率下降了 30%。联合国千年发展目标 6 的具体目标 6.C,即“到 2015 年遏制并开始扭转疟疾和其他主要疾病的发病率”已经实现。2000 年存在疟疾传播的 106 个国家中有 55 个正在按计划实现 2005 年世界卫生大会在关于疟疾控制的 WHA58.2 号决议中规定的“到 2015 年使疟疾发病率减少 75% 的目标”。

尽管全球疟疾防治取得了较大进展,但疟疾在 WHO 所有 6 个区域中仍在流行,疟疾死亡人数以及造成的全球风险仍然高得不能被接受。疾病负担最重的是非洲区域,据估计,全球 90% 的疟疾死亡病例发生在非洲。其中,刚果民主共和国和尼日利亚两个国家约占全世界疟疾估计死亡率的 40%。全球仍有数百万疟疾患者不能得到预防和治疗,而且大多数疟疾病例和死亡病例没有登记和报告。鉴于 2030 年世界人口规模的增长预计,全球将有更多人口生活在有疟疾风险的国家,这将对卫生系统和各国的疟疾项目预算造成进一步的压力。

**（二）制定全球疟疾技术战略的必要性**

为了确保疟疾保持下降趋势,必须有坚定的政治承诺、大量可预测的资金供应以及更大范围的区域合作。有力和协调的全球反应以及对研究和开发的持续投资,将使疟疾从各大洲消失并最终在全世界消灭疟疾。

在许多受疟疾影响的国家,社会动荡、冲突和人道主义灾难是取得防控进展的主要障碍。西非暴发的埃博拉病毒病疫情影响到疟疾高流行国家,给包括疟疾控制能力在内的基本卫生服务提供造成了破坏性影响。原本无疟疾的国家中最近出现的暴发流行以及过去10年中在降低疟疾发病率和死亡率方面已取得重要进展的国家中死灰复燃的情况,突出地显示了再次发生传播和死灰复燃的持续危险,以及保持警惕以确保及时发现疾病传播地区并迅速控制疟疾的必要性。

鉴于疟疾传播与气候之间的联系,长期的疟疾工作将对全球气候变化保持高度敏感。气候变化如果得不到缓解,预计将导致世界流行疟疾的若干区域,特别是人口密集的热带高地,疾病负担加重。更大程度的经济发展、城市化和砍伐森林也将促使改变疟疾传播动力学,当疟疾高风险地区的预计人口增长时,将加大优化干预措施覆盖面的必要性。

疟疾干预措施具有很高的成本效益,是最高效益的公共卫生投资之一。在疟疾流行国家中,为减少和消除疟疾做出的努力被越来越多地被视为具有高影响的战略投资,可以产生显著的公共卫生收益,有助于减轻贫困,提高公平性和促进整体发展。

目前,全球处于抗击疟疾的重要关头。既有机会,也迫切需要加快进展,降低所有国家的发病率和死亡率,增加无疟疾国家和地区的数量,并确认旨在减少传播的方法。通过大力推广现有干预措施,使疟疾应对工作成为更高度优先的技术、经济和政治问题,并确保尽可能开发和使用新的工具和解决办法,促进加快进展。

**（三）当前的机遇和挑战**

1. 机遇　自2000年以来,8个国家已消除疟疾,许多其他国家也已把传播降低到较低水平。从此方面的努力所获得的知识将在未来设计规划时提供丰富的信息。以下各方面很可能将对今后15年产生重大影响:技术进展,药物、疫苗和媒介控制方面的创新,以及经改进的提供产品战略。有些新的工具预计将有显著的额外影响,一旦经过验证,将需要迅速纳入国家疟疾应对措施。

2. 挑战　抗击疟疾的斗争因若干相互关联的挑战而被延长,并在有些地方出现减速。其中最大的挑战是缺少充分、可预见和持续的国际与国内资金供应。雪上加霜的是,很难维持政治承诺和确保最高层面的区域合作。另一个重要挑战是生物学方面的:寄生虫出现了抗疟药耐药性,蚊虫对杀虫剂产生了耐药性。这种双重威胁有可能会严重削弱疟疾应对措施的有效性并抵消近期取得的收益。

为了加快进展而需要应对的其他挑战是体系性的和技术性的,其中包括:卫生系统管理效能的不足,例如许多国家中的供应链管理薄弱,私立卫生部门缺乏管制,因而可能使用了无效的抗疟药或媒介控制产品;监测、监督和评价体系的薄弱,这将危及追踪项目覆盖缺口和疾病负担变化的能力;缺少维持和加强努力所需的足够技术和人力资源能力;难以控制特殊人群中疟疾的高风险因素,包括高危职业群体、移民、处在人道主义危机中的人群以及难以获取卫生服务的农村社区居民;以及缺少适当的工具以便有效地诊断和治疗间日疟原虫及其他非恶性疟疾寄生虫引起的感染。

另一个重要挑战是,许多感染疟疾患者不出现临床症状或未能得到诊断,因此不能被卫生系统发现。此外,在某些情况下,疟疾患者的原虫密度很低,因此目前的常规诊断工具无法发现。这些患者在未察觉情况下推动了疟疾的传播循环。今后的疾病控制和消除战略要取得成功,就必须考虑到这庞大的"具有传染性的疟原虫蓄水池"。在今后十年内预期研发和可获得的新工具和方法将有助于检测和确定这些传染源,并从无症状的携带者身上清除疟原虫。

除了新出现的药物和杀虫剂耐药性,国家疟疾项目需要应对额外的生物学挑战。在世界某些地区,鉴于疟疾媒介的多样性及其生态习性方面的差异,现有的媒介控制工具不能有效防止该疾病。在同时存在恶性疟原虫和间日疟原虫的国家中,降低间日疟原虫疾病负担更为困难,因为疟原虫可在肝内进入休眠期,这可导致复发且目前无法进行检测,从而有助于疾病传播。此外,人类感染诺氏疟原虫等动物源性疟原虫,对疟疾的控制和消除提出了新的挑战。

本技术战略为制定有针对性的规划提供了一个框架,以便加快消除疟疾方面的进展。该框架应当成为国家和国家以下层级的疟疾规划战略基础。框架为疟疾流行国家及其疟疾控制和消除工作的全球伙伴规定了今后 15 年内明确而理想的道路。其中强调需要使核心疟疾干预措施全面覆盖所有高危人群,并突出了高质量监测数据对决策的重要性,以便推动与国家或国家以下层级的目标相一致的有针对性的干预措施。战略确认了必须采用创新解决办法以实现其目标的领域。其中概括了实施战略的估计费用并提供了新型创新工具研究与开发的估计费用。

### (四) 消除疟疾之路

实现无疟疾是一个持续的过程,而不是一系列独立的阶段。在消除疟疾的道路上,各国、亚国家地区和社区处在不同的位置,其进展速度将有所不同,取决于投资水平、生物学决定因素(涉及受影响的人群、寄生虫和媒介)、环境因素、卫生系统的力量以及社会、人口、政治和经济状况。

无论疟疾的流行水平如何,不同国家或地区的疟疾风险有显著差异,同样的战略不一定适用于一个国家的所有地区。随着干预措施覆盖面的扩大和疟疾发病率的下降,发病率和传播率的差异很可能将进一步扩大。在一个国家优化疟疾干预措施的关键做法,将根据以下方面来组织规划:疟疾负担的分级;对以往疟疾发病率数据、与人类宿主、寄生虫、媒介和环境相关的风险因素进行的分析;对服务可及性的分析。

国家卫生系统的绩效及其对新机遇的适应性是进展速度的两项关键决定因素。随着疟疾规划使传播率达到较低或很低的水平,工作的重点应从预防、发现和治疗临床病例转向预防、发现和治疗每一例疟疾感染者。这种改变需要强化和持久的流行病学和媒介监测系统,而只有通过实质性的长期财政和政治承诺以及疟疾规划的重大结构和组织变化,才能满足这一要求。

较高和中等疟疾传播水平国家的首要重点是,通过持续提供普遍可及的有质量保证和适当的媒介控制措施、诊断制剂和抗疟药,以及实施 WHO 建议的适合当地流行病学环境的所有预防性治疗,确保最大程度地降低发病率和死亡率。作为这些活动的后盾,必须有高效率的疾病监测系统、健全的昆虫学和药效监测以及强大的公共卫生宣传和行为改变规划。

在疟疾传播水平可能很高的国家,最佳应用所有相关干预措施将使发病率和死亡率明显下降,但这可能还不足以消除疟疾。这些地区需要额外的工具以便加快进展。已经在研发的许多新工具,在今后 5~10 年内将可能提供使用。

一旦疟疾传播减少到很低的水平,规划就应当评估消除疟疾的技术、业务和财政可行性以及为消除每一例疟疾感染者所需的规划能力,包括监测系统追踪和管理每一例疟疾感染的能力。除了国内的问题,还应当考虑到可利用的资源和储备情况、邻国的疟疾形势以及输入性感染的风险。

随着规划接近消除目标或转向防止再次发生传播,公立和私立两方面的综合卫生服务需要发现和管理所有疟疾感染者,并作为一种须通报的疾病向国家疟疾登记部门进行报告。对确诊的疟疾患者,必须及时使用有效的抗疟药进行治疗,以便避免可预防的死亡并降低在社区中进一步传播的可能性。此外,应当维持昆虫学监测系统,按需要采用或调整有关的媒介控制干预措施。

## 二、全球疟疾技术战略的愿景、目标和原则

1. 愿景和目标　新战略的愿景是一个没有疟疾的世界,同时新战略提出了宏大且可行的 2030 年全球目标,即到 2030 年全球疟疾死亡率和发病率均下降 90% 以上,并至少 35 个国家实现消除疟疾的总目标,同时也明确了在 2020 年和 2025 年衡量进展的阶段目标(表25-2-1)。各国将制定本国的指标,可以与全球指标有所不同。

表 25-2-1　《全球疟疾技术战略(2016—2030 年)》的目标和关键指标

| 主要指标 | 阶段目标 | | 最终目标 |
|---|---|---|---|
| | 2020 年 | 2025 年 | 2030 年 |
| 降低全球疟疾死亡率(与 2015 年相比) | ≥40% | ≥75% | ≥90% |
| 降低全球疟疾发病率(与 2015 年相比) | >40% | >75% | >90% |
| 在 2015 年仍有疟疾传播的国家中实现消除疟疾的国家 | 至少 10 个国家 | 至少 20 个国家 | 至少 35 个国家 |
| 在已经消除疟疾的国家防止疟疾再传播 | 防止再传播 | 防止再传播 | 防止再传播 |

2. 原则　新战略的制定基于以下五大原则:

(1)结合当地实际情况采取有针对性的综合干预措施,使所有国家都能加快努力消除疟疾。

(2)国家的自主决策和领导作用以及社区的参与必不可少,这有助于通过多部门合作加快进展。

(3)优化疟疾干预措施的实施需要改进监测、督导与评估,并根据疾病负担进行分级。

(4)公平获取卫生服务至关重要,特别是对弱势群体和公共卫生服务难以覆盖到的人群。

(5)工具和实施方法的创新能够使国家最大程度地加快消除疟疾进程。

## 三、全球疟疾技术战略的框架和内容

为了加快消除疟疾的进展,WHO 敦促受影响的国家和全球疟疾防治界尽量扩大现有可拯救生命的工具和战略的影响。在能够获得新的工具与方法之前,迫切需要实施和推广实施 WHO 建议的所有战略,提高干预措施的有效性并阻止可预防的疟疾死亡。全球疟疾技术战略的框架包括三大支柱和两个支持性要素(图 25-2-1),为逐步走向消除疟疾的全球努力提供指导。

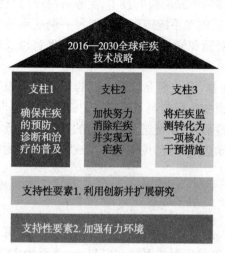

图 25-2-1　《全球疟疾技术战略（2016—2030 年）》的框架

（一）支柱 1　确保疟疾的预防、诊断和治疗的普及

WHO 建议的预防感染和减少发病率与死亡率一揽子核心干预措施包括媒介控制、化学预防措施、诊断检测和治疗。在中度和高度疟疾传播地区，确保高危人群普遍获得干预措施应作为国家疟疾规划的主要目标。疟疾发病率和疟疾死亡率的下降是干预措施效果的衡量标准。WHO 建议以互补的方式实施两套干预措施：①以媒介控制为基础的预防战略，以及在特定情况和某些人群中采用化学预防措施；②在公立和私立卫生机构以及在社区层面上全面开展诊断和及时有效地治疗疟疾。为了使干预措施适应当地情况并确保有效利用资源，应当根据以下几方面来组织规划：疟疾负担的分级；对以往疟疾发病率数据以及与人类宿主、寄生虫、媒介和环境相关的风险因素进行的分析；对服务可及性的分析。

1. 媒介控制措施

（1）尽量扩大媒介控制的影响：媒介控制是控制和消除疟疾的一个核心组成部分。不同的蚊种类传播寄生虫的能力及对媒介控制措施的脆弱性是不同的，并受到当地环境因素的影响。必须根据当地流行病学和昆虫学资料实施媒介控制。目前，广泛应用的两项媒介控制核心干预措施是长效药浸蚊帐和室内滞留喷洒。

国家疟疾规划需要确保通过提供、使用和及时替换长效药浸蚊帐，或者酌情进行室内滞留喷洒，保护生活在疟疾高危地区的所有人。第二种核心干预措施不应当作为第一种措施实施缺陷的补救手段使用。但是，在某些情况下可以使用室内滞留喷洒，以在常规使用长效药浸蚊帐地区预防或减缓杀虫剂抗性——这需要根据当地资料提供的信息来做出决定。当同时采用这两种干预措施时，蚊帐和喷洒应当使用不同作用模式的杀虫剂。在特定环境中，可能需要补充措施，例如在蚊虫栖息水域很少、固定和可找到的地方开展幼虫控制。有效的计划、应用和监测幼虫控制需要专门的能力，而多数疟疾规划目前缺乏这种能力，有必要加以建设。

在很多情况中，即使当药浸蚊帐或喷洒已全面普及，疟疾的传播仍继续发生。为了使这些干预措施发挥最佳作用，规划应当确保媒介能接触到所使用的杀虫剂并敏感。长效药浸蚊帐可以应对深夜和室内叮人的蚊虫，室内残留喷洒则针对停留在室内的蚊虫。这意味着，在傍晚叮人或在室外叮人或停留的蚊虫可以逃脱最常用的干预措施，从而导致残留的疟疾传播。在疟疾媒介选择叮人的时间和地方，如果人们不在室内或不在蚊帐内，传播就可能会继续发生。为了在适当的地方尽量扩大现有媒介控制工具的影响，国家应当有效地实施这些工具，不应当因实施不当或使用劣质产品而影响干预质量。

（2）保持充分的昆虫学监测和监督：要作出有效的媒介控制反应，国家监测系统中就必须包括对媒介控制干预措施的覆盖面和影响进行昆虫学监测和监督。媒介控制应当在当地流行病学和昆虫学资料（包括杀虫剂耐药性和媒介习性）的指导下进行。各国应当收集一切环境中的资料，包括无疟疾但有风险可再次发生传播的地区。

　　昆虫学监测必须包括定期评估现存的媒介种类、密度和季节性、叮咬与停留的时间和地点及选择的宿主（媒介习性）、杀虫剂易感性情况以及潜在的耐药机制，以便预见对干预措施的脆弱性。还必须对干预措施的覆盖面和影响、长效药浸蚊帐的实体现状、蚊帐的实际使用情况和最终使用者体会到的用处以及杀虫剂的残留作用进行常规监测。产生的数据应当用来帮助决定喷洒的时机，促进替换蚊帐的措施，并指导制定和部署工具，包括行为变化宣传活动。

　　（3）管理杀虫剂抗性和残留传播：虽然媒介控制核心干预措施在多数地区仍然有效，但蚊虫对杀虫剂的耐药性以及有助于持续传播的媒介习性与人类习惯仍是重大的挑战，这需要采取紧急和协调的反应。如不予以制止，杀虫剂耐药性可以导致疟疾发病率和死亡率大幅度上升，并产生破坏性的公共卫生后果。敦促所有疟疾流行国家，包括尚未发现耐药性的国家，制定和实施监测与管理杀虫剂耐药性的十年计划。有策略地使用目前的工具可以保护其有效性。管理耐药性的方法包括：通过在室内残留喷洒周期之间定期更换（轮换）或多种干预措施组合，使用作用模式不同的杀虫剂。必须通过使用新的工具应对影响核心干预措施有效性的媒介习性。媒介控制产品的费用对预防和缓解杀虫剂耐药性以及减少残留传播的战略实施工作是一个重大障碍。各国应当更确切地预测媒介控制产品需求并支持集中采购。这些步骤应当加强生产商的信心，有助于稳定市场，导致价格下降并鼓励创新。

　　（4）加强以证据为引导的媒介控制能力：要有效地提供和监测媒介控制干预措施，国家疟疾规划就需要投资于人力资源以及组织和基础设施发展，以便提升产生和分析必要数据的能力。应当制定长期战略计划，建设可持续的人力资源能力并确立职业结构和系统，以便确保优化媒介控制干预措施的提供。这种能力是控制和消除疟疾以及防止再次发生传播的所有活动的基础。

　　（5）在综合媒介管理框架内实施疟疾媒介控制：为使疟疾媒介控制工作（包括保持适当的昆虫学监测和监督，管理杀虫剂耐药性和加强基于证据的媒介控制能力等）产生最大影响，国家疟疾控制规划应当运用综合媒介管理原则。综合媒介管理是一种合理的决策程序，旨在最佳使用媒介控制资源。这种管理力求提高媒介控制的效率、成本效益、生态合理性和可持续性，最终目标是预防媒介传播疾病的传播。各国应当制定和实施国家综合媒介管理计划，作为其更广泛的疟疾控制战略的一部分。由于开展媒介控制工作需要不同部门参与，因此，各国还应当加强跨部门协调以求产生最大影响。

　　2. 化学预防措施

　　（1）扩大预防性治疗，在最脆弱的人群中预防疟疾：预防性治疗战略是减少疾病负担和传播的多管齐下战略的关键要素，需要大幅度推广以帮助各国减轻疟疾负担。这种干预措施可以抑制现有感染并预防寄生虫血症的后果，包括疾病和死亡。根据特定区域内的传播强度和寄生虫对抗疟药的耐药程度，预防性治疗的战略有所差异。

　　WHO 针对疟疾建议的预防性治疗目前包括对孕妇的间歇性预防治疗、对婴儿的间歇性预防治疗以及对 5 岁以下儿童的季节性化学预防措施。建议在撒哈拉以南非洲疟疾中度至高度传播的地区使用这些干预措施，而季节性疟疾化学预防措施仅建议在萨赫勒次区域出现高度季节性传播的地区使用。预防性治疗战略目前针对恶性疟疾，还需要发展战略用于其他类型的人患疟疾。

　　（2）保护所有无免疫力的旅行者和移民：药物预防是定期使用低于治疗剂量但足以预防疟疾的抗疟药。应当结合关于采取措施减少媒介叮咬的咨询意见，对接触疟疾风险较高的个人,尤其是更易于因疟疾患病和死亡的无免疫力的旅行者,进行药物预防。还建议用于在国内从无疟疾地区前往疟疾高危地区的旅行者。

3. 诊断检测和治疗

(1) 确保对所有疑似疟疾病例进行普遍诊断检测:对所有疑似罹患疟疾的患者,都应当采用有质量保证的显微镜或者快速诊断方法进行疟原虫确诊。在进行抗疟疾治疗之前,公立和私立部门的卫生服务都应当进行确诊。监测系统应当对每一例确诊病例进行追踪和报告,以便为规划制定计划提供信息。确保普及诊断检测将减少过度使用以青蒿素为基础的联合疗法,即用于无并发症疟疾的一线治疗方案,并减少用于寄生虫的药物压力。

推广诊断检测将以确诊病例而不是疑似病例为基础提供及时和准确的监测数据。此外,还将导致改进鉴别和管理仅根据发热而认定为疟疾的许多非疟疾发热疾病。目前,推广获取及时的诊断检测落后于媒介控制预防工作,但在所有环境中加强诊断和治疗,将有助于降低疟疾发病率和死亡率。WHO 认识到,间日疟检测和有效、安全的根治性治疗目前需要两方面的诊断:即是否存在间日疟原虫,以及葡萄糖六磷酸脱氢酶状况。

(2) 为所有患者提供有质量保证的治疗:为了防止无并发症疟疾发展为严重疾病和死亡,确保普遍获得 WHO 建议的抗疟药在所有情况下都是至关重要的。确诊之后,每一个无并发症的恶性疟原虫疟疾患者都应当接受有质量保证的以青蒿素为基础的联合疗法。在间日疟原虫对氯喹具有易感性的地区,无并发症的非恶性疟疾应当使用已知在该地区有效的氯喹或以青蒿素为基础的联合疗法进行治疗。除了以青蒿素为基础的联合疗法或氯喹,不缺乏葡萄糖六磷酸脱氢酶的所有感染间日疟原虫或卵型疟原虫的未怀孕成人和儿童应当接受 14 天的伯氨喹疗程以预防今后复发。恶性疟原虫、间日疟原虫或者诺氏疟原虫引起的每一起严重疟疾病例应当使用青蒿琥酯或蒿甲醚注射治疗,随后接受全程口服青蒿素联合疗法。严重的疟疾需要立即就医,WHO 就此向各国提供了详细的建议。

疟疾规划应当制定详细的国家治疗指导方针,其中考虑到当地抗疟药耐药性规律和卫生服务能力。各国应当选用 WHO 推荐的并经当地疗效监测显示有效率在 95% 以上的以青蒿素为基础的联合疗法。强烈推荐使用固定剂量配方药物(组合配方的单片药中含有两种不同活性成分),因为这样有助于坚持治疗,可以降低滥用组合包装药物中不同药物的可能性。以青蒿素为基础的单一口服疗法绝对不能用于治疗无并发症疟疾,因为这有可能引起对青蒿素的耐药性。

(3) 加强以社区为基础的诊断检测和治疗:社区卫生工作者和志愿者的培训与部署可以在很大程度上补充和扩大公共卫生服务的覆盖面,尤其是在卫生基础设施往往最薄弱且疟疾传播率最高的农村和边远地区。在疟疾预防和医护中战略性地使用社区卫生工作者与志愿者,不但可以填补卫生系统的空白,而且可以确保对最弱势人群的持续医护。国家疟疾规划应当扩大对疟疾、肺炎和腹泻病的社区综合病例管理,侧重点为 5 岁以下儿童。

(4) 监测抗疟药的安全性和效用并管理抗疟药耐药性:必须加强对抗疟药效用的药物警戒和监测,以便发现意外的不良事件和效用减退的情况,使国家治疗政策能够选择最适当的组合。国家应当使用标准的 WHO 疗效研究方案,每两年对包括针对恶性疟疾和间日疟的疗法的一线疟疾疗法进行监测。治疗失败率超过 10%,就应当促使改变国家抗疟疾治疗政策。目前,只要搭配的药物保持有效,以青蒿素为基础的联合疗法就仍然高度有效。但是,需要谨慎,因为青蒿素耐药性的出现会加大对药物组合中搭配药物的耐药风险。

(5) 控制抗疟药耐药性:保护以青蒿素为基础的联合疗法的效用和开发新的组合,对疟疾流行国和全球疟疾防治界都应当是一项优先重点。在青蒿素和青蒿素联合疗法继续充分有效的国家和地区,需要促进正确的药物使用,并特别重视扩大诊断检测和有质量保证的治疗以及推广所有的基本疟疾干预措施,包括媒介控制,以便减少出现耐药性的可能性。敦促报告出现青蒿素耐药性的国家强化疟疾控制,以便减轻疾病负担并延迟或防范耐药性的扩散。在传播率较低但已出现青蒿素耐药性的地区,国家应当把迅速消除恶性疟疾作为目标。

(6) 在大湄公河次区域消除恶性疟:在东南亚大湄公河次区域的众多地域,分别独立地出现了恶性疟原虫对青蒿素的耐药性。柬泰边境的形势最糟,恶性疟原虫对几乎所有可用的抗疟药都有耐药性。对多种药物产生耐药性,可以严重威胁该区域迄今取得的进展,并可以导致世界上其他地方的疾病负担上升。消除恶性疟疾是防止耐药性扩散的唯一战略。因此,在当前工具有效的时候,这应当是大湄公河次区域的一项迫切重点。

(7) 从市场上清除一切不适当的抗疟药:所有疟疾流行国都应当确保从私立部门市场上清除一切不适当的抗疟药。敦促国家管制当局管制口服青蒿素单一药物的生产、营销授权、出口、进口和使用。各国还应当采取果断的步骤,包括监测和管制行动以及严格的后续跟进,以便从卫生设施和药房清除无效的抗疟药,包括停止通过非正式的供应商提供这些药物。这些工作对保护以青蒿素为基础的联合疗法的效用将是至关重要的,并将在消除疟疾的道路上为加快进展做出巨大贡献。

(8) 所有国家都应争取消除疟疾:实现该目标将需要针对媒介和寄生虫两者采取行动。预防人与媒介之间的接触将减少新感染的进一步传播,而从很多没有被诊断疟疾感染者身上清除寄生虫将加速减少传播。在今后10年内,将能获得新的工具和方法,有助于针对传染性寄生虫人类宿主采取行动。本支柱下概况的主要技术建议以现有工具和方法为基础,但这些建议在2~3年内预计将扩大。

**(二) 支柱2　加快努力消除疟疾并实现无疟疾**

各国需要加强努力,减少疟疾新感染在特定地域范围内的进一步传播,尤其是在传播较低的地区。要实现这一目标,除了核心干预措施外,作为疟疾监测和反应规划的一部分,还需要在积极的病例发现和病例调查的指导下,在确定的疫点采取针对疟原虫和媒介的措施。在有些地区,一旦WHO提出建议,实现消除疟疾可能需要使用预防性药物或清除传染源的其他新方法。为了应对杀虫剂耐药性的扩散和残余传播并针对间日疟原虫休眠体,很有必要制定和采用创新的解决办法。

1. **调整规划的重点**　当一个国家或地区的疟疾病例数降低到较低水平时,就需要重新调整疟疾规划的重点和活动,以完成消除疟疾的最后阶段。规划应当加强监测以确保发现每一个疟疾感染者,对疟原虫和媒介按蚊采取针对性的措施以阻断本地疟疾传播,消除人群中所有疟原虫,并对输入性疟疾再传播的风险进行管理。

2. **颁布法规**　需要制定新的法规以支持规划重点的变化,即确保禁止抗疟药在柜台销售,进一步加强监测以确保公立和私立卫生医疗机构对所有确诊病例进行强制性上报。此外,各国卫生部在有关当局支持下,需要直接监督疟疾药物的供应管理;建立集中报告系统,用于疟疾的流行病学监测、媒介控制数据、疫情报告以及防范和应对;强化公立、私立和以社区为基础的机构与服务之间的协调。

3. **重申政治承诺并加深区域合作**　在消除疟疾的最后阶段,需要有坚定的政治承诺、可预见的长期资金供应以及邻国之间更多的合作。很多国家迫切需要加大努力为低传播地区的高危地区提供支持,尤其是边远和难以到达的地区。应采取措施保护国内和跨国的流动人口与劳务人员,使他们了解疟疾的潜在危险,并通过可及的卫生诊所获得疟疾防治服务。

4. 减少未发现的感染人数　确保通过公共卫生干预措施从疟疾感染者身上完全清除疟原虫需要尚不包括在 WHO 建议的大量工具中的新方法。大规模人群服药等策略过去曾成功地使用过,目前正在不同地区探索使用。有研究正在评价高传播地区使用传播阻断药物加快消除疟疾进展的潜在作用。其他研究正在评价对整个人群或目标人群使用有效抗疟药的效果和更长期作用,包括对采用高敏感的检测技术筛查出的疟疾感染者进行治疗。

5. 实施针对性的媒介控制措施　当一个国家或地区的传播降低到较低水平,媒介控制措施应覆盖疟疾高危人群,以防止疟疾的再传播。随着消除疟疾规划的进展,高危人群很可能会发生变化。在传播潜力较弱、监测系统较强、防备程度较高以及在出现再传播时具备快速应对能力的地区,媒介控制措施可以从普遍覆盖转向特定人群和地区。在发生疟疾暴发、再传播或者疫点处置时,采取针对性的室内残留喷洒在有些地区可以发挥重要作用。随着传播的减少,一些补充措施会越来越有必要,如媒介幼虫管理。

6. 防止再次发生本地疟疾传播　即使在一个国家或地区消除疟疾之后,输入性病例的持续存在意味着必须维持很高的病例检出水平。警惕可能重新出现的本地传播是卫生部门的责任,也是与其他相关部门合作(例如农业、环境、工业和旅游部门)在传染病控制方面职能的一部分。应当向前往疟疾流行区的个人提供卫生信息、药物预防和采取措施防止蚊虫叮咬的咨询,目的是减少输入性病例。应当使来自疟疾流行地区的来访者和移民了解疟疾的风险并向其提供便于利用的免费诊断和治疗设施。必须继续采用媒介控制,以便控制当地疫情并保护已知容易重新发生传播的地区以及频繁输入疟原虫的地区。为确保成功维持无疟疾状态,所需应用的警戒模式取决于该地区的脆弱性和接受能力。防止再次发生传播的规划是一个长期的过程,因此,没有疟疾传播的国家应当维持疟疾监测。

7. 实施阻断传播的化疗　阻断传播的化疗是使用有效的抗疟药减少配子体(对媒介按蚊有传染性的有性繁殖阶段的疟原虫)的传播,从而阻断疟疾传播。WHO 建议采用阻断传播的化疗以减少疟疾传播,特别是在受恶性疟原虫青蒿素耐药性威胁的地区,以及作为消除恶性疟战略的一部分。该干预措施目前在低传播地区和治疗覆盖率较高的地区推荐使用。阻断传播的策略目前已可用于恶性疟,但针对其他疟疾的策略还有待制定。

8. 发现所有感染者以实现消除疟疾和防止再传播　在疟疾传播很低的地区,除了卫生机构的免费治疗和病例报告外,主动检测和病例调查对清除残存疫点非常重要。病例调查和在患者周围生活的人群中发现感染病例,将提供可能接触同一传染源的相关信息,以判定是存在本地传播,还是出现了输入病例。

9. 使用药物减少传染源　使用抗疟药作为消除疟疾策略的一部分,不仅能在接受治疗的人群中消除传染源,而且作为预防措施使用时,可以减少易感个体数并降低配子体的传播能力。无论是否有临床症状或是否就医,WHO 都将评估药物在蚊虫能传播疟原虫之前灭蚊的潜在作用及药物治疗所有感染病例的潜在作用。在消除疟疾过程中,所有实验室确诊的间日疟或卵型疟病例都应进行根治,以清除可能造成复发的疟原虫休眠体。

10. 制定针对间日疟的策略　要成功消除疟疾,必须重视间日疟,因为目前对间日疟原虫的了解比对恶性疟原虫的了解更少,而且消除间日疟面临诸多挑战,如:间日疟原虫可耐受的环境条件范围比恶性疟原虫更加广泛,因此传播的地域范围也更广;感染者出现症状之前,间日疟原虫就可以由人传播给按蚊;常规的媒介控制措施(长效药浸蚊帐和室内残留喷洒)对间日疟原虫的有效性可能较低,因为在以间日疟原虫为主的很多地区,媒介按蚊在傍晚叮咬,在室外吸血并停留在室外;间日疟原虫休眠体难以被发现,因为原虫血症一般很低,并且现有的诊断技术不能检测肝脏中的疟原虫休眠体;休眠体可以引起多次复发而导致相当高的发病率和进一步的传播;间日疟原虫休眠体只有通过伯氨喹才能根除,但这种药物在葡萄糖六磷酸脱氢酶缺乏症患者中可以产生严重的副作用(溶血性贫血),而且这种治疗禁用于婴儿、孕妇或哺乳期妇女等脆弱人群;目前在许多地方尚无法对葡萄糖六磷酸脱氢酶缺乏症进行检测,对此病的诊断面临着挑战;对氯喹产生耐药性的间日疟仍在扩散。

11. 把监测作为消除疟疾规划的干预措施　疟疾规划从控制走向消除的过程中,监测目的是发现所有的疟疾感染者(包括有症状者和无症状者);对每一例疟疾感染者进行调查并区分是输入病例还是本地感染病例;确保发现的每个病例得到及时治疗,以防止发生二代病例。虽然疟疾病例是散发的或在确切的疫点发生,但监测系统必须覆盖整个国家,尤其要注意当前或近期有传播的地区。各国要对输入性病例进行监测,这是因为在消除疟疾阶段输入性病例占的比例相当大,并有可能会引起传播阻断地区发生再次传播的风险。

**(三) 支柱3　将疟疾监测转化为一项核心干预措施**

加强疟疾监测是计划和实施规划的基础,也是加快进展的关键因素。有疟疾流行和易于再次发生疟疾传播的所有国家都应当具备有效的卫生管理和信息系统,以帮助国家疟疾规划把资源调拨用于受影响最严重的人群,确认规划覆盖面的空白,发现疫情,并评估干预措施的影响以便指导改变规划的方向。当传播很低时,监测应当针对每一例发现的感染者可能引发的当地传播,发现规划覆盖面的空白、技术方法效率的下降或者发生的疾病暴发。

各国无论在消除疟疾的道路上处在什么位置,都应当把疟疾监测提升为国家和亚国家疟疾战略的核心干预措施。作为干预措施,监测包括追踪疾病和规划应对措施以及采取行动对收到的资料作出反应。目前,多数高疾病负担国家所处的地位不能持续地获取必要的疟疾数据,所以很难优化应对措施,评估疾病趋势并应对疫情。当规划很接近消除目标时,监测作为一项干预措施可以发挥最大的作用,但在消除疟疾道路上的所有节点都需要有效的监测。

1. 高传播地区的监测　资料分析和规划监测以合计数为基础,并在人口层面上采取行动,以便确保所有人群都能获得服务,而且没有不良的疾病趋势。疟疾相关死亡人数和趋势的及时准确信息是追踪疟疾控制进展情况的一项关键性要求。应当协同努力,确保医院和卫生中心的所有疟疾住院病例以及疟疾死亡病例得到寄生虫学检测的确认并通过国家监测系统进行报告。应当确定医院数据在特定地点的代表性,有明确界定的目标人群并持续追踪死亡原因。

2. 低传播地区的监测　在传播率较低或中等的地区,疟疾分布情况有相当大的差异,所以更加需要识别最易患该病的人群并使干预措施有适当的针对性。疟疾可以集中在边缘化人群中,例如生活在偏远或边境地区的人、流动和迁徙的劳工以及获取服务能力有限的部落人群。可能需要为不能获得服务的人群直接上门提供诊断检测和治疗服务(即开展积极主动的病例发现和治疗)。由于高危人群的免疫力会随着干预措施发挥作用而减退,规划必须警惕可能出现的疾病暴发,并强化对感染发生率的报告(例如每周一次)以及对传播主要决定因素的监测,例如气象数据。

3. 争取消除疟疾地区的监测　当前越来越需要建立专门用于疟疾的报告系统,以便满足针对和监测特定高危人群和疫源地的干预措施所需要的额外信息。随着消除疟疾的工作取得进展,有必要调查感染个例或聚集病例,以便了解高危因素并消除传播疫源地。另外变得愈加重要的是,必须确保监测系统包括私立部门正式和非正式的医疗提供者所发现病例的数据。在接近消除疟疾的阶段时,疟疾监测系统的运行和维持变得更加复杂并需要更多的资源,而且将需要为有关人员提供额外的技能、培训和活动,所以需要越来越多的资源和能力。一旦消除了疟疾,要保持这种状况就需要维持有力的监测系统;各国也需要监测输入疾病的风险(脆弱性)和高危地区发生传播的可能性(受纳性)。

4. 投资于常规信息系统　在疟疾控制的所有阶段,常规信息系统对监测工作都是至关重要的,并构成监测疟疾规划活动的基础。必须充分地投资于管理和使用来自经改进的常规信息系统的数据,以便产生为规划制定计划、实施和评价所需的信息。这需要充分的财力和后勤支持,用于办公用品和设备的提供、工作人员的培训和再培训、卫生设施的监督以及通信联络。还需要管理数据报告,并具备高质量的控制措施和良好的追踪落实。提升工作人员分析和解释数据的技术能力是最重要的需求,以便使规划能够最有效地利用监测信息。

5. 收集必要数据以了解疾病趋势和整体规划绩效　必要的信息包括以下方面的数据:可用于疟疾控制的资源(规划资金供应、人员和物资)、现有服务提供水平(服务的可及性和干预措施覆盖面)以及卫生服务使用方面的趋势。其中还涵盖关于受影响人群的数据,包括疟疾寄生虫流行率以及与罹患疟疾的较高风险相关的因素。多方数据来源包括常规信息系统(用于追踪资金、物资流动、服务提供和疾病趋势),卫生设施调查(用于追踪卫生设施所提供服务的实施情况),用于追踪规划覆盖面和寄生虫流行率(在人群中)的家庭调查,以及实施研究的结果。需要昆虫监测系统,以便定期更新关于媒介及其习性和对杀虫剂易感性的信息。疗效研究对发现抗疟药耐药性是必不可少的。根据疟疾传播水平以及疟疾规划的成熟程度和能力,对不同数据来源给予的权重将有所差异。

6. 制定基于本国疟疾流行情况和差异的国家战略计划　随着干预措施覆盖面扩大和疟疾发病率下降,发病率和传播率方面的差异会加大。优化一个国家或领地内疟疾应对措施的一个重要方法是分级,即把一个国家或地区分成较小的单位,可能需要分别提供不同的干预措施组合。国家战略计划应当考虑到卫生系统是否有准备扩大疟疾规划,并为达到期望的覆盖和影响水平确认所需的资源。国家战略计划应当规定不同利益攸关方在计划实施过程中的作用,并制定目标以监测进展和确保问责。

7. 定期监测国家疟疾战略计划的实施情况　在编制预算之前,尤其应当进行年度审查;可以开展中期审查以评估中期进展情况;在制定下一个战略计划之前,应当进行最后的规划审查。应当向各区县和卫生设施按月或按季度传送显示特定关键指标状况的反馈信息,其中包括私营卫生设施。数据必须进行概括,使卫生设施和区县的工作人员能够方便地评估设施的绩效。规划监测和监督不应当局限于疟疾规划管理和实施人员。在确保高质量的疟疾规划方面,其他政府部门、选举产生的领导人、社区成员和捐助者都有利害关系,他们需要能够仔细审视他们支持的业务行动。如果参与审查过程,他们可以协助确保疟疾规划对人群的需求作出反应,并确保作为一项优先发展重点来促进疟疾的控制和消除。

8. 确保对监测系统进行监测　常规卫生信息系统和运行良好的疾病监测使规划能够监测疟疾的资金供应、干预措施覆盖面和疾病趋势。还必须通过计量,例如每月提交报告的卫生设施百分比、每季度接受反馈的卫生设施比例以及在消除疟疾后期阶段中得到调查的病例和死亡的比例,对监测系统本身的绩效进行监测。应当定期评价的其他重要特征包括及时性、准确性、代表性和有效性。对监测系统本身进行的监测将发现弱点并促进采取行动改进监测,转而可以提高疟疾规划的绩效并加快消除疟疾的进展。

**(四) 支持性要素 1　利用创新并扩展研究**

为了支持新战略的三大支柱,疟疾流行国家和全球疟疾防治界应当利用创新并更多地开展基础、临床和实施性研究。产品开发和服务提供方面的成功创新将对加快进展做出重大贡献。为了更充分了解寄生虫和媒介并开发更有效的诊断试剂和药物、改良和创新的媒介控制方法以及疫苗等其他工具,开展基础研究是至关重要的。实施性研究对优化影响和成本效益以及促进高危人群中的迅速利用将具有根本性的意义。

在新战略适用的时期内,预计将出现新的重要工具。其中包括更有效的新药、新的药物组合、更好的诊断制剂、新的疫苗、新的杀虫剂及其他创新的媒介控制工具。在能够获得新的工具之前,规划应当开展实施性研究,改进在当地情况下以最高效率和效益应用现有干预措施的方法。实施性研究将需要尤其注重于人口覆盖面、短期和长期依从性以及人力资源问题。这些研究的设计应当能够提供高质量的结果,为政策建议提供证据。在获得候选工具和方法之后,WHO 和国家管制机构将进行审查并提出意见。国家应确保存在促进迅速评估的管制环境,而且必须适当采用经核实的工具。必须通过实施研究发现阻碍引进新工具的瓶颈并尽早予以消除,以便在产生证据基础以确定采用这些工具的有关条件之后,促进立刻予以使用。以下概述了 5 个不同领域内的优先重点。

1. 媒介控制方面　正在开发众多可能的工具和方法,以便应对媒介对杀虫剂的耐药性以及残留传播等特定挑战。其中包括新的杀虫剂、配方或应用方法、新的昆虫引诱剂和驱虫剂、新的生物活性因子(例如真菌或内共生菌)、新的蚊虫生命周期目标(例如觅食糖类、交配或产卵阶段)以及转基因蚊虫。还正在探索新的战略以改进干预措施的提供,例如移动电话技术和数码测绘的新型用途。还需要工具在人们因职业或其他原因离开受核心干预措施保护的住房时提供保护。

改进现有核心媒介控制干预措施是一个优先领域,需要得到进一步的重视,这是由于预计持续用于这些工具的开支很大。除了把新的有效成分纳入这些干预措施,还必须开发和审核具有更好或更长久残留作用、牢固性和效益的蚊帐。因此,各国应当继续开展业务研究,改进蚊帐的可及性、所有权和使用以及室内残留喷洒的质量和使用,包括行为变化方面的宣传内容。

迫切需要探索方案,确保以及时和经济上负担得起的方式提供经改进的媒介控制工具,包括减少杀虫剂耐药性和残留传播的方法。国家和全球社会必须与制药业和研究机构合作,识别和验证杀虫剂耐药性的标记,评估残留传播的程度和推动因素,并评价候选工具。需要明确界定审核新工具所需的证据,以及建议规划采用这些工具的公认程序。

现有和新的媒介控制产品与设备的质量保证对持久的效用和安全性是至关重要的。由于目前全球和国家开展质量控制评估的能力有限,各国必须投资于建设充分的技术能力和必要的设施。

2. 诊断检测和治疗　在传播率较高的情况下以及当国家进入消除疟疾阶段时,都需要开展研究,开发能更方便地检测无症状感染者中低原虫密度血症的工具和确定不同筛查策略的有效性,以便选择有针对性的干预措施。需要具有更好的物种特异性、适用于所有非恶性疟原虫的快速诊断检测,并需要能用于间日疟原虫休眠体的诊断技术。

为了推广使用 8-氨基喹啉抗疟药根治间日疟,需要发展卫生服务点的简便、快速诊断检测来确定个体的葡萄糖六磷酸脱氢酶状况。

　　新的候选治疗制剂需要有健全的研发渠道,因为任何药物或组合的长期效用都受到耐药性的出现和扩散的威胁。理想的组合是一种安全有效和可负担的单剂量治疗,可以产生根治性效果,降低配子体的传播能力,对恶性疟原虫和间日疟原虫感染都有预防作用,并可以在妊娠期以及对葡萄糖六磷酸脱氢酶缺乏症患者使用。需要开发安全、耐受性良好、经济上可负担、避免产生耐药性和作用范围广泛的新药治疗方案,用于治疗确诊的临床病例并可能大规模用于寄生虫宿主,包括恶性疟原虫和间日疟原虫的有性繁殖阶段。将需要创建新的管制通道,以便研制创新药物预防制剂并制定研制用于预防性治疗的抗疟药的明确研究战略。

　　迫切需要可靠、便于应用和解释的测试法,以适用于所有药物组合成分耐药性的分子标记。识别和确认分子标记将提高我们对每种药物组合耐药性的出现和扩散分别进行监测的能力。除了检测恶性疟原虫耐药性的分子标记,还需要检测间日疟原虫耐药性的标记。一旦耐药性的分子标记能用于监测,将起到非常重要的作用,尤其是在越来越难以开展疗效研究的低传播地区。

　　为了提高对治疗、检测和建议的疗法的需求,需要有针对具体情况的策略来更充分地了解持续传播地区人们的求医行为。应当制定创新的方法,确保公立和私立以及正规卫生系统之外的保健提供者能按标准指导方针发现、治疗和记录所有疟疾病例。

　　3. 疟疾疫苗　预计在今后,疟疾疫苗将是对现有大量工具的一项重要补充。具有不同作用模式的若干候选疫苗目前正处在不同的研发阶段,以便预防恶性疟原虫和间日疟原虫感染。其中至少有一种(RTS, S)已接近批准颁证和政策建议审查。全球卫生界要求到2030 年研制出保护效率至少达到 75%的疟疾疫苗并颁发许可证。疟疾疫苗目前被设想为一种补充工具,不应当取代一揽子核心干预措施。

　　4. 监测　信息和通信技术的进展为提高报告的及时性、更充分地分享数据(信息系统与卫生系统的不同层面之间)和强化数据分析提供了希望。可运用信息技术优化和改进采购和供应管理,早期预警系统,并绘制示意图显示服务提供方面的空白。此外,采用新的技术将为改进系统的管理并加强能力和相关的人力资源提供机会。

　　需要作出努力,更充分地分享干预措施和药物敏感性检测的结果以及经常由众多机构产生和持有的关于监测和研究进展的信息。所有研究或服务提供协定应当包括尽可能通过开放式门户分享数据的条款。

　　需要研究哪种策略对于发现病例最有效,以及评估一旦发现病例时一揽子应对措施的有效性。

　　5. 消除疟疾　需要研究确定传播环境的范围,在此范围内通过针对寄生虫宿主采取行动来减少传播是一种有效的干预措施。这种研究还需要确定各种方法的最佳组合并优化治疗间隔和监测这种干预措施有效性的方法。后者包括评估能用于发现恶性疟原虫和间日疟原虫的高敏感性亚显微诊断分析法。

　　由肝脏中休眠体引起的间日疟原虫感染复发在间日疟传播中占很大部分。需要制定针对该寄生虫源的战略,作为消除间日疟战略的一部分,其中包括针对不能接受伯氨喹治疗者的战略。

　　需要开展基础研究以便开发防止传播的新工具,包括针对寄生虫生命周期的不同阶段并可有效预防所有感染的疫苗,或者能直接针对有性繁殖阶段并预防蚊虫受感染和造成感染的技术。

### （五）支持性要素 2　加强有力环境

有力的政治承诺、稳定的资金供应和强化的多部门合作是取得进展的关键因素。为了优化国家疟疾防控措施，必须在整体上加强卫生系统并改善有利的环境。强大的卫生系统，包括公立和私立部门，对减轻疟疾负担和削弱疟原虫进一步传播的潜力都很重要，并可以使新的工具和战略在尽可能短的时间内得到采用和引进。而且，疟疾干预措施的推广可以作为加强卫生系统（包括妇幼卫生规划和实验室服务）的切入点，并可用以建设更强大的卫生信息系统以及病例和媒介监测系统。最后，社区赋权、能力建设以及促进强大卫生队伍和管制框架的支持性监督，对确保实现本战略的愿景、主要目标和分阶段目标具有重大意义。

疟疾干预措施需要结合强大的有利环境并得到其支持，以便确保以有效和可持久的方式扩大所做的努力。推动这种有利环境的主要活动如下。

1. 增加国际和国内的资金供应　迫切需要增加和维持高层政治承诺以及疟疾规划长期可预见的资金供应的可得性。鼓励国际捐助者维持和加强对疟疾目标和规划的承诺；应当制定新的资助办法，利用新出现的发展资金和私立部门资源。敦促疟疾流行国家增加用于加强卫生系统和应对疾病的国内资源。还必须有大量可预见的资金供应来维持近期取得的成绩：如果国家现有干预覆盖水平由于缺少资金而出现倒退，就可能会丧失全球疟疾防治工作在近期获得的一些收效。维持健全的疟疾规划和能力对消除疟疾道路上的每一步以及对防止重新发生传播都是至关重要的。

2. 确保强有力的卫生部门响应　在许多疟疾流行国家，卫生系统能力不足是阻碍进一步进展和加快努力的一项重大障碍。需要有大量投资来加强卫生系统，尤其是基本的卫生基础设施、供货系统、药物管制、人力资源以及人口动态登记系统，以便改善国家疟疾规划运行的环境。疟疾规划与生殖卫生和妇幼规划、实验室服务及管制当局（涉及诊断设备、药物和杀虫剂）等其他卫生规划之间的大力合作，对疟疾干预措施的成功实施至关重要。

3. 加强卫生人力和疟疾专家库　在多数疟疾流行国，长期缺少有技能的卫生专业人员，临床手段陈旧，监测系统薄弱，而且监测和评价规划不力。疟疾规划运行的环境很复杂，根据疾病的暴发和疫情的重现、传播模式的变化以及药物和杀虫剂耐药性的形成，需要不断调整应对措施。大力推广疟疾干预措施，需要在国家、区县和社区层面上显著扩大人力资源能力。卫生工作者、规划人员和疟疾研究人员的教育、培训和动员——包括适当的指导、监督和回报，是确保规划有效性的关键。即将产生若干新的工具，引进这些工具将需要新的技能，甚至将需要进一步投资于能力建设。应当认识到加强人力资源是加强卫生系统的一个必要部分。

4. 确保疟疾应对措施的可持续性　为了做到这一点并尽量加大疟疾投资的潜力，国家疟疾战略计划应当包含在更广泛的卫生系统措施中。更加重视有质量保证的诊断制剂、药物和媒介控制工具的改良供应链、有充分计划的采购、对数据收集和管理新技术的利用以及对私立部门售药商活动更充分的管制和监督，对取得系统的改进都具有关键性意义。高质量和高效率地提供疟疾预防和医护，包括在公立和私立卫生部门两个方面，将受益于并有助于建设更强大的卫生系统。

5. 改进政府的管理和疟疾规划的跨境合作　鉴于利益攸关方的数量众多以及各发展伙伴、私营行业部门、研究和学术界、私立部门卫生设施、非政府组织以及社区卫生工作者在疟疾规划中的重要作用，疟疾流行国的国家公共卫生规划应当改进对疟疾工作的整体协调。必须启动和加强国家规划之间有效的跨境合作，以便确保这些地区内干预措施的最佳覆盖。

国家规划应当确保规划实施和消除疟疾的所有工作与国家的战略重点完全一致并符合WHO的建议,而且具备适当的管制框架以确保经过有关培训的人员安全地使用有质量保证的工具。

6. 加强多部门合作　需要加强与非卫生部门的合作。国家疟疾规划应当成为减贫战略、国家发展计划和区域发展合作战略的一个组成部分。作出的反应应当从针对单一疾病的做法提升为将卫生问题纳入所有政策的做法。财政、教育、环境、工业、运输和旅游等部委的参与尤其重要,而且管制当局的积极贡献也同样重要。对媒介控制而言,综合媒介管理有时构成了有效提供干预措施的适当平台。

7. 鼓励私立部门参与工作　私立卫生部门,包括制药业、卫生设施及其他行动者,在研发和提供商品与服务方面具有重要作用,例如通过研发新的工具和干预措施并投放市场。更大程度地参与工作对提高干预措施的质量将是至关重要的,包括由正式和非正式私立部门向患者提供医护服务以及向国家监测系统适当报告所有疟疾病例、治疗结果和死亡病例。为了改进物资供应链,需要新的和经改进的伙伴关系。这些伙伴关系也可以在保护为重大发展项目招聘的工人以及治疗染病者方面发挥重要作用。

8. 赋权于社区并与非政府组织交往　与社区领袖和非政府实施伙伴的密切合作是取得成功的一项关键因素。除非社区采用政府关于使用预防工具和建议疗法的指导意见,否则疟疾干预措施就不能成功。需要以人为本的综合社区服务,并且应当与公立和私立部门的卫生保健提供者协调,引进这种服务。生活在偏远或难以达及的地区以及利用卫生设施能力有限的人群,只有通过以社区为基础并常常与非政府实施伙伴合作的做法才能得到支持。计划良好的公共卫生宣传与行为改变规划,对在疟疾预防工具效益和正确使用方面的教育受影响的社区是至关重要的。

## 四、全球技术战略的实施成本

为了达到本战略规定的分阶段目标和总目标,疟疾投资,包括国际和国内捐款,将需要在目前每年27亿美元的基础上大幅度增加。到2020年,年度投资总额估计将需要增加到每年64亿美元,以便达到使疟疾发病率和死亡率减少40%的第一个里程碑目标。到2025年应当进一步增加到估计达77亿美元的年度投资额,以便达到减少75%的第二个阶段指标。为了达到减少90%的目标,年度疟疾总支出到2030年估计将需要达87亿美元。

实施成本是根据推广干预措施所需物资数量乘以提供每项干预措施供应商的估计单位成本以及对国家战略计划和WHO每年的世界疟疾报告23中获得的监测和资金数据进行的分析估算的。每年平均将另外需要6.73亿美元的资金(范围:5.24亿~8.22亿美元)用于研究和开发。估计值来自2030年前疟疾研究和创新需求方面根据风险进行调整的组合模型。

## 五、衡量全球疟疾进展和影响

减少死亡率和发病率并最终消除疟疾的全球进展将基于各国的监测工作,其进展将使用多方数据来源进行衡量,包括常规信息系统、家庭和卫生机构调查以及纵向研究。应当通过至少14项结果和影响指标(表25-2-2)监测进展,这套指标是来自WHO建议并由疟疾规划进行常规跟踪的数量较多的一套指标,某些指标只适用于少数国家,根据疟疾流行率(例如对撒哈拉以南非洲孕妇的间歇性预防治疗)或者根据在消除疟疾的阶段(例如由参与疟疾消除活动的规划调查病例和疫源地)进行界定。对其他一些指标,例如媒介控制指标,不同阶段的规划可以对受益于干预措施的高危人群有不同的定义。在适当时,各国应当确保至少为这 14 项指标确定 2015 年的基线,以便在战略的实施过程中监测进展。

**表 25-2-2　衡量全球疟疾进展的指标**

**结果指标**

- 前一晚使用 ITN 入睡的风险人群比例
- 过去 12 个月使用 IRS 保护的风险人群比例
- 初次怀孕在产前检查时接受 3 剂或更多剂量 IPTp 的孕妇比例(仅适用于非洲撒哈拉沙漠地区)
- 疑似疟疾病人接受寄生虫学诊断检测(使用显微镜或快速诊断试纸条检测)的比例
- 确诊病人接受国家一线抗疟药治疗的比例
- 能接受全国月报告的卫生医疗机构的比例
- 监测体系能够获得的疟疾病例的比例
- 经过流行病学调查的病例所占病例(消除阶段)
- 经过调查的疫点所占比例(消除阶段)

**影响指标**

- 原虫流行率:有疟疾感染证据的人群比例
- 疟疾确诊病例数/1 000 人年$^{-1}$
- 疟疾死亡病例数/100 000 人年$^{-1}$
- 自 2015 年新增的消除疟疾的国家数
- 2015 年之前疟疾再现的国家实现消除疟疾的数量

(曹　俊)

# 第三节　其他寄生虫病防治策略与规划

## 一、背景

　　非洲区 NTD 的疾病负担约占全球 NTD 总疾病负担的一半。部分 NTD,如麦地那龙线虫病、非洲锥虫病等,仅限或主要流行于非洲大陆。非洲区的 47 个国家中,每个国家至少流行一种 NTD,有 36 个国家(78%)至少同时流行 5 种 NTD。

　　随着世界卫生大会 NTD 决议的通过,非洲区各成员国卫生部长先后承诺增加防治投入,消除 NTD 的国际呼声越来越高。2012 年 1 月,WHO 颁布了《加速全球 NTD 防控实施路线图》。同年 6 月,WHO 在阿克拉发布了 NTD 紧急行动纲领,敦促各相关利益方加快有计划地实施非洲地区消除 NTD。2013 年 5 月,第 66 届世界卫生大会通过了有关 NTD 的决议。同年,非洲区专家咨询会议通过了加快消除 NTD 的策略,并出台了一系列公共卫生干预措施,旨在非洲地区加速控制、消除和消灭重要的 NTD。

## 二、NTD 防治进展

　　非洲地区重要寄生虫病防治取得的进展,主要在于干预措施的落实和能力建设方面。例如,淋巴丝虫病、盘尾丝虫病、血吸虫病和土源性蠕虫病的人群服药在 2011 年达到了 2.03

亿。非洲锥虫病病例数正逐年下降。在 WHO 非洲区,2012 年,盘尾丝虫病药物需求量为1.23 亿,淋巴丝虫病药物需求量为 4.7 亿。非洲锥虫病每年有 7 197 例病例。非洲地区消除寄生虫病的愿望越来越强烈。全球 NTD 分布地图于 2012 年出版。在区域水平上,相关利益方应该遵循 2012 年在阿克拉发布的行动纲领。2013 年,在布拉柴维尔召开了 NTD 区域咨询会议,参会人员表达了研究加速 NTD 消除战略的需求。此外,非洲各国卫生部长,非洲卫生部长联盟回顾了 NTD 防治与消除的发展历程,并决定加强行动。

目前,非洲地区麦地那龙线虫病的年发病率自 2005 年来已下降了 99%,2012 年仅有乍得、埃塞俄比亚和马里仍有流行,共计报告病例 21 例。未来的目标是实现消除。

盘尾丝虫病在部分地区已达传播阻断,非洲盘尾丝虫病防治计划(APOC)已将 2025 年在非洲大部分地区实现消除作为新的目标。APOC 将从控制淋巴丝虫病开始,同 WHO 非洲区进行合作。

### 三、非洲区消除寄生虫病规划

1. 总目标　控制、消除和根除重点寄生虫病,降低疾病负担,提高非洲地区生产力和生活质量,为扶贫、减贫做贡献。

2. 分目标

(1) 提高干预措施可及性。

(2) 加强结果管理,优化资源分配,提供持续的经费支持。

(3) 加强宣传和协作,确保政府对项目的主导地位。

(4) 加强监控、督导、监测和科研工作。

3. 具体指标

(1) 到 2020 年,所有非洲国家根除麦地那龙线虫病。

(2) 到 2020 年,重点地区消除淋巴丝虫病、盘尾丝虫病和血吸虫病。

(3) 到 2020 年,控制非洲锥虫病、利什曼病和土源性蠕虫病的流行。

(4) 到 2020 年,预防淋巴丝虫病和利什曼病致残致畸。

4. 指导思想

(1) 政府主导疾病的消除:在许多国家,NTD 防治项目仍然是直线操作的,发起者主要是各投资方,但是应由国家主导项目的开展。这就需要政府承诺和支持。

(2) 广泛的国内外合作:NTD 防治需要大量资源,社会和个人机构应发挥作用,药厂、非政府组织和国际机构应在成员国开展广泛合作。相关利益方强有力的合作应纳入区域NTD 防治规划中。

(3) 加强社会力量的参与:NTD 高危人群和感染人群是干预重点。社区应强化,使其参与到防治 NTD 的工作中去。

(4) 基于证据的方法:进行强化干预或弱化干预,尤其是群体服药,应基于疾病的分布、监测、评估和研究的证据。此外,防治 NTD 的策略应基于科学证据和/或实践经验,考虑成本效益、承受能力、公共卫生原则和文化差异。

(5) 公平和性别干预:妇女获得公共卫生服务更为困难,特别是 NTD 高度流行的偏远地区。所有 NTD 的防治手段都将有利于解决性别引起的不平等和其他的不平等问题。

(6) 加强卫生系统建设:当干预在国家卫生系统框架下进行时,将有利于加强卫生系统建设的可持续性和有效性。所有的干预应在现有的卫生系统下展开,并有利于卫生系统的完善。

5. 策略和措施

（1）扩大干预,加强卫生系统能力建设

1）开展综合性的预防性群体化疗

a. NTD 地图:WHO 非洲区主持绘制完整的全面的预防性群体化疗-NTD 地图。

b. 群体服药:各方协调开展群体服药,包括社区主导的干预措施和不低于 75% 的覆盖率。跨部门的干预或活动,比如培训、督导、供药、健教、沟通、卫生状况改善、社区志愿者参与或分发药物等,应统筹安排、尽量简化。区域服药指南和 WHO 人群蠕虫病化疗方案应作为工作指南。

c. 加强淋巴丝虫病、血吸虫病发病率管理干预,包括改善卫生状况、提供安全用水、加强环境治理、外科治疗可及性等。

d. 其他 PHASE 措施:加强和其他卫生项目的共享,使用"PHASE"方法加强关键干预措施的执行,即综合了群体化疗、健康教育、安全饮用水、卫生、环境改造(包括综合媒介管理)等干预措施的防治策略。这些措施对传播控制和 NTD 病例管理尤为关键,同时应考虑健康的社会决定因素以及"一个健康"的理念和方法。达到 2020 年 NTD 的防治目标离不开和其他部门的合作,比如水和卫生、环境、教育和社会福利等。

2）加强病例管理

a. 疾病负担评估:完成利什曼病疾病负担评估。

b. 主动病例搜索:在非洲锥虫病、利什曼病等有交叉流行的地区共同开展主动病例搜索。

c. 病例管理:对所有 NTD 疑似病例开展立即诊断和规范服药。

d. 致畸致残的预防和管理:确保开展有效的预防和管理致残致畸,康复和帮助感染者回归社会。

e. 综合媒介治理:继续做好 HAT 和利什曼病的媒介控制。

f. 能力建设:组织培训和做好督导工作,诊断确认、跨部门活动的实施(信息、教育和沟通活动、主动监测、外展治疗和药物供应等)。WHO 指南提供技术支持。目前上没有针对所有 CM-NTD 的综合防治手册。

3）卫生系统和项目能力建设

a. 支持加强全国卫生系统的干预,包括社区卫生系统和同其他卫生项目的协作。

b. 建立和加强国家 NTD 规划的能力建设,包括基础设施建设、人力资源管理和国家、省级和社区各级业务骨干的监管。

c. 将 NTD 治疗药物加入到国家药物清单,确保 NTD 药品供应链的管理,通过充分的预测、及时的采购、提升管理系统和加快药品进口、清关流程。

（2）加强结果的计划、资源分配、经费保障

1）加强规划

a. 确保制定 NTD 年度规划,建立定期月通报、季度通报和年度例会机制。

b. 根据 NTD 项目例会和项目评估的结果,将 NTD 长期规划完善至 2020 年。

2）资源分配和可持续

a. 将 NTD Master Plans 和预算同国家规划、预算编制一致,政府财政预算用于国家 NTD 规划。

b. 在国家和省级层面确保资源同需求的一致性。确保资源流动是可持续性的,并将 NTD 规划纳入国家总体规划和预算中。

c. 使用国家 NTD Master Plan 和年度行动计划作为资源配置的依据,争取创新性和其他政府部门、国际机构和基金会的支持。

d. 加强国家能力建设,向赞助商展示实力。及时更新进展报告,包括资金和其他资源。

e. 向国际社会和有关组织宣传长期可预测的资金支持。

（3）加强宣传、协调,确保国家的主导地位

1）建立和加强 NTD 综合防治项目:综合的 NTD 国家规划,集合了群体化疗和病例管理,为降低 NTD 疾病负担注入新的活力。这将使所有的利益相关方站在一起,在国家协调机制下,快速加强干预,消除 NTD。

2）加强区域和国家 NTD 协调机制:加强区域和国家协调机制包括建立 NTD 论坛,成立专家委员会、技术专家委员会等。目标、职责以及成员选择、组织架构等在 WHO 非洲办事处指南文件中都有规定。

3）加强合作

a. 加强 NTD 项目和其他卫生项目的沟通协作,如社区卫生保健护理,以便达到更高的覆盖率和降低项目运行成本。

b. 多部门合作和交流,解决一些对项目干预产生阻碍的功能性问题,提高赞助商、药品捐赠者、非政府组织、双边机构、非洲联盟、区域经济体、联合国以及专业机构之间的合作。

4）加强宣贯

a. 启动更多的宣传,宣传 NTD 和可持续发展的关系,包括相关事务,比如扶贫减贫和联合国发展规划。

b. 加强宣传,提升或维持政府对于 NTD 防治的承诺和决议。

c. 提升 NTD 2015 年后在国家发展规划中的地位。

（4）加强项目的监控、评估、监测和研究

1）监控和追踪

a. 加强常规和定期数据收集:加强数据收集和报告,提高报告及时性、完整性。这包括数据绘制地图、群体服药、监测、疾病负担评估、病例管理和监测、基于 WHO 非洲区的监督评价工作框架。

b. 通过常规数据审查、数据质量控制、评价等确保获得高质量数据。

c. 数据存储、报告和发布:提高技术来存储、管理国家 NTD 规划的数据,确保国家对所有 NTD 项目的数据拥有权,以及国家卫生信息和管理系统的数据交换。

d. 加强创新性数据收集和分析技术,包括 e-Health 和 m-Health 工具。

e. 作为全球 NTD 数据管理系统和全球 NTD 规划的一部分,加强综合数据管理系统和非洲区 NTD 数据分析。国家项目完成情况将受报告的及时性和数据质量的影响。

2）项目评估

a. 执行年度项目总结,完善、调整项目计划和产出。

b. 同 WHO 和其他合作伙伴建立综合的 NTD 监督系统以及中、末期 NTD 规划评价。这些评价可能包括卫生以及项目干预的社会经济学影响。

3）监测和研究

a. 加强 NTD 监测,包括早期发现和应对,特别是对于利什曼病,提高 e-Health 和

m-Health 的利用。

b. 开展研究,引导创新性的技术和干预手段,加强科研能力建设,开发 NTD 新型药物和诊断工具。

c. 加强国家实验室能力建设,开展诊断和药物质量控制研究,特别是对于迈向消除的疾病。

d. 加强安全、有效的药物的研究和干预策略。

4)麦地那龙线虫病根除和认证

a. 加强干预,在乍得、埃塞俄比亚、马里和南苏丹阻断麦地那龙线虫病传播。

b. 进一步加强麦地那龙线虫病主动监测和控制,包括边境地区疾病监测和其他干预措施。

c. 维持传播阻断,确保根除认证所需要的材料。

(5)扶贫减贫,提高生产力,提高人群生活质量

1)预防盘尾丝虫病等疾病的致盲,以及淋巴丝虫病、利什曼病等造成的残障。

2)支持由于 NTD 致残的人群的社会回归和康复,请他们重新加入社区的发展。

3)加强和其他部门的合作,如社会福利、教育、农业和经济部门,提高患者康复和社会回归。

6. 部门职责

(1)国家职责

1)负责全国 NTD 计划的实施,建立国家层面的综合 NTD 项目。

2)开展宣贯,争取更多的外部支持,协调各方达成目标,将 NTD 规划和减贫策略相结合。

3)加大外部资源流动,确保基于证据的防治规划,基于此开展卫生系统各个层面的能力建设。

4)提升和加强国家能力建设,使用高质量的数据,用于疾病监测和项目评估。

(2)WHO 非洲区职责

1)对成员国提供技术指导,发挥引领作用。

2)支持基于证据的区域卫生方针、政策和策略的建立和调整,并同 WHO 政策保持一致。

3)支持成员国加强现场干预的能力建设,预防、控制和消除 NTD。

4)支持区域行动计划,开展提高成本效益的研究。

5)追踪项目进展,向成员国提供技术支持,收集、验证、分析和使用数据确保项目运行良好。

(3)各合作方职责,包括政府间机构、非政府组织、学术团体、社会和私人机构,主要职责有:

1)视情况对成员国给予支持

a. 动员充足的、可预测的资金支持国家 NTD 项目向着"2020"目标迈进。

b. 整合国家规划的实施,提供合格的商品和药物。

c. 提高群体化疗的全民覆盖率,加强病例管理、监测,综合媒介管理以及其他预防性措施。

2)支持研究和开发新药,诊断工具和应用性研究,完善工具和技术,提高干预措施的

效益。

3）同 WHO 合作，为成员国提供技术支持，评估项目执行和产出。

7. 资源分配

（1）NTD 区域规划经费 25.7 亿美元，每年的经费是 3.22 亿美元。WHO 非洲区 NTD 项目经费分配需要考虑 WHO 人力资源能支持国家所能达到的既定目标，技术支持的经费，各国能力建设和项目运行经费以及后期扩大经费。

（2）WHO 将通过各国合作解决资源短缺，确保有效的项目执行。

8. 监控和评价　WHO 将同成员国和合作方在监测监督评价上紧密合作。

（1）WHO 基于区域 NTD 监控与评价体系提供标准的指标。

（2）国家对策略的执行进行监控。

（3）WHO 收集各国项目进展数据。

（4）WHO、合作方和成员国对项目定期评估。

9. 总结　目前策略的开发反映了成员国和 WHO 对于防治、消除和根除区有力的承诺和领导力，以及强大的宣传都是必要的。

依据非洲区 2014—2020 年 NTD 防治规划，区域委员会必须对该策略进行统一检验和采纳。

（钱颖骏　李石柱）

# 参 考 文 献

1. Tchuem Tchuenté LA, Southgate VR, Mbaye A, et al. The efficacy of praziquantel against *Schistosomamansoni* infection in Ndombo, northern Senegal. Trans R Soc Trop Med Hyg, 2001, 95(1):65-66.

2. Tohon ZB, Mainassara HB, Garba A, et al. Controlling schistosomiasis: significant decrease of anaemia prevalence one year after a single dose of praziquantel in nigerien schoolchildren. PLoS Negl Trop Dis, 2008, 2(5): e241.

3. Touré S, Zhang Y, Bosqué-Oliva E, et al. Two-year impact of single praziquantel treatment on infection in the national control programme on schistosomiasis in Burkina Faso. Bull World Health Organ, 2008, 86(10): 780-787.

4. van der Werf MJ, de Vlas SJ, Brooker S, et al. Quantification of clinical morbidity associated with schistosome infection in sub-Saharan Africa. Acta Trop, 2003, 86(2/3):125-139.

5. WHO. The control of schistosomiasis. Report of a WHO Expert Committee. WHO Tech Rep Ser, 1985, 728:1-113.

6. WHO. The control of schistosomiasis. Second report of the WHO Expert Committee. WHO Tech Rep Ser, 1993, 830:1-86.

7. WHO. 1998. Report of the WHO informal consultation on schistosomiasis control. World Health Organization, Geneva.

8. WHO Informal Consultation on Schistosomiasis in Low Transmission Areas: Control Strategies and Criteria for Elimination(2000: London, United Kingdom) & World Health Organization. Strategy Development and Monitoring for Parasitic Diseases and Vector Control Team. (2001). & Report of the WHO Informal Consultation on Schistosomiasis in Low Transmission Areas: Control Strategies and Criteria for Elimination, London, 10-13 April 2000. World Health Organization. https://apps. who. int/iris/handle/10665/66904

9. WHO. Prevention and control of schistosomiasis and soil-transmitted helminthiasis. WHO Tech Rep Ser, 2002, 912:i-vi, 1-57, back cover.

10. WHO. Preventive chemotherapy in human helminthiasis:coordinated use of anthelminthic drugs in control interventions; a manual for health professionals andprogramme managers. Geneva:World Health Organization,2006.

11. World Health Organization. (2009). Elimination of schistosomiasis from low-transmission areas:report of a WHO informal consultation,Salvador,Bahia,Brazil,18-19 August 2008. World Health Organization. https://apps. who. int/iris/handle/10665/70127

12. World Health Organization. (2010). Monitoring drug coverage for preventive chemotherapy. World Health Organization. https://apps. who. int/iris/handle/10665/44400

13. WHO. Schistosomiasis:number of people treated in 2009. Wkly Epidemiol Rec,2011,86:73-80.

14. WHO/AFRO. (2010). Operational guide to mapping of schistosomiasis and soil-transmitted helminthiasis and evaluation of control programmes. WHO/AFRO/NTD.

15. WHO/AFRO. (2011). Manual for integrated mapping of Neglected Tropical Diseases in sub Saharan Africa. WHO/AFRO.

16. WHO&UNICEF. WHO/UNICEF Joint Monitoring Programme for Water Supply and Sanitation. Geneva:WHO, 2004.

17. Touré S,Zhang Y,Bosqué-Oliva E,et al. Two-year impact of single praziquantel treatment on infection in the national control programme on schistosomiasis in Burkina Faso. Bull World Health Organ,2008,86(10):780-787.

18. Ottesen EA,Duke BOL,Karam M,et al. Strategies and tools for the control/elimination of lymphatic filariasis. Bull WHO,1997,75:491-503.

19. World Health Organization & Global Programme to Eliminate Lymphatic Filariasis. (2005). Monitoring and epidemiological assessment of the programme to eliminate lymphatic filariasis at implementation unit level. World Health Organization. https://apps. who. int/iris/handle/10665/69172

20. World Health Organization. Global programme to eliminate lymphatic feilariasis:progress report,2014. Wkly Epidemiol Rec,2015,90(38):489-504.

21. Zouré HG,Wanji S,Noma M et al. (2011) The Geographic Distribution of Loa loa in Africa:Results of Large-Scale Implementation of the Rapid Assessment Procedure for Loiasis (RAPLOA). PLoS Negl Trop Dis,2011, 5(6):e1210. doi:10. 1371/journal. pntd. 0001210.

22. 甘绍伯. 罗阿丝虫病(Loiasis). 中国热带医学,2009,9(10):1961-1962.

23. Wanji S,Tendongfor N,Nji T. et al. Community-directed delivery of doxycycline for the treatment of onchocerciasis in areas of co-endemicity with loiasis in Cameroon. Parasit Vectors,2019,2(1):39. doi:10. 1186/1756-3305-2-39

24. Scientific Working Group on Serious Adverse Events in Loa Loa endemic areas. Report of a Scientific Working Group on Serious Adverse Events following Mectizan(R) treatment of onchocerciasis in Loa loa endemic areas. Filaria J,2003,2(1):S2. doi:10. 1186/1475-2883-2-S1-S2

25. Brattig NW. Pathogenesis and host responses in human onchocerciasis:impact of Onchocerca filariae and Wolbachia endobacteria. Microbes Infect,2004,6(1):113-128.

26. Bouchery T,Lefoulon E,Karadjian G,et al. The symbiotic role of Wolbachia in Onchocercidae and its impact on filariasis. Clin Microbiol Infect,2013,19(2):131-140.

# 第二十六章

# 非洲寄生虫病对中国的影响

## 第一节 输入性疟疾

输入性疟疾逐渐成为全球疟疾防治的一个重要议题。近年来,我国境外输入性疟疾疫情呈逐年上升的趋势,特别是随着我国对非洲投资和劳务输出的不断增加,中非之间人员流动日益频繁,非洲成了我国输入性疟疾的主要来源地。输入性疟疾不仅严重危害着我国人民的身体健康和生命安全,同时也给我国消除疟疾工作成果的巩固带来了潜在的威胁。

### 一、我国输入性疟疾形势

2010年以来,我国本地感染疟疾病例所占比例呈逐年下降趋势,而境外输入病例却逐年上升,并成为我国疟疾病例的主要感染来源。2011—2014年,全国境外输入性病例分别占66.4%、91.0%、97.9%、98.1%(图26-1-1)。各省份的情况与全国疫情一致,如上海市,2005—2012年输入性病例所占的比例逐年升高,从2011年起,全市报告的疟疾病例几乎均为输入性病例;江苏省自2012年起,全省报告的疟疾病例均为境外输入性病例。一些地区还发生过短时间、大规模的聚集性疫情,如2013年在加纳从事淘金的广西上林籍、全州籍农民工被集中遣返,导致当年6~8月大量疟疾病例输入,构成了突发公共卫生事件。

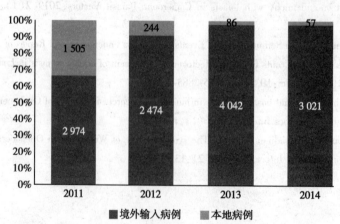

图26-1-1 2011—2014年全国疟疾本地病例和境外输入病例所占比例变化

目前我国境外输入性疟疾分布范围广,2014 年全国除内蒙古自治区无病例报告外,全国 30 个省(直辖市、自治区)共 680 个县(市、区)均有境外输入性疟疾病例的报告,流动人口较多的江苏、山东、浙江、四川、湖北等省,几乎各(市)地都有境外输入性疟疾报告。

非洲和东南亚(主要是缅甸)是我国境外输入性疟疾的主要来源地,近几年所占的比例分别约为 75%和 25%,病例主要来源国家为缅甸、尼日利亚、赤道几内亚、安哥拉、和加纳等。2013 年上海市全市报告输入性病例 32 例,80%去过非洲。2008—2012 年广州市共报告输入性病例 298 例,其中来源地为非洲的为 190 例,占 63.76%。

输入性病例虫种多样,4 种人体疟原虫均有发现,但以恶性疟为主。值得注意的是,2014 年通过 PCR 技术首次证实我国从马来西亚输入 1 例诺氏疟病例。

## 二、输入性疟疾的诊断和治疗

境外输入性疟疾患者大多为通过劳务公司在非洲从事建筑等行业的劳务工人,他们的疟疾防治知识较为缺乏,且在非洲条件艰苦,防蚊设施差,不能有效地自我防护,疟疾感染率高,由于非洲大部分国家的卫生条件较为落后,务工人员感染疟疾后往往得不到规范治疗,此外,部分劳务公司管理不规范也会影响治疗效果,未经规范治疗的劳务人员容易出现疟疾再燃,而且大部分患者回国后产生相应症状也未能及时就诊和获得有效的抗疟治疗。

输入性疟疾的发现和诊治主要依赖各级医疗机构的临床医生和实验室检验人员,随着我国消除疟疾工作的推进和疟疾发病率的下降,疟疾流行水平已降至历史最低,医疗卫生机构对疟疾的认识淡化,多数临床医生往往对输入性疟疾的意识不强,缺乏对疟疾的警觉性,不仅部分乡、村医生不了解疟疾的临床症状,缺乏疟疾临床诊治的意识和能力,而且部分二级以上的医疗机构对疟疾诊治的技能和经验也不足,缺乏有经验的实验室疟原虫显微镜检人员和对重症恶性疟的救治能力。据文献报道,233 例境外输入性疟疾病例中,就诊当天确诊的仅占 13.7%(32/233),1~2 天内确诊的占 60.1%(140/233),3~4 天内确诊的占 11.6%(27/233),5 天及以上确诊的占 14.6%(34/233)。另外,由于境外输入性疟疾的季节流行特征和分布地区也发生了明显改变,全年均有输入性病例发生,而且一些没有疟疾传播的地区也出现了输入性疟疾,输入性疟疾病例更容易被忽视。

因此,目前输入性疟疾很容易被延误诊治,患者因得不到及时诊断和治疗而发展为重症甚至死亡病例的情况时有发生,我国每年均有因延误诊治导致重症疟疾和因疟疾死亡的病例报告。

## 三、输入性疟疾对我国消除疟疾的威胁

WHO 发布的消除疟疾指南规定,消除疟疾是指在原有疟疾流行的国家或地区连续 3 年及以上无当地感染病例,并能及时发现输入病例,不出现输入继发病例。虽然我国消除疟疾工作取得了较大进展,本地感染疟疾病例数持续下降,传播范围也逐年减少,但大部分地区传播媒介按蚊仍然存在,而且有些地区按蚊的种群密度较大,媒介按蚊是疟疾传播的"发动机",如果缺少有效的监测措施,随时存在由输入性病例引起再传播的风险,这将对我国消除疟疾成果的巩固和消除疟疾目标的如期实现造成威胁。

虽然目前我国尚未有输入病例引起继发传播的报道,但随着我国赴非洲劳务、商贸、旅游人员的不断增加,境外输入性疟疾在我国消除疟疾过程中将会长期存在或日益严重,由此引起的疟疾再流行的风险也将长期存在。因此,在我国实现消除疟疾和消除后的监测过程

中,必须加强输入性疟疾管理,建立完善的疟疾监测与反应系统,开展疟疾监测,及时发现和规范治疗输入性疟疾病例,防止发生输入性继发病例。

(曹　俊)

# 第二节　输入性其他寄生虫病

除疟疾和血吸虫病外,我国的非洲输入性寄生虫病鲜有报道。因此,仅摘录了公开发表的案例,供相关人员学习和参考。

## 一、输入性盘尾丝虫病

盘尾丝虫病是人畜共患病,主要流行于非洲及拉丁美洲,亚洲的也门亦有局部流行,其严重后果是幼虫寄生于眼部而导致患者双目失明。

1991年,中国预防医学科学院寄生虫病研究所报道了一例非洲输入的盘尾丝虫病病例,这是我国首例报道的输入性盘尾丝虫病。患者系援外归国人员,于1977—1979年参加中国医疗队,赴南也门工作,曾多次被小虫叮咬,有局部红肿奇痒。疑有寄生虫感染。患者经多次活检后始证实为盘尾丝虫病。盘尾丝虫病的治疗迄今尚无理想药物,患者曾应用多种抗寄生虫药,但均未见效。

## 二、麦地那龙线虫病

麦地那龙线虫病流行广泛,主要分布于非洲及西亚、南亚等热带地区,危害着人体健康,同时影响农业生产和青少年的学习生活。1987年,安徽医科大学寄生虫研究室报道了一例输入性的麦地那龙线虫病,系我国首次发现。患者是阜阳地区农村一个12岁男孩,无意中发现左腹部皮下肿块如枣样大小,渐长大如乒乓球样,触摸、挤压时均有疼痛和不适之感。患者到当地医院就诊,医生从其肿块中检获一条雌性麦地那龙线虫。医生见其状异,便将虫置于福尔马林液内保存,后辗转送到安徽医科大学寄生虫研究室,被鉴定为麦地那龙线虫。麦地那龙线虫一旦在人体内寄生,几乎可以侵入所有器官,可引起皮下肿块、急性脓肿、蜂窝织炎、瘙痒疼痛等症状。该虫的主要传播媒体是剑水蚤,人在饮水、游泳等情况下不慎吞服了这种微小的节肢动物后,便可感染。

1933年,我国学者曾在一只犬体内发现此虫,但人体感染一直未见报道过。我国对家畜感染报告较多,最早报告北京2例犬感染本虫。其后报告河北廊坊1例猫感染本虫,扬州1例猫体有本虫感染,且河南省报告3例猫体内检测到该虫。人体病例至今仅有1例。我国幅员辽阔,人口众多,地理环境复杂,家畜及野生动物种类多、数量大。由此推断我国还有一定的人、畜病例存在,只是本虫未被人们了解和未能引起重视,且遇见本虫感染病例时,常不能正确处理和保存,甚至感染动物及虫体被丢失。因此有必要对已有报道和研究加以总结,以便加强对该病的认识,提高诊治水平。

## 三、输入性非洲锥虫病

2014年9月11日,中国疾病预防控制中心寄生虫病预防控制所接到江苏省1例输入性非洲锥虫病病例的报告,随即与WHO总部及其驻华代表处、江苏省寄生虫病防治研究所、江苏省人民医院进行了电话会商,并派专家组赴江苏省人民医院,进行病例复核和指导治疗。

专家组根据患者临床表现、流行病学调查和实验室检测结果,判定该病例为我国首例输入性非洲锥虫病。同时,中国疾病预防控制中心及时协调 WHO 提供了特效药(依氟鸟氨酸),给予患者抗病原治疗,目前其病情逐步好转。

锥虫病分为非洲锥虫病和美洲锥虫病两类:非洲锥虫病又称非洲睡眠病,由布氏锥虫引起,通过采采蝇传播;美洲锥虫病又称恰加斯病,由克氏锥虫引起,主要通过锥蝽(俗称"臭虫")传播。我国无采采蝇分布,应无非洲锥虫病本地传播的风险,主要防治措施是及时发现和诊治病例,防止延误病情。但据文献报道,我国海南文昌有锥蝽分布。而且随着国际旅游、务工等人员往来的增加,存在输入性美洲锥虫病并引起本土传播的风险。

中国疾病预防控制中心将继续跟踪该患者治疗及转归情况,开展同行回国人员的锥虫病筛查和赴非人员的健康教育,做好罕见、输入和新发传染病应对及技术储备工作。

2014 年 9 月 11 日,江苏省报告 1 例输入性非洲锥虫病病例。患者,男,45 岁,泰州市海陵区人,中石化华东石油工程有限公司六普钻井分公司工人(总公司在南京,分公司在镇江)。2010 年 7 月 8 日至 2014 年 7 月 15 日,患者由公司 4 次外派加蓬劳务,工种是运输船上的水手,经常出入于热带丛林和河谷地带,有蚊、蝇的叮咬史。2012 年 10 月,患者在加蓬出现发热、全身皮肤瘙痒,在当地给予对症治疗。2014 年 7 月 15 日回国后,次日就诊于泰州市人民医院。患者发热、嗜睡,伴性格改变等精神症状。检查:腋下、颈部和腹股沟淋巴结肿大。淋巴结活检病理示,炎性增生性疾病,考虑反应性增生,因诊断不明,未予治疗。8 月 5 日就诊于上海长海医院血液内科,淋巴结活检病理显示淋巴滤泡反应增生。9 月 9 日,外周血涂片检查发现锥虫锥鞭毛体,诊断为非洲锥虫病,建议患者转院治疗。经协调,患者于 9 月 15 日入住江苏省人民医院感染内科。9 月 19 日,根据病例临床表现、实验室检查和流行病学调查初步结果,提示该病例为布氏冈比亚锥虫感染所致的非洲锥虫病(睡眠病)。为尽快救治患者,经专家组与医务人员会诊,建议尽快对患者给予 WHO 提供的依氟鸟氨酸药物治疗。江苏省人民医院在办理相关手续及患者知情同意后,已于 9 月 21 日开始进行治疗。目前患者病情好转,尚未见任何毒副反应。

全球锥虫病分为非洲锥虫病和美洲锥虫病两类,分别由采采蝇和锥蝽(俗称"臭虫")传播。中国无采采蝇分布,但部分地区有锥蝽分布,且美洲锥虫病已在全球范围扩散中。

2015 年 1 月,根据原国家卫生计生委要求,为指导各地做好输入性美洲锥虫病和输入性非洲锥虫病防控工作,中国疾病预防控制中心组织有关专家制订了《输入性美洲锥虫病防控方案》(试行版)和《输入性非洲锥虫病防控方案》(试行版),要求全国疾控机构遵照执行。

## 参 考 文 献

1. WHO. Regional Strategy on Neglected Tropical Diseases in the WHO African Region 2014-2020. https://afro. who. int/publications/regional-strategy-neglected-tropical-diseases-who-african-region-2014-2020.
2. 符遂,杨元清,何毅勋. 输入性盘尾丝虫病一例报道. 疾病预防控制通报,1991,6(3):39.
3. 王增贤,杜继双,王兴和,等. 麦地那龙线虫病在我国首次发现. 中国人兽共患病杂志,1995,11(1):16-17.
4. 郑群. 我国发现首例麦地那龙线虫病. 河南医药信息,1995,3(2):28.
5. 张婷婷. 1 例输入性非洲锥虫病病人的护理. 护理研究,2015,29(11):3965-3967.

(钱颖骏　李石柱)

# 第二十七章　中国援非规划与国际合作

## 第一节　疟　疾

根据 WHO《世界疟疾报告》,2015 年全球近 88% 的疟疾病例和 90% 的疟疾死亡病例发生在非洲。在相当多的非洲国家,疟疾已成为人类生存的巨大威胁,也是阻碍非洲经济社会发展的重要因素之一,非洲因疟疾流行造成的 GDP 损失每年为 120 亿~300 亿美元,消耗约 40% 的公共卫生支出,造成极大的卫生负担。因此,撒哈拉以南非洲国家将成为国际卫生发展援助的重点。

中国曾是疟疾严重流行的国家,经过几十年来的积极防治,中国在疟疾防控中取得了举世瞩目的成就,并积累了丰富的防治经验。中非卫生合作是中国开展全球卫生外交的重要内容之一,中国政府一直非常重视疟疾防治援非工作。近年来,在中非合作论坛的框架下,中国积极推动援非抗疟合作,通过派遣援非医疗队、援建抗疟中心、为非洲国家培训疟疾防治人员和在非洲有效实施疟疾防控计划等多种形式逐步加大对非洲的援助力度。2013 年8 月在北京召开的中非部长级卫生合作发展会议上发布的《北京宣言》明确提出,通过发展伙伴开展国际合作,逐步探讨并试点开展血吸虫病和疟疾控制等公共卫生合作项目。结合对非援助项目,加强与非洲国家疟疾防治项目合作不仅能扩大我国对非洲的影响,也能减少输入性疟疾对我国消除疟疾的威胁。

### 一、援非医疗队

援外医疗队是中国对外医疗合作的重要组成部分,也是中国卫生南南合作的主要形式之一。向非洲国家派遣医疗队,是中非开展时间最长、涉及国家最多、成效最为显著的合作项目。防治疟疾一直是中国援非医疗队的重要任务之一,医疗队通过为疟疾患者提供治疗服务、开展培训等形式为受援国的疟疾防治工作做出了积极贡献。

### 二、援建抗疟中心

2006 年 11 月 4 日,中国前国家主席胡锦涛在中非合作论坛北京峰会上提出,为推动中非新型战略伙伴关系发展,促进中非在更大范围、更广领域、更高层次上的合作,中国政府将为非洲提供 3 亿元人民币无偿援款帮助非洲防治疟疾,用于提供青蒿素药品及建立 30 个抗疟中心,将中国的生产投资、技术研发与多年疟疾防治经验结合起来,给非洲国家提供更好的帮助。由商务部、卫生部共同派出的中国疾病预防控制中心和河南、湖北、海南、上海、江苏、浙江省级疾病预防控制中心疟疾专家及有关医疗机构专家组成的专家工作组,先后赴科摩罗、马达加斯加、中非、乍得、加蓬、刚果（布）、刚果（金）、布隆迪、喀麦隆、贝宁、多哥、马里、几内亚、尼日尔、科特迪瓦、塞内加尔、赤道几内亚、莫桑比克、苏丹、利比里亚、加纳、毛里塔尼亚、坦桑尼亚、肯尼亚、赞比亚、南非、几内亚比绍、塞拉利昂、乌干达,实地考察当地的疟疾疫情、防治体系、国际合作情况,确定疟疾防治中心定位、运行和后续专家派遣等计划,帮助这些国家建立抗疟中心。援助乍得的抗疟中心于 2007 年底在非洲率先揭牌,经过双方的积极努力和密切合作,30 个抗疟中心按时建成,其他医疗合作措施也都已兑现。我国派遣的抗疟专家对非洲国家的医护人员进行了抗疟知识、设备使用、化验操作技术等方面的培训。举办"疟疾防治研修班",为卫生官员和研究人员提供更多的来华交流、研修和培训机会,促进了中国与非洲各国在疟疾防治和科研技术方面的广泛交流,提高疟疾防治水平。我国开展援非抗疟的国际合作,既是对疟疾严重流行国家的帮助,也对国内加强输入性疟疾管理、完善疟疾监测、推进消除疟疾进程具有重要意义。

### 三、培训疟疾防治人员

近年来,为了分享中国消除疟疾的经验,为全球疟疾防控做出更大的贡献,我国对非洲等疟疾流行国家和地区开展了多种形式的技术培训,2005—2015 年,已有 50 多个国家近 1 500 名疟疾防治官员和专业技术人员在江苏省寄生虫病防治研究所、上海复星医药股份有限公司和北京华方科泰医药有限公司等商务部定点培训机构接受了培训。

我国不仅邀请非洲国家卫生部门疟疾防治的官员或技术人员到中国参加培训,另外,还走出国门,为中国援建的 30 个非洲国家建设疟疾防治中心并进行现场培训。针对非洲地区疟疾防治不同层次人员的需求,还分别开设相关卫生高级人员的官员研修班和具体负责工作开展、实施的专业技术培训班。培训过程中,按照不同国家的疟疾需求,开设多个国家同时参加的多边班;也有开设专门针对非洲单一国家的单边班。在开设培训班的过程中,为了保证培训效果,统一每一期培训班的官方语言,目前为止已分别开设了英语、法语、葡萄牙语等不同语言培训班。

充分考虑非洲学员的实际需求,并针对不同培训形式制订不同的培训内容。主要分为理论授课、实验室示教和现场访问交流等内容。理论授课的内容除了疟疾病原生物学、媒介生物学、分子生物学等基本知识以外,还重点向学员介绍了中国控制疟疾以及如何从控制走向消除的的成功经验;并指导非洲国家结合当地实际因地制宜地开展疟疾防治工作。为了增强培训效果,尤其是专业技术培训班,在每次理论授课以后均进行实验室示教或实践操作,如疟原虫的镜检诊断、媒介按蚊的识别、分子生物学 PCR 操作等;在非洲援助建立疟疾防治中心时,重点培训当地专业人员开展疟原虫镜检以及使用 PCR 仪开展分子生物学检测等。为提升培训效果,带领非洲学员赴县、乡镇疾病控制或卫生服务机构进行现场参观访问,促进学员对我国疟疾控制中病例管理、报告、疫情处置等重点环节的理解和认识。

多年来对非洲国家的疟疾培训,对提升非洲国家疟疾防治相关人员的技术能力起到了较好的作用,为非洲国家制定和完善当地的疟疾防治工作策略和措施也起到了很好的参考作用;另外通过对非培训也进一步提升了国内培训机构的国际知名度和中国的国际影响力。

### 四、在非洲实施疟疾防控项目

1. 复方青蒿素清除疟疾科摩罗项目　根据因地制宜的原则,我国疟疾防治专家设计了"快速灭源灭疟法",并于 2007 年、2012 年和 2013 年在科摩罗所属的莫埃利岛、昂儒昂岛和大科岛启动了复方青蒿素快速清除科摩罗疟疾项目(简称"中科项目")。中科项目的特点是向患疟人群提供青蒿素复方哌喹片,通过群防群治,快速消除传染源,在较短的时间内控制疟疾流行。通过中科项目的实施,科摩罗三岛的疟疾流行得到了有效遏制,短期内实现了从高度疟疾流行区向低疟疾流行区的转变,实现了疟疾零死亡,这是人类通过主动的群体药物干预,首次在非洲国家成功地快速控制疟疾流行。这种国际合作控制与消除疟疾的方式,证实我国针对不同流行病学特点探索和形成的多种灭疟模式具有广泛的适用性和有效性。

2. 坦桑尼亚疟疾防治项目　2012 年 9 月 17 日,中国商务部与英国国际发展部(DFID)签署了《中英全球卫生支持项目谅解备忘录》,确定 DFID 以技术合作的方式提供资金支持开展中英全球卫生支持项目(GHSP)。GHSP 是中、英两国政府共同开展的一个新型卫生发展合作项目,旨在建立中英卫生新型合作伙伴关系,加强双方在全球卫生领域的合作,提升中国参与全球卫生发展的能力,共同促进全球卫生状况改善。与发展中国家建立试点合作关系,在试点国家应用和推广中国的成功经验和做法,同时及时总结中国卫生合作新模式在设计及应用中的经验和教训,为今后中国开展双边及多边合作,以及帮助合作伙伴国家促进健康提供成功范例和技术支持是 GHSP 的目标之一。在 GHSP 的资助下,由中国疾病预防控制中心寄生虫病所组织的坦桑尼亚疟疾防治试点项目已于 2015 年正式启动实施,该项目是我国首次在非洲大陆进行疟疾防控试点,旨在进一步推广我国的疟疾防治经验,将中国经验和当地实际相结合,探寻适合非洲国家特点的疾病防治模式,共同推进坦桑尼亚疟疾防治进程。

(曹　俊)

# 第二节　血吸虫病

血吸虫病是一个全球公共卫生问题,在亚洲、南美洲、中东地区和非洲的 78 个国家和地区流行。根据 WHO 报告,2012 年至少有 2.49 亿人需要得到血吸虫病预防性治疗,估计需要得到血吸虫病治疗的患者,至少有 90% 生活在非洲地区。因此,全球抗击血吸虫战役的主战场应该是在非洲。近年来,为帮助非洲地区改善卫生状况,认真贯彻李克强总理提出的"非洲需要、非洲同意、非洲参与"原则,落实 2013 年中非部长级卫生合作发展会议《北京宣言》,积极探索中国与国际组织在非洲国家开展卫生合作模式,我国正在非洲地区尝试开展血吸虫病试点防治项目。

在坦桑尼亚桑给巴尔,血吸虫病是主要公共卫生问题之一,主要流行埃及血吸虫病,对农村地区儿童健康影响较大,2011 年在桑岛和奔巴岛 24 个学校的调查显示,桑岛和奔巴岛的血吸虫病感染率分别为 8%(0~38%)和 15%(1%~43%)。自 20 世纪 70 年代后期起,来自 WHO、意大利和多个其他国家的机构、组织、专家们就不懈努力着,帮助桑给巴尔治疗和控制血吸虫感染,桑给巴尔卫生部也高度重视血吸虫感染的防控,在 2011 年成立相关组织 SCORE(Schistosomiasis Consortium of Operational Research and Evaluation),计划要在 5 年内在桑给巴尔,主要是奔巴岛消灭血吸虫。

2012 年 2 月,WHO 的被忽略热带病(NTD)控制司郭家钢教授赴奔巴岛考察血吸虫病流行情况。鉴于中国在控制血吸虫病方面有非常成功的经验,并已取得显著成绩,WHO 有意要促成中国和桑给巴尔血吸虫病防治项目合作。2012 年下半年郭家钢先生代表 WHO 提的建议得到了原卫生部陈竺部长的肯定和重要批示,并委托江苏省血吸虫病防治研究所具体落实该合作项目。2013 年 3 月 16 日,应桑给巴尔卫生部邀请,国家卫生和计划生育委员会国际合作司和疾病预防控制局、中国疾病预防控制中心寄生虫病预防控制所、江苏省卫生厅、江苏省血吸虫病防治研究所和 WHO-NTD 控制司组成联合考察组,赴坦桑尼亚桑给巴尔对其血吸虫病防治情况进行了现场考察。考察组通过桑岛血吸虫病流行区 3 个不同的有螺环境的考察、低龄学生尿液的检测,初步了解了当地血吸虫病流行特征及学生感染状况;并建议通过三方合作,由中国和 WHO 共同支持桑给巴尔政府国家控制和消除血吸虫病行动计划。WHO 对此也积极表态,承诺积极推动中国产氯硝柳胺 PQ 认证工作,并愿意帮助中国和桑给巴尔专家共同起草试点工作计划。2014 年 5 月 21 日,瑞士日内瓦举行第 67 届世界卫生大会期间,原国家卫生计生委副主任王国强与 WHO 总干事陈冯富珍、桑给巴尔卫生部长祖马·杜尼·哈吉(Juma Duni Haji)共同签署了关于在桑给巴尔开展血吸虫病防治合作的谅解备忘录。备忘录明确,中国政府将提供资金和技术、WHO 提供技术支持和组织协调,在桑给巴尔开展灭螺与血吸虫病传播控制方法和战略的评价和研究,探索和实施适合当地的血吸虫病防治策略,推动桑给巴尔最终实现消除血吸虫病的防治目标。2016 年 4 月 18 日,根据中国和桑给巴尔政府换文规定,中国政府同意开展援桑给巴尔血吸虫病防治技术合作项目。经商务部公开招标,江苏省血吸虫病防治研究所将承担项目的具体实施任务,在桑给巴尔开展为期 3 年的血吸虫病防治技术合作项目。

中国与 WHO 加强在非洲合作,有利于体现我国对 WHO 和国际卫生合作的支持,充分利用中国优势领域的卫生经验、产品和技术,增强我国对非卫生援助的效果,推动中国优势领域的产品和技术"走出去"。桑给巴尔血吸虫病防治三方合作将开拓中非疾病防控的全新合作模式,为改善非洲地区卫生状况做出更大贡献。

(杨　坤)

## 第三节　其他寄生虫病

热带病是人类文明史上的古老疾病,狭义的热带病指多见或常见于热带和亚热带地区的传染病和各种寄生虫病,是由病原体感染人体引起的一个庞大的疾病群。目前,热带病在世界上 149 个国家和地区流行,至少对 10 亿人的健康和生活造成了威胁,由于受这类疾病影响最严重的民众通常是在偏远农村、城市贫民窟或冲突地区生活的最贫穷人群,因此常常被社会所忽视,故又称为被忽视的热带病(neglected tropical disease,NTD)。NTD 种类繁多,其疾病谱也在不断地变化,目前 WHO 按照病原体将 NTD 分为 5 类:一是寄生虫类 NTD;二是细菌类 NTD;三是病毒类 NTD;四是螺旋体类 NTD;五是其他类 NTD。近年来,随着全球经济增长和公共卫生地位的提升,NTD 正逐步受到全世界的关注。

NTD 严重影响着发展中国家的人类发展与社会经济发展。新人类发展指数将更强调人类健康、优化环境以及信息知识的重要性。但近年来,由于全球气候变化、经济发展全球化带来的人流物流增加等自然和社会因素的变化,使 NTD 的流行、发病特点发生了显著变化,扩大传播和疫情暴发风险增加,其防治工作面临的形势十分严峻,已逐渐引起国际社会广泛关注。WHO 2010 年 10 月 14 日在日内瓦总部发布报告,呼吁全球关注和抵御 NTD。

我国是世界上 NTD 危害最为严重的国家之一,由于国家、政府多年的重视与广大科研、防治人员的辛勤付出,多种传染病/NTDs 在中国得到了有效控制,中国的经验为全球防控传染病/NTDs,尤其为发展中国家提供了借鉴经验。总结中国经验,了解其他发展中国家特别是非洲国家的传染病/NTDs 防治规划与策略、防治成效与面临的困难与挑战,将有助于寻找切实可行的方式/方法,加强中非合作,推动非洲乃至全球传染病/NTDs 的防治进程。

## 一、被忽视的热带病是非洲地区沉重的疾病负担

非洲地区承受着全球过半数的被忽视热带病(NTD)的疾病负担。一些被忽视热带病,包括几内亚龙线虫病、布鲁里溃疡和非洲锥虫病几乎是只影响或主要影响非洲大陆。该地区的 47 个国家都有被忽视热带病在流行,其中至少有 5 种被忽视热带病流行的国家有 36 个(占 76.6%)。这些疾病造成患者生理和智力损伤,从而导致社会疾病与贫穷的恶性循环。

非洲地区可进行预防性化疗的被忽视热带病有淋巴丝虫病、盘尾丝虫病、血吸虫病、土源性蠕虫病和沙眼。其他的被忽视热带病例如布鲁里溃疡、登革热、麦地那龙线虫病、非洲锥虫病、利什曼病、麻风病、狂犬病,地方性密螺旋体病可通过案例管理来解决。易流行的被忽视热带病(登革热和狂犬病)也可通过防范流行和应急部署来预防。在非洲需要药物治疗的高危人群中,盘尾丝虫病为 1.23 亿,淋巴丝虫病为 4.70 亿。以案例管理为主的包括布鲁里溃疡 3 443 例、非洲锥虫病 7 191 例以及麻风病 25 231 例。继 WHO 大会通过了关于被忽视热带病的决议,非洲区会员国的部长们已承诺加大对抗被忽视热带病的力度。全球承诺的干预措施最终在 WHO 公布的 2012 年 1 月的文件"努力加快控制被忽视热带病带给全球影响的实施路线图"。2012 年 6 月,在"阿克拉紧急呼吁控制被忽视热带病行动"中,督促所有的利益攸关方在非洲地区采取措施消除被忽视热带病。

2013 年,在布拉柴维尔召开的被忽视热带病区域性磋商会议与 2013 年 5 月第六十六届世界卫生大会通过的决议一致提出需要加快消除被忽视热带病的进程。确定在非洲被忽视热带病较严重的地区提供一系列公共卫生干预措施,以期加速控制、消除和消灭的进程。

WHO 推荐了预防和控制这些疾病的 5 条公共卫生策略,包括预防性化学治疗、强化病例管理、媒介控制、兽医公共卫生,以及安全用水和卫生设施。虽然其中的一种策略对于控制某种疾病或某组疾病能起主导作用,但证据表明,将 5 种策略组合起来并因地制宜地实施,会产生更有效的防治效果。

## 二、非洲区域内国家被忽视热带病控制现状

1. 非洲区域内国家级被忽视热带病的项目能力已有所加强　非洲区域内国家在控制被忽视热带病方面取得了一些进展。如:2011 年,针对淋巴丝虫病、盘尾丝虫病、血吸虫病、土源性蠕虫病和沙眼有感染风险的 2.03 亿人进行预防性群体给药。麻风病、非洲锥虫病和布鲁里溃疡的病例在逐年减少。2012 年仅有 3 个国家共上报了麦地那龙线虫病 21 例。

用伊维菌素(CDTI)控制盘尾丝虫病的社区干预中治疗盘尾丝虫病目标人群的覆盖率已达 80%。结果显示,在盘尾丝虫病的几个疫源地传播已被阻断,同时盘尾丝虫病控制(APOC)非洲计划目前正在扩大目标范围内,预期在 2025 年实现该疾病在非洲大部分地区消除。APOC 还将与 WHO 非洲区域办事处在控制被忽视热带病方面合作,淋巴丝虫病将首当其冲。

2. 消除非洲地区被忽视热带病的势头正在增长　WHO 在 2012 年提出了全球性的消除被忽视热带病的技术路线图。在区域一级,所有利益相关方都积极参与到 2012 年 6 月提出的"阿克拉呼吁消除被忽视热带病紧急行动"中。2013 年,在布拉柴维尔召开的被忽视热带

病区域会议曾呼吁加快该地区实施消除被忽视热带病的策略。此外,在非洲卫生部长联盟会议中,各国卫生部长们审议了非盟大陆控制和消除被忽视热带病的框架,并决心加大力度解决被忽视的热带病,同时世界卫生大会最近也通过了加强对被忽视热带病的控制的决议。

3. 在非洲地区具有从国家层面开展针对忽视热带病项目的优势 这主要体现在来自国家/政府的坚定承诺,已在多国开展的被忽视热带病防治项目和制定了长期、综合性的战略监测评价体系开展被忽视热带病的控制工作。非洲区国家拥有丰富经验和专业的支持,2005 年消除麻风病,即在所有的国家层面患病率不到 1/10 000。此外,该地区麦地那龙线虫病也接近于消灭,该病的年发病率自 2005 年的 5 057 例下降了 99%,在 2012 年仅在乍得、埃塞俄比亚和马里有病例报道,共 21 例。

4. 不足与挑战 非洲区域内国家被忽视热带病的控制当然还存在一些不足,如国家间的被忽视热带病项目之间缺乏必要的联系、国家政府对项目的主导不足。此外,缺乏统一的项目政策,战略方案烦琐,干预整合不佳和有限的技术支持。研究人员和执行者之间缺乏协调,数据的质量受到了影响。虽然增加了淋巴丝虫病、血吸虫病、土源性蠕虫病和沙眼预防性化疗的地理覆盖范围,但未能保证目标覆盖率,影响了效果。项目资金不足使得难以在健康教育和其他工作前提下保证被忽视热带病的相关的服务和干预措施持续有效的实施。

### 三、非洲地区被忽视热带病策略的目标

总目标是针对性控制、消除和减少被忽视热带病,减轻疾病负担,促进生产力发展,提高项目地区群众生活水平。

目的是:①优化扩大被忽视热带病相关的干预措施;②从国家层面加强规划、金融与资源调以及对于被忽视热带病方案的可持续性的保障;③加强宣传和协调;④加强监控、评估、监测研究。

预期目标是到 2020 年:①所有非洲国家消除几内亚线虫病和雅司病;②继续消灭麻风措施,进一步降低麻风病所致的严重残疾;③在目标国家消除淋巴丝虫病、盘尾丝虫病、血吸虫病和致盲沙眼;④控制布鲁里溃疡、非洲人类锥虫病、利什曼病、土壤传播的蠕虫病和狂犬病在流行区的发病率;⑤防治因布鲁里溃疡、利什曼病、麻风病、淋巴丝虫病和致盲性沙眼所导致的残疾。

### 四、非洲地区被忽视热带病项目策略的指导原则

1. 国家所有权和领导权 在许多国家,被忽视热带病项目仍为赞助合作伙伴为主的垂直项目。实现国家对被忽视热带病项目的所有权和领导权需要来自政府的政治承诺和资金支持。

2. 可靠而广泛的国家和国际协调与合作 被忽视的热带病所需的资源保障和民间社会的支持与私营部门、制药企业、非政府发展组织和国际合作的角色有着重要的联系。建立广泛、强有力的合作关系是区域性消除被忽视热带病策略的核心。

3. 人群参与和社区的授权 感染者或高危人群参与对被忽视热带病的干预是否成功非常重要。因此,社区应该被授权参与预防和控制被忽视热带病的活动。

4. 科学防治循证的方法 决定扩大或缩小的干预措施,特别是预防性化疗,将以通过测绘、监测、评估和研究所产生科学证据为依据。此外,所有战略、以预防和控制被忽视的热带病为目的的策略应该基于科学证据和/或最佳实践,同时考虑到成本效益、承受能力、公共

卫生原则和文化等因素。

5. 基于平等和性别的干预措施　相对于男性,女性更难以获得保健服务。尤其在偏远的被忽视热带病高度流行区,女性更难以获得保健服务。针对被忽视热带病的所有措施首先解决或强调要消除性别和其他方面的不平等。

6. 卫生系统　被忽视热带病相关措施在国家卫生系统中实施,可增加其持续性和有效性。所有的干预措施应在现有的卫生系统中实施,并帮助卫生系统基础设施建设和能力的提高。

### 五、非洲地区被忽视热带病策略的优先干预措施

#### (一) 提高干预措施的可利用性和加强卫生系统能力建设

1. 综合性预防控制

(1) 协调网络,实现信息共享:通过完全映射协调映射方法获得 PC-NTDs 的完整映射。在这方面,WHO 非洲协调映射框架应该被作为指南。

(2) 协调大规模药物治疗:包括社区为主导的干预措施和确保在群体中至少 75% 的覆盖率,从而实现该疾病控制和消除的目标。跨学科干预或活动,如培训、监督、药品供应、IEC 和宣传活动,统一和简化社区志愿者参与或医药分发等以提高效率。协调大规模药物治疗,以区域准则和 WHO 针对蠕虫病的工作手册作为预防性化疗工作的指导文件。

(3) 加强降低淋巴丝虫病、血吸虫病和沙眼的发病率的干预措施。其中包括卫生宣传、提供安全用水、改善环境卫生、环境管理以及提供手术服务。

(4) 其他 PHASE 中的措施:加强与其他健康方案的联系以及使用"PHASE 方法"强化主要的控制措施的实施,包括综合预防性化疗、健康教育、提供安全饮用水、清洁卫生、改善生活环境以及病媒管理。并应考虑到健康相关的社会决定因素以及"一个健康"理念。与水和环境卫生、环境管理、教育和社会福利等其他部门合作,在 2020 年以前实现被忽视热带病的相关目标。

2. 强化实施方案管理

(1) 疾病负担评估:针对布鲁里溃疡、利什曼病和雅司病实现完整的疾病负担评估。

(2) 主动发现病例:热带病重叠的地区积极发现病例,如布鲁里溃疡、非洲锥虫病、麻风病、利什曼病和雅司病。

(3) 案件管理:针对所有疑似病例提供快速诊断和有效合理的治疗。

(4) 预防和管理疾病所致残疾:确保有效预防和管理残疾,帮助病残者康复和重新融入社会。

(5) 预防和监控:整合登革热和狂犬病监测和疫情应对,与兽医合作疫苗接种。

(6) 综合病媒管理:保持对登革热、利什曼病媒介控制。

(7) 能力建设:以 WHO 针对某些 CM-NTDs 的指导和引导手册作为技术支撑,组织培训和专业技术支持,督导病例检出与诊断确认,实施跨部门活动(IEC 活动,主动发现病例,患者的治疗和药品供应)。

3. 加强卫生制度和项目能力

(1) 加强对全国卫生系统提供干预措施方面的支持,包括社区卫生系统与其他健康项目结合的合作。

(2) 建立和加强国家 NTD 项目的能力,包括基础设施、合理的人力资源建设,并在国

家、地区和社区层面上提供技术成熟的专业人员。

（3）将 NTD 药品纳入国家药品目录中,确保改善 NTD 药品供应链的管理,及时采购,改善库存管理体系,协助进口和报关。

**（二）加强对成果、资源调动和财政的管理,实现国家 NTD 计划的持续发展**

1. 加强规划

（1）制定总体规划,举行月度、季度和年度监督其执行情况方案审查会议,确保年度计划更新。

（2）建立/更新 NTD 年度计划到 2020 年。这可以根据审查会议和方案评估的建议撰写。

2. 资源调配和可持续发展

（1）依据国家规划和预算调整 NTD 总体规划和预算,并针对国家 NTD 计划提出政府预算。

（2）在国家规划和预算机制下,确保在国家和所属各级机构的 NTD 资源配置与持续发展目标水平一致。

（3）以国家 NTD 总体规划和行动计划作为资源调度的依据,统筹使用从其他创新和外部资金、国家各部门、国际捐助者和供资机构获得资助。

（4）向捐助者负责,加强国家能力,提供对资金和其他资源使用的最新进度报告。

（5）倡导建立长期可预测的针对控制 NTDs 的国际资助来源。

**（三）加强宣传、协调和国家主导**

1. 建立和加强国家综合 NTD 方案　一个强大国家 NTD 综合方案,与预防性化疗和项目管理干预措施相结合,已成为降低 NTDs 的负担至关重要的因素。它有助于汇集所有利益相关国家参与消除 NTDs 的国际合作。

2. 加强区域和国家 NTD 协调机制　包括建立 NTD 论坛指导委员会和技术专家委员会。明确在 WHO 介绍/AFRO 指南都涉及的宗旨、目标和职权范围,以及成员、做法等。

3. 加强合作

（1）宣传 NTD 目和其他在卫生领域项目之间的联系,包括在区县和社区提供初级卫生保健服务,以实现更大的覆盖范围,减少社区运营成本。

（2）建立多部门合作,以互补约束合作捐助者之间、药品捐赠项目、非政府组织（NGO）、双边合作、非洲联盟、区域经济共同体、联合国机构的功能性缺陷。

4. 加强宣传

（1）提供 NTDs 和可持续发展之间更多联系的证据,如关联的消除贫困和实现千年发展目标。

（2）加强宣传,以坚定政府在 NTDs 方面的决议和承诺。

（3）促进将 NTD 纳入国家发展议程。

**（四）加强非洲区域被忽视热带病策略的监控、评估、监测和研究**

1. 监测和跟踪进度

（1）加强日常和阶段的定期数据收集:加强 NTD 数据收集和报告系统,提高时效性和报告的完整性。在 WHO 非洲区域办事处开发的监测和评价框架基础上,采取的措施包括海量数据制图、药品监督管理、疾病监测、疾病负担评估、案例管理和监督。

（2）通过定期进行数据验证和评价确保数据的质量。

（3）改进数据存储、报告和共享：提高技术存储和管理国家 NTD 项目的数据，并确保国家对 NTD 数据的所有权以及与国家健康信息和管理系统之间的联系。

（4）加强使用数据收集、数据分析的创新方法和技术，包括电子保健和移动医疗等工具。

（5）加强数据分析能力，并反馈给地方政府和其他利益攸关方，以加强国家 NTD 监测项目绩效和成果的监控。

（6）建立集成的数据管理系统和支持在 WHO 非洲区域 NTD 的影响分析，成为全球 NTD 数据管理系统和全球 NTD 计划的一部分。这些国家方案将得到及时报告和数据质量评定的支持。

2. 方案评估

（1）开展年度审查以提高方案执行方案规划和结果。

（2）针对 WHO 和合作伙伴 NTD 各年度计划，建立完善系统评估 NTD 项目和中/末位的协同评估。这些评估可以包括方案干预对健康以及社会经济的影响。

3. 监测和研究

（1）加强对 NTD 的监测，包括早期检测和应对疫情多发，尤其是登革热、黑热病和狂犬病和推广应用电子保健和移动医疗。

（2）开展研究，生成和记录证据，用先进方法指导 NTD 项目实施以及能力建设，促进 NTD 防治药物和诊断等技术研发。

（3）加强国家实验室诊断和药物质量控制和药物安全监测。

（4）投资研究，开发更安全、更有效的药品和干预策略。

**（五）非洲区域被忽视热带病策略的社会影响**

主要体现在减轻贫困以及改善受感染人群的生产能力和生活质量等方面。

1. 防止由于盘尾丝虫病、沙眼和麻风病等所致的失明，以及其他由淋巴丝虫病、麻风病、布鲁里溃疡、利什曼病和雅司病等所致残疾。

2. 帮助 NTD 致残人员进行生理和社会功能的复健，并有助其参与他们的社区社会经济发展。

3. 加强与其他部门的合作，如福利、教育、农业等部门，促进 NTDs 患者的康复和重返社会。

## 六、非洲区域被忽视热带病策略的角色和责任

1. 国家的职责

（1）在扩大国家 NTD 计划的实施中起到领导作用并在国家层面上制定综合防治 NTD 计划。

（2）倡导为国家 NTD 方案提供更多的支持和共同实现国家针对 NTD 的目标，并将被忽视热带病纳入国家脱贫战略相关联。

（3）加强内部和外部的资源调动，确保国家各级健康/卫生机构实施防治 NTD 规划的能力建设。

（4）从国家层面提高数据质量，提升疾病监控与措施方案效果评估的水平。

2. 区域办事处的职责

（1）负有 NTD 项目的领导责任，为成员国实现预防、控制和消除被忽视热带病目标提

供技术支持。

（2）以 WHO 针对被忽视热带病的政策的指导方针和战略为基础,支持区域有科学依据的政策的发展和更新。

（3）为成员国提供支持,加强干预措施以及预防、控制和消除被忽视热带病的执行能力。

（4）支持区域内的研究,从而提高被忽视热带病相关干预措施的成效。

（5）监测区域和国家实现预防控制 NTD 目标的进程,并向成员国提供收集、验证、分析和使用数据以提高项目的效能的支持。

3. 合作伙伴承担的责任　包括政府间组织、非政府发展组织（NGDOs）、学术机构、民间社会和私营部门。

（1）优先支持成员单位

1）为实现 NTD 2020 年的目标,调动充足的和可预见的资金支持国家综合防治 NTD 计划。

2）协调与支持国家计划实施中使用有质量保证的商品和药品。

3）促进预防性化疗的普及、案例管理、监控以及病媒综合管理和其他预防措施。

（2）为新药物、诊断、研究开发活动,业务研究、改进工具和技术提供支持,从而提高防治措施的效率和效益。

（3）与 WHO 合作,为成员国实现国家预防、控制和消除 NTDs 的目标提供支持。

## 七、非洲区域被忽视热带病策略计划的资源影响

在非洲区的区域战略计划中,对 NTDs 的总预算为 25.7 亿美元,即为一年 3.22 亿美元。WHO/非洲区域办事处对 NTD 项目的预算能够确保 WHO 的人力资源、实现 NTD 控制目标的技术支持、国家层面的能力建设以及扩大干预措施资金的需求。而在与各国的合作中,WHO 将预估需要集资填补的资金缺口,确保能在 WHO 非洲地区有效实施区域战略计划。

## 八、非洲区域被忽视热带病战略计划实施的监测和评估

WHO 将与成员国及合作伙伴,在战略计划实施的监测和评估中展开以下合作。

1. WHO 将基于区域 NTD 监控和评估框架提供标准。

2. 国家监测战略的实施。

3. WHO 将收集在各国的战略实施进展的信息。

4. WHO、合作伙伴和国家将定期联合开展项目评估。

本策略的制定体现了成员国和 WHO 参与预防、控制、消除非洲区域被忽视热带病的重要性。国家间的坚定承诺和领导角色都需要保持目前的势头,从而积极调动资源并加速该策略的实施。

中国在传染病和被忽视的热带病防治领域积累了丰富的研究成果和防治经验,例如,传染病和被忽视的热带病在中国历来受到各级政府及防治机构的重视,特别是中国在多部门合作防控传染病或热带病机制下,制定了一系列国家级防治规划,采取了综合性防治策略,包括以健康教育为先导、以控制传染源为主的综合性防治策略,结合爱国卫生运动和新农村建设,实行改水、改厕、改善环境、改善行为和人群化疗的整体推进策略措施,使防病效益与当地社会经济发展效益同步提升。此外,中国在传染病防控中的科学技术与实用的技术措

施,已通过南南合作与中低收入的疾病流行国家分享,并取得了一定成效。例如,我国传染病防控中,在不同时期因地制宜采用不同防控策略和措施的同时,加强了对这些疾病的基础性及技术性研究,注重将基础性研究转化为现场可应用的技术,较好地推进了这些疾病的防治工作进程。我国发明的青蒿素抗疟疾药品,已在全球推广使用,成为非洲抢救恶性疟的唯一药品。

尽管中国在传染病/NTDs 控制与消除工作方面取得了一定成绩,但如何推广中国经验,发挥中国在 NTD 防控方面的作用,缩小与发达国家的差距,达到 WHO 对各成员国参与全球NTDs 控制中的要求,仍是我们面临的重要挑战。

今后,中国在传染病/NTDs 方面应积极拓展多种形式的公共卫生南南合作机制,探索在非洲地区有良好适用性的传染病/NTDs 援助项目,大力研发发展中国家的适用技术与新产品用于援助项目的传染病/NTDs 控制及消除规划中,加大有全球卫生视野专家的培养,引领全球传染病/NTDs 规划制定与现场示范项目的实施,从而为建立具有中国特色的、多部门参与、全球布局的 NTDs 卫生援外机制提供实践经验与技术支持,推动全球 NTDs 的控制乃至消除进程,为人类健康事业做出负责任大国应有的贡献。

(官亚宜)

# 参 考 文 献

1. World Health Organization. 2018 年世界疟疾报告. WHO,2018.

2. Hopkins AD. Neglectedtropicaldiseases in Africa:a new paradigm. Int Health,2016,8:i28-33. doi:10.1093/inthealth/ihv077.

3. Cohen JP,Silva L,Cohen A,et al. Progress Report on Neglected Tropical Disease Drug Donation Programs. Clin Ther,2016,38(5):1193-1204.

4. Waite RC,Woods G,Velleman Y,et al. Collaborating to develop joint water,sanitation and hygiene (WASH) and neglectedtropicaldisease (NTD)sector monitoring:an expert consultation. Int Health,2017,9(4):215-225. doi:10.1093/inthealth/ihx008.

5. Qian MB. Neglectedtropicaldiseases and global burden of disease in China. Infect Dis Poverty,2017,6(1):25. doi:10.1186/s40249-017-0237-y.

6. Yang GJ,Liu L,Zhu HR,et al. China's sustained drive to eliminate neglected tropical diseases. Lancet Infect Dis,2014,14(9):881-92. doi:10.1016/S1473-3099(14)70727-3.